DISTÚRBIOS DA NUTRIÇÃO

Na Infância e na Adolescência

DISTÚRBIOS DA NUTRIÇÃO

Na Infância e na Adolescência

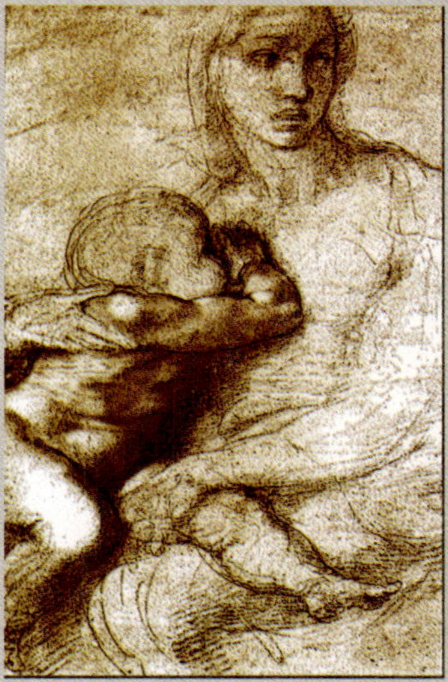

Fernando José de Nóbrega

Professor Titular Aposentado de Pediatria da
Universidade Federal de São Paulo – Escola Paulista de Medicina
Diretor Executivo da *International Society of Pediatric Nutrition*
Coordenador do Núcleo de Ensino e Pesquisa de Nutrição Humana do
Instituto de Ensino e Pesquisa do Hospital Israelita Albert Einstein
Orientador do Curso de Pós-Graduação de Nutrição da
Universidade Federal de São Paulo – Escola Paulista de Medicina
Diretor de Relações Internacionais da Sociedade Brasileira de Pediatria
Membro da Academia Brasileira de Pediatria da Sociedade Brasileira de Pediatria

2ª Edição

REVINTER

Distúrbios da Nutrição – Na Infância e na Adolescência

ISBN 85-372-0071-9

Contato com o autor:
fjnobrega@sti.com.br

Livraria e Editora REVINTER Ltda.
Rua do Matoso, 170 – Tijuca
20270-135 – Rio de Janeiro – RJ
Tel.: (21) 2563-9700 – Fax: (21) 2563-9701
livraria@revinter.com.br – www.revinter.com.br

Dedicatória da 1ª Edição

Dedicamos este livro a muitas pessoas, principalmente ao meu amigo José Aristodemo Pinotti, criador do Núcleo de Nutrição, Alimentação e Desenvolvimento Infantil (NUNADI), parte integrante do Centro de Referência da Saúde da Mulher e de Nutrição, Alimentação e Desenvolvimento Infantil da Secretaria da Saúde do Estado de São Paulo. Sua capacidade intelectual, aliada à sua visão médico-social e humanística, propiciou a criação desta instituição, com invulgar atuação.

Oferecemos, também, a todos aqueles que militam no nosso NUNADI, sejam os de atividade administrativa, sejam os de atuação técnica. São estas as pessoas que, em função da sua importante formação profissional e enorme dedicação, vêm lutando para tornar realidade uma antiga aspiração, um sonho: contribuir com conhecimento e atuação para proporcionar uma condição mais digna de vida à grande parte da população brasileira esquecida e muito sofredora.

In memoriam: ao meu querido e inesquecível Mestre Francisco de Almeida Pimentel, de invejável inteligência e saber.

Como resultado da boa aceitação por parte dos profissionais da área da saúde, estamos publicando, com enorme prazer, a segunda edição desta obra, atualizada e com novos capítulos.

Fernando José de Nóbrega

Agradecimentos da 2ª Edição

Além da gratidão a todos os colaboradores, gostaria de destacar meus agradecimentos àqueles que nos ajudaram na revisão desta 2ª Edição: Maria Arlete Meil Schimith Escrivão, Fernanda Luisa Ceragioli Oliveira, Luiz Anderson Lopes, Roseli Oselka Saccardo Sarni e Lilian Cordeiro de Queiróz Mattoso.

Fernando José de Nóbrega

Agradecimentos da 1ª Edição

Agradeço a participação dos colaboradores, sem os quais nada seria possível, pela qualidade das suas atuações neste livro.

Reconhecimento especial à minha amiga Anne Lise Dias Brasil, pelos muitos momentos de trabalho dedicados à revisão desta obra.

Fernando José de Nóbrega

Prefácio

Distúrbios da Nutrição – Na Infância e na Adolescência, 2ª edição, caracteriza, para a nossa satisfação, o interesse por ele despertado.

Elaboramos novos capítulos e, naturalmente, atualizamos todos os anteriores. Temos certeza de que esta obra cumprirá os seus objetivos.

Enfatizamos que este livro é dirigido a médicos, nutricionistas, enfermeiras e estudantes destas áreas.

Fernando José de Nobrega

Colaboradores

ADRIANA GARÓFOLO
Coordenadora do Serviço de Nutrição Clínica e da EMTN do Instituto de Oncologia Pediátrica – Grupo de Apoio ao Adolescente e à Criança com Câncer (GRAACC) – Universidade Federal de São Paulo – Escola Paulista de Medicina (UNIFESP – EPM)
Mestrado em Nutrição pela UNIFESP – EPM
Capítulos 73 e 74

ALINE OLIVEIRA BARUZZI
Especialização em Audiologia Clínica pela Santa Casa de Misericórdia de São Paulo
Capítulo 29 – Seção 7

ANA PAULA D´OLIVEIRA GHETI KAO
Especialização em Motricidade Oral pelo CEFAC – SP
Responsável pelo Setor de Fonoaudiologia do Programa Einstein na Comunidade de Paraisópolis
Capítulo 29 – Seção 7

ANNE LISE DIAS BRASIL
Doutorado em Medicina pela UNIFESP – EPM
Chefe do Setor de Distúrbios do Apetite da Disciplina de Nutrição e Metabolismo do Departamento de Pediatria da UNIFESP – EPM
Capítulos 69 e 70

ANTONIO SÉRGIO PETRILLI
Diretor-Geral e Médico-Oncologista Pediátrico do Instituto de Oncologia Pediátrica do Departamento de Pediatria da UNIFESP – EPM
Professor Adjunto do Departamento de Pediatria da UNIFESP – EPM
Capítulos 73 e 74

ARNALDO VICENTE DA SILVA
Supervisor de Esportes do Programa Einstein na Comunidade de Paraisópolis
Pós-Graduando em Administração Esportiva e *Marketing* pela Universidade Gama Filho (UGF)
Pós-Graduado em Treinamento Desportivo pela Faculdades Metropolitanas Unidas (FMU)
Professor de Educação Física da Faculdades Integradas de Santo André (FEFISA)
Capítulo 29 – Seção 5

BENJAMIN ISRAEL KOPELMAN
Professor Titular da Disciplina de Pediatria Neonatal da UNIFESP – EPM
Capítulo 19

CALIL KAIRALLA FARHAT
Professor Titular do Departamento de Pediatria da UNIFESP – EPM
Professor Titular de Moléstias Infecciosas da Faculdade de Medicina de Marília
Chefe da Seção de Pesquisa Científica do Instituto de Infectologia Emílio Ribas
Capítulo 35

CHRISTIANNE FREITAS LIMA NASCIMENTO
Especialização em Psicologia Hospitalar
Especialização em Violência Doméstica contra Criança e Adolescente – Laboratório de Estudos da Criança (LACRI) do Instituto de Psicologia da Universidade de São Paulo (USP)
Psicóloga do Centro de Promoção e Atenção à Saúde do Instituto de Responsabilidade Social do Hospital Israelita Albert Einstein – Atuação Individual e Grupal com Gestantes, Mães e Bebês e com Mães de Crianças com Distúrbios Nutricionais
Capítulos 8, 9, 25, 29 – Seção 6 e Cap. 59

CLÁUDIA MARIA BÓGUS
Professora Doutora da Faculdade de Saúde Pública da USP
Capítulo 10

CLÉA RODRIGUES LEONE
Professora-Associada do Departamento de Pediatria da Faculdade de Medicina da USP
Capítulo 17

CLEIDE ENOIR PETEAN TRINDADE
Professora Titular de Pediatria
Livre-Docente em Neonatologia do Departamento de Pediatria da Faculdade de Medicina de Botucatu da Universidade Estadual Paulista (UNESP)
Capítulos 16 e 40

CONCEIÇÃO APARECIDA DE MATTOS SEGRE

Livre-Docente em Pediatria Neonatal pela UNIFESP – EPM
Professora de Pós-Graduação do Curso de Especialização em Perinatologia do Centro de Educação em Saúde Abram Szajman
Editora Executiva da Revista Einstein do Instituto de Ensino e Pesquisa Albert Einstein
Membro do Conselho Acadêmico da Sociedade Brasileira de Pediatria (SBP)
Capítulos 54 e 55

CRISTIANE KOCHI

Professora-Assistente do Departamento de Pediatria da Faculdade de Ciências Médicas da Santa Casa de Misericórdia de São Paulo
Capítulo 42

CUSTÓDIA VIRGÍNIA DE NÓBREGA MÄDER

Especializanda em Cinesiologia Psicológica no Instituto Sedes Sapientiae – Experiência de mais de 10 anos no Fortalecimento do Vínculo Mãe/Filho e Desenvolvimento Infantil
Especialização em Administração Pré-Escolar pela Universidade São Marcos
Pedagoga do Centro de Promoção e Atenção à Saúde do Instituto de Responsabilidade Social do Hospital Israelita Albert Einstein – Atuação em Grupos Educativos com Crianças com Distúrbios Nutricionais, Gestantes e Mãe-Bebê Utilizando Técnicas de Alongamento, Relaxamento, Massagem e Música de Ninar
Capítulos 8, 9, 25 e 29 – Seção 4

DANIELLA MAIA MAZZAFERRO

Nutricionista do Programa Einstein na Comunidade de Paraisópolis
Especializanda em Nutrição em Saúde Pública pela UNIFESP – EPM
Capítulos 7, 11 e 59

DANILO TURCATO IVANKOVICH

Médico-Pediatra com Especialização em Hematologia Pediátrica pela UNIFESP – EPM
Capítulo 44

DÉBORA NUNES

Especialização em Violência Doméstica contra Criança e Adolescente – LACRI – USP
Capítulo 29 – Seção 2

DENISE ELY BELLOTTO DE MORAES

Mestrado em Nutrição pela UNIFESP – EPM
Coordenadora da Área de Psicologia do Ambulatório de Distúrbios do Apetite da Disciplina de Nutrição e Metabolismo do Departamento de Pediatria da UNIFESP – EPM
Capítulos 69 e 70

DIRCE MARIA SIGULEM

Médica-Pediatra
Professora Adjunta Aposentada do Departamento de Pediatria da UNIFESP – EPM
Professora Titular da Faculdade de Medicina da Universidade de Santo Amaro (UNISA)
Capítulo 20

DIRCEU SOLÉ

Professor Titular da Disciplina de Alergia, Imunologia Clínica e Reumatologia do Departamento de Pediatria da UNIFESP – EPM
Capítulo 75

DOMINGOS PALMA

Professor Adjunto da Disciplina de Nutrologia do Departamento de Pediatria da UNIFESP – EPM
Chefe do Setor de Nutrição Clínica e Dietética da Disciplina de Nutrologia do Departamento de Pediatria da UNIFESP – EPM
Capítulo 47

ELIANA PEREIRA SILVA

Especialização em Profilaxia e Atendimento Multidisciplinar de Violência Doméstica pelo Instituto Sedes Sapientiae
Assistente Social do Programa Einstein na Comunidade de Paraisópolis
Capítulo 29 – Seção 2

EMÍLIO LOPES JÚNIOR

Mestrado em Pediatria pela UNIFESP – EPM
Capítulo 56

ENNIO LEÃO

Doutorado em Pediatria pela Universidade Federal de Minas Gerais (UFMG)
Professor Emérito da Faculdade de Medicina da UFMG
Membro Fundador da Academia Mineira de Pediatria
Capítulo 51

ÉRIKA KAWAMORITA

Enfermeira do Programa Einstein na Comunidade de Paraisópolis
Capítulo 29 – Seção 1

EVELYN EISENSTEIN

Médica-Pediatra e Clínica de Adolescentes
Professora Adjunta da Faculdade de Ciências Médicas da Universidade do Estado do Rio de Janeiro (UERJ)
Diretora da Clínica de Adolescentes e do Centro de Estudos Integrados, Infância, Adolescência e Saúde (CEIIAS)
Capítulo 32

FÁBIO ANCONA LOPEZ

Professor Titular da Disciplina de Nutrologia do Departamento de Pediatria da UNIFESP – EPM
Capítulos 23, 37, 63, 65 e 67

FABÍOLA ISABEL SUANO DE SOUZA

Mestranda da Disciplina de Nutrologia do Departamento de Pediatria da UNIFESP – EPM
Professora Colaboradora do Serviço de Crescimento, Desenvolvimento e Terapia Nutricional da Faculdade de Medicina do ABC
Capítulos 21 e 28

FERNANDA COBAYASHI

Nutricionista da Disciplina de Nutrologia do Departamento de Pediatria da UNIFESP
Mestrado em Ciências da Saúde
Especialização em Saúde, Nutrição e Alimentação Infantil pela UNIFESP
Capítulo 76

FERNANDA LUISA CERAGIOLI OLIVEIRA

Doutorado em Medicina pelo Departamento de Pediatria da UNIFESP – EPM
Chefe do Setor de Suporte Nutricional da Disciplina de Nutrologia do Departamento de Pediatria da UNIFESP – EPM
Médica do Setor de Obesidade da Disciplina de Nutrologia do Departamento de Pediatria da UNIFESP – EPM
Capítulos 26, 35, 48, 64, 72, 76 e 77

FERNANDO JOSÉ DE NÓBREGA

Professor Titular Aposentado de Pediatria da UNIFESP – EPM
Diretor Executivo da *International Society of Pediatric Nutrition*
Coordenador do Núcleo de Ensino e Pesquisa de Nutrição Humana do Instituto de Ensino e Pesquisa do Hospital Israelita Albert Einstein
Orientador do Curso de Pós-Graduação de Nutrição da UNIFESP – EPM
Diretor de Relações Internacionais da Sociedade Brasileira de Pediatria
Membro da Academia Brasileira de Pediatria da Sociedade Brasileira de Pediatria
Capítulos 5, 8, 9, 12 a 14, 16, 18, 24, 25, 29 – Seção 1, Caps. 39 e 40

GIESELA FLEISCHER FERRARI

Professora Doutora Assistente do Departamento de Pediatria da Faculdade de Medicina de Botucatu (UNESP)
Responsável pela Disciplina de Pneumologia Infantil e Alergia Respiratória da Faculdade de Medicina de Botucatu (UNESP)
Capítulo 38

HEITOR PONS LEITE

Doutorado em Medicina pela UNIFESP
Médico-Assistente do Setor de Suporte Nutricional da Disciplina de Nutrologia do Departamento de Pediatria da UNIFESP
Professor-Assistente da Faculdade de Ciências Médicas de Santos
Capítulo 46

INÊS CRISTINA CAMELO-NUNES

Doutorado em Medicina
Médica-Assistente da Disciplina de Alergia, Imunologia Clínica e Reumatologia do Departamento de Pediatria da UNIFESP – EPM
Capítulo 75

JOACIRA MOTA MATOS SANTOS

Especialização em Saúde Coletiva
Especializanda em Perinatologia
Enfermeira do Programa Einstein na Comunidade de Paraisópolis
Capítulo 29 – Seção 1

JOÃO TOMAS DE ABREU CARVALHAES

Professor Adjunto do Departamento de Pediatria da UNIFESP – EPM
Capítulo 41

JOSÉ AUGUSTO DE AGUIAR CARRAZEDO TADDEI

Professor Adjunto, Livre-Docente da Disciplina de Nutrologia do Departamento de Pediatria da UNIFESP
Capítulos 10, 22, 62 e 68

JOSÉ LAURO ARAUJO RAMOS

Professor Titular de Pediatria Neonatal da Faculdade de Medicina da USP
Capítulo 15

JOSEFINA APARECIDA PELLEGRINI BRAGA

Mestrado em Hematologia e Doutorado em Medicina pela UNIFESP – EPM
Professora Adjunta do Departamento de Pediatria da UNIFESP – EPM
Chefe do Setor de Hematologia Pediátrica do Departamento de Pediatria da UNIFESP – EPM
Capítulos 44, 50 e 52

KAZUE SATO

Nutricionista de Saúde Pública
Facilitadora do Programa Einstein de Nutrição na Comunidade de Paraisópolis
Capítulos 3, 7 e 29 – Seção 8

LÉLIA CARDAMONE GOUVÊA

Doutorado em Medicina pela UNIFESP
Professora Adjunta e Coordenadora da Liga de Puericultura do Departamento de Pediatria da UNISA
Médica-Assistente do Setor de Aleitamento Materno da Disciplina de Nutrologia do Departamento de Pediatria da UNIFESP
Capítulos 4 e 5

LILIAN CORDEIRO QUEIRÓS MATTOSO

Nutricionista do Programa Einstein na Comunidade de Paraisópolis
Especialização em Nutrição Materno-Infantil pela UNIFESP – EPM
Capítulos 7 e 33

LUIS PAUL GALIANO DE LA TORRE

Médico-Pediatra – Nutrólogo pela SBP
Mestrado em Pediatria pela UNIFESP – EPM
Médico-Pediatra – Nutrólogo do Programa Einstein de Nutrição na Comunidade de Paraisópolis
Capítulos 37 e 45

LUIZ ANDERSON LOPES

Médico-Pediatra com Área de Atuação em Nutrologia (SBP)
Professor Titular de Pediatria da UNISA
Professor Adjunto Visitante do Departamento de Pediatria da UNIFESP – EPM
Responsável pelo Setor de Crescimento e Desenvolvimento da Disciplina de Nutrologia do Departamento de Pediatria da UNIFESP
Capítulos 18, 27, 49, 53, 57 a 61 e 77

MACARENA URRESTARAZU DEVINCENZI

Nutricionista, Mestrado e Doutorado em Ciências pela UNIFESP – EPM
Professora Substituta da Disciplina de Nutrição do Departamento de Medicina Preventiva da UNIFESP – EPM
Capítulo 20

MAGDA M. S. CARNEIRO-SAMPAIO

Professora Titular do Departamento de Pediatra da Faculdade de Medicina da USP
Capítulo 34

MARCIA SAMIA PINHEIRO FIDELIX

Nutricionista Clínica do Hospital Israelita Albert Einstein
Especialização em Nutrição Hospitalar em Cardiologia pelo Instituto do Coração (INCOR) da Faculdade de Medicina da USP
Especialização em Nutrição Enteral e Parenteral pela Sociedade Brasileira de Nutrição Parenteral e Enteral (SBNPE)
Membro do Conselho Técnico Científico da Associação Paulista de Nutrição (APAN)
Capítulo 71

MARCO ANTONIO DE ALMEIDA TORRES
Doutorado em Medicina pelo Centro de Referência de Saúde da Mulher, Nutrição, Alimentação e Desenvolvimento Infantil da Secretaria da Saúde do Estado de São Paulo
Capítulo 43

MARIA ARLETE MEIL SCHIMITH ESCRIVÃO
Doutorado em Medicina pelo
Departamento de Pediatria da UNIFESP
Chefe do Setor de Obesidade da Disciplina de Nutrologia do Departamento de Pediatria da UNIFESP
Membro Participante do Departamento de Nutrologia da SBP
Capítulos 62 a 65, 67, 68, 72, 76 e 77

MARIA IGNEZ SAITO
Professora Livre-Docente do Departamento de Pediatria da Faculdade de Medicina da USP
Médica-Chefe da Universidade de Adolescentes do Instituto da Criança (HCFMUSP)
Capítulo 31

MARIA SYLVIA DE SOUZA VITALLE
Mestrado em Pediatria pela UNIFESP – EPM
Doutorado em Medicina pela UNIFESP – EPM
Médica-Assistente do Centro de Atendimento e Apoio ao Adolescente (CAAA) da Disciplina de Especialidades Pediátricas do Departamento de Pediatria da UNIFESP – EPM
Capítulo 30, 58 e 60

MARINA BORELLI BARBOSA
Nutricionista e Mestranda em Nutrição pela UNIFESP – EPM, com Especialização em Saúde, Nutrição e Alimentação Infantil pela UNIFESP – EPM
Nutricionista Responsável pelo
Setor de Nutrição Clínica e Dietética da Disciplina de Nutrologia do Departamento de Pediatria da UNIFESP – EPM
Capítulo 47

MICHAEL HOLICK Ph.D., M.D.
Director of the Vitamina D, Skin, and Bone Research Laboratory – Boston University School of Medicine
Capítulo 53

OLGA MARIA SILVERIO AMANCIO
Professora Adjunta e Doutora da UNIFESP – EPM
Chefe do Laboratório de Pesquisa da
Disciplina de Gastroenterologia Pediátrica do
Departamento de Pediatria da UNIFESP – EPM
Capítulo 1

PATRICIA VIEIRA SPADA
Doutoranda em Ciências da Saúde pela UNIFESP – EPM
Mestrado em Nutrição pela UNIFESP – EPM
Especialização em Psicologia da Infância pela UNIFESP – EPM
Psicóloga pela Universidade Paulista (UNIP)
Pedagoga pela Pontifícia Universidade Católica de São Paulo (PUC – SP)
Musicista pelo Conservatório Musical Marcelo Tupinambá
Autora do livro *Obesidade infantil: aspectos emocionais e vínculo mãe/filho*, Ed. Revinter, 2004
Capítulos 6 e 66

RENATO TARDELLI PEREIRA
Mestrado em Nutrição pela UNIFESP
Capítulo 12

ROSELI OSELKA SACCARDO SARNI
Doutorado em Medicina pela UNIFESP
Médica-Assistente do Setor de Terapia Nutricional da Disciplina de Nutrologia do Departamento de Pediatria da UNIFESP
Professora-Assistente da Faculdade de Medicina do ABC
Capítulos 3, 21, 28 e 56

SAMUEL SHWARTSMAN
Professor Adjunto do Departamento de Pediatria da Faculdade de Medicina da USP
Capítulo 2

SILVANA GOMES BENZECRY
Mestrado em Pediatria pela UNIFESP
Capítulo 46

SIMONE NUNES PINTO
Fisioterapeuta
Mestrado pelo Instituto de Psicologia da USP – Área de Psicologia Experimental
Especialização em Docência
Capítulo 29 – Seção 3

SUZANA DE SOUZA QUEIROZ
Professora Adjunta Aposentada
Livre-Docente do Departamento de Pediatria da Faculdade de Medicina de Botucatu da UNESP
Capítulos 12 a 14, 18, 24, 39 e 40

TERESA NEGREIRA NAVARRO BARBOSA
Professora Adjunta da Disciplina de Pediatria da Faculdade de Medicina da UNISA
Mestrado em Pediatria pelo
Departamento de Pediatria da UNIFESP – EPM
Doutoranda pelo Departamento de Pediatria da UNIFESP – EPM
Capítulos 50 e 52

THIAGO SACCHETTO DE ANDRADE
Nutricionista, Pós-Graduando da Disciplina de Nutrologia pelo Departamento de Pediatria da UNIFESP
Especialização em Saúde, Nutrição e Alimentação Infantil pela UNIFESP
Capítulo 48

ULISSES FAGUNDES NETO
Professor Titular, Livre-Docente da
Disciplina de Gastroenterologia Pediátrica do
Departamento de Pediatria da UNIFESP – EPM
Capítulo 36

VANDA MAFRA FALCONE
Mestrado em Nutrição pela UNIFESP – EPM
Especialização em Nutrição Materno-Infantil pela UNIFESP – EPM
Psicóloga do Centro de Promoção e Atenção à Saúde do Instituto de Responsabilidade Social do
Hospital Israelita Albert Einstein – Atuação Individual e Grupal de Gestantes, Mães e Bebês e Mães e Crianças com Distúrbios Nutricionais
Capítulos 8, 9 e 25

Sumário

Parte IV – Desnutrição Energético-Protéica Pós-Natal

Parte V – Desnutrição do Adolescente

Parte VI – Repercussões da Desnutrição Energético-Protéica

Parte VII – Anemias Carenciais

Parte VIII – Hipovitaminoses

Parte IX – Déficit de Crescimento

Parte X – Obesidade

Parte XI – Distúrbios do Apetite

Parte XII – Diabetes e Nutrição

Parte XIII – Dislipidemias

Parte XIV – Prevenção Nutricional, na Infância, das Doenças do Adulto

Parte

I

Aspectos Gerais

Capítulo

1

Recomendações Nutricionais

Olga Maria Silverio Amancio

Na 1ª edição deste livro, iniciamos o capítulo Recomendações Nutricionais, abordando uma revisão histórica da origem das Recommended Dietary Allowances – RDA[1] e terminamos salientando que, baseado nos fatos apresentados, não só a Ciência da Nutrição ainda teria muito a estabelecer em termos de recomendações nutricionais, como novas recomendações poderiam surgir, sempre que estudos específicos sobre os diferentes nutrientes fossem mais aprofundados.

Pois bem, atualmente as RDA foram substituídas pelas Dietary Reference Intakes – DRI e esse processo teve início em 1989, quando o Food and Nutrition Board – FNB da National Academy of Sciences – USA, órgão responsável pelo estabelecimento das RDAs, fazia comentários sobre dificuldades e necessidades de alterações encontradas durante a elaboração da 10ª edição das RDA.[2] Dentre elas, duas destacavam-se. A primeira, era a falta de acordo entre os especialistas a respeito do melhor critério para a determinação das necessidades nutricionais (nas quais as RDA eram baseadas). Isto porque, para certos nutrientes, a necessidade deveria ser a quantidade que previne a falência de uma função específica ou o desenvolvimento de sinais de deficiência específicos e é uma quantidade que podia diferir grandemente daquela necessária para manter depósitos corporais; ou seja, a quantidade necessária de um nutriente variava com o critério de determinação escolhido. A segunda, era a provável necessidade de subdivisão das classes de idade e risco em função de evidências de que a necessidade de um mesmo nutriente era variável dentro do período determinado pela classe de idade e sexo. Pouco tempo depois, a questão sobre as RDA era conceitual e o FNB organizou, em 1993, um simpósio denominado "Devem as RDA ser revisadas?" e, em 1994, preparou um documento conceitual denominado "Como devem ser revisadas as RDA"[3] para discussão dos conceitos propostos, com os especialistas, chegando em cinco conclusões gerais.

Novas informações haviam sido acumuladas e eram suficientes para justificar a reavaliação das RDA.

1. O conceito de redução de risco de doenças crônico-degenerativas deveria ser incluído na formulação das futuras recomendações, desde que houvessem dados suficientes para garantir sua eficiência e segurança.
2. Quando se dispusessem de dados relacionados com o risco de toxicidade, os níveis máximos de ingestão deveriam ser estabelecidos.
3. Componentes de alimentos com possível benefício à saúde, mesmo que não se enquadrassem no conceito tradicional de nutriente, deveriam ser revisados e, se existissem dados adequados, deveria ser estabelecida a ingestão de referência.
4. Várias considerações foram feitas no sentido de se elaborar um novo formato de apresentação das futuras recomendações.

Para desenvolver os novos conceitos, estabeleceu-se a Estrutura do Projeto DRI,[4] a cargo de um comitê composto pelo FNB e pelo *Institute of Medicine da National Academy of Sciences* (USA) e pelo *Health Canada.* O plano envolve o trabalho integrado de sete ou mais painéis de especialistas em grupos de nutrientes relacionados e o de dois subcomitês, o de Níveis Máximos de Referência (URL) e o de Uso e Interpretação das DRIs (UI DRIs). As publicações seriam feitas à medida que cada grupo de nutrientes relacionados fosse reavaliado dentro desta nova estrutura de trabalho.

As *Dietary Reference Intakes* – DRI[5,6] referem-se a um conjunto de pelo menos quatro valores de referência de ingestão de nutrientes.

- EAR: *Estimated average requirement.*
- RDA: *Recommended Dietary Allowances.*
- AI: *Adequate Intake.*
- UL: *Tolerable Upper Intake Level.*

EAR (Estimated average requirement)

Conceito: "é o valor de ingestão diária estimado para suprir a necessidade, como definida pelo indicador de adequação específico, de 50% dos indivíduos de um grupo de faixa etária e sexo".

Utilização: a necessidade média estimada (EAR) é utilizada para o estabelecimento da RDA. A necessidade média estimada (EAR), mais a estimativa da variação de ingestão, é utilizada para avaliar e/ou planejar a ingestão de grupos populacionais. Neste caso o objetivo deve ser o de estabelecer um valor de ingestão média para o grupo que assegurará que a maioria (97-98%) dos indivíduos terá suprida a sua necessidade nutricional.

Se a ingestão, neste grupo, mostra uma distribuição normal, a ingestão média é estimada segundo a fórmula:

$$EAR/(1-[2 \times CV])$$

Como o desvio-padrão geralmente varia com a magnitude da ingestão, o coeficiente de variação – CV é utilizado no cálculo da ingestão média.

Se a ingestão não seguir uma distribuição normal, outra abordagem matemática será necessária.

RDA (Recommended dietary allowances)

Conceito: "é o nível de ingestão suficiente para alcançar a necessidade diária de um dado nutriente da maioria (97-98%) dos indivíduos de um grupo de faixa etária e sexo".

Estabelecimento: a necessidade média estimada (EAR) é a base para o estabelecimento da RDA. Se a variação das necessidades for bem conhecida, a RDA é estabelecida a dois desvios-padrão acima da EAR segundo a fórmula:

$$RDA = EAR + 2DP$$

Se o desvio-padrão da necessidade é inconsistente ou se não houver dados suficientes, uma estimativa é aplicada, assumido um CV de 10%, que é igual a um desvio-padrão, tem-se: RDA = 1,2 × EAR. Se o CV estimado é 15%, a fórmula será:

$$RDA = 1{,}3 \times EAR$$

O CV de 10% é baseado em dados da variação do metabolismo basal que responde por dois terços da necessidade diária de energia e no CV similar de 12,5% estimado para as necessidades de proteínas de adulto. Assume-se que o CV das necessidades é similar para a maioria dos nutrientes.

Utilização: a RDA é o valor para ser usado para indivíduos e, devido a grande variação na ingestão, muitas vezes é apropriado para avaliação de ingestão de nutrientes ou planejamento de dietas para grupos populacionais.

AI (Adequate intake)

Se não estiverem disponíveis evidências científicas suficientes para calcular as necessidades, usa-se a ingestão adequada (AI).

Conceito: "é baseada em médias observadas ou ingestão experimentalmente derivada da ingestão média de um dado nutriente, por uma população/grupos específicos e que parece sustentar um estado nutricional definido, evidenciado por indicadores de adequação nutricional". Esses indicadores são, entre outros, níveis circulantes normais do nutriente, velocidade de crescimento adequada.

Cálculo: os conceitos de redução de risco de doença crônica estão incorporados nos cálculos das AIs. Assim, considerando o tempo de curso de muitas dessas condições, foram identificados marcadores-substitutos que estão, sem dúvida, associados ao desenvolvimento de um processo mórbido e que são afetados pelos níveis dietéticos de nutrientes específicos; por exemplo, a desejável retenção de cálcio.

Enquanto a EAR é uma estimativa da necessidade que se aplica a indivíduos, a AI é derivada a partir de ingestões médias de grupos. Portanto, o grupo e não o indivíduo é a unidade de observação. Assim, a AI é maior que a EAR e a RDA seriam se pudessem ser determinadas.

Os valores de AI dependem:

- Do indicador de adequação nutricional.
- Das características dietéticas dos grupos utilizados para calculá-los, do banco de dados dos métodos usados para estimá-los.

Assim sendo, o excesso de uma AI em comparação com a verdadeira EAR difere entre nutrientes, entre grupos populacionais e entre padrões socioculturais distintos.

UL (Tolerable upper intake level)

Conceito: "é o nível máximo de ingestão diária de um dado nutriente que, improvavelmente, cause riscos de efeitos adversos à saúde para quase todos os indivíduos (97-98%) de um grupo de faixa etária e sexo específicos".

O termo tolerável foi escolhido para evitar a implicação de um possível efeito benéfico. Pretende-se, com este termo, uma conotação com um nível de ingestão que pode, com alta probabilidade, ser tolerado biologicamente.

O nível máximo refere-se à ingestão do nutriente a partir de alimentos, alimentos fortificados, água e suplementos.

A necessidade de determinação dos níveis máximos (UL) nasceu do aumento da prática de fortificar alimentos com nutrientes e do aumento no uso de suplementos nutricionais com doses cada vez maiores e por um número crescente de pessoas.

Estabelecimento: o Comitê chama a atenção para o fato de que o nível máximo (UL) não foi estabelecido para ser um nível de ingestão recomendado; chama atenção ainda para o fato de não haver benefícios estabelecidos para indivíduos saudáveis associados à ingestão de nutrientes acima da RDA ou da AI.

Determinação: UL é determinado segundo a fórmula:

$$UL = \frac{\text{NOAEL ou LOAEL}}{\text{UF}}$$

NOAEL: *No Observed Adverse Effect Level.*
LOAEL: *Lowest Observed Adverse Effect Level.*
UF: *Uncertainty Factor.*

Quando da publicação dos dados para o estabelecimento dos valores de NOAEL e LOAEL, o FNB propôs o desenvolvimento de um fator de incerteza (UF) para a aplicação em modelo de avaliação de risco.

UF pode ser um ou o produto de vários fatores de incerteza. O seu valor não é fixo e varia inversamente ao conhecimento do nutriente em questão, ou seja, é tanto maior quanto menor é o conhecimento.

Geralmente UF = 10 é utilizado quando tem que se levar em consideração:

- A variabilidade de ingestão entre indivíduos.
- A extrapolação de dados obtidos em animais.
- A extrapolação de estudos subcrônicos para exposição crônica.
- A incerteza na razão LOAEL para NOAEL.
- As informações limitadas das respostas funcionais e homeostáticas às ingestões crônicas ou altas.
- A ausência de modelo ideal que avalie as interações entre micronutrientes.

Aplicação: segundo o Comitê das DRI, na aplicação das UL os profissionais devem evitar o uso muito rígido de seus valores e primeiro analisar as características do indivíduo/grupo quanto às fontes do nutriente, ao estado fisiológico e ao tempo de alta ingestão.

Parâmetros das DRI

No estabelecimento dos valores de referência (EAR, RDA, AL e UL) foram adotados alguns parâmetros, a saber:

1. São aplicáveis à população saudável.
2. São aplicáveis para avaliação/planejamentos dietéticos para indivíduos/grupos populacionais.
3. A média de ingestão diária foi estimada por uma ou mais semanas.
4. As categorias de faixa etária foram determinadas de acordo com os diferentes estados fisiológicos que implicam em diferentes necessidades de um mesmo nutriente. Subdivisões dentro de cada categoria de faixa etária podem ser adicionadas para acomodar mudanças nas necessidades de um mesmo nutriente.

As categorias de faixa etária são:

- *De 0 a 6 meses*: o primeiro semestre não foi subdividido porque a ingestão é relativamente constante, isto é, à medida que o lactente cresce, ele ingere maior quantidade, porém, em base de peso corporal sua ingestão permanece a mesma. Para derivar os valores de AI foram consideradas a média de ingestão de um dado nutriente, baseada na concentração média do nutriente fornecida pelo leite materno a partir de 2 até 6 meses de lactação e a média de volume de ingestão de leite materno de 780 ml/dia.
- *De 6 a 12 meses:* neste período de aceleração do crescimento e de desmame gradual, não há evidência de diferenças marcantes nas necessidades nutricionais. Os valores de AI derivados para esta categoria de idade foi a soma dos nutrientes específicos fornecidos por 600 ml/dia de leite humano e daqueles fornecidos pela ingestão usual de alimentos complementares consumidos por lactentes dessa idade. DRI específicas para alcançar as necessidades de lactentes consumindo fórmulas lácteas não foram propostas. Com o objetivo de derivar ingestão apropriada para esses lactentes, considerações para a aplicação das AI nesses casos são feitas para cada nutriente num subtítulo denominado "Considerações Especiais".
- *De 1 a 3 anos:* a maior velocidade de crescimento em estatura de 1 a 3 anos comparada com as idades de 4 a 5 anos foi a base biológica para subdividir este período da vida, a infância. Os dados são escassos para indicadores de adequação nutricional nos quais se basear para derivar as DRIs para este período da vida. Em alguns casos, as DRIs foram derivadas a partir de dados extrapolados de estudos com lactentes e com crianças a partir de 5 anos.
- *De 4 a 8 anos:* esta categoria é apropriada porque as principais mudanças biológicas na velocidade de crescimento e na função endócrina nas idades de 4 a 8 ou 9 anos. Oito ou 9, dependendo do início da puberdade em cada gênero. Para muitos nutrientes, uma quantidade razoável de dados está disponível a respeito da ingestão de nutrientes e de vários critérios para adequação (tais como, balanço nutricional para crianças de 5 a 7 anos), que podem ser utilizados como base para as EAR e AI.
- *Puberdade/adolescência: de 9 a 13 e de 14 a 18 anos:* reconhecendo que dados atuais apóiam que o desenvolvimento puberal está ocorrendo mais cedo, determinou-se que a faixa etária da adolescência deveria começar aos 9 anos. O início do desenvolvimento das mamas é um marcador físico para o início do aumento da secreção de estrogênio, e tem ocorrido em mulheres brancas americanas com 10 ± 1,8 anos e em mulheres afro-americanas com 8,9 ± 1,9 anos. O início do estirão do crescimento no sexo feminino ocorre antes do início do desenvolvimento mamário. Dessa forma, o grupo etário de 9 a 13 anos leva em consideração este precoce estirão do crescimento em mulheres.

Para os homens, a idade média de início do desenvolvimento testicular é de 10,5 a 11 anos e seu estirão do crescimento inicia-se 2 anos mais tarde. Assim, começar a segunda categoria etária aos 14 anos e ter diferentes EAR e AI para mulheres e homens para alguns nutrientes parece biologicamente apropriado. Todas as crianças continuam a crescer até os 20 anos; portanto, justifica-se terem essas duas categorias o período de 9 até 18 anos.

- *Adulto-jovem e meia-idade: de 19 a 30 e de 31 a 50 anos:* o reconhecimento de possível valor advindo de maior ingestão durante os primeiros anos da idade adulta para alcançar ótimo potencial genético para o pico de massa óssea foi a razão para dividir a idade adulta em duas categorias. Além disso, a média de gasto energético diminui durante o período de 31 a 50 anos e a necessidade de nutrientes relacionados com o metabolismo energético pode também diminuir. Para alguns nutrientes, DRIs podem ser as mesmas para os dois grupos. Para outros nutrientes, especialmente aqueles relacionados com o metabolismo energético, as AI ou EAR (e RDA) são diferentes.
- *Adultos e adultos mais velhos: de 51 a 70 e de 70 ou mais:* o período de 51 a 70 anos diminui anos de trabalho ativo para a maioria dos adultos. Depois dos 70, pessoas da mesma idade mostram cada vez mais variabilidade no funcionamento fisiológico e na atividade física. A comparação de pessoas com mais de 70 anos que têm a mesma idade cronológica demonstra de 15 a 20 anos de diferença com relação ao nível de capacidade de reserva e de funcionamento. Isto é demonstrado pelo declínio na absorção de nutrientes e na função renal, relacionado com a idade. Por causa da grande variabilidade na capacidade funcional de adultos mais velhos, as EAR e as AI para este grupo etário devem refletir a grande variabilidade das suas necessidades nutricionais e isto é mais aplicável aos nutrientes para os quais as necessidades são relacionadas com o gasto energético.
- *Gestantes e lactantes:* referências para a gestação e lactação podem ser subdivididas por causa das muitas mudanças fisiológicas e mudanças nas necessidades de nutrientes. No estabelecimento das EAR e as AI para esses estágios da vida, foram levadas em consideração as adaptações para a demanda aumentada de nutrientes, a saber: aumento da absorção e maior conservação de muitos nutrientes. Além disso, deve haver perda de alguns nutrientes que ocorre fisiologicamente, independente da ingestão. Assim, para alguns nutrientes, não há base para que os valores de EAR ou AI sejam diferentes dos de outras mulheres de idade comparável.

5. As recomendações são separadas por sexo somente quando o sexo determinar diferentes necessidades nutricionais.
6. O peso corporal de referência para adultos e crianças foi baseado na 3ª Pesquisa Nacional em Saúde e Nutrição, dos Estados Unidos.
7. Os pesos de referência para adultos jovens (19 a 31 anos) foram aplicados para todos os grupos de idade adulta, uma vez que não há evidências de que o peso corporal deva mudar com o avançar da idade, se a atividade for mantida.
8. As estaturas médias para crianças a partir de 4 anos, adolescentes e adultos jovens foram identificadas e os pesos médios para estas estaturas foram baseados no índice de massa corporal médio.
9. Estaturas e pesos de referência são úteis somente para indicar a extensão dos ajustes na ingestão de referência que precisam ser feitos para indivíduos ou para grupos populacionais específicos.

A determinação do indicador de adequação mais apropriado seguido pela derivação matemática a partir de dados disponíveis da necessidade média estimada (EAR) e da ingestão adequada (AI) foi o foco principal no desenvolvimento das EAR, RDA e AI.

A pergunta-chave foi: indicador mais adequado para quê? Esta pergunta faz sentido considerando que:

- Em muitos casos, um benefício contínuo pode ser atribuído a diferentes níveis de ingestão do mesmo nutriente:
  - um indicador específico pode ser o melhor para determinar o risco de deficiência de um nutriente, enquanto outro indicador pode ser o melhor para utilizar como critério na determinação de risco de doença crônica, para esse mesmo nutriente;
  - o indicador de adequação deveria ser o mesmo para cada grupo de idade e sexo; mas
  - às vezes não o é. Exemplificando: para a ingestão de cálcio o indicador de adequação é a desejável retenção de cálcio para a maioria dos grupos de idade, mas o balanço de cálcio é o indicador para homens e mulheres de 31 a 50 anos de idade; assim, a desejável retenção de cálcio não deveria ser usada para determinar a adequação, mas, sim, a presumida relação entre a retenção desejada de cálcio e o reduzido risco de fratura em idades mais avançadas é o que fornece a base para a seleção deste indicador. Desta forma, o reduzido risco de fratura é o evento funcional escolhido como marco de adequação para cálcio e seu indicador é a desejável retenção de cálcio, à medida que ela pode ser afetada pela ingestão dietética.

Assim sendo, esses valores de referência são definidos e foram desenvolvidos em termos do objetivo funcional a ser atingido e do seu indicador de adequação. Exemplificando, o evento funcional e seu indicador de adequação são, respectivamente, reduzidos risco de fratura e máxima retenção de cálcio; para o cálcio,[7] proteção antioxidante e máxima concentração de ascorbato no neutrófilo, para vitamina C,[8] bem definido *status* de ferro com mínimo de depósito e ferritina sérica de 10 a 12 µg/l para lactentes e de 15 µg/l para crianças, adolescentes e adultos, para o ferro,[9] depósitos adequados e adaptação visual ao escuro, para vitamina A.[9]

Em que pese o grande salto científico entre as RDA e as DRIs, pesquisas ainda são necessárias para o esclarecimento de diversas questões, resultando, sem dúvida, em aprimoramento cada vez maior das recomendações nutricionais.

REFERÊNCIAS BIBLIOGRÁFICAS

1. Harper AE. Origin of recommended dietary allowances: a historic overview. *Am J Clin Nutr* 1985;41:140-8.
2. National Research Council (USA). *Recommended dietary allowances.* 10th ed. Washington (DC): National Academy Press, 1989. 283p.
3. Institute of Medicine, Food and Nutrition Board (USA). *How should the recommended dietary allowances be revised?* Washington (DC): National Academy Press, 1994.
4. National Academy of Sciences (USA). Origin and frame work of the development of dietary reference intakes. *Nutr Rev* 1997;55(9):332-4.
5. National Academy of Sciences (USA). Dietary reference intakes. *Nutr Rev* 1997;55(9):319-26.
6. National Academy of Sciences (USA). Uses of dietary reference intakes. *Nutr Rev* 1997;55(9):327-31.
7. Institute of Medicine (USA). *Dietary reference intakes for calcium, phosphorus, magnesium, vitamin D, and fluoride.* Washington (DC): National Academy Press, 1999.
8. Institute of Medicine (USA). *Dietary reference intakes for vitamin C, vitamin E, selenium, and carotenoids.* Washington (DC): National Academy Press, 2000.
9. Institute of Medicine (USA). *Dietary reference intakes for vitamin A, vitamin K, arsenic, boron, chromium, copper, iodine, iron, manganese, molybdenium, nickel, silicon, vanadium, and zinc.* Washington (DC): National Academy Press, 2001.

Capítulo 2

Aditivos Alimentares

Samuel Shwartsman

CONCEITOS

Segundo a FAO/WHO, aditivo é a substância não-nutritiva adicionada intencionalmente ao alimento, geralmente em quantidades pequenas, para melhorar sua aparência, aroma, sabor, textura e conservação.

Aditivo incidental é a substância residual ou migrada, encontrada nos alimentos, como matéria-prima, e durante suas fases de processamento, embalagem e armazenamento.

Na avaliação dos seus possíveis riscos, além dos efeitos agudos ou conseqüentes à exposição aguda, são agora objeto de preocupação universal os aspectos crônicos, uma vez que seu consumo pode ocorrer durante muito tempo. Para tanto, a IDA é um parâmetro universalmente empregado. Seu conceito, portanto, deve ser bem conhecido. IDA ou ingestão diária aceitável é a quantidade de uma substância (em mg por kg de peso corporal) que ingerida diariamente durante toda uma vida parece não representar risco apreciável, à luz dos fatos conhecidos até o momento.

A estimativa da IDA é baseada no NOAEL ou nível sem efeito adverso observado *(No Observed Adverse Effect Level)* obtido em animais de laboratório. NOAEL é a dose máxima de uma substância que não induz qualquer efeito adverso nas espécies mais suscetíveis, sendo usado o indicador mais sensível.

RISCOS E BENEFÍCIOS

Aditivos intencionais

Os quatro grupos básicos de alimentos utilizados pelo ser humano: lacticínios, carne e derivados, frutas e legumes, grãos e cereais são altamente perecíveis. Apenas os cereais apresentam certo grau de estabilidade. Portanto, pelo menos até o momento, é indispensável alguma técnica ou algum meio, incluindo os aditivos, sem os quais a qualidade e a quantidade do suprimento alimentar serão significativamente diminuídas. Esse fato, no entanto, não dispensa a realização de esforços para diminuir o uso de substâncias químicas estranhas e para minimizar seus riscos, a curto e a longo prazos, sobre a saúde e a segurança do ser humano ou de certas populações animais.

A percepção do risco na sociedade, relacionada aos alimentos, considera genericamente que a palavra "natural" tem a mesma conotação que "seguro", enquanto "sintético" ou "imitação" significam "perigo". Esta percepção é, de certa forma, distorcida, pois, por exemplo, nenhum item alimentar foi completamente classificado sob o ponto de vista químico. Na batata, alimento comum e simples, já foram identificadas cerca de 150 substâncias químicas, das quais cerca de 70% não têm significado nutritivo. Ao contrário, algumas apresentam propriedades tóxicas bem conhecidas, como alcalóides da solanina, ácido oxálico, nitratos e tanino. O aspecto crítico é que estas substâncias estão presentes em concentrações tão pequenas que seria necessário o consumo de uma vez de quantidades absurdas de batata para exercerem seus efeitos. Por outro lado deve-se admitir que se determinada característica organolética de um alimento é conseqüente à presença de uma substância química, é muito difícil criticar essa substância simplesmente porque foi sintetizada em laboratório.

Apesar de ser difícil justificar a existência de centenas de aditivos diferentes, os principais motivos para seu emprego são os seguintes:[1]

1. Melhorar ou manter a qualidade nutritiva do alimento. A introdução de um nutriente (vitaminas, por exemplo) extrapola os limites da definição de aditivo. Além disso, suas eventuais perdas no processamento poderiam ser atenuadas pelo aprimoramento da tecnologia.
2. Prolongar o tempo de prateleira. O aditivo pode retardar a degradação do alimento e conseqüentemente reduzir seus custos. A crítica é que não é natural prolongar artificialmente seu tempo de vida.

3. Prolongar e manter as propriedades sensoriais do alimento. Sabe-se que a aceitação do alimento por uma pessoa, a não ser que esteja esfomeada, é significativamente influenciada pela aparência, cor, aroma e sabor. Os aditivos conservam ou realçam suas propriedades. A crítica é que estas propriedades não acrescentam nada ao valor nutritivo e que, sem o uso de aditivos, as características evoluiriam naturalmente e a população se habituaria a consumir o alimento sem valorizar esses aspectos.
4. Auxiliar o processamento do alimento. A crítica é que o aditivo é apenas um expediente químico para substituir as técnicas clássicas ou históricas de processamento.

Com relação ao alimento infantil ou de uso predominantemente infantil, a tendência atual é a seguinte:

1. O ideal seria a não-inclusão de qualquer aditivo nos alimentos usualmente consumidos pelo lactente, particularmente no primeiro trimestre de vida, tais como: leites, farinhas, cereais e sucos de frutas.
2. Nos alimentos chamados para "bebê" e "júnior", os aditivos devem ser eliminados no máximo possível, tolerando-se apenas aqueles, como os agentes conservadores, cujas vantagens compensam largamente os possíveis riscos.
3. O uso de aditivo deve ser precedido pela comprovação de sua inocuidade, em pesquisas laboratoriais realizadas em animais jovens.
4. Nitratos e nitritos devem ser evitados e os amidos devem ser preferidos como espessantes ou estabilizadores.

Aromatizantes

Aditivos que conferem ou intensificam o aroma dos alimentos. Geralmente são agrupados com os saborizantes ("flavorizantes"), que conferem ou intensificam o sabor + aroma. Incluem as essências naturais, essências artificiais, extratos vegetais aromáticos e aromatizantes quimicamente definidos.

Aromatizantes naturais, especialmente condimentos e especiarias (pimenta, cravo, noz-moscada, orégano, louro, alecrim etc.), são usados desde a antiguidade, sem que tenham sido relatados efeitos prejudiciais importantes. Contudo, seu emprego na alimentação infantil deve ser desencorajado. É praticamente impossível submetê-los a provas adequadas de previsão de risco, uma vez que seus componentes químicos são desconhecidos ou mal definidos. Mais recentemente foram descritos possíveis efeitos lesivos de alguns.

Noz-moscada e seu óleo essencial contêm miristicina e safrol. Miristicina, com estrutura química semelhante à da mescalina, parece ser responsável pelo quadro tóxico conseqüente ao consumo excessivo de noz-moscada: vômitos, taquicardia, dispnéia, despersonalização e confusão mental. Safrol demonstrou, em animais de laboratório, efeitos hepatotóxicos e carcinogênicos.

Glutamato monossódico é incluído entre os aromatizantes, por intensificar o sabor da carne, sendo usado como aditivo em molhos, carnes e caldos de galinha ou de carne em tabletes. Relatou-se,[2] após ingestão de comida oriental, que geralmente inclui teores elevados desse aditivo, um quadro tóxico denominado "síndrome do restaurante chinês", caracterizado por rubor da pele, parestesias, dores tóxicas, sensação de pressão ou queimação na face, tronco e braços, tontura, sudorese, cefaléia bitemporal constritiva, taquicardia, fraqueza, náuseas e vômitos. A sintomatologia aparece 10 a 20 minutos após a ingestão e dura cerca de 2 horas. Além disso, o consumo excessivo pode produzir uma sobrecarga de sódio. Foram relatadas lesões cerebrais e retinianas em animais jovens. Por esses motivos e por não haver evidência de que a criança aprecia mais o aroma intensificado da carne, sugeriu-se que esse aditivo não fosse utilizado nos alimentos infantis.

Edulcorantes ou adoçantes são aditivos largamente utilizados como substitutos do açúcar, sendo os principais: aspartame, ciclamato, sacarina e steviosídeo.

Aspartame é um fenilalaninato e existem evidências de que pode prejudicar o controle dietético de paciente com fenilcetonúria. Os relatos de efeitos adversos são escassos, geralmente referentes a reações de hipersensibilidade (urticária, paniculite). Sua capacidade adoçante, que é cerca de 200 vezes maior que a da sacarose, pode ser diminuída na presença de umidade. É mais estável em solução de pH 4,3.

Ciclamato é geralmente utilizado sob a forma de sal sódico. Seu poder adoçante é cerca de 30 vezes maior que o do açúcar, mas em concentrações mais elevadas, superiores a 0,5%, produz um sabor amargoso. Estudos controversos serviram de base para sua restrição em alguns países, mas aparentemente a possível indução de tumores vesicais por seu metabólico, a cicloexilamina, ainda não foi confirmada.

Sacarina e seu sal sódico são largamente utilizados como adoçantes. Os relatos de reações adversas, que são raros, referem-se à alergia (urticária) e fotossensibilidade. Estudos controversos sobre seus possíveis efeitos carcinogênicos, ainda não devidamente confirmados, também serviram de base para restrições e posteriormente permissões para seu uso de vários países. Seu poder adoçante é cerca de 300 vezes superior ao da sacarose, mas após ingestão pode deixar um sabor residual amargo.

Steviosídeo é um glicosídio extraído de folhas de erva-doce (Stevia *sp*). Em virtude de seu pequeno uso e introdução relativamente recente, praticamente não existem referências sobre possíveis efeitos adversos.

Conservadores

Conservadores são aditivos que impedem ou retardam a alteração de alimentos provocada por microrganismos e enzimas. Sua utilidade na indústria alimentícia é significativa, mas alguns apresentam um certo potencial de risco, como os nitratos e nitritos, os sulfitos e bissulfitos e o ácido benzóico e derivados.

Nitratos e nitritos, além de conservadores, são fixadores de cor e agentes de cura para a carne. Os nitratos são também encontrados em concentrações relativamente altas em certas plantas, particularmente espinafre, soja, pepino, rabanete, beterraba, aipo e alface. Nas quantidades adicionadas aos alimentos, tornam-se tóxicos apenas em condições em que são ou podem ser reduzidos os nitritos. Uma dessas condições pode ser observada em lactentes pequenos, cujas características fisiológicas do trato gastrointestinal favorecem o crescimento de bactérias redutoras.

Os efeitos tóxicos dos nitritos são representados principalmente pela metaemoglobinemia, que consiste na oxidação do ferro da hemoglobina, com conseqüente formação de metaemoglobina, incapaz de transportar oxigênio. Existe a possibilidade de reação dos nitritos com aminas dos alimentos ou do trato intestinal, com produção de nitrosaminas, agentes hepatotóxicos e carcinogênicos. Pesquisas em animais de laboratório demonstraram também que os nitritos consumidos sistematicamente baixam os depósitos orgânicos de vitamina A.

Sulfitos e bissulfitos podem causar reações de hipersensibilidade em algumas pessoas, particularmente asmáticos. O distúrbio mais comum é o broncoespasmo, mas também podem ocorrer dispnéia, taquicardia, tontura, rubor de pele, urticária, prurido, rinite e até choque anafilático. Os sintomas podem aparecer em menos de 30 minutos após a ingestão do alimento contendo estes aditivos.

Ácido benzóico pode determinar, além de reações alérgicas, irritação gástrica quando em grandes doses.

Corantes

Corantes são aditivos que conferem, mantêm ou intensificam a cor dos alimentos. Os corantes naturais, como, por exemplo, açafrão, antocianina, carotenóides, cantaxantina, clorofila, cochonilha, cúrcuma, índigo, páprica, urucum e xantofila, não devem ser considerados como absolutamente seguros, pelo simples fato de serem naturais. Sua composição é variada, de acordo com a origem e método de preparo; os solventes usados para extrair os componentes coloridos podem persistir como resíduos de efeitos prejudiciais; existe a possibilidade de presença de contaminantes e impurezas de contaminação microbiana.

Corantes artificiais são aditivos controversos, pois muitos não os consideram essenciais ou mesmo justificáveis e, além disso, estão freqüentemente envolvidos em reações de hipersensibilidade e alguns demonstraram em estudos laboratoriais possíveis efeitos carcinogênicos ou mutagênicos.

As reações de hipersensibilidade foram mais comumente descritas com os aditivos de cor amarela, laranja ou vermelha, particularmente com a tartrazina, amarelo-crepúsculo, ponceau 4R e amaranto. Compreendem angioedema, asma, rinite, urticária, púrpura trombocitopênica e até choque anafilático. Foi relatada também a sensibilização cruzada com a aspirina,[3] evidenciada principalmente por asma, urticária, angioedema e rinite.

Estudos sobre a relação de aditivos alimentares, especialmente corantes e aromatizantes, com distúrbios de comportamento em crianças, incluindo hipercinesia e distúrbios de aprendizagem, são conflitantes e, até o momento, não foram plenamente confirmados.

Espessantes e estabilizantes

Espessantes são aditivos que têm por objetivo aumentar a viscosidade das soluções, emulsões e suspensões. São exemplos: ágar-ágar, alginatos, carboximetilcelulose, glicerídios, musgo irlandês e vários tipos de gomas. Estabilizantes são utilizados para favorecer e manter as características físicas das emulsões e suspensões. São exemplos: ágar-ágar, alginatos, amidos modificados, lecitina, glicerídios, fosfolipídios, polifosfatos e vários tipos de gomas.

Praticamente não existem referências sobre os efeitos da ingestão continuada ou de doses excessivas no ser humano. Estudos laboratoriais a longo prazo mostraram que o musgo irlandês ou caragena poderia ocasionar alterações da mucosa intestinal lembrando colite ulcerativa. Observações em animais de laboratório mostraram também que a ingestão continuada de amidos modificados a longo prazo poderia causar lesões renais (nefrocalcinose).

Aditivos incidentais

Não são esperados quaisquer benefícios pela presença de aditivos incidentais nos alimentos. Ao contrário, esperam-se riscos, que devem ser cuidadosamente avaliados e controlados.

As principais fontes de aditivos incidentais com potencial de risco significativo são as seguintes:

- *Durante a produção:* antibióticos e outros agentes para prevenção de controle de doenças; substâncias promotoras do crescimento; microrganismo de significado toxicológico; parasitas; resíduos de produtos fitossanitários; metais e compostos radioativos.
- *Durante o processamento:* microrganismos e seus metabólicos tóxicos; resíduos e substâncias exógenas variadas; radionuclídeos.
- *Durante o acondicionamento e o armazenamento:* materiais para rotulagem ou identificação; microrganismos e seus metabólitos tóxicos; substâncias migradas da embalagem; substâncias tóxicas de origem externa.

Uma das principais preocupações dos órgãos nacionais e internacionais relacionada com a segurança dos alimentos refere-se aos resíduos de substâncias químicas, particularmente produtos fitossanitários e metais. Por essa razão foram estabelecidas IDA para os agrotóxicos e limites máximos para os principais metais. Destacam-se, neste contexto, os possíveis riscos carcinogênicos dos resíduos de substâncias químicas. Parece haver uma tendência em considerar como dose segura virtual aquela associada ao nível de risco tão baixo como 10^{-6}.

Aos produtos fitossanitários produtores de resíduos, incluem-se os chamados inseticidas organoclorados. A maioria dos seus componentes apresenta uma lenta degradação ambiental e uma prolongada persistência no organismo humano. Até o momento não foi descrita uma doença conseqüente à presença destes compostos no homem, mas são descritos vários efeitos fisiológicos, entre os quais o estímulo do sistema enzimático do microssoma hepático.[4]

Numerosos estudos em animais de laboratório demonstraram ação carcinogênica de alguns organoclorados que antigamente eram muito usados, tais como, aldrin, dieldrin, heptacloro, toxafeno e DDT. As neoplasias eram geralmente hepáticas. Além disso, vários deles mostraram ação hepatotóxica, efeitos sobre a reprodução e efeitos teratogênicos. Por essa razão, a grande maioria dos tradicionalmente usados está proibida ou severamente restringida.

Com relação aos metais, sabe-se que o chumbo é encontrado praticamente em todos os alimentos, podendo atualmente ser considerado como constituinte da dieta habitual do ser humano. Ressalta-se que as crianças absorvem relativamente mais chumbo do que os adultos. Enquanto estes podem absorver 5-15% do chumbo ingerido, retendo menos de 5%, as crianças podem absorver cerca de 40% do metal ingerido, retendo cerca de 30%.

REFERÊNCIAS BIBLIOGRÁFICAS

1. Tu AT. *Survey of contemporary toxicology.* New York: John Wiley & Sons, 1980.
2. Settpane GA. The restaurant syndromes. *Arch Intern Med.* 1986;146:2129-30.
3. Reynolds EF. *Martindale, the extra pharmacopoeia* 29th ed. London: The Pharmaceutical Press, 1989.
4. Schwartsman S. *Intoxicações agudas.* 4ª ed. São Paulo: Sarvier, 1991.

Capítulo

3

Alimentação da Criança nos Primeiros Anos de Vida

Roseli Oselka Saccardo Sarni
Kazue Sato

INTRODUÇÃO

O estabelecimento de normas para alimentação na infância não se deve restringir apenas às necessidades orgânicas da criança. Sendo o alimento uma das principais formas de contato com o mundo externo, nos primeiros anos de vida, é prioritário que o desenvolvimento neurológico e emocional seja respeitado.

Boas práticas de alimentação infantil são as que fornecem quantidade e qualidade de alimentos necessários para suprir as necessidades nutricionais permitindo crescimento e desenvolvimento adequados, apresentando consistência satisfatória e adaptada ao desenvolvimento neuropsicomotor da criança e que respeite a fisiologia do sistema digestório.

Assim, a alimentação infantil refere-se ao conjunto de processos dietéticos, comportamentais e fisiológicos, envolvidos na ingestão de alimentos pela criança.

O primeiro ano de vida caracteriza-se por crescimento e desenvolvimento acentuados, com correspondente aumento das necessidades de macro e micronutrientes, o que torna o indivíduo mais vulnerável a qualquer espécie de agravo nutricional nesta fase da vida.

A introdução precoce, antes dos seis meses de vida, de alimentação complementar inadequada com interrupção do aleitamento materno exclusivo impõe inúmeros riscos à saúde da criança incluindo elevado grau de contaminação da água e alimentos e o desenvolvimento de distúrbios nutricionais.

A alimentação deve ser planejada e avaliada de acordo com recomendações nutricionais. Infelizmente, não há recomendações desenvolvidas em nível nacional; assim, freqüentemente, adota-se a *Recommended Dietary Allowances* (RDA), desenvolvida para a população americana como referencial brasileiro. As recomendações foram desenvolvidas desde 1941 e, revisadas periodicamente; sua última edição publicada é de 1989. Entre 1993 e 1994, a *Food and Nutrition Board* do *Institute of Medicine* (IOM) da *National Academy of Sciences* desenvolveram publicações, iniciadas em 1997, e surgiram as *Dietary Reference Intake* (DRI) introduzindo novos e importantes conceitos de recomendações nutricionais.[1]

Um dos principais avanços, comparando-se as RDAs89 com as DRIs, refere-se à disponibilização de até quatro valores de referência de ingestão adequada para um determinado nutriente, diversificando e ampliando a utilização destas recomendações para indivíduos e grupos populacionais. As referências são: RDA *(Recommended Dietary Allowance);* EAR *(Estimated Average Requirements),* AI *(Adequate Intake)* e UL *(Tolerable Upper Intake).* As DRIs e suas atualizações estão permanentemente disponíveis no site do *National Academy Press* (NAP) – *www.nap.edu.*

O Ministério da Saúde/OPAS[2] e Sociedade Brasileira de Pediatria[3] estabeleceram, para crianças menores de dois anos, dez passos para a alimentação saudável:

- *Passo 1:* dar somente leite materno até os 6 meses, sem oferecer água, chás ou quaisquer outros alimentos.
- *Passo 2:* a partir dos 6 meses, oferecer de forma lenta e gradual outros alimentos, mantendo o leite materno até 2 anos de idade.
- *Passo 3:* a partir dos 6 meses, dar alimentos complementares (cereais, tubérculos, carnes, leguminosas, frutas, legumes) três vezes ao dia, se a criança receber leite materno e cinco vezes ao dia, se não estiver em aleitamento materno.
- *Passo 4:* a alimentação complementar deverá ser oferecida sem rigidez de horários, respeitando-se sempre a vontade da criança.

- *Passo 5:* a alimentação complementar deve ser espessa desde o início e oferecida de colher; começar com consistência pastosa (papas e purês) e, gradativamente, aumentar a sua consistência até chegar à alimentação da família.
- *Passo 6:* oferecer à criança diferentes alimentos ao dia. "Uma alimentação variada é uma alimentação colorida."
- *Passo 7:* estimular o consumo diário de frutas, verduras e legumes nas refeições.
- *Passo 8:* evitar açúcar, café, enlatados, frituras, refrigerante, balas, salgadinhos e outras guloseimas nos primeiros anos de vida. Usar sal com moderação.
- *Passo 9:* cuidar da higiene no preparo e no manuseio dos alimentos; garantir o seu armazenamento e a sua conservação adequados.
- *Passo 10:* estimular a criança doente e convalescente a se alimentar, oferecendo sua alimentação habitual e seus alimentos preferidos, respeitando sua aceitação.

O conhecimento atualizado sobre a alimentação adequada da criança sadia é essencial para avaliar o que a mãe está fazendo e para ser capaz de repassar uma recomendação alimentar apropriada e viável de execução pelas mães. Isto é essencial tanto para promover a nutrição da criança sadia que está indo bem, quanto para introduzir as correções necessárias para a situação na qual a criança não está crescendo bem e/ou está perdendo peso, a caminho do desenvolvimento de distúrbios nutricionais.

ALEITAMENTO MATERNO

Imediatamente após o parto, estando a mãe em boas condições e o recém-nascido com manifestação ativa de sucção e choro, deve-se iniciar o aleitamento natural, sob regime de livre demanda, sem horários pré-fixados, ressaltando-se a importância do alojamento conjunto para a obtenção deste objetivo. A criança mamará quando e por quanto tempo quiser, em uma ou duas mamas, respeitando-se a alternância das mamas (a mama oferecida por último na mamada anterior deverá ser a primeira na próxima). O apoio às orientações quanto a técnicas corretas e o atendimento precoce a eventuais dificuldades são fundamentais para o êxito desta prática.

A nomenclatura proposta pela Organização Mundial da Saúde (OMS) e adotada pelo Ministério da Saúde[2] considera as seguintes categorias de aleitamento materno (OPAS, OMS/1991):

- Aleitamento materno exclusivo: quando a criança recebe somente leite materno, diretamente da mama ou extraído e nenhum outro líquido ou sólido, com exceção de gotas ou xaropes de vitaminas, minerais e/ou medicamentos.
- Aleitamento materno predominante: quando o lactente recebe, além do leite materno, água ou bebidas à base de água, como sucos de frutas e chás.
- Aleitamento materno: quando a criança recebe leite materno, diretamente do seio ou extraído, independente de estar recebendo qualquer alimento ou líquido, incluindo leite não-humano.

A introdução de líquidos (água e/ou chá) não é necessária, podendo inclusive ser contraproducente para a manutenção do aleitamento materno. Com a complementação alimentar precoce (antes dos 6 meses) ocorre redução no leite materno ingerido mesmo com a manutenção da freqüência das mamadas.[4]

A OMS recomenda que o aleitamento materno exclusivo seja mantido nos primeiros 6 meses de vida.[5] Essa preconização se aplica àquelas crianças cujo processo de crescimento e de desenvolvimento vêm evoluindo adequadamente. Entretanto, em alguns poucos casos, pode-se tornar necessária a introdução de outros alimentos "não-lácteos" entre o quarto e o sexto mês de vida. Isso acontece, por exemplo, nas crianças que, na ausência de processos mórbidos, começam a desacelerar seu ganho de peso, apresentando incrementos ponderais inferiores aos esperados em duas ou três avaliações semanais sucessivas. A desaceleração na velocidade do ganho de peso deve ser criteriosamente avaliada pelo pediatra, uma vez que as curvas de crescimento empregadas na prática clínica são baseadas predominantemente em crianças alimentadas artificialmente, e o crescimento de crianças amamentadas, entre os 3 e 9 meses de idade, é freqüentemente inferior ao de crianças alimentadas artificialmente.[6,7]

Quanto à duração do aleitamento materno, recomenda-se que seja mantido por dois anos ou mais.[5] O leite materno pode ser uma fonte importante de nutrientes após o primeiro ano de vida da criança. Em algumas populações, ele contribui com um terço a dois terços da energia ingerida no final do primeiro ano.[8]

ALIMENTAÇÃO COMPLEMENTAR

A partir dos 6 meses de vida, o uso exclusivo do leite materno não supre todas as necessidades nutricionais da criança, sendo necessária a introdução de alimentos complementares.

Entende-se por alimentação complementar qualquer alimento dado durante o período de aleitamento e que não seja o leite materno. Essa definição abrange inclusive alimentos inadequados à saúde da criança como chás, água açucarada, leite de vaca, sopas diluídas entre outros. Os alimentos complementares podem ser preparados especialmente para a criança ou podem ser os alimentos consumidos pelos demais membros da família (em torno dos 8 meses de idade), modificados para atender as habilidades e necessidades específicas das crianças. No primeiro caso, recebem a denominação de alimentos de transição.[9,10]

A introdução da alimentação complementar é uma fase de transição e de elevado risco para a criança, tanto pela administração de alimentos inadequados, quanto pelo risco de contaminação dos alimentos, favorecendo a ocorrência de doença diarréica e desnutrição e elevando a morbimortalidade[7].

Para que as crianças supram suas necessidades energéticas, os alimentos complementares devem ter uma densidade energética mínima de 0,7 kcal/grama.

As evidências sugerem que a introdução de alimentos complementares é mais fácil nas crianças amamentadas, em razão da exposição precoce a diferentes sabores e aromas presentes no leite humano.

A introdução precoce da alimentação complementar com freqüência é desvantajosa para a nutrição da criança, além de contribuir para a redução da duração do aleitamento materno, interferir na absorção de micronutrientes essenciais como o ferro e o zinco, reduzir a eficácia da lactação na prevenção de novas gravidezes e elevar o risco de aparecimento de alergias alimentares[7]. As necessidades energéticas são variáveis e dependem do metabolismo basal, faixa etária, atividade física, tamanho corporal e ritmo de crescimento. O Quadro 3-1 abaixo mostra a distribuição dos diferentes componentes do gasto energético total em crianças.

Em estudo recentemente publicado, estima-se que o requerimento energético, para crianças saudáveis, em aleitamento materno, seja de aproximadamente 615 kcal/dia dos 6 aos 8 meses de idade, 686 kcal/dia dos 9 aos 11 meses e 894 kcal/dia dos 12 aos 23 meses.[11]

O fornecimento de energia pela alimentação complementar para crianças menores de 2 anos em países em desenvolvimento é estimado em 200 kcal/dia dos 6 aos 8 meses de idade, 300 kcal/dia dos 9 aos 11 meses e 550 kcal dos 12 aos 23 meses.[12]

Quadro 3-1. Distribuição das necessidades calóricas em lactentes e crianças sadias em crescimento (kcal/kg/dia)

Idade	*TMB*	*Atividade*	*Crescimento*	*Total*	*TMB/total (%)*
Recém-nascido muito baixo peso	47	15	67	130	36
< 1 ano	55	15	40	110	50
1 ano	55	35	20	110	50
2 anos	55	45	5	100	50
5 anos	47	38	2	87	54
10 anos	37	38	2	77	48

*TMB: Taxa metabólica basal.
Fonte: Current Concepts in Pediatric Critical Care – Society of Critical Care Medicine, 1999.

O leite materno fornece 0,7 kcal/ml e alimentos complementares devem conter densidade energética mínima de 0,7 kcal/g para evitar o déficit de energia.

A capacidade gástrica limitada da criança pequena (30-40 ml/kg de peso) pode impedi-la de atingir suas necessidades energéticas se a dieta for de baixa densidade energética.[7]

A proporção de macronutrientes para crianças de 1 a 3 anos proposta pelo *Institute of Medicine*[1] é de 45% a 65%, 5% a 20% e 30% a 40% para carboidratos, proteínas e lipídios respectivamente. Vale ressaltar que crianças em aleitamento materno exclusivo podem receber cerca de 50% da oferta energética total à custa de lipídios e que não há preconização de proporção de macronutrientes para crianças com idade inferior a 1 ano.

Com relação aos micronutrientes, estudos conduzidos com crianças entre 6 e 23 meses, em Bangladesh, Guatemala, Gana, México, Peru e EUA sugerem que a baixa densidade energética em ferro, zinco e vitamina B6 na alimentação complementar é mais pronunciada, nos países em desenvolvimento, com relação a países desenvolvidos, onde o déficit no consumo de riboflavina e niacina prevaleceu.[13]

Uma alimentação complementar adequada pressupõe o uso de alimentos de origem animal que são caros e estão além do poder aquisitivo de muitas famílias. Os alimentos de origem animal apresentam melhor biodisponibilidade de ferro (até 22% de absorção) comparativamente aos de origem vegetal (1% a 6% de absorção).

Dados da Pesquisa de Orçamento Familiar (POF) 2002/3 mostram redução expressiva na quantidade anual *per capita* de carne bovina e de frango adquiridos para consumo no domicílio em 4 kg e 8 kg, respectivamente comparativamente aos dados obtidos na POF 1987/8.[14]

Especificamente, com relação ao ferro, o Estudo Multicêntrico sobre consumo alimentar realizado pela Universidade de Campinas (UNICAMP) demonstrou que a média de densidade de ferro da dieta de crianças brasileiras menores de 2 anos está muito abaixo da recomendada sendo: 0,49 a 0,69 para crianças entre 6 e 12 meses (recomendado = 4 mg/100 kcal) e de 0,53 a 0,69 para crianças no segundo ano de vida (recomendado = 0,8 mg/100 kcal). Esses achados explicariam a trajetória ascendente e a alta prevalência de anemia carencial ferropriva em lactentes brasileiros.[15]

Antes da introdução de novos alimentos, a partir da interrupção do aleitamento materno exclusivo, é fundamental a história familiar buscando a ocorrência de reações adversas aos alimentos em parentes próximos. O intervalo entre cada nova introdução de alimento deve ser de 5 a 7 dias, o que permite a observação de eventuais reações adversas na criança. O Comitê de Nutrição da Academia Americana de Pediatria recomenda, visando à prevenção primária de alergia alimentar, a introdução de leite de vaca; ovo e amendoins/castanhas/peixe aos 12, 24 e 36 meses, respectivamente.

As exposições freqüentes, incluindo alimentos variados, são preconizadas, pois a criança apresenta uma adaptação inicial à introdução de novos sabores e consistências. A criança amamentada ao seio experimenta diferentes sabores e aromas variáveis de acordo com os hábitos alimentares de sua mãe, facilitando a aceitação posterior dos alimentos consumidos pela família. Outro aspecto importante diz respeito à variabilidade da composição do leite materno com o progredir da lactação caracterizada por redução progressiva nos níveis de lactose e elevação dos níveis de cloreto, tornando o leite materno menos doce e facilitando a aceitação posterior da alimentação complementar (papas).[2]

A OMS e o Ministério da Saúde recomendam três refeições ao dia para os amamentados (duas papas salgadas e uma de frutas) e seis refeições ao dia para aqueles que não recebem aleitamento materno.[2]

Outro problema a ser ressaltado diz respeito à contaminação dos alimentos complementares decorrente da utilização de água contaminada, higiene pessoal (lavagem de mãos) e dos utensílios para o preparo ou administração (mamadeiras) e estocagem inadequada. A contaminação eleva a morbimortalidade propiciando a superinfestação de áreas nobres de absorção, como o intestino delgado, facilitando a ocorrência de desnutrição e fome oculta (deficiência de micronutrientes). A correta orientação com respeito a esses pontos críticos para a contaminação da alimentação complementar deve ser realizada.[17]

A seguir, destacamos os principais alimentos distribuídos como fontes:

- *Carboidratos:* cereais (arroz, milho, trigo, aveia), tubérculos (mandioca, cará, batata), e farinhas derivadas. São todos fornecedores de calorias.
- *Gorduras:* óleos vegetais, margarina e manteiga. São igualmente importantes no fornecimento de calorias.
- *Proteínas:* carnes, vísceras, ovos, leite e derivados, leguminosas (feijão, soja, lentilha, grão de bico, ervilha). A mistura das proteínas de alguns alimentos de origem vegetal (ex.: arroz e feijão na proporção de 3:1) permite a melhora do valor biológico da proteína.
- *Vitaminas e sais minerais:* frutas em geral, hortaliças (legumes e verduras). Exemplos de verduras: couve, agrião, espinafre, repolho; e de legumes: beterraba, cenoura, abóbora, mandioquinha, chuchu.
- *Ferro:* é encontrado sob duas formas:
  - heme (boa biodisponibilidade): carnes e vísceras;
  - não-heme (baixa biodisponibilidade): leguminosas (feijão, soja, lentilha) e verduras de folha verde-escura. A administração conjunta desta forma com sucos (fontes de vitamina C) melhora a biodisponibilidade do ferro.

As frutas podem ser iniciadas aos seis meses sob a forma de sucos (uma vez ao dia) e papas, sempre às colheradas.

O tipo de fruta a ser oferecido terá de respeitar as características regionais, custo, estação do ano e presença de fibras, lembrando que nenhuma fruta é contra-indicada.

As papas devem ser introduzidas, gradualmente, nos horários adequados à rotina da família (almoço ou jantar), completando-se a refeição, com a amamentação, apenas nos primeiros dias. O suco de frutas poderá ser dado pela manhã, ou em duas tomadas (manhã e tarde), no intervalo das mamadas. Inicialmente, a criança deverá receber pequenas quantidades de suco, que deverão ser progressivamente aumentadas, até atingir a aceitação média de 100 a 150 ml por dia.

A partir dos 6 meses de idade, a criança começa a receber a sua primeira refeição de sal no horário habitual de almoço, podendo utilizar os mesmos alimentos da família, desde que contemple os alimentos abaixo:

- Cereais e tubérculos.
- Leguminosas.
- Carne (vaca, porco, frango ou víscera, em especial o fígado. Peixes são recomendados a partir dos 11 meses).
- Hortaliças (verduras e legumes).
- Óleo vegetal.
- Sal e cebola (evitar temperos industrializados).

Dá-se preferência às misturas múltiplas compostas com a combinação 3:1:1:1 (três porções de cereal, raiz ou tubérculo: uma porção de leguminosa: uma porção de alimento protéico (animal ou vegetal): uma porção de hortaliça ou vegetal e uma colher de chá de óleo) (Anexo 1).

O tempo de cozimento deve ser progressivamente aumentado de forma a diminuir, pela evaporação, a quantidade de água residual da papa, modificando assim, lentamente, a consistência da mesma e favorecendo melhor densidade energética. Após o cozimento, os alimentos devem ser amassados com garfo, nunca se utilizando o liquidificador. A carne deve ser mantida na papa.

As tentativas para melhorar a aceitação das papas, como acréscimo de açúcar e leite, não devem ser incentivadas, pois podem prejudicar a adaptação da criança às modificações de sabor e consistência das dietas.

Pode-se iniciar a administração da gema do ovo, inicialmente cozido a partir do sexto mês. Vale ressaltar que a substituição da carne pelo ovo pode ser indicada em termos de oferta protéica e lipídica, mas não com relação ao ferro, uma vez que a biodisponibilidade desse elemento contido no ovo é pequena.

Entre 7 e 8 meses deverá ser introduzida a segunda refeição de sal. Assim que possível, respeitando-se a evolução da criança. Assim que possível, os alimentos não devem ser muito amassados, evitando-se, desta forma, a administração de

Anexo 1. Exemplo de preparação de papa de legumes com carne e alimentação para criança entre 9 meses a 1 ano de idade

Papa de legumes com carne	
Ingredientes:	
Batata – meia unidade média	
Cenoura – meia unidade média	
Chuchu – meia unidade média	
Couve – uma folha	
Carne moída – 50 g	
Sal, cebola e alho a gosto	
Após uma semana, acrescentar duas colheres de arroz cozido e uma semana depois uma colher de grãos de feijão cozido	
Modo de fazer:	
Lavar, descascar e picar os legumes e o tubérculo	
Refogar o alho e cebola. Acrescentar a carne e refogar ligeiramente	
Colocar os outros alimentos, acrescentando água suficiente para cobri-los	
Deixar cozinhando até que fiquem macios	
Colocar uma pitada de sal	
Modo de administrar:	
Colocar uma concha em um prato e amassar bem com um garfo	
Oferecer à criança em pequenas colheradas	
Incentivá-la para comer a papa salgada	
Informações nutricionais:	
Esta papa salgada oferece:	Com arroz e feijão:
Energia: 239 kcal	266 kcal
Proteínas: 9,6 g	10,2 mg
Ferro: 2,8 mg (sendo 0,9 mg de ferro heme)	3,0 mg

alimentos muito diluídos, e ainda se propiciando oferta calórica mais adequada.

O mel não deve ser introduzido antes de um ano de vida pelo risco de botulismo.

Com respeito ao glúten, ainda não há evidências suficientes que sustentem a idade de introdução como fator de risco independente para o desenvolvimento de doença celíaca. Alguns estudos reforçam a importância da introdução gradual do glúten, enquanto o aleitamento materno ainda se processa, como fator importante na prevenção da doença celíaca; embora o mecanismo do efeito protetor do leite materno ainda não esteja totalmente elucidado, é conhecido o seu papel relevante como imunomodulador. Além do mais, a elevada freqüência de infecções, nos primeiros 6 meses de vida, também eleva sobremaneira o risco de desenvolvimento de doença celíaca.[18]

A introdução de glúten abaixo de 4 meses está fortemente associada ao risco do desenvolvimento de diabetes tipo I em crianças geneticamente predispostas.[19]

"A alimentação infantil adequada compreende a prática do aleitamento materno e a introdução em tempo oportuno de alimentos apropriados complementares ao aleitamento materno".

ALIMENTAÇÃO ARTIFICIAL

Diante da impossibilidade do aleitamento materno exclusivo, deve-se utilizar uma fórmula infantil de partida, líquida ou pó, destinada à alimentação de lactentes, até o sexto mês, que satisfaz as necessidades nutricionais deste grupo etário (Portaria 977/98 SVS/MS). A partir do sexto mês, recomenda-se uma fórmula infantil de seguimento para lactentes.

Para as crianças em uso de fórmulas infantis, a introdução de alimentos não-lácteos poderá seguir a mesma preconizada para aquelas em aleitamento materno.

O leite de vaca (LV) não deve ser utilizado em crianças com idade inferior a 1 ano de idade, tendo em vista o grande número de desvantagens e complicações que este alimento propicia quando introduzido em lactentes jovens.

A utilização do leite de vaca, como único alimento, por período prolongado e em larga escala, leva à inadequação no fornecimento de nutrientes, principalmente ferro e vitaminas. Isso é confirmado pela alta prevalência de carências nutricionais e aparecimento de intolerâncias em razão das características morfológicas e funcionais do trato gastrointestinal de crianças abaixo de 4 meses de vida. As limitações, do ponto de vista nutricional, acrescem-se de:

- *Proteínas:* a relação caseína/proteínas do soro é inadequada, dificultando sua digestão e absorção. Além disso, a desproporção na relação proteína/calorias não-protéicas pode comprometer o ganho ponderal.
- *Carga de soluto renal:* fornece taxas elevadas de sódio e proteínas. Os RN de baixo peso são os maiores prejudicados.
- *Oligoelementos:* são fornecidas quantidades insuficientes de todos os oligoelementos, destacando-se o ferro.
- *Carboidratos:* a sua quantidade é insuficiente, sendo necessário o acréscimo de outros açúcares (sacarose), o que eleva o poder cariogênico.
- *Lipídios:* baixos teores de ácido linoléico (10 vezes inferior às fórmulas).
- *Vitaminas:* baixos níveis de vitaminas A, D, E e C.

Outra complicação decorrente da introdução precoce do LV e que corrobora com os altos índices de anemia carencial ferropriva em nosso meio é a ocorrência de perda sanguínea fecal. Ziegler *et al.* demonstraram importante perda sanguínea fecal em crianças que receberam LV pasteurizado aos 6 meses de vida, mais pronunciada nas previamente amamentadas ao seio com relação às que nunca mamaram.[20]

O leite de vaca é responsável ainda por 20% das alergias alimentares na infância. Do total de alergias mediadas por IgE, 60% são decorrentes de exposição precoce ao leite de vaca. A *American Academy of Pediatrics* (AAP), *European Society for Pediatric Alergology and Clinical Immunology* (ESPACI) e *European Society for Pediatric Gastroenterology, Hepatology and Nutrition* (ESPGHAN) consideram que crianças com história familiar positiva de atopia a leite de vaca, em situações em que o aleitamento materno não se processou, recebam na prevenção primária fórmula com reduzida alergenicidade (extensivamente hidrolisada ou na recomendação da AAP com possibilidade de uso de fórmula parcialmente hidrolisada).[16]

SUPLEMENTAÇÃO DE VITAMINAS E FERRO

A partir da terceira semana de vida, para os recém-nascidos a termo, ou da primeira semana nos prematuros, até os dezoito meses, a criança deve receber vitamina D, 200 UI por dia. Utilizam-se soluções do mercado que respeitem estas proporções, evitando-se composições múltiplas com outras vitaminas que encarecem o produto, sem vantagens adicionais. Embora esta rotina possa ser questionada em crianças com aleitamento materno ou uso de fórmulas infantis, bem como em áreas com grande insolação, aceita-se a mesma como válida pelas dificuldades de exposição direta ao sol de forma satisfatória (poluição, apartamentos etc).

Ferro

A recomendação do Departamento de Nutrologia da Sociedade Brasileira de Pediatria, quanto à suplementação de ferro, é a seguinte:

1. Recém-nascidos a termo, peso adequado para a idade gestacional:
   - Em aleitamento materno:
     - do 6° ao 24° mês de vida: 1 mg de ferro elementar/kg peso/dia.
   - Recebendo alimentação artificial:
     - a partir da introdução de alimentos complementares até o 24° mês de vida: 1 mg de ferro elementar/kg peso/dia.
2. Prematuros e recém-nascidos de baixo peso:
   - a partir do 30° dia de vida: 2 mg de ferro elementar/kg peso/dia, durante 2 meses.
     - após este prazo, mesmo esquema dos recém-nascidos a termo, de peso adequado para a idade gestacional (1 mg de ferro elementar/kg peso/dia).

ALIMENTAÇÃO NO SEGUNDO ANO DE VIDA

Durante este período, a alimentação da criança pode ser a mesma da família, com algumas adaptações com relação à forma de preparo e apresentação dos alimentos de acordo com a idade (Anexo 2).

As crianças dessa faixa etária apresentam maior estabilidade do crescimento, devido à redução na velocidade de aquisição pôndero-estatural, o que determina redução fisiológica do apetite. Estabelecer horários regulares para as refeições e seleção adequada de utensílios apresentam-se como condição importante para a aceitação e experimentação dos alimentos. Os lanches devem ser nutritivos e saudáveis, pois nesta idade os hábitos alimentares estão em formação.[21]

A pirâmide alimentar apresenta-se como um instrumento importante para a orientação nutricional, servindo como guia para o planejamento de uma alimentação saudável para a faixa etária de 2 a 3 anos de idade[21] (Fig. 3-1).

A proporção de macronutrientes com relação à ingestão energética total preconizada pela *American Dietetic Association* é de 45% a 65% como carboidratos; 30% a 40% como lipídios para crianças entre 1 a 3 anos e 25% a 35% para crianças entre 4 e 10 anos de idade; 5% a 20% como proteínas para crianças mais jovens e 10% a 30% para crianças maiores. A adição de açúcar não deve exceder 25% do total de calorias. O conteúdo de colesterol, gordura saturada e ácidos graxos trans deve ser o mais baixo possível. Salienta-se a importância das fibras nesta fase: crianças de 1 a 3 anos – 19 gramas de fibras totais/dia.[22]

Anexo 2. Exemplo de um dia alimentar de uma criança entre 1 e 3 anos de idade

Horas	*Refeição*	*Alimentos ou preparação*	*Medida caseira*
08:00	Café da manhã	Leite Pão Margarina Açúcar	Um copo cheio meia unidade Ponta da faca Duas colheres de chá
10:00	Colação	Suco ou fruta	Meio copo ou uma unidade
12:00	Almoço	Arroz Feijão Bife Batata dourada Salada de alface com tomate Banana	Três colheres de sopa Duas colheres de sopa Uma unidade pequena Uma batata Uma folha e meia unidade Meia unidade
15:00	Lanche da tarde	Leite Bolacha salgada Requeijão Açúcar	Um copo cheio Três unidades Uma colher de chá Duas colheres de chá
18:00	Jantar	Papa de legumes Arroz Feijão Quibebe Salada de agrião Laranja	Uma tigela Duas colheres de arroz Uma colher de sopa Duas colheres de sopa Quatro galhinhos Uma unidade
22:00	Ceia	Leite Açúcar	Um copo cheio Duas colheres de chá

Informações nutricionais:
Energia: 1.549 kcal.
Proteínas: 99,3 g.
Cálcio: 1.033,5 mg.
Ferro: 11,3 mg (4,5 mg de ferro heme).
Vitamina C: 203,5 mg.
Vitamina A: 1.779,4 μg RE.

Todos os tipos de carnes (frango, vaca, porco e peixe) podem ser utilizados, bem como vísceras. Deve-se estimular o consumo de verduras, lembrando-se que aquelas de folha verde-escura apresentam maior teor de ferro, cálcio e vitaminas. Lembrar, também, que quando associadas a sucos (vitamina C) podem melhorar a oferta diária deste elemento.

Oferecer, diariamente, saladas cruas ou cozidas de verduras e legumes. A princípio, a criança recusa, mas a insistência (sem brigas e discussões, apenas com incentivo) faz com que ela se habitue a ingerir saladas.

Deve-se evitar a utilização de alimentos artificiais e corantes, em especial os "salgadinhos", garantindo, desta forma, hábitos alimentares saudáveis.

Como sobremesa, utilizar frutas locais e da época, geléias ou compotas, de preferência, caseiras.

Para o lanche, estimular a utilização de pão com manteiga, biscoitos, geléias e cereais, preferencialmente, fortificados com ferro e vitaminas.

Uma ingestão média de 500 ml de leite deve ser incentivada, e os derivados (iogurtes, queijos) também são contabilizados.

O ato de alimentar-se deve ser respeitado, realizado em ambiente calmo, tranqüilo e emocionalmente neutro, sem pressões, agradável e, sempre que possível, em companhia de familiares e outras crianças.

Fig. 3-1. Pirâmide alimentar para crianças de 2 a 3 anos de idade. Fonte: Philippi ST *et al.* Rev Nutr 2003;16(1):5-19.

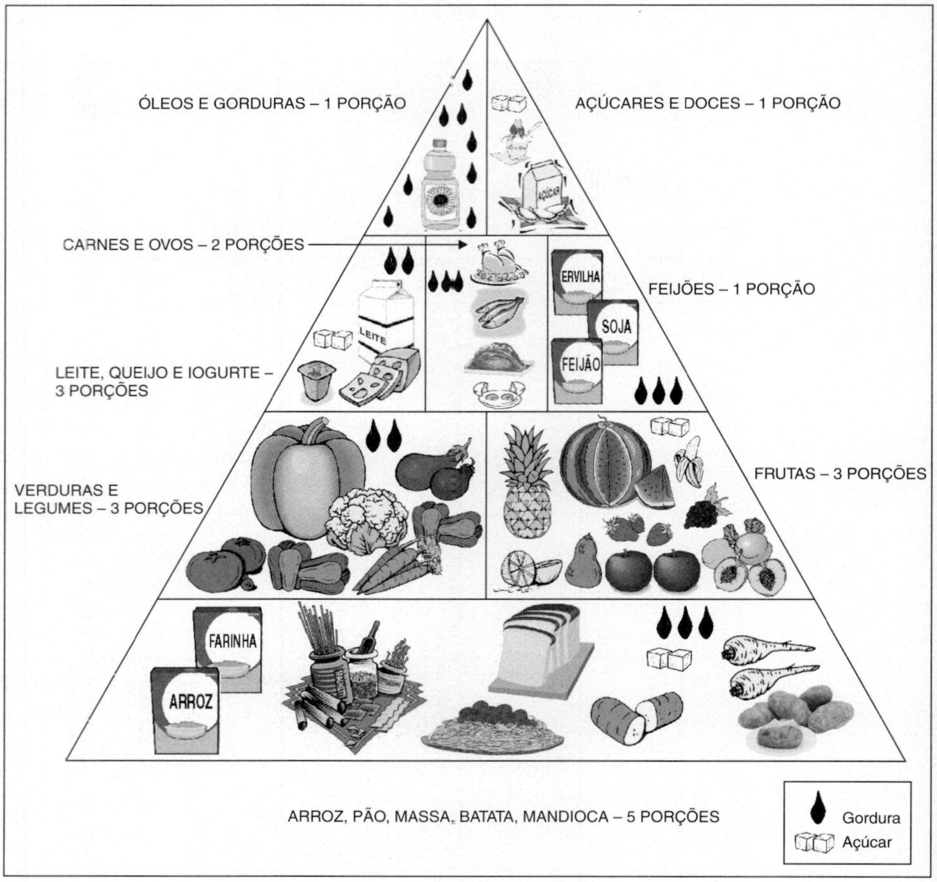

ALIMENTAÇÃO A PARTIR DOS 3 ANOS DE VIDA

Nesta idade, a média de cinco a seis refeições ao dia deve ser preconizada com horários estabelecidos, respeitando-se, porém, circunstâncias atenuantes, sem rigidez. A alimentação oferecida deve ser a mesma utilizada pelos adultos, evitando-se o consumo de doces e refrigerantes nos intervalos das refeições. Incentivar o consumo de alimentos ricos em ferro (carnes, vísceras, leguminosas e verduras) e os ricos em carboidratos, em decorrência do aumento nas atividades físicas.

Nesta fase, todas as orientações devem ser adaptadas aos hábitos e condições socioeconômicas da família, evitando-se gastos supérfluos e estimulando hábitos saudáveis.

REFERÊNCIAS BIBLIOGRÁFICAS

1. Food and Nutrition Board. Institute of Medicine. Dietary Reference Intakes. Washington: National Academy Press, 1997. Citado em: *Nutr Reviews* 1997;55(9):319-26.
2. Brasil. Ministério. Secretaria de Política de Saúde. Organização Pan-Americana da Saúde. *Guia alimentar para crianças menores de dois anos/Secretaria de Políticas de Saúde, Organização Pan-Americana da Saúde.* Brasília: Ministério da Saúde, 2002. 152 p.
3. Departamento de Nutrição da Sociedade Brasileira de Pediatria. *Temas de Nutrição em Pediatria.* 2004;92. Fascículo 3.
4. Cohen RJ, Brown KH, Canahuati J, Rivera LL, Dewey KG. Effects of age of introduction of complementary foods on infants breast milk intake, total energy intake, and growth: a randomized intervention study in Honduras. *Lancet* 1994;344:288-93.
5. World Health Organization. The World Health Organization s infant feeding recommendation. *Bull WHO* 1995;73:165-74.
6. Victora CG, Morris SS, Barros FC, de Onis M, Yip R. The NCHS reference and the growth of breast and bottle-fed infants. *J Nutr* 1998;128:1134-8.
7. Giugliani ERJ, Victora CG. Alimentação complementar. *J Pediatr* 2000;76(Suppl 3):253-62.
8. Heinig MJ. Energy and protein intakes of breast-fed and formula fed-infants during the first year of live and their association with growth velocity: The Darling Study. *Am J Clin Nutr* 1993;58:152-61.
9. WHO/UNICEF. Complementary feeding of young children in developing countries: a review of current scientific knowledge. Geneva: World Health Organization, WHO/NUT/98.1, 1998.
10. Monte CMG, Giugliani E. Recomendações para alimentação complementar da criança em aleitamento materno. *J Pediatr* 2004;80(Suppl 5):131-41.
11. Daelmans B, Martines J, Saadeh R. Conclusions of the Global Consultation on Complementary Feeding. *Food Nut Bull* 2003;24:126-9.

12. PAHO/WHO. Guiding principles for complementary feeding of the breastfed children. Division of Health Promotion and Protection. Food and Nutrition Program. Pan American Health Organization/World Health Organization. Washington/Geneva, 2003.
13. Nestel P, Briend A, de Benoit BB, Decker E, Ferguson E, Fontaine O, Micardi A, Nalubola R. Complementary food supplements to achieve micronutrient adequacy for infants and young children. *J Ped Gastroenterol Nutr* 2003;36:316-28.
14. IBGE. *Pesquisa de Orçamentos Familiares 2002-3: primeiros resultados: Brasil e regiões.* 2 ed. Rio de Janeiro: IBGE, 2004. 276p.
15. Galeazzi MA, Domene SMA, Sichieri R. Estudo Multicêntrico sobre consumo alimentar. Rev NEPA/UNICAMP, 1997 (caderno especial).
16. Zeiger RS. Food allergen avoidance in the prevention of food allergy in infants and children. *Pediatrics* 2003;111:1662-71.
17. de Angelis RC. *Fome oculta, impacto para a população do Brasil.* São Paulo: Atheneu, 1999. 236 p.
18. Ivarsson A, Hernell O, Stenlund H, Persson LA. Breastfeeding protects against celiac disease. *Am J Clin Nutr* 2002;75:914-21.
19. Norris JM, Barriga K, Klingensmith G, Hoffman M, Eisenbarth GS, Erlich HA, Rewers M. Timing of initial cereal exposure in infancy and risk of islet autoimmunity. *JAMA* 2003;290:1713-20.
20. Ziegler EE, Jiang T, Romero E, Vinco A, Frantz JA, Nelson S. Cow's milk and intestinal blood loss in late infancy. *J Pediatr* 1999;135(6):720-6.
21. Philippi ST, Cruz ATR, Colucci ACA. Pirâmide alimentar para crianças de 2 a 3 anos. *Rev Nutr* 2003;16(1):5-19.
22. American Dietetic Association. Position of the American Dietetic Association: Dietary Guidance for Healthy Children ages 2 to 11 years. *J Am Diet Assoc* 2004;104:660-7.

Capítulo 4

Aleitamento Materno

Lélia Cardamone Gouvêa

INTRODUÇÃO

O aleitamento materno é a forma primeira e mais adequada de se alimentar os recém-nascidos.

A promoção e o estímulo desta prática alimentar é uma das metas da Organização Mundial de Saúde.[1] Esta é também a posição adotada pela Associação Dietética Americana que justifica ser o leite humano a única forma alimentar de inquestionável valor não só nutricional e imunológico, como psicológico, social e econômico, beneficiando a criança, a mãe, a família e a sociedade.[2]

As pesquisas a respeito da produção do leite humano, da composição dos seus nutrientes, das variações dinâmicas, no decurso da lactação, e as vantagens desta prática alimentar têm-se multiplicado, com descobertas que vêm surpreendendo os estudiosos.[3] O leite humano é único na sua estrutura física e na concentração de nutrientes, enzimas, hormônios, fatores de crescimento, fatores de defesa, indutores e moduladores do sistema imune e agentes antiinflamatórios. É uma substância ativa que se modifica para atender as necessidades do crescimento da criança, existindo uma interação bioquímica complexa, entre a mãe e o seu lactente, que permite essa modificação.[4,5,6] Essas investigações nos dão base para concluir que os constituintes do leite humano não podem ser substituídos por nenhuma das outras fontes alimentares, pois as maiores classes de nutrientes orgânicos estão representadas no leite humano.[7] As proteínas fornecem os aminoácidos para o crescimento, mas eles ocorrem como polipeptídeos e ajudam a digestão, a defesa celular e outras funções.[8]

As gorduras atendem as necessidades energéticas e desempenham importante papel na maturação e no desenvolvimento do sistema nervoso central e visual, pela sua composição em ácidos graxos essenciais,[9] além de ter propriedades antivirais.[10] Os carboidratos são também fonte de energia e facilitam a absorção de minerais,[11,12] modulam o crescimento de bactérias e evitam o ataque de bactérias patogênicas às células epiteliais ao longo dos tratos respiratório e gastrointestinal, os quais ficam expostos às propriedades protetoras do leite materno em cada mamada.[13,14] Estimulam ainda a produção de fatores imunes específicos pelo lactente.[15]

O capítulo sobre o leite humano descreve a sua composição diferenciada.

VANTAGENS DO ALEITAMENTO MATERNO – NOVAS DESCOBERTAS

Enfim, a cada dia, conhecemos um número maior de vantagens da prática do aleitamento materno sobre qualquer outra forma alimentar. Comentaremos algumas dessas vantagens, tanto a curto como a longo prazo.

A vantagem nutricional do leite materno não ocorre só para as crianças de países em desenvolvimento, pois pela sua composição nutricional adequada garante um crescimento ponderal satisfatório.[16,17,18,19,20] Nos países desenvolvidos, onde o risco de desnutrição não é tão marcante, o leite materno, pela sua composição e concentração de nutrientes, que se modificam no decurso de cada mamada, permitem à criança sentir sabores diferentes desenvolvendo a sensação de saciedade, ao contrário do uso de fórmulas, que, da primeira à última sucção, o sabor e a característica organoléptica do alimento mantêm-se rigorosamente constante. A propriedade do leite humano de modificar-se no decurso de cada mamada é considerada como fator preventivo da obesidade durante a lactação e no desenvolvimento posterior.[21,22]

A literatura científica apresenta evidências epidemiológicas sobre o efeito protetor do aleitamento materno no ganho de peso na infância.[22] Von Kries *et al.* observaram que história de aleitamento materno exclusivo por 3 a 5 meses esteve associada à redução na obesidade aos 5 a 6 anos.[23] Gillman *et al.* constataram que as crianças amamentadas por períodos maiores tiveram menor incidência de sobrepeso e obesidade em idades entre 9 e 14 anos.[24] Kalies *et al.* estudaram 2.624 recém-nascidos a termo e os acompanharam por 2 anos. Observaram que as crianças que foram amamentadas exclusivamente por menos de 6 meses tiveram um risco aumentado de maior ganho de peso aos 2 anos de idade em comparação às crianças amamentadas por 6 meses ou mais. A duração do aleitamento materno esteve inversamente relacionada com o risco de ganho de peso elevado. Lactentes amamentados exclusivamente por 1 mês tiveram duas vezes maior ganho de peso, comparados aos que foram amamentados exclusivamente por 6 meses.[25] O aleitamento materno exclusivo protege contra um maior ganho de peso na infância.[25] Os mecanismos potencialmente envolvidos com o efeito protetor do leite materno contra a obesidade precisam ainda ser esclarecidos. O aleitamento materno envolve diversos aspectos, entre os quais a quantidade de alimento ingerido, a composição desse alimento, a sensação de saciedade, a época da introdução de alimentos sólidos, o desenvolvimento de mecanismos regulatórios da ingestão alimentar. Assim como aspectos comportamentais associados à relação mãe-filho e à formação do hábito alimentar da criança.[26,27]

A influência do aleitamento materno na infância também esteve relacionado com a pressão sanguínea, em fases mais tardias da vida. Martin, Gunnell e Smith encontraram uma pequena redução na pressão diastólica com o aleitamento materno e essa associação não dependeu do tamanho da amostra. Os autores comentam que a pequena redução na pressão associada ao aleitamento materno confere importante benefício na saúde cardiovascular em nível populacional.[28]

Há estudos que demonstram a interação entre a dieta materna e o padrão de sucção da criança, nas mamadas seguintes, e que correspondem ao pico de excreção da substância no leite [29,30]

No estudo de Mennella e Beauchamp,[29] bebês, cujas mães ingeriram alimentos preparados com maior quantidade de alho, sugaram por mais tempo nas mamadas seguintes, sugerindo, por conseguinte, maior ingestão de leite, enquanto a ingestão de álcool pela mãe esteve associada a um tempo menor de sucção e menor ingestão de leite.[30] Isso deve ocorrer provavelmente pela modificação no sabor e no odor do leite, determinando ampla variação de experiências sensoriais do lactente, no decurso de uma única mamada.[29]

A sucção da aréola e do mamilo facilita o desenvolvimento oral, levando à melhor oclusão dentária futura, assim como contribui para o desenvolvimento correto da fala. A sucção à mama gera uma forte pressão negativa que auxilia a abertura e drenagem da faringe e da trompa de Eustáquio, constituindo-se em efeito benéfico adicional do ato de amamentar.[31]

Outra vantagem do leite humano é o fato de suprir adequadamente as necessidades de ácidos graxos essenciais, como a série ômega-3 e ômega-6. Os ácidos poliinsaturados de cadeia longa ômega-6, ácido araquidónico e ômega-3, ácido docosa-hexaenóico, são fundamentais na formação da estrutura e na funcão do sistema nervoso e visual humano. Ambos os ácidos graxos constituem mais de 30% da estrutura lipídica do cérebro e dos cones e bastonetes da retina. Estes ácidos graxos se formam a partir de precursores de menor tamanho de cadeia: o ácido linoléico dá origem ao ácido araquidônico, e o ácido alfa-linoléico ao ácido docosa-hexaenóico. Esta transformação ocorre principalmente no fígado. Atualmente se estima que o feto, durante o último trimestre da gestacão, e o recém-nascido, durante os primeiros 6 meses de vida, necessitam de um grande aporte de ácido araquidônico e de ácido docosa-hexaenóico, devido ao fato de a velocidade de transformação dos precursores em nível hepático não estar ainda suficientemente madura para atender aos requisitos metabólicos destes ácidos graxos. A mãe irá fornecê-los pelo transporte placentário durante a gestação e através do seu leite durante a lactação. Desempenham papel importante no desenvolvimento cerebral e visual humano. Os fotorreceptores e o córtex visual têm sua rápida maturação entre o último trimestre da gestação e os primeiros 4 a 6 meses de vida pós-natal. Baseados nessas informações, Birch *et al.*[9] realizaram um estudo, no qual observaram o melhor desempenho visual aos 4 e aos 36 meses de idade em crianças a termo e pré-termo alimentadas com leite materno que nas que receberam fórmula.

Recentemente, tivemos conhecimento de uma pesquisa, em via de publicação da Universidade Nacional de Cingapura, chefiada pelo Instituto de Pesquisa Ocular de Cingapura, informando que o risco de miopia em uma criança que foi amamentada é de 0,6 em comparação com o de uma criança que não recebeu leite materno. Shaw S. Mei e seu grupo de pesquisa analisaram 797 crianças com idades entre 10 e 12 anos em Cingapura e encontraram que as crianças que foram amamentadas pela mãe estarão cerca de 50% menos propensas a se tornarem míopes. O ácido DHA, uma substância encontrada no leite materno, pode ser o principal elemento, que melhora o desenvolvimento visual nos bebês, resultando no crescimento mais ordenado do globo ocular, que então reduz o desenvolvimento ou a gravidade da miopia. A miopia é considerada o problema ocular mais comum. Afeta cerca de 40% da população nos Estados Unidos e na Europa, e entre 70% e 90% de algumas populações asiáticas como Cingapura, Japão e Hong-Kong.

Há outros estudos, como o de Lucas *et al.*,[32] que constataram que as crianças alimentadas com leite humano, nas primeiras semanas de vida, apresentaram aos 7 e 8 anos de idade Q.I. (coeficiente de inteligência) mais elevado do que as que não receberam leite humano. Mais recentemente, Rogan e Gladen[33] demonstraram vantagem cognitiva, que foi estatisticamente significante nas crianças alimentadas com leite materno e pode ser notada ainda na idade escolar.

Um interessante e recente estudo inglês, sobre a função cognitiva de adultos, procurou avaliar o efeito a longo prazo do aleitamento materno. Com uma amostra de 779 participantes do sexo masculino, entre 60 e 74 anos, foram questionados, a saber de suas mães, peso ao nascimento deles e como haviam sido alimentados. Aqueles cujo o peso de nascimento foi menor que a média e alimentados com leite artificial obtiveram nos testes valores significativamente menores que os amamentados. Naqueles em que o peso de nascimento foi menor que dois desvios-padrão da média, a diferença na avaliação nos testes aplicados chegou a ser 6 pontos abaixo dos que em igual situação de nascimento, mas que foram amamentados. Os autores concluíram que os participantes, cujo peso de nascimento foi baixo e haviam sido alimentados artificialmente, associou-se a piores resultados nos testes de função cognitiva na vida adulta.[34]

Os resultados destes estudos nos sugerem que nutrientes específicos do leite humano, tais como os LCPUFAs da série ω-3, podem ser críticos para o desenvolvimento da retina e do cérebro e que os reflexos deste melhor desenvolvimento estarão presentes e evidentes até a vida madura.

Outras vantagens descritas do leite humano também estão no desenvolvimento do trato gastrointestinal. Scheard e Walter[35] citam que alguns fatores específicos de crescimento e hormônios encontrados no leite humano têm importante papel na maturação do intestino delgado.

Efeito protetor do leite humano

O leite humano contém fatores específicos e inespecíficos que trazem benefícios ao metabolismo precoce e a longo prazo, no desenvolvimento de doenças. O leite humano intensifica a maturação do sistema imunológico do neonato fortalecendo o mecanismo de defesa do hospedeiro contra as infecções e outros agentes estranhos. Entre os fatores que estimulam o sistema imunológico estão os fatores bioativos do leite humano, como os hôrmonios, fatores de crescimento, fatores que promovem a maturação da mucosa gastrointestinal e alguns nutrientes específicos, que alteram a microflora intestinal, desempenhando ainda papel imunomodulador e antiinflamatório. As crianças amamentadas têm menor exposição a antígenos alimentares, e o papel protetor do leite materno contra as doenças persiste mesmo após o desmame.[36] As descobertas sobre os inúmeros fatores de proteção do leite humano justificam as evidências epidemiológicas e as descobertas laboratoriais com animais que demonstram ser o leite humano o responsável pela menor incidência das infecções do trato respiratório alto[37] e baixo[38, 39], diarréia toxicogênica,[40,41,42,43,44] alergia alimentar,[45,53] assim como enterocolite necrosante,[46,47] bacteremias e meningites.[39, 48,49,52]

A amamentação protege a criança da cólera.[50] O leite materno contém anticorpos tanto contra a bactéria da cólera como contra sua toxina.

O risco de uma criança do meio urbano, de países em desenvolvimento, morrer em conseqüência de infecção do trato respiratório é 4 vezes maior entre as não-amamentadas, assim como as hospitalizações, em conseqüência dessas infecções, são mais freqüentes nas que recebem leite artificial.[39]

As crianças amamentadas exclusivamente são menos susceptíveis à infeção do trato urinário. E este efeito benéfico persiste mesmo após o desmame.[51] A maioria das crianças com primeira infecção urinária tem anatomia normal das vias urinárias; a imaturidade funcional pode resultar em urina residual que, associada a insuficiente função do sistema imune, parece ser fator patogênico relevante em ambos os sexos. Nas meninas, a pequena distância entre a bexiga e a flora periuretral é fator a ser considerado na infeção via ascendente. Nos meninos, a flora da região prepucial demonstrou representar importante papel patogênico. O papel protetor do aleitamento materno exclusivo, na redução do risco de infeção do trato urinário, tem vários mecanismos que podem estar envolvidos nessa proteção. Entre eles, a presença no leite humano de oligossacarídeos e seu papel impedindo a adesão bacteriana. O leite humano possibilita o desenvolvimento de uma flora bacteriana intestinal menos virulenta, tendo ainda o papel antibacteriano da lactoferrina e da IgA secretória, ambas presentes na urina de lactentes amamentados. A proteção do leite materno é mais acentuada durante os primeiros 6 meses de vida e continua importante até o segundo ano de vida.

Oddy *et al.*, num estudo prospectivo realizado na Austrália, em que acompanharam 2.195 crianças do nascimento aos 6 anos de vida, encontraram que quanto menor o tempo de aleitamento materno exclusivo, maior a incidência de asma e atopia e um aumento do índice de massa corpórea alto associou-se à asma.[54] O efeito protetor do leite materno é maior nas crianças em aleitamento materno exclusivo e diminui na proporção que aumenta o uso do leite artificial como complemento.[38,39,49,53,54] Essa observação foi confirmada pelo achado de que a adição de qualquer outro tipo de alimento, lácteo ou não, inclusive líquidos, como chá, água e suco, ao aleitamento materno exclusivo, esteve associado a risco maior de mortalidade por diarréia.[39]

O aleitamento materno exclusivo desempenha papel fundamental na prevenção da desnutrição e pode exercer efeito adicional e independente na prevenção da morbidade por diarréia.[42,49] Se a recomendação do aleitamento materno de forma exclusiva por 6 meses e, a partir desta idade, a introdução dos alimentos complementares e a continuidade da amamentação por 2 anos ou mais, se mãe e criança assim o desejarem, for adotada, o número de mortes evitáveis de crianças, a cada ano, em todo o mundo, será estimado em mais de 1 milhão.[44]

Diminuição da taxa de mortalidade infantil e fertilidade materna

Dentre os vários benefícios da prática do aleitamento materno, o mais evidente do ponto de vista epidemiológico é a importante redução da morbidade e da mortalidade infantil às doenças infecciosas.

O maior impacto do efeito protetor do aleitamento materno evidencia-se nas populações mais carentes, onde a indigência econômica associada à maior promiscuidade e à escassez de recursos de higiene e saneamento culminam em um risco elevado de contaminação para as crianças precocemente desmamadas.

Um interessante estudo para identificar a população de risco em situação de emergência foi desenvolvido por Jacobsen *et al.*, que estudaram a situação do aleitamento materno como fator preditivo para a mortalidade infantil, durante uma guerra na Guiné-Bissau. Controlando a idade, as crianças desmamadas durante os primeiros 3 meses da guerra apresentaram mortalidade 6 vezes maior, quando foram comparadas com as crianças que ainda mamavam.[55]

O risco relativo de uma criança em aleitamento artificial morrer por diarréia nos primeiros 2 meses de vida, em países em desenvolvimento, é 24 vezes maior quando comparado com o de crianças em aleitamento materno.[39]

Victora *et al.*[40] encontraram um risco 14 vezes maior de morrer por diarréia. A literatura demonstra que a diminuição na taxa de mortalidade infantil tende a aumentar a duração de amenorréia por lactação e resultar em um maior espaço interpartal.[56]

O aleitamento materno exclusivo prolongado, em regime de livre demanda, com intervalos curtos entre as mamadas, pode prevenir a concepção melhor que todos os outros programas de planejamento familiar no mundo.[57,58,59]

Em estudo realizado no Nepal, Retherford *et al.*[60] mostraram aumento do intervalo interpartal, assim como diminuição na taxa de mortalidade infantil, pois, nas crianças amamentadas durante os primeiros 18 meses de vida, houve redução de 82% na taxa de mortalidade em comparação com as não amamentadas.

Foi determinado, em um estudo realizado em 25 países em desenvolvimento, que se o espaço entre os nascimentos for de pelo menos dois anos, a mortalidade infantil poderá ser reduzida para 10% e a mortalidade entre as crianças de 1 a 4 anos pode cair para 16%.[61]

O espaço interpartal curto pode aumentar o risco não só da interrupção do aleitamento materno e conseqüente piora do estado nutricional, como também aumenta o risco de prematuridade.[56]

O aumento da prevalência da amamentação e o número de mulheres amamentando até um ano poderia salvar 1,3 milhões de bebês do mundo.[62] Aleitamento materno exclusivo por pelo menos 4 a 6 meses de vida garante um desenvolvimento e um crescimento adequados, não havendo necessidade de outros líquidos, mesmo em locais de clima quente e umidade variável.[62,63] Esses trabalhos demonstraram que, para as crianças em aleitamento materno exclusivo, não há necessidade de líquidos adicionais.

Victora *et al.*[41], em um estudo sobre os fatores prognósticos da desidratação por diarréia na área metropolitana de Porto Alegre, concluíram que o tipo de leite consumido pelas crianças esteve fortemente associado ao risco de desidratação, sendo três vezes maior nas crianças em aleitamento artificial. O efeito do aleitamento materno no risco de desidratação reforça a evidência de que o leite materno influi não só na incidência, mas também na gravidade dos episódios diarréicos.[41]

A incidência de morte súbita entre os recém-nascidos amamentados é menor que a dos alimentados com leite artificial.[31,42]

Vantagens a longo prazo

O aleitamento materno apresenta, também a longo prazo, outros benefícios reduzindo a incidência de certas doenças crônicas.[49]

Um dos campos de pesquisa que vem sendo desenvolvido é a respeito do aleitamento artificial e a desordem do sistema imune.[3]

A alergia alimentar é menos freqüente nas crianças que recebem leite humano exclusivamente, além de retardar o desenvolvimento da dermatite atópica, particularmente nas famílias alérgicas.[45,49,53,64,65]

Em crianças alimentadas artificialmente podem ocorrer hipertrofia linfóide e alguns fenômenos imunológicos associados às doenças auto-imunes, como acelerar o desenvolvimento de doença celíaca[66] e o risco de doenças de Crohn,[67,68] e colite ulcerativa no adulto, assim como diabetes melito do tipo 2[69,70,71] e aterosclerose.[2,65,49,66,72]

Parker *et al.*, num estudo realizado em 2004, citam o efeito benéfico do aleitamento materno entre as crianças portadoras de fibrose cística.[73] Ao contrário do que era preconizado na década de1970 e que desencorajava o aleitamento materno nas crianças portadoras de fibrose cística. Em 2002, na conferência de consenso da Fundação de Fibrose Cística, estabeleceu-se que o aleitamento materno é recomendado, inclusive para as crianças com fibrose cística, como fonte de nutrição no primeiro ano de vida. Neste estudo, Parker *et al.* observaram que o aleitamento materno por período maior ou igual a 6 meses esteve associado a menor uso de antibióticos por via intravenosa. Esses pacientes tiveram o início dos sintomas da doença tardio; esses sintomas foram menos severos que nos não-amamentados.[73]

Davis *et al.* demonstraram risco relativo de linfomas e neoplasias naquelas crianças que receberam aleitamento artificial e que resultam em parte da desordem do sistema imune.[49,74]

Kwan, da Universidade da Califórnia, em metanálise recente, revisando 14 estudos conduzidos desde 1988, indicou que o aleitamento materno, mesmo por poucos meses, pode reduzir o risco da leucemia linfóide aguda (LLA). O aleitamento materno por 6 meses ou mais pode reduzir em 24% o risco de LLA. O aleitamento materno também esteve associado ao risco 15% menor de leucemia mielóide aguda (LMA). O aleitamento materno por 6 meses ou menos também demonstrou efeito protetor, embora menos evidente contra esses tipos de leucemias.[75]

O aleitamento materno parece estar também envolvido na prevenção ou na modificação de certos tipos de doenças hepatocrônicas.[3] Embora essas sejam algumas observações preliminares, abriram um campo complexo para futuras investigações.

Algumas vantagens para a mãe

Para a mãe que amamenta, esta prática alimentar traz importantes vantagens, como rápida involução uterina, aumento do espaço interpartal, conservação dos estoques de ferro pela amenorréia durante o período da lactação.[2,39,54,55,56]

Os níveis elevados de progesterona, no período pós-natal, estão associados ao adiamento do retorno das menstruações, nas mães que amamentam, enquanto o uso de chupetas e fórmulas infantis estão associados à antecipação do retorno da menstruação.[79]

Há evidências de que o aleitamento materno diminui o risco de câncer da mama.[80,81] Estudo colaborativo de 2002, realizado em 30 países, incluindo 50.302 mulheres com câncer e 96.973 sem a doença, demonstrou que o risco do câncer de mama se reduz para 4% para cada ano que a mulher amamenta, em adição à redução de 7% para o nascimento de cada filho. Baseados nesses achados, os autores afirmam que nos países desenvolvidos a incidência do câncer de mama poderia ser reduzida em 42%, só com o aumento do tempo de aleitamento materno entre as mulheres. Esses achados foram significantes e consistentes para mulheres tanto de países desenvolvidos como em desenvolvimento. Em 1990, foram diagnosticados 470.000 casos de câncer de mama em mulheres de países desenvolvidos e 370.000 entre as de países em desenvolvimento. Os autores comentam que se cada criança fosse amamentada por um período adicional de 12 meses, aproximadamente 50.000 casos novos de câncer de mama poderiam ser evitados ao ano, uma redução de 11%.

Há descrição de que a gravidez e o período de lactação são seguidos por perda de 5% de massa óssea. Em uma revisão de 2005, Karlsson, Ahlborg e Karlsson comentam que vários estudos têm demonstrado que o déficit em massa óssea se normaliza após desmame. Múltiplas gestações e longos períodos de amamentação não devem ser visto como fatores de risco para osteoporose, pois a maioria dos trabalhos demonstram que essas mulheres têm massa óssea similar ou maior do que seus pares, que não engravidaram.[82]

Karlson *et al.*, 2004, estudaram a contribuição de fatores hormonais femininos que pudessem atuar preventivamente no desenvolvimento da artrite reumatóide (AR), tais como a idade da menarca, paridade, idade do primeiro nascimento, período de aleitamento materno, uso de anticonceptivo oral e irregularidade dos ciclos menstruais no desenvolvimento subseqüente da AR. Estudaram 121.700 mulheres em idade reprodutiva para avaliar os fatores de risco hormonal para AR. Usando modelo multivariado e ajustado para idade, indíce de massa corpórea, fumo, paridade e outros fatores hormonais, observaram forte tendência para a diminuição do risco de desenvolver AR, com a maior duração do aleitamento materno.[83]

Durante a gestação, a mulher acumula aproximadamente 4 kg de gordura, que são utilizados para a lactação. Os depósitos de gordura acumulados durante a gravidez fornecem ao redor de 100 a 150 kcal/dia durante os primeiros meses de lactação. Amamentar ajuda a mãe a voltar a seu peso anterior, pois a lactação exige um gasto extra de 500 kcal/dia, nos primeiros 6 meses de lactação.[84,85]

A adoção da recomendação de que o aleitamento materno deve ser praticado de forma exclusiva até o 6º mês de vida e continuado após a introdução dos alimentos complementares por até dois anos, ou enquanto mãe e criança desejarem, não só traria benefícios para a criança, mas também para a mãe, tanto a curto quanto a longo prazos. Além disso, o aleitamento prolongado pode trazer conseqüentemente vantagens econômicas e sociais.

Reforça o vínculo afetivo mãe-filho.[2,31,86,87]

Por último, é uma forma alimentar prática e conveniente, pois está sempre disponível e livre de contaminações e à temperatura ideal, não necessita de conservação, assim como está disponível por 24 horas, conforme a solicitação do lactente. A mãe que amamenta tem menor dispêndio de tempo, com a higienização dos utensílios e o preparo das fórmulas. Além da vantagem econômica que traz para a família e para a sociedade.[2,88,89,90]

Ao comparar o custo da alimentação complementar da nutriz, com relação à alimentação do bebê com substitutos do leite materno, Araújo *et al.* observaram que o custo médio da alimentação complementar para a nutriz corresponde a 8,7% do salário mínimo, e que se gasta 35% do salário mínimo na alimentação do bebê com o uso da fórmula infantil. É mais econômico garantir a alimentação complementar da nutriz carente e promover a amamentação do que oferecer fórmula infantil, ou leite, e facilitar o desmame precoce.[91]

As crianças amamentadas exclusivamente apresentam melhor oclusão dentária e desenvolvimento da fala, acarretando um menor custo com ortodontia corretiva e distúrbio da fala. As crianças adoecem menos, havendo por conseqüência menos falta dos pais ao trabalho por doença do filho.[90]

O declínio da prática do aleitamento materno custa ao mundo bilhões de dólares, em parte para importar o leite artificial, e pelas conseqüências desta opção alimentar, que leva a altos custos da assistência à saúde da criança adoecida pela alimentação por mamadeira, com maiores índices de morbimortalidade infantil. Por último, ainda, temos os custos sociais da perda do valioso método anticonceptivo, que é a amenorréia durante o período da lactação.[2,39,56,77,89]

SITUAÇÃO ATUAL DO ALEITAMENTO MATERNO

O conhecimento das inúmeras vantagens da prática do aleitamento materno não tem sido suficiente para atingirmos os índices desejados.[77,92]

Historicamente, a prática do aleitamento materno vem diminuindo desde o final do século passado nos países industrializados e em desenvolvimento,[77] nestes últimos com conseqüências deletérias para a saúde, como maior taxa de mortalidade infantil e desnutrição.[93] Na década de 1970, houve em diferentes países desenvolvidos um movimento de retorno à amamentação.[94]

Em 1981 teve início, no Brasil, com o apoio do UNICEF, o Programa Nacional de Aleitamento Materno, com intensa campanha de incentivo a esta prática alimentar, incluindo a difusão sistemática de mensagens educativas através de comunicação em massa. Como conseqüência deste programa foi observado um aumento tanto no início como na duração do aleitamento materno. Essa melhora foi notada em todos os estratos sociais, apesar de ter sido mais evidente entre as mulheres de melhor nível socioeconômico e de escolaridade.[95] Tal fato apresentou semelhança com o descrito nas sociedades desenvolvidas, quando do retorno à prática da amamentação, em resposta aos programas de promoção e incentivo desenvolvidos.[93,94,95,96]

O programa nacional foi avaliado durante 6 anos (1981 a 1987) e os resultados do estudo em São Paulo foram analisados por Réa e Berquó,[97] que descreveram tendência ascendente com relação ao aleitamento materno até o ano de 1984, quando o programa teve, além da ampla divulgação nacional, vários seminários de treinamento para o pessoal da Saúde. Foram criados grupos de mães, tendo o aleitamento materno recebido maior destaque nos currículos das entidades médicas, e o sistema de alojamento conjunto foi implementado. No período seguinte, de 1985 a 1986, a freqüência do aleitamento materno sofreu um novo declínio. As autoras justificam, entre algumas das possíveis causas para este fato, a falta de coordenação no programa nacional, com a promoção de outras prioridades oficiais, como ações básicas de saúde.

A tendência de um novo declínio nos índices do aleitamento materno tem sido também notada em outros países. Ryan *et al.*,[96] nos Estados Unidos, descrevem este fato comparando os índices encontrados nos anos de 1984 e 1989, detectando uma diminuição, tanto no início do aleitamento materno (59,7 a 52,2%) quanto na sua continuidade até os 6 meses de idade (23,8 a 18,1%), e, embora este declínio tenha ocorrido em todos os grupos sociais, ele foi mais acentuado nos estratos sociais mais baixos.

Em um estudo mais recente, realizado por Li *et al.*,[98] a taxa de início do aleitamento materno nos EUA encontrada esteve próxima de 71,4% e aos 3 meses 42,5% estavam sendo amamentados exclusivamente; este percentual caiu para 13,3% aos 6 meses. No estrato socioeconômico desfavorável, encontram-se ainda os piores índices de adoção ao aleitamento materno, sugerindo a necessidade de um esforço persistente da Saúde Pública para reversão deste quadro.

Na cidade de São Paulo, a região sul do municípo tem um grande adensamento populacional e é composta, na maior parte, por uma população de baixa condição socioeconômica.

A Universidade de Santo Amaro, situada nessa região, desenvolveu pela primeira vez, em 1996, durante o dia nacional de vacinação, uma pesquisa sobre a situação do aleitamento materno entre as mães dos lactentes menores de um ano que concordaram em responder a um questionário. Este estudo constatou que 12% das mães nunca amamentaram seus filhos e que 23% desmamaram antes de completarem o primeiro mês de vida.[99]

Esse resultado alarmante motivou os pesquisadores a desenvolver um programa de promoção à amamentação. Realizaram um grande evento festivo voltado à população e dedicado às mães que amamentavam. As mães eram homenageadas e contavam como superaram suas dificuldades na fase inicial da amamentação. O evento marcou-se como uma atividade lúdica e educativa com intensa participação da comunidade. Os participantes, sensibilizados e motivados, tornavam-se multiplicadores entre seus pares na comunidade. Houve a formação de grupos voluntários de mães bem-sucedidas na amamentação que acompanhavam as gestantes conhecidas e visitavam-nas na maternidade e, após a alta, em casa, faziam visitas de incentivo e apoio à amamentação. Os casos de maior dificuldade, encaminhavam ao ambulatório de referência em aleitamento materno da universidade. Os eventos anuais de promoção à amamentação foram avaliados pelo monitoramento da situação do aleitamento materno na região. A primeira pesquisa de avaliação, após esses eventos, ocorreu em 1998, com a aplicação da mesma metodologia. O percentual das mães que não amamentaram caiu de 12% em 1996 para 7,4% em 1998 e o aleitamento materno exclusivo subiu de 6,7% na primeira investigação para 13%.[100] Em 2001, os autores repetiram a mesma avaliação, sendo entrevistadas 2.055 mães. Destas, 70,9% estavam amamentando seus filhos e o percentual de aleitamento materno exclusivo encontrado subiu para 24,7%. Os autores concluíram que muito há por ser feito, mas um trabalho continuado de promoção à amamentação surte sempre resultados positivos, que se refletem na qualidade de saúde dessa população.[101]

Por que, apesar das inquestionáveis vantagens do aleitamento materno e do empenho dos órgãos mundiais de saúde em promover e estimular esta prática, encontramos esses resultados insatisfatórios?

São muitas as possíveis explicações para este fato, e inicialmente discutiremos as causas apontadas pelas mães como responsáveis pelo desmame precoce.

PREVENÇÃO DO DESMAME PRECOCE – ENFOQUES PRÁTICOS

A principal causa de desmame, apontada em várias investigações, é a alegação de que o leite é fraco e/ou insuficiente,[102,103,104,105,106,107] e que não sustenta a criança,[108,109,110] enfim o desconhecimento de como se comporta uma criança em aleitamento materno exclusivo.

Em pesquisa realizada sobre o conhecimento dos profissionais de Saúde sobre o aleitamento materno, as questões com menor percentual de acertos foram as referentes ao comportamento habitual do lactente em aleitamento materno exclusivo, pelas características próprias de digestibilidade do leite humano, seguidas das questões sobre técnica e manejo da amamentação.[111]

Fato esse que denota que as dúvidas das mães, na fase inicial da lactação, ainda não são abordadas a contento pelos profissionais, em muitos casos. E, na iniciativa realizada com pediatras, troca de experiência em aleitamento materno, entre as principais sugestões apontadas foi a necessidade de textos especializados com abordagem prática, de como manter o aleitamento materno, entre outras.[112]

A mãe, quando apresenta a justificativa para o desmame precoce de que seu leite era fraco, pouco ou insuficiente, reflete a percepção de que seu filho não está satisfeito, pois chora com freqüência e quer mamar em intervalos curtos de tempo, fato que aumenta sua ansiedade sobre sua capacidade em produzir leite suficiente para satisfazer as necessidades do seu filho; essa ansiedade acaba inibindo o seu reflexo de ejeção. A mãe não notando a saída de leite com abundância sente que sua intuição é verdadeira, que não tem leite em quantidade suficiente para atender seu filho e a maioria, quando não orientada e incentivada, responde a esta situação oferecendo mamadeira como complemento, o que certamente agrava o problema, pois quebra *o feedback* entre mãe e bebê, diminuindo o estímulo para a produção de leite, e irá repercutir nas mamadas seguintes, com conseqüente queda de produção.

Sabemos que a única forma efetiva para aumentar a quantidade de leite é diminuir o intervalo entre as mamadas.[112,113] A sucção aumenta a liberação de prolactina, que por sua vez aumenta a produção de leite, portanto, se a mãe insistir e amamentar a criança com maior freqüência, ajustará a produção à demanda.[113,114] Dewey *et al.*[115] demonstraram que crianças com baixa ingestão deixam mais leite residual na mama que aquelas com maior ingestão.

A demanda da criança é a chave determinante do desempenho da lactação, e as crianças com maior ingestão ganham peso mais rapidamente. Para que tenhamos tal resultado é necessário que a mãe seja orientada de que esse fato é normal, e que a criança no início solicita mamadas a intervalos curtos de tempo, por algumas características próprias de seu desenvolvimento e do leite humano.[113,114]

O tempo de esvaziamento gástrico com o leite materno é de aproximadamente 1 hora e meia, comparado com as 4 horas que leva o leite artificial. Esse menor tempo de esvaziamento gástrico nas crianças amamentadas com leite humano sugere a existência de fatores que aceleram o transporte e digestão do conteúdo intraluminal, permitindo ao trato digestivo dos neonatos alimentados com leite humano alcançar o estado de interdigestão mais rápido que os alimentados com fórmulas, o que resulta em mamadas mais freqüentes.[116] Portanto, a mãe que amamenta deve ser orientada, nas primeiras semanas, a amamentar a cada meia ou 2 horas, inclusive à noite, o que não sugere que seu leite é insuficiente. À medida que a criança vai crescendo, ela consegue sugar e extrair maior volume de leite nas mamadas, espaçando naturalmente o intervalo entre elas.

Ao redor do 1° ao 2° mês de vida, a criança já estará fazendo intervalos maiores entre as mamadas, passando a uma média de 6 a 8 mamadas por dia, e ao redor do 3° ao 5° mês, normalmente a criança vai largando as mamadas noturnas freqüentes e fazendo intervalos maiores.[117,118]

A orientação que adotamos é de que o lactente deve mamar *ad libitum* livre demanda, dia e noite, e irá gradualmente, com seu crescimento, regulando para intervalos maiores as mamadas diurnas e largando as mamadas noturnas.

O tempo de duração de uma mamada ao seio pode ser maior do que o com a alimentação oferecida por mamadeira. Mas a riqueza de estímulos e sensações de uma criança alimentada na mama materna é muito maior do que nas alimentadas com mamadeira. Principalmente por ser só sua mãe quem irá trazê-la junto ao seu corpo e dividir esse momento, que não é só de oferta de nutrientes e imunidade, mas de uma rica troca de estímulos, sensações e emoções, em que a mãe e seu filho dividem informações e interações entre seus organismos. E vemos assim como a amamentação também ajuda o fortalecimento do vínculo e do apego.

Sabemos que, embora o lactente jovem possa esvaziar rapidamente o primeira mama em 4 minutos de sucção eficiente, uma mamada pode variar entre 10-20 minutos, pois depende da interação mãe-filho, e cada dupla tem seu ritmo próprio.[119]

Cada criança tem sua característica própria e deve ser respeitada no seu ritmo. Umas sugam mais rapidamente que outras. Algumas interrompem a mamada, descansam, olham e voltam a mamar. Quando a criança está satisfeita, pára de sugar e solta a mama. Outras, já satisfeitas, adormecem na mama e soltam-na facilmente.

As mães devem conhecer uma mamada adequada. O tempo que a criança fica no seio não indica essa adequação.

A mãe deve ouvir a criança engolir, sentir seu seio menos tenso, podendo as mais sensíveis inclusive experimentar os sinais do reflexo de ejeção (sensação de formigamento nas mamas durante a sucção, gotejamento na mama oposta, contração uterina, aumento da secreção vaginal, sensação transitória de sonolência e observar um padrão vagaroso de sucção intercalada com a deglutição).[120]

Ao darmos esta orientação para a mãe, devemos adverti-la de que uma mamada ruidosa não significa que seu filho está fazendo uma pega correta, ao contrário, ele deve estar ingerindo mais ar. Algumas crianças sugam junto com a mama o lábio inferior ou a língua e isso prejudica a mamada, pois irá ingerir muito ar.

A mãe pode observar a deglutição do leite. Caso não observe, pode significar pega incorreta ou bebê sonolento, que não suga de forma rítmica e regular, podendo a remoção do leite não estar sendo suficiente, o que irá resultar na diminuição da sua produção, assim como em inadequada ingestão de leite pelo bebê, que se reflete no baixo ganho de peso. A baixa ingestão calórica nessas crianças pode deixá-las mais sonolentas, e assim formando um ciclo, que se agravará, com o baixo ganho de peso do bebê, resultante de mamada incorreta. Essa informação, sem orientação adequada, irá tornar a mãe mais ansiosa e prejudicar o reflexo de ejeção.[121,122] Cabe aos profissionais de saúde não complementar a mamada, mas corrigir todos esses desvios da técnica de amamentação, orientando-a e tranqüilizando-a.[117,118,120,121,122]

Recomendamos que, nesses casos, a amamentação seja acompanhada por profissional, pelo menos a cada dois dias, até que a situação se normalize. É conveniente que a mãe possa saber onde localizar o profissional, ou poder ligar e procurar um serviço de referência, no momento de dificuldade, caso contrário, a pessoa mais próxima e nem sempre a mais indicada irá orientá-lá, pois a fome do bebê é também uma urgência. A mãe não irá aguardar até a próxima consulta, portanto, o profissional deve estar disponível às dúvidas da mãe, que, se sentindo mais apoiada e segura, consegue corrigir rapidamente esta situação. A criança sugando melhor fica mais ativa, e reajusta todo o processo.

O bebê sonolento, que adormece sugando, mas ainda deseja mamar, quando ameaçado de tirar a mama de sua boca, desperta e volta a sugar. Esses bebês acabam ficando muito tempo na mama, o que pode inclusive ferir a pele do mamilo, pois não fazem uma sucção eficiente. Encontramos esse tipo de comportamento em alguns bebês, no início da lactação. Aconselhamos, nos casos de bebês sonolentos, que sejam trocados antes das mamadas, assim ficam mais ativos. Se o bebê adormecer durante a mamada, deve ser gentilmente acordado, desagasalhado e massageado suavemente no corpo, de forma que, estando mais alerta, sugue melhor.[121,123]

Outro fato associado à impressão materna de que o leite é fraco relaciona-se à cor do leite no início das mamadas. O aspecto mais claro e fluido do leite reflete o seu conteúdo maior em água e corresponde a um terço de cada mamada. Esse leite inicial tem a função de ofertar a quantidade de água necessária ao lactente e é rico em fatores de defesa.[124] Não há, portanto, razão de se oferecer chá ou água para as crianças em aleitamento materno, sendo esta prática, inclusive, um dos fatores que poderão levar ao desmame precoce e diminuir o efeito protetor do leite materno.

O leite posterior, que corresponde a dois terços de cada mamada, e é liberado ativamente com a ejeção, tem coloração mais esbranquiçada, que atende ao modelo esperado pela mãe, mas ela muitas vezes acaba não observando ao final da mamada. Mostramos a cor do leite, com maior teor de gordura e portanto capaz de causar saciedade ao bebê.

Nos primeiros dias de vida, principalmente nas primíparas, quando ainda não ocorreu a descida do leite, é considerado outro momento crítico para o desmame precoce. Alguns bebês sugam com menos voracidade, e às vezes retiram mais o leite do primeiro terço da mamada, com menor concentração de gordura. Solicitam portanto mamadas muito freqüentes e ineficientes. São essas mães que geralmente referem ter muito leite, mas o bebê não quer largar a mama e parece nunca ficar satisfeito. A sensação destas mães é de que a qualidade do seu leite não satisfaz o bebê. Essa é outra causa do desmame precoce. Recomendamos, a essas mães, que antes de iniciar a mamada extraiam, por ordenha manual, parte do leite anterior e a seguir ofereçam a mama para o bebê, que encontrando a aréola menos túrgida, consegue fazer uma melhor pega e retirar parte do leite posterior necessário ao seu crescimento.

Nos períodos críticos da amamentação, há uma fase bastante comum, e que ocorre naquele lactente que já fazia intervalos maiores e regulares entre as mamadas e, de um dia para o outro, volta a solicitar mamadas mais freqüentes. A mãe sente que a mama não fica mais cheia e tem a falsa impressão de que seu leite não está mais sustentando seu filho, que quer mamar agora a toda hora. Aí, se não receber orientação adequada, introduzirá outro leite, como complemento, iniciando-se dessa forma o desmame precoce.[125]

Por que algumas mulheres crêem não ter leite suficiente?

Durante os primeiros meses de lactação, mais que 50% das mães percebem uma redução de leite. A isso denomina-se *crise transitória da lactação,* considerado o mesmo fenômeno do estirão de crescimento.[126]

A criança cresceu e deseja maior volume de leite, para ajustar a demanda à sua nova necessidade, o lactente passa então a solicitar mamadas a intervalos mais curtos e a mãe que já estava acostumada aos seus intervalos entre as mamadas, estranha a mudança e passa a crer não ter leite suficiente. Cabe ao pediatra esclarecê-la sobre esse período transitório de ajuste na produção do leite, e incentivá-lá a prosseguir com o aleitamento materno exclusivo; com a certeza da adequação da produção, a nova demanda da criança em poucos dias volta ao ritmo habitual das mamadas.

Em 98% dos casos, a crise dura menos de 8 dias. É durante um destes períodos que ocorre o desmame precoce, com a introdução de outros alimentos e líquidos, antes do quarto mês.

Essas crises são mais freqüentes nas primeiras 12 semanas de lactação (75%) e vão diminuindo, da 13ª a 24ª semanas (23%).

Os sintomas e sinais mais comuns na criança são que ela não descansa entre as mamadas e a mãe refere sensação de mamas vazias, reflexo de ejeção diminuído ou ausente, dúvida em sua habilidade de nutrir. A criança dorme muitas vezes durante as mamadas, a criança fica inquieta, solicitando mamadas freqüentes, acordando muito à noite, irritada e, solta o peito durante as mamadas.

A mãe deve ser vista pelo profissional, que irá conferir posição e pega. Estando corretas recomendamos que continue a amamentar sempre que a criança desejar, podendo ser de 12 a 15 ou mais vezes ao dia e dentro de 2 a 7dias tudo se normaliza e as mamadas voltam ao ritmo habitual de 8 a 12 vezes no dia. É muito importante que ela seja tranqüilizada e orientada de que a criança está ajustando a produção de leite à sua necessidade e que as mulheres podem secretar quantidades de leite superiores às necessárias para o bebê. A secreção de leite é um processo contínuo, mas a quantidade produzida é regulada pela demanda do lactente. Recomendamos que não ofereça nenhum outro líquido ou alimento. E que peça, durante esse período, ajuda nos afazeres domésticos para que possa assim se dedicar a amamentar o seu bebê sempre que ele solicitar e procure descansar quando ele o fizer.

Sabemos que aproximadamente 80% das mães lactantes, quando orientadas e apoiadas, superam a percepção de redução de leite e prosseguem com sucesso o aleitamento materno.

Como os outros aspectos do desenvolvimento infantil, se as mães antecipadamente receberem orientação sobre esses períodos críticos da amamentação, correspondendo ao estirão de crescimento, elas superam essa dificuldade transitória com o mínimo estresse e sem recorrer a complementos.[122,123,118,125,126]

O uso das chupetas, como demonstraram Victora[127] *et al.*, é um fator de risco para o desmame, pois, como a mamadeira, leva ao estímulo menos intenso dos mamilos, podendo reduzir a liberação da prolactina e a produção do leite. Além disso pode confundir o neonato quanto ao tipo de sucção efetuada, o que chamamos de "confusão de bicos", podendo resultar na não sucção posterior da mama, ou da sucção ineficiente, e a mãe percebe isto como a "criança que rejeita a mama". Muitas mães referem-se ao fato de que as chupetas fazem com que seus filhos parem de chorar, permitindo-as ter mais tempo para outras atividades. Esse aspecto benéfico deve ser pesado contra o risco de contaminação e de diminuição da duração de aleitamento materno.[128,129]

A produção do leite varia no decorrer do dia, sendo maior nas mamadas da manhã. Ao final do dia, parece que a produção é menos eficiente, a mama fica mais vazia e o bebê mama a intervalos mais curtos e isso é normal e fisiológico.

Outro fator importante no sucesso do aleitamento materno é a posição correta para mamar, a "pega" do recém-nascido na mama.[123]

A posição da mãe deve ser a mais confortável, os pés, costas, braços devem estar apoiados. O recém-nascido deve ficar em uma posição mais erguida, sentada, nádegas do bebê na coxa da mãe do mesmo lado da mama que irá sugar, a barriga da mãe junto à barriga do bebê, as pernas do bebê abertas, como se estivesse na posição de cavaleiro. A mão da mãe apóia a cabeça do bebê e o traz gentilmente em direção à mama. A outra mão apresenta a mama ao bebê, podendo roçar o mamilo no canto da boca e gotejar leite. As gotas do leite no lábio do bebê e o seu odor farão com que abra a boca, reflexamente, então, a mãe coloca a maior parte da aréola na boca do bebê, para iniciar a sucção. Outra sugestão de posição é a criança sentada no colo da mãe, de preferência de lado, onde fiquem alinhados os lobos das orelhas, ombros e coxas. Nós podemos sugerir algumas posições, mas é a mãe e seu bebê que definirão qual ou quais posições a dupla se adapta melhor.

A "pega" é considerada correta quando o bebê prende o mamilo e a aréola, conseguindo retirar leite mais prontamente, pois, abocanhando adequadamente consegue esvaziar os canais do leite de forma mais eficiente. Caso ocorra de o recém-nascido abocanhar de forma inadequada, deve ser gentilmente retirado do seio, com o auxílio do dedo indicador, e recolocado novamente. A mãe deve segurar a mama com o polegar no alto e os outros quatro dedos abaixo e por trás da aréola, de forma que não distorça o mamilo e dificulte a drenagem dos ductos do leite.

No início da amamentação, a pele do mamilo é mais sensível, e essa sensibilidade vai diminuindo nos próximos dias. Com a descida do leite para os seios lactíferos, situados abaixo da aréola mamária, a dor poderá ser devida ao vácuo instalado pela sucção vigorosa ou pelo abocanhar inadequado da criança. Uma forma de prevenir é fazer, antes da mamada, uma pequena expressão manual do leite, o que, além de lubrificar e preencher os condutos, torna a aréola macia, facilitando a sucção da criança.[124]

A técnica correta evita as complicações mais freqüentes e desagradáveis, como mamilos doloridos, fissurados, ingurgitamento mamário e mastite.

A higiene das mamas deve ser feita somente com água, qualquer outro produto poderá afetar a pele sensível, facilitando a formação de fissura. Assim, a "pega" e a retirada correta da criança da mama, durante a sucção, são fatores que previnem essa complicação.

O leite materno tem um efeito laxante. Nos primeiros dias é ainda mecônio, aspecto verde-escuro; aproximadamente no 4° ou 5° dia, as fezes tornam-se mais claras, amareladas e mais freqüentes.

O trânsito intestinal pode variar a textura e a aparência das fezes. As fezes normais da criança amamentada são líquidas, amareladas ou cor de mostarda, volumosas, relativamente sem odor ou ácidas e podem sair em jato.

Após o 1° mês, algumas crianças podem mudar seu hábito intestinal e passar a evacuar fezes pastosas e amolecidas, uma a duas vezes cada três dias. Se a criança estiver bem, esse fato não exige tratamento. Outras vezes, a simples estimulação retal será suficiente para a exoneração do bolo fecal.

As crianças que dormem toda a noite nas primeiras semanas de vida podem estar mamando quantidade insuficiente de leite, e podem ainda ter o risco de hipoglicemia. Isso serve também para os bebês que são muito sonolentos e têm que ser acordados com freqüência durante as mamadas. Essas crianças devem ser desagasalhadas, pois o contato pele a pele com a mãe as faz sugar mais vigorosamente.[121] Nas primeiras mamadas, a mãe pode sentir seus mamilos sensíveis ou doloridos, mas essa sensibilidade é temporária e deve diminuir dentro dos primeiros dias.[120,130]

PROBLEMAS MAIS FREQÜENTES NA AMAMENTAÇÃO

A seguir, abordaremos alguns problemas mais freqüentes na prática da amamentação:

Ingurgitamento mamário

A estase de leite na glândula mamária é ocasionada por sucção insuficiente ou reflexo de ejeção inadequado, ou produção maior que a demanda. Essas situações ocorrem com freqüência no início da lactação. O recém-nascido, nos primeiros dias de vida, ainda com capacidade gástrica reduzida, pode não conseguir esvaziar completamente as mamas, durante uma das mamadas, resultando na estase mamária, que pode ser setorial, devendo ser diagnosticada precocemente. A mãe que amamenta precisa ser orientada a palpar diariamente as mamas em busca de pontos dolorosos ou endurecidos. Caso encontre, deverá realizar massagens e efetuar extração manual do leite, além de deixar a criança sugar com maior freqüência de forma a garantir uma boa drenagem.

Existem várias técnicas de extração manual do leite, mas citaremos a técnica de Marmet,[131] que foi desenvolvida por uma mãe que precisou extrair seu leite durante um longo período. Esta técnica é efetiva e pode ser facilmente aprendida seguindo-se corretamente os tópicos: "como facilitar o processo de expulsão do leite"/"extração do leite".

Como facilitar o processo de expulsão do leite

- Massageie as células produtoras de leite e os ductos. Comece pelo alto do seio, pressione firmemente de encontro ao tórax. Faça movimentos circulares com os dedos em um dado ponto do seio. Após alguns segundos, mova os dedos para um ponto vizinho e massageie da mesma forma. Faça uma volta ao redor do seio em torno da aréola com essa massagem (Fig. 4-1).
- Alise a parte superior do seio, desde a base até o mamilo, em um movimento suave e delicado. Faça esse movimento ao redor de todo seio, indo da base do seio para o mamilo. Isto ajudará a relaxar e estimular o processo de expulsão do leite.
- Balance os seios com o corpo dobrado para a frente a fim de que a gravidade ajude o reflexo de expulsão do leite (Fig. 4-2).

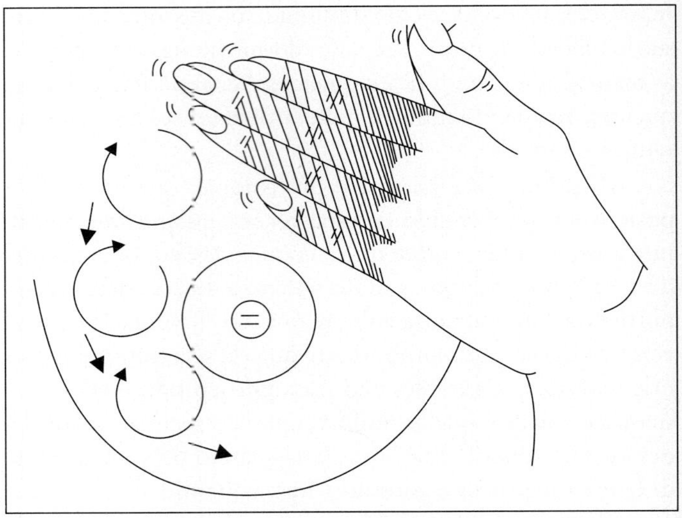

Fig. 4-1.

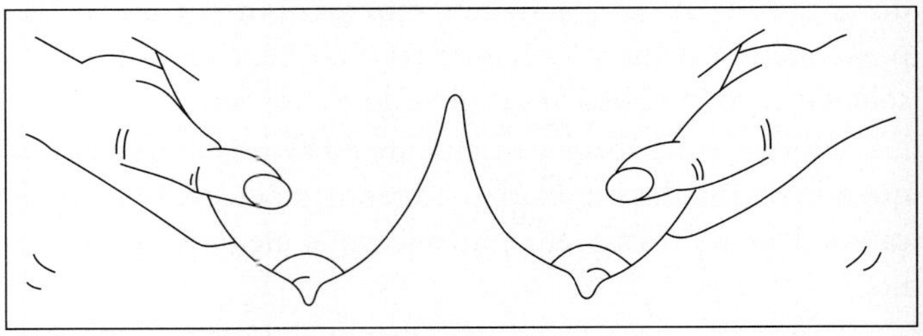

Fig. 4-2.

Extração do leite

- Posicione o polegar e os dois primeiros dedos a cerca de três centímetros por trás da aréola; coloque o polegar acima da aréola e os dedos abaixo. Empurre os dedos para dentro, em direção ao tórax. Role o polegar e os dedos na direção do mamilo. O movimento rotativo do polegar e dos dedos comprime e esvazia os reservatórios de leite sem danificar o sensível tecido dos seios. Repita os movimentos ritmadamente para drenar os reservatórios.
- Posicione, empurre, role... (Figs. 4-3 e 4-4).
- Mude a posição do polegar e dos dedos para alcançar os outros reservatórios. Use ambas as mãos em cada seio (Fig. 4-5).
- Extraia o leite do seio até que o fluxo diminua. Repita todo o processo de extração de leite de cada seio por duas ou três vezes. O fluxo diminuirá mais rapidamente na segunda ou na terceira vez, pois os reservatórios estarão vazios.

No caso de ingurgitamento mamário, se não ocorrer essa intervenção precoce, o processo poderá evoluir para uma infla-

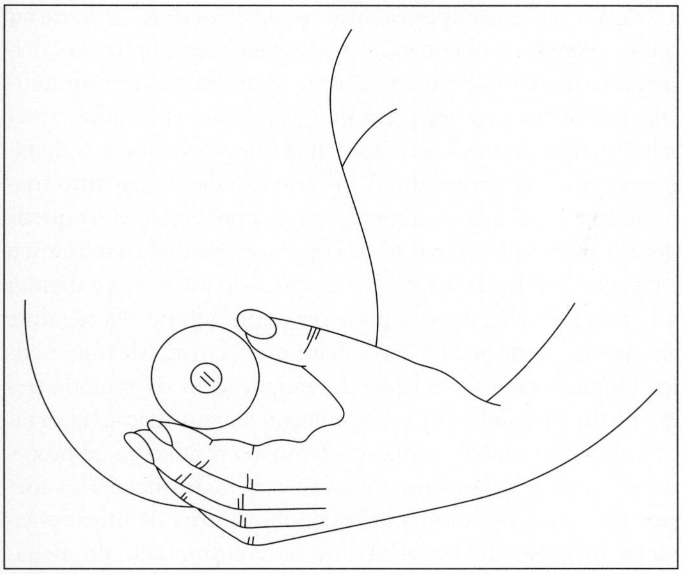

Fig. 4-3.

mação infecciosa com riscos maiores de levar ao insucesso da lactação. Aos primeiros sinais e sintomas, como febre, dor, calor ou vermelhidão, com aumento de consistência local, o profissional deve orientar a lactante a iniciar intervenção adequada.[132] Não interromper as mamadas, ao contrário, aumentar a freqüência delas, mas, se a mama afetada estiver doendo muito para iniciar a mamada, a mãe deverá fazê-lo pela mama do lado não afetado, até que ocorra o reflexo de ejeção, assim, quando a criança sugar a mama afetada, o fará com menor força, pois o leite fluirá mais facilmente. O uso de compressas quentes pode ser efetuado antes das mamadas.

A mastite ocorre quando a infecção se junta ao quadro acima.[133,134,135,136] As vias de acesso para essa infecção podem ser através do ducto lactífero para o lóbulo mamário, ou através de uma solução de continuidade no mamilo (fissura) que conduz os agentes infecciosos via sistema linfático periductal. A última via de acesso é considerada hematogênica.

Nesses casos, além dos procedimentos acima recomendados, deve-se instituir antibioticoterapia. Os agentes patógenos freqüentemente envolvidos são *Staphylococcus aureus, E. coli, Streptococcus species* e *anaerobius.* Portanto, a dicloxacilina e cefalosporinas de 1ª geração são de escolha para esses casos, devendo ser usadas por 10 dias. Estes antibióticos são considerados de segurança durante a lactação. Especialistas concordam que não há risco para a criança continuar mamando durante a mastite puerperal esporádica.[134,138] Retirada freqüente do leite acumulado, seja por ordenha ou sucção do lactente, alguns casos de uso de analgésico oral e de introdução da antibioticoterapia, que deverá ser instituída quando, após 24 a 48 horas, não houver melhora só com a conduta clínica. O tratamento precoce garante menor curso e menor gravidade, prevenindo o desenvolvimento de complicações, como o abscesso mamário.[135,136,137,138]

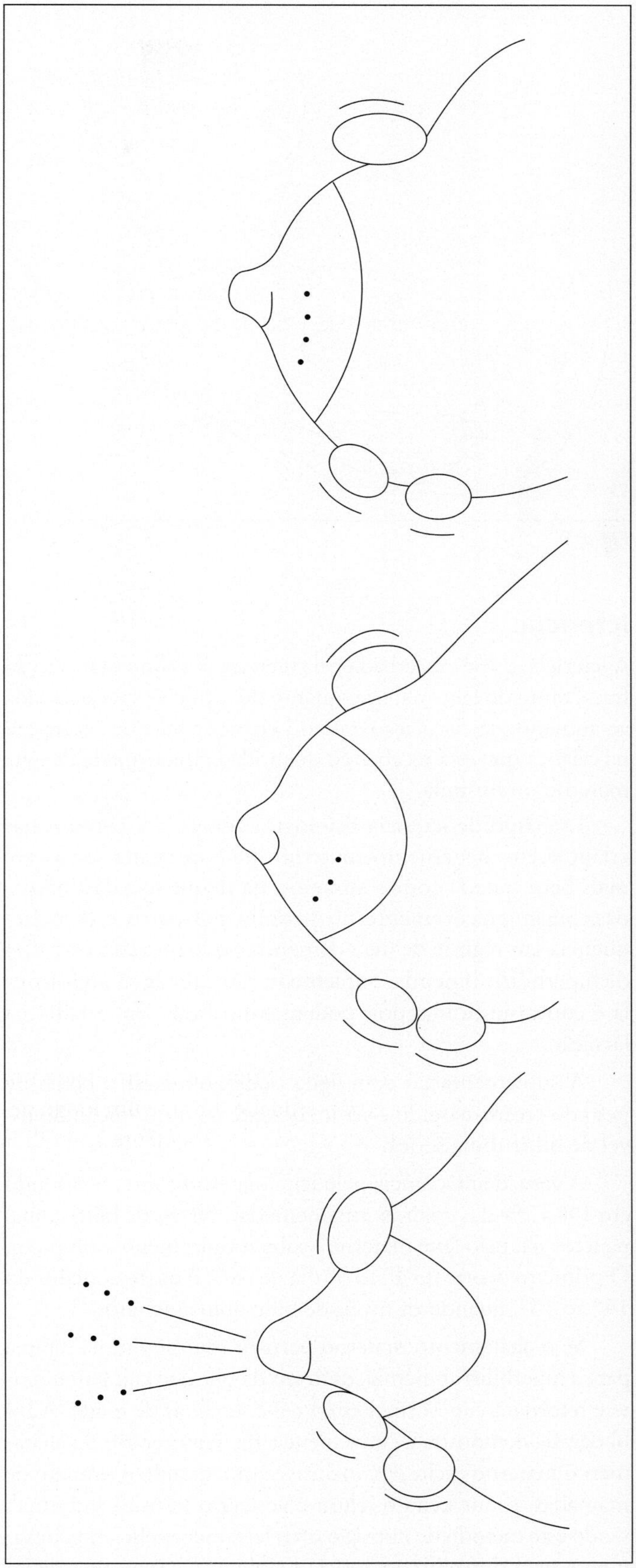

Fig. 4-4.

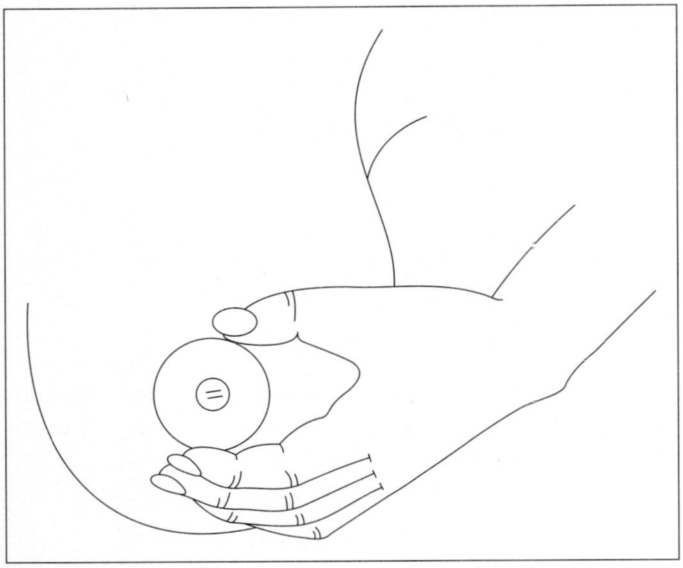

Fig. 4-5.

Icterícia

A icterícia, que é exacerbada pela demora em alimentar, sucção fraca, tanto do leite materno quanto do artificial, está associada ao aumento da circulação êntero-hepática e falta de evacuação na criança que está recebendo quantidade inadequada de leite materno ou fórmula.

Este tipo de icterícia fisiológica agravada é comum nas crianças em aleitamento materno, não apresenta riscos e é mais bem tratada com o aumento na freqüência das mamadas. Sugar precocemente no período pós-parto e com freqüência em regime de livre demanda pode prevenir esse tipo de hiperbilirrubinemia. Suplementação com água ou fórmula é contra-indicada, pois poderá contribuir para a falha na lactação.

A suplementação com água pode aumentar a perda de peso do recém-nascido e ser ineficiente na diminuição do nível de bilirrubina sérica.

A verdadeira icterícia pelo leite materno é rara, ocorrendo em 1% a 2% das crianças amamentadas. Níveis de bilirrubina, na icterícia, pelo leite materno, exibem tipicamente dois picos. O primeiro ocorre do 4º ao 5º dia de vida, o outro ao redor do 14º ao 15º, quando os níveis de bilirrubina são altos.[24]

Se o aleitamento materno persistir sem nenhuma terapia para a hiperbilirrubinemia, os níveis da bile irão cair lentamente e retornarão ao normal em 4 a 12 semanas de idade. A bibliografia demonstra a conveniência da manutenção do aleitamento materno exclusivo, inclusive aumentando o número de mamadas, o que evita o jejum e acelera o trânsito intestinal, sendo este método de nutrição uma ferramenta eficiente, justamente para diminuir a icterícia fisiológica. Os exames de laboratório deveriam ser solicitados quando na avaliação clínica se suspeitar de valores mais elevados (iguais ou superiores a 15 mg%) ou valores persistentes (neste caso, deve-se descartar o hipotireoidismo neonatal). A suspensão temporária do aleitamento materno exclusivo só deve ser proposta com prudência e, em casos extremos, em que os valores registrados superam 20 mg%, e, tão logo comecem a cair esses valores, o aleitamento deve ser reiniciado. A interrupção do aleitamento materno por 1 a 2 dias geralmente causa a precipitação na queda dos níveis de bilirrubina. A mãe deve ser orientada a retirar seu leite com bomba de 3 em 3 h e desprezá-lo, de forma a manter a lactação. O aleitamento pode ser reiniciado no dia seguinte em que os níveis de bile não subam mais a níveis de tratamento. Durante esse breve lapso de tempo, além da retirada freqüente do leite materno, para preservar a manutenção da lactação, devemos explicar à mãe e à família o motivo de tal procedimento terapêutico temporário e a certeza da qualidade superior do leite dela, como a única melhor forma de nutrir e garantir os inúmeros benefícios que a continuidade do aleitamento materno trará à ela e à criança.[139,140]

Não há casos descritos de *kernicterus* na icterícia pelo leite materno, mas os efeitos secundários tardios dos altos níveis de bilirrubinemia associados ao aleitamento materno não foram adequadamente avaliados.[139]

Ganho de peso

As crianças em aleitamento materno exclusivo apresentam desenvolvimento pôndero-estatural adequado, suas curvas de crescimento sobrepõem-se às do NCHS e, em algumas idades, até as superam.[19] O peso de nascimento dobrou aos 4 meses nessas crianças amamentadas exclusivamente, conforme estudo realizado por Carvalho *et al.*[20] Há necessidade de acompanhar o desenvolvimento pôndero-estatural destas crianças em curva realizada só com crianças em aleitamento materno, pois, após os primeiros 3 meses, elas podem ganhar menos peso do que as em aleitamento artificial. Este fato para a mãe pode causar a impressão de que algo está errado ou faltando, mesmo quando as crianças são saudáveis e estão crescendo em ritmo adequado. Isso pode ser prejudicial para a promoção do aleitamento materno, principalmente, em países em desenvolvimento, onde o risco da introdução de alimentos complementares pode representar aumento de morbimortalidade. Há um consenso, quanto à necessidade de um parâmetro de referência internacional, que reflete o crescimento de crianças amamentadas, de acordo com as recomendações da OMS. A curva NCHS não atende essa necessidade e pode causar falso diagnóstico de falha do crescimento e conduzir profissionais da saúde e familiares a introduzir precocemente outros leites e/ou alimentos de desmame.[141,142]

Se a criança em aleitamento materno não ganhar peso adequadamente, devemos primeiro reavaliar a técnica, ver se ela está mamando adequadamente e a intervalos curtos. Uma vez corrigida a técnica, se o ganho de peso ainda não for satisfatório, é imperioso então investigar uma causa patológica e subclínica para essa falha no crescimento. Essa causa patológica pode ser na criança ou na mãe. É necessária uma investigação clínica e laboratorial na mãe e na criança.[125]

CONTRA-INDICAÇÕES DO ALEITAMENTO MATERNO

São situações raras, em que o aleitamento não está indicado por razões de saúde que envolvem a criança ou a mãe.[143]

Erros inatos do metabolismo, como a galactosemia, em que há deficiência de galactoquinase, que é a enzima necessária à quebra da galactose, contra-indicam o aleitamento materno. Se a criança receber qualquer alimento com lactose, há riscos de elevação da galactose sérica, com desenvolvimento de catarata. A outra forma desta doença é mais grave, ocorre por deficiência de outra enzima, galactose-1-fosfato uridil transferase, que é necessária mais tarde no metabolismo da galactose. O acúmulo do metabólito resultante no sangue produz efeitos mais graves que na forma primeira da doença. Os sintomas da criança incluem diarréia, vômito, hepatomegalia, icterícia e esplenomegalia. Caso a lactose não seja eliminada da dieta, resultará em catarata, cirrose, hepatite e retardo mental. Essa é felizmente uma doença rara (com freqüência estimada em 0,5-5 por 100.000).

A fenilcetonúria é um erro inato do metabolismo do aminoácido fenilalanina. É devida à ausência da enzima fenilalanina hidroxilase no fígado e sua manifestação clínica mais severa é o retardo mental moderado a severo. O desenvolvimento das manifestações clínicas pode ser evitado com fórmulas isentas de fenilalanina. A prevalência é de 1-20 por 100.000 habitantes.

Há atualmente uma nova e segura abordagem no tratamento dos lactentes fenilcetonúricos. Os autores, Van Rijn *et al.*, 2003,[144] compararam um grupo de crianças portadoras de fenilcetonúria (PKU) em aleitamento materno com um grupo de crianças (PKU) recebendo somente a fórmula especial. O grupo em aleitamento materno recebeu as mamadas ao seio alternadas, com fórmula isenta em fenilalanina. O número de mamadas ao seio foi adaptado à concentração plasmática de fenilalanina. O lactente deveria mamar até sua saciedade, em cada mamada, fosse o seio ou a fórmula isenta. Recebendo, portanto, nas mamadas ao seio tanto o leite anterior como o posterior. Os dados do controle metabólico e do crescimento, durante os primeiros seis meses, no grupo em que os lactentes foram amamentados ao seio alternando com a fórmula e o grupo que só recebeu fórmula não houve diferença estatística entre os resultados. A concentração média de fenilalanina no grupo amamentado foi de 170 micromol/l e variou 137 a 243 micromol/l, em comparação ao grupo que só recebeu fórmula em que o valor médio foi de 181 micra mol/l e variou de 114 a 257 micra mol/l. Este novo protocolo de alimentação e tratamento demonstrou ser seguro aos lactentes fenilcetonúricos.

A doença do xarope de bordo é devida a defeito no metabolismo dos aminoácidos de cadeia ramificada, com aumento dos níveis plasmáticos de leucina, isoleucina, valina, que são componentes de todas as proteínas naturais. Na urina, encontram-se aumento da eliminação desses ácidos de cadeia ramificada e seus cetoácidos. É caracterizada pela emissão de urina com odor de açúcar queimado. Os portadores apresentam manifestações neurológicas graves e deterioração mental. Fórmulas dietéticas especiais isentas de leucina, isoleucina e valina foram desenvolvidas para alimentar essas crianças. É uma doença fatal dentro do 1º mês de vida, se não for tratada precocemente. A prevalência é de 0,5 por 100.000 habitantes.

Muitos ainda têm a concepção errônea de que uma criança com cardiopatia congênita mais severa não é capaz de ser amamentada exclusivamente. Barbas e Kelleher, 2004, descrevem a experiência do aleitamento materno bem-sucedido entre um grupo considerado de alto risco com cardiopatia congênita. E concluem que recebendo apoio e orientação necessários para o início e manutenção do aleitamento materno, mães conseguem amamentar seus filhos com cardiopatia congênita pelo tempo ideal recomendado para todos os lactentes.[145]

Situações ligadas à mãe

Drogas

São muitos os medicamentos usados pela mãe e que são encontrados no leite humano, mas são muito poucos os contra-indicados. O Comitê de Drogas da Associação Americana de Pediatria publicou uma lista de drogas e outros medicamentos que são transferidos para o leite humano.[146] Tem sido publicado, inclusive em revistas médicas de outras especialidades, os medicamentos usados com freqüência e seus possíveis efeitos na gestação e lactação, oferecendo ao profissional uma relação e uma recomendação para o uso diário na clínica.[147,148] Para o pediatra geral é importante não só saber quais as drogas que podem passar pelo leite materno e seus efeitos no lactente, como as que por via transplacentária podem afetar o feto e o recém-nascido.

Ostrea *et al.* em 2004 apresentaram uma revisão para o uso prático, em que os medicamentos são apresentados com o efeito adverso potencial que podem causar ao feto e ao lactente. A maioria dos medicamentos que a gestante ou lactante faz uso, de forma geral, é encontrada no leite materno, mas o efeito no lactente dependerá de vários fatores e não só da quantidade do medicamento que atravessa a placenta ou o leite humano. Depende, também, da distribuição, do metabolismo e da excreção desta droga.[149]

Algumas recomendações para minimizar o efeito das medicações utilizadas pela lactante incluem:

- A mulher lactante deve tomar a medicação durante ou logo após a mamada, para evitar o período de concentração máxima no sangue (e leite).
  Se a droga a ser usada tem indicação precisa e se conhece seu efeito prejudicial ao lactente, o aleitamento deverá ser temporariamente interrompido, enquanto a mãe faz uso da droga, mas a lactação deve ser mantida, com ordenhas freqüentes e o leite ser desprezado.
- Uso de drogas de curta ação são preferíveis às de longa duração.
- Monitoração do lactente em busca de sinais ou sintomas, tais como a mudança no padrão de sucção ou aumento de sonolência, aparecimento de *rash* ou algo de diferente, que não possa ser explicado por outras razões. A possibilidade de estes fatores serem causados pelo medicamento em questão deve ser adequadamente investigada.
- Na escolha do medicamento, deve-se levar em conta aquele que apresentar menor concentração no leite humano.

Doenças infecto-contagiosas

A hepatite B pode ser transmitida pelo leite da mãe antígeno positivo. A recomendação é que a criança receba vacina e imunoglobulina contra hepatite B. Quando assim se procede, o risco de a criança adquirir a infecção é quase nulo e o leite materno deve ser permitido em toda criança protegida.[150,151,152,153]

Infecção pelo HIV

Há descrição na literatura mundial da transmissão do vírus HIV pelo leite humano. A posição adotada pela OMS, 1992, é que as mulheres HIV positivo devem evitar a amamentação.[154,155] De Cook *et al.*, 2000, citam que a transmissão intra-uterina do HIV ocorre em aproximadamente 5% a 10% das gestantes HIV positivo, com a transmissão intraparto ocorrendo ao redor de 10% a 20%, para um total de transmissão perinatal de 15% a 30%. E no período pós-parto, via leite materno, pode corresponder a aproximadamente 10% a 15%. A transmissão pelo leite materno parece variar de acordo com o tipo de aleitamento materno adotado. Porém, em áreas onde não existem outras alternativas seguras de alimentação e há risco de morte, se o aleitamento materno for negado, as recomendações são no sentido de manter o aleitamento materno, pois seus benefícios superam os riscos da doença. Conforme Van Perre *et al.*,[156] é emergente que se definam os riscos atuais a que estão submetidas as diferentes populações de mães e crianças e desenvolvam-se formas factíveis e eticamente aceitáveis de alimentos alternativos.

Del Ciampo e Ricco[157] comentam que se a cada momento estão surgindo novos casos de AIDS, a fome e as doenças infecto-contagiosas ainda são os grandes problemas para a maioria da população infantil em muitas partes do mundo.

Consideramos que uma avaliação individual deva ser feita para cada criança, filha de mãe sabidamente HIV positivo, e, ao suspendermos o aleitamento materno, devemos observar que sejam garantidas as necessidades nutricionais dessa criança através de alimentação artificial. A literatura refere-se às possíveis formas de alimentar essas crianças, nos países onde a população não tenha acesso às fórmulas infantis, e analisa as alternativas, desvantagens e riscos do uso do leite humano.[158,159,160]

A recomendação no Brasil é a mesma adotada pela Academia Americana de Pediatria e CDC, de não amamentar e garantir a oferta do substituto do leite materno aos filhos de mãe HIV. Essa é ainda a única conduta segura para a não transmissão do HIV pelo leite humano.[160]

SITUAÇÕES CONSIDERADAS DE DIFICULDADE NO ALEITAMENTO MATERNO

Anestesia

Bond e Holloway[161] descrevem algumas normas que permitem ao profissional escolher o melhor meio de anestesiar a mulher que esteja amamentando, de forma a interferir o menos possível com a lactação e sem causar prejuízos a seu filho.

Cirurgia estética da mama

Outra situação freqüentemente relatada como possível dificuldade é para aquelas mulheres que foram submetidas anteriormente à cirurgia estética das mamas. Em estudo realizado por Deutinger e Deutinger,[162] com pacientes que foram submetidas à cirurgia estética das mamas e que engravidaram posteriormente, observou-se que a amamentação pode ser exercida sem complicação em todas as pacientes estudadas. Os autores consideram ser essencial que as mulheres sejam instruídas e orientadas a respeito antes da cirurgia e encorajadas a amamentar durante a gestação.

A mamoplastia redutora, em que a cirurgia não modifique a continuidade entre papila mamária e tecido glandular, não deverá comprometer a posterior prática da amamentação. Witte *et al.*[163] descrevem que entre 585 mulheres submetidas anteriormente à cirurgia redutora, as que iniciaram a amamentação, 63% informaram terem sido bem-sucedidas em comparação com 69%, do grupo-controle, das mulheres que não foram operadas e iniciaram a amamentação. E o mais interessante é que dentre as que foram aconselhadas a tentar amamentar, o percentual de sucesso foi de 78% contra 42% entre as aconselhadas a não tentar. Fato que justifica a necessidade de encorajar as mulheres submetidas à cirurgia redutora a tentar amamentar.

Cesárea

Outra afirmação que nada mais é que um tabu é a de que a mulher "cesareada" não está apta a amamentar seu filho. Na verdade, a mulher cesareada não costuma ser estimulada e orientada a amamentar, pelo profissional de saúde.[164] O estudo sobre o efeito da cesárea e do parto normal no tempo de descida do leite e na mudança em sua composição, durante os primeiros sete dias pós-parto, demonstrou que o tipo de parto não influenciou a descida do leite e a concentração dos vários constituintes da secreção mamária. Concluiu-se que a forma de conduzir o aleitamento materno, após parto cesáreo ou normal, deva ser similar.[165,166]

Conseqüência da amamentação na estética da mama

Muitas mulheres ainda crêem que amamentar pode levar à perda da estética das mamas.

Devemos considerar que as maiores transformações que ocorrem na glândula mamária instalam-se desde as primeiras semanas de gestação e evoluem até o final, preparando-as para a amamentação. A extensão destas modificações depende da constituição individual, levando em consideração o tamanho e o número de lóbulos mamários, assim como a idade materna.[167]

Weichert[168] descreve alguns estudos a esse respeito e cita que Oski,[169] estudando mulheres que amamentaram por mais de duas semanas, constatou que 50% afirmaram ter seus seios diminuído, contra somente 14% que achavam que eles haviam aumentado, enquanto aquelas mulheres que não haviam amamentado, ou amamentaram por menos de duas semanas, 60% relataram aumento dos seios.

Desnutrição materna

Vários trabalhos demonstraram que a mulher desnutrida pode e deve amamentar, pois seu leite mantém as mesmas qualidades e composição semelhante ao de mulheres eutróficas.[170,171,172]

Sendo que o aleitamento materno é, inclusive, a melhor forma de se prevenir a desnutrição e suas conseqüências, nos primeiros meses de vida de seus filhos. É descrito que na desnutrição materna extrema, em condições de escassez grave de alimentos, a secreção do leite materno poderá diminuir.[172]

Trabalho materno/Leis trabalhistas

Embora muito se fale sobre o trabalho materno, este representa apenas 15% das causas apresentadas pelas mães para o desmame precoce.[173]

O trabalho materno não afeta o início do aleitamento, mas pode ser causa de destaque na diminuição da duração do aleitamento, além do 4° ao 5° mês de vida. As leis brasileiras, com a Constituição de 1988, asseguram a licença maternidade por 120 dias, havendo um parágrafo que permite em casos excepcionais que o período de repouso, depois do parto, possa ser aumentado em duas semanas mediante atestado médico.

Art. 392 – A empregada gestante tem direito à licença-maternidade de 120 (cento e vinte) dias, sem prejuízo do emprego e do salário.

§ 1° – A empregada deve, mediante atestado médico, notificar o seu empregador da data do início do afastamento do emprego, que poderá ocorrer entre o 28° (vigésimo oitavo) dia antes do parto e ocorrência deste.

§ 2° – Os períodos de repouso, antes e depois do parto, poderão ser aumentados de 2 (duas) semanas cada um, mediante atestado médico.

§ 3° – Em caso de parto antecipado, a mulher terá direito aos 120 (cento e vinte) dias previstos neste artigo.

A Lei nº 10.421, de 15 de abril de 2002, estende à mãe adotiva o direito à licença-maternidade e ao salário-maternidade, alterando a Consolidação das Leis do Trabalho, aprovada pelo Decreto-Lei nº 5.452, de 1° de maio de 1943, e a Lei n° 8.213, de 24 de julho de 1991.

Art. 2° – A Consolidação das Leis do Trabalho, aprovada pelo Decreto-Lei nº 5.452, de 1° de maio de 1943, passa a vigorar acrescida do seguinte dispositivo:

Art. 392-A – À empregada que adotar ou obtiver guarda judicial para fins de adoção de criança será concedida licença-maternidade nos termos do art. 392, observado o disposto no seu § 5.

§ 1° – No caso de adoção ou guarda judicial de criança até 1 (um) ano de idade, o período de licença será de 120 (cento e vinte) dias.

§ 2° – No caso de adoção ou guarda judicial de criança a partir de 1 (um) ano até 4 (quatro) anos de idade, o período de licença será de 60 (sessenta) dias.

§ 3° – No caso de adoção ou guarda judicial de criança a partir de 4 (quatro) anos até 8 (oito) anos de idade, o período de licença será de 30 (trinta) dias.

§ 4° – A licença-maternidade só será concedida mediante apresentação do termo judicial de guarda à adotante ou guardiã.

Art. 3° – A Lei n° 8.213, de 24 de julho de 1991, passa a vigorar acrescida do seguinte dispositivo:

Art. 71-A – À segurada da Previdência Social que adotar ou obtiver guarda judicial para fins de adoção de criança é devido salário-maternidade pelo período de 120 (cento e vinte) dias, se a criança tiver até 1 (um) ano de idade, de 60 (sessenta) dias, se a criança tiver entre 1 (um) e 4 (quatro) anos de idade, e de 30 (trinta) dias, se a criança tiver de 4 (quatro) a 8 (oito) anos de idade.

Art. 4° – No caso das seguradas da previdência social adotantes, a alíquota para o custeio das despesas decorrentes desta Lei será a mesma que custeia as seguradas gestantes, disposta no inciso I do art. 22 da Lei nº 8.212, de 24 de julho de 1991.

Art. 5º – As obrigações decorrentes desta Lei não se aplicam a fatos anteriores à sua publicação.

Art. 6º – Esta lei entra em vigor na data de sua publicação.

Brasília, 15 de abril de 2002.

Segundo nota divulgada pela Ag. PREV – Agência de Notícias da Previdência Social:

A Previdência Social preparou seu sistema para que as adotantes possam solicitar o salário-maternidade do mesmo modo que as mães biológicas. A documentação necessária é a mesma já utilizada (atestado médico ou certidão de nascimento), com apenas um diferencial: a apresentação do termo de guarda da criança, se o nome da mãe adotiva não constar da certidão de nascimento". (*in* DOU, nº 72 – Seção 1, terça-feira, 16 de abril de 2002)

Intervalo no trabalho para amamentar

O artigo 396 garante à mulher que está amamentando, até que seu filho complete seis meses, o direito de dois descansos especiais de meia hora cada um, durante a jornada de trabalho. Esse período de seis meses poderá ser dilatado, quando a saúde do filho exigir e a critério da autoridade competente.

No trabalho materno há necesidade de local para guarda dos filhos, no período de amamentação

O Ministério do Trabalho através da portaria DNSHT nº 1 de 15 de janeiro de 1969 determinou que: "É obrigatório em estabelecimentos com pelo menos trinta mulheres maiores de 16 anos um local destinado à guarda dos filhos no período de amamentação".

COMO MANTER O ALEITAMENTO MATERNO NA MULHER QUE VOLTA AO TRABALHO?

A mãe trabalhadora que amamenta deve ser orientada da possibilidade, de acordo com o artigo 392 da CLT, de ter sua licença prorrogada por mais duas semanas, mediante atestado médico, que justifique a necessidade. Só então pedirá as férias, se tiver adquirido o direito. São expedientes que podem aumentar o tempo de permanência da mãe com seu bebê, possibilitando assim a amamentação exclusiva por até 4 a 6 meses.

Durante a licença-maternidade, nas duas semanas que antecedem o regresso ao trabalho, a mãe que deseja manter o aleitamento materno deverá retirar diariamente seu leite residual, logo após as mamadas, e armazená-lo em frascos de vidro previamente esterilizados, no congelador ou preferencialmente no *freezer*, se disponível.

O leite deve ser coletado após cuidadosa lavagem das mãos, evitar falar durante o processo de coleta, e se resfriada usar máscara durante a coleta. O leite será coletado em frasco estéril e armazenado em outro frasco no *freezer* ou congelador, que, identificado, guardará todo o volume coletado naquele dia. O leite assim armazenado tem validade por 15 dias.

O leite humano pasteurizado pelo banco de leite poderá ser armazenado no *freezer* por 6 meses.

No período de ausência da mãe, quem estiver cuidando da criança irá descongelar o frasco de leite armazenado, transferindo-o para a geladeira. Somente o volume de leite que será utilizado naquela mamada deverá ser aquecido em banho-maria, com a água previamente aquecida agitando-se lentamente o frasco para homogeneizar os componentes do leite.

A seguir, oferecer ao bebê, em xícara, copinho ou colher, evitando, se possível, o uso de bicos, que poderá desestimular a sucção à mama.

O restante do leite amornado e que não foi utilizado naquela mamada pelo bebê deverá ser desprezado.

No local de trabalho, em um ambiente higiênico, após a lavagem cuidadosa das mãos, a mãe deverá fazer a ordenha do leite, com a mesma freqüência que amamenta em casa.

O leite retirado deverá ser transferido para um frasco, que permanecerá no *freezer,* congelador ou geladeira disponível no seu local de trabalho, até o final do expediente, quando então, será transportado para casa em bolsa térmica ou caixa de isopor com gelo, garantindo a baixa temperatura.[174,175] O leite armazenado na geladeira poderá ser utilizado por até 24 horas, após o que deverá ser desprezado.[91]

As leis existem, o código para comercialização dos substitutos do leite humano está aprovado, resta agora, como adverte Lawrence,[93] que os pediatras como guardiões da nutrição infantil estejam cientes de seu importante papel, para que se cumpram as determinações legais.

Desmame

Significa acostumar a criança a receber outros alimentos que não o leite materno. O desmame em momento inoportuno, tanto precoce como tardio, traz conseqüências indesejáveis. O precoce aumenta o risco de morte por diarréia, desnutrição e alergias alimentares. Já o tardio provoca falha de crescimento e desnutrição, quando o aleitamento materno exclusivo se torna deficiente para suprir as necessidades aumentadas da criança.[176,177]

O desmame deve ser realizado de forma lenta e progressiva, do leite materno para alimentos sólidos. Esta orientação baseia-se não só na necessidade aumentada de nutrientes, como deve estar em sintonia com a fase da maturação e desenvolvimento neurológico da criança e as influências do meio.[178]

Prentice[177] considera que, para países industrializados, a manutenção do aleitamento materno parcial prolongado, após a introdução dos alimentos sólidos, exerce pouca influência na saúde e no crescimento das crianças. Já, para os países em desenvolvimento, o aleitamento materno parcial, após o 6º mês, por 1 a 2 anos, traz vários benefícios, entre eles, infertilidade materna, suplementação alimentar, agentes digestivos tróficos. O aleitamento materno parcial após 6 meses está associado à redução da gravidade das doenças infecciosas e benefícios a médio e longo prazo.[179] A recomendação atual é que as crianças sejam amamentadas por 2 anos ou mais se mãe e a criança assim o desejarem. Alguns casos de dificuldade em desmamar estão geralmente associados a erro de técnica e ao desejo não-sincero da mãe em desmamar completamente seu filho.[178] A orientação e o apoio da equipe facilitarão a transição, ajudando a mãe a encarar esse processo como uma outra etapa no desenvolvimento do seu filho.

Relactação

É a capacidade de voltar à lactação após ter sido interrompida em algum período além do pós-parto imediato[121,180] A mulher pode voltar a amamentar após vários meses depois de desmamar seu filho, se assim o desejar. Para que ocorra novamente a lactação, as mamas devem receber estímulo adequado, ou seja, a sucção da criança, que deve ocorrer a curtos intervalos de tempo, de forma a garantir mais estímulo para a nova produção de leite. Durante o processo de relactação, a criança deverá receber leite artificial, por uma sonda fixada próxima a aréola mamária, de forma a gotejar o leite. A criança ao sugá-lo estimula aréola e mamilo liberando, assim, prolactina e reinicia-se a produção láctea, que se ajustará à demanda.[181]

Dentro de poucos dias, o leite materno já se exteriorizará nas mamadas seguintes sendo, então, retirada a sonda e conduzida a nova lactação. O êxito da lactação depende de determinação e vontade da mãe, assim como o desejo de sugar da criança. O apoio e o acompanhamento profissional freqüentes são fundamentais nos primeiros dias.[180]

Temos conseguido sucesso em casos de relactação, quando a mãe está realmente motivada, em 1 semana em média.[182]

Lactação adotiva

A gestação e o nascimento não são pré-requisitos absolutos para a lactação, portanto é possível mulheres que adotam amamentar. A lactação adotiva tem sido praticada por milênios e as mulheres que amamentam seus filhos adotivos não estão só lhes oferecendo o melhor alimento nutricionalmente, mas oferecendo todas as demais vantagens da amamentação. E estabelecendo uma forte ligação emocional com seu filho adotivo. As mamas são preparadas para a lactação durante a gravidez. Sob a influência hormonal, o sistema de ductos diferencia-se e prolifera. Os lobos, lóbulos e alvéolos aumentam de tamanho. Sem a gravidez, as mesmas modificações podem ser obtidas através da estimulação do mamilo e da aréola, pela sucção, que desencadeia a secreção de prolactina, com o crescimento alveolar e a produção de leite. Um dos pontos mais importantes para o sucesso da lactação adotiva é a freqüência das mamadas.[183] Mamadas a intervalos curtos, em que a sucção freqüente do mamilo e da aréola, maximiza a secreção de prolactina acelerando o desenvolvimento mamário além de o esvaziamento freqüente das mamas ser fator que determina o aumento da produção de leite.[183,180,184]

MÉTODO MÃE-CANGURU E O PREMATURO

Em 1978, Edgar Rey Sanabria e posteriormente Héctor Martínez Gómez, médicos do Instituto Médico Infantil (IMI) de Bogotá, Colômbia, elaboraram um programa denominado mãe-canguru. A proposta do método mãe-canguru (MMC) é que, da mesma forma que os cangurus, as mães de bebês prematuros irão carregar os seus filhos, junto ao seu colo, em contato direto com a pele.[185,186,187] Garantindo a manutenção da temperatura do prematuro, estimulando sua respiração, pois cada intercurso respiratório materno é um estímulo para o bebê. E será alimentado quando quiser, com o leite materno e toda a riqueza da estimulação sensorial que este método possibilita através do contato físico permanente, o toque da pele da mãe, o estímulo olfativo e a comunicação e interação mãe-bebê. Com todas as vantagens imunológicas e de desenvolvimento que este método propicia, ele se acomoda e fica muito tranqüilo nessa posição. Os bebês são selecionados para participarem do método, quando suas condições clínicas e respiratórias se tornam estáveis e passam a necessitar somente da incubadora artificial para a manutenção de sua temperatura. Já conseguem sugar satisfatoriamente a mama de sua mãe, recebendo o leite materno direto da mama. A vantagem deste método: com relação ao tempo de hospitalização, verificou-se, no MMC, que esse tempo é menor. O referido tempo de permanência hospitalar constitui-se em um dos aspectos positivos do MMC, pois a estabilidade fisiológica, a eficiência da sucção e, conseqüentemente, o processo de alimentação, é efetivado mais rapidamente pela proximidade materna, possibilitando ao bebê sugar em esquema de livre demanda, o que comprova os benefícios do MMC, tornando imprescindível sua utilização nos países em desenvolvimento, pois o menor tempo de permanência hospitalar contribui para o restabelecimento da relação mãe-bebê, diminui o risco de infecção hospitalar, além de acarretar menores custos para a saúde pública.[185,186,187, 188,189,190]

Um estudo brasileiro recente, realizado por Andrade e Guedes,[188] em que as autoras comparam a sucção do recém-nascido prematuro no MMC e nos cuidados tradicionais, berçário de médio risco II, encontraram como vantagem do método mãe-canguru. Durante a reavaliação da sucção, foi verificado que houve dois aspectos com resultados estatisticamente significativos, relacionados com os estados comportamentais e com os sinais de estresse. Com relação aos estados comportamentais, foi verificado que os resultados encontrados no grupo de cuidados tradicionais podem ser explicados pelo ambiente desfavorável da UTI neonatal, que juntamente com a imaturidade cerebral, os procedimentos invasivos e os manuseios excessivos fazem esses bebês terem dificuldades em passar de forma organizada pelos estados de consciência, dificultando o ritmo de sucção e a coordenação entre sucção, deglutição e respiração. Há então necessidade de estabelecer cuidados individualizados no intuito de viabilizar a estabilidade fisiológica e promover métodos alternativos de alimentação. Com relação aos sinais de estresse, podem ser descritos os inúmeros benefícios do MMC, no que diz respeito à homeostase, prevenindo, portanto, o aparecimento dos sinais de estresse, pois o contato pele a pele favorece a estabilidade fisiológica e as pausas na respiração não aumentam com os procedimentos diários. É extremamente importante para a recuperação da fadiga, pois o ambiente do alojamento mãe canguru contém muitos estímulos que se assemelham ao ambiente intra-uterino. Traz, ainda, consideráveis benefícios para a ventilação como taxa de saturação de oxigênio aumentada, normalização da temperatura, além de contribuir para a regulação do sono e a organização dos estados comportamentais favorecendo, dessa forma, o desempenho da sucção. Concluíram as autoras que os melhores resultados foram referentes ao método mãe canguru, pois a proximidade materna facilitada pelo contato pele a pele contribuiu para o estabelecimento da amamentação em livre demanda, controle das habilidades fisiológicas, com melhor organização nos ciclos do sono, além de uma melhor organização dos estados comportamentais, havendo, portanto, menos sinais de estresse, quando comparado com o grupo-controle.

ALEITAMENTO MATERNO ENTRE OS ADOLESCENTES

Entre as mães adolescentes, apesar da situação de irregularidade familiar e social deste grupo etário, menos de 10% dão a criança para adoção e a grande maioria conserva consigo seu filho e permanece solteira.[191,192]

Aos profissionais que as atendem, é necessário a conscientização da importância de acompanhamento, apoio e orientação de como devem alimentar e cuidar de seu bebê. A produção e a qualidade do leite das mães adolescentes satisfaz de forma adequada às necessidades dos seus filhos.[192,193,194] As mães adolescentes têm as mesmas dificuldades que as mães adultas e, quando recebem orientação e apoio, amamentam por tempo igual ou superior às mães mais velhas, devendo receber atenção especial da equipe de saúde.[195]

PROMOÇÃO DO ALEITAMENTO MATERNO

Apesar de discutirmos algumas das causas mais freqüentes apresentadas pelas mães que desmamaram, resta-nos saber o papel do profissional de saúde na situação atual do aleitamento materno, e como poderemos modificar os atuais índices desta prática, de forma a atingirmos uma maior adesão à amamentação em todos os estratos sociais, não só o início do aleitamento materno, mas a sua manutenção de forma exclusiva por 6 meses, e mesmo com a introdução progressiva na dieta dos outros alimentos complementares consigamos manter a amamentação por 2 anos ou mais se mãe e criança assim desejarem. De forma que todas as crianças possam usufruir dos benefícios ímpares que só essa prática alimentar pode conferir à saúde da criança a curto e longo prazos, mantendo assim seus efeitos desejáveis até a vida adulta.

Vários trabalhos em nosso meio têm demonstrado o despreparo e desinteresse dos profissionais de saúde quanto à amamentação.[111,196,197,198] Gouvêa *et al.*[103] encontraram que a equipe de saúde foi apontada por 35,7% das mães como a responsável pelo desmame precoce. Megale *et al.*[198] afirmaram que o desconhecimento da psicofisiologia e da prática da amamentação, pela equipe de saúde, contribuem, muitas vezes, para o desmame precoce. Parte desta situação deve-se a um treinamento inadequado que esses profissionais receberam durante sua formação acadêmica e de especialização[77,196,197,198]

Na formação dos residentes em pediatria, é dado enfoque maior aos procedimentos de atendimento de nível terciário e o aleitamento materno, por ser tema de atenção primária, é relegado somente a algumas reuniões. O tema é discutido, abordando-se as vantagens, e muito pouco é comentado sobre a prática da amamentação e como prosseguir com o aleitamento materno, superando as dificuldades do dia-a-dia.[77,199,200]

Não basta ler um livro sobre o tema, é preciso desenvolver no ambulatório a experiência prática de como recuperar uma fissura mamária, lidar com mamilos sensíveis, com o lactente sonolento e que apresenta ganho de peso limítrofe, assim como resolver um ingurgitamento mamário, sabendo quando e como interferir.[198,199]

Isto pode ser confirmado através de uma pesquisa realizada com profissionais de saúde. Aplicamos um questionário composto por 50 questões fechadas sobre conhecimento dos profissionais de saúde sobre aleitamento materno. Participaram da pesquisa 426 profissionais. Distribuídos, nas categorias, da seguinte maneira:159 médicos (pediatras, anestesistas, ginecologistas e clínicos), 114 enfermeiros e auxiliares de enfermagem, 92 estudantes de medicina e 61 profissionais paramédicos de nível universitário completo e que atuam em hospitais e serviços de saúde. As questões com menor percentual de acertos foram as relacionadas com o comportamento habitual do lactente em aleitamento materno exclusivo, pelas características próprias de digestão do leite humano. Seguidas das questões de técnica e manejo do aleitamento materno, e as contra-indicações da amamentação. A maioria demonstrou acreditar em muitas contra-indicações falsas ou relativas.[111]

Esse fato é relatado por Freed e Fraley[199] que, ao avaliar os residentes de 3º ano, constataram que estes não apresentavam conhecimentos adicionais aos que os internos tinham sobre alguns tópicos comuns do aleitamento materno. Griffith & Thornton, revendo os livros-textos de pediatria e ginecologia, observaram que eles contêm somente as várias razões pelas quais o aleitamento materno deve ser estimulado, mas não incluem informações mais detalhadas de como conduzir os problemas da lactação.[200]

Durante Congresso de Pediatria de 2001, membros do Departamento Científico de Aleitamento Materno da Sociedade de Pediatria de São Paulo realizaram um Plantão de Troca de Experiência em Aleitamento Materno entre os membros do departamento e os pediatras participantes do congresso que se interessaram por essa atividade. Os assuntos abordados foram classificados por temas em ordem de maior interesse. A maior procura foi por material de divulgação para uso nos serviços e de literatura especializada, seguida de como lidar com o não-ganho suficiente de peso no lactente em aleitamento materno.

As outras questões abordadas na seqüência de maior interesse foram:

- Como evitar o desmame precoce e manter o aleitamento materno.
- Drogas que impedem a lactação.
- Técnicas de amamentação.
- Trauma mamilar.
- Desmame.
- Relactação.
- Como aumentar o leite materno.
- Banco de leite humano.
- Conservação e armazenamento do leite humano na volta ao trabalho.
- Como lidar com a mãe que não quer amamentar.
- Alimentação da nutriz.
- O estado nutricional materno e a qualidade do leite materno.
- Doenças infecciosas.
- Mãe-canguru.
- Gemelaridade.
- Desenvolvimento neuromotor e aleitamento materno.[112]

A promoção e o suporte ao aleitamento materno têm como um dos seus objetivos promover o treinamento didático e clínico sobre lactação e amamentação para os estudantes da área de saúde, assim como para os profissionais, através da educação continuada. Sabemos que a decisão sobre qual o tipo de alimentação escolhida para a criança ocorre bem antes do nascimento, e deveria fazer parte do programa curricular de saúde do escolar e do adolescente, de forma a prepará-los para o futuro exercício da maternidade e da paternidade, para que pratiquem e apóiem a amamentação.[201,202,204] O período pré-natal é considerado um momento oportuno para esclarecimento e orientação da futura mãe.[203,205]

A principal mensagem a ser transmitida, neste período, é a de que amamentar não é um método doloroso, difícil ou complicado, mas a melhor forma de se alimentar um recém-nascido. As gestantes devem receber noções básicas de fisiologia, técnica de amamentação e sobre o comportamento normal da criança em aleitamento materno. Esta atividade faz parte do programa que é desenvolvido nos hospitais que aderiram às normas da Iniciativa Hospital Amigo da Criança, da UNICEF. Programa composto por dez passos, que modificam as rotinas tradicionais do berçário, que são desestimulantes à prática da amamentação.[206]

O aleitamento materno não deve ser imposto, as mães que recebem orientações corretas tornam-se mais seguras e em condições de escolher o que lhes for mais conveniente. Nas primeiras 2 a 3 horas após o parto, os recém-nascidos estão em estado de alerta, durante o qual eles são muito sensíveis ao ambiente. O reflexo de sucção é forte, na primeira hora de vida, em um recém-nascido a termo e saudável.[206,208,209] O contato precoce, portanto, deve ser ensejado, já na sala de parto.[120] A seguir, mãe e criança devem permanecer em sistema de alojamento conjunto durante as 24 horas do dia. Muitas crianças indicam sua necessidade de ser alimentadas antes mesmo de iniciar o choro. Elas ficam despertas e emitem alguns sons, se não-atendidas, choram, e, quanto mais continuam sem ser atendidas, mais se tornam irritadas, o que dificulta a mamada. Caso a mãe e seu recém-nascido estejam em alojamento conjunto, a amamentação pode ocorrer quando ambos estão ainda calmos.[120] São muitas as vantagens do alojamento conjunto para a criança, a mãe, a equipe de saúde, desde que motivada a apoiar o aleitamento materno, e por fim para o hospital.[207]

Por tudo isso, o período hospitalar é considerado um outro período crítico para a amamentação, no qual a equipe de saúde desempenha importante papel, devendo apoiar, orientar, esclarecer e incentivar a mãe.[207]

O estabelecimento de uma lactação bem-sucedida é, em grande parte, determinada pelo atendimento durante os primeiros dias de pós-parto. Em situações adversas, mesmo as mães mais entusiasmadas em amamentar seus bebês, sentir-se-ão desencorajadas, enquanto em um ambiente favorável, as mães inseguras e ainda em dúvida de qual método escolher serão encorajadas à amamentação bem-sucedida.[206]

A orientação dada por uma equipe de pediatras da maternidade para grupos de mães, durante os primeiros dias pós-parto, foi avaliada, comparando-se com um grupo-controle de mães que não receberam essa orientação específica em grupo. Das mães do grupo-controle, 86% estiveram em sistema de alojamento conjunto contra somente 66% das do grupo de estudo. No acompanhamento ambulatorial, no 4º mês de vida, 71,7% das crianças do grupo de estudo mantinham-se em aleitamento materno exclusivo, contra somente 20,5%

das do grupo-controle.[208] Esse resultado foi também obtido por Saunders e Carrol,[210] onde 66% das mães, que receberam orientação nos primeiros dias pós-parto, estavam amamentando no quarto mês de vida.

Esses estudos demonstraram que a orientação e o apoio nos primeiros dias de puerpério, em que as mães estão ansiosas e receptivas para saber como devem proceder para alimentar seus filhos, podem aumentar consistentemente a duração do aleitamento materno.

A rotina hospitalar mantém-se como um dos principais obstáculos à lactação bem-sucedida.[201,202,205] Após o parto, a criança é mostrada à mãe e levada para o berçário, voltando na maioria das vezes após 24 horas, para a primeira mamada. Desta forma, perdeu-se um momento de grande importância para o início e a manutenção da lactação. Está bem demonstrado que, entre os mamíferos, as primeiras horas após o parto são consideradas fundamentais, tanto no comportamento e no relacionamento mãe e filho, quanto no estabelecimento de uma lactação eficiente.[206] É descrito que o contato precoce, associado à sucção precoce, aumenta a incidência e a duração do aleitamento materno.[206,207,208]

Nos primeiros 30 a 40 minutos pós-parto, o recém-nascido está desperto e com bom reflexo de sucção e sua mãe ansiosa por tê-lo como recompensa em seus braços. Esses são momentos de forte emoção e beleza, em que ocorre maior liberação de ocitocina, facilitando a ejeção e a saída de leite pelos mamilos.[208]

As mamadas freqüentes, a partir de então, em intervalos curtos, seguem o ritmo do recém-nascido, seu tempo de esvaziamento gástrico, sua necessidade, e não os horários rígidos do berçário. Assim permitiremos que as crianças, que ficam em sistema de alojamento conjunto, logo após o período adaptativo possam ser amamentadas sempre que solicitarem, evitando que chorem muito antes de serem levadas até as mães, que agora as têm disponíveis o tempo todo, permitindo que essas crianças vivam uma experiência total e unificada.[120,213,214] Além de essas crianças levarem um tempo significantemente menor para começar a lactação efetiva, têm por conseqüência menor perda ponderal com relação aos recém-nascidos que esperam 24 horas, ou mais, para iniciar a primeira mamada, o que pode ser ainda mais agravado se esses recém-nascidos não estiverem em sistema de alojamento conjunto.

O sistema berçário, que separa mãe e filho, com horários rígidos para as mamadas,[207] persiste ainda na maioria dos serviços em que a criança recebe água, chá ou até mesmo fórmula antes ou após a mamada ao seio. A rotina hospitalar exerce forte interferência na mãe. Uma mensagem ambígua lhe é transmitida: "dê de mamar", mas se o bebê não mamou bem, quando o levarem novamente ao berçário, darão complementação com fórmula, iniciando o desmame. A criança, que recebe o leite artificial no berçário, ficará satisfeita e ao ser levada à mãe estará sonolenta e com fraco reflexo de sucção, o que retardará mais a descida do leite, aumentando a angústia e a ansiedade maternas, que por sua vez inibirá o reflexo de ejeção e agravará ainda mais a situação.

Frente à realidade, o que vemos, conforme bem descreve Walker:[208] "é um pessoal técnico, sutilmente preparado para a alimentação fora da espécie." Na alta hospitalar, vemos claramente essa afirmativa de Walker, quando, então, as mães recebem um cartão de breves informações e que contém duas mensagens: "dê o leite materno, mas se não tiver sucesso use o leite artificial". Ao chegarem em casa, muitas mães já estão com mamadeira e fórmula para o caso de não terem sucesso na amamentação, conforme a orientação do cartão de alta. No ambiente familiar, não encontram nenhuma "doula". "Doula" é um termo que vem da Grécia antiga e significa assistência feminina, que tradicionalmente representava a pessoa que fornecia as informações, dando apoio técnico e suporte emocional à nutriz.

A assistência feminina de hoje, avós, tias, vizinhas, embora saibam que o leite materno é o melhor, não sabem como resolver as dificuldades, pois grande parte delas não amamentaram e só conhecem o comportamento da criança em aleitamento artificial.[215] Por todas essas influências, o retorno ambulatorial deve ser agendado para a primeira ou segunda semana de vida, e este é considerado um dos principais períodos críticos da amamentação.

Na primeira semana de vida, mais da metade das crianças já está recebendo complemento, ou seja, iniciando o processo de desmame antes mesmo da lactação estar estabelecida.[215]

Há, portanto, necessidade de o retorno ambulatorial precoce ser garantido para todos os recém-nascidos, de maneira que a equipe de saúde treinada possa também suprir a falta da "doula" na nossa cultura, neste período inicial. Cabe, ainda, aos profissionais de saúde, o conhecimento das normas para comercialização de alimentos para lactentes do Ministério da Saúde, 1989, de maneira que possam exercer a vigilância necessária ao cumprimento destas normas.[155,156]

A nível hospitalar, houve um grande avanço com a introdução da Iniciativa Hospital Amigo da Criança, programa da OMS/UNICEF, composta de 10 passos, cujo cumprimento garante a transformação da rotina do berçário tradicional, que desestimulava a amamentação, em novas rotinas e envolvimento de toda a equipe de saúde. As taxas de adesão ao aleitamento materno têm aumentado nos serviços, que se adequaram à nova rotina e receberam o título de Hospital Amigo da Criança. Essa iniciativa tem sido uma estratégia muito bem-sucedida de promoção à amamentação. Em todo o mundo vemos trabalhos confirmando esse resultado.[218,219]

Finalmente, nós, profissionais de saúde, em exercício diário, devemos continuar a promover a prática do aleitamento materno, dispostos a auxiliar e confiantes de que poderemos reverter a tendência de declínio e, com isso, obtermos melhores índices de saúde infantil.

REFERÊNCIAS BIBLIOGRÁFICAS

1. Splett PL, Story M. Child nutrition: objectives for the decade. *J Am Diet Assoc* 1991;91:718-20.
2. Newman V. Position of the American dietetic Association: promotion and support of breast-feeding. *J. Am. Diet Assoc* 1993;43:467-9.
3. Cunninghan AS, Jelliffe DB, Jelliffe EFP. Breast-feeding and health in the 1980s: a global epidemiologic review. *Pediatrics* 1991;118:659-66.
4. Goldman AS, Garza C. Future research in human milk. *Pediatr Res* 1987;22:493-6.
5. Allen JC, Keller RP, Archer P, Neville MC. Studies in human lactation: milk composition and daily secretion rates of macronutrients in the first year of lactation. *Am J Clin Nutr* 1991;54:69-80.
6. Neville MG, Keller R, Seacat J, Lutes V, Neifert M, Casey CL, Allen J, Archer P. Studies in human lactation: milk volume in lactating women during the onset of lactation and full lactation. *Am J Clin Nutr* 1988;48:1375-86.
7. Garza C, Shanler RJ, Butten NF, Motil KJ. Special properties of human milk. *Clin Perinatol* 1987;14:11-32.
8. Lönnerdal B. Biochemistry and physiological function of human milk proteins. *Am J Clin Nut* 1985;42:1299-317.
9. Birch E, Birch D, Hoffman D, Hale L, Everett,M, Uauy R. Breast-feeding and optimal visual development. *J Pediatr Ophthalmol Strabismus* 1993;30:33-8.
10. Welsh JK, Skurrie IJ, May JT. Use of semlike forest virus to identify lipid-mediated antiviral activity and anti-alphavirus immunoglobulin A in human milk. *Infect Immun* 1978;19:395-401.
11. Peaker M. Lactation: some cardiovascular and metabolic consequences, and the mechanisms of lactose and ion secretion into milk. In: Ciba Foundation Symposium. *Breast-feeding and the mother.* Amsterdam: Elsevier, Excerpta 27 Medica/North Holland, 1976. p. 87-101 [Symposium on Breast-Feeding and the mother), London, 1976.
12. Nickerson SC, Akers MR. Biochemical and ultrastructural aspects of milk synthesis and secretion. *Int J Biochem* 1984;16:855-65.
13. Anderson B, Porras O, Hunson LA, Lagerdard T, Svaborg-Eden C. Inhibition of attachment of Streptococcus pneumonial and Haemophilus influenza by human milk and receptor oligosacharides. *J Infect Dis* 1986;153:232-7.
14. Silva MLM, Giampaglia. Colostrum and human milk inhibit localized adherence of enteropathogenic Escherichia coli to Hela cells. *Acta Paediatr* 1992;81:266-7.
15. Blaw H, Passwell JH, Levanon M. et al. Studies on human milk macrophages: effect of activation of phygocytosis, and secretion of prostaglandin E2 and lysozyme. *Pediatr Res* 1983;17:241-5.
16. Klunman RE. The role of developmental immune mechanisms in intestinal allergy. *Anns Allergy* 1983;51:222-5.
17. Spring PCM, Amancio OMS, Nóbrega FJ, Araújo G, Koppel SM, Dodge JA. Fat and energy content of breast milk of malnourished and well nourished women, Brazil, 1982. *Am Trop Pediatr* 1985;5:83-7.
18. Butte NF, Garza C, Smith EO, Nichols BL. Human milk intake and growth in exclusively breast-fed infants. *J Pediatr* 1984;104:187-95.
19. Murahovschi J, Tervka KM, Nascimento ET, Bueno LCS, Dizaro JE, Patz CCC, Gimenez AR. Curvas e tabelas de crescimento de lactentes brasileiros de zero a 6 meses de idade alimentadas exclusivamente com leite materno. *J Pediatr* 1987;63:153-175.
20. Carvalho ABR, Brito ASJ, Thomson Z. Crescimento de crianças alimentadas com leite materno exclusivo. *J Pediatr* 1992.
21. Kramer MS, Barr RG, Leduc DG, Boisjoly C, Pless BI. Infant determinants of childhood weight and adiposity. *J Pediatr,* 1985;107:104-7.
22. Arenz S, Ruckerl R, Koletzko B, von Kries R. Breastfeeding and childhood obesity–a systematic review. *Int J Obes Relat Metab Disord* 2004;28:1247-1256.
23. von Kries R, Koletzko B, Sauervelt T, von Mutius E, Barnet D, Grunert V., et.al. Breastfeeding and obesity: cross sectional study. *BMJ* 1999;319:147-150.
24. Gillman MW, Rifas-Shiman SL, Camargo CA, Berkey S, Rockett HRH, Field AE, Colditz GA. Risk of overweight adolescents who were breastfed as infants. *JAMA* 2001;285:2461-2467.
25. Kalies H, Heinrich J, Borte N, Shaaf B, Von Berg A, Von Kries R, Wichmann HE, Bolte G. The effect of breastfeeding on weight gain in infants: results of a birth cohort study. *Eur J Med Res* 2005;10:36-42.
26. Balaban G, Silva GAP. Efeito Protetor do aleitamento materno contra a obesidade infantil. *J Pediatr (Rio J)* 2004;80:7-16.
27. Lande B, Andersen LF, Veierod MB, Baerug A, Johansson L, Trygg KU, Bjoreboe GE. Breast feeding at 12 months of age and dietary habits among breast-fed and non-breast-fed infants. *Public Health Nutr* 2004;495-503.
28. Martin R, Ness AR, Gunnell D, Emmett P, Smith GD. Does Breast-Feeding in Infancy Lower Blood Pressure in Childhood? The Avon Longitudinal Study of Parents and Children (ALSPAC). *Circulation* 2004;109:1259-1266.
29. Menella JA, Beauchamp GK. Maternal diet alters the sensory qualities of human milk and the nursling's behaviour. *Pediatrics* 1991;88:737-44.
30. Menella JA, Beauchamp GK. Effects of beer on breast-feed infants. *JAMA* 1993;269:1637.
31. Howard CD, Weitzman M. Breast or bottle: practical aspects of infant nutrition in the first 6 months. *Pediatr Ann* 1993;21:619-31.
32. Lucas A, Morley R, Cole TJ, Lister G, Leesonpayne C. Breast milk and subsequent intelligence quotient in children born preterm. *Lancet* 1992;339:261-4.
33. Rogan WJ, Gladen BC. Breast-feeding and cognitive development. *Early Hum Dev* 1993;31:181-93.
34. Elwood PC, Pickering J, Gallacher JE, Hughes J, Davies D. Long term effect of breast feeding: cognitive function in the Caerphilly cohort. *J Epidemiol Community Health* 2005;59:130-3.
35. Sheard NF, Walker WA. The role of breast milk in the development of the gastrintestinal tract. *Nutr Rev* 1988;46:1-8.
36. Gouvêa LC. O papel do leite materno na prevenção das doenças. Einstein. 2005;3(2): (aceito para publicação).
37. Victora CG, Smith PG, Barros FC, Vaughan JP, Fuchs SC. Risk factor for deaths due to respiratory infections among Brazilian infants. *Int J Epidemiol* 1989;18:918-25.
38. Wright AL, Holberg CJ, Martinez FD, Morgan WJ, Taussig LM. Breast-feeding and lower respiratory tract illness in the first year of life. *Br Med J* 1989;299:946-9.
39. Victora CG, Smith PG, Barros FC. Evidence for protection by brest-feeding against infant deaths from infectious diseases in Brazil. *Lancet* 1987;2:319-22.

40. Victora CG, Smith PG, Vaughan JP, Nobre LC, Lombardi C, Teixeira AB, et al. Infant feeding and deaths due to diarrhea. A case-control study. *Am J Epidemiol* 1989 May;129(5):1032-41.
41. Victora CG, Funchs SC, Kirkwood BR, Lombardi C, Barros FC. Breast-feeding, nutritional status, and other prognostic factors for dehydration among young children with diarrhea in Brazil. *Bull WHO,* 1992;70:467-75.
42. Fleming PJ, Blair PS, Wardplatt M, Tripp J, Smith IJ. Sudden infant death syndrome and social deprivation: assessing epidemiological factors after post-matching for deprivation. *Paediatr Perinat Epidemiol* 2003;17(3):272-80.
43. Escuder MM, Venancio SI, Pereira JC. Estimativa de impacto da amamentação sobre a mortalidade infantil. *Rev. Saude Publica* 2003;37(3):319-25.
44. Morrow AL, Rangel M. Human milk protection against infectious diarrhea: implications for prevention and clinical care. *Semin Pediatr Infect Dis* 2004;15:221-228.
45. Businco L, Marchettim F, Pellegrini G, Cantani A, Perlini R. Prevention of atopic disease in "at-risk newborns" by prolonged breast-feeding. *Ann Allergy* 1983;51:296-9.
46. Lucas A, Cole TJ. Breast milk and neonatal necrotizing enterocolitis. *Lancet* 1990;336:1519-23.
47. Updegrove K. Necrotizing enterocolitis: the evidence for use of human milk in prevention and treatment. *J Hum Lact* 2004;20:335-339.
48. Fallot ME, Boyd JL III, Olski FA. Breast feeding reduces incidence of hospital admissions for infection in infants. *Pediatrics* 1980;65:1121-4.
49. Villalpando S, Hamosh M. Early and late effects of breastfeeding: Does brestfeeding really matter? *Biol Neonate* 1998;74:177-191.
50. Clements JD, Sack DA, Harris JR, Knan MR, Chakraborty J, Chowdhurv S, et al. Breast feeding and the risk of severe cholera in rural Bangladesh children. *Am J Epidemiol* 1990;131:400-11.
51. Marild S, Hanson S, Jodal U, Odén A, Svedberg K. Protective effect of breastfeeding against urinary tract infection. *Acta Paediatr* 2004;93:164-168.
52. Oddy WH. The impact of breastmilk on infant and child health. *Breastfeed Rev* 2002;10:5-18.
53. Oddy WH. A review of the effects of breastfeeding on respiratory infections, atopy, and childhood asthma. *J Asthma* 2004;41:605-621.
54. Oddy WH, Sherriff jl, De Klek NH, Kendall GE, Sly PD, Beilin LJ, et al. The relation of breastfeeding and body mass index to asthma and atopy in children: a prospective cohort study to age 6 years. *Am J Public Health* 2004;94:1531-7.
55. Jacobsen M, Sodemann M, Nylen G, Bale C, Nielsen J, Lisse I, Aaby P. Breastfeeding status as a predictor of mortality among refugee children in an emergency situation in Guinea-Bissau. *Trop Med Int Health* 2003;8(11):992-6.
56. Hanson LA, Bergstrom S. The link between infant mortality and birth rates – The importance of breast-feeding as a common factor. *Acta Paediatr Scand* 1990;79:481-9.
57. Kennedy K, Rivera R, Mc Neilly AS. Consensus statement on the use of breast feeding as a family planning method. *Contraception* 1989;39:477-96.
58. Saadeh R, Benbouzid D. Lactancia materna y espaciamento de los nacimientos: importancia de la atención de información para las políticas de salud pública. *Bol Of Sanit Panam* 1991;111:122-30.
59. Parenteau-Carreau S. Another advantage of breast-feeding. *Can Med Assoc J* 1993;148:364.
60. Retherford RO, Choe MK, Thapa S, Ghubaju BB. To what extent does breast feeding explain birth-interval effects on early childhood mortality? *Demography* 1989;26:439-50.
61. UNICEF. *The State of the World's Children.* Oxford: Oxford University Press, 1984.
62. Sachdey HPS, Krishna J, Puri RK, Satyawarayana L, Kumar S. Water supplementation in exclusively breast-feed infants during summer in the tropics. *Lancet* 1991;337:929-33.
63. Almroth S, Bidinger PD. No need for water supplementation for exclusively breast-feed infants under hot and arid conditions. *Trans R Soc Trop Med HYG* 1990;84:602-4.
64. Chandra RK, Puri S, Hamed A. Influence of maternal diet during lactation and use of formula feeds on development of atopic eczema on high-rest infants. *Br Med J* 1989;299:278-30.
65. Kayosaari M, Saarinev V. Prophylaxis of atopic disease by six months total solid food elimination. Evaluation of 135 exclusively breast-feed infants of atopic families. *Acta Paediatr Scand* 1983;72:411-4.
66. Greco L, Auricchio S, Mayer M, Grimaldi M. Case-control study on nutritional risk factors in celiac disease. *J Pediatr Gastroenterol Nutr* 1988;7:395-9.
67. Koletzko S, Sherman P, Corey M, Griffiths A, Smith C. Role of infant feeding practices in development of Crohn's disease in childhood. *Br Med J* 1979;1:382.
68. Klement E, Cohen RV, Boxman J, Joseph A, Reif S. Breastfeeding and risk of inflammatory bowel disease: a systematic review with meta-analysis. *Am J Clin Nutr* 2004;80:1342-1352.
69. Mayer EJ, Hamman RF, Gay EC. Reduced risk of IDDM among breast-feed children. *Diabets* 1988;37:1625-32.
70. Ziegler AG, Schmid S, Huber D, Hummel M, Bonifacio E. Early infant feeding and risk of developing type 1 diabetes-associated autoantibodies. *JAMA* 2003;290:1721-8.
71. Visser J, Groen H, Klatter F, Vis L, Strubbe J, Rozing J. The diabetes prone BB rat model of IDDM shows duration of breastfeeding to influence Type 1 diabetes development later in life. *Diabetologia* 2003;46(12):1711-3.
72. Corrado G, Martino F, O'Eufemia P, Negrini R, Celli M. Aterosclerose e pediatra. *Clin Ter* 1990;135:201-7.
73. Parker EM, O'Sullivan BP, Shea JC, Regan MM, Freedman SD. Survey of breast-feeding practices and outcomes in the cystic fibrosis population. *Pediatric Pulmonology* 2004;37:362-367.
74. Davis MK, Savitz DA, Graubard BI. Infant feeding and childhood cancer. *Lancet* 1988;2:365-8.
75. Kwan M. Breastfeeding May Lower Childhood Leukemia Risk. *Public Health Rep* 2004;119:521-535.
76. Saadeh R, Renbouzid D. Lactancia materna y espaciamiento de los nacimientos: importancia de la obtención de información para las políticas de salud pública. *Bol Of Sanit Panam* 1991;111:122-9.
77. Freed GL. Breast-feeding time to teach what we preach. *JAMA* 1993;69:243-5.
78. Perez A, Plabbok MM, Quetenan J. Clinical study of the lactational amenorrhea method for family planning. *Lancet* 1992;339:968-70.
79. Ingram J, Hunt L, Woolridge M, Greenwood R. The association of progesterone, infant formula use and pacifier use with the return of menstruation in breastfeeding women: a prospective cohort study. *Eur J Obstet Gynecol Reprod Biol* 2004;114:197-202.

80. Mctiernan A, Tomas DB. Evidence for a protective effect of lactation in risk of breast cancer in young women: results from a case-control study. *Am J Epidemical* 1986;124:353-8.
81. Beral V, Bull D, Peto R, Reeves G. Breast cancer and breastfeeding: collaborative reanalysis of individual data from 47 epidemiological studies in 30 countries, including 50302 women with breast cancer and 96973 women without the disease. *Lancet* 2002;360:187-95.
82. Karlsson MK, Ahlborg HG, Karlsson C. Pregnancy and lactation are not risk factors for osteoporosis or fractures. *Lakartidningen* 2005;102:290-293.
83. Karlson EW, Mandl LA, Han Kinson SE, Grodstein F. Do breast-feeding and other reproductive factors influence future risk of rheumatoid arthritis? Results from the Nurses' Health Study. *Arthritis Rheum* 2004;50:3458-67.
84. Dewey KG, Heinig MJ, Nommsen LA. Maternal weight loss patterns during prolonged lactation. *Am J Clin Nutr* 1993;58:162-166.
85. Brasil ALD, Demarchi ALG. Nutrição na gestação e adolescência. In: Lopez FA, Brasil ALD. *Nutrição clínica e dietética*. São Paulo: Atheneu, 2003. p. 3-15.
86. Klaus HM, Kennel JH. Mothers separated from their newborn infants. *Pediatr Clin North Am* 1970;17:1015-35.
87. Tamminen TM, Salmelin RK. Psychosomatic interaction between mother and infant during breast feeding. *Psychoter Psychosom* 1991;56:78-84.
88. Souza RLP, Barros FC, Pinto PS, Pinheiro GNM, Gazalle R, Menezes R, et al. Aspectos socioeconómicos e psicofisiológicos de amamentação. *Rev Med HSE* 1976;28:185-97.
89. Garcia RR, Schaefer LA. Nuevos conceptos de lactancia, su promoción y la educación de los profisionales de la salud. *Bol of Sanit Panam* 1991;111:1-14.
90. Araújo MFM, Del Fiaco A, Pimentel LS, Schmitz BAS. Custo e economia da prática do aleitamento materno para a família. *Rev Bras Saúde Matern Infant* 2004;4(2):135-141.
91. Gouvêa LC. Aleitamento materno. In: Lopez FA, Brasil AD. *Nutrição e dietética em clínica de pediatria*. São Paulo: Atheneu, 2003. p. 17-36.
92. Jelliffe DB. Recent development in breast-feeding. *Med J Malaysia* 1986;41:59-63.
93. Lawrence RA. Breast-feeding trends: a cause for action. *Pediatrics* 1991;88:867-8.
94. Hoekelman RA. Highs and lows in breast-feeding rates. *Pediatr Ann* 1992;21:615-7.
95. Monteiro CA, Zuniga HPP, Benicio MHDA, Rea MF. Estudo das condições de saúde das crianças do município de São Paulo, SP, Brasil, 1984-1985-III Aleitamento Materno. *Rev Saúde Publ* 1987;21:13-22.
96. Ryan AS, Rush D, Krieger FW, Lewandowski GE. Recent declines in breast-feeeding in the United States, 1984 through 1989. *Pediatrics* 1991;88:719-27.
97. Rea MF, Berquó ES. Impact of the Brazilian national breast-feeding programme on mothers in Greater São Paulo. *Bull Who* 1990;68:365-71.
98. Li R, Darling N, Maurice E, Barker L, Grummer-Strawn L. Breastfeeding rates in the United States by Characteristics of the Child, Mother, or Family: The National Immunization Survey. *Pediatrics* 2005 Jan;115(1):e31-7. Epub 2004 Dec 3.
99. Gouvêa LC, Cury MCFS. Situação do aleitamento materno em uma região da zona sul de São Paulo. *Rev Paul Pediatr* 1998;16(1) suppl:51.
100. Mohovic T, Derani D, Brito MGS, Varella SC, Nocito IC, Armond JE, Gouvêa LC. Situação do aleitamento materno na região de Santo Amaro. *Rev IATROS São Paulo* 1999;14:1/4:31-37.
101. Gouvëa LC, Eyama APM, Castro AG, Sakamiti GM, Gimenes ML, Yamashita MC, et al. Análise da situação do aleitamento materno na população da região sul de São Paulo. *Rev Paul Pediatr* 2001;20:267-274.
102. Gouvêa LC, Wieliczka MGZ. Causas do desmame precoce: estudo de 80 casos. In: Congresso Paulista de Pediatria. São Paulo, 1985. Anais, São Paulo, Sociedade de Pediatria de São Paulo, 1985.
103. Gouvêa LC, Campos ALR, Gaglianone CP, Silva MCE, Assis AN, Souza MHN, Nóbrega FJ. Avaliação da situação do aleitamento materno em um serviço de São Paulo. In: XXVIII Congresso Brasileiro de Pediatria. Salvador, 1993. Anais, Salvador, Sociedade Brasileira de Pediatria, 1993.
104. Paixão PA. Aleitamento materno, nível socioeconômico médio e baixo. *J Pediatr* 1983;55:411-2.
105. Rea M, Cukier R. Razões de desmame e de introdução da mamadeira: uma abordagem alternativa para seu estudo. *Rev Saúde Públ* (São Paulo) 1988;22:184-91.
106. Siqueira R, Durson, Almada AGP, Moreira MT, Massad GB. Reflexões sobre as causas do desmame precoce observados em dinâmicas de grupo de incentivo ao aleitamento materno. *J Pediatr* (Rio de Janeiro) 1994;70:16-20.
107. Gouvêa LC, Santos AS, Ishiy AY, Oliveira DP, Robledo HH, Nocito IC, et al. Plantão telefônico, Dúvidas mais freqüentes em amamentação. Departamento de Aleitamento Materno da Sociedade de Pediatria de São Paulo. *Rev Paul Pediatr* 2001;(Suppl):48.
108. Hill PD. Effects of education on breastfeeding success. *Matern Child Nurs J* 1987 Summer;16(2):145-56.
109. Zombini EV, Furchi GA, Parente JR R. Estudo comparativo do hábito de aleitamento materno em três localidades do estado de São Paulo. *Pediatr* (São Paulo) 1980;2:339-48.
110. Graffy J. Breast-feeding: the GP's role. *Practitioner* 1992;236:322-4.
111. Gouvêa LC, Ferlin G, Menezes JJC, Novo NF, Juliano Y, Cury MCF. Conhecimento dos profissionais de saúde sobre o aleitamento materno. In: 32º Congresso Brasileiro de Pediatria e 10º Congresso Paulista de Pediatria, São Paulo, 2003. Anais, São Paulo, Sociedade Brasileira de Pediatria, 2003.
112. Gouvêa LC, Oliveira D, Nigro S, Utimo E, Cruz R, Onselen L, et al. Troca de experiência em aleitamento materno entre os pediatras participantes do 9º Congresso Paulista de Pediatria, 2001. In: 32º Congresso Brasileiro de Pediatria e 10º Congresso Paulista de Pediatria. São Paulo, 2003. Anais, São Paulo, Sociedade Brasileira de Pediatria, 2003.
113. Egli GE, Egli BS, Newton M. The influences of the number of breast feedings on milk production. *Pediatrics* 1961;314-7.
114. Carvalho M. Relação entre a freqüência das mamadas e dos mamilos, volume da secreção láctea e ganho ponderal no recém-nascido. *Pediatr* (Rio de Janeiro) 1984;56:174-7.
115. Dewey KG, Heinig MJ, Nommsen LA, Lonnerdal B. Maternal versus infant factors related to breast milk intake and residual milk volume: the DARLING study. *Pediatrics* 1991 Jun;87(6):829-37.
116. Tomomasa T, Hyman PE, Itch K, Hsu JY, Koizumi T, Itoh Z, Kuroume T. Gastroduodenal motility in neonates: response to human milk compared with cow's milk formula. *Pediatrics* 1987;80:434-8.

117. Neifert MR. Clinical aspects of lactation. *Clin Perinatology* 1999;26:281-305.
118. Gouvêa LC. Como conduzir o aleitamento materno, superando as dificuldades da fase inicial da lactação. *Sinopse de Pediatria* 2001;2:39-42.
119. Qwant SA. Patterns of variations in breast-feeding behaviors. *Soc Saúde Med* 1986;23:445-53.
120. Panetta I. Breast-feeding, A to Z. *Can Nurse* 1993;89:17-9.
121. Maccagno-Smith R, Young M. Breastfeeding the sleepy infant. *Can Nurse* 1993;89:20-2.
122. Lau C. Effects of stress on lactation. In: Breastfeeding 2001, part I: the evidence for breastfeeding. Schanler, RJ. *Ped Clin North Am* 2001;48:221-234.
123. Gouvêa LC. Aleitamento materno. *Nutrição. Anuário Nutrição e Pediatria* 2003;21:10-12.
124. Martins Filho J. *Como e porque amamentar.* São Paulo: Sarvier, 1984. 220 p.
125. Gouvêa LC. O baixo ganho ponderal e o aleitamento materno. Recomendações. Atualização de condutas em pediatria. *Sociedade de Pediatria de São Paulo* 2001-2003;3:2-6.
126. Verronen P. Breastfeeding: Reasons for giving up and transient lactational crisis. *Acta Paediatr* 1982;71:449.
127. Victora CG, Tomasi E, Olinto MT, Barros SC. Use of pacifiers and breast-feeding duration. *Lancet* 1993;341(8842):402-6.
128. Narayanan I. Sucking on the "emptied" breast a better method of non nutritive sucking than the use of a pacifier. *Indian Pediatr* 1990;27:1122-3.
129. Viggiano D, Fasano D, Monaco G, Strohmenger L. Brestfeeding,bottlefeeding,and non-nutritive sucking; effects on occlusion in deciduos dentition. *Arch Dis Child* 2004;89:1121-3.
130. Newton N. Nipple pain and nipple damage. Problems in the management of breast-feeding. *Pediatrics* 1952;41:411-23.
131. Marmet C. Extração manual do leite materno: técnica de Marmet. Tradução UNICEF. In: *Aleitamento Materno: separata para profissionais.* Los Angeles. La Leche League International. 1981 (folheto informativo, 27).
132. Aplebaum RM. Some throughts and speculation on breastfeeding. *J Pediatr* 1970;77:517.
133. Ogle KS, Davis S. Mastitis in lactating women. *J Fam Pract* 1988;26:139-44.
134. Marshall BR, Hepder JK, Zirbel CC. Sporadic puerperal mastitis: an infection that need not interrupt lactation. *JAMA* 1975;233:1377-9.
135. Kaufmann R, Foxman B. Mastitis among lactating women occurrence and risk factors. *Soc Sic Med* 1991;33:701-5.
136. Thomsen AC, Espersen T, Maigaard S. Course and treatment of milk stasis, non infectious inflammation of the breast, and infections mastitis in nursing women. *Am J Obstet Gynecol* 1984;149:492-5.
137. Vichi AM. A amamentação, alguns problemas e suas soluções. *Femina* 1980;8:325.
138. Nordeng H, Tufte E, Nylander G. Treatment of mastitis in general practice. *Tidsskr Nor Laegeforen.* 2003;6;123(21):3027-30.
139. Grunebaum E, Amir J, Merlob P. Breast milk jaundice: natural history, familial incidence and late neurodevelopment out one of the infant. *Eur J Pediatr* 1991 Feb;150(4):267-70.
140. Semmekrot BA, Vries MC, Gerrits GP, Wieringen PM. Optimal breastfeeding to prevent hyperbilirrubinaemia in healthy, term newborns. *Ned Tijdschr Geneeskd* 2004;148:2016-9.
141. de Onis M, Victora C. Growth charts for breastfed babies. *J Pediatr* (Rio Janeiro) 2004;80(2):85-7.
142. de Onis M, Garza C, Victora CG, Bhan MK, Norum K. The WHO Multicentre Growth Reference Study (MGRS): Rationale, planning, and implementation. *Food Nutr Bull* 2004;25(Suppl 1):89.
143. Akre T. Infant feeding the physyologic basis. *Bull WHO* 1989;67(Suppl):19-67.
144. Van Rijn M, Bekhof J, Dijkstra T, Smit PG, Moddermam P, Van Spronsen FJ. A different approach to breast-feeding of the infant with phenylketonuria. *Eur J Pediatr* 2003;162(5):323-6.
145. Barbas KH, Kelleher DK. Breastfeeding success among infants with congenital heart disease. *Pediatr Nurs* 2004;30:521-535.
146. American Academy of Pediatrics. Committee on Drugs. Transfer of drugs and other chemicals into human milk. *Pediatrics* 1989;84:924-36.
147. Niebyl JR. Use of antibiotics for ear, nose and throat disorders in pregnancy and lactation. *Am J Otolaryngol* 1992;13:187-92.
148. Nice JR. Breastfeeding and medications an update (Part I). *J Pract Nurs* 1990;40:39-52.
149. Ostrea EM, Mantaring JB, Silvestre MA. Drugs that affect the fetus and newborn infant via placenta or brest milk. *Pediatr Clin North Am* 2004;51:539-579.
150. Azzari C, Resti M, Rossi ME, Cami CA, Vierucci A. Modulation by human milk of IgG subclass response to hepatits B vacine in infants. *J Pediatr Gastroenterol Nutr* 1990;10:310-5.
151. Beasley RP, Shiao IS, Stevens CE, Meng HC. Evidence against breast-feeding as a mechanism for vertical transmission on hepatitis B. *Lancet* 1975 Oct 18;2(7938):740-1.
152. Vajro P, Campanella A. Breast-feeding and hepatitis. *B J Pediatr Gastroenterol Nutr* 1991;12:141.
153. Beckers K, Schaad UB, Heininger U. Compliance with antenatal screening for hepatitis B surface antigen carrier status in pregnant woman and consecutive procedures in exposed infant. *Eur J Peditr* 2004;153:654-657.
154. OMS. Global Program On AIDS. Consensus statement from WHO/UNICEF consultation on HIV transmission and breast-feeding. *Wkly Epidemol Rec* 1992;67:177-9.
155. De Cock KM, Fowler MG, Mercier E, De Vincenzi I, Saba J, Hoff E, et al. Prevention of mother-to-child HIV transmission in resource-poor countries: translating research into policy and practice. *JAMA* 2000;283:1175-1182.
156. Van de Perre P, Lepage P, Honsy J, Dabis F. Mother to infant transmission of human immunodeficiency virus by breast milk: presumed innocent of presumed guilty? *Clin Infect Dis* 1992;15:502-7.
157. Del Ciampo LA, Ricco RG. Aleitamento materno em tempo de AIDS. *J Pediatr* (Rio de Janeiro), 1993;69:244-5.
158. Rollins N, Meda N, Becquet R, Coutsoudis A, Humphrey J, Jeffrey B, Kanshana S, Kuhn L, Leroy V, Mbori-Ngacha D, McIntyre J, Newell ML; Ghent IAS Working Group on HIV in Women and Children. Preventing Postnatal Transmission of HIV-1 Through Breast-feeding: Modifying Infant Feeding Practices. *J Acquir Immune Defic Syndr* 2004;35:188-195.
159. Kourtis AP, Butera S, Ibegbu C, Beled L, Duerr A. Breast milk and HIV-1: vector of transmission or vehicle of protection? *Lancet Infect Dis* 2003;3(12):786-93.

160. American Academy of Pediatrics Committee on Pediatric AIDS. Human milk, breast-feeding, and transmission of human immunodeficiency virus type 1 in the United States. *Pediatrics* 2003;112(5):1196-1205.
161. Bond GM, Holloway AM. anesthesia and breastfeeding – the effect on mother and infant. *Anaesth Intensive Care* 1992;20:426-30.
162. Deutinger M, Deutinger J. Breast-feeding after aesthetic mammary operations and cardiac operations through horizontal sub mammary skin incision. *Surg Gynecol Obstet* 1993;176:267-70.
163. Witte PM, van der Lei B, van der Beizen JJ, Spronk CA. Successful breastfeeding after reduction mammaplasty. *Ned Tijdschr Geneeskd* 2004;148(26):1291-3.
164. Rego JD. Amamentação na cesárea da conduta hospitalar e domiciliar. *J Pediatr* (Rio de Janeiro), 1983;55:256-8.
165. Kulski JK, Smith M, Heartmann PE. Normal and cesarean section delivery and the initiation of lactation in women. *Ajebak* 1981;59:405-12.
166. Gathwala G, Narayanan I. Cesarean section and delayed contact: effect on baby's behavior. *Indian Pediatr* 1990;27:1281-5.
167. Vorherr H. Development of the female breast. In: *The Breast.* New York, Academic Press, 1974. p. 51-60.
168. Weichter C. Breast-feeding: first thoughts. *Pediatrics* 56:987-90,1975.
169. Oski FA. Breast feeding and its effect on the shape of the breast American Pediatric Society (Abstracts), 1968. p. 58.
170. Khin-Maung-Naing, Tin-Tin-Oo, Kywe-Thein MS, Nwe-New-Hlaing. Study on lactation performance of Burmese mothers. *Am J Clin Nutr* 1980 Dec;33(12):2665-8.
171. Nóbrega FJ, Amancio OMS, Moraes RM, Marin NP. Leite de nutrizes de alto e baixo nível econômico, eutróficas e desnutridas. II Ácidos Graxos saturados e insaturados. *Pediatr* (Rio de Janeiro) 1986;60:29-36.
172. Brown KH, Akhtar NA, Robertson AD, Ahmed MG. Lactation capacity of marginally nourished mothers relationship between maternal status and quantity and proximate composition of milk. *Pediatrics* 1986;79:909-19.
173. Rego JD. *Proteção ao aleitamento materno.* Boletim Informativo Sociedade Brasileira de Pediatria, 1991;21:2.
174. Giugliani ERJ. O aleitamento materno na prática clínica. *J Pediatr* (Rio J). 2000;76(Suppl 3):238-52.
175. Pittard WB, Anderson DM, Cerutti ER, Boxerbaum B. Bacteriostatic qualities of human milk. *J Pediatr* 1985;107(2):240-3.
176. Ajusi JD, Onyango FE, Mutanda LN, Wamola. Bacteriology unheated expressed breast milk stored at room temperature. *East Air Med J.* 1986;66:381-7.
177. Hendrics KM, Badruddin SM. Weaning recommendations: the scientific basis. *Nutr Rev* 1992;50:125-30.
178. Prentice A. Breast-feeding and the older infant. *Acta Pediatr Scand Acta Paediatr Scand Suppl* 1991;374:78-88.
179. Hervada AR, Newman DR. Weaning: Historical perspectives, practical recommendations, and current controversies. *Curr Prob Pediatr* 1992;223-40.
180. Averback K. Extraordianry breast feeding relactation/induced lactation. *J Trop Pediatr* 1981;27:52-5.
181. Worth Health Organisation. *Relactation: Review of experience and recommendations for practice.* Worth Health Organis, ation Genova. 1998.
182. Gouvêa LC, Lopes LA. Relactação – O leite materno como fator de Recuperação Nutricional. In: 32º Congresso Brasileiro de Pediatria e 10º Congresso Paulista de Pediatria, São Paulo, 2003. Anais, São Paulo, Sociedade Brasileira de Pediatria, 2003.
183. Daly SE, Kent JC, Owens RA, Hartmann PE. Frequency and degree of milk removal and the short-term control of human milk synthesis. *Exp Physiol* 1996;81:861-875.
184. Gribble KD. The influence of context on success of adoptive brestfeeding: Developing countries and the west. *Brestfeeding Review* 2004;12:5-13.
185. Charpak N, Calume ZF, Ruiz JG. The Bogotá Declaration on Kangaroo Mother Care: conclusions at the second international workshop on the method. *Acta Paediatr* 2000;89:1137-40.
186. Ministério da Saúde. Secretaria de Políticas da Saúde. Área da Saúde da Criança. Atenção humanizada ao recém-nascido de baixo peso: método Mãe-Canguru. Brasília (DF): Ministério da Saúde, 2002.
187. Withielaw A. Skin-to-skin contact in the care of very low birth weight babies. *Mat Child Health* 1986;7:242-6.
188. Andrade ISN, Guedes ZCF. Sucção do recém-nascido prematuro: comparação do método Mãe-Canguru com os cuidados tradicionais. *Rev Bras Saude Mater Infant* 2005;5(1):61-69.
189. Wheller JL, Johnson M, Collie L, Sutherland D, Chapman C. Promoting breastfeeding in the neonatal intensive care unit. *Breastfeed Rev* 1999;7:15-8.
190. Feldman R, Weller A, Sirota L, Eidelman AL. Skin-to-skin contact (kangaroo care) promotes self-regulation in premature infants: sleep-wake cyclicity, arousal modulation, and sustained exploration. *Dev Psychol* 2002;38:194-207.
191. Baldwin N. Adolescent pregnancy and childbearing: an overview. *Semin Perinatol* 1981;5:1-8.
192. Gouvea LC. *Dosagem de cálcio, fósforo e magnésio no colostro de mães adolescentes de dois serviços obstétricos.* São Paulo, 1993 [Tese Mestrado – Escola Paulista de Medicina].
193. Brasil ALD. Composição lipídica e protéica do leite de adolescentes de alto e baixo nível socioeconômico comparado com adultos. São Paulo, 1988. [Tese Mestrado – Escola Paulista de Medicina].
194. Sarni RS, Vítolo MR, Lopez FA, Latorre LPG, Nóbrega FJ. Estudo das gorduras totais, valor calórico e ácidos graxos do colostro de adolescentes mães de recém-nascidos a termo, pequenos para a idade gestacional. *J Pediatr* (Rio de Janeiro) 1992;68:262-7.
195. Cesare LC, Coates V. Acompanhamento de filhos de mães adolescentes. In: Maakaroun MF, De Souza RP, Cruz AR. *Tratado de adolescência: um estudo multidisciplinar.* Rio de Janeiro: Cultura Médica, 1991. p. 417-9.
196. Cavalcanti MLF. *Conhecimentos, atitudes e práticas de pessoal de saúde sobre aleitamento materno.* São Paulo, 1982 [Tese Doutorado – Universidade de São Paulo, Faculdade de Saúde Pública].
197. Oliveira YP, Spring PM. Pesquisa do Programa Nacional de Incentivo ao Aleitamento Materno: 2ª parte – entrevistas com profissionais de saúde e centros de saúde. *J Ped* (Rio de Janeiro) 1984;57:93-6.
198. Megale CC, Freitas DG, Vitali MASS. Alimentação: a profissional de saúde "versus" teoria e prática. *J Pediatr* (Rio de Janeiro) 1985;58:87-92.
199. Freed GL, Fraley JK. Attitudes and knowledge of pediatric house staff regarding breastfeeding. *South Med J* 1992 May;85(5):483-5.
200. Griffiths RJ, Thornton CR. Lactation management – the doctor's role. *S Afr Med J* 1987 Nov 7;72(9):590-1.

201. Baisch MJ, Fox RA, Whitten E, Pajewski N. Comparison of breast feeding attitudes and practices: low income adolescents and adult women. *Mat Child Nurs J* 1989;18:61-71.
202. Joffe A, Radius SM. Breast versus bottle: correlates of adolescent mother's infant feeding practices. *Pediatrics* 1987;79:689-95.
203. Bittar RE, Issler H, Braga Filho JM, Zucaib M. A questão do incentivo ao aleitamento materno no pré-natal. *Rev Ginecol Obstet* (São Paulo) 1992;3:91-4.
204. Gouvêa LC, Zappa A, Bossolan RM, Jukemura R, Carvalho RC, Menezes JJC. Conhecimento sobre aleitamento materno entre os adolescentes de 2º grau. In: Anais V Encontro Nacional de Aleitamento materno. Londrina, Paraná, 2007. p. 30.
205. Pinotti EP. Influências do pré-natal na duração do aleitamento materno. In: 6° Congresso Paulista de Pediatria. São Paulo, 1994. *Anais Rev Paul Pediatr* 1994;12:97.
206. World Health Organization. Evidence for the ten steps to successful breastfeeding. Geneva: The Organization; 1998. Available: www.who.int/child-adolescent--health/New_Publications/NUTRITION/WHO_CHD_98.9.pdf (accessed 2004 Feb 16).
207. Millard AN. The place of the clock in pediatric advice: nationales cultural theres, and impediments to breastfeeding. *Soc Sci Med* 1990;31:211-21.
208. Brazelton TB. The early mother-infant adjustment. *Pediatrics* 1963;32:931-7.
209. Pedro GJ, Almeida JBD, De Costa RS, Barbosa A. Influence of early mother infant contact on dyadic behavior during the first month of line. *Dev Med Child Neurol* 1984;26:657-74.
210. Saunders SE, Carrol J. Post partum breast feeding support: Infact on duration. *J Am Diel Assoc* 1988;88:213-5.
211. Kurinij N, Shiono PH. Early formula supplementation of breast feeding. *Pediatrics* 1991;88:745-50.
212. Walker JWD. La recuperación de la lactancia materna. *Bol Med Hosp Inf Mex* 1979;36:1147-52.
213. Segre C, Gouvea LC, Tofolo S, Mota MC, Pereira MF, Berton H, et al. *Estímulo ao aleitamento materno.* In: IX Congresso Brasileiro de Perinatologia, I Congresso Latino-Americano e IV Reunião Brasileira de Enfermagem Perinatal, Rio de janeiro, 1984. Anais, Rio de Janeiro, Sociedade Brasileira de Pediatria, 1984.
214. Ciampo LAD, Ricco RG, Dane Luzzi JC. Alojamento Conjunto. Considerações sobre uma prática benéfica para a saúde materno-infantil. *Rev Paul Pediatr* 1990;8:122-4.
215. Susin LRO, Giugliani ERJ, Kummer SC. Influência das avós na prática do aleitamento materno. *Rev Saúde Pública* 2005;39(2):141-7.
216. Taddei JAAC, Westphal MF. Operational and impact evaluation of breastfeeding promotion course directed to health professionals. *Research Report,* CDD/WHO, nov. 1993.
217. Ministério da Saúde – Instituto Nacional de Alimentação e Nutrição – Conselho Nacional de Saúde – Normas para comercialização de alimentos para lactentes. Brasília. INAN, 1989. 16 p.
218. Philipp BL, Merewood A. The Baby-Friendly way: the best breastfeeding start. *Pediatr Clin North Am* 2004;51:761-83.
219. Broadfoot M, Britten J, Tappin DM, Mackenzie JM. The Baby Friendly Hospital Initiative and breast feeding rates in Scotland. *Arch Dis Child Fetal Neonatal Ed* 2005;90:114-6.
220. Frank DA, Stephen JW, Sorenson JR, Heerent T. Commercial discharge packs and breast-feeding counseling: effects on infant-feeding. Practices in a randomized trial. *Pediatrics* 1987;80:845-54.

Capítulo

5

Leite Humano

Lélia Cardamone Gouvêa
Fernando José de Nóbrega

O Leite Humano é muito mais do que simples conjunto de nutrientes pela sua complexidade biológica, é uma substância viva, com atividade protetora e imunomoduladora. Não apenas proporciona proteção contra infecções e alergias como estimula o desenvolvimento adequado do sistema imunológico e a maturação do sistema digestivo e neurológico.

GLÂNDULA MAMÁRIA

A glândula mamária forma-se a partir da epiderme. Na sexta semana da vida embrionária desenvolve-se bilateralmente a denominada "linha mamária", sob a forma de um espessamento ectodérmico produzindo uma crista que se estende da axila até a região inguinal. No ser humano, só se desenvolve uma parte localizada desta linha, que é a parte peitoral, formando a glândula mamária.[1]

A epiderme espessada envia na derme subjacente e no coxim gorduroso 15 a 25 brotos que se tornam canalizados a fim de formar os ductos lactíferos. É durante o período fetal que ocorre a diferenciação de brotamentos secundários e terciários dando origem aos ductos e alvéolos da glândula. Os tecidos conjuntivo, fibroso e adiposo desenvolvem-se a partir do mesênquima circundante. Durante o período fetal tardio, no local de origem da glândula mamária, a epiderme sofre uma depressão formando uma fosseta rasa onde os ductos lactíferos se abrem inicialmente. Os mamilos são pobremente delineados e freqüentemente deprimidos em crianças recém-nascidas. Logo ao nascimento, os mamilos brotam das fossetas mamárias rasas devido à proliferação de mesênquima subjacente à aréola, que é uma área circular de pele ao redor do mamilo.[2]

A glândula mamária é composta de parênquima mamário e estroma conjuntivo. Seu aparelho secretor é composto por cerca de 15 a 25 ductos lactíferos. À medida que estes ductos se aproximam da aréola, aumentam o seu calibre formando os seios ou ampolas lactíferas, que constituem os reservatórios do leite secretado entre as mamadas. Cada ducto lactífero e suas ramificações formam um lobo. Portanto, cada lobo é composto por uma parte secretora e seu ducto excretor. A parte secretora de cada lobo é formada por 10 a 100 ácinos ou alvéolos, agrupados ao redor do ducto. No epitélio de revestimento dos alvéolos, existem elementos com funções contráteis, chamados células mioepiteliais, de origem ectodérmica não-muscular. Estas células mantêm contato íntimo com os capilares intra-alveolares. Sob a ação destas células, as paredes alveolares contraem-se impelindo o leite para os canalículos que estão situados entre os ductos e os alvéolos.[3]

O estroma da mama contém tecido conjuntivo fibroso e adiposo. O tecido conjuntivo em muitos lugares apresenta-se concentrado, formando feixes fibrosos que atravessam a mama, fixando a camada profunda da fáscia subcutânea ao derma da pele. Estes feixes são chamados de ligamentos suspensores da mama ou ligamentos de Cooper. O tecido adiposo envolve cada glândula mamária, cujo maior volume é encontrado no quadrante súpero-lateral da mama. O tamanho da mama está diretamente ligado à quantidade de gordura e não indica sua capacidade funcional. Seu tamanho, firmeza e forma variam conforme a raça, idade, história da gestação, lactação e suporte dado à mama. A mama segue seu ciclo vital, aumenta de volume na puberdade, cresce muito na gravidez e lactação, atrofiando-se na velhice.[4,5,6,7,8] Seltzer,1994, afirma que 10% a 15% da mama se compõe de tecido epitelial, o restante de estroma.[1]

Na mulher adulta, a mama pesa 200 g, durante a gestação pode atingir 600 g e na lactação varia de 600 a 800 g.[3]

A glândula mamária é uma glândula alveolar composta, exócrina e apócrina.

Desenvolvimento mamário

Na espécie humana, o desenvolvimento da glândula mamária inicia-se na fase pré-puberal, prossegue na puberal e alcança seu desenvolvimento completo durante a gestação e na lactação.[4]

O desenvolvimento mamário apresenta três fases:

- *Mamogênese:* crescimento mamário, em que ocorre a proliferação dos elementos epiteliais, formação do sistema de condutos e ácinos.
- *Lactogênese:* secreção láctea, que se inicia na gravidez e aumenta muito próximo ao parto. Pela 16ª semana de gestação, as células lácteas diferenciam-se de forma que ao término da gestação a mama é capaz de produzir e irá excretar esse leite, quando a placenta for retirada.
- *Galactopoese:* manutenção da secreção láctea, e requer meio hormonal adequado, sucção periódica e remoção regular do leite produzido.[5-8]

Com o início na puberdade e durante a adolescência, por ocasião da maturação do eixo hipotálamo-hipófise ovariano, o estímulo folicular leva à produção aumentada de estrógeno, que estimula o crescimento e o desenvolvimento do estroma, com acúmulo de gordura e tecido conjuntivo. Ainda nessa fase, ocorre o alongamento dos canais mamários, seu epitélio de revestimento duplica-se e prolifera nas extremidades dos túbulos mamários.[5,6,8] Esse desenvolvimento do estroma é responsável, em grande parte, pela maior firmeza da glândula mamária na adolescente. Durante esse período, a aréola e o mamilo crescem e tornam-se pigmentados. À medida que a adolescente em desenvolvimento amadurece, e seus padrões de ovulação se tornam estabelecidos, o desenvolvimento regular de corpos lúteos, produtores de progesterona, estimula a segunda fase do desenvolvimento mamário. Aparecem gradativamente os lóbulos e as estruturas acinares, dando, à glândula mamária, a característica da estrutura lobular que é encontrada durante o período de procriação.[8]

A diferenciação em uma glândula lobular termina, aproximadamente, 12 a 18 meses após a primeira menstruação, mas o desenvolvimento acinar continua em proporção com a intensidade do estímulo hormonal, durante o ciclo menstrual e, especialmente, durante a gestação.[9] Usualmente, dentro de 1 a 2 anos após a menarca, a mama adquire a estrutura madura e muda da configuração cônica para a esférica.[10] A glândula mamária de uma mulher não-grávida está inadequadamente preparada para a atividade secretora. É durante a gravidez que ocorrem as maiores modificações na glândula mamária. No primeiro trimestre da gravidez, os túbulos terminais, que brotam dos canais mamários, proliferam para criar um número máximo de elementos epiteliais da futura formação acinar. No segundo trimestre, os túbulos terminais, duplicados, agora se agrupam para formar grandes lóbulos. A luz dos túbulos terminais começa a ampliar-se e as estruturas acinares, assim formadas, são revestidas por epitélio cubóide. E, no último trimestre, ocorre dilatação acinar progressiva, numa preparação final para o processo de lactação. Com o progredir da gestação, os depósitos de gordura da mama vão sendo mobilizados e removidos pela grande proliferação da estrutura epitelial. Ocorre também, nesse período, uma infiltração aumentada dos tecidos intersticiais, com linfócitos, células plasmáticas e eosinófilos. Com o máximo desenvolvimento do sistema lóbulo-acinar, ocorre uma provável sensibilização do tecido glandular, por ação da prolactina, portanto, no último trimestre, qualquer aumento de volume da mama é o resultado da expansão das células produtoras de leite e distensão dos alvéolos, com o colostro inicial.

Produção do leite

O processo de produção do leite ocorre em dois estágios:

- *Secreção do leite para a luz alveolar,* que envolve tanto a síntese dos componentes lácteos, como a passagem do produto formado para a luz alveolar. É ativada pelo estímulo de sucção da criança com a participação dos receptores cutâneos sensitivos que enviam mensagem ao hipotálamo e determinam a liberação de prolactina pela hipófise anterior, que estimula a produção de leite. Pela mesma via, o estímulo de sucção ao ser decodificado no hipotálamo envia mensagem à hipófise posterior, determinando agora a liberação de ocitocina, que por sua vez, desencadeia a contração da célula mioepitelial, que envolve o alvéolo mamário, e o leite é assim forçado a sair do alvéolo em direção aos ductos lactíferos. Esse processo chama-se *ejeção do leite produzido, via canalicular,* para o recém-nascido.[11,12,13] O reflexo de ejeção é psicossomático e sofre influência de fatores psicológicos. O estresse pode inibir o reflexo de ejeção. A ejeção ocorre por pulsos de liberação de ocitocina no sangue durante a mamada e aumenta a pressão intraductal. As mulheres podem sentir a ejeção do leite, por várias sensações nas mamas, como agulhadas, dor, assim como o vazamento do leite e sede. Nos primeiros dias de puerpério, a mulher refere dor em cólica durante as mamadas, devido à contração uterina, que é desencadeada pela ocitocina liberada no reflexo de ejeção do leite. Algumas mulheres não sentem a ejeção do leite, outras referem diminuição da sensação de ejeção à medida que a lactação avança. Estudo recente de Ramsay *et. al.*, 2004, com imagens ultra-sonográficas, conseguiram demonstrar a alteração morfológica dos ductos mamários durante o processo de ejeção.[14]

A síntese do leite é mais ativa durante o período de secreção, mas ocorre em níveis inferiores em outros períodos.[9]

composição do leite

O mamífero recém-nascido deve ser alimentado com o leite de sua própria mãe, que está adaptado às suas necessidades.

A gordura no leite humano é apropriada às necessidades do recém-nascido pré-termo e a termo. Mas, na espécie humana, o nascimento do recém-nascido prematuro de muito baixo peso pode ocorrer antes que o trato gastrointestinal esteja adequadamente desenvolvido e apto a digerir e absorver nutrientes.

A gordura é o mais variável nutriente do leite humano. Varia sua composição no decurso da mamada e também tem sua composição modificada pela dieta materna. Um estudo clássico de Hytten, 1955, sobre amostras completas de 24 horas por 7 dias de lactação demonstrou que o conteúdo em gordura variou de 1,5 g/100 ml a mais de 5 g/100 ml.[15] A grande variabilidade na concentração em gordura, que ocorre durante o processo de esvaziamento da mama, é um fenômeno físico, com os glóbulos de gordura aderidos ao lado dos alvéolos e os ductos sendo somente liberados com a compressão do esvaziamento final destes.[16] Por isso, o terço posterior das mamadas tem maior conteúdo em gordura e é energético.

Os triglicerídios são a principal gordura da dieta, na infância. O colesterol e os fosfolipídios, embora presentes em menor quantidade, têm importante função nutricional.

Os glicerídios têm função de transporte de ácidos graxos, estocagem e metabolismo intermediário. Os ácidos graxos são a principal fonte de energia e componentes de muitas moléculas de lipídios, além de serem precursores das prostaglandinas e citocinas.

O colesterol participa da membrana e da estrutura lipoprotéica, é precursor dos hormônios esteróides e seu produto de degradação são os sais biliares. Os fosfolipídios da membrana e estrutura lipoprotéica são surfactantes do pulmão.

Os ácidos graxos poliinsaturados de cadeia longa são estocados no feto só no último trimestre da gestação. Os prematuros dependem exclusivamente do leite humano para obter esse nutriente essencial. Apesar desta variabilidade, os lactentes controlam bem sua ingestão de gordura. Quando recebem um leite com concentração menor de gordura, mamam por períodos maiores e mais freqüentemente, levando à ingestão de maior volume de leite.[17,18]

A gordura do leite humano é muito bem aproveitada, particularmente pela presença da enzima lipase, considerada uma enzima da glândula mamária, pois independente do volume de leite secretado, sua atividade é semelhante no início e no final da mamada, assim como no desmame.[17]

A lactose é considerada o carboidrato mais expressivo do leite humano, tendo, além do papel nutricional, um efeito protetor.

A lactose, açúcar encontrado apenas em leites, é considerada o carboidrato mais expressivo do leite humano e apresenta, além do papel nutricional, um efeito protetor. A lactose é metabolizada em glicose e galactose. A galactose é um constituinte dos galactolipídios, necessários para o desenvolvimento do sistema nervoso central. No leite humano, além da lactose, encontramos em pequena concentração outros açúcares: galactose, frutose e oligossacarídeos.[18]

Altas concentrações de lactose favorecem a absorção de cálcio, fósforo e magnésio.

A fase aquosa do leite é isosmótica com o plasma e representa uma mistura de solução de lactose com um fluido contendo principalmente potássio, cloro, cálcio e, em menor quantidade, fósforo, magnésio e ferro.[19] O crescimento do *Lactobacillus bifidus* em presença do leite humano resulta em um carboidrato nitrogenado chamado fator bífido, que em meio rico em lactose produz ácido láctico, ácido acético e traços de ácido fórmico e ácido succínico, os quais diminuem o pH intestinal, tornando, assim, o meio desfavorável ao crescimento de enterobactérias.[18]

O fator bífido do leite humano, em meio rico em lactose, produz ácidos, que diminuem o pH intestinal, tornando o meio desfavorável ao crescimento de *Shigella*, *Salmonella* e alguns tipos de *E. coli*.

Os oligossacarídeos no leite humano são encontrados em concentrações de até 12 g/l e são considerados o terceiro maior constituinte do leite. Os vários oligossacarédeos do leite humano e seus glicoconjugados incluem alguns que são bioativos.[45] O leite humano contém uma complexa mistura de glicoconjugados e oligossacarídeos livres, que interferem com a fixação bacteriana à célula epitelial. Os glicoconjugados do leite, que possuem estrutura homóloga a *glycan moietiesilk* da célula da superfície mucosa do intestino, podem atuar como inibidores, competindo com as ligações de patógenos, aos receptores glicoconjugados.[20,21]

O leite humano contém uma ampla variedade de proteínas, que contribuem para sua característica de alimento de qualidade incomparável na nutrição do lactente. Muitas destas proteínas são digeridas e garantem uma fonte de aminoácidos, bem balanceada para o rápido crescimento infantil.

Lönnerdal, 2003, em revisão sobre o papel das proteínas no leite humano, descreve que algumas proteínas, tais como *bile salt-stimulated lipase*, amilase, betacaseína, lactoferrina, *haptocorrin* e alfa-1-antitripsina, que participam da digestão e da utilização dos micro e macronutrientes do leite humano.

Várias outras proteínas no leite humano têm atividade antimicrobiana, tais como imunoglobulinas, kappa-caseína, lisozima, lactoferrina, *haptocorrin*, alfa-lactoalbumina e lactoperoxidase, que são relativamente resistentes à proteólise no trato gastrointestinal e podem ficar parcialmente digeridas ou intactas e desta forma contribuir para a defesa do lactente contra as infecções.

As proteínas do leite humano exercem atividade probiótica, promovem o crescimento de bactérias como *Lactobacillus bifidus*. Este tipo de atividade limita o crescimento de vários patógenos pela diminuição do pH intestinal. Algumas proteínas e peptídeos têm atividade imunomoduladora, como as citocinas e a lactoferrina.[22,23]

Outras ainda atuam como fatores indutores do crescimento, tais como a *insulin-like growth factor, epidermal growth factor* e a *somatomedin-C, nerve growth factor,* insulina, tiroxina, cortisol, taurina, glutamina, *amino sugars,* lactoferrina, que podem estar envolvidas no desenvolvimento da mucosa intestinal e outros órgãos do recém-nascido.[22,23]

As proteínas do leite humano participam não só da adequada nutrição do lactente, mas simultaneamente, auxiliam na defesa contra as infecções e facilitam o ótimo desenvolvimento das importantes funções fisiológicas no recém-nascido.[21]

Alfalactoalbumina é a principal proteína do leite humano e corresponde a 20% a 25% do total de proteína. É descrita como tendo várias funções fisiológicas no período neonatal. Na glândula mamária, ela participa da síntese de lactose por meio disso, criando um gradiente osmótico carreador que facilita produção e secreção de leite. A alfalactoalbumina liga-se a cátions bivalentes (cálcio e zinco) e assim facilita a absorção dos minerais essenciais e isso garante também um suprimento bem balanceado de aminoácidos essenciais ao crescimento do lactente. Durante a digestão da alfalactoalbumina, peptídeos parecem ser transitoriamente formados para desenvolver ação antibacteriana e propriedades imunoestimuladoras e desta forma colaboram na proteção contra as infecções.[24]

A caseína do leite humano é um dos componentes que ajudam a proteger a criança de infecções gastrointestinais.

Os bebês amamentados são dependentes para o crescimento e o desenvolvimento normal de uma oferta adequada de minerais e oligoelementos. Para a maioria destes elementos, a glândula mamária parece ter desenvolvido mecanismos de regulação de suas concentrações, mesmo quando a dieta materna varia consideravelmente ou as condições maternas são afetadas por diversas mudanças.

Entre os minerais encontrados em maior quantidade no leite humano, estão os elementos cálcio e fósforo; o magnésio está em menor quantidade.[25]

São minerais essenciais e encontram-se amplamente distribuídos no ser humano, sendo os constituintes primários do tecido esquelético.

No leite humano, a proporção de Ca/P é de 2,4/1 e é considerada a ideal para a absorção desses elementos.[26]

Isso é devido ao fato de serem, a absorção e a retenção desses minerais, interdependentes.

Apesar da baixa ingesta de cálcio nas mulheres do Gâmbia, no continente africano a suplementação de cálcio diária, por longo tempo, um ano e meio, não alterou a concentração de cálcio no leite.[27] Em contraste, Moser *et al.,* 1988, encontraram que nas mulheres do Nepal a concentração de cálcio no leite foi similar às mulheres americanas, apesar de uma dieta baixa em cálcio.[28] Portanto, outros fatores além da concentração de cálcio na dieta materna interferem com a concentração de cálcio no leite humano. Há hipóteses, mas ainda é necessário conhecer o mecanismo de regulação desta secreção. Semelhante ao cálcio, a concentração de magnésio no leite humano é regulada por mecanismo homeostático e a dieta não demonstrou ser fator limitante,[19] com relação aos outros minerais e oligoelementos do leite humano, como fósforo, zinco, cobre, manganês, selênio, ferro e cromo. O ferro no leite não sofre influência do nível de hemoglobina materna, da dosagem de ferritina plasmática e da saturação de transferrina.[27,28,29,30]

Com relação ao zinco e o estado marginal de zinco materno não afeta sua concentração no leite, assim como cobre e cromo. Dorea, 2003, afirma que não há suporte clínico ou científico que justifique a necessidade extra de ferro e/ou cobre nos lactentes a termo amamentados exclusivamente pelo menos até o sexto mês de vida.[30]

Embora mais estudos sejam necessários para entender esse mecanismo homeostático de regulação pela glândula mamária, capaz de manter para o lactente a secreção de todos esses nutrientes em quantidade adequada ao seu crescimento e ao desenvolvimento normais.

Com relação ao selênio, existe uma correlação direta entre a ingesta materna, os seus níveis plasmáticos e a secreção de selênio no leite materno. Havendo, portanto, para este elemento, uma forte correlação entre os níveis de selênio circulante e o secretado no leite.[27]

A composição do leite humano, tanto o colostro quanto o leite maduro de mulheres adultas, com relação aos valores de cálcio, fósforo e magnésio, é bem conhecida na literatura, (Parr *et al,* 1991), e atende as necessidades de um recém-nascido a termo.[31] A margem de variação desses elementos no leite é grande, entretanto, considera-se para o leite maduro o trabalho colaborativo realizado pela Organização Mundial de Saúde em conjunto com a International Atomic Energy Agency (OMS/IAEA, 1989) com a participação de seis países e um total de 516 amostras de leite, apresentam como resultado desse estudo para os minerais cálcio, fósforo e magnésio no leite maduro de mulher adulta, valores que variaram entre 220-330 mg/l para o cálcio, 135-155 mg/l para o fósforo e 29-38 mg/l para o magnésio.[32]

Fatores de proteção do leite humano

Além de ser nutricionalmente equilibrado, o leite humano contém fatores que têm o potencial de proteger o lactente de infecções e doenças causadas por vários patógenos e estimulam ativamente o desenvolvimento do sistema imune da criança. No leite há também fatores que são capazes de intensificar a resposta de defesa do hospedeiro da criança, assim como desenvolver tolerância, evitando reações de alergia aos alimentos.[22]

Há cada dia maior número de estudos vem trazer novos conhecimentos a respeito de composição, propriedades e benefícios do aleitamento materno para a saúde da mãe e seu filho.

O leite materno contém uma riqueza de componentes, com propriedades de defesa do organismo contra os agentes infecciosos e outras macromoléculas, aos quais os recém-nascidos estão expostos ao nascimento.

Os leucócitos do leite fazem a fagocitose de bactérias, vírus e fungos; secretam numerosas substâncias bioativas.

Dentre esses fatores protetores, incluem-se a IgA específica para o patógeno, os oligossacarídeos, os glicolipídios e a mucina. Há uma associação bem estabelecida entre a presença destes componentes do leite humano e a proteção ampla contra as doenças de forma geral, como uma proteção específica.

Estudos têm comprovado que o leite humano intensifica e modula o desenvolvimento do sistema imune das crianças amamentadas quando comparadas com as alimentadas com fórmulas, reduzindo a morbidade às infecções.[33,34,35]

O sistema imunológico age como um todo, protegendo a criança, todavia, didaticamente, ressaltamos: imunoglobulinas, células, fatores inespecíficos.

Imunoglobulinas

Todas as classes estão presentes.

As glândulas mamárias da mãe lactante são parte de um sistema imune integrado às mucosas, com produção local de anticorpos.[36,37,38,39,40]

A IgA é a imunoglobulina que se encontra em maior quantidade no leite humano, sendo a IgA-S secretora produzida na glândula mamária pelos linfócitos e reflete o estímulo antigênico a que estão expostas as mucosas da mãe, associado ao sistema linfóide. Os anticorpos formados contra os patógenos, aos quais a mãe teve suas mucosas expostas, migraram para as glândulas mamárias. Portanto, esses anticorpos do leite são dirigidos primeiramente contra os agentes infecciosos, da mucosa respiratória, do intestino materno e das proteínas alimentares da sua alimentação.

O aleitamento materno iniciado desde o nascimento irá garantir uma excelente defesa contra os microrganismos normalmente encontrados no recém-nascido e que são necessários para induzir o desenvolvimento do seu sistema imune.[40]

A orientação para as mães que têm seus filhos internados nas unidades neonatais e que trazem de casa, uma vez ao dia, o leite materno ordenhado. Se puderem permanecer a maior parte do dia no hospital acompanhando seus filhos, garantirão uma melhor especificidade dos anticorpos que serão excretados no seu leite, pois são específicos para a flora do seu ambiente, e no caso será a mesma a que seu filho está exposto.

Brandtzaeg, 2003, afirma que os anticorpos maternos são dirigidos aos patógenos do meio ambiente em que ela se encontra, e ao qual o recém-nascido estará exposto logo após o nascimento. Portanto, o aleitamento materno representa uma engenhosa e perfeita integração imunológica entre a mãe e seu filho. Os patógenos, aos quais as mucosas estão expostas, representam a principal causa das infecções e da mortalidade de crianças menores de cinco anos. Sendo responsável por 14 milhões de mortes anualmente. A doença diarréica responde por um total de 5 milhões destes óbitos por ano em países em desenvolvimento. Dados epidemiológicos sugerem que o risco da morte por doença diarréica pode ser reduzido em 14 a 24 vezes nas crianças amamentadas.[40]

Outras imunoglobulinas encontradas no leite são IgM e IgG, em concentrações inferiores à IgA, e decaem no decorrer da lactação, sendo encontradas ainda após 15 meses de lactação.

IgE é detectada no colostro em concentrações baixas.

Células

O número de leucócitos totais varia com a época da lactação; chegam a 500 a 10.000 cel/mm^3 no início e diminuem no decorrer da lactação. Os leucócitos do leite fazem a fagocitose de bactérias, vírus e fungos; secretam numerosas substâncias bioativas.

Os leucócitos do leite têm funções complexas, semelhantes às sanguíneas.

Macrófagos: 30% a 50% dos leucócitos totais têm atividade fagocítica para vários agentes: *S. aureus e E. coli*, responsáveis pela síntese de fatores de defesa, incluindo os linfócitos que correspondem a 10% a 20% dos leucócitos totais e respondem à estimulação de vários antígenos: *Candida albicans,* vírus da rubéola e citomegalovírus, e ainda produzem gama-interferon. Os neutrófilos representam 10% a 20% dos leucócitos totais, são metabolicamente ativos e têm capacidade bactericida.[37,41]

Fatores inespecíficos

Estudos têm comprovado que o leite humano intensifica e modula o desenvolvimento do sistema imune das crianças amamentadas quando comparadas com as alimentadas com fórmulas reduzindo a morbidade às infecções.[33,34]

- *Nucleotídeos:* são também componentes do leite humano que têm sido identificados como capazes de afetar a resposta imune. Pickering *et al.,* 1998, comentam que os benefícios do efeito dos nucleotídeos na resposta imune foram descritos em estudos clínicos em crianças, incluindo aumento da resposta *natural killer (NK) activity.*[33]

  Os nucleotídeos aumentam a recuperação intestinal após um agravo e potencializam a resposta imune às vacinas. Alguns nucleotídeos podem promover o crescimento de *Lactobacillus bifidus*, e diminuem assim a incidência de diarréia.

  Afirmam que os nucleotídeos do leite humano estão em quantidade mais elevada e são qualitativamente diferentes dos encontrados no leite artificial.

  Trabalhos sobre o aumento da resposta humoral incluem o aumento do título de anticorpos ao *Haemophilus influenza* tipo b polissacarídeo (Hib),[42] vírus da pólio oral, e ao toxóide diftérico.[42,39]

- *Lactoferrina:* está presente na forma predominantemente insaturada e concorre na ligação do ferro com as bactérias. Tem efeito bacteriostático na presença de anticorpos. A lactoferrina é uma glicoproteína que contém dois sítios capazes de se ligarem a íons Fe^{3+}, resistentes à proteólise enzimática. Foi descoberta inicialmente no leite humano e depois em outras secreções epiteliais em fluidos de barreiras. Várias funções têm sido atribuídas à lactoferrina; entre elas, quelação íons Fe^{3+}, que são essenciais para a multiplicação de microrganismos patogênicos, diminuindo assim sua disponibilidade na luz intestinal; imunomodulação e regulação do crescimento celular, ligação do DNA e ativação da transcrição. Seu papel fisiológico ainda não está totalmente esclarecido, mas foi sugerido ser a responsável pela defesa primária contra as infecções microbianas e virais. O estudo de Kanyshkova *et al.*, 2003, veio trazer novas evidências para ajudar a elucidar o importante papel da lactoferrina na proteção contra as infecções. Os autores demonstraram em subfrações do leite humano purificado que a lactoferrina possui cinco diferentes atividades enzimáticas: DNnase, RNase, ATPase, Fosfatase, e malto-oligossacarídeo hidrólise.[43]
- *Lisozima:* é 300 vezes mais abundante no leite humano que no de vaca. Catalisa a hidrólise de ligações moleculares específicas da parede celular de bactérias Gram-positivas. Tem função bacteriostática no trato gastrointestinal dos lactentes e seus níveis aumentam no decorrer da lactação.
- *Mucina:* é uma proteína altamente glicosilada e está ligada a glóbulos de gordura. Sua principal função é inibir a adesão bacteriana.
- *Caseína do leite humano:* é um dos componentes que ajuda a proteger a criança de infecções gastrointestinais. Stroqvist M *et al.*, 1995, afirmam que a kappa-caseína do leite humano inibe a aderência da *Helicobacter pylori* à mucosa gástrica e também a *Streptococcus pneumoniae* e *Haemophilus influenza* às células epiteliais do trato respiratório.[45] O C-terminal do produto da proteólise da k-caseína é um forte fator de promoção do crescimento para *Bifidobacterium bifidum.*
- *Enzimas:* as enzimas do leite proporcionam um potencial digestivo para os carboidratos e gorduras durante o período neonatal de imaturidade pancreática exócrina, o que resulta em baixo nível de lipase pancreática e ausência de amilase por aproximadamente 2 meses de vida no recém-nascido a termo. No leite humano são secretados *bile salt dependent lipase* e amilase, que são ativos no lactente. O leite humano proporciona, assim, aos recém-nascidos prematuros e a termo, um melhor potencial digestivo.
- *Hormônios e fatores de crescimento:* vários hormônios e fatores de crescimento estão presentes no leite humano. Prolactinas intensificam o desenvolvimento de linfócitos B e T, afetam a diferenciação intestinal de linfócitos tissulares, cortisol, tiroxina, insulina e fatores de crescimento, promovem a maturação do intestino dos recém-nascidos e o desenvolvimento do mecanismo de defesa do hospedeiro intestinal.
- No leite humano há componentes que exercem papel antiinflamatório. Esses componentes do leite consistem de antioxidantes (vitaminas A, C, e E e enzimas como catalase e a *glutathione peroxidase,* prostaglandinas, enzimas inibidoras, *protease inhibitors),* as quais previnem a ação potencialmente inflamatória de tripsina, quimiotripsina e elastase.
- *Os componentes bioativos* atuam sinergicamente promovendo um suporte ao sistema imune passivo, da mãe para seu filho, nos primeiros dias e meses de vida, enquanto aguarda a maturação endógena do sistema imune próprio do bebê. Alguns desses fatores atuam nas superfícies das mucosas, prevenindo a adesão de patógenos. Outros atuam sistemicamente. Muitos destes componentes bioativos do leite desempenham múltiplas funções. Esses constituintes atuam regulando a resposta imune, prevenindo inflamação e reduzindo o risco de reação alérgica.[46]

A observação de que o leite humano protege a saúde do bebê é demonstrada por estudos epidemiológicos e imunológicos que comparam lactentes alimentados com leite humano e fórmula.[47,48]

Há ainda muito a ser estudado e entendido sobre os mecanismos homeostáticos que regulam e ajustam a produção do leite às necessidades do lactente.

Os conhecimentos atuais sobre a composição do leite humano demonstram as inúmeras vantagens que a adoção da prática da amamentação, de forma exclusiva, desde o nascimento até o 6º mês de vida, do lactente e a manutenção do aleitamento materno, mesmo após a introdução dos novos alimentos à sua dieta. O aleitamento materno deve ser, portanto, incentivado por, pelo menos, dois anos ou até quando mãe e filho o desejarem.

Por tudo isso, o leite humano é considerado o padrão-ouro da alimentação infantil.

Características do leite humano

O aleitamento materno é a primeira forma e a mais adequada de se alimentar o recém-nascido.[13] Ao cortar o cordão umbilical, o recém-nascido passa a receber por meio do colostro a continuidade do desenvolvimento desejado.[49]

A lactação é, portanto, a continuidade da gestação. Em ambos os processos, a dieta materna desempenha papel ativo e de importância na provisão de nutrientes. A lactação é um processo de demanda energética maior que a gestação.[50]

Durante a gestação, o feto é alimentado efetivamente por meio da placenta, enquanto na lactação há as perdas energéticas, com a síntese do leite e a sua transferência para o recém-nascido, que, por sua vez, irá digeri-lo e absorvê-lo. Pela alta demanda energética, a lactação tornou-se o elo mais fragilizado de toda a cadeia do evento reprodutivo.[51]

É só com o nascimento que, realmente, instala-se a lactação. Uma vez removida a placenta, cessa a inibição da síntese láctea e a prolactina passa então a exercer seu completo efeito secretor, convertendo as células glandulares mamárias para a fase ativa de produção e liberação de leite.[52]

Colostro é o primeiro leite secretado pela glândula mamária e que o recém-nascido, desde que em boas condições de vitalidade, deverá receber já na sala de parto, dentro da primeira meia hora de vida.[53]

Nos primeiros 5 dias após o nascimento da criança, a glândula mamária secreta o colostro, um líquido espesso e amarelado, aspecto esse associado ao seu teor de caroteno, podendo também ser transparente.[5] O volume do colostro varia. No início, o recém-nascido recebe um pequeno e importante volume de colostro, e no prazo de 24 a 48 horas essa secreção aumenta e subseqüentemente será regulada pela demanda.[4] Outros, como Lönnerdal *et al.*, 1987, dividem o leite humano em três categorias: colostro, leite de transição e maduro, baseado nos dias do pós-parto. Consideram como colostro o leite dos primeiros três dias pós-parto.[54]

Por ser o leite dos primeiros dias, o colostro retrata na sua composição o estado nutricional da gravidez.

Casey (1989) refere que a mulher produz 100-400 ml nas primeiras 48 horas, em comparação à fase seguinte da lactação (após a descida do leite e o estabelecimento da lactação), 850 ml/24 horas. Embora esse volume inicial de colostro seja pequeno, ele é adequado à capacidade gástrica do recém-nascido a termo.[55] Hendricks e Badruddin (1992) referem-se ao fato de que ao nascimento a capacidade gástrica do recém-nascido é de 7 ml, e que aumenta progressivamente até o final da segunda semana, quando chega a ser 10 vezes maior.[56]

As mudanças fisiológicas que acontecem, durante o puerpério, na mulher que lacta dão lugar a um aumento gradual na produção de leite que, por sua vez, apresenta mudanças dia a dia em sua composição. É preciso que transcorram duas a quatro semanas, para que os componentes da secreção láctea adquiram a relativa estabilidade, que caracteriza o leite maduro. Nos primeiros dias pós-parto, secreção do colostro, e suas peculiaridades, contribuem para que o recém-nascido consiga desenvolver sua adaptação fisiológica à vida extra-uterina.[57]

Esse leite nos primeiros dias de vida contém mais proteínas, menos açúcares e gorduras que o leite produzido a partir de então, e isso também está de acordo com as necessidades e reservas do recém-nascido. O teor em resíduos do colostro é elevado e a concentração em minerais e vitaminas lipossolúveis é superior à do leite maduro. Há também a presença de fatores de resistência, fatores esses benéficos e que não são classificados como nutrientes e que se encontram em maior número nos primeiros dias do colostro. Provavelmente por ter o recém-nascido uma ferida aberta, e estar ainda inadaptado ao meio ambiente em que passa a viver. Estes fatores protetores e as características do leite, desta fase inicial da vida, fazem parte dos mecanismos de adaptação à vida extra-uterina.

Variações na composição do leite

É grande a variação na composição do leite humano. Macy *et al.* (1931) citam que Talbot, em 1914, já se referia à variação na composição do leite humano e à dificuldade em se definir uma composição-padrão do leite. Esses mesmos autores descrevem inclusive que, pelas observações feitas até aquela época, já se constatava uma grande variabilidade nos constituintes do leite humano, de um período a outro da lactação, e que essa variabilidade podia também ser notada de um dia para outro, em diferentes horários de um mesmo dia e até no decurso de uma única mamada.[58] Em 1978, Picciano refere-se sobre a alteração na composição do cálcio e do magnésio no leite anterior e posterior, em cada mamada.

Apesar de todas essas variações, é importante frisar que eles observaram uma individualidade na composição do leite de cada mulher lactante.[59]

Quase cinco décadas após, reafirma Jelliffe (1976) que a lactação é por si só um fenômeno individualizado.[60]

As variações individuais podem ser afetadas por fatores, como: idade materna, paridade, idade gestacional, estado nutricional materno, nível socioeconômico, saúde materna e uso de drogas e medicamentos.[58,59,61,62,9]

As mudanças na composição do leite são mais intensas no início da lactação e por ocasião do desmame.[63,64,65]

A idade materna é um dos fatores citados e que pode afetar a composição e volume do leite, embora ainda não estejam bem esclarecidas as bases fisiológicas de tal observação.[62,66]

Lipsman *et al.*, 1985, são considerados os pioneiros ao abordar a composição do leite humano em mães jovens.[66]

No Brasil, um grupo de pesquisadores, coordenados por Nóbrega, desenvolveram vários estudos nesta linha de pesquisa, sob a variabilidade da composição do leite humano, e estão publicados na obra "Human Milk Composition" (1996).[67]

COMPOSIÇÃO DO LEITE HUMANO EM SITUAÇÕES CONSIDERADAS ESPECIAIS

Há uma grande preocupação com relação à qualidade da composição do leite humano em situações consideradas de desvantagem social e econômica, podendo interferir com o acesso aos nutrientes na dieta materna e refletir desta forma na composição e na qualidade do leite humano. Assim como as situações de carência nutricional global, no caso das mães desnutridas. Outra preocupação é quanto às mães muito jovens, as adolescentes, que engravidam no segundo período de crescimento rápido de um indivíduo, quando adquirem 25% da estatura e 50% do peso definitivo. É possível que a gravidez ocorrendo nessa fase da vida possa depletar as reservas nutricionais já limitadas, comprometer a saúde da adolescente e resultar num produto gestacional inadequado, (Stevens-Simon e McAnarney, 1988).[68] Situações ainda de preocupação, como a gravidez com interrupção precoce, resultando em um recém-nascido prematuro, a desnutrição intra-uterina, resultando em recém-nascidos pequenos para a idade gestacional, e aqueles recém-nascidos grandes para a idade gestacional, todas estas condições podem influenciar a composição do leite humano.

Portanto, baseados na influência de que certos fatores podem exercer na composição do leite humano, pesquisadores nacionais e internacionais, propuseram-se a estudar os principais constituintes do leite humano, considerando uma ou mais das variáveis, como idade materna, condição social, paridade, estado nutricional, idade gestacional e início da lactação, com o objetivo de constatar se essas variáveis poderiam influir na qualidade do leite humano. Apresentaremos as principais conclusões desses estudos de forma sintética.

Carboidratos

A dosagem de lactose no colostro das mães adultas e adolescentes, eutróficas e desnutridas foi estudada por Vitolo *et al.*, que não encontraram diferenças significantes entre as médias dos valores da lactose nos grupos estudados. Os autores concluíram que a idade e o estado nutricional materno não influenciam a concentração de lactose no colostro.[69]

Valor calórico total e gordura total

Nóbrega *et al.* (1985), estudando lactentes eutróficas e desnutridas de baixo nível socioeconômico (BNSE) não encontraram diferenças significantes para a gordura total e o valor calórico total no leite maduro do grupo de mães eutróficas e desnutridas.[70] Vitolo *et al.* também não encontraram diferenças significantes entre o colostro de primípara e multípara de BNSE para as mesmas variáveis.[71] Brasil, *et al.*, 1988, estudaram a influência da condição social e não encontraram diferenças ao estudar leite maduro de mães adolescentes de dois níveis sócio econômicos.[72]

Lopez *et al.* demonstraram não haver diferença significante entre os resultados do valor calórico total e gordura total no colostro de mães de prematuros com relação ao estado nutricional materno e paridade.[73] O mesmo foi observado por La Torre *et al.*, quando estudaram esses constituintes do leite humano, em colostro de mães de recém-nascidos a termo e nos das de pequeno para a idade gestacional.[74]

O colostro das mães adolescentes de recém-nascidos pequenos para a idade gestacional comparados ao das mães adolescentes a termo também não mostra diferenças significantes entre o valor calórico total e a gordura total, conforme demonstraram os estudos de Sarni *et al.*, 1993.[75]

Nolasco Silva *et al.* estudaram o colostro de mães adultas de recém-nascidos grandes para a idade gestacional, provenientes de dois níveis socioeconômicos distintos e também não encontraram diferença significante entre valor calórico total, gordura total e total de ácidos graxos saturados e insaturados, nos grupos estudados.[76]

Os achados permitiram aos autores concluírem que independente da faixa etária, nível socioeconômico, paridade, estado nutricional materno e idade gestacional, o leite materno tem condições de promover um crescimento ótimo aos lactentes.

Proteínas

A concentração de proteínas totais, albuminas, imunoglobulinas G e A no colostro de mães adolescentes e adultas de recém-nascidos pré-termo foi estudada por Costa *et al.* que concluíram que tanto a idade cronológica quanto o estado nutricional não influenciam de forma significante as concentrações analisadas.[77]

Minerais e oligoelementos

Os minerais cálcio, fósforo e magnésio, e os oligoelementos zinco, ferro e cobre, são importantes no crescimento e metabolismo do recém-nascido, foram motivo de investigação de Escrivão *et al.* ao estudarem o colostro de mães adultas de dois níveis sociais distintos. Os autores não encontraram diferenças significantes entre os dois grupos socioeconômicos analisados.[78]

Gouvêa *et al.* dosaram o conteúdo de cálcio, fósforo e magnésio no colostro de mães adolescentes de dois grupos etários: menores de 17 anos e os de 17 a 19 anos, provenientes de dois níveis socioeconômicos distintos. Os valores médios encontrados não diferiram dos descritos para as adultas. A condição socioeconômica não se refletiu de forma significante nos valores dos minerais no colostro. As adolescentes pertencentes ao grupo etário menores que 17 anos, independentemente do nível socioeconômico, apresentam tendência a valores maiores dos minerais no colostro, e esse achado foi significante para as adolescentes menores de 17 anos de melhor condição social para os minerais cálcio e magnésio.[79]

Com relação ao ferro, Murray *et al.*, 1978, não observaram relação entre hemoglobina materna e concentração de ferro no leite e Fransson *et al.*, 1985, afirmaram haver uma relação inversa entre a concentração de ferro no leite e o nível de hemoglobina materno, não havendo relação entre os níveis de cobre e zinco no leite e o estado de ferro materno.[80,81]

Zavaleta *et al.*, 1995, estudaram o efeito da infecção materna aguda na composição e na quantidade do leite humano, e constataram que os valores de ferro, zinco e cobre, embora variem no soro da lactente doente, não tiveram alteração na quantidade do leite ingerido pela criança e nem na concentração desses oligoelementos no leite. Esses autores concluíram que mãe doente pode amamentar sem comprometer nutricionalmente seu filho.[82]

Gouvêa (1998) estudou os oligoelementos zinco, ferro e cobre no colostro de mães adolescentes eutróficas e desnutridas e encontrou que as adolescentes mais jovens, portanto consideradas de maior risco nutricional, apresentavam valores maiores de oligoelementos no colostro, com relação às de 17 a 19 anos. A condição social desfavorável determinou tendência a valores maiores dos oligoelementos no colostro destas adolescentes, e o achado foi significante para o zinco no grupo das adolescentes de 17 a 19 anos.

O estado nutricional materno demonstrou que as adolescentes desnutridas tendem a ter valores maiores de oligoelementos no colostro do que as eutróficas. O elemento ferro foi significantemente maior no colostro das adolescentes desnutridas do grupo de 17 a 19 anos.

Esses achados demonstram que as situações de desvantagem a que estão submetidas as mães adolescentes não repercutiram de forma desfavorável na composição dos oligoelementos no colostro. Ao contrário, os resultados obtidos sugerem que todas as situações de desvantagem foram compensadas, com maior secreção dos oligoelementos pela glândula mamária.[83]

Embora ainda não esteja bem esclarecido, todos os mecanismos dessa admirável adaptação metabólica, que procura ajustar-se e atender as necessidades do recém-nascido.

Lonnerdal, 2000, afirma que a glândula mamária parece ter mecanismos específicos para regular a concentração de minerais e oligoelementos no leite, mesmo nas condições especiais de variação da dieta e situações maternas especiais.[84]

Em uma revisão da literatura realizada por Dorea, 2000, confirma que situações tais como desnutrição materna, estágio da lactação, idade materna, duração da gravidez, infecção, variação na dieta dos oligoelementos cobre e ferro, não afetaram a concentração desses no leite. Portanto, conclui-se que não há suporte clínico ou científico que justifique a necessidade extra de ferro ou cobre para o recém-nascido a termo que esteja em aleitamento materno exclusivo durante os seis primeiros meses de vida.[85]

Por tudo o que conhecemos dessa admirável capacidade de adequação da composição do leite humano às necessidades da criança, motiva-nos o empenho no sentido de que todos os esforços sejam dirigidos ao incentivo, ao apoio e à orientação das mães que desejam amamentar seus filhos.

REFERÊNCIAS BIBLIOGRÁFICAS

1. Seltzer V. The breast: embriology, development, and anatomy. *Clin Obstetrics and Gynecol* 1994;37(4):879-880.
2. Del Ciampo LA, Ricco RG. Aleitamento materno e meio ambiente. Embriologia da mama. São Paulo: Scala, 1998. p .19-20.
3. Guimarães Silva V, Almeida JAG, Novak FR, Carvalho NV, Pessôa da Silva LG. Aleitamento materno: aspectos anatômicos, funcionais e farmacológicos. *J Bras Ginecologia* 1997;107(3):49-55.
4. Lawrence RA. *Breast-feeding. A guide for the medical profession.* St. Louis: C.V. Mosby, 1985. 601p.
5. Vorherr H. The breast: morphology physiology and lactation. New York: Academic Press, 1974. 282p.
6. Jelliffe DB, Jelliffe EFP. *Human milk in the modern world.* Oxford University Press, 1978. p. 26-58.
7. Delascio D, Guariento A. Lactação. In: ________. *Obstetrícia normal. Briquet.* 3ed. São Paulo: Sarvier, 1981. p. 389-95.
8. Lawrence RA. Breast-feeding. *Pediatrics Review* 1989;11:163-171.
9. Worthington-Roberts BJ. Lactação e leite humano: considerações nutricionais. In: Worthington-Roberts BJ, Vermeersch J, Willians SR. *Nutrição na gravidez e lactação.* 2ª ed. Rio de Janeiro: Guanabara, 1988. p. 187-240.
10. Keller-Wood M, Bland KI. Breast physiology. In: Bland KI, Copeland III EM., eds. *The breast comprehensive management of benign and malignant diseases.* Philadelphia: Saunder, 1991. p. 36-45.
11. Linzell JL, Peaker M. Mechanism of milk secretion. *Physiol Rev* 1971;51:564-97.
12. Nickerson SC, Akers RM. Biochemical and ultrastructural aspects of milk synthesis and secretion. *Int J Biochem* 1984;16:855-65.
13. Jelliffe DB, Jelliffe EFP. An overview. *Am J Clin Nutr* 1971;24:1013-24.
14. Ramsay DT, Kent J, Owens RA, Hartmann PE. Ultrasound imaging of milk ejection in breast of lactating women. *Pediatrics* 2004;113(2):361-7.
15. Hytten FE. Infant feeding. *Etudes neonet* 1955;4:155-164.
16. Falker F. 1991 edited Infant and Child nutrition wordldwide: Issues and Perspectives. CRC Press United States. Hytten F. Science and Lactation 117-140.
17. Hamosh M. Lipid metabolism in pediatric nutrition. *Pediatrics of North America* 1995;42(4):839-59.
18. Lamounier JA, Vieira GO, Gouvêa LC. Composição do leite humano – fatores nutricionais. In: Rego JD. Aleitamento materno. São Paulo: Atheneu, 2001. p. 47-58.
19. Gouvêa LC. *Dosagem de cálcio, fósforo e magnésio no colostro de mães adolescentes provenientes de dois serviços obstétricos.* São Paulo,1993. [Tese de Mestrado – Escola Paulista de Medicina].
20. Rudloff S, Stefan C, Pohlentz G, Kunz C. Detection of ligands for selectins in the oligosaccharide fraction of human milk. *Eur J Nutr* 2002;41(2):85-92.
21. Kunz C, Rodriguez-Palmero M, Berthold K, Jensen R. Nutritional and biochemical properties of Human Milk, Part I: general aspects, proteins, and carbohydrates. *Clinics in Perinatology* 1999;26:307-333.
22. Lönnerdal B. Nutritional and physiologic significance of human milk proteins *Am J Clin Nutr* 2003;77(6):1537S-1543S.

23. Sheard NF, Walker A. The role of breast milk in the development of the gastrointestinal tract. *Nutr Rev* 1988;46(1):1-8.
24. Lönnerdal B, Lien EL, Nutritional and physiologic significance of alpha- lactalbumin in infants. *Nutr Rev* 2003;61(9):295-305.
25. Ernest JA, Neal PR. Mineral and trace elements. In: Polin RA, Fox WW. Fetal and neonatal physiology. Philadelphia: Saunders, 1992. p. 239-47.
26. American Academy of Pediatrics. Committee on Nutrition. Nutrition and lactation. *Pediatrics* 1978;62:826-34.
27. Lönnerdal B. Regulation of Mineral and trace elements in Human milk; Exogenous and Endogenous factors *Nutrition Reviews* 2000;169(58):223-229.
28. Moser EH, Reynolds RD, Acharyas S, Howard MP, Andon MB. Calcium and Magnesium dietary intakes and plasma and milk concentration of Nepalese lactating women. *Am J Clin Nutr* 1988;47:735-9.
29. Gouvêa LC. *Zinco, Ferro e Cobre no colostro de mães adolescentes eutróficas e desnutridas de dois níveis sociais.* São Paulo, 1998. [Tese Doutorado – Escola Paulista de Medicina].
30. Dorea JG. Iron and Copper in human milk. *Nutrition* 2000;16:209-220.
31. Parr RM, Demaeyer EM, Iyengar VG, Byrne AR, Kirkbright GF, Shoch G, et al. Minor and trace elements in human milk from Guatemala, Hungary, Nigeria, Philiphines, Sweden and Zaire. Results from a WHO? IEAA joint project. *Biol Trace Elem Res* 1991;29:51-75.
32. ORGANIZACION MUNDIAL DE LA SALUD & WHO? IAEA – Collaborative study minor and trace elements in breast mil. England, WHO, 1989. 159p.
33. Pickering LK, Granoff DM, Erickson JR, Masor ML, Cordle CT, Schaller JP, et al. Modulation of the immune system by human milk and infant formula containing nucleotides. *Pediatrics* 1998;101(2):242-249.
34. Dewey KG, Heinig MJ, Nommsen-Rivers LA. Differences in morbidity between breast-fed and formula-fed infants. *J Pediatr* 1995;126:696-702.
35. Hanson LA, Korotkova M, Telemo E. Breast-feeding, infant formulas,and the immune system. *Ann Allergy Asthma Immunol*; 90(6 Suppl 3):59-63, 2003.
36. Hanson LA. The mother – offspring dyad and the immune system. *Acta Paediatr* 2000;89:252-8.
37. Hanson LA. Breastfeeding provides passive and likely long-lasting active immunity. *Ann Allergy Asthma Immunol* 1998;81:523-33.
38. Balda MS, Fallon M, Van Itallie CM, Anderson JM. Structure, regulation, and pathophysiology of tight junction in the gastrointestinal tract. *Yale J Biol Med* 1992;65:725-35.
39. Van de Perre P. Transfer of antibody via mother's milk. *Vaccine* 2003;21(24):3374-6.
40. Brandtzaeg P. Mucosal immunity: integration between mother and the breast-fed infant. *Vaccine* 2003;21(24):3382-8.
41. Gouvêa LC. Aleitamento materno. In: Ancona Lopez F. Nutrição e dietética em clínica pediátrica. São Paulo: Atheneu, 2003. p. 17-36.
42. Pabst HF, Spady DW. Effect of breast-feeding on antibody response to conjugate vaccines. *Lancet* 1990;336:269-279.
43. Kanyshkova TG, Babina SE, Semenov DV, Isaeva N, Vlassov AV, Neustroev KN, et al. Multiple enzymic activities of human milk lactoferrin. *Eur J Biochem* 2003;270(16):3353-61.
44. Stromqvist M, Falk P, Bergstrom S, Hasson L, Lonnerdal B, Normark S, Hernell O. Human milk kappa-casein and inhibition of Helicobacter pylori adhesion to human gastric mucosa. *J Pediatr Gastroenterol Nutr* 21(3):288-96.
45. Anderson B, Porras O, Hanson LA, et al. Inhibiton of attachment of Streptococcus pneumoniae and Hemophilus influenzae by human milk and receptor oligosaccharides. *J Infect Dis* 1986;153:232-237.
46. Hamosh M. Bioctive factors in human milk. *Pediatric Clin North Am* 2001;48:69-86.
47. Beaudry M, Dufour R, Marcoux S. Relation between infant feeding and infections during the first six months of life. *J Pediatr* 1995;126:191-197.
48. Hanson LA. Human milk and host defence: Immediate and long term effects. *Acta Pediatr* 1999;88:42-46.
49. Newton M. Mammary effects. *Am J Clin Nutr* 1971;24:987-90.
50. Grossklaus RJ, Knoechel-Schiffer I. Effect of maternal diet on trace element and mineral composition of breast milk. In: Schaub J ed. *Composition and physiological properties of human milk.* Amsterdam: Elsevier, 1985. p. 33-44.
51. American Academy of Pediatrics. Committee on Nutrition. Nutrition and lactation. *Pediatrics* 1981;68:435-9.
52. Short RV. Lactation – the central control of reproduction. In: Symposium on Breast Feeding and the Mother. *Breast-feeding and the mother.* Amsterdam: Elsevier, 1976. p. 73-85 (Ciba Foundation Symposium, 45).
53. American Academy of Pediatrics. Work Group on Breastfeeding. Breast feeding and use of human milk. *Pediatrics* 1997;100:1035-9.
54. Lönnerdal B, Woodmouse LR, Glazier C. Compartmentalization and quantitation of protein in human milk. *J Nutr* 1987;117:120-3.
55. Casey CE. The nutritive and metabolic advantages of homologous milk. *Proc Nutr Soc* 1989;48:271-81.
56. Hendricks KM, Badruddin SH. Weaning recommendations the scientific basis. *Nutr Rev* 1992;50:125-33.
57. Abrams B. Maternal undernutrition and reproductive performance In: Falkner F. *Infant and child nutrition worldwide issues and perspectives.* Boston: CRC Press, 1991. p. 32-60.
58. Macy IG, Nims B, Brown M, Hunscher HA. Human milk studies: VII chemical analysis of milk representative of the entire first and last halves of the nursing period. *Am J Dis Child* 1931;42:569-89.
59. Picciano MF. Mineral content of human milk during a single nursing. *Nutr Rep Int* 1978;18:5-11.
60. Jelliffe EFP. Maternal nutrition and lactation. In: Symposium on breast feeding and the mother. *Breast-feeding and the mother.* Amsterdam: Elsevier, 1976. p. 119-43. (Ciba Foundation Symposium, 45)
61. Hytten FE. Clinical and chemical studies in human lactation IV. Trends in milk composition during course of lactation. *Br Med J* 1954a;4855:249-55.
62. Hytten FE. Clinical and chemical studies in human lactation. VIII. Relationship of age, physique, and nutritional status of mother to the yield and composition of her milk. *Br Med J* 1954b;4855:844-5.
63. Harzer G, Haug M, Bindels JG. Biochemistry of maternal milk in early lactation. *Hum Nutr Appl Nutr* 1986;40(Suppl):11-8.

64. Kuski, JK. & Hartmann,PE. Changes in human milk composition during the iniation of lactation. *Aust J Exp. Biol Med Sci* 1981;59:101-14.
65. Karra MV, Udipi SA, Kirsey A, Roepke JLB. Changes in specif nutrients in breast milk during extended lactation. *Am J Clin Nutr* 1986;43:495-503.
66. Lipsman S, Dewey KG, Lönnerdal B. Breast-feeding among teenage mothers: milk composition, infant growth and intake maternal dietary. *J Gastroenterol Nutr* 1985;4:426-34.
67. Nóbrega FJ. Human Milk composition. São Paulo: Revinter, 1996. 236p.
68. Stevens-Simon C, McAnarney ER. Adolescent maternal weight gain and low birth weight: a multifactorial model. *Am J Clin Nutr* 1988;47:948-53.
69. Vitolo MR, Brasil ALD, Pantin RV, Nóbrega FJ. Lactose concentration in the colostrum of adult and adolescent, eutrophic and malnourished nursing mothers. In: Nóbrega FJ. *Human milk composition.* São Paulo: Revinter, 1996. p. 55-62.
70. Nóbrega FJ, Amancio OMS, Spring P, Koppel S, Sing M, Vasconcelos M. Leite de nutrizes de alto e baixo nível econômico eutróficas e desnutridas. I. gorduras totais, valor calórico total e estudo ponderal dos lactentes. *J Pediatr* 1985;59:174-180.
71. Vitolo MR, Nóbrega FJ, Lopez FA. Colostrum composition (total fat, total energy, immunoglobulins, zinc, calcium, and fat acids) of high and low socioeconomic level, eutrophic and malnourished adult nursing mothers. In: Nóbrega FJ. *Human milk composition.* São Paulo: Revinter, 1996. p. 120-134.
72. Brasil ALD, Vítolo MR, Lopez FA, Nóbrega FJ. Lipid and protein composition of mature milk of high and low socioeconomic level adolescent and adult mothers. In: Nóbrega FJ. *Human milk composition.* São Paulo: Revinter, 1996. p. 153-170.
73. Lopes LA, Nóbrega FJ, Lopez FA, Amâncio OMS. Total fats, Total energy and fatty acids in the colostrum of low socioeconomic level adult mothers of preterm infants. In: Nóbrega FJ. *Human milk composition.* São Paulo: Revinter, 1996. p. 215-224.
74. De La Torre LPG. *Estudo das gorduras totais, valor calórico e ácidos graxos do colostro de nutrizes adultas de baixo nível socioeconômico, mães de recém-nascidos a termo pequenos para a idade gestacional.* São Paulo, 1989. (Tese de Mestrado – Escola Paulista de Medicina)
75. Sarni RS, Vítolo MR, Ancona Lopes F, De La Torre LP, Nóbrega FJ. Study of total lipids, caloric value,and fatty acids content of colostrum from puerperal adolescent mothers of term newborn infants small for gestational age. *Act Pediatr Esp* 1993;51:184-88.
76. Nolasco Silva MPB, Nóbrega FJ, Lopez FA, Vítolo MR, Queiroz SS. Lipid composition (Total fats, caloric value and fatty acids) in the colostrum of adult nursing mothers of large for gestational age infants. In: Nóbrega FJ. Human Milk composition. São Paulo: Revinter, 1996. p. 83-98.
77. Costa MCO, Queiroz SS, Nóbrega FJ, Vitolo MR, Solé D. Total proteins, albumin, globulin, immunoglobulins (A,M ad G) and C3 complement fraction in the colostrum of adolescent nursing mothers of preterm infants. In: Nóbrega FJ. *Human milk composition.* São Paulo: Revinter, 1996. p. 83-98.
78. Escrivão MAMS, Queiroz SS, Nóbrega FJ, Vitolo MR, Fisberg M, Lopez FA. Concentration of Iron, Zinc, Copper, Calcium, Phosphorus and Magnesium in the colostrum of adult mothers from two socioeconomic levels. In: Nóbrega FJ. *Human milk composition.* São Paulo: Revinter, 1996. p. 135-152.
79. Gouvêa LC, Queiroz SS, Nóbrega FJ, Novo NF. Calcium, Magnesium and Phosphorus content of colostrum from high and low Socioeconomic level adolescent mothers. In: Nóbrega FJ. Human Milk composition. São Paulo: Revinter, 1996. p. 30-42.
80. Murray MJ, Murray AB, Murray NJ, Murray MB. The effect of iron status of Nigerian mothers on that of their infants at birth and 6 months and on concentration of Fe in breast milk. *Br J Nutr,* 1978;39:627-30.
81. Fransson GB, Agarwal KN, Gebre-Medhin M, Hambraeus L. Increase breast milk iron in severe maternal anemia; physiological "trapping" or leakage? *Acta Paediatr Scand* 1985;74:290-1.
82. Zavaleta N, Lonata C, Butron B, Peerson JM, Brown KH. Effect of acute maternal infection on quantity and composition of breast milk. *Am J Clin Nutr* 1995;62:559-563.
83. Gouvêa LC. *Zinco, ferro e cobre no colostro de mães adolescentes eutróficas e desnutridas de dois níveis sociais.* São Paulo, 1998. [Tese de doutorado. Universidade Federal de São Paulo]
84. Lonnerdal B. Regulation of mineral and trace elements in human milk: exogenous and endogenous factors. *Nutr Rev* 2000:223-9.
85. Dorea JG. Iron and copper in human milk. *Nutrition* 2000;16(3):209-20.

Capítulo 6

Aspectos Psicológicos da Alimentação/Nutrição

Patricia Vieira Spada

A nutrição tem ocupado lugar cada vez mais importante para os profissionais da área de saúde e público afim, visto que se tem observado, junto aos problemas alimentares, aspectos não só da área nutricional, mas também – senão principalmente – do campo emocional. Tais aspectos emocionais podem ser determinantes tanto para a manutenção, como para o desencadeamento de importantes distúrbios alimentares.[1]

O universo da criança centra-se na nutrição e nas fortes emoções de desprazer e gratificação que estão associadas a essa função. Os primeiros tipos de relacionamento mãe/filho estão intimamente relacionados com a alimentação[2] e é em torno dela que se organizam, desde o nascimento, os primeiros contatos entre mãe e filho, assim como também se delineiam e expressam-se os conflitos desta díade. As dificuldades na regulação da alimentação estão intimamente ligadas a esta relação. A reciprocidade mãe-bebê empobrecida e a tensão materna durante as mamadas incrementam os problemas relativos à alimentação. A questão da alimentação envolvendo a dupla mãe/filho traz à tona aspectos que diversos teóricos da psicanálise já se preocupavam, relacionados com identificação, primeiro objeto de amor, simbiose, separação, entre outros, também importantes. Estima-se que cerca de 35% dos bebês e crianças pequenas apresentam dificuldades na alimentação, que vão desde a ingestão insuficiente ou excessiva de alimento, restrições com relação às preferências alimentares, atraso na passagem para alimentação autônoma, comportamentos peculiares nas refeições, até hábitos alimentares bizarros.[3]

Como é a fome? A fome biológica é desagradável, dolorosa, desprazerosa e admite, como único objeto de remoção, a comida. É cíclica e independe da vontade; o apetite é uma manifestação consciente. Fome só se relaciona, no tempo, com o presente – quando o indivíduo tem fome, precisa comer; o apetite tem ligações de memória com o passado e o futuro e relaciona-se com experiências de prazer. A fome é manifestação do instinto e exige alívio; o apetite é de natureza psicológica e exige satisfação. Neste contexto, pode-se dizer que o centro da fome e o centro da saciedade, situados no hipotálamo, são os mecanismos reguladores e preponderantes da necessidade de produzir fome e da procura do alimento para a saciedade.[4]

Em função de farta literatura existente a respeito dos mecanismos envolvendo tais centros, não cabe detalhar aqui, embora se deva lembrar da importância de sua base para experimentações neurofisiológicas e para a farmacologia deste fenômeno. Já o apetite procura o prazer, a satisfação libidinosa, implica qualidades e não obedece a reservas calóricas e nem as toma como referencial. Dessa forma, o apetite é submetido a um múltiplo controle que envolve várias partes do cérebro que operam sob estímulos sensoriais, como gosto, olfato, distensão gástrica, processos metabólicos e fatores psicológicos. Freud, anteriormente, já colocara a diferença entre instinto (pulsão) humano e animal, mostrando que para o ser humano o objeto de gratificação dos instintos é variável e que nem sempre ele ingere comida como alimento. Assim, quando a criança busca o seio da mãe, não está envolvida apenas à satisfação alimentar, mas à significativa troca de experiências frustradoras e amorosas que serão vividas como prazerosas e desprazerosas. Formam a base psicológica da aceitação e da rejeição, que em nível psicanalítico podem ser identificadas com uma série de processos mentais complexos.[5]

Portanto, a relação mãe-bebê é decisiva para o modo de organização do funcionamento psíquico. A forma como a mãe interage com o filho é um reflexo do tipo de vínculo que se estabeleceu entre os dois e expõe-se à vista em todas as situações, inclusive na hora de brincar. Entretanto, na maior parte das vezes, a própria mãe não teve estimulação adequada durante sua infância nem bom vínculo com a própria mãe, de tal sorte que estes momentos lúdicos entre a dupla nem ao menos acontecem. Conseqüentemente, a capacidade materna de identificar as solicitações do filho, e respondê-las de maneira adequada, fica comprometida. Esta falta de atenção diária da mãe com seu filho inviabiliza a troca de experiências prazerosas, causando sensíveis prejuízos no desenvolvimento da criança.

As experiências primitivas vão servir ao psiquismo infantil, como modelo de respostas futuras, mais tarde ampliado pelas diversas interações do meio ambiente familiar, social e do desenvolvimento infantil. Primeiramente, a relação mãe-filho e, depois, o ambiente familiar e o mundo externo vão dando formas às experiências fantasiosas neste período de incorporação oral e que vão reproduzir-se na idade adulta.[5]

A comida é uma metáfora; ela simboliza a nossa maneira de encarar a vida e a forma como lidamos com nossas emoções.[6]

O alimento é um condutor de afeto. Torna-se problema quando há tentativa de substituir os afetos, na tentativa de resolver rejeições e confrontos, entre outros.[7]

O comer transforma-se em recompensa substitutiva de tendências emocionais frustradas que não estão relacionadas com o processo de nutrição.[2]

Quando o alimentar torna-se exclusivo do desejo, do apetite, não sendo mais regulado pela fome, o alimento está, na verdade, ocupando o lugar da "função-mãe", ou reproduzindo uma relação mãe-filho constituída, inconscientemente, de forma patológica.[8]

O ato de alimentar uma criança não é somente atividade nutritiva ou doação oral, mas sim, da parte da mãe, a atitude que esta assume. Em geral, boas mães são boas nutrizes, pois a criança não se satisfaz só com o alimento, mas com outras necessidades também.[9]

Spitz[10] demonstrou como a relação mãe-filho é determinante em diversos distúrbios no primeiro ano de vida, relacionando atitudes maternas e várias doenças, inclusive da esfera digestiva.

Mães que têm necessidade de controlar a superalimentação dos filhos são aquelas que, posteriormente, podem gerar sentimentos de desamparo, vindo a perturbar o desenvolvimento da personalidade da criança com o prejuízo também da autonomia e da auto-estima para estabelecer os relacionamentos pessoais mais genuínos, não tendendo a desaparecer com o tempo, havendo, ainda, o risco de obesidade, alcoolismo e outros vícios orais.[11]

Mães ansiosas podem ficar ainda mais alteradas quando um bebê come pouco. Para estas mães, este comportamento do filho pode suscitar hostilidade e agressividade no plano inconsciente, pois, aos seus olhos, não há reconhecimento de seu esforço, entrega e renúncia de si mesma. Já o bebê ou criança que come tudo o que lhe é oferecido, relaxa a mãe, proporcionando-lhe uma solução e restituindo ou reafirmando seu papel materno, que desde o começo temia não ser capaz de desempenhar. Sente-se agora desculpada e revalorizada. Uma refeição pode terminar em satisfação mútua ou continuar com uma tensão residual para cada um dos parceiros da díade mãe-filho.[12]

Visto isso, a alimentação é sempre tomada, inevitavelmente, como referencial, prestando-se como pano de fundo aos conflitos psíquicos tanto pessoais como das relações, seja por seu excesso, seja por rejeição a ela.

Deste modo, o papel materno é muito importante para a prevenção de distúrbios nutricionais em suas crianças, sendo, desde cedo, modelo de dieta e atividades em geral.[13]

Tanto a mãe quanto a criança têm participação e responsabilidade neste processo, sendo que cada díade mãe-filho é singular e única em sua dinâmica e história.

No começo, a criança vive um estado narcísico, no qual o prazer associado ao alimento gera um bem-estar orgânico em que não está implicada a figura da mãe. Gradativamente, a vida emocional nos primeiros meses vai sendo introjetada intensamente pela região oral e é por meio dela que a criança começa a perceber o mundo que a cerca. Ainda sem um aparelho psíquico maduro, o bebê começa a associar frustração ou desconforto à ingesta alimentar. Em meio a esta indiscriminação, ao sentir fome, experimenta o alívio físico durante a amamentação e logo é estabelecida a associação entre satisfação da fome e sentimento de ser amado.[14 15]

À medida que ela distingue a mãe como provedora do alimento que gera satisfação, passa a associá-la a esse alimento.[16]

Algumas mães têm dificuldade de distinguir, adequadamente, entre as manifestações emocionais e a real necessidade que a criança tem de comer, indo desde a negligência até a superalimentação. Ao perceber a tensão do filho, a mãe utiliza incorretamente a comida como ferramenta, por exemplo, para mantê-lo quieto ou satisfeito. Como conseqüência desta inadequada retroalimentação, a criança desenvolve, então, a incapacidade de discriminar entre necessidade de comer (fome) e outras necessidades, tais como tensão emocional ou preocupações psicológicas. Como conseqüência desta dificuldade no relacionamento, a criança está sempre inábil para aprender como decodificar emoções de outras pessoas e como expressar e distinguir suas próprias emoções.[17]

Oscilações no apetite infantil, incluindo necessidade de adaptação a novas realidades, como a transição do seio para a comida sólida, ou menor disponibilidade para se alimentar em momentos de fragilidade, representam, muitas vezes, desafios cruciais às relações inicias entre mãe e bebê. A partir destas oscilações, cria-se um círculo vicioso em que projeções e ansiedades parentais interferem na experiência da alimentação, que é, assim, mais recusada ainda pelo bebê, intensificando o desespero dos pais. O que seria transitório pode, então, cristalizar-se.[18]

Em contrapartida, a mãe que exerce bem a sua função, não precisa estar presente fisicamente todo o tempo, pois o filho, tendo certeza de que é amado, internaliza pouco a pouco a sensação de segurança pessoal proveniente deste vínculo. A mãe tranqüila e equilibrada permite ao filho vivenciar experiências individuais e sofrer com elas, desenvolvendo seus próprios parâmetros e referenciais, oferecendo seu sincero amparo sempre que necessário.

Assim, cabe a cada mulher tentar identificar e construir as próprias alternativas referentes às suas dificuldades como mãe.

A situação boca e bico de seio une os dois grandes instintos da autopreservação e do amor, que constituem a dinâmica que suprirá a energia para toda atividade física e psíquica, até o fim da vida. A criança é sensível à infelicidade e à insatisfação dos pais e sente a carga duplamente grande quando luta com sentimentos de culpa nascidos de sua própria agressividade, porque acredita que a infelicidade doméstica é devida aos seus próprios pensamentos e impulsos maus. A confiança na figura dos pais é o principal suporte da criança. Sua grande necessidade, nos primeiros anos, é de que seus próprios ajustamentos emocionais se façam dentro de um ambiente estável e seguro, não em um ambiente rígido e inflexível, mas onde haja uma vida ordenada, ditada pelo amor saudável.[19]

REFERÊNCIAS BIBLIOGRÁFICAS

1. Spada PV. *Obesidade infantil: aspectos emocionais e vínculo mãe/filho.* São Paulo: Revinter, 2005.
2. Lemes SO, Moraes DEB, Vítolo MR. Bases psicossomáticas dos distúrbios nutricionais na infância. *Rev Nutr* 1997;10(1):37-44.
3. Gusmão MH. Os transtornos e as dificuldades da alimentação. *Rev Latinoam Psicopat Fund* 2002;44-60.
4. Shermann J, Póvoa HJR, Arduino F, Perestrelo D, Waisman I, Viana T. Obesidade. *Arq Bras Endocrin Metab* 1963;12(2):103-136.
5. Mello Filho J, et al. *Psicossomática hoje.* Porto Alegre: Artes Médicas, 1992.
6. Anaruma SM. Autoconhecimento – um dos caminhos no tratamento da obesidade. *Inform Psiq* 1995;14(1):23-26.
7. Kaufman A. Obesidade feminina e sexualidade. In: Cordás TA. *Fome de cão.* Maltese, 1993. p. 83-93.
8. Mundim ER. Obesidade: reflexões. Minas Gerais. *Rev Med* 1996;6(1):20-25.
9. Marcelli D. *Manual de psicopatologia da infância de ajuriaguerra.* 5a ed. Porto Alegre: Art Med, 1998.
10. Spitz RN. *O primeiro ano de vida.* 3ª ed. São Paulo: Martins Fontes, 1983.
11. Pizzinatto VT. *Estudo da obesidade por ingestão calórica excessiva na criança: uma abordagem do seu processo evolutivo até a idade escolar* [tese]. São Paulo: Universidade de São Paulo, 1991.
12. Nóbrega FJ. *Distúrbios da nutrição.* Rio de Janeiro: Revinter, 1998. p. 39-41.
13. Jain A, Sherman SN, Chamberlin LA, Carter Y, Powers SW, Whitaker RC. Why don´t low-income mothers worry about their preschoolers being overweight? *Pediatrics* 2001;107(5):1138-46.
14. Nóbrega FJ. *Distúrbios da nutrição.* Rio de Janeiro: Revinter, 1998. p. 394-395.
15. Pizzinatto VT. *Distúrbios psicoevolutivos da personalidade de crianças escolares com obesidade exógena: Estudo psicanalítico através da entrevista de anamnese e o psicodiagnóstico de Rorschach* [tese]. São Paulo: Universidade de São Paulo, 1991.
16. Vieira RMT. *O distúrbio alimentar e o comportamento do bebê* [tese]. São Paulo: Universidade de São Paulo, 1983.
17. Baldaro B, Balsamo A, Caterina R, Fabrici C, Cacciari E, Trombini G. Decoding difficulties of facial expression of emotions in mothers of children suffering from developmental obesity. *Psycother Psychosom* 1996;65(5):258-61.
18. Pinheiro MMA. *Intervenção clínica em problemas de alimentação infantil a partir da observação psicanalítica da relação pais-bebê.* 1º Simpósio Brasileiro de Observação da Relação mãe/bebê – Tendências. Unimarco. São Paulo, 1997.
19. Klein M, et al. *A educação de crianças à luz da investigação psicanalítica.* Rio de Janeiro: Imago, 1973.

Capítulo 7

Educação Nutricional

Kazue Sato
Daniella Maia Mazzaferro
Lilian Cordeiro Queirós Mattoso

INTRODUÇÃO

Na Conferência Internacional sobre Nutrição, coordenada pela Organização de Alimentos e Agricultura das Nações Unidas (FAO) e pela Organização Mundial de Saúde (OMS), Roma, dezembro de 1992, representantes de 159 países e da Comunidade Econômica Européia (CEE) declararam a intenção de eliminar a fome e reduzir todas as formas de desnutrição. Consideram **fome** e **desnutrição** inaceitáveis num mundo que tem conhecimento e recursos para eliminar esta catástrofe humana. Reconheceram também que 780 milhões de pessoas dos países em desenvolvimento (cerca de 20%) da população destes países ainda não têm acesso aos alimentos em quantidades e qualidades para suprir suas necessidades diárias para o bem-estar nutricional.

Há preocupação também com a alta prevalência de crianças desnutridas entre os menores de 5 anos, em partes da África, Ásia, América Latina e Caribe, que atinge mais de 2 bilhões de pessoas portadoras de carências nutricionais: crianças que podem nascer com retardos mentais em decorrência da deficiência de iodo, crianças que podem ficar cegas por falta de vitamina A e o enorme número de pessoas que podem ficar com anemia carencial ferropriva, por ingestão insuficiente de ferro na alimentação.

Centenas de milhões de pessoas podem sofrer de doenças notificáveis e não-notificáveis causadas por alimentos ou água contaminados. Há ainda algumas doenças crônicas, associadas às ingestões excessivas ou não-balanceadas em nutrientes e, freqüentemente, levam a mortes prematuras, tanto em países desenvolvidos quanto em desenvolvimento.

Os representantes das 159 nações e da CEE consideraram a pobreza e a falta de educação (que são os efeitos do subdesenvolvimento) as causas primárias da fome e da desnutrição. Observaram também que os pobres da maioria das sociedades não têm acesso adequado aos alimentos, à água potável, ao saneamento básico, aos serviços de saúde e educação, que são requisitos básicos para a qualidade de vida. Reconheceram, ainda, que políticas e programas devam ser direcionados aos mais necessitados e que a população-alvo seja apoiada em suas iniciativas e capacitada para controlar os recursos e cuidar de si mesma, capaz de prover seus próprios alimentos, cuidar do meio ambiente e atender às necessidades das crianças, gestantes e idosos para que tenham nutrição saudável.[1]

IMPORTÂNCIA DA ALIMENTAÇÃO SAUDÁVEL

Alguns pontos positivos da alimentação saudável devem ser enfatizados para a população-alvo, para que tome conhecimento e conscientize-se da necessidade de adequar sua alimentação:

- *Nutrição adequada fortalece o potencial de aprendizagem e bem-estar das crianças:* é sabido que a alimentação inadequada afeta o desenvolvimento intelectual e a capacidade de aprendizagem. Estudos provam que a criança alimentada adequadamente tem pontuação superior, em testes de conhecimentos, com relação à criança que não recebe alimentação saudável, independentemente da renda familiar, da qualidade da escola e da habilidade e capacidade do professor.
- *Nutrição adequada, no início da vida, possibilita adultos e idosos saudáveis:* entre pessoas bem nutridas, infecções agudas e doenças são menos freqüentes, menos graves e de curta duração. Alimentação saudável contribui para a formação de dentes e gengivas mais sadios nos jovens. Ajuda, também, durante a infância, a preparar a base da

fase adulta saudável e, na velhice, previne a osteoporose, tornando os idosos mais capazes e com maior mobilidade.

- *Intervenções nutricionais podem beneficiar especialmente as meninas:* muitos dos problemas de parto, como hemorragias, infecções e partos difíceis, podem ser reduzidos em sua gravidade com nutrição adequada desde o início da vida. A prevenção da baixa estatura de causas nutricionais pode diminuir os partos mais difíceis. A anemia, causada por ingestão insuficiente de alimentos ricos em ferro, pela falta de suplementos férricos, ou as infecções por parasitoses intestinais são responsáveis por 1/5 das mortes maternas durante a gestação ou parto. Aumento do conhecimento em nutrição possibilita às mulheres terem mais segurança na preparação, manipulação, conservação e distribuição dos alimentos. Portanto, assegurar instrução com intervenções nutricionais efetivas às meninas pode ser um dos meios mais importantes e eficazes de melhorar o estado nutricional das mulheres em razão dos efeitos em saúde, fertilidade e desenvolvimento social.
- *Nutrição saudável contribui para o decréscimo dos riscos aos problemas atuais de saúde:* estudos mostram que os sinais de doenças crônicas começam na juventude. Por exemplo, prevenir a obesidade na infância e na juventude é importante porque ela tende a continuar na fase adulta. Além disso, o endurecimento das artérias e os altos níveis de colesterol contribuem para doenças cardiovasculares, que, por sua vez, são influenciadas pela alimentação e pelo estilo de vida. Assim, nutrição adequada e atividade física são, em longo prazo, responsáveis pela redução de doenças não-notificáveis e relacionadas com a dieta:
  - obesidade: é um grande problema no mundo. Cerca de 20% da população mundial está obesa e, em alguns países das Américas, atinge 40%. Na faixa de 5 a 10 anos, a prevalência dobrou, em muitas partes do mundo. A obesidade está associada a distúrbios de saúde como diabetes tipo II, hipertensão arterial e elevados níveis de colesterol e também a alguns tipos de câncer. Redução da ingestão calórica e aumento da atividade física são importantes para a redução do risco de obesidade;
  - doenças cardiovasculares são a maior causa de mortes em adultos;
  - a redução de ingestão de gorduras reduz o risco de doenças cardiovasculares;
  - câncer é responsável por cerca de 25% de todas as mortes nos países desenvolvidos. Ingerir dieta que seja rica em frutas e hortaliças reduz significantemente o risco de câncer.
  - transtornos alimentares (anorexia nervosa e bulimia), atualmente, são sérias ameaças à saúde dos adolescentes (na maioria, do sexo feminino), podendo levar à morte. Aconselhamento psicológico, tratamento psiquiátrico e orientação dietética ajudam no tratamento.

A educação nutricional tem mostrado significante efeito na promoção dos hábitos alimentares saudáveis.

ESTRATÉGIAS PARA EDUCAÇÃO NUTRICIONAL

Desde a década de 1980, vêm ocorrendo revisão dos conceitos, estratégias e métodos utilizados na educação nutricional. Em sua maioria, utilizavam-se palestras, com temas que o educador julgasse importante transmitir, sem levar em consideração os interesses do educando e seu contexto psicossocial, cultural e econômico. Atualmente, este método não é considerado efetivo porque o educando fica em posição passiva e não se envolve nas causas da má nutrição.

Em educação nutricional são consideradas duas situações:

1. **Educação individual:** é a comunicação entre o profissional de saúde e a pessoa que necessita melhorar sua alimentação para se recuperar do distúrbio nutricional que a acomete. Como conseqüência, a família também se beneficia, porque é importante que toda a família ajude e colabore com o doente.
2. **Educação coletiva:** consiste em intervenções para melhorar as condições de saúde e de nutrição da população.

Entende-se como educação nutricional o "conjunto de atividades de comunicação destinado a melhorar as práticas alimentares indesejáveis, mediante mudança voluntária das condutas relacionadas com a alimentação, tendo como finalidade a melhora do estado nutricional da população".

Participação da comunidade

A sua participação é considerada necessária, principalmente quando o objetivo é a mudança de hábitos indesejáveis, que podem estar arraigados no contexto social e cultural, para a recuperação nutricional. Esta participação pode ser obtida convidando-se representantes da comunidade para integrar a equipe, trabalhando em conjunto, em todas as fases do projeto de intervenção nutricional, desde diagnóstico, planejamento, execução, supervisão e avaliação.

Ação para o desenvolvimento

As intervenções de educação nutricional não deveriam desenvolver-se de forma independente e isolada e sim integrar programas mais amplos destinados a melhorar as condições de saúde, nutrição, nível de renda, meio ambiente entre outras, num contexto, cujo objetivo maior é melhorar a qualidade de vida da população da comunidade analisada.

Considerações intersetoriais e interdisciplinares

A educação nutricional requer a participação de especialistas de outros setores: Educação, Comunicação, Agricultura, Horticultura, Saúde Pública, Nutrição, Comércio, Indústria etc. É sabido que a má nutrição é resultante da interação de múltiplos fatores e sua solução depende da ação interdisciplinar. Para realizar este tipo de ação, é necessária a colaboração intersetorial, porque é difícil encontrar todos os especialistas necessários em uma mesma instituição. Muitas vezes é preciso recorrer a outras instituições e a vários setores do Estado.

Adoção de planejamento racional

A educação nutricional é efetiva quando se baseia em:

- Análise profunda de problema alimentar e nutricional.
- Definição clara e precisa dos objetivos.
- Seleção apropriada dos meios e métodos de comunicação.
- Avaliação constante em todas as etapas.

Esquema do Planejamento

FASE 1: CONCEPÇÃO

- Identificação dos problemas nutricionais
- Determinação das causas
- Diagnóstico educativo

FASE 2: FORMULAÇÃO

- Estabelecimento de objetivos
- Elaboração das mensagens
- Seleção dos meios e métodos

FASE 3: ORGANIZAÇÃO

- Produção de material de apoio
- Treinamento da equipe
- Execução da intervenção

FASE 4: AVALIAÇÃO

- Cumprimento dos objetivos
- Satisfação dos participantes

PROGRAMA EINSTEIN DE NUTRIÇÃO NA COMUNIDADE

Este programa é um exemplo para atuação em comunidade carente em que são envolvidos vários profissionais no trabalho educativo, visando à recuperação nutricional de crianças, adolescentes e gestantes.

Apresentação

Considerando o número significativo de crianças com distúrbios nutricionais: desnutrição energético-protéica, obesidade, constipação intestinal, anemia carencial ferropriva, déficit do crescimento ou risco nutricional, na comunidade de Paraisópolis, sentiu-se a necessidade de implantar um programa de nutrição que pudesse conhecer e atender a população, com atuação de equipe interprofissional.

Este programa baseia-se em experiência com crianças desnutridas do Centro de Referência da Saúde da Mulher, Nutrição, Alimentação e Desenvolvimento Infantil (CRSMNADI) da Secretaria de Estado da Saúde (SES).

Objetivo

Conhecer os fatores de risco para a nutrição e intervir com equipe interprofissional, constituída por nutricionistas, pedagoga, pediatra, psicólogas e agentes de ações comunitárias.

Geral

- Recuperar a condição nutricional de crianças desnutridas e obesas.
- Reduzir o déficit de crescimento por causas nutricionais.
- Recuperar a função intestinal de crianças constipadas.

Específicos

- Conhecer algumas características biossociais de crianças desnutridas, obesas e constipadas intestinais e de suas mães.
- Conhecer algumas características biopsicológicas de crianças com baixa estatura.
- Conhecer a concentração da hemoglobina por punção digital.
- Conhecer a saúde mental das mães das crianças e intervir, se necessário.
- Avaliar e fortalecer o vínculo mãe-filho.
- Avaliar o comportamento das crianças e mães e intervir, se necessário.
- Conhecer e avaliar os hábitos alimentares da criança e sua família.
- Comparar os resultados dos desnutridos e dos obesos.
- Avaliar os resultados obtidos pela intervenção.

Metodologia

As crianças e suas mães serão atendidas no Programa Einstein de Nutrição na Comunidade (PENC), do Centro de Promoção e Atenção à Saúde (CPAS), Programa Einstein na Comunidade de Paraisópolis (PECP), crianças com distúrbios nutricionais e em risco nutricional. Será priorizado o atendimento a crianças de 0 a 3 anos com desnutrição e até 10 anos, com outros distúrbios. A participação será efetivada mediante termo de consentimento livre e esclarecido. Nesta ocasião, será preenchida a ficha da criança.

A mãe participará ativamente do processo de recuperação do filho, o que favorecerá maior vinculação entre eles. Com a mãe sensibilizada a se tornar provedora dos cuidados e da estimulação da criança, as chances de sucesso, quanto à evolução global, serão maiores.

O atendimento interprofissional ocorrerá à dupla mãe-filho (M/F), no período das 8 às 14 horas. As duplas serão divididas de acordo com a faixa etária e condição nutricional da criança.

As crianças atendidas serão encaminhadas pelo Ambulatório de pediatria do Programa Einstein na comunidade de Paraisópolis (PECP), pelas agentes de ações comunitárias e profissionais do CPAS.

A equipe realizará reuniões semanais para discussão dos casos atendidos. O critério de alta será de consenso entre os profissionais, enfocando a condição nutricional, a saúde mental materna, o comportamento da criança e da mãe.

Atuação interprofissional

Atendimento social

O atendimento social consistirá no levantamento do perfil social das crianças inscritas no PENC, cujas informações são registradas na ficha da criança. A Assistente Social também irá fazer visitas domiciliárias e demais intervenções que se fizerem necessárias ao acompanhamento social da família.

Atendimento psicológico

Consistirá em atender a dupla M/F por meio de entrevistas e aplicação de questionário para avaliar a condição de saúde mental e testes projetivos e de nível intelectual, avaliação do vínculo mãe e filho, intervenções psicopedagógicas que facilitem este vínculo e avaliação com acompanhamento do desenvolvimento neuropsicomotor.

Para estimulação psicossocial, será utilizada técnica específica (projeto de Bergen-Karsten Hundeide), que envolve a mãe na estimulação, tornando-a provedora da mesma e mais próxima do filho. Seus principais objetivos são promover a concepção positiva da criança; promover a comunicação não-verbal e sintônica do afeto e sensibilidade da mãe com a criança; ajudar a mãe a responder e enriquecer o conhecimento e compreensão da criança quanto ao mundo que a rodeia.

Serão desenvolvidos temas de acordo com o interesse do grupo e abrangem:

- Relacionamento familiar.
- Educação de filhos.
- Desenvolvimento da criança.
- Vínculo mãe-filho (afeto, negligência, privação, entre outros).
- Aspectos emocionais envolvidos nos transtornos alimentares.

Para abordar a sexualidade, serão realizados grupos para favorecer reflexões e discussões sobre este tema em seu sentido mais amplo: biológico, cultural, psicológico e das relações.

Este tipo de enfoque será feito em função do desconhecimento e conflitos nessa área, refletindo-se em sua auto-estima e habilidade para garantir o sexo seguro, prazeroso e planejado.

As mães se reunirão em grupos semanais com o psicólogo, assistente social, enfermeira, para discutir os seguintes temas:

- Autoconhecimento e autocuidado do corpo.
- Conceito de sexualidade.
- Aparelho reprodutor (masculino e feminino).
- Desenvolvimento da sexualidade/zonas erógenas/identidade e papel sexual.
- Relacionamento com o parceiro.
- Métodos anticoncepcionais.
- Doenças sexualmente transmissíveis.
- Auto-exame das mamas.
- Exame de Papanicolaou.

O acompanhamento individual, em psicoterapia breve, enfocando aspectos emergentes que surgem na relação mãe-filho, será realizado nos casos em que se observar necessidade.

Atendimento em pedagogia

Atividade grupal realizada por pedagogo e psicólogo.

A atividade de estimulação visará desenvolver na criança habilidade de atenção, concentração, ritmo e memória, noção espacial e de esquema corporal, além do desenvolvimento motor, da linguagem e social.

Auxiliar na recuperação do vínculo M/F ao instrumentalizar as mães para ajudar seus filhos a perceberem o potencial que eles podem desenvolver.

Oficinas de arte, sucata e música

O objetivo das atividades propostas será a recuperação do lúdico, de forma a instrumentalizar as mães na estimulação de seus filhos, uma vez que a grande maioria delas apresenta dificuldade em brincar, cantar e contar histórias para ele. Esta forma de abordagem favorecerá maior aproximação entre mãe e filho.

Grupo de massagem

Atividade individual e grupal realizada por pedagogo.

O objetivo principal deste grupo será estimular a mãe a tocar seu bebê, já que o toque na criança pequena é importante para o seu desenvolvimento global. A mãe também experimentará a massagem, para que possa sentir o prazer proporcionado por ela, e assim repetir a experiência com o filho. Para as mães, o toque será feito, principalmente, na área do rosto, pescoço, ombro e braços, com base na técnica Shantala.

Atividades lúdicas

Atividade visará favorecer o desenvolvimento global por meio de brincadeiras e jogos.

Brinquedoteca

A criança irá para a brinquedoteca, onde explorará os brinquedos e fantasias, estimulando o desenvolvimento.

Biblioteca e videoteca

A dupla também irá para a biblioteca para explorar os livros e assistir às fitas com histórias adequadas a cada faixa etária.

Atendimento em nutrição

Será realizado para obter mudança de comportamento em alimentação tanto da criança como da mãe.

Anamnese alimentar

A orientação nutricional de cada criança dependerá da causa básica e de suas condições físicas. Para conhecê-las, será feita anamnese alimentar, com informações sobre aleitamento materno, época e alimentação de desmame e alimentação habitual em casa. Estas informações serão obtidas em conversas informais durante a manipulação de alimentos, na hora do almoço da criança ou em conversas mais reservadas, dependendo de cada situação. As informações mais fidedignas são aquelas obtidas em conversas informais. Posteriormente, é feito o inquérito alimentar, quando serão registradas em formulário apropriado, que mostrará a alimentação habitual da criança e a freqüência de compras de alimentos, usualmente consumidos pela família.

Orientação nutricional

A falta de aleitamento materno nos primeiros meses de vida ou do seu prolongamento para idades superiores a 9 ou 10 meses, quando a criança começa a utilizar o peito da mãe como chupeta e não aceita a refeição salgada, pode ser uma das causas da desnutrição energético-protéica.

A oferta de mamadeiras com teor excessivo de amido e açúcar pode levar à obesidade.

A correção dos erros alimentares, a manipulação segura dos alimentos, a higienização das mamadeiras, o preparo correto das fórmulas lácteas, a substituição dos alimentos, a importância de se manter intervalos entre as refeições, a maneira de administrar a refeição à criança, a higiene do ambiente e dos utensílios serão ações e atividades desenvolvidas pela nutricionista.

Outra atividade a ser desenvolvida será a experiência com receitas práticas e baratas, que poderão ser feitas nas casas das crianças. Haverá também atividades com as crianças, para conhecerem os alimentos e fazer preparações fáceis, como sucos e saladas de frutas.

Avaliação nutricional

Criança

Avaliações antropométricas da criança serão realizadas na entrada e quinzenalmente para se conhecer sua evolução. Com as informações de peso e estatura, os indicadores peso para idade (PI), estatura para idade (EI), peso para estatura (PE) e índice de massa corporal (IMC) serão calculados e expressos em escore z.

Mãe

A avaliação antropométrica das mães será feita na entrada e mensalmente. Para tanto, será utilizado o índice de massa corporal.

Trabalhos em grupo

Os temas que se mostrarem mais evidentes e problemáticos serão discutidos em grupo.

Outros assuntos, tais como, aleitamento materno, sua importância, período, orientações para o desmame, grupos de alimentos, higiene e preparo dos alimentos, higiene de mamadeiras, higiene do ambiente, higiene pessoal na cozinha, entre outros, sempre serão discutidos em grupo.

A evolução ponderal das crianças será outro assunto que as mães têm muito interesse e também será sempre lembrado e de agrado geral.

Atendimento em pediatria

O atendimento abrange:

- Anamnese e exame físico.
- Diagnóstico, tratamento e prevenção de patologias relacionadas com a nutrição, junto à equipe multiprofissional e interdisciplinar.
- Carências nutricionais (desnutrição e anemia ferropriva).
- Criança que não come.
- Obesidade.
- Prevenção de doenças crônicas.

Atendimento de enfermagem

Cuidados básicos com a criança e a família

Atividade grupal coordenada por enfermeira e psicóloga, nas quais serão tratados temas como:

- Acompanhamento do crescimento e desenvolvimento global.
- Higiene alimentar, corporal e ambiental para promoção da saúde.
- Orientação e prevenção em problemas respiratórios, doença diarréica e pele.
- Verminose, reidratação oral, febre e principais doenças na infância.
- Monitorar a carteira de vacinação.
- Automedicação.
- Cuidados maternos e saúde mental da criança.

Visita domiciliar

Atividades desenvolvidas por agentes comunitários de saúde e outros membros da equipe.

A visita domiciliar será um dos pontos importantes das atividades desenvolvidas neste projeto.

Conhecendo a realidade da família e das condições de moradia da criança, será possível fazer um trabalho mais objetivo e concreto e adaptar as informações para a realidade da criança.

Avaliação

A avaliação é feita, periodicamente, em cada criança e mãe pelos profissionais da equipe.

Alta

A dupla mãe-filho receberá alta quando a equipe, pelas avaliações, perceber que está recuperada nutricional, psicológica e pedagogicamente.

Cozinha de aprimoramento

Uma das atividades inovadoras foi a criação da cozinha de aprimoramento. É o local onde as mães praticam as orientações sobre alimentação a ser oferecida aos filhos. Recebeu este nome em virtude de as mães, de uma forma ou outra, saberem cozinhar e que tem como objetivos:

- Possibilitar a mães e crianças colocarem em prática as orientações sobre higiene das mãos.
- Proporcionar condições para as mães aprenderem e aprimorarem suas técnicas de higiene dos alimentos, utensílios e ambiente.
- Orientar mães e crianças sobre hábitos de higiene para prevenção de toxinfecções alimentares.
- Orientar técnicas de preparo de alimentos para torná-los mais apetitosos e saborosos.
- Orientar como evitar desperdícios, com aproveitamento de partes comumente jogadas fora, como talos de verduras. Algumas frutas, em seu cultivo, levam sobrecarga de agrotóxicos. Assim sendo, o uso de suas cascas deve ser evitado, como banana e abacaxi. As cascas destas frutas podem ser utilizadas, desde que se saiba do pouco uso de agrotóxicos em seu cultivo.
- Orientar para a importância das refeições e seus horários.
- Orientar na elaboração de cardápios equilibrados e adequados às suas condições financeiras, prevenindo desnutrição, obesidade e carências de micronutrientes.

As crianças também participam de atividades com alimentos, tais como, preparo de salada de frutas, sucos, saladas ou algum outro preparo que não implique risco a sua segurança e integridade. As atividades com facas são feitas, sob os cuidados das mães e da equipe; as crianças ajudam no corte de legumes e frutas. Durante o processo de manipulação dos alimentos, as crianças aprendem cores, formatos, sabores e iniciam a aprendizagem de alguns conceitos usados em nutrição, como vitaminas e suas funções.

Alimentos

É dada preferência aos alimentos mais consumidos pela clientela, respeitando-se a pirâmide alimentar:

- Grupo de alimentos e fontes de carboidratos:
  - cereais e derivados: arroz (fécula), milho (fubá, farinha de milho), aveia (flocos e farinha), trigo (farinha de trigo e produtos fabricados com ela, como macarrão, pão, biscoitos). O consumo de cevada e centeio é muito raro na comunidade;
  - tubérculos e raízes: batata, mandioca, cará, inhame.
- Grupo de hortaliças:
  - verduras (mais difícil de introduzir): todas as folhas comestíveis. Variar as verduras, dentro do que é possível ser comprado, é incentivado;
  - legumes: também é incentivada a variação de legumes para o consumo e introdução de outros, que não faziam parte do hábito da família, por serem importantes fontes de vitaminas e por terem preços mais acessíveis em suas épocas de safra.
- Grupo das frutas:
  - também se procuram introduzir as frutas da época, mesmo as desconhecidas pela população atendida, por serem mais baratas, mais frescas e com maior teor de vitaminas.
- Grupo do leite e derivados:
  - orientar quanto ao número de porções, pois é comum substituir a refeição salgada por leite, acreditando que ele seja um ótimo substituto. Procura-se também fazer com que as mães retardem a introdução de "Danoninho", principalmente para os menores de um ano.
- Grupo das carnes e ovos e dos feijões:
  - orientar para a oferta de carnes, fazendo com que a criança, realmente, engula a carne, principal fonte de ferro heme e não apenas chupe pedaços de carne;
  - os ovos são utilizados como fontes de proteínas e não de ferro (baixa biodisponibilidade);

- reforçar que o grão do feijão deve ser ingerido a partir da introdução dos alimentos complementares e não apenas o caldo. Sempre que possível apresentar os outros tipos, conforme hábitos regionais: feijão branco, grão-de-bico, lentilha, soja.

- Grupo dos açúcares e doces:
  - orientar para o consumo mínimo necessário.
- Grupo das gorduras e frituras:
  - orientar para o consumo cada vez menor de frituras eventuais. Na comunidade, é hábito comum consumir muitas frituras (bifes à milanesa, pastéis, coxinhas etc.).

As mães atuam na cozinha para aprender a diminuir os gastos demasiados de gorduras e açúcares e introduzir verduras e legumes em suas casas.

REFERÊNCIAS BIBLIOGRÁFICAS

1. International Conference on Nutrition. *Food and Agriculture of the United Nations/World Health Organization.* Rome, 1992.
2. WHO *Information Series on School Health* (document four). World Health Organization, 1998.
3. Guia Metodológico de Comunicação Social em Nutrição. *Food and Agriculture of the United Nations.* Roma, 1999.

ANEXO

ORIENTAÇÕES PARA A MONTAGEM DA COZINHA

EQUIPAMENTOS NECESSÁRIOS PARA A MONTAGEM DA COZINHA

A área física e a quantidade de equipamentos dependerão do número de crianças e mães a serem atendidas. A atividade do Programa Einstein na Comunidade é diária, a cozinha tem capacidade para o preparo de refeições para 20 crianças e 20 mães, além da equipe que faz o atendimento.

- Um cômodo arejado e ventilado para servir de despensa, com prateleiras.
- Um fogão a gás de 6 bocas (o ideal é um fogão semi-industrial) com coifa e exaustor.
- Armários para guardar utensílios, panelas e alimentos (na falta da despensa).
- Bancadas de inox (de preferência) ou mesas.
- Balcão com pelo menos duas pias.

Eletrodomésticos

- Uma geladeira (400 litros) – se o abastecimento de hortaliças e frutas não for diário, há necessidade de duas geladeiras.
- Um *freezer* (se o abastecimento de carnes for semanal ou mais prolongado).
- Dois liquidificadores.
- Uma batedeira de bolo.
- Um processador de alimentos (se possível).
- Um espremedor de frutas.

Utensílios

- Duas panelas de pressão de 7 litros.
- Duas caçarolas de 8 litros.
- Duas panelas de 5 litros.
- Dois caldeirões de 8 litros.
- Duas frigideiras médias.
- Duas facas de cozinha grandes.
- Duas facas médias.
- Duas facas para legumes.
- Duas tábuas de altileno (plástico resistente, com 40 × 25 × 2 cm).
- Um escorredor de macarrão.
- Duas peneiras de plástico médias.
- Duas bacias de plástico grandes (± 50 cm).
- Quatro bacias de plástico médias (± 35 cm).
- Quatro jarras de plástico (3 litros).
- Dois lavadores de arroz.
- Dois jogos de mantimentos com tampa.
- 30 pratos de plástico para crianças.
- 30 pratos rasos de louça.
- 30 pratos fundos de louça.
- 30 copos de plástico para crianças.
- 30 canecas de plástico para crianças.
- 30 copos para adultos.
- 30 colheres de sobremesa de plástico para crianças.
- 30 colheres de sopa (inox).
- 30 garfos de mesa (inox).
- 30 colheres de sobremesa (inox).
- Duas espumadeiras (inox).
- Duas conchas (inox).
- Duas saladeiras (inox).
- Duas travessas grandes (inox).
- Duas travessas médias (inox).
- Duas travessas fundas (inox).
- Dois jogos de apoio de panelas.
- Três colheres de pau, de preferência, de silicone.
- Dois pegadores de salada (inox).
- Um pegador de macarrão (inox).
- Duas assadeiras retangulares de dimensões aproximadas: 38 × 26 × 6 cm.
- Duas assadeiras retangulares de dimensões aproximadas: 44 × 29 × 7 cm (comprimento × largura × altura).

PRODUTOS DE LIMPEZA

- Esponja de aço (consumo diário).
- Sabão em pedra (consumo diário).
- Detergente (consumo diário).
- Esponja de espuma (dupla face) (consumo semanal).
- Panos de prato.
- Desinfetantes para alimentos (consumo diário).
- Desinfetantes para ambiente (consumo diário).
- Panos de chão.
- Aventais de plástico.
- Aventais de tecido.
- Guardanapos (consumo diário).
- Papel toalha (consumo diário).
- Vassouras.
- Rodos.
- Pá para coleta do lixo.
- Lixeiras com tampa e pedal.

RECURSOS HUMANOS

- Uma nutricionista para coordenar, administrar, supervisionar e avaliar.
- Um auxiliar de cozinha.
- Um ajudante de cozinha.

No caso de não ser possível ter este quadro, o mínimo necessário é a nutricionista e um auxiliar de cozinha ou um agente comunitário de saúde, que entenda de cozinha e disponha-se ao trabalho interno.

CUSTOS

A parte mais difícil é estabelecer custos, pois vivemos em regiões diferentes, não sei como é o custo de vida, mas considerando que existe a Zona Franca, talvez se consigam equipamentos mais baratos.

Material	*Custo inicial*	*Custo anual*	*Custo mensal*
Fogão com coifa	1.500,00		
Bancadas e pias	3.000,00		
Eletrodomésticos	5.000,00		
Utensílios	5.000,00	2.000,00	
Alimentos	3.000,00	24.000,00	2.000,00
Limpeza	2.000,00	2.200,00	100,00
Recursos humanos	2.500,00	33.350,00	2.500,00
Total	**22.000,00**	**61.550,00**	**4.600,00**

Custo inicial

Consideramos o gasto com todos os materiais para a montagem e estoque de alimentos e materiais de limpeza.

Custo anual

Consideramos o gasto com reposição de alguns utensílios após um ano de atividade, o consumo de alimentos e materiais de limpeza, incluindo reposição de aventais, panos de prato e chão, vassouras, rodos e lixeiras. Na realidade é o custo de manutenção. Quanto aos recursos humanos foi considerado o 13º salário e um terço das férias, mas não os outros benefícios, que dependerão do regime de trabalho.

Capítulo 8

Vínculo Materno-Fetal

Vanda Mafra Falcone
Custódia Virgínia de Nóbrega Mäder
Christianne Freitas Lima Nascimento
Fernando José de Nóbrega

"Há muito mais continuidade entre a vida intra-uterina e a primeira infância do que a impressionante caesura *do nascimento nos permite saber"*

Freud

Apesar de todos os avanços técnicos e conhecimentos adquiridos que possibilitam atualmente a superação de inúmeros problemas de infertilidade para a realização do desejo da maternidade, a gravidez uterina continua sendo essencial e insubstituível para a viabilização de um novo ser humano. Ainda não se criou um substituto do útero capaz de albergar a gravidez e a relação materno-fetal.[1] A gravidez é um terreno hormonal, físico e psicológico, momento em que são demarcados os maiores desafios, incertezas, segredos e mistérios na vida da mulher e dos que a cercam.[2] É uma transição normal do desenvolvimento que envolve reestruturação da identidade, reajustamento interpessoal e maturação da personalidade da mãe e do pai do bebê e muitas vezes de toda a família.

O período de nove meses, que vai da concepção ao nascimento, antes oculto e misterioso, agora é cada vez mais iluminado pela ciência, revelando a presença de sinais de comportamento inteligente e emocional a partir do início do período gestacional. Existe uma comunicação fisiológica e emocional entre mãe e feto durante todo o período gestacional e, há muito, as gestantes são testemunhas dessas inter-reações e inter-relações entre ela e o feto.

Brazelton[3] mostra-nos a importância desse vínculo afetivo entre pais e filhos que se inicia na gestação e vai-se formando na medida em que as interações vão ocorrendo, num processo contínuo.

O feto reage aos movimentos físicos da mãe, às suas excitações psíquicas e emocionais, bem como aos elementos sensoriais que a cercam. Ele vai mexer-se, ter sobressaltos e, por volta do 3° mês, a mãe começa a perceber seus movimentos e senti-lo vivo. Sabe-se das trocas privilegiadas que ele tem diretamente com a mãe e de forma mais ou menos direta com o pai, seja pelo som de suas vozes, seja pelos influxos nervosos ou químicos. A vivência da mãe, durante a gestação, de experiências e sentimentos positivos com relação à criança, bem como o apoio recebido do pai e dos familiares, auxiliam a sua adaptação ao papel da maternidade.[1,2,4,5]

Sabe-se, então, que fetos diferem em suas identidades individuais, assim como as pessoas uma das outras e que, portanto, tem uma personalidade marcante e bem definida que se manifesta desde o começo de sua existência intra-uterina, e será a mesma, cujas características os pais irão conhecer logo depois que seu bebê nascer, bem como no decorrer do seu primeiro ano de vida. É no período gestacional que o indivíduo revela o seu caráter individual, que mais tarde continuará a desenvolver com as mesmas características observadas desde o início.[6]

Estudos recentes referem que a tensão da gestante estimula a produção de determinados hormônios que atravessam a barreira placentária atingindo o organismo do feto em desenvolvimento, alterando a própria composição placentária e do ambiente fetal.[7,8] As pesquisas de Isohanni *et al.*[9] e Harrigton[10] indicam que eventos estressores durante a gravidez e nascimento da criança estão associados à esquizofrenia e aos distúrbios afetivos na idade adulta. Segundo O'Connor *et al.*,[8] a ansiedade antenatal aumenta o risco de problemas de comportamento (hiperatividade, déficit de atenção e distúrbios de conduta) em crianças e sugerem que pode ser devido ao efeito direto da ansiedade e do estresse no desenvolvimento cerebral do feto.

Quando a mãe é afetada por depressão e/ou ansiedade, o feto pode ser afetado fisiológica e emocionalmente, pois não conta ainda com recursos próprios para discernimento, experimentando sensações de aniquilamento ou de ameaça de extermínio total. As lesões ou marcas provocadas na estrutura emocional do bebê durante o período pré-natal vão constituir *imprints* traumáticos, cujos efeitos propagar-se-ão pela vida afora. Além disso, pode ocorrer um agravante: a mãe, sofrendo com sua tristeza profunda ou entregue à sua depressão, deixa de estar afetivamente disponível para ele, deixando-o só, aumentando a sensação de abandono.[6]

Winnicott[11] refere-se a esta disponibilidade materna ao introduzir os conceitos "preocupação materna primária" e "mãe suficientemente boa" como duas situações extremamente importantes na qualidade da preparação para a chegada do bebê e posteriormente em seus cuidados. Preocupação materna primária é um termo utilizado para descrever o estado regressivo da mãe, que ocorre desde os primeiros meses da gestação e que se intensifica no final desse período, mantendo-se nos meses iniciais de vida do bebê e diminuindo progressivamente com o desenvolvimento da criança. Este estado provoca aumento da sensibilidade materna (retraimento, isolamento, regressão, afloramento de ansiedades primitivas e uso de mecanismos defensivos) e tem como função preparar a mãe para o vínculo afetivo com seu bebê.[12] O conceito de mãe suficientemente boa refere-se à capacidade materna para cuidar do filho e à compreensão intuitiva de suas necessidades emocionais de afeto, proteção, segurança, bem como das necessidades físicas – nutrição e higiene. O autor enfatiza que esses estados maternos são facilitados pela presença de um "ambiente suficientemente bom", no qual está incluída a presença do pai, cuja função nesse momento será de oferecer apoio emocional à companheira, que se traduz por afeto, suporte financeiro e divisão de tarefas domésticas. Importante também será o apoio oferecido por pessoas próximas, como parentes e amigos, fundamentais no auxílio e nos cuidados com a mãe, condição essencial para que ela possa exercer sua tarefa.

A disponibilidade afetiva da mãe é fundamental para que ocorra o desenvolvimento psicoafetivo do indivíduo, da célula ao feto, do feto a bebê, de bebê a criança. Mas, se o estado emocional da mãe não favorece tal disponibilidade, se ela retira sua libido do contato com o bebê, ela o deixa abandonado a uma situação de injusta sobrecarga e desamparo, com a qual ele sozinho não tem condições de lidar.[6]

A gestante que pode estar disponível para estabelecer o contato com seu bebê em seu ventre, desde os primeiros meses, cria naturalmente recursos para efetuar o contato com ele, conversando baixinho, contando das suas atividades e ocupações daquele dia, dos preparativos feitos para recebê-lo e das suas preocupações e sentimentos. Ela o acaricia com ternura através do seu ventre, conta histórias e canta antigas músicas de sua infância, ou seja, consegue amar seu bebê. As conversas tranqüilizadoras e os sentimentos que a mãe pode ter com o seu bebê visam restituir a ele a sensação de segurança, otimismo e esperança, reforçando e reassegurando a permanência do vínculo de vida entre ambos. Assim, esse vínculo é importante porque a gestante se conscientiza com mais rapidez dos cuidados, das suas necessidades e das do feto, diminuindo os índices de morbimortalidade materno-fetal.

O bom vínculo materno-fetal constitui a melhor proteção contra os perigos do mundo exterior e seus efeitos não são limitados ao período intra-uterino. Se existiu essa forte ligação afetiva, durante o período gestacional, após o nascimento o bebê poderá contar com situações já conhecidas: como reconhecer a voz da sua mãe e de seu pai e reconhecer os batimentos cardíacos maternos, ou seja, estabelecer um elo de continuidade entre o antes e o depois. Além de, após o nascimento, chegar a um ambiente onde o "clima" afetivo lhe oferece certo grau de tranqüilidade, segurança e amor, e, dessa maneira, adaptar-se com mais facilidade às situações que o novo meio lhe oferece: cólicas, frio/calor, amamentação, entre outras.

Podemos concluir ainda que a qualidade do vínculo afetivo materno-fetal determina o futuro da relação mãe-filho, considerando que o desempenho materno está atrelado às experiências do passado da gestante com a sua própria mãe, às vivências da própria gestação e às interferências atuais como apoio do parceiro, condições socioeconômicas e de saúde materno-filial e que naturalmente influenciarão também o apego da criança pela sua mãe.

REFERÊNCIAS BIBLIOGRÁFICAS

1. Caron NA. O ambiente intra-uterino e a relação materno-fetal. In: Caron NA. (Org). *A relação pais-bebê: da observação à clínica.* São Paulo: Casa do Psicólogo, 2000.
2. Szejer M, Stewart R. *Nove Meses na Vida de Uma Mulher. Uma abordagem psicanalítica da gravidez e do nascimento.* São Paulo: Casa do Psicólogo, 1997.
3. Brazelton TB. *O desenvolvimento do apego: uma família em formação.* Porto Alegre: Artes Médicas, 1988.
4. Maldonado MT. *Psicologia da gravidez, parto e puerpério.* São Paulo: Saraiva, 1997.
5. Maldonado MT, Dickstein J, Nahoum JC. *Nós estamos grávidos.* São Paulo: Saraiva, 1996.
6. Wilheim J. *O que é psicologia pré-natal.* São Paulo: Casa do Psicólogo, 2002.

7. Glover V. Maternal stress or anxiety in pregnancy and emotional development of the child. *Br J Psychiatr* 1997;171:105-6.
8. O' Connor TG, Heron J, Golding J, Beveridge M, Glover V. Maternal antenatal anxiety and children's behavioral/emotional problems at 4 years. Report from the Avon Longitudinal Study of Parents and Children. *Br J Psychiatr* 2002;180:502-8.
9. Isohanni M, Jones P, Kemppainen L, Croudacet T, Isohanni I, Veijola J, et al. Childhood and adolescent predictors of schizophrenia in the Northern Finland 1966 Birth Cohort – a descriptive life-span model. *Eur Arch Psychiatr Clin Neurosci* 2000;250:311-9.
10. Harrigton R. Causal processes in development and psychopathology. *Br J Psychiatr* 2001;179:93-4.
11. Winnicott DW. *Os bebês e suas mães*. São Paulo: Martins Fontes, 1999.
12. Granato TMM. *Tempo de gestar – Encontros terapêuticos com gestantes à luz da preocupação materna primária*. São Paulo: Landmark, 2002.

Capítulo 9

Vínculo Mãe-Filho

Christianne Freitas Lima Nascimento
Custódia Virgínia de Nóbrega Mäder
Vanda Mafra Falcone
Fernando José de Nóbrega

O nascimento não marca o início do vínculo entre a mãe e seu filho, mas uma etapa deste processo de construção. Como escreve Busnel,[1] o nascimento é a primeira separação fundamental da mãe: modificação maior, mas certamente não uma interrupção da relação que se estabeleceu durante a gravidez. Antes e durante a gestação, já estão presentes as fantasias com relação ao bebê e a si mesma como mãe. O nascimento pode ser compreendido como o momento em que ocorre a relação com o bebê real e não mais com o bebê imaginário existente antes. A partir deste momento, os pais serão pessoas essenciais para o desenvolvimento do bebê e, portanto, a saúde mental deles é fundamental. Sem menosprezar a figura do pai, neste período inicial a mãe é a figura mais presente e, por isso, de maior importância para o filho. O pai tem a função de apoio à parceira, tornando este período mais tranqüilo e prazeroso para ela.

Segundo Winnicott,[2] o pai é necessário para dar à mãe apoio moral, ser um esteio para a sua autoridade, um ser humano que sustenta a lei e a ordem que a mãe implanta na vida da criança. Sua presença não se faz necessária durante todo o tempo, mas é fundamental que seu convívio com o filho seja freqüente para que ele sinta que o pai é um ser vivo e real.

Nesta fase é comum a mãe sentir-se sobrecarregada, cansada e não reconhecida pelo seu trabalho. Surgem queixas com relação à falta de colaboração do parceiro e às suas omissões no cuidado com a criança. Além do auxílio, demonstram desejo de receber mais carinho. Assim, sentimentos de raiva, ressentimento e inveja do parceiro, que pode sair de casa, continuar encontrando seus amigos, enquanto ela se sente cerceada, podem surgir no relacionamento conjugal, dificultando a compreensão das necessidades da criança, em função do conflito que o casal está vivendo. Muitas vezes tensões e frustrações provenientes do relacionamento conturbado do casal também podem ser "descarregadas" sobre o filho.

Algumas mães sentem-se com dificuldade para se adaptar às mudanças impostas pela maternidade e com enorme responsabilidade com relação à vida de seu filho. Algumas vezes não se dão tempo para conhecer o bebê, exigindo de si mesmas, perfeição e extrema paciência, que, quando não é possível, como é de se esperar, leva a mãe a se sentir fracassada.

Kreisler, Fain e Soulé[3] afirmam que o estado psíquico da mãe é mais importante que os cuidados que ela oferece ao filho, pois o bebê precisa da ajuda materna para processar psicologicamente estímulos de fome, de frio e dor, devido à sua insuficiência psíquica. Assim, quando a mãe está incapacitada, tanto física como emocionalmente, a sensibilidade materna diminui e o bebê fica desprotegido e impossibilitado de assimilar o que acontece no seu ambiente.

Enfim, neste período, existe uma infinidade de sentimentos que inundam a mente materna e conseqüentemente direcionam suas ações para com o bebê. Seus sentimentos e ações poderão favorecer ou perturbar sua relação com o filho.

Acreditamos também que, neste momento, a intervenção de uma equipe, que tenha a função de "colo" à mãe, seja de grande valia.

Ao nascer, o bebê é um ser totalmente dependente, sendo afetado por tudo o que acontece em sua volta. A mãe deverá ser capaz de funcionar como um "filtro", deixando chegar ao bebê o que é bom e rejeitando aquilo que o afete negativamente. O bebê vivencia situações, que, quando positivas, dão-lhe a sensação de segurança e confiança no mundo. A mãe, que se dedica atenta e prazerosamente aos cuidados para com o bebê, consegue adaptar-se às necessidades dele, favorecendo seu bem-estar. Maldonado[4] relaciona o papel da mãe com o da placenta, aquela que cuida da nutrição e do bem-estar do filho, que o provê de coisas que garantem sua sobrevivência tranqüila e seu desenvolvimento saudável.

No início de vida do bebê, a experiência mais significativa para ele é a de ser atendido e compreendido em suas aflições (suas necessidades, seus desejos...). Assim, a mãe precisa estar em condições, físicas e psíquicas, para identificar os sentimentos do bebê e ter ação apaziguadora, o que é conhecido como fenômeno da continência materna. É desta forma que se desenvolve um ego forte, que contém em si a "mãe interna", como um objeto protetor, ao qual pode recorrer em situações de sofrimento. É esta continência materna que irá contribuir para um desenvolvimento psíquico saudável.[5]

Apesar desta dependência, também não se pode esquecer do papel ativo que o bebê tem na relação, com seu temperamento e forma de se comunicar.

Citados por Klaus e Kennel,[6] Condon e Sander estudando as capacidades do recém-nascido demonstraram que o bebê vê, ouve e move-se no ritmo da voz de sua mãe, já nos primeiros minutos e horas de vida. Este conjunto de habilidades provoca reações nos pais, abrindo um canal de comunicação, extremamente útil no processo de vinculação e na iniciação de uma série de interações recíprocas, ligando os pais ao bebê.

É neste encontro íntimo e profundo, entre mãe e filho, que ambos, com suas características próprias, vão-se conhecendo ou se "re-conhecendo", adaptando-se um ao outro, e assim traçando o caminho do desenvolvimento do bebê e seu futuro. Para que este percurso seja bem-sucedido, são fundamentais algumas atitudes e comportamentos maternos, tais como o tocar, o olhar e o se comunicar com o filho.

Seria interessante conhecer e/ou recordar o que alguns teóricos e estudiosos falam sobre os comportamentos de tocar, olhar e comunicar-se e seus efeitos no desenvolvimento da criança.

Spitz[7] em suas investigações mostrou a importância de sentimentos maternos que possam criar um clima emocional favorável ao desenvolvimento da criança. A atitude emocional materna e seus afetos servirão para orientar os afetos do bebê, ou seja, o comportamento de um servirá como estímulo ao comportamento do outro. Estas trocas são fundamentais nos primeiros meses de vida. Mães carinhosas, que sentem prazer em se relacionar com o filho, geram prazer no bebê, que, por sua vez, geram prazer na mãe. Por outro lado, mães com transtornos mentais irão refletir seus problemas no comportamento do bebê, influenciando de forma patogênica sobre o desenvolvimento no bebê.

Montagu[8] enfoca o valor do toque para a saúde física e mental do indivíduo, definindo o tocar como contato ou sensação satisfatória da pele de outra pessoa ou a própria. Afirma que experiências táteis afetam o desenvolvimento do comportamento. O toque das mãos, do colo, as carícias, os cuidados, a proteção dos braços, são experiências essenciais de tranqüilidade que o bebê precisa sentir para sua saúde.

O contato mãe-bebê tem o poder de aproximá-los, tendo conseqüências positivas na amamentação e também no comportamento materno, ao deixá-la mais tranqüila e amorosa.[9]

Bowlby[10] afirma ser essencial para a vida do bebê a vivência de uma relação calorosa, íntima e contínua com sua mãe. Descreve sobre a sensibilidade dos bebês e sua atenção frente à voz da mãe, gestos, expressões e à forma como são manipulados. Ao segurar o bebê no colo, a mãe transmite experiências emocionais. Por exemplo, a mãe, ansiosa, ao segurar o filho, pode levá-lo ao choro.

Winnicott, citado por Monteiro,[11] considera que o bebê ao nascer não estaria constituído psiquicamente como uma unidade, demandando do ambiente, preferencialmente a mãe, a continência capaz de lhe oferecer a experiência de sentir-se com um contorno, o que aos poucos faria com que se tornasse um indivíduo. Este acolhimento materno proporciona ao bebê a experiência de plenitude.

O termo *holding* é usado por Winnicott[12] com o significado de colo seguro, de "sustentação". Ele afirma que segurar e manipular bem uma criança facilita o processo de maturação, e segurá-la mal significa interrupção deste processo. Os bebês são muito sensíveis ao modo como são segurados, o que os leva a chorar com algumas pessoas e a ficar calmos e satisfeitos quando no colo de outras, mesmo muito novinhos. Para este teórico, o desenvolvimento do bebê só pode ocorrer no contexto da confiança, que decorre do fato de ele ser segurado e manipulado.

Com o que foi escrito acima, podemos pensar no toque como algo fundamental na vida do bebê. É ao mesmo tempo preventivo e curativo, quando evita danos psíquicos ou quando alivia dores, acalma e faz com que o bebê se sinta mais seguro.

Além do toque, o olhar da mãe sobre a criança é necessário para o bebê. A capacidade visual precoce do bebê e o desejo dos pais de admirá-lo criam oportunidades infinitas para experimentar, descobrir e interagir um com o outro. [6]

Spitz,[7] em suas investigações, mostra a importância do olhar na relação mãe-bebê. Durante o primeiro mês de vida, o ser humano aparece no campo visual do bebê todas as vezes que uma de suas necessidades é satisfeita. Desta forma, a face humana torna-se associada à supressão do desprazer assim como à experiência de prazer.

Por meio do método de observação mãe-bebê, pode-se verificar que o bebê, ao sugar, olha o seio e logo fixa os olhos no rosto da mãe. Deste modo, o bebê começa a estabelecer o nexo entre rosto e seio e vincula-os entre si, como pertencentes ao mesmo objeto, o que seria um passo futuro na integração dos objetos parciais num objeto total. Isto denota o processo do desenvolvimento mental do bebê e do vínculo entre a mãe e o filho.[13] Este momento, de tamanha proximidade e intimidade, proporciona o contato olho-a-olho. O bebê está sendo olhado por sua mãe, obtendo prazer ao saciar a fome com o leite e ao mesmo tempo ao ser visto pela mãe, o que confirma sua existência.[6]

Além da comunicação emocional, descrita acima, pela qual mãe e bebê se compreendem e expressam-se sem palavras, mas com amor, também temos a mais conhecida, que é aquela expressa por meio da palavra falada ou cantada.

O recém-nascido já é capaz de reconhecer a voz da mãe e demonstra preferência por ela. E, mais do que isso, antes do nascimento, o feto já entende o valor afetivo das palavras, em consonância aos sentimentos, emoções, e até mesmo às contradições.[14]

É possível pensar na música, como forma de comunicação entre a mãe e o bebê, favorecendo maior aproximação entre ambos. Por meio da música, estará transmitindo sua afetividade, deixando seu filho mais tranqüilo, calmo e, muito importante, sentindo-se amado.

Sabemos que todos estes aspectos são fundamentais na relação mãe-bebê, porém, para que haja possibilidade de ocorrerem de forma espontânea e verdadeira, existem algumas condições que precisam ter ocorrido ou estarem acontecendo. Com certeza, se, no período de gestação, houve aceitação do feto, predominaram vivências positivas e a mulher não sofreu graves perturbações, as chances de formação do vínculo mãe-bebê são maiores e, desta forma, a mãe sentirá mais prazer e terá maior disponibilidade em tocar, olhar e comunicar-se com seu bebê. O fato de sentir-se apoiada por seu parceiro ou por pessoas mais próximas a ela também é outro ponto relevante para que este relacionamento seja satisfatório. Como não se obriga alguém a amamentar, também não se força a mãe a tocar, olhar e comunicar-se com seu filho. Estes atos de amor e de afeto precisam de um terreno fértil para ocorrer, que inclui desde como a mãe foi cuidada pela própria mãe, até estes aspectos mencionados acima.

Aqui se destaca a atuação interprofissional que, certamente, contribui, de forma significativa, na boa relação mãe-filho, começando na fase gestacional.

A expressão do amor dos pais, promovendo um ambiente positivo, no qual o filho se sinta acolhido, compreendido e querido, é o que fornecerá uma "bagagem" para que caminhe com mais confiança e segurança em si mesmo e seja capaz de enfrentar situações futuras com maior competência psíquica e torne-se um adulto com maiores condições de desenvolver vínculos afetivos.

REFERÊNCIAS BIBLIOGRÁFICAS

1. Busnel MC. *A linguagem dos bebês – Sabemos escutá-los?* São Paulo: Escuta, 1997.
2. Winnicott DW. *A criança e o seu mundo.* Rio de Janeiro: Guanabara Koogan, 1982.
3. Kreisler L, Fain M, Soulé M. *A criança e seu corpo. Psicossomática da primeira infância.* Rio de Janeiro: Zahar Editores, 1981.
4. Maldonado MT. *Psicologia da gravidez-parto e puerpério.* São Paulo: Saraiva, 2002.
5. Assis MBAC. Mãe e bebê: encontro e desencontros. In: Del Ciampo LA, Ricco RG, Almeida CAN. *Aleitamento materno: passagens e transferências mãe/filho.* São Paulo: Atheneu, 2004.
6. Klaus MH, Kennel JH. *Pais/bebê a formação do apego.* Porto Alegre: Artes Médicas, 1993.
7. Spitz R. *O primeiro ano de vida: um estudo psicanalítico do desenvolvimento normal e anômalo das relações objetais.* São Paulo: Martins Fontes, 1983.
8. Montagu A. *Tocar: o significado humano da pele.* São Paulo: Summus, 1988.
9. Klaus MH, Kennel JH, Klaus PH. *Vínculo: construindo as bases para um apego seguro e para a independência.* Porto Alegre: Artmed, 2000.
10. Bowlby J. *Cuidados maternos e saúde mental.* São Paulo: Martins Fontes, 1995.
11. Monteiro DSF. *A amamentação e seus enredamentos psíquicos.* Dissertação de mestrado, Instituto de Psicologia da Universidade de São Paulo. São Paulo, 2003.
12. Winnicott DW. *Os bebês e suas mães.* São Paulo: Martins Fontes, 1994.
13. Rosa JAAC. Reflexões sobre o ambiente facilitador no desenvolvimento psíquico do recém-nascido. In: Caron NA. *A relação pais-bebê: da observação à clínica.* São Paulo: Casa do Psicólogo, 2000.
14. Caron NA. (org.). *A relação pais-bebê: da observação à clínica.* São Paulo: Casa do Psicólogo, 2000.

Capítulo 10

Integração dos Métodos Quantitativos e Qualitativos na Pesquisa em Nutrição e Saúde

Cláudia Maria Bógus
José Augusto de Aguiar Carrazedo Taddei

Cada vez mais os estudos na área da saúde e nutrição vêm considerando a necessidade de complementaridade entre as duas formas de abordagem mais correntes nas investigações desenvolvidas nesse campo: o método quantitativo e o método qualitativo.

Vale destacar que a metodologia de uma investigação deve estruturar-se a partir do objeto a ser estudado e da definição quanto à fundamentação teórica que será utilizada. O fundamental é que os instrumentos escolhidos sejam os adequados para responder às perguntas principais do estudo e para a compreensão dos dados encontrados. Ou seja, a decisão quanto ao uso de um método ou outro é uma decorrência disto. Assim como o uso de um método e outro, de modo complementar.

O método quantitativo trabalha com dados, indicadores e tendências observáveis e deve ser utilizado para dar conta, por exemplo, de aglomerados de dados e de dados demográficos, no sentido de classificá-los e torná-los inteligíveis, por meio de variáveis.[2]

O método qualitativo trabalha com valores, crenças, representações, hábitos e atitudes. Aspectos importantes para o entendimento da complexidade dos fenômenos, fatos e processos particulares que podem auxiliar na compreensão do significado das variáveis quantificadas.[2]

A abordagem qualitativa busca uma compreensão particular daquilo que estuda e não se preocupa com generalizações populacionais, princípios e leis. Seu foco é dirigido para o específico, buscando mais a compreensão dos fenômenos estudados. Para que seus resultados possam ser utilizados para compreender outros fenômenos que tenham relação com a situação específica estudada, é preciso, a partir dos dados obtidos, realizar uma discussão de caráter conceitual que embase adequadamente os achados e as conclusões apontadas.[4]

O campo da nutrição em saúde tem abrangência multidisciplinar, pois se refere a uma realidade complexa, também afetada pela problemática social mais ampla que interfere no processo saúde-doença, que se constitui no seu principal objeto de investigação.

Dessa forma, a inclusão de aspectos sociais nos estudos do campo da nutrição e saúde torna-se imprescindível, mas a dinâmica e a profundidade das relações presentes no fenômeno estudado, as contradições existentes e as representações dos grupos e segmentos sociais sobre o próprio fenômeno em pauta não serão captadas somente com análises quantitativas que decompõem o objeto em variáveis mensuráveis.

Os estudos epidemiológicos, cujos objetos de investigação permitam a combinação das metodologias quantitativas e qualitativas, precisam explicitar tal combinação na descrição de cada uma das suas etapas. A complementaridade das metodologias também precisa estar suficientemente contemplada nos modelos conceitual e operacional da investigação para garantir a abrangência da análise.

É possível exemplificar a possibilidade de combinação e complementaridade de metodologias ao se considerar estudos que pretendam identificar e mensurar o impacto de intervenções nas práticas de saúde. Ao mesmo tempo em que se definem variáveis quantitativas que irão compor indicadores, indagações podem ser elaboradas e dirigidas aos que fazem parte dos segmentos sociais envolvidos nas iniciativas, com o intuito de buscar as explicações e justificativas para os valores encontrados, por meio dos indicadores: são as razões para o baixo ou alto impacto, para a adoção ou não de determinadas práticas nutricionais. É necessária uma abordagem ampliada, que inclua os "comos" e os "porquês" do processo desenvolvido.

Algumas das possibilidades metodológicas qualitativas que podem ser complementares às análises quantitativas são entrevista, grupo focal e observação.

A entrevista permite a captação imediata da informação pretendida, facilitando o acesso a dados de difícil obtenção por meio da observação direta, tais como sentimentos, pensamentos e intenções.[5]

O grupo focal é uma entrevista grupal, em que o grupo é composto por pessoas que compartilham algo importante relacionado com o objeto do estudo. O grupo deve ter no mínimo seis e no máximo quinze pessoas e o tempo médio de duração é de 90 minutos. Para a condução dos trabalhos é necessário um moderador e um assistente, na função de observador.[1,6] Suas principais vantagens relacionam-se com o fato de serem baratos, rápidos e flexíveis, na medida em que é possível obter respostas dos participantes que não estavam previstas pelo pesquisador.

A observação é utilizada para descrever uma cultura, um ambiente, uma instituição, a "partir de dentro". O principal objetivo da observação é gerar conhecimento sobre a vida humana. Elas podem ocorrer em qualquer lugar onde as pessoas estejam fazendo coisas: culturas, comunidades, organizações, lares, ruas, lugares de trabalho, salas de aula e outros.[5]

REFERÊNCIAS BIBLIOGRÁFICAS

1. Minayo MCS, Sanches O. Quantitativo-qualitativo: oposição ou complementaridade? *Cadernos de Saúde Pública*, Rio de Janeiro. 1993;9(3):239-262.
2. Minayo MCS. *O desafio do conhecimento: pesquisa qualitativa em saúde*. 3ª ed. São Paulo – Rio de Janeiro: HUCITEC-ABRASCO, 1994.
3. Nogueira-Martins MCF, Bógus CM. Considerações sobre a metodologia qualitativa como recurso para o estudo das ações de humanização em saúde. *Saúde e sociedade*, São Paulo. 2004;13(3):44-57.
4. Patton MQ. *Qualitative evaluation and research methods*. Newbury Park, CA: Sage Publications, 1990.
5. Westphal MF, Bógus CM, Faria MM. Grupos focais: experiências precursoras em programas educativos em saúde no Brasil. *Boletín de la Oficina Sanitaria Panamericana* 1996;120(6):472-82.
6. Carlini-Cotrim B. Potencialidades da técnica qualitativa grupo focal em investigações sobre abuso de substâncias. *Revista de Saúde Pública*, São Paulo. 1996;30(3):285-293.

Parte

II

GESTANTES

Capítulo 11

Nutrição na Gestação

Daniella Maia Mazzaferro

Diversas alterações fisiológicas ocorrem no organismo materno durante o período gestacional. São aproximadamente 40 semanas de crescimento acelerado caracterizado por mudanças fisiológicas, metabólicas e nutricionais (Vitolo, 2003; Ribeiro, 2002; Goulart, 2000). Existe maior necessidade de todos os nutrientes básicos para a manutenção da nutrição e da saúde materna a fim de garantir o crescimento e o desenvolvimento adequados ao feto, pois sua única fonte de nutrientes é constituída pelas reservas nutricionais e pela ingestão alimentar da mãe. Justifica-se, assim, a importância do adequado estado nutricional materno para o desenvolvimento do feto.

O primeiro trimestre da gestação caracteriza-se por mudanças fisiológicas importantes, principalmente o grande desenvolvimento celular. O óvulo fecundado diferencia-se e cresce de forma lenta por meio de hiperplasia, e atinge, em média, 300 gramas. Geralmente, a gestante perde peso nesta fase, o que não representa muito prejuízo ao feto ou à mãe, desde que haja boas reservas energéticas, de vitaminas, minerais e oligoelementos (Vitolo, 2003; Ribeiro, 2002).

Os outros dois trimestres são de extrema importância para o crescimento e o desenvolvimento fetal, pois o peso do feto aumenta de 300 gramas para 3.000 gramas. Nesta fase a alimentação da gestante passa a ser fundamental para o crescimento e o desenvolvimento fetal. Assim, a disciplina materna, a qualidade da assistência pré-natal e a qualidade de vida serão responsáveis pelas conseqüências imediatas e futuras tanto para a mãe quanto para a criança (Vitolo, 2003).

O aumento de peso no último trimestre da gestação promove o estímulo do crescimento da massa muscular fetal (Lapillonne *et al.*, 1997). De acordo com Leghtig (1991), a desnutrição durante o período gestacional e no início da vida pós-natal está associada a prejuízos durante toda a infância. A partir do 4º mês da gestação, ocorre a formação de células adiposas e o aumento acentuado das mesmas até o nascimento (Guedes e Guedes, 1997). O aumento do tecido adiposo fetal, no último trimestre da gravidez, varia entre 12% e 17% do total de sua composição corporal. Crianças que nascem a termo e com peso adequado têm mais adipócitos que aquelas consideradas pequenas para a idade gestacional (Franceschini *et al.,* 2003).

AVALIAÇÃO NUTRICIONAL DA GESTANTE

O estado nutricional da gestante é de extrema importância para o desenvolvimento fetal, assim como para a sua saúde. O estado nutricional pré-gestacional é determinante de ganho de peso insuficiente ou excessivo e sugere a intervenção precoce no monitoramento dessa variável durante a gestação, o que implica na avaliação criteriosa do peso e da estatura no início do pré-natal.

Para a realização da avaliação nutricional, utiliza-se com maior freqüência a antropometria, por ser o meio mais acessível, não-invasivo, rápido e recomendado para avaliar o estado nutricional durante a gestação. As medidas mais citadas para a realização de investigação antropométrica foram peso, estatura, circunferência braquial e dobra cutânea tricipital, com base em estudos colaborativos da Organização Mundial de Saúde – OMS (Who, 1995), publicações do Instituto de Medicina dos EUA (IOM, 1990) e publicação da OPAS, 1991. Morais *et al.,* 1997, também sugerem a utilização da bioimpedância como adjuvante da avaliação nutricional da gestante. A OMS também cita como bons indicadores de nutrição materna e fetal a altura uterina e a circunferência da panturrilha.

Em nosso serviço, fazemos a antropometria da gestante por meio de tomada de estatura inicial e peso a cada duas semanas a fim de verificar o ganho de peso da gestante de forma a intervir, se necessário.

GANHO DE PESO

Ainda não existe consenso sobre qual o melhor método para avaliar o ganho de peso durante a gestação. Diagnosticar o estado nutricional da gestante tem sido um desafio para os profissionais que trabalham com esse grupo populacional. O motivo dessa dificuldade é a inexistência de um instrumento que classifique a gestante quanto ao seu estado nutricional (Vitolo, 2003).

A avaliação antropométrica, alimentar, bioquímica e clínica e, principalmente, a avaliação do estado nutricional pré-gestacional são fundamentais para o acompanhamento do ganho de peso gestacional.

O Institute of Medicine (IOM), desde 1990 tem-se preocupado com as recomendações para ganho de peso durante a gestação. As investigações para validar as recomendações enfocaram, principalmente, a relação com a morbidade e mortalidade perinatais.

Durante o primeiro trimestre gestacional, o ganho de peso não é relevante, pois geralmente ocorre perda de peso em virtude das alterações fisiológicas e mudanças hormonais ocorridas nesta fase, tais como náuseas, vômitos e inapetência da gestante. A perda de peso de até três quilos, manutenção do peso pré-gestacional ou ganho ponderal de até 2 kg não interferem na saúde da mãe e do feto (Vitolo, 2003).

No entanto, caso esses valores se excedam, tanto para perda quanto para ganho de peso, a gestante deverá receber atenção especial, pois isso representa risco de desvio do seu estado nutricional. A partir do 2º e 3º trimestres, o ganho de peso vai depender do estado nutricional da gestante. Durante todo o período gestacional, o ganho para gestantes com baixo peso é de 15 kg, para eutróficas de 10 a 12 kg, sobrepeso e obesidade de 6 a 7 kg. Estima-se que em condições normais o ganho de peso semanal varie de 65 g entre a 1ª e 10ª semana; 335 g entre a 10ª e 20ª semana; 450 g da 20ª para a 30ª e 335 g entre a 30ª e 40ª semana (Picciano, 1997 *in:* Ribeiro *et al.*, 2003; Who, 2001; Scholl *et al.*, 1995).

O ganho de peso durante a gestação tem sido descrito como um dos mais importantes determinantes da retenção de peso pós-parto. A literatura é bastante concordante e tem sido sistematicamente reportado que quanto maior o ganho de peso ponderal, maior a retenção de peso pós-parto (Kac, 2001). Scholl *et al.*, 1995, observaram que mulheres com ganho de peso maior que 0,68 kg/semana, entre a 20ª e a 36ª semana, tiveram maior retenção de peso e maiores valores de índice de massa corporal (IMC) no pós-parto quando comparadas às gestantes com ganho de peso menor que 0,68 kg/semana.

Em gestações gemelares, o ganho de peso estimado é de 15,5 a 20,25 kg ou de 2,7 kg/mês nas últimas 20 semanas gestacionais (Luke, 1996).

Os elementos responsáveis pelo ganho de peso da gestante são 3 kg de peso do feto, 2,5 kg entre membranas fetais e líquido amniótico, 1 a 1,5 kg das mamas, edema e aumento do volume plasmático correspondem a 2,3 kg e 1 kg de gordura de depósito materno (Vitolo, 2003).

CURVAS PARA AVALIAÇÃO DO GANHO DE PESO DURANTE A GESTAÇÃO

O IOM elaborou uma curva de ganho de peso gestacional que se diferencia a partir da 16ª semana de gestação.

O IOM utiliza o IMC pré-gestacional além de curva de ganho de peso gestacional. Já foi recomendado pela OMS e pelo Ministério da Saúde (MS) para avaliação prévia da gestante para recomendação de ganho de peso, além de identificar ganhos de peso menos expressivos. Como desvantagens, a curva do IOM depende do peso pré-gestacional e sua acurácia e não classifica o estado nutricional durante a gestação (Fig. 11-1).

O IOM avalia o IMC pré-gestacional; os valores do ponto de corte para eutrofia, baixo peso, sobrepeso e obesidade são diferentes dos referidos para a avaliação do perfil nutricional de mulheres adultas, não-grávidas, de determinada população (Quadro 11-1).

Rosso (1985) propôs a utilização da relação de peso/estatura para a avaliação do estado nutricional da gestante. Recomenda que todas as gestantes alcancem a porcentagem de 120% de peso/estatura ao final da gestação, com ganho de peso maior ou menor, dependendo da relação anterior à gestação.

A relação entre peso para estatura pode ser obtida pelo nomograma de Rosso por meio de linha diagonal entre peso e estatura da gestante, tanto com o peso pré-gestacional quanto para o acompanhamento do ganho de peso gestacional.

O nomograma de Rosso já foi recomendado pelo MS, utilizado no cartão de pré-natal da gestante, e é de excelente aplicação em populações da rede pública de saúde.

Nomografia de Rosso

Rosso (1985), em seus estudos, constatou que mulheres norte-americanas e chilenas com baixo peso tiveram recém-nascidos com 3.300 g como peso médio, somente quando alcançavam, no mínimo, 14 kg de ganho de peso durante a gestação, atingindo, assim, 120% de adequação. Anderson (1989) considera que, em países em vias de desenvolvimento, talvez seja mais realista um ganho de 110% na relação peso/estatura, já que em seus estudos na Índia nenhuma gestante conseguiu chegar a 120% de adequação.

- Vantagens:
  - avalia ganho de peso de acordo com a relação peso/estatura durante a gravidez conforme a idade gestacional;
  - possibilita, além do diagnóstico nutricional, monitoração do ganho ponderal na gestação;
  - é de fácil execução, baixo custo, e, por isso, foi recomendado pelo MS;
  - independe do peso pré-gestacional e captação precoce;
  - mesmo índice no início e durante a gestação;

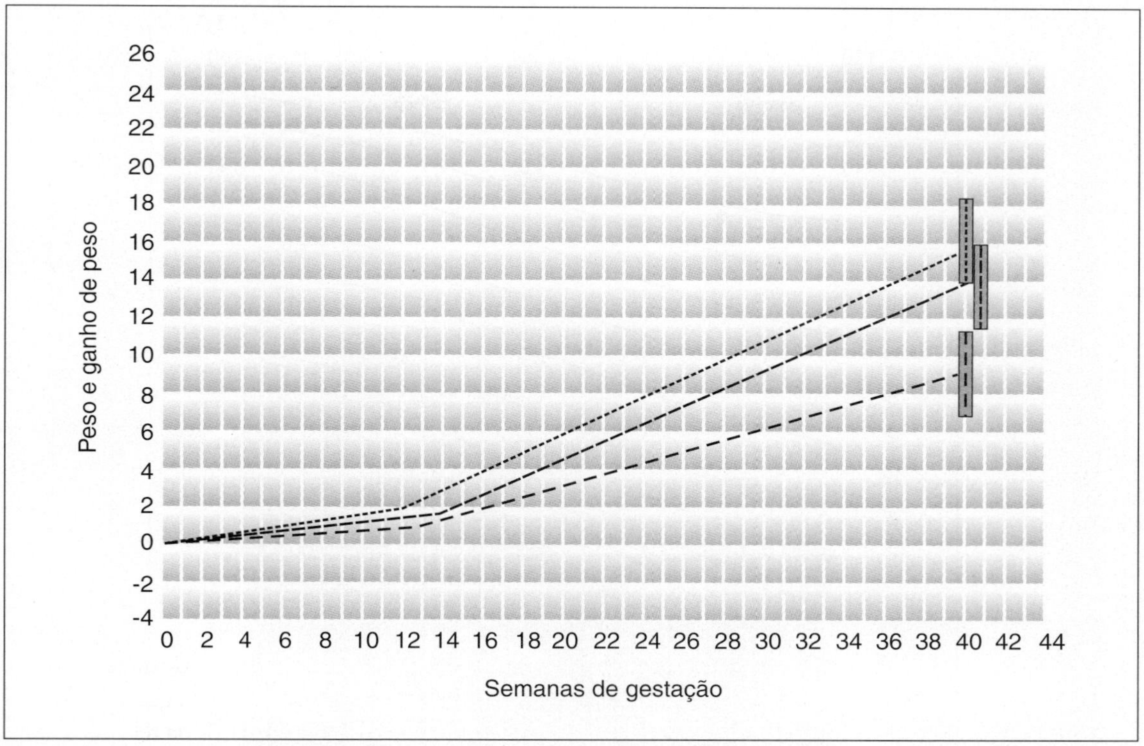

Fig. 11-1. Curva de ganho de peso para gestantes de acordo com a idade gestacional e o estado nutricional (Fonte: Instituto de Medicina dos EUA (IOM), 1992).

- para populações de baixa renda, tem sido o melhor método para a avaliação do estado nutricional, pois o índice de desnutrição geralmente é maior do que o de sobrepeso e obesidade.

- Desvantagens:
  - ponto de corte de 95% para desnutrição;
  - discordância epidemiológica;
  - expectativa não-realista de ganho de peso;
  - indicador de peso para estatura é menos fiel que o IMC, de acordo com as novas recomendações;
  - superestima a prevalência de desnutrição e algumas gestantes eutróficas são classificadas como desnutridas;
- não classifica gestantes com mais de 1,74 m.

Quadro 11-1. Ganho de peso gestacional de acordo com o IMC pré-gestacional

IMC (kg/m) pré-gestacional	*Ganho de peso total (kg)*	*Ganho de peso semanal (g/semana)*
< 19,8 (baixo peso)	12,5 a 18	500 a partir do 2º semestre
19,8 a 26 (eutrofia)	11,5 a 16	400 a partir do 2º semestre
26,1 a 29 (sobrepeso)	7,0 a 11,5	300 a partir do 2º semestre
> 29 (obesidade)	7,0 a 9,1	200 a partir do 2º semestre

Fonte: Instituto de Medicina dos EUA (IOM), 1992.

Em nosso serviço também encontramos dificuldade em colocar as gestantes com alto grau de obesidade no gráfico, pois o mesmo comporta até 135% de porcentagem para peso/estatura. Sendo assim, é de extrema importância o acompanhamento do peso pré-gestacional com a evolução do ganho de peso pelo nomograma de Rosso (Fig. 3-2A e B).

Em 1997, Atalah propôs um novo padrão de avaliação nutricional para gestantes. Realizou estudo com 3.000 gestantes no Chile e elaborou uma curva que relaciona o IMC com as semanas gestacionais. Esta curva não leva em conta o peso pré-gestacional, fazendo uso das medidas de circunferência muscular do braço e dobras cutâneas.

- Vantagens:
  - independe de peso pré-gestacional e captação precoce;
  - tabela teórica de aumento ótimo em intervalos breves;
  - instrumento prático para definir o estado nutricional da gestante pelo IMC;
  - pode ser utilizado em mulheres muito altas ou muito baixas.

- Desvantagens:
  - não detecta ganho de peso menos expressivo;
  - se em formato de gráfico, não possibilita recomendação de ganho de peso, tem que associar IOM;
  - não há indicações de órgãos oficiais e ainda não foi submetida à validação.

A

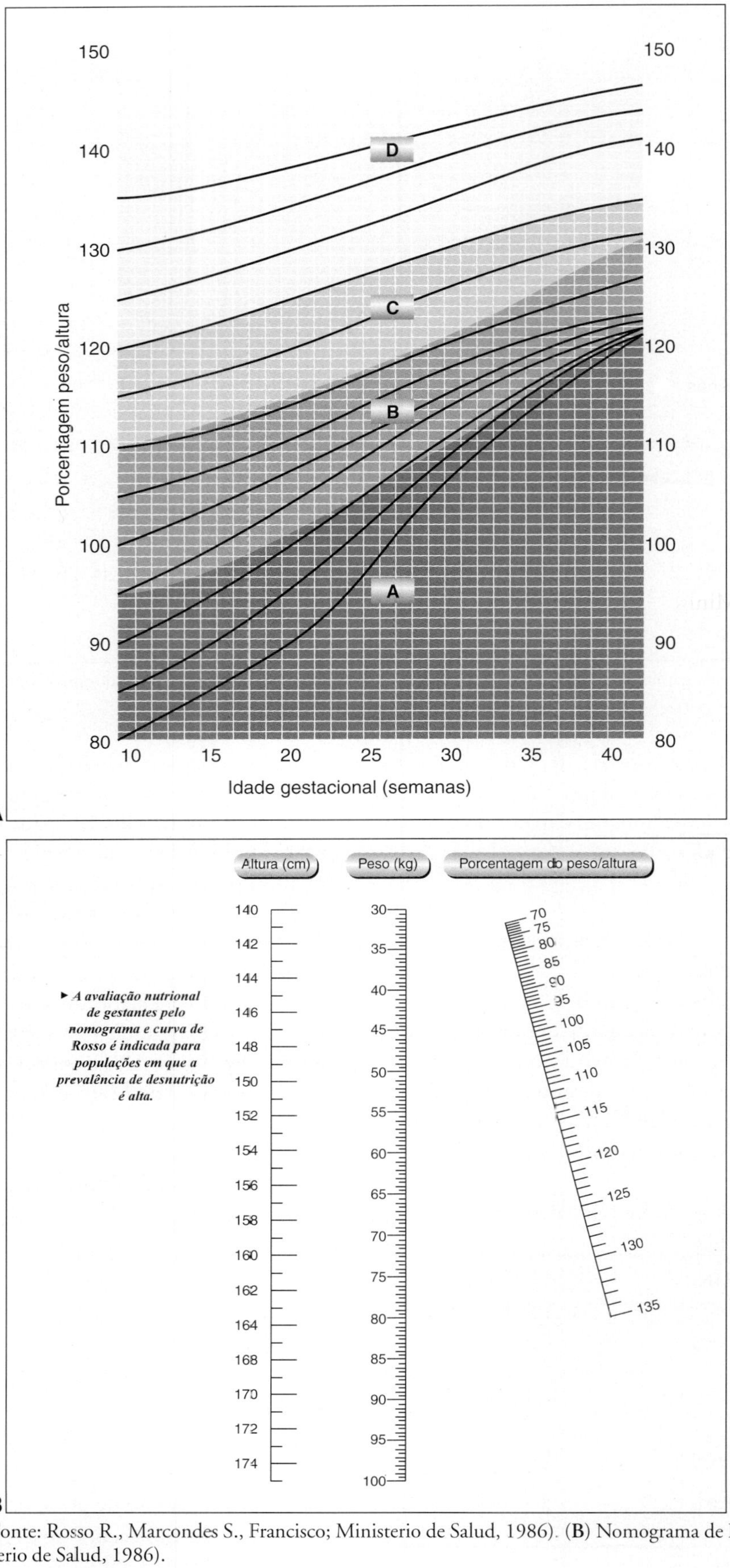

B

► *A avaliação nutrional de gestantes pelo nomograma e curva de Rosso é indicada para populações em que a prevalência de desnutrição é alta.*

Fig. 11-2. (**A**) Curva de Rosso (Fonte: Rosso R., Marcondes S., Francisco; Ministerio de Salud, 1986). (**B**) Nomograma de Rosso (Fonte: Rosso R., Marcondes S., Francisco; Ministerio de Salud, 1986).

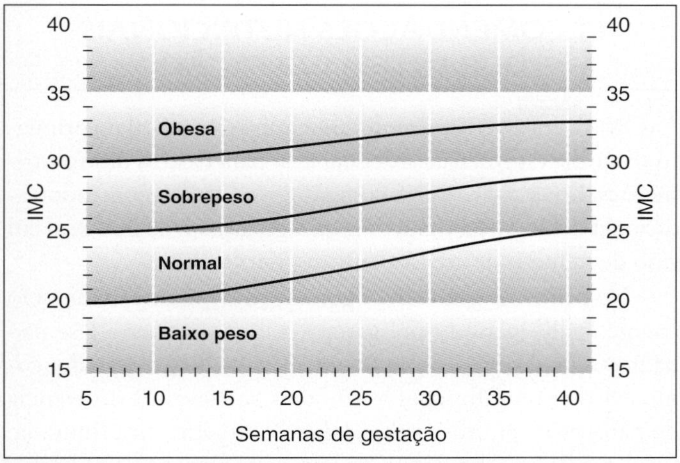

Fig. 11-3. Curva de IMC de acordo com a idade gestacional. (Fonte: Atalah, SE, Castillo, CL; Castro, RS; Amparo Aldeã, P. Propuesta de un nuevo estándar de evaluación nutricional de embarazadas. Ver Méd. Chile, 1997;125:1429-1436.

Atualmente, o MS utiliza curva de ganho de peso percentilar, desenvolvida pelo Ministério da Saúde do Chile, a qual verifica acompanhamento do ganho de peso. Esta curva, apesar de fácil utilização, utiliza-se de dados de referência sem validação, pois foi utilizada pequena amostra para realização do estudo (aproximadamente 300 gestantes). Necessita de peso pré-gestacional e não relaciona o ganho de peso com estado nutricional da gestante (Fig. 11-3).

AVALIAÇÃO DOS HÁBITOS ALIMENTARES DURANTE A GESTAÇÃO

Os hábitos alimentares podem ser avaliados de diversas formas. Os inquéritos alimentares são os mais utilizados para realizar esse tipo de avaliação. Eles são importantes para a detecção de erros alimentares que possam prejudicar a saúde da gestante e também do feto.

De acordo com Fisberg *et al.*, 2005 e Vitolo, 2003, existem algumas formas de aplicação destes inquéritos:

Alimentação diária habitual

Esta técnica quantitativa baseia-se em questionamentos feitos pelo nutricionista sobre o que a gestante costuma alimentar-se habitualmente, desde o acordar até a hora de dormir. Também chamada de história alimentar, sua aplicação é indicada para a primeira consulta, para que saibamos o que é habitualmente consumido pela paciente.

Inquérito recordatório de 24 horas

Método mais utilizado para populações por ser rápido e de fácil aplicação. Leva em conta o que foi ingerido pelo paciente no dia anterior à consulta. É mais quantitativo do que qualitativo.

Inquérito de freqüência

Mais utilizado para verificar hábitos qualitativos, pois relata a freqüência com que os alimentos são consumidos (diária, semanal e mensalmente). Seu resultado é de extrema importância para que possamos detectar a deficiência ou o excesso no consumo de determinados nutrientes.

Inquérito por registro

Também conhecido por registro alimentar. Quantitativamente é o melhor, pois a gestante anota os alimentos à medida que o consome. No entanto, depende do registro da pessoa, que deverá ser treinada de forma adequada. É excelente estratégia para que a gestante conheça seus hábitos alimentares. Estudos comprovam que gestantes com sobrepeso e obesidade subestimam seu consumo alimentar.

Pirâmide alimentar

Pode-se avaliar a alimentação também por sua relação com os grupos alimentares da pirâmide alimentar. Philippi *et al.,* 1995 adaptaram a pirâmide alimentar americana aos padrões brasileiros. Para gestantes e nutrizes, calcula-se, em média, 2.000 kcal diárias, com quantidades de porções diferentes das recomendadas para mulheres adultas por grupos de alimentos. É importante lembrar que a pirâmide representa um guia flexivo e pessoal. Traz informações gerais sobre como escolher alimentos saudáveis e um resumo dos alimentos que devem ser ingeridos todos os dias. Apresenta alimentos na quantidade certa de calorias e nutrientes necessários para manter a saúde e o peso ideal (Cuppari, 2002).

Os grupos dos cereais são importantes fontes de cálcio, ferro, zinco e vitaminas do complexo B. Batatas são ótimas fontes de vitamina C, desde que não cozidas por muito tempo. Cereais e pães integrais são excelentes fontes de fibras e previnem a constipação intestinal, desde que guardadas as proporções de água ingerida ao dia. Além disso, os cereais matinais são ótimas fontes de fibras e ácido fólico e podem ser fortificados com diversas vitaminas. São necessárias sete porções de cereais ao dia. Uma porção equivale a um pão francês, duas fatias de pão de forma, 3 biscoitos *cream cracker,* meia xícara de macarrão cozido, meia xícara de arroz cozido ou uma batata média (Who, 2001; Philippi *et al.*, 1995).

As hortaliças e as frutas são as melhores fontes de vitaminas e minerais da dieta, incluindo folato e ferro, que são de extrema importância para a prevenção da anemia durante o período gestacional. Além disso, para que haja melhor fixação do ferro não-heme proveniente das verduras verde-escuras é necessária a presença da vitamina C, que deverá ser consumida, preferencialmente na forma de frutas e legumes. A quantidade de porções diárias é: 4 1/2 de verduras e legumes e 4 de frutas. As porções deste grupo são representadas por 1/3 de xícara de vegetais (cenoura, beterraba, nabo etc.); uma xícara de vegetais verde-escuros; um tomate médio; uma fruta média (laranja, maçã, ameixa, banana); meia xícara de morangos, 160 ml de suco de frutas natural. É importante lembrar que a vitamina C é muito volátil, grande parte é perdida durante seu armazenamento e cocção. Devem-se cozinhar as hortaliças em água fervente por apenas 5 a 10 minutos, para que isso não prejudique suas propriedades (Who, 2001; Philippi *et al.*, 1995).

O cálcio é essencial para a formação dos ossos e dos dentes do bebê e, na lactação, para a produção do leite materno. No entanto, caso o cálcio não seja consumido de forma adequada pela dieta, ser-lhe-á retirado dos estoques corporais da gestante e, para que isso não ocorra, é necessária à ingestão adequada de cálcio durante a gestação. Os alimentos do grupo dos leites e derivados são as principais fontes de cálcio para a nossa dieta. São três porções de leite que devem ser consumidas ao dia pela gestante: uma porção corresponde a um pote de 200 g de iogurte ou coalhada, um copo de leite, duas fatias de 30 g de queijo branco,1 1/2 xícara de queijo *cottage* (Who, 2001; Philippi *et al.*, 1995).

O grupo de carnes, ovos e feijões representa a proteína da pirâmide. Na pirâmide, temos os grupos separados, embora na norte-americana estejam juntos. As carnes, especialmente as vísceras, são as melhores fontes de ferro, pois são mais bem absorvidas que o ferro proveniente dos feijões. No entanto, devem ser consumidas de forma moderada, para evitar o excesso de vitamina A. A quantidade de porções diárias são 1 1/2 de carnes, o que corresponde a 80 g de carne, peixe ou frango cozidos ou dois ovos. Quanto ao grupo dos feijões uma porção equivale a uma xícara de feijões cozidos (Who, 2001; Philippi *et al.*, 1995).

O grupo dos açúcares e gorduras, na pirâmide adaptada, está inserido em todos os outros, pois tanto os açúcares quanto as gorduras são essenciais ao organismo, desde que de boa qualidade e em quantidades adequadas. No entanto, deste grupo também fazem parte manteiga, margarina, óleos, toucinho, açúcares, sobremesas, pastéis, refrigerantes, ou seja, alimentos que contêm muito sal, açúcar e muita gordura. Deve-se ter cautela quanto à sua ingestão, pois são fontes de calorias vazias, que oferecem poucas quantidades de nutrientes. É importante lembrar que as gorduras vegetais são as de melhor qualidade e que não devem ser aquecidas para não perder esta propriedade. O consumo de gorduras animais deve ser especialmente reduzido pelo risco de adquirir certos tipos de câncer e doenças cardiovasculares. As porções para as gestantes são duas de óleos e uma e meia de açúcares (Porções Brasileiras) (Who, 2001; Philippi *et al.*, 1995).

Outra informação importante refere-se ao consumo de sal, que deve ser moderado (aproximadamente 6 g/dia), o que significa colocar menor quantidade de sal à mesa, durante o cozimento e reduzir, ou evitar, o consumo de enlatados, a fim de evitar problemas de pressão alta e retenção de líquidos, comuns no período final da gestação (Who, 2001; Philippi *et al.*, 1995).

RECOMENDAÇÕES NUTRICIONAIS DURANTE A GESTAÇÃO

A (OMS), em 1973, estimou acréscimo de 150 kcal no primeiro trimestre da gestação e de 350 kcal para os dois últimos trimestres. Em revisão realizada em 1985, a OMS recomendou adicional de 250 kcal durante toda a gestação e de 200 kcal em caso de redução de atividade física (Vitolo, 2003).

No primeiro trimestre, a gestante deve manter a ingestão energética do período pré-gestacional, já que nessa fase não há necessidade de incremento energético. Nesse período, como existem modificações hormonais que levam à ocorrência de náuseas e vômitos, a capacidade energética fica limitada. Com o adicional gradativo de aproximadamente 250 kcal e, no final da gestação, 200 kcal, em virtude da diminuição da atividade física, o balanço energético durante a gestação passa a ser positivo, mesmo com diminuição de ingestão alimentar no primeiro trimestre (Who, 2001; Vitolo, 2003).

De acordo com o RDA (1989), a partir do segundo trimestre de gestação recomenda-se o adicional de 300 kcal ao gasto energético total, levando em conta o peso pré-gestacional.

$$\text{GET} = \text{GEB} \times \text{fator atividade física}$$

Em nosso serviço, não adotamos o cálculo de peso ideal durante o período gestacional, utilizamos o ganho de peso estimado conforme o estado nutricional do período pré-gestacional (IOM), pois torna o atendimento mais individualizado. Toda a gestante, em nosso serviço, é avaliada em entrevista inicial por várias áreas: avaliação do comportamento da gestante, da saúde mental, consulta com a enfermagem e avaliação antropométrica e nutricional com as nutricionistas. As gestantes são admitidas a partir da 16ª semana gestacional. As gestantes com peso baixo e obesidade são encaminhadas para o atendimento individual de nutrição e acompanhadas pelas nutricionistas até o final da gestação.

NUTRIENTES QUE DEVEM RECEBER ATENÇÃO DURANTE O PERÍODO GESTACIONAL

Durante o período gestacional, alguns nutrientes merecem atenção especial: proteínas, cálcio, ácido fólico, ferro, vitamina A e C e zinco.

Proteínas

A recomendação de proteínas para gestantes é de 60 g/dia, sendo apenas 50% de alto valor biológico. A FAO/OMS, em 1985, recomenda a ingestão de 0,75 a 1 g por kg de peso/dia, mais o adicional de 6 g. Como a quantidade de proteína ingerida não é totalmente absorvida, o NRC recomenda o adicional de 10 g diários (Vitolo, 2003).

Cálcio

As recomendações de cálcio sofreram alteração se forem comparados os valores referentes a RDA 1989 e DRI 2000: os valores atuais são 1.000 mg/dia, o que corresponde a dois copos de leite, uma fatia de 30 g de queijo e 200 g de iogurte. Vegetais e feijões também são boas fontes de cálcio, no entanto apresentam baixa biodisponibilidade do nutriente (Cobayashi, 2004; Vitolo, 2003).

A suplementação de 2 g de cálcio ao dia aumenta o risco de toxemia gravídica. A contra-indicação para a suplementação de cálcio está no risco de desenvolvimento de nefrolitíase (Cobayashi, 2004; Vitolo, 2003).

Outra consideração importante é quanto às câimbras, algumas vezes associadas à deficiência ou distúrbios na absorção de cálcio; a suplementação durante três semanas revelou melhora no quadro com relação às que utilizaram placebo (Vitolo, 2003).

Ácido fólico

O ácido fólico é uma vitamina hidrossolúvel pouco armazenada no organismo, essencial para reações metabólicas específicas e vital para o funcionamento e crescimento normal do organismo (Ribeiro *et al.*, 2002).

Durante a gestação, os níveis sanguíneos maternos de ácido fólico diminuem normalmente, talvez por aumento do volume sanguíneo e da excreção urinária da vitamina, embora sua absorção permaneça inalterada. Sua deficiência na gravidez pode estar associada ao aumento da prevalência do descolamento da placenta, morte neonatal, baixo peso ao nascer, prematuridade, toxemia gravídica, hemorragia pós-parto, atraso de maturação no sistema nervoso, anemia megaloblástica e malformação fetal. Durante a 3ª e a 4ª semanas gestacionais, podem acontecer malformações do sistema nervoso central, em virtude da deficiência de ácido fólico, e os defeitos do tubo neural (anencefalia e espinha bífida) são os mais comuns (Ribeiro *et al.*, 2002; Barón, 2003).

Estudos têm demonstrado que se deve suplementar ácido fólico por três meses antes da concepção até a 12ª semana gestacional, para a prevenção de defeitos no tubo neural do feto. A razão para a administração anterior ao período gestacional é que o tubo neural é formado por volta do 25º dia após a concepção (Vitolo, 2003; Ribeiro *et al.*, 2002).

As recomendações de ingestão durante a gestação são de 600 µg/dia. Esta quantidade é difícil de ser conseguida com ingestão alimentar, pois o ácido fólico é uma vitamina muito sensível. As fontes são as verduras verde-escuras, vísceras, carnes, ovos e feijão; no entanto, o cozimento destrói 90% da quantidade de folato nos alimentos (Ribeiro *et al.*, 2002).

Ferro

Os requerimentos de ferro durante a gestação ficam aumentados a partir do último trimestre em virtude da hemodiluição. A OMS, 1995, recomenda suplementação profilática de ferro neste período, em virtude da grande mobilização do nutriente pelo feto. A quantidade prescrita para a gestante é de 27 mg/dia no segundo e terceiro trimestres. Isso requer suplementação medicamentosa, pois a dieta fornece em torno de 6 a 7 mg de ferro a cada 1.000 kcal. A quantidade máxima tolerada é de 45 mg/dia.

Além disso, a orientação alimentar é fundamental, com preferência pelo consumo de fontes de ferro heme (produtos cárneos e vísceras) e adição de facilitadores de absorção aos alimentos fontes de ferro não-heme (vegetais verde-escuros, legumes e leguminosas), que são as fontes de vitamina C: sucos e alimentos ricos nesta vitamina (Who, 2001; Vitolo, 2003).

Vitamina A

A recomendação é de 770 µg/dia. Os excessos podem ser teratogênicos, caso as doses nos primeiros meses de gestação sejam maiores que 7.000 µg (Who, 2001; Vitolo, 2003).

Vitamina C

Recomendam-se 85 mg/dia de vitamina C, sendo o máximo de 2 g/dia. Esta recomendação é facilmente conseguida por meio da alimentação, com a ingestão de pelo menos um alimento-fonte ao dia (Who, 2001; Vitolo, 2003).

Zinco

A deficiência de zinco foi associada à malformação congênita. Como o ferro pode interferir na absorção do zinco, dosagens de ferro maiores que 60 mg/dia devem ser acompanhadas pela suplementação de zinco (Vitolo, 2003).

CONCLUSÃO

A alimentação na gestação é de extrema importância para o crescimento e o desenvolvimento do feto, principalmente nos dois últimos trimestres da gravidez, pois é nessa fase que há acelerado processo de crescimento com hiperplasia e hipertrofia celular.

O ganho de peso durante a gestação deve estar associado ao estado nutricional da gestante antes da gravidez, para que o ganho de peso seja adequado e não haja prejuízos para a gestante nem para o futuro bebê.

Nossa experiência é voltada para grupos educativos realizados com até 20 gestantes. Os grupos têm atenção multiprofissional (enfermagem, serviço social, fonoaudiologia, fisioterapia, pedagogia, psicologia e nutrição). Com o acompanhamento de peso rotineiro, e o atendimento individual de nutrição, para os casos que requerem maior atenção, visamos à gestação saudável para a gestante e o futuro bebê.

BIBLIOGRAFIA

Atalah SE, Castillo CL, Castro RS, Aldea AP. Propuesta de un nuevo estándar de evaluación nutricional en embarazadas. *Ver Méd Chile* 1997;125:1429-1436.

Barón MA, Solano L, Pena E, Marón A. Estado de la nutrición de folato, vitamina B12 y hierro en adolescentes embarazadas. *Arch Lat Am Nutr* 2003;53(2), 150-156.

Cobayashi F. Cálcio: seu papel na nutrição e saúde. *Compacta Nutrição* 2004;(2)1-18.

Cuppari I. Necessidades e recomendações de nutrientes. In: *Guias de medicina ambulatorial e hospitalar UNIFESP/EPM. Nutrição clínica no adulto*. 1ª ed. São Paulo: Manole, 2002.

Fisberg RM, Slater B, Marchioni DML, Martini LA. *Inquéritos alimentares: métodos e bases científicos – 1. Métodos de inquéritos alimentares e 2. Métodos de inquéritos alimentares com abordagens do comportamento alimentar.* São Paulo: Manole, 2005.

Franceschini SCC, Priore SE, Pequeno NPF, Silva DG, Sigulem DM. Fatores de risco para o baixo peso ao nascer em gestantes de baixa renda. *Rev Nutr Campinas* 2003;16(2):171-179.

Goulart RMM, Yazle MEHD, Rondó PH, Vitolo M, Czeizel A. Novas recomendações nutricionais para gestante. *Nutrição em pauta* 2000;45:11-7.

IM (Institute of Medicine). *Subcommittee on nutritional status and weight gain during pregnancy.* National Academy of Sciences, 1990.

Kac G. Fatores determinantes da retenção de peso no pós-parto – uma revisão da literatura. *Cad Saúde Pública* 2001;17(3):455-6.

Luke B, Leurgans S. Maternal weight gains in ideal twins outcomes. *JADA* 1996;96(2):178-181.

Morais AAC, Tavares GM, Pezzin AC, Moana AA, Galvão HP, Faintuch J. Avaliação da composição em gestantes de termo. *Ver Ass Méd Brasil* 1997;43(2):109-13.

National Research Council (NRC). *Dietary references allowances.* Washington DC: National Academy Press, 1989.

Neuhouser MLS. Nutrição durante a gravidez e lactação. In: Mahan LK, Escott-Stump S, editors. *Krause: alimentos, nutrição e dietoterapia.* São Paulo: Roca, 2002. p. 181-212.

Philippi ST, Latterza AR, Cruz ATR, Ribeiro LC. Pirâmide alimentar adaptada: guia para escolha dos alimentos. *Rev Nutr* 1999;12(1):65-80.

Ribeiro LC, Devincenzi MU, Garcia JN, Sigulem DM. Nutrição e alimentação na gestação. *Compacta em Nutrição* 2002;3(2):12-18.

Ribeiro LC, Devincenzi MU, Viana EC, Castro TG, Sigulem DM. Ácido fólico: sua importância em situações fisiológicas do ciclo vital. *Compacta em Nutrição* 2002;3(1):10-14.

Roberto Benzecry *Tratado de obstetrícia da FEBRASGO.* Rio de Janeiro: Revinter, 2000. v. I. p. 3-46.

Rosso P. A new chart to monitor weight gain during pregnancy. *Am J Clin Nutr* 1985;41:644-52.

Scholl TO, Heidger ML, Schall JI, Ances IG, Smith WK. Gestational weight gain, pregnance outcome and postpartum weight retention. *Obstetrics and Gynecology* 1995;86:423-427.

Villareal LEM, Benavides CL, Valdez-Leal R, Sánchez-Peña MA, Villareal-Pérez JZ. Efecto de la administración semanal de acido fólico sobre los valores sanguineos. *Salud Pública de México* 2001;43(2):13-16.

Vitolo MR. Práticas alimentares na infância. In: *Nutrição: da gestação à adolescência.* São Paulo: Ed. Reichmann & Affonso Editores, 2003.

WHO (World Health Organization). Physical status: the use and interpretation of anthropometry. World Health Organ Tech Rep Ser 1995;854:1-452.

World Health Organization (WHO). Healthy eating during pregnancy and breastfeeding – Booklet for mothers. *WHO Regional Office for Europe,* 2001.

Capítulo 12

Fatores de Risco

Suzana de Souza Queiroz
Renato Tardelli Pereira
Fernando José de Nóbrega

Cada vez mais o setor da saúde tem priorizado a atenção à mulher, especialmente na gravidez, pelo fato de a saúde materna inadequada ser danosa também para a criança que está por vir ao mundo e que iniciará sua vida em desvantagem, sob vários aspectos.

É um fato sabido que o recém-nascido (RN) de baixo peso (RNBP), ou com peso ao nascer abaixo de 2.500 g, tem 40 vezes mais probabilidade de morrer que um RN com peso adequado, além de apresentar maior chance de retardamento mental, paralisia cerebral bem como outros atrasos do desenvolvimento sensorial e cognitivo.[1,2] Além disso, os RN sobreviventes têm uma incidência aumentada de uma série de incapacidades neurológicas e de desenvolvimento, doenças respiratórias e seqüelas resultantes dos cuidados intensivos.[1] Esses RN de alto risco compõem um grupo heterogêneo de crianças nascidas de pré-termo (< 37 semanas) e também aquelas nascidas de termo, porém com baixo peso. O crescimento intra-uterino restrito (RCIU) tem sido apontado como causa predominante do RNBP, em países em desenvolvimento e também em países cujos índices ultrapassam os 10% esperados numa população.[3]

Na gestação de risco, o pré-natal possibilita a identificação do problema e a rápida atuação dos profissionais de saúde materno-infantil. As medidas preventivas, baseadas no conhecimento dos principais fatores de risco para o recém-nascido de baixo peso, podem resultar em grande benefício, tanto para a mãe como para o RN.

São vários os fatores de risco materno identificados na determinação do RNBP e dificilmente ocorrem isoladamente e sim num complexo mecanismo de interação.[3] Esses fatores podem ser didaticamente divididos e variam muito de autor para autor. Neste capítulo, será apresentada a subdivisão de Kliegman e Das,[3] modificada (Quadro 12-1).

Quadro 12-1. Fatores de riscos maternos para o RNBP

I	*Socioeconômico e geográfico:* condição socioeconômica, procedência étnica, altitude
II	*Cultural e comportamental:* idade; pré-natal, paridade, intervalo entre gestações, estresse, drogas, condição educacional, trabalhos pesados
III	*Pré-gestacional:* condição nutricional, nascimento anterior de RNBP, anomalias uterinas e cervicais
IV	*Gestacional:* condição nutricional materna, gestação múltipla, determinantes fetais, doenças maternas, ruptura prematura das membranas

Modificada a partir de Kliegman & Das. Intrauterine Growth Retardation. In: Fanaroff, A.A.; Martin, R.J. Neonatal-Perinatal Medicine. Diseases of the Fetus and Infant. St Louis, vol. 1, 2002, p. 228-286.

SOCIOECONÔMICOS E DEMOGRÁFICOS

Socioeconômicos

O baixo nível socioeconômico materno (BNSE), por si, é considerado risco na determinação do RNBP pois a essa condição estão associados vários fatores, tais como baixa escolaridade, meio ambiente adverso, alimentação inadequada, fumo, entre outros. Portanto, nesta circunstância, a gestante já merece atenção redobrada pela equipe de saúde.[4]

Em trabalho desenvolvido por Nóbrega *et al.*,[5] onde foi registrado o peso de 100.000 RN de todas as capitais brasileiras, tornou-se evidente a importância da BNSE, pois nessa condição o percentual de RNBP chegou a ser o dobro do apresentado na do alto (ANSE). Além disso, outro fato que chamou a atenção foi a correlação entre baixo peso ao nascer com determinadas variáveis maternas, como hábito de fumar, idade, pré-natal entre outras, porém, somente no BNSE, mostrando que gestantes nesta situação já se apresentam em grande desvantagem, em comparação com as ANSE. Pode-se concluir que gestantes de BNSE acabam gerando fetos que dificilmente alcançarão o potencial geneticamente determinado.

Procedência étnica

No Brasil, não se dispõe de estudos detalhados sobre a influência da etnia como fator de risco de baixo peso ao nascer, porém, nos Estados Unidos da América, os índices de morbimortalidade materna e perinatal são de duas a três vezes maiores entre os negros que entre os brancos, sendo, no entanto, difícil especificar qual o verdadeiro papel da etnia na determinação dessa morbimortalidade, pois os negros são mais pobres e geralmente inseridos em meio mais adverso que os brancos.[6]

Nos Estados Unidos, dados mais recentes ainda demonstram que os negros apresentam probabilidade duas vezes maior do que dos brancos de terem seus RN com baixo piso. Esse percentual continua sendo maior mesmo ao se comparar populações negras com hispânicas e asiáticas, de mesmo NSE, indicando que a diferença não é decorrente de variações no NSE.[3]

Altitude

Crianças nascidas em altas altitudes têm, em média, peso inferior àquelas que nasceram no nível do mar. O mecanismo provável para este efeito é a baixa oxigenação tecidual fetal, decorrente da baixa concentração de oxigênio atmosférico, não compensada totalmente pelo aumento da concentração sanguínea de hemoglobina.[7]

O peso mais baixo ao nascer, em altas altitudes, foi relacionado com o ponto crítico de pressão barométrica de 590 mmHg, que corresponde a uma altitude de aproximadamente 2.000 m e pressão parcial de oxigénio inspirado de 114 mmHg. Acima de 2.000 até 4.500 m de altitude, o peso ao nascimento diminui, em média, 65 g para cada 500 m adicionais, ou 105 g para cada queda adicional de 50 mmHg na pressão barométrica.[8]

CULTURAL E COMPORTAMENTAL

Idade materna

A idade materna, especialmente nas mães menores de 16 anos, é outro fator associado ao peso do RN. Vários trabalhos demonstraram que mães mais jovens apresentam maiores chances de darem à luz a RNBP (< 2.500 g) ou peso insuficiente (2.500 a 3.000 g), talvez em função das adolescentes necessitarem de aporte energético para o seu próprio crescimento, além do demandado pela gestação, ou ainda por não terem maturidade fisiológica suficiente para suportar a sobrecarga de uma gravidez.[9,10] Entretanto é importante ressaltar que Nóbrega *et al.*[5] e Trindade *et al.*[11] encontraram esta associação só nas gestantes de baixa condição socioeconômica.

Por outro lado, as mães com mais de 35 anos têm, em média, seus RN com 300 g a menos que os RN de mães cujas idades estão compreendidas entre 25 e 30 anos.[7]

Pré-natal

Há muito tempo que a freqüência da gestante no pré-natal tem sido correlacionada com o peso ao nascer.[1] Esse é um momento no qual uma série de questões podem ser observadas pelo médico ou por uma equipe de saúde, incluindo os agentes comunitários, devidamente treinados e capacitados para exercerem tal função. Conseqüentemente, muitas medidas preventivas, que visam à saúde materna e fetal, podem ser desencadeadas como acompanhamento da curva da altura uterina, acompanhamento da curva de avaliação da condição nutricional da gestante, verificação do cartão de vacinações, triagem de doenças sexualmente transmissíveis, avaliação de doenças crônicas maternas como diabetes, hipertensão, entre outras. Portanto, a qualidade, bem como o número de visitas têm-se mostrado diretamente correlacionados com as condições de vida e do peso do RN.

Paridade

A multiparidade por si só tende a diminuir o intervalo interpartal e, conseqüentemente, a média de peso do RN. O peso do RN aumenta a cada novo RN até o quinto filho, a partir do qual começa a diminuir.[3]

Intervalo entre gestações

O período gestacional acarreta grande demanda metabólica materna, havendo necessidade de maior aporte calórico, vitamínico e de sais minerais para que não ocorram prejuízos, tanto para a gestante, quanto para o feto em crescimento.[12]

O período de lactação também é de intensa demanda de nutrientes; parte dela é suprida pela reserva nutricional acumulada durante a gestação e pela própria alimentação durante o período de lactação.[13] Para que o depósito de energia se efetive, durante a gestação, é necessário que realmente ocorra um incremento alimentar significativo e, para a mãe que amamentou durante os 4 a 6 meses recomendados, estima-se, em pelo menos 12 meses, o tempo necessário para que esta mãe reponha suas reservas, existindo, portanto, a associação entre o baixo peso ao nascer e o intervalo entre as gestações.[14]

Estresse

A gravidez pode gerar situações de expectativa e de insegurança para a gestante e, muitas vezes, para toda a família.

Atualmente, tem sido dada grande ênfase aos aspectos psicológicos da gravidez, que têm possibilitado o entendimento mais adequado deste momento, em que afloram uma série de sentimentos, muitas vezes, ambíguos.

Nóbrega e Campos[15] colocam, com propriedade, que sentimentos internos conflitantes estão sempre presentes quando uma mulher engravida e esta situação acaba levando a complicações adicionais para a sua vida, podendo resultar em gravidez indesejada. Os mesmos autores reforçam que estes fatores acabam levando a motivos reais à rejeição da gravidez e, como exemplo, citam falta de condições financeiras, falta de saúde, concepções pré-matrimoniais, entre outras. Dentro dessa relação de situações que levam ao estresse, não se pode deixar de mencionar a condição marital, pois as uniões instáveis ou mulheres e adolescentes que não são casadas também podem passar por uma situação de estresse. A resultante final, destes aspectos apontados, é que dificuldades obstétricas podem surgir, provocando sofrimento físico e psíquico e que vêm a influir no vínculo que se estabelecerá entre a mãe e o filho.[15]

A relação do baixo peso ao nascer e o estresse pode ser mais bem entendida experimentalmente. Desta forma, pode-se concluir que ratos recém-nascidos, cujas mães foram submetidas à situação de estresse, tais como choques, sinalizações, variações dietéticas, variações de temperatura, apresentaram-se com déficit de peso ao nascer. Outras conseqüências do estresse, também constatadas, foram o maior número de abortos e natimortos.[16,17,18]

Um aspecto correlacionado com a situação de estresse psicológico é o baixo ganho de peso materno durante a gestação. Sob esta circunstância, Picone *et al.*,[19] estudando 60 gestantes, detectaram que aquelas com estresse psicológico ganhavam menos peso durante a gestação e, conseqüentemente, seus recém-nascidos apresentavam-se com menor peso.

Wadhwa[20] relata, em recente pesquisa, que o estresse pode reduzir o fluxo sanguíneo para o útero e com isto o oxigênio e nutrientes, possibilitando o RCIU ou prematuridade. Os autores enfatizam o aspecto que, quanto mais eventos provocarem o estresse, na vida da mulher, menor será o peso do recém-nascido.

O estresse tem maior importância se, por questões econômicas, a gestante for obrigada a trabalhar até próximo da hora do parto, potencializando o maior risco de gerar recém-nascido com baixo peso.[21]

Alguns trabalhos mostram relação inversa entre o nível de estresse e a idade materna e entre o estresse e a escolaridade.[21]

Drogas

Fumo

O fumo tem grandes efeitos deletérios no ser humano. Os fumantes, quando comparados com os não-fumantes, pesam aproximadamente 4 kg a menos, podendo chegar a 6 kg na oitava década de vida.[22]

Nas gestantes, o fumo provoca aumento do número de abortamentos, do número de natimortos, maior incidência de descolamento prematuro da placenta e placenta prévia, menor ganho de peso durante a gravidez, diminuição da média de peso do recém-nascido, além de mostrar um padrão de hiporreatividade, quando estimulado por cardiotocografia.[23,24,25]

O fumo, considerando todas as classes socioeconômicas, afeta o peso do concepto, reduzindo-o entre 100 a 300 gramas.[23,26]

Entretanto, durante estudo da antropometria, patologias e malformações congênitas do RN brasileiro, entre 1978-79, Nóbrega[5] encontrou que o fumo está relacionado com o baixo peso ao nascer apenas nas mães de classe socioeconômica baixa. Entretanto, Robinson *et al.*[27] consideram o fumo um dos principais fatores para o baixo peso ao nascer nos países desenvolvidos.

Os efeitos deletérios do fumo podem ocorrer até pelo menos um ano de idade, observados nas menores dimensões antropométricas[28] e no maior risco relativo de desenvolverem câncer, em comparação com os filhos de mães não-fumantes.[29]

Esses efeitos do fumo são observados principalmente na placenta e no ganho de peso da gestante. Na mãe fumante, ocorre fibrose das paredes arteriais uterinas, espessamento da membrana basal dos trofoblastos e necrose das margens placentárias, provavelmente como conseqüência da diminuição do fluxo sanguíneo arterial uterino, favorecendo a ocorrência de pequenos enfartes uterinos.[30]

Observa-se que as gestantes fumantes têm menor ganho de peso durante a gestação com relação às não-fumantes, provavelmente em função da menor ingestão alimentar, freqüentemente constatada nas fumantes.[30,31]

O mecanismo de ação, dessas alterações, é mediado, principalmente, pela nicotina e pelo monóxido de carbono. A nicotina libera catecolaminas, produzindo vasoconstrição, taquicardia, diminuição da perfusão periférica e conseqüente redução do fluxo uteroplacentário e diminuição da perfusão tecidual fetal.[30,32] O monóxido de carbono cruza a barreira placentária e a concentração fetal desta substância chega a ser 2,5 vez maior que no tecido materno. Como conseqüência, observam-se aumento da carboxiemoglobina fetal e diminuição da hemoglobina útil, ou seja, a responsável pelo transporte de oxigênio. Desta forma, o tecido fetal tem sua oxigenação prejudicada, comprometendo o crescimento intra-uterino.[30]

Álcool

As gestantes que têm o hábito de beber correspondem de 2% a 13% das mulheres grávidas e devem ser acompanhadas de perto. Nesta categoria de gestantes são observadas as mais altas incidências de síndrome alcoólica fetal, malformações e teratogênese, principalmente quando o álcool é ingerido no primeiro trimestre da gestação.[33] Além da síndrome alcoólica fetal, existe maior risco relativo da ocorrência de placenta com baixa implantação, natimortalidade, prematuridade, baixo peso ao nascer e abortamento.[34]

Nos Estados Unidos da América, para cada novo etilista do sexo masculino dois do sexo feminino também se iniciam.[34]

Os efeitos deletérios do álcool são dose-dependentes e o mecanismo causador do baixo peso ao nascer pode ser a baixa ingestão materna de alimentos.[35]

Cocaína

No Brasil, os meios de comunicação noticiam que a cocaína na forma "isolada" ou na forma de *crack* já é a droga não-liberada mais consumida pelos usuários de droga.

Com o uso da cocaína, ocorre vasoconstrição placentária, diminuição do fluxo sanguíneo fetal, contratilidade uterina exagerada e aumento das incidências de prematuridade e baixo peso ao nascer. Além disso, esses RN têm maior necessidade de reanimação e de permanência hospitalar por período maior que suas mães.[36]

Frassica *et al.* [37] relataram que a exposição fetal à cocaína está associada a problemas de arritmias que, em alguns casos, estendeu-se pelo período neonatal. Dos casos observados, 38% resultaram em insuficiência cardíaca congestiva, além de paragem cardiorrespiratória e morte.

Ópio

Os derivados de ópio têm ação deletéria, que depende da dose e da via de consumo. Leva à incidência aumentada de prematuridade, de RCIU e aumento da mortalidade perinatal.[36]

Maconha

A maconha foi, até há pouco tempo, a droga de maior consumo na população compreendida entre 18 e 25 anos de idade.

Nas gestantes usuárias de maconha, observa-se aumento do risco de prematuridade e de baixa implantação da placenta, porém os mecanismos ainda não estão claros.[34]

Condição educacional

A condição educacional tem sido relatada como fator determinante no peso do RN, pois pode estar vinculada a certas atitudes maternas, como acesso à informação, busca ao serviço de saúde, comparecimento ao pré-natal, bem como a diversos comportamentos, principalmente os relacionados com as crendices e os tabus alimentares. A literatura refere que não só a ocupação dos pais do RN é importante, mas também a dos avós, por existir uma forte agregação familiar no nascimento de RNBP, criando-se uma situação intergerações, comprovada pelo fato de as mães desses RN também terem sido RNBP.[3]

Trabalhos pesados

O trabalho pesado, que pode ocorrer durante a gestação, é uma condição geralmente associada à baixa condição socioeconômica, podendo resultar num prejuízo para o adequado crescimento fetal, principalmente se a oferta calórica materna não suprir esse gasto energético, derivado do esforço gerado pelo trabalho materno. A gestação por si requer 300 kcal[38] adicionais para manter o crescimento fetal adequado, em circunstância normal. Embora os trabalhos da literatura ainda se mostrem inconsistentes, é de se esperar que em associação a uma atividade física pesada seja necessário um aporte energético ainda maior. É um fato conhecido que o repouso e o descanso, durante a gestação, resultam numa economia energética materna, com evidente favorecimento fetal, principalmente em populações de baixo nível socioeconômico, pois nessas condições freqüentemente se observa, em associação, o baixo peso pré-gestacional e/ou o baixo ganho de peso durante a gestação.

PRÉ-GESTACIONAL

Nutricionais

Parâmetros antropométricos de avaliação nutricional antes da gestação

Peso

O conhecimento do peso pré-gestacional pode ser um importante dado para a avaliação da condição materna e para o prognóstico do RN, principalmente quanto ao seu peso.

Mulheres mais pesadas tendem a ter seus filhos com pesos significantemente maiores que os de mulheres de menor peso. Naeye,[39] em estudo desenvolvido com mais de 60.000 gestantes, detectaram que mulheres com menos de 45 kg eram as que apresentavam menores placentas. O menor peso placentário, por sua vez, implica em inadequado suprimento sanguíneo e, conseqüentemente, de nutrientes ao feto, possibilitando o RCIU.

O baixo peso pré-gestacional, visto isoladamente, torna-se ainda mais valorizado em países onde também se observa ganho de peso inadequado durante a gestação.

Rondó e Tomkins[40] detectaram que mães de recém-nascidos com RCIU eram mais magras, mais baixas, e tendiam a ganhar pouco peso durante a gestação Os autores consideraram como pontos de corte, na detecção de risco para o RCIU, o peso materno de 50 kg.

Considerando que a monitoração do ganho de peso durante a gestação, em países em desenvolvimento, nem sempre é exeqüível; o conhecimento do peso pré-gestacional como valor preditivo de baixo peso ao nascer é plenamente aceitável.[5,41]

Estatura

A estatura materna é freqüentemente indicada como fator de risco, de RNBP e de mortalidades perinatal, neonatal e infantil.[42,43]

Vários trabalhos realizados em países em desenvolvimento referem que mulheres mais altas têm seus filhos com peso ao nascer maior que o de mulheres baixas; entretanto, a literatura não é unânime sobre esta variável e o peso do recém-nascido. Rush *et al.*[44] encontraram que a estatura materna não influencia o peso do RN e Frisancho *et al.*[45] detectaram apenas pequeno efeito no peso do RN. Por outro lado, Siqueira *et al.*,[28] e Nóbrega *et al.*[5] observaram correlação entre estas variáveis.

A estatura materna, como indicador preditivo do baixo peso ao nascer, analisada isoladamente, pode deixar dúvidas quanto à sua validade; porém, se for associada a outras variáveis, como o peso pré-gestacional ou mesmo com o ganho de peso durante a gestação, principalmente no terceiro trimestre, período em que o peso isoladamente é o maior fator associado ao baixo peso ao nascer, o valor preditivo pode aumentar consideravelmente.[41,46]

Rondó e Tomkins[40] buscando fatores de risco para o RCIU analisaram 434 RN sendo 171 com RCIU. Os autores consideraram o ponto de corte, para a estatura materna, de 1,50 m.

Índice de massa corpórea

O índice de massa corpórea IMC [Peso (kg)]/[estatura (m)]$^2 \times$ 100) também tem sido utilizado como valor preditivo para o RCIU. Kusin *et al.*[47]estudando mulheres em idade de reprodução da Indonésia detectaram que 40% delas apresentaram um IMC abaixo de 18,5 antes da gestação, índice este abaixo do valor mínimo da normalidade (19 a 24,9). Os autores concluíram que a importância do IMC, como indicador de desnutrição, é, justamente, a sua relação com o peso do RN.

Peso do próprio nascimento

O próprio peso de nascimento de gestantes é um importante fator preditivo de RNBP. Admite-se a possibilidade de existir uma transmissão intergerações de um regulador físico do crescimento fetal. Assim, essas mulheres poderiam exercer uma restrição do crescimento fetal, decorrente da sua própria condição nutricional anterior, avaliada pelo seu peso ao nascer, peso atual, estatura ou pela capacidade uterina.[3]

Nascimento anterior de RNBP

Esse dado, de fácil obtenção, é muito importante como valor preditivo de RNBP, pois quando esse acontecimento ocorre uma vez, há 25% a 50% de probabilidade de a mãe vir a ter outro RNBP.[3]

Anomalias uterinas e cervicais

Estão mais relacionadas com o nascimento prematuro do que com o RN com RCIU ou PIG. Aproximadamente 3% a 16% dos nascimentos prematuros estão associados a malformações uterinas. Úteros unicórnios, didélficos ou bicórnios são responsáveis por partos prematuros, com estatísticas que apresentam grandes variações, entre 18% a 80% da população. O útero septado também está associado com o aumento do risco de prematuridade, e o resultado depende da divisão ser completa ou incompleta. Partos prematuros também são induzidos por vários tipos de miomas e, destes, o submucoso e o subplacentário parecem ser os mais freqüentes nesta correlação, sendo causados por hemorragia durante a gestação.[48]

A incompetência cervical é outro importante fator de risco de RN de pré-termo. Os motivos da incompetência cervical são vários e entre eles podem ser citados trauma durante os vários procedimentos obstétricos e ginecológicos, conização cervical efetuada para o diagnóstico e/ou tratamento de neoplasia intra-epitelial, exposição intra-uterina ao dietilestilbestrol. Essa droga foi particularmente importante entre as décadas de 1940 a 1970, sendo responsabilizada por 15% a 28%, e 20% a 40%, respectivamente, nos casos de prematuridade e de aborto, aumentando a percentagem quando em associação com outras anomalias uterinas e cervicais.[48]

GESTACIONAL

Condição nutricional da gestante

Já é de longa data que trabalhos de literatura evidenciam a relação entre as variáveis maternas indicativas de condição nutricional e o peso do RN.

Perímetro braquial

A tomada da medida do perímetro braquial (p.b.) requer apenas uma fita métrica, sendo esta a sua vantagem com relação aos outros métodos de avaliação antropométrica. É exatamente sua simplicidade, baixíssimo custo, facilidades de uso e transporte, além de requerer pouco treino para o seu manuseio, que o torna um importante instrumento de medida do estado nutricional de mulheres não-grávidas[49] e de "triagem" de RNBP e mortalidade infantil.[50,51,52]

O p.b. pode ser medido por fita métrica inelástica ou por fitas especiais, com marcação na divisa entre os pontos aceitáveis e não-aceitáveis de p.b. e exatamente no ponto médio do braço esquerdo, em posição semiflexionada.

A medida do p.b. não permite aferir a magnitude dos eventuais déficits ou excessos de peso e não permite o acompanhamento evolutivo do estado nutricional da gestante. O p.b. é utilizado como um corte, ou seja, a gestante está abaixo ou acima do valor de corte considerado adequado. O p.b. é relativamente estável variando no último mês de gestação, por mobilização de gorduras que serão usadas na lactação.[53]

Utilizando como corte 23,5 cm de p.b., Lechtig[51] encontrou no Brasil 77% de sensibilidade e 71% de especificidade para predição de RNBP, entretanto, este ponto de corte pode variar conforme o país abordado e até mesmo de região para região. Valores situados entre 21 a 23,5 cm mostraram-se consistentes em populações da Ásia e América, com risco biológico para RNPIG e de mortalidades fetal e infantil.[39]

De modo geral, esta variável não apresenta forte associação com outras variáveis maternas como a idade e a estatura, porém, associa-se fortemente com o peso pré-gestacional. Shah,[54] em estudos desenvolvidos na Índia, detectou que no ponto de corte de peso de 37,5 kg, o p.b. era de 20,38 cm e quando as mulheres pesavam mais que 37,5 kg, o p.b. passava para 22,6 cm ou mais. O mesmo autor relatou que, na população do estudo, as mulheres que pesavam 38 kg ou menos eram as que apresentaram maiores chances de gerarem RNBP.

Ganho de peso durante a gestação

O adequado ganho de peso durante a gestação é fundamental para garantir a efetiva nutrição materno-fetal, de modo a promover equilíbrio metabólico e garantir a saúde do binômio mãe-filho.

É muito difícil estabelecer uma situação ideal de ganho de peso durante a gestação, principalmente em função da diversidade de resultados obtidos em estudos desenvolvidos em todo o mundo.

Por meio do acompanhamento de um número significante de gestantes sadias e sem intercorrências durante a gestação, alguns trabalhos clássicos da literatura apontavam como de 10,9 a 12,5 kg o ganho de peso médio durante a gestação.[55,56]

O peso total ou o ganho de peso aferido no final da gestação é um interessante método de avaliar o estado nutricional materno e o prognóstico do RN quanto a variável peso, pois é muito simples e pode ser aplicado em regiões onde o número de consultas de pré-natal é pequeno; porém, como variável isolada é pobre, pois não dá a noção evolutiva, tornando-se apenas uma "fotografia" da gestação.

Tripathi[42] sugeriu, em trabalho desenvolvido com mulheres da Índia, que os pontos de corte para maior risco de gerarem RNBP são: mínimo de 45 kg até a 13ª semana de gestação, 47 kg na 20ª, 49 kg na 25ª, 50 kg na 30ª, 51 kg na 42ª.

Shah,[54] também na Índia, preconizou como peso mínimo para a gestação 42 kg entre a 24ª e 32ª semanas de gestação.

Agarwal[57] preconizou ganho de peso entre 350 e 400 g por semana no primeiro trimestre de gestação. Faundes *et al.*[58] encontraram, no Brasil, que o melhor peso do RN foi obtido quando a gestante apresentou mais de 50 kg antes da gravidez, mais de 55 kg na 20ª semana e mais de 60 kg no final da gestação.

Com o transcorrer do tempo, as curvas de avaliação da condição nutricional da gestante foram-se aprimorando, de maneira a permitir a identificação de limites de peso superior (15 kg) e inferior (7 kg), embora se tenha como crítica o fato de estes limites terem sido estabelecidos de maneira arbitrária, o que invalida a sua utilização.[59]

Brown[60] desenvolveu uma curva em que dividiu as gestantes em obesas, normais e peso baixo. O manuseio desta curva é fácil e permite a "triagem" das gestantes de risco nutricional já na primeira consulta e o acompanhamento do ganho de peso durante a gestação. No entanto, esta curva desconsidera a estatura das gestantes, propiciando erros ao igualar as mulheres altas com as baixas. A mesma crítica pode ser estendida à estabelecida por Lechtig e Klein.[55]

No Brasil, o acompanhamento do ganho de peso durante a gestação é realizado por meio da "Curva de Avaliação da Condição Nutricional da Gestante", sendo um instrumento que possibilita o acompanhamento da gestante quanto ao ganho de peso e à adequação de peso para estatura e idade gestacional, a cada semana de gestação.[61] A adequação da relação peso/estatura, em comparação com o padrão, é obtida por meio do nomograma de Rosso, construído com o padrão de Jelliffe.[62]

O gráfico de Rosso permite a identificação da condição nutricional materna nas categorias peso baixo (A); peso adequado (B); sobrepeso (C) e obesidade (D).

A sensibilidade da curva, para determinação do RNBP, pode ser considerada baixa quando utilizada uma única vez, entretanto, a recomendação é que este instrumento seja utilizado no transcorrer do pré-natal, sendo que outras evidências podem ser consideradas para confirmação do diagnóstico do RCIU.[63]

Quando comparada com outros métodos diagnósticos, a curva de percentual de peso para a estatura demonstra ser um bom instrumento, principalmente por ser de simples execução e baixo custo, podendo ser utilizada por técnicos de nível médio.[63,64]

O gráfico de Rosso, por igualar todas as gestantes para compleição média, tende a diminuir seus coeficientes diagnósticos em mulheres muito altas, muito baixas e obesas.[61]

Com relação às obesas, alguns autores, para estudos populacionais, já utilizam o gráfico, considerando, no mesmo grupo; as gestantes com sobrepeso e obesidade;[65] porém, deve ficar claro que individualmente o risco de complicação é muito maior nas obesas que nas gestantes com sobrepeso. Portanto, em seguimentos individuais, devem ser consideradas todas as classes nutricionais.

Gestação múltipla

A gestação múltipla é um importante fator determinante do RNBP. É um fato conhecido que o crescimento do feto se reduz, à medida que o número de fetos aumenta. O momento da instalação da restrição do crescimento fetal inicia-se mais cedo com gestação de fetos triplos do que com o de duplos.[3]

Uma série de outras variáveis pode também interferir com o crescimento fetal, em situação de gestação múltipla, como implantação da placenta, anomalias uterinas, anastomoses vasculares e fator nutricional, que também podem interferir nessas gestações.[3]

Determinantes fetais

Para que o crescimento fetal ocorra adequadamente é necessária uma série de condições ótimas, como oferta adequada de nutrientes, transferência desses nutrientes e de oxigênio e um meio hormonal apropriado. Entretanto, fatores reguladores, inerentes ao genótipo fetal, podem condicionar o melhor ou o pior aproveitamento desses nutrientes. Além disso, a capacidade uterina também pode influenciar o seu crescimento. Se todas as exigências, para um adequado crescimento, forem cumpridas, o feto poderá usufruir do seu potencial geneticamente determinado.

Kliegman e Das[3] colocam que só, aproximadamente, 20% da variação dos pesos ao nascimento, em dada população, são decorrentes do genótipo fetal e da hereditariedade materna e 65% são decorrentes do meio, sendo os 15% restantes por causas desconhecidas.

Entre os RN, com síndrome de malformação, encontramos grande percentagem de RNBP, porém, a contribuição das anomalias congênitas no montante de RNBP é apenas 0,6%. As anomalias congênitas mais freqüentes são por cromossomopatias, como a síndrome de Turner e de Down. A síndrome de Turner tem a característica de não apresentar um cromossoma X (XO), por outro lado, a cada X acrescido, além do XX, como nos casos XXY, XXXY, XXXXY e XXXXX, pode haver redução em até 300 g no peso ao nascer. As trissomias cromossômicas, como as dos cromossomas 8, 13, 18, 21 (Down), também afetam de maneira acentuada o crescimento intra-uterino, por interferirem na divisão celular. Defeitos genéticos únicos também reduzem o peso ao nascer, como no caso de certos erros inatos.[3]

Outros aspectos não menos importantes na determinação do RCIU são as mais diferentes desordens metabólicas, como agenesia do pâncreas, ausência congênita das ilhotas de Langerhans, diabetes melito neonatal transitória, galactosemia, lipodistrofia congênita, fenilcetonúria materno-fetal, entre outras.

Muitas síndromes, como autossômicas recessivas, autossômicas dominantes, poligênicas e outras de herança desconhecida, estão associadas ao crescimento fetal inadequado e, ocasionalmente, ao acentuado RCIU.[3]

Outros determinantes fetais que influenciam o crescimento intra-uterino são:

Ordem do nascimento

A ordem do nascimento, indiscutivelmente, influencia o peso ao nascer. Crianças nascidas de primíparas pesam menos que seus irmãos. O segundo RN apresenta, em média, 180 g a mais que o primeiro. Alguns pesquisadores observaram que a média de peso do RN aumenta até o quinto filho, a partir do qual começar a haver diminuição. Conseqüentemente, a ordem de nascimento pode ser um fator determinante do peso do RN.[4,66] Entretanto, os aspectos mencionados podem não ser verdadeiros para as mães adolescentes, principalmente para as mais jovens, pois, nessa situação, os RN subseqüentes ao primeiro podem apresentar menor peso.[3]

Sexo

Os RN de sexo masculino apresentam, em média, 150 g a mais que os RN de sexo feminino. A estimulação do crescimento, proferida pelos hormônios androgênicos, pode ser um dos fatores responsáveis pela diferença de peso encontrada entre os sexos ao nascimento.[3]

Outra teoria é que as diferenças antigênicas materno-fetal (HLA, ABO) são responsáveis por esse efeito. Essas diferenças antigênicas resultam em melhor qualidade da invasão trofoblástica placentária da decídua, aumentando a placenta e, subseqüentemente, o crescimento fetal.[3]

Problemas placentários

Os problemas placentários, que levam ao RNBP, serão discutidos no capítulo "Alterações Placentárias".

Infecções

As infecções que ocorrem no período intra-uterino são importantes causas de morbimortalidade perinatal.

O feto pode ser infectado via ascendente e transplacentária e, mais raramente, por extensão de uma infecção em área adjacente, como os genitais, ou ainda por manipulação instrumental do aparelho reprodutor.

Quando o comprometimento infeccioso é grave, atingindo o feto e a placenta, podem-se observar morte fetal com absorção ou abortamento, prematuridade, RCIU, anomalias do desenvolvimento, teratogenicidade e infecção pós-natal.[67]

As crianças do sexo masculino são mais acometidas por infecções intra-uterinas, provavelmente pela presença de um gene ligado ao cromossoma Y, que está envolvido na função tímica e na síntese de imunoglobulinas.[68]

Infecções congênitas como rubéola, citomegalovírus, toxoplasmose, varicela, sífilis, doença de Chagas e malária também são comumente associadas ao RCIU. É fato conhecido que a malária provoca lesões placentárias e redução dos níveis de hemoglobina.[69] O vírus causador da rubéola e o citomegalovírus atuam inibindo a mitose, com subseqüente destruição celular.[3]

Outras infecções, como as de AIDS, herpes-zoster, parvovirose, mononucleose e clamídia, também podem ser identificadas como agentes associados com acentuado RCIU.[3,7]

Doenças maternas

Doença arterial hipertensiva crônica e doença hipertensiva específica da gravidez (DHEG)

A hipertensão arterial é definida como pressão arterial maior ou igual a 140 × 90 mmHg, antes do início da gestação, ou durante o primeiro trimestre. As gestantes com hipertensão arterial obviamente têm as mesmas alterações cardiovasculares e eletrolíticas que a hipertensa não-grávida e tais alterações tendem a aumentar a mortalidade materna, que pode ser de 50% nos casos secundários a nefropatias parenquimatosas, feocromocitomas, doença de Cushing, aldosteronismo primário, entre outras.[70]

A eclâmpsia é mais comum nas gestantes hipertensas que nas normais, principalmente se a hipertensa for desnutrida.

A ocorrência de parto prematuro, em gestante hipertensa, é, infelizmente, um fato comum, por redução do fluxo uteroplacentário, que promove estresse ao feto e liberação de aminas estimuladoras do parto, ou por intervenção médica, conseqüente à maior ocorrência do descolamento prematuro da placenta, responsável pela enorme mortalidade perinatal.

O reduzido fluxo placentário propicia o desenvolvimento de fetos pequenos ou mesmo desnutridos, dependendo da gravidade da hipertensão, favorecendo a mortalidade neonatal.

A doença hipertensiva específica da gravidez (DHEG) é de instalação lenta e insidiosa, manifestando sua clínica entre a 20ª semana de gestação e uma ou duas semanas após o parto. Pode ocorrer em uma gestante normal ou sobrepor-se a uma hipertensão já existente. A tríade hipertensão, edema e proteinúria é o conjunto mais comum e evidente da DHEG. Já à luz do processo fisiológico, descrevem-se alterações hidroeletrolíticas, com nítida saída de líquido do intravascular para o extravascular, em virtude do vasoespasmo acentuado que ocorre nessa patologia. O vasoespasmo pode ser tão intenso que aumenta a resistência vascular periférica, levando à hipertensão, que pode ser observada através da conjuntiva bulbar, de aspecto congesto, e da oftalmoscopia. Na oftalmoscopia, os vasos mostram-se como um rosário em que a zona de constrição é entremeada por zonas de dilatação que se distendem e rompem. Nestas lesões, ocorre depósito de fibrina e plaquetas, com posterior necrose da camada média arterial, facilitando a instalação da coagulação intravascular, petéquias e hemorragias.[71]

A mortalidade materna elevada, principalmente nos casos sem os cuidados pré-natais adequados, é óbvia.

O vasoespasmo, as alterações destrutivas arteriais, o aumento da resistência vascular periférica e a conseqüente redução do fluxo uteroplacentário torna também óbvia a elevada mortalidade perinatal, nesta patologia.

Diabetes

A diabetes é um fator de risco tanto para a gestante, que é parcial ou totalmente incapaz de produzir a insulina, conforme a necessidade metabólica própria da gestação, quanto para o feto. No primeiro trimestre, o consumo de glicose pelo feto reduz a necessidade de insulina, podendo, inclusive, ocorrer hipoglicemia materna.

No segundo trimestre, os fatores antiinsulínicos e hiperglicemiantes começam atuar, aumentando a necessidade insulínica, podendo ocorrer cetoacidose e conseqüente morte fetal.[72]

No terceiro trimestre, a necessidade insulínica aumenta até as últimas semanas, quando se iniciam a senescência placentária e a diminuição.[73]

A mortalidade materna no início do século foi de uma para cada quatro gestantes diabéticas; porém, com o advento da insulina, entre outros, reduziu-se a mortalidade para menos de 0,5%, ou seja, uma para cada 200 gestantes diabéticas.[74]

A ocorrência de abortamento parece estar associada às lesões vasculares uteroplacentárias e às alterações metabólicas do diabetes. Ocorre diminuição das trocas placentárias e conseqüente redução da oferta ao feto.[73]

A mortalidade perinatal tem como explicação a insuficiência placentária e sua resultante, a hipoxemia, sendo a causa da insuficiência placentária quase sempre de origem vascular.

A hipoglicemia é apontada como causa de morte, porém a cetoacidose tem papel preponderante, principalmente nas pacientes com pouca atenção ao diabetes.[75]

Insuficiência renal materna

Algumas gestantes evoluem com decréscimo significativo da função renal ou já iniciam a gestação com função renal comprometida. Apesar dos riscos maternos e fetais, as gestações têm evoluído com satisfatório sucesso. A gravidade está na intensidade da doença, na presença ou não de outras patologias associadas e nos cuidados dispensados à gestante.[27]

Infecções do trato urinário

Infecções do trato urinário são comumente correlacionadas com efeitos adversos no feto, associando-se ao RNBP, ao parto prematuro e à hipertensão/pré-eclâmpsia. Portanto, é muito importante o rastreamento para a identificação desses pacientes, visando à diminuição desses riscos associados.[76]

Doença cardíaca

A doença cardíaca mais comum na gravidez é a reumática que vem diminuindo graças ao tratamento oportuno das estreptococcias.

Nos Estados Unidos da América, 1% das gestantes, com doença cardíaca prévia à gestação, morrem, sendo a estenose mitral com insuficiência cardíaca a causa mais comum. Estas mortes correspondem a 10% de todas as mortes maternas.[27,77]

O feto partilha dos riscos de uma doença cardíaca materna. Ele pode morrer em um episódio de insuficiência cardíaca congestiva da mãe, ou o RN pode morrer devido à prematuridade, caso o parto, por necessidade materna, seja antecipado.

Ruptura prematura de membranas

Embora os mecanismos que levam à ruptura prematura de membranas e ao parto prematuro ainda não estejam completamente elucidados, há muitas evidências que indicam que pelo menos em 20% a 40% dos casos dos nascimentos prematuros têm a infecção/inflamação como fatores de precipitação.[77]

A ruptura prematura de membranas é apontada, nos Estados Unidos, como responsável por um terço dos nascimentos prematuros, anualmente.

A introdução de antibióticos permitiu grande melhora desse problema, como menor incidência de infecção intra-amniótica e maior número de mulheres com extensão da fase latente ou com extensão da fase latente por mais de uma semana. A menor mortalidade perinatal é muito difícil de se comprovar, embora os estudos tenham demonstrado menor número de natimortos e morte infantil devido à sepse.

Os benefícios da utilização de antibióticos são mais evidentes quando são introduzidos em idades gestacionais mais precoces (< 32 semanas), quando são observados, com menos freqüência, episódios de sepse neonatal, síndrome do desconforto respiratório, hemorragia intraventricular e pneumonia.[78]

CONCLUSÕES

Ao serem analisados os fatores de riscos determinantes do baixo peso ao nascer, ressalta-se a importância do papel da equipe de saúde na caracterização de sua população usuária e, deste conhecimento, é possível que uma série de medidas preventivas sejam acionadas:

- Captação precoce da população no pré-natal.
- Educação nutricional, em atividades de grupo, em que serão introduzidos conceitos como:
  - valor nutricional de alimentos;
  - higiene;
  - alimentos para recuperação nutricional;
  - alimentos para recuperação de anemias carenciais;
  - discussão sobre crenças e tabus.
- Introdução da curva de altura uterina em associação à curva de avaliação da condição nutricional da gestante.
- Formação de sistemas de referência e contra-referência para o atendimento de gestantes e RN de risco.

REFERÊNCIAS BIBLIOGRÁFICAS

1. Behrman RE, Shiono PH. Neonatal risk factors. In: Fanaroff AA, Martin RJ, editors. *Neonatal-perinatal medicine. Diseases of the fetus and infant.* St Louis: Mosby, 2002. v. 1. p. 17-26.
2. Puffer RR, Serrano CV. *Características del peso al nacer.* Washington: Organización Panamericana de la Salud, 1987. (Publicación Científica, 504.)
3. Kliegman RM. Intrauterine growth retardation. In: Fanaroff AA, Martin RJ, editors. *Neonatal-Perinatal medicine. Diseases of the Fetus and Infant.* St Louis: Mosby, 2002. v. 1. p. 228-286.
4. Kramer MS. Socioeconomic determinants of intrauterine growth retardation. *Eur J Clin Nutr* 1998;52:S29-32.
5. Nóbrega JF. Antropometria, patologias e malformações congênitas do recém-nascido brasileiro e estudo de associação com algumas variáveis maternas. *J Pediat* 1985;59:(2, Suppl 1).
6. Worthington-Roberts B, Joyce Vermeersch J. Promoção da saúde materna e infantil. In: Doan RN, Jacobson HN, Rees JM, Taylor LE, editores. *Nutrição na gravidez e na lactação.* Rio de Janeiro: Guanabara, 1985. p. l-12.
7. Fescina RH, Schwarcz R. *Crecimiento y desarrollo.* Washington: Organización Mundial de la Salud, 1998. (Publicação Científica, 510.)
8. Mortola JP, Frappell PB, Agüero L, Armstrong K. Birth weight and altitude: A study in Peruvian Communities. *J Ped* 2000;136:324-9.
9. Worthington-Roberts B, Vermursch J. Promoção da saúde materna e infantil. In: Worthington-Roberts B, Vermursch J, Willíans SR, editores. *Nutrição na gravidez e lactação.* Rio de Janeiro: Guanabara, 1988. p. 1-12.
10. Martinez PA, Duque BO, Herrera RZ, Jefr EB. Analysis of the incidence of low birth weight newborn infants in pregnant adolescents. *Rev Chil Obstet Gynecol* 1987;52:24-32.
11. Trindade CEP. Crescimento intra-uterino retardado. In: Nóbrega FJ, editor. *Desnutrição intra-uterina e pós-natal.* São Paulo: Panamed, 1981. p. 149-60.
12. Amâncio OMS. Requerimentos nutricionais. In: Nóbrega FJ, editor. Desnutrição intra-uterina e pós-natal. Rio de Janeiro: Panamed, 1981. p. 19-31.
13. Tonete SSQ, Nóbrega FJ, Curi PR, Trindade CEP, Sartor MEA, Moura ECV. Desnutrição intra-uterina em ratos. II – Estudo do peso e mortalidade do produto da concepção. *Arch Latinoam Nutr* 1983;33:109-25.
14. Bakketeig LS, Hoffman HJ, HarleyEE. The tendency to repeat gestational age and birth weight in sucessive births. *Am J Obstet Cynecol* 1979;135:1086-103.
15. Nóbrega FJ, Campos ALR. Fraco vínculo mãe/filho: importante fator de risco de desnutrição. *Ars Curandi* 1993;26:47-56.
16. Jonson KM, Lyle JG, Edwards MJ, Penny RHC. Effect of prenatal treat stress on brain growth and serial

discrimination reversal learning in the guinea pig. *Brain Res Bull* 1976;1:133-50.
17. Salgado AD, Martinez SM, Torres MC. Body weight of litters stressed during pregnancy. *Medicina (B Aires)* 1977;37:38-42.
18. Pollard I. Effects of stress administered during pregnancy on reproductive capacity and subsequent development of the offspring of rats: prolonged effects on the letters of second pregnancy. *J Endocrinol* 1986;100:331-6.
19. Picone TA, Allen LA, Schramm MM, Olsen PN. Pregnancy outcome in North America women: effect of diet, cigarette smoking and psychological stress on maternal weight gain. *Am J Clin Nutr* 1982;6:1205-13.
20. Wadhwa PD. *Prenatal psychosocial factors, neuroendocrine parameters, and birth outcomes: a prospective investigation.* Ann Arbor, Michigan: University Microfilms, 1993.
21. Langer A, Bobadilla JL, Bronfman M, Avila H. El apoyo psicosocial durante el período perinatal. Revisión conceptual y bibliográfica. *Salud Publ Mex* 1988;30:81-7.
22. Garn S. Smoking and human biology. *Hum Bio/* 1985;57:505-23.
23. Charlton A. Children and passive smoking: a review. *J Farm Pract* 1994;38:267-77.
24. Lieberman E, Gremy I, Lang JM, Cohen AP. Low birthweight at term and the timing of fetal exposure to maternal smoking. *Am J Public Health* 1994;84:1127-31.
25. Llppi UG, Segre CAM, Andrade AS, Costa HPF, Mello E. Fumo e gravidez 11. Influência sobre a vitalidade ao nascer, mortalidade e morbidade conceptual. *Rev Paul Pediatr* 1986;4:16-9.
26. Mathias L, Mala NL, Nestarez JE, Dancini, P. Efeitos do tabagismo sobre a gestação. *J Bras Ginecol* 1984;94:61-6.
27. Robison JS, Moore VM, Owens JA, Mcmillen IC. Origins of fetal growth restriction. *Eur J Obstet Gynecol Reprod Biol* 2000;92:13-9.
28. Siqueira AAF, Santos JLF, Silva JF. Relação entre estado nutricional de gestantes, fumo durante a gravidez e crescimento fetal no primeiro ano de vida. *Rev. Saúde Publ* 1986;20:421-34.
29. Stjernfeldt M, Berglund K, LIndesten J, Ludvigsson J. Maternal smoking during pregnancy and risk of childhood cancer. *Lancet* 1986;1:1350-2.
30. Werler MM, Pober BR, Holmes LB. Smoking and pregnancy. *Teratology* 1985;32:473-81.
31. Harrison R. The use of non essential drugs, alcohol and cigarettes during pregnancy. *Ir Med J* 1986;79:338-41.
32. Madi JM, Coelho CP, Lunardi P. O uso do fumo durante o ciclo gravídico. *Br Med* 1984;46:42-5.
33. Mills, JL, Graubard BIls moderate drinking during pregnancy associated with an increased risk for malformations. *Pediatrics* 1987;80:309-14.
34. Mullins CL, Gazaway PM. Alcohol and drug use in pregnancy: a case for management. *Md Med J* 1985;34:991-6.
35. Davis PJM, Partridge JW, Storrs CN. Alcohol consumption in pregnancy. How much is safe? *Arch Dis Child* 1982;57:940-3.
36. Eyler FD, Behnke M, Woods NS, Frentzen B. Prenatal cocaine use: a comparison of neonates matched on maternal risk factors. *Neurotoxicol Teratol* 1994;16:87-1.
37. Frassica JJ, Orav EJ, Walsh EP, Lipshultz SE. Arrhythmias in children prenatal exposed to cocaine. *Arch Pediat Adolesc Med* 1994;148:1163-9.
38. National Research Council. *Recommended Dietary Allowances.* 10ª ed. Washington DC: National Academy Press, 1989. p. 283.
39. Naeye R. Weight gain and the outcome of pregnancy. *Am J Obstet Gynecol* 1979;135:3-9.
40. Rondó PH, Tomkins AM. Maternal and neonatal anthropometry. *Ann Trop Paediatr* 1999;19:349-56.
41. Krasovec K, Anderson MA. *Maternal nutrition and pregnancy outcomes – antropometric assessment.* Pan American Health Organization, 1991. (Scientific Publication, 529).
42. Tripathi AM. Nutritional status of rural pregnant women and fetal outcome. *Indian Pediatr* 1987;24:703-12.
43. Hytten F, Leitch J. The physiology of human pregnancy. 2nd ed. London: Oxford University Press, 1971.
44. Rush D. Maternal nutrition during pregnancy in industrialized societies. *Am J Dis Child* 1975;129:430-4.
45. Frisancho AR. Newborn body composition and its relationship to linear growth. *Am J Clin Nutr* 1984;30:704-11.
46. Prentice A. Increased birthweight after prenatal dietary supplementation of rural African Women. *Am J Clin Nutr* 1988;47:922.
47. Kusin JA, Kardjati S, Renqvist U, Goei K. Reproduction and maternal nutrition in Mandura, Indonesia. *Trop Geogr Med* 1992;44:248-55.
48. Ramsey PS, Goldenberg RL. Obstetric management of prematurity. In: Fanaroff AA, Martin RJ, editors. *Neonatal-perinatal medicine. Diseases of the Fetus and Infant.* St Louis: Mosby, 2002. v. 1. p. 287-319.
49. Tribrewala S, Shah K. The use of arm circunference as an indicator of body weight in adult women. *Baroda J Nutr* 1978;5:43-5.
50. Shah K, Shah PM. Relationship of weight during pregnancy and low birth weight. *Indian Pediatr* 1972;9:526-31.
51. Lechtig A. Predicting risk of delivering low birthweight babies: which indicator is better? *J Trop Pediatr* 1988;34:34-41.
52. Anderson MA, Katherine K. *Maternal nutrition and pregnancy outcomes.* Washington: Organización Panamericana de la Salud, 1990. (Publicación Científica, 529.)
53. Hull VJ. The Ngaglik study: an inquiry into birth interval dynamics and maternal and child health in rural Java. *World Health Stat Q* 1983;36:100-18.
54. Shah K. Appropriate technology and perinatal care: the kasa experience . *Adv Int Mat Child Health* 1978;2:1-15.
55. Lechtig A, Klein RE. Guia para interpretar la ganancia de peso durante el embarazo como indicador de riesco da bajo peso al nacer. *Bol Sanit Panam* 1980;896:489-95.
56. Thompson AM, Billewicz WZ. Clinical significance of weight trends during pregnancy. *Br Med J* 1957;1:243-47.
57. Agarwal DK. Nutritional status in rural pregnant women in Bihar and Uttar Pradesh. *Indian Pediatr* 1987;24:119-25.
58. Faundes A, Passini RJ, Silva JLP, Diaz AJ, Silva JCG, Pinotti JA. Study of alternative means of maternal weight evaluation as predictors of birthweight. *Rev Br Ginecol Obstet* 1988;10:199-204.
59. Oregon WIC Staff. *WIC Program manual.* Portland, Oregon: WIC Program, Oregon Health division, Department of human resources, 1981.
60. Brown J. Prenatal weight gains related to birth of healthy sized infants to low-income women. *J Am Diet Assoc* 1986;86:1679-83.

61. Rosso P. A new chart to monitor weight gain during pregnancy. *Am J Clin Nutr* 1985;41:644-52.
62. Jelllffe DB. *The assessment of the nutritional status of the community.* Geneva: World Health Organization, 1966.
63. Taddei JA, Jacomo AJ, Albuquerque ZP, Aquino MHB, Mathias SP, Torres IHB, et al. The weight for height chart on the prognosis of low birth weight: a multicentric study. *Rev Br Ginecol Obstet* 1991;2:78-82.
64. Pereira RT, Souza Queiroz S. *Factibilidade, em UBS, do uso do gráfico de Rosso, de ganho de peso durante a gestação.* São Paulo: VII Congresso Médico do Hospital do Servidor Público Municipal, 1992.
65. Benício MHD'A, Sigulem DM. *Avaliação da condição nutricional da gestante e do ganho de peso durante a gestação.* São Paulo: Secretaria de Estado da Saúde (SES) – CADAIS, Programa de atenção à nutrição, 1989.
66. Camilleri AP, Cremona V. The effect of parity on birthweight. *J Obs Gynecol Br Comm* 1970;77:145-7.
67. Gomes MS. Características gerais das infecções do recém-nascido. In: Segre CAM, editor. *Recém-nascido.* 2ª ed. São Paulo: Sarvier, 1985. p. 266-9.
68. Chedick ES, Gomes MS. Características imunológicas do recém-nascido. In: Segre, CAM, editor. *Recém-nascido.* 2ª ed. São Paulo: Sarvier, 1985. p. 265-6.
69. Meuris S, Piko BB, Eerens P, Vanbellinghen AM, Dramiax M, Hennart P. Gestational malaria: assessment of its consequences on fetal growth. *Am J Trop Hyg* 1993;48: 603-9.
70. Aguiar JA. Nefropatias. In: Resende J, editor. *Obstetrícia.* Rio de Janeiro: Guanabara Koogan, 1987. p. 343-9.
71. EL-Kandre D, Lopes AC, Lopes VLD. Moléstia hipertensiva específica da gravidez. In: Prado FC, Ramos JA, Valle JR, editores. *Atualização terapêutica.* São Paulo: Artes Médicas, 1994.
72. Simão Coslovsky, Isaac Vaissman. Diabete. In: Resende J, editor. *Obstetrícia.* Rio de Janeiro: Guanabara Koogan, 1987. p. 313-19.
73. Gabbe SG. *Medical complication on pregnancy management of diabetes.* Year Book of Obstetrics and Gynecology, 1980. p. 37-49.
74. Couston DR, Carpenter MW. Detection and treatment of gestational diabetes. *Clin Obstet Gynecol* 1985;28:507.
75. Hollingsworth DR. Maternal metabolism in normal pregnancy and pregnancy complicated by diabetes mellitus. *Clin Obstet Cynecol* 1985;28:457.
76. Schieve LA, HandlerA, Hershow R, Persky V, Davis F. Urinary tract infection during pregnancy: its association with maternal morbidity and perinatal outcome. *Am J Public Health* 1994;84:405-10.
77. Carson GD. Problems in obstetrics and gynecology. *Tocolytic Ther Curr Probl Obstet Gynecol* 1983;6:10.
78. Cowles TA, Gonik B. Perinatal Infections. In: Fanaroff AA, Martin RJ, editors. *Neonatal-Perinatal medicine. Diseases of the Fetus and Infant.* St Louis: Mosby, 2002. v. 1. p. 371-91.

Parte III

Desnutrição Intra-Uterina

Capítulo 13

Introdução

Suzana de Souza Queiroz
Fernando José de Nóbrega

Para o melhor entendimento do assunto, ao qual esse capítulo se refere, há a necessidade de uma abordagem inicial sobre a terminologia que se emprega atualmente e a que foi até então utilizada, pois o não-entendimento pode resultar em interpretações equivocadas. O termo recém-nascido (RN) de baixo peso (BP) e de muito baixo peso tem sido utilizado para identificar aqueles que vêm a nascer com peso abaixo de 2.500 g e de 1.500 g, respectivamente, sem, entretanto, ser considerada a idade gestacional. Por outro lado, o termo recém-nascido pequeno para a idade gestacional (PIG), como o próprio nome diz, surgiu com a preocupação de ajustar o peso à sua idade gestacional, sendo considerados, nessa classificação, aqueles com peso ao nascer abaixo do percentil 10 de uma curva-padrão de crescimento fetal, assim como grande para a idade gestacional (GIG), acima do percentil 90 e peso adequado para a idade gestacional (PAIG) para aqueles cujos pesos se situam entre os percentis 10 e 90.[1]

O termo recém-nascido com retardamento do crescimento intra-uterino (RCIU) tem sido utilizado para designar o RN que sofreu um processo fisiopatológico, que resultou numa restrição do seu crescimento fetal. Na prática, os termos PIG e RCIU são utilizados como sinônimos; entretanto, como os RN PIG são identificados, estatisticamente, como aqueles abaixo do percentil 10 da curva de crescimento fetal, é de se esperar que nesse grupo façam parte RN com RCIU e também aqueles que representam apenas uma biodiversidade biológica.[1] Por outro lado, se, por comprovação clínica ou por ultra-som, for comprovado que o RN sofreu uma estagnação do seu crescimento intra-uterino, com um desvio do seu peso geneticamente determinado, ele será categorizado como RN com RCIU, mesmo que não tenha ocorrido tempo suficiente para que seu peso atravessasse a linha do percentil 10.[1,2] Portanto, o RN com RCIU pode ou não ser um PIG e nesse caso, o peso ao nascimento deixa de ser um parâmetro sensível na avaliação dos acontecimentos intra-uterinos.

De modo geral, a literatura refere os termos RN de BP, PIG, desnutrido intra-uterino (DIU), dismaturo, síndrome da privação fetal, entre outros, como sinônimos de RCIU,[2] tornando-se necessário uma análise crítica do que realmente os trabalhos estão querendo identificar. É importante que tenha ficado claro que os termos PIG e RCIU são relacionados, mas não são sinônimos, apesar de, na prática, serem referidos como tal. Alguns pesquisadores têm procurado introduzir os termos LIG (leve para a idade gestacional) e PIG (pesado para a idade gestacional), em substituição ao PIG e GIG, respectivamente, pois, como não se trata de tamanho e sim de peso do RN, o mais adequado é a utilização dos termos leve e pesado e não pequeno e grande para a idade gestacional.

Na tentativa de mais bem caracterizar o RCIU, foram captadas, em populações de várias localidades, outras medidas antropométricas além do peso, conseguindo-se determinar padrões de referência, para prega cutânea, perímetro cefálico, medida da prega cutânea tricipital e avaliação do peso com relação ao comprimento do RN. Para a avaliação deste último parâmetro, preconiza-se a utilização do índice ponderal de Rochrer (IPR),[3] que dá uma boa indicação da incorporação maior ou menor dos tecidos moles:

$$\text{IPR} = \frac{\text{peso, gramas}}{(\text{comprimento, cm})^3}$$

Se o índice for baixo, o RN será considerado leve e, portanto, há indicação de ser um DIU. Considera-se DIU o RN, que tiver acima de 29 semanas de gestação e cujo IPR for inferior a 2,0. Esses RN têm como característica a sobra de pele em função da perda, ou consumo, da massa de gordura principalmente na face, nádegas, coxa e braços.

O IPR já é apresentado em percentis, segundo as idades gestacionais. RN cujos IPR situam-se abaixo do percentil 3 são considerados DIU.

Várias são as causas consideradas como responsáveis pelo RCIU e as características clínicas do RN vão depender do tipo do agravo sofrido, assim como do tempo e momento de exposição ao agravo. De uma maneira simplificada, as causas do RCIU podem ser divididas em intrínsecas e extrínsecas.[2] As **intrínsecas** são decorrentes de anomalias genéticas ou congênitas, erros inatos do metabolismo, entre outros, e que se instalam muito no início da gestação. As infecções congênitas virais também têm as suas manifestações mais graves, quando instaladas no primeiro trimestre da gestação. Esses RN apresentam um retardamento do crescimento de maneira simétrica, ou seja, o perímetro cefálico, o peso e o comprimento são proporcionalmente afetados, o IPR é normal e o risco de apresentarem hipoglicemia e asfixia ao nascimento são baixos, embora com reservas de glicogênio e de gordura relativamente diminuídas. As **extrínsecas** surgem no terceiro trimestre da gestação, por agravo vascular, insuficiência vascular uteroplacentária ou mesmo por causas nutricionais (quando a velocidade do crescimento fetal excede a provisão de nutrientes, oxigênio ou ambos), ocorre déficit assimétrico no crescimento fetal, ou seja, o cérebro é relativamente poupado, o peso é mais acentuadamente comprometido que o comprimento, e o RN, como é emagrecido, é categorizado como **desproporcionado** ou **assimétrico.**[2]

Entretanto, em países em desenvolvimento, onde predomina a baixa condição socioeconômica, a privação nutricional materna tende a ocorrer durante toda a gestação, senão antes, e não somente no terceiro trimestre. Os RN provenientes desta circunstância são proporcionalmente pequenos com relação ao peso, comprimento e perímetro cefálico, sendo também identificados como **proporcionados** ou **simétricos.** Neste caso, o RCIU é decorrente de alterações placentárias,[4,5,6] redução na transferência materno-fetal de nutrientes[7,8] e redução da perfusão sanguínea uteroplacentária,[9] sendo que essa situação é mais determinante do RCIU do que a própria redução dos nutrientes plasmáticos maternos. O grupo de RN com déficit proporcionado e simétrico é também designado por Metcoff, 1972,[10]como **extrínseco tipo I** e o desproporcionado por causas vasculares ou insuficiência vascular uteroplacentária, como **extrínseco tipo II.**

Historicamente as descobertas no campo da investigação da desnutrição intra-uterina estiveram estagnadas por muitos anos em decorrência de dois conceitos anteriormente vigentes: o primeiro, de que o feto parasita o organismo materno, espoliando a mãe em seu próprio benefício, e o segundo, de serem consideradas como prematuras todas as crianças com peso ao nascimento menor que 2.500 g, independentemente da idade gestacional. Como resultado, a maioria das informações registradas, daquela época, sobre os danos, doenças e seqüelas sobre prematuridade foi baseada em grupos de recém-nascidos de baixo peso, que certamente continham um número significativo de crianças não-prematuras.

À medida que se detectava que nem todas as crianças nascidas de peso inadequado eram prematuras, tornava-se necessário o conhecimento da incidência, bem como da natureza das várias causas em comum. Desta forma, pôde-se constatar que as conseqüências clínicas e o prognóstico desses dois grupos diferiam sensivelmente.

Entretanto, em 1928, Capper[11] já conseguia distinguir prematuros verdadeiros de recém-nascidos pequenos, de gestação a termo e, nessa ocasião, observou que essas crianças evoluíam para escolares atrasados, potencialmente "neuróticos" ou "psicóticos".

Naeye,[12] comparando crianças que morreram com desnutrição grave e recém-nascidos com RCIU, em função de desnutrição, observou, pelo exame *post mortem,* forte similaridade entre os dois grupos, ambos com órgãos pequenos e alterações patológicas semelhantes. Excluindo recém-nascidos com anomalias congênitas graves, danos vasculares placentários e outras intercorrências, ele concluiu que a desnutrição intra-uterina foi a primeira causa do retardamento do crescimento fetal.

O desenvolvimento do feto é caracterizado por uma sucessão de fenômenos como crescimento dos órgãos, diferenciação e maturação, que são influenciados pelo ambiente materno, pela função uteroplacentária e potencial fetal geneticamente determinado. Se nenhum desses fatores atuar de maneira limitante, o feto irá tirar o máximo proveito de suas potencialidades e desenvolverá uma capacidade adaptativa muito adequada na sua vida pós-natal. Se, por outro lado, esses fatores atuarem como limitantes, ocorrerá o RCIU, que tende a desviar o feto do seu potencial de crescimento e desenvolvimento geneticamente determinado, criando uma situação de ameaça constante à sua capacidade de sobrevivência intra-uterina ao parto, ao nascimento e à sua adaptação neonatal.[2]

A demanda de nutrientes, por unidade de peso corporal, é, presumivelmente, maior no feto que no recém-nascido, portanto, uma dieta considerada totalmente adequada para o desenvolvimento pós-natal pode não prover um meio nutricional eficaz para o desenvolvimento do feto.[13] Além disso, deve-se considerar que o crescimento se inicia na concepção e não ao nascimento e, desta forma, a dieta materna durante a gestação, assim como o seu estado de saúde, tomam-se importantes elementos para o perfeito aproveitamento do potencial fetal.

Os requerimentos nutricionais do embrião são pequenos, embora também seja imprescindível, nesta etapa, um adequado balanço entre os nutrientes, pois malformações também podem ser conseqüentes à menor oferta. Nos estágios finais, os danos podem ser mais intensos, embora menos definitivos.[14]

Resultados de diversas pesquisas em ratos indicam que a nutrição materna, durante a gestação e na lactação, é de grande importância no estabelecimento de padrões para o crescimento posterior, velocidade de desenvolvimento, sobrevivência, comportamento e desempenho da prole, mesmo que quantidades suficientes de alimentos sejam ofertadas após o período de desmame.

Atualmente, acredita-se que qualquer grau de nutrição inadequada durante a gravidez pode acarretar riscos e danos correspondentes, ou ainda desenvolvimento fetal abaixo do esperado.[15] Trabalhos clínicos têm demonstrado essa relação entre os quais podemos citar os relacionados com restrição alimentar durante a Segunda Guerra Mundial. Antonov[16] demonstrou que, durante o cerco de Leningrado, ocorreu diminuição de 500 g no peso das crianças ao nascimento. Smith,[17] na Holanda, não observou redução tão acentuada (próximo de 240 g) quanto a observada por Antonov, certamente pelas melhores condições nutricionais daquela população, pois ali a fome não atingiu as mesmas proporções que na União Soviética.

Burke *et al.*[18] já evidenciavam a existência de alta correlação entre dieta materna durante a gravidez e as condições da criança ao nascimento. Observaram maior índice de mortalidade fetal, neonatal e baixo peso ao nascimento, assim como maior incidência de malformações congênitas, nos recém-nascidos cujas mães foram alimentadas com dietas deficientes. Esta correlação foi mais acentuada do que a observada entre dieta pré-natal e o transcorrer da gravidez, significando que, quando a nutrição durante a gestação é inadequada, o feto sofre em maiores proporções que a mãe. Outras intercorrências, nessas circunstâncias, foram maiores dificuldades no momento do parto, assim como maior incidência de complicações ao nascimento, apesar de os recém-nascidos serem pequenos.

Após essas constatações, muitos foram os trabalhos que se desenvolveram nesta linha de pesquisa, quer clínicos, quer por meio de animais de experimentação. Apesar das diversas maneiras de reproduzir experimentalmente o quadro de desnutrição, durante a fase gestacional, na maioria delas verificam-se sérios comprometimentos no peso corporal ao nascimento e em diversos órgãos, inclusive o encéfalo. A restrição protéica, no início ou a partir da segunda metade da gestação, afetou o peso dos ratos por ocasião do nascimento.[19,20,21] Redução global dos nutrientes produziram os mesmos resultados em cobaias[22] e em ratos.[23]

Diminuição no peso do encéfalo também foi observada em ratos recém-nascidos de gestantes desnutridas por déficit protéico e/ou calórico.[24,25,26]

Naeye *et al.*,[27] estudando necropsias de recém-nascidos, observaram os efeitos da nutrição materna sobre o peso, estatura, peso dos órgãos e celularidade. Os órgãos mais atingidos foram a placenta, a supra-renal e o fígado e os menos atingidos, o esqueleto e o cérebro. As condições nutricionais antes da gravidez também foram analisadas e consideradas adequadas ou não, antes da gestação, por meio de medidas de peso e estatura maternas estabelecidas por tabelas da OMS. Os autores consideraram que o estado nutricional materno deficiente antes da gestação interferiu pouco na nutrição fetal quando o ganho de peso durante a mesma foi adequado. Entretanto, se inadequado, os fetos apresentavam as alterações mais acentuadas, com menor peso corporal, estatura e peso dos órgãos.

Bergner e Susser[28] acreditam que, provavelmente, as poucas mulheres que conceberam durante períodos de fome poderiam ser as de melhor condição nutricional e sugerem que a última parte da gestação afeta o crescimento do feto e, a inicial, a capacidade de sobrevivência e desenvolvimento.

Callard e Leathem[29] conseguiram manter a gravidez em ratas com desnutrição protéica mediante administração de estrógeno e prolactina, sugerindo que na desnutrição pode haver redução de hormônios materno-hipofisários necessários à manutenção da gravidez.

Provocando desnutrição protéico-calórica em ratas, durante diferentes períodos da gestação, pode-se avaliar[30] que os efeitos da carência nutricional variaram conforme o momento imposto. Dessa forma, a desnutrição instituída durante todo o período gestacional (D) e apenas na segunda metade (D2) provocaram os maiores efeitos na prole, isto é, altos índices de mortalidade observados entre 0 e 28 dias de vida, 34% e 15,6%, respectivamente, em comparação a 5,2% e 7,8%, respectivamente, para os grupos controle (C) e desnutridos na primeira metade (DI). Também foi observado[31] elevado número de aborto e/ou reabsorção fetal à medida que se intensificava a desnutrição materna, pois das 56 ratas comprovadamente acasaladas que não chegaram ao termo, 53,6% eram pertencentes ao tratamento D; 19,6%, ao D2; 8,9%, ao D1 e 17,9%, ao tratamento C. Evidentemente, esse fato contribuiu para as diferenças observadas entre o número de filhotes por ninhada, sendo que o grupo D foi o que apresentou o menor número (8,0) e em seguida D2 (9,0) e C e DI não diferiram significativamente entre si (10,5 e 11,0, respectivamente).

A desnutrição imposta na primeira metade da gestação não determinou nenhuma manifestação clínica nos recém-nascidos, como as verificadas para o grupo D: dificuldade respiratória, dependência de calor, dificuldade para mamar e palidez. O grupo D2, neste aspecto, foi heterogêneo, alguns animais comportando-se como controles e outros como desnutridos, na mesma ninhada. Além disso, alteração na conduta materna em ratos, face à restrição alimentar, foi constatada por diversos autores. Nessa circunstância, as fêmeas, além de rejeitarem seus recém-nascidos, sem qualquer demonstração de "instintos maternos" (como reuni-los, amamentá-los e outros cuidados), muitas vezes devoravam-nos.[31,32]

Para a criança sobrevivente das conseqüências do retardamento do crescimento intra-uterino, o prognóstico pode-se alterar de acordo com as circunstâncias iniciais da vida. Vários trabalhos citam que as conseqüências do baixo peso para a idade gestacional para o crescimento e o desenvolvimento do RN estão associadas às condições subseqüentes ao nascimento. Portanto, aqueles RN que recebem alimentação adequada e que pertencem às classes sociais mais elevadas, cujos níveis socioeconômico e cultural familiar são mais satisfatórios, são os que apresentam as melhores perspectivas futuras. Entretanto, nos países em desenvolvimento, onde a desnutrição encontra sua maior incidência no período pós-natal, o prognóstico dos PIG torna-se bastante reservado.

Atualmente, a melhor assistência dedicada à gestante e à criança, por meio de orientação alimentar durante a gestação e a lactação, os cuidados dedicados aos RN PIG, proporcionaram melhores condições para o crescimento e o desenvolvimento neuropsicomotor, em fases futuras. Um procedimento simples, porém indispensável, é a manutenção da temperatura corporal do RN, pois a baixa temperatura pode levar a desvio de energia para produção de calor, em vez de gasto de energia com o crescimento. Demonstrou-se, também, que aquelas crianças que não passavam por jejum inicial tinham menor incidência de seqüelas neurológicas e melhor crescimento físico.[33]

Crianças nascidas com RCIU do tipo assimétrico são mais propensas a desenvolverem intensa hipoglicemia pós-natal, por diversos fatores: redução do glicogênio hepático, redução de gorduras corporais, aumento da utilização de substratos e carência de regulação neoglicogênica.[2]

Williams *et al.*,[34] administrando alanina em crianças com peso normal ao nascimento, observaram aumento do glucagon plasmático, com início da regularização da glicemia; o que não foi observado em crianças pequenas para idade gestacional. A falta de resposta glicêmica nestas crianças pode ser por diminuição do glicogênio e/ou por depressão transitória do sistema enzimático neoglicogênico na vida pós-natal imediata e ainda pela falta de aumento da insulina plasmática.

Pollak *et al.*,[35] provocando desnutrição pré-natal em ratos, por meio de ligadura da artéria uterina, observaram que a atividade da fosfoenolpiruvato-carboxiquinase (PEPCK) hepática, ao nascimento, estava diminuída com relação aos controles. Essa situação condicionava ao desfavorecimento do aproveitamento de outras fontes, como os aminoácidos para a normalização das taxas glicêmicas pós-natal.

Os estudos sobre as conseqüências da fome, estabelecida na Holanda durante a guerra, possibilitaram uma oportunidade única para a compreensão dos acontecimentos resultantes da privação nutricional materna. Roseboom *et al.*[36]concluíram que a desnutrição materna afeta permanentemente a saúde na vida adulta, sem que o peso do RN tenha sido comprometido. Em outra pesquisa desenvolvida pelos mesmos autores,[37] nessa mesma população, também ficou evidenciado que a privação nutricional materna levou a adultos com maior probabilidade de apresentar perfil lipídico aterogênico, maior razão LDL-HDL colesterol, além de tendência a menores concentrações da HDL-colesterol e apolipoproteína A e a maiores concentrações do colesterol plasmático total, LDL-colesterol e apolipoproteína B. Esses achados foram independentes do peso ao nascimento e obesidade quando adultos.

Nessas últimas décadas, muitos são os estudos desenvolvidos, tanto em animais como em seres humanos, que tiveram como objetivo verificar as conseqüências, quando adolescentes ou adultos, da privação nutricional no período intra-uterino. Foi constatada a existência de períodos específicos e críticos da vida fetal e talvez da neonatal, durante os quais modificações nutricionais podem resultar em alterações fisiológicas tardias[38] Os achados são extremamente preocupantes, pois as alterações observadas foram redução do tempo de vida, em ratos[39], resultado oposto ao observado quando a privação nutricional foi imposta durante o período de amamentação; hipertensão e alterações nas funções cardiovasculares observadas tanto em animais, quanto em seres humanos;[2,40,41] alterações na pressão sistólica e na diastólica, detectadas em adolescentes do sexo feminino.[42]

Por meio de restrição protéica imposta a ratos, Fernandez-Twinn *et al.*[43] concluíram que as alterações encontradas nos níveis maternos de glicose, prolactina, progesterona, estradiol e leptina podem influenciar, no feto em crescimento, sua programação de eventuais doenças na vida adulta. Os autores detectaram que a restrição protéica materna foi a responsável pelo desenvolvimento de diabetes, hiperinsulinemia, e aumento da resistência tecidual à insulina, quando adultos.

Klirgman e Das, 2002, [2] referem que alguns fenótipos de RN já foram correlacionados com problemas futuros de saúde. Foi reconhecido, por exemplo, risco para a resistência à insulina intra-uterina, naqueles RN magros; doenças da artéria coronária, nos RN magros e que se tornaram obesos no transcorrer da vida; níveis elevados de LDL-colesterol, nos RN pequenos com circunferência abdominal reduzida; diabetes não-insulino-dependente, nos RN pequenos e gordos e hipertensão, nos RN com placentas grandes. Os autores colocam que esses fenômenos são "programados" e são considerados adaptativos e benéficos para o feto, naquele momento da vida, embora possam alterar permanentemente o metabolismo e originar várias doenças do adulto. Exemplificando, células que tenham tido pouca disponibilidade de nutrientes, como lipídios, podem ser programadas para produzirem mais lipídios endógenos.[2]

A nutrição materna deficiente também "programa" o feto e determina o RN de baixo peso e o aparecimento de doenças no adulto, como a hipertensão, sugerindo que essa "programação" ocorre em período crítico e sensível do início da vida fetal. Muitas das "programações", estabelecidas intra-uterinamente, são relativas a modificações na interação célula a célula, alterações na angiogênese fetal ou na inervação, redução do número de células, diferenciações metabólicas (enzimas transportadoras, fatores de transcrição e expressão do gene). Apesar disso, nas crianças nascidas PIG, em função de um RCIU, o rápido retorno do crescimento e do desenvolvimento tornam-se importantes, particularmente para o encéfalo que, nessa idade, ainda se encontra em fase de crescimento rápido, podendo recuperar certos danos causados pela desnutrição intra-uterina. Esta recuperação irá depender, evidentemente, do momento em que se instalou, da intensidade e da duração da desnutrição.

As alterações pertinentes ao desenvolvimento pôndero-estatural da criança desnutrida intra-uterina, bem como as repercussões relacionadas com o crescimento do encéfalo e neuropsicomotor serão mais bem discutidas nos capítulos correspondentes.

REFERÊNCIAS BIBLIOGRÁFICAS

1. Sparks JW, Cetin I. In: Polin RA, Fox WW, editors. *Fetal and neonatal physiology.* Philadelphia: W.B.Saunders Company, 1992. p. 178-197.
2. Kliegman RM. Intrauterine growth retardation. In: Fanaroff AA, Martin RJ, editors. *Neonatal-Perinatal medicine. Diseases of the fetus and infant.* St Louis: Mosby, 2002. p. 228-262.
3. Miller HC, Hassanein K. Diagnosis of impaired growth in newborn infants. *Pediatrics* 1971;48:511-22.
4. Nóbrega FJ, Tonete SSQ, Sartor MEA, Curi PR. Estudo experimental do crescimento placentário na desnutrição protéico-calórica. *J Pediatr* 1979;46:82-92.
5. Trindade CEP, Nóbrega FJ, Rudge MVC, Suguihara CY, Tonete SSQ, Sartor MEA, et al. Relação do peso de recém-nascidos e placentas. Estudo em recém-nascidos de termo, pré-termo e pós-termo, de pesos inadequado, baixo e grande para idade gestacional. *J Pediatr* 1979;46:208-14.
6. Velasco EG, Rosso P, Brasel J, Winick M. Activity of alkaline RNase in placentas of malnourished women. *Am J Gynecol* 1975;123:637-9.
7. Rosso, P. Maternal-fetal exchange during protein malnutrition in the rat. Placental transfer of glucose and non-metabolizable glucose analog. *J. Nutr.,* 107:2006-10, 1977.
8. Rosso P. Maternal-fetal exchange during protein malnutrition in the rat. Placental transfer of amino isobutyric acid. *J Nutr* 1977;107(11):2002-5.
9. Rosso P, Streeter MR. Effects of food on protein restriction on plasma volume expansion in pregnant rats. *J Nutr* 1979;109:1887-92.
10. Metcoff J. Biochemical markers of intrauterine malnutrition. In: Winick M, editor. *Nutrition and development.* New York: John Wiley & Sons, 1972. v. 2. p. 27-44.
11. Capper A. Fate in development of the immature and of the premature child. Clinical study. *Am J Dis Child* 1928;35:262-88.
12. Naeye RI. Malnutrition. Probable cause of fetal growth retardation. *Arch Pathol* 1965;79:284-91.
13. Newberne PM, Young VR. In: Weiner M, editor. The significance of marginal nutritional deficiency during pregnancy. *Nutr Rep Intern* 1980;21:653-8.
14. Giroud A. Nutritional requirements of the embryo. *World Rev Nutr Diet* 1973;18:195-262.
15. Weiner M. The significance of marginal nutritional deficiency during pregnancy. *Nutr Rep Intern* 1980;21:653-8.
16. Antonov AN. Children born during the siege of Leningrad in 1942. *J Pediatr* 1974;30:250-9.
17. Smith CA. The effect of wartime starvation in Holland upon pregnancy and its product. *Am J Obstet Gynecol* 1947;53:599-608.
18. Burke BS, Beal VA, Kirkwood SB, Stuart HE. Nutrition studies during pregnancy. *Am J Obstet Gynecol* 1943;46:38-52.
19. Caldwell DF, Churchill JA. Learning ability in the progeny of rats administered a protein-deficient diet during the second half of gestation. *Neurology* 1967;17:95-9.
20. Zamenhof S, Van Martheus E, Granel LA. Prenatal cerebral development: effect of restrict diet, reversal by growth hormone. *Science* 1971;174:954-5.
21. Zeman FJ, Stanbrough EC. Effect of maternal protein deficiency on celular development in lhe fetal rat. *J Nutr* 1969;99:274-82.
22. Chase HP, Dabiere CS, Welch NN, O'Brien D. Intrauterine undernutrition and brain development. *Pediatrics* 1971;47:491-500.
23. Roeder LM, Chow BF. Maternal undernutrition and its longterm effects on the offspring. *Am J Clin Nutr* 1972;25:812-21.
24. Zamenhof S, Van Marthens E, Margolis FL. DNA (cell number) and protein in neonatal brain: alteration by maternal dietary protein restriction. *Science* 1968;160(825):322-3.
25. Tonete SSQ, Coelho CAR, Nóbrega FJ. Desnutrição fetal experimental em ratos. Efeitos sobre o peso corporal, o peso cerebral, o teor de lipídios totais, proteínas e colesterol no cérebro. *Pediatr* 1978;44:213-22.
26. Tonete SSQ, Nóbrega FJ, Sartor MEA, Trindade CEP, Lopez FA, Curi PR. Malnutrition in rat during different periods of pregnancy. A study on body and brain weights and levels of DNA, RNA, protein and lipid in cerebral region of their off-spring. *Nutr Res* 1983;3:929-45.
27. Naeye RL, Blanc W, Paul C. Effects of maternal nutrition on the human fetus. *Pediatrics* 1973;52:494-503.
28. Bergner S, Susser MW. Low birth weight and prenatal nutrition: an interpretative review. *Pediatrics* 1970;46:946-66.
29. Callard LP, Leathem JH. Pregnancy maintenance in protein deficient rats. *Acta Endocrinol (Copenh)* 1970;63:539-44.
30. Tonete SSQ, Nóbrega FJ, Sartor MEA, Trindade CEP, Lopez FA, Curi PR. Desnutrição intra-uterina em ratos: estudo do peso e mortalidade do produto da concepção. *Arch Latinoam Nutr* 1983;33:109-25.
31. Tonete SSQ, Nóbrega FJ, Trindade CEP, Saror MEA, Lopez FA. Desnutrição da gestante: repercussões no ganho de peso, tempo de gestação e no número de recém-nascidos. Estudo em ratas. *Arch Latinoam Nutr* 1983;33:96-108.
32. Smart JL. Maternal behaviour of undernourished mother rats towards well fed and underfed young. *Physiol Behav* 1976;16:147-9.
33. Davies PA, Davis JP. Very low birth-weight and subsequent head growth. *Lancet* 1970;12:1216-9.
34. Williams PR, Fiser RH, Sperling MA. Effects of oral alanine feeding on blood glucose, plasma glugacon and insulin concentrations in small for gestational age infants. *N Engl J Med* 1975;292:612-4.
35. Pollak A, Susa JB, Stonestreet BS, Schwartz R, Oh W. Phosphoenolpyruvate carboxykinase in experimental intrauterine growth retardation in rats. *Pediat Res* 1979;13:175-7.

36. Roseboom TJ, Van Der Meulen JH, Raavelli AC, Osmond C, Barker DJ, Bleker OP. Effects of prenatal exposure to the Dutch famine on adult disease in later life: an overview. *Mol Cell Endocrinol* 2001;185:93-8.
37. Roseboom TJ, Van Der Meulen JH, Osmond C, Barker DJ, Ravelli AC, Bleker OP. Plasma lipid profiles in adults after prenatal exposure to the Dutch famine. *Am Clin Nutr* 2000;72:1101-6.
38. Donald N. Nutrition in early life. How important is it? *Clinics in perinatology* 2002;29(2):203-223.
39. Aihie Sayer A, Dunn R, Langley-Evans S, Cooper C. Prenatal exposure to a maternal low protein diet shortens life span in rats. *Gerontology* 2001;47:9-14.
40. Ashton N. Perinatal development and adult blood pressure. *Braz J Med Biol Res* 2000;33:731-40.
41. Ozaki T, Nishina H, Hanson MA, Poston L. Dietary restriction in pregnant rats causes gender-related hypertension and vascular dysfunction in offsprings. *J Physiol* 2001;530:141-52.
42. Adair LS, Kusawa CW, Borja J. Maternal energy stores and diet composition during pregnancy program adolescent blood pressure. *Circulation* 2001;104:1034-9.
43. Fernandez-Twinn DS, Ozanne SE, Ekizoglou S, Doherty C, James L, Gusterson B, et al. The maternal endocrine environment in the low-protein model of intra-uterine growth restriction. *Br J Nutr* 2003;90:815-22.

Capítulo

14

Alterações Placentárias

Suzana de Souza Queiroz
Fernando José de Nóbrega

Cada vez mais se tem dado relevância ao conhecimento da função placentária para o perfeito crescimento fetal.

Hoje se sabe que a placenta, apesar de estrutura relativamente simples, desempenha funções de certa complexidade metabólica, ao contrário do que se imaginava, pois, por muito tempo, a placenta foi considerada um órgão passivo.[1]

Dentre as principais funções placentárias, podemos citar a nutritiva, desde que é a única via de trasferência de nutrientes; a respiratória, funcionando no intercâmbio de gases entre mãe e feto; a excretora, pois é responsável por liberar do feto os resíduos metabólicos, tais como dióxido de carbono, uréia, creatinina, entre outros; e a imunológica, pela atuação na proteção do embrião contra a rejeição aos tecidos maternos. A produção de hormônios pela placenta, tais como a gonadotrofina coriônica, o estrogênio, a progesterona, o hormônio lactogênio placentário, além do hormônio de crescimento e da somatomedina (IGF)-1 *(insulin-like growth factor)* e seus correspondentes receptores, denota a abrangência do controle placentário no curso da gestação, realizando também as funções da hipófise fetal, até o momento do início de sua própria atividade.[2,3]

O desenvolvimento da placenta começa precocemente após a implantação do blastocisto no epitélio endometrial. As células destinadas a serem placenta proliferam-se e começam a invadir o endométrio materno e, por todo o lado, as células placentárias, ou os citotrofoblastos, infiltram-se nas artérias espirais maternas, contidas no tecido uterino, e rompem as paredes dos vasos, de maneira a permitir acesso direto do sangue materno a outro tipo de célula placentária, o sinciciotrofoblasto.[4] Portanto, a estrutura placentária é constituída por uma rede complexa de tecidos e vasos sanguíneos, em sincício. Como placenta madura, essas estruturas são organizadas em vilosidades coriônicas.

A passagem de nutrientes ocorre no chamado espaço interviloso-vilosidade corial, formado pelo rápido crescimento do trofoblasto. Com o transcorrer da gestação, inicia-se a formação de muitas ramificações destas vilosidades, que formam uma grande área superficial de trocas entre a mãe e o feto.[1,2]

Conseqüentemente, sob o ponto de vista atual, não fica difícil imaginar que a integridade da placenta, considerando-se os aspectos estrutural, endócrino e metabólico, é fundamental para o aproveitamento máximo de sua capacidade funcional.

A placenta, como todo órgão fetal, apresenta, no seu crescimento, períodos de hiperplasia e hipertrofia celulares que são dependentes do tempo de gestação.[5] O crescimento placentário é referido como bimodal, sendo que, num primeiro momento, a placenta cresce, com aumento acelerado do número de células (hiperplasia celular), adquirindo potencial para exercer sua função de transferência de nutrientes. Num segundo momento, ocorre aumento do tamanho individual das células (hipertrofia celular), com desenvolvimento da capacidade de transferência de nutrientes.[6]

Winick *et al.*[5] demonstraram que o período de hiperplasia celular estende-se até 35 a 36 semanas de gestação, ocorrendo aumento de DNA, RNA e proteínas. A partir daí, cessa a divisão celular, permanecendo constante o valor do DNA, quando a placenta alcança, aproximadamente, 300 g, correspondendo ao peso fetal de 2.400 g ou à idade gestacional de 34 a 36 semanas. Porém, acréscimos de RNA e proteínas ainda são observados até próximo ao termo, indicando aumento do tamanho individual das células. Em humanos, apesar de não se ter resultados muito precisos, sabe-se que o peso total acompanha o peso placentário de maneira linear, pelo menos até 3.500 g.

Em ratos, o período de hiperplasia celular é observado até o 16º dia de gestação. Do 16º ao 18º, há desaceleração na multiplicação celular e, como a síntese protéica continua na mesma velocidade, inicia-se o aumento do tamanho individual das células. Por volta do 18º dia, a divisão celular cessa e o peso e o conteúdo de proteínas continuam a aumentar linearmente, correspondendo ao período em que o feto está incorporando nutrientes com o seu potencial máximo.[5-7]

No final do período gestacional, determinadas alterações morfológicas ocorrem como redução da barreira placentária, aumento da atividade micropinocitótica e irregularidades na membrana interna e, principalmente, a diferenciação de citotrofoblasto em sinciciotrofoblasto. Este processo tem como resultado o aumento da superfície de intercâmbio metabólico mãe-filho, assegurando uma eficiência máxima nos mecanismos de transporte e secreção hormonal do órgão.[8] Concomitantemente com estas alterações morfológicas, profundas alterações funcionais também ocorrem, como mudança na seletividade do material transportado, aumento do transporte de certas substâncias e a reserva de glicogênio, acumulada no início da gestação, torna-se extremamente depletada.[5]

Da mesma forma que para os tecidos fetais, a placenta também está sujeita a várias alterações, com relação às suas funções básicas e, quando alguma destas funções está comprometida, estamos diante de uma insuficiência placentária. Evidentemente, o comprometimento em cada uma das funções específicas transcorrerá num tipo de transtorno, assim, a insuficiência placentária endócrina pode levar à interrupção prematura de gravidez; a imunológica ao aborto espontâneo, como forma de rejeição; e a nutritiva ao retardamento do crescimento intra-uterino.[1]

Como definido por Longo,[9] a insuficiência placentária nutritiva pode ser decorrente de fatores inerentes ao feto, podendo ser citada a redução do fluxo arterioumbilical e as alterações genéticas, e à própria placenta, por aumento da resistência de membranas, alterações do metabolismo do trofoblasto ou menor transporte ativo ou pinocitose. Entretanto, fatores matemos são apontados, pelo autor, como os mais comuns, quer pela redução de nutrientes, quer pela redução do fluxo uteroplacentário.

Evidentemente que, analisados por esta ótica, a desnutrição materna acarreta grandes prejuízos para a função placentária. Em primeiro lugar, pela própria deficiência de nutrientes, sendo que a placenta passaria a sofrer, como todos os órgãos fetais, as conseqüências desta menor oferta. Em segundo lugar, é um fato bastante conhecido que, durante a gestação, o organismo estabelece aumento de volume plasmático materno, bem como da massa celular vermelha, com o intuito de compensar alterações hemodinâmicas causadas pela expansão da circulação uteroplacentária, de maneira a não prejudicar o suprimento sanguíneo aos outros órgãos maternos. Entretanto, na desnutrição energético-protéica, este fenômeno ocorre, porém, de maneira muito ineficaz, acarretando redução do fluxo sanguíneo placentário, que por sua vez levaria à redução do tamanho da placenta. O conjunto dessas alterações resultaria no retardamento do crescimento intra-uterino.[10,11]

Vários trabalhos têm demonstrado que a desnutrição materna leva a comprometimentos bioquímicos na placenta. Por meio de ligadura das artérias uterinas, em ratos, de maneira a prejudicar o suprimento sanguíneo para a unidade feto-placentária, Winick e Noble[12] detectaram que, a partir do 13° dia de gestação, ocorria redução do DNA celular, a relação proteína/DNA permanecia constante e a relação *RNA/DNA* apresentava-se aumentada, porém, em um período muito inicial, havendo queda posterior. O aumento da relação RN/DNA, embora ainda não se saiba bem o porquê, tem sido relatado como tentativa compensatória, ainda que abortiva, da placenta aumentar a síntese protéica, uma vez que esta resposta foi observada em diferentes outras situações que também exigiam aumento de síntese protéica. Quando a ligadura foi realizada a partir do 17° dia, ocorria redução apenas no tamanho celular e não foi mais detectada redução no número de células, fatos esses que vêm, realmente, confirmar que o crescimento placentário está cronologicamente fixado com relação ao tempo.

Realmente, conforme a intensidade da restrição e o momento no qual foi instalada, a placenta tenta lançar mão de mecanismos compensatórios, visando à manutenção do crescimento fetal. Trabalhos que procuraram acompanhar mulheres grávidas na Holanda, que passaram privações somente por volta da concepção, ou apenas no primeiro trimestre de gestação, durante o período de guerra em 1944-1945, mostraram aumento compensatório do peso das placentas, em função da restrição calórica materna, sem concomitante aumento no peso fetal. Esse aumento observado foi maior nas mulheres da região Norte do país, onde a fome foi mais moderada, em comparação à região Oeste, onde a privação nutricional foi mais grave.[13]

Determinados mecanismos compensatórios da placenta, frente à restrição alimentar, também foram observados em ovelhas que foram submetidas a restrição alimentar de apenas 15%, com relação aos seus controles, e somente até a metade do período gestacional.[14] Nessas condições de experimentação, foram evidenciadas alterações morfológicas, com aumento de crescimento do lado fetal da placenta, sem que fosse observado comprometimento do crescimento fetal. Portanto, as adaptações placentárias observadas foram suficientes para assegurar o crescimento fetal.

Para se estudar a situação de privação alimentar, durante a gestação, com posterior recuperação, ovelhas foram submetidas à desnutrição, após o período de rápido crescimento placentário (30 a 80 dias), e recuperação até o termo (147 dias). Nesta circunstância, as ovelhas apresentaram maiores placentas, em associação à maior abundância de transportador-1 de glicose placentária e, ao nascimento, os carneiros recém-nascidos eram maiores, com mais tecido adiposo e apresentavam os rins também mais pesados, com aumentada expressão da resposta do glicocorticóide tipo I para o receptor angiotensina II. Os autores concluíram que a privação nutricional, em deteminadas etapas da gestaçãp, com posterior recuperação, contribui para o desenvolvimento da hipertensão em fases mais tardias da vida, por meio de adaptações fisiológicas e vasculares que ocorreram durante a vida fetal.[15]

Já em trabalho experimental, no qual se introduziu, a ratas, restrição energético-protéica grave, pode-se observar que a placenta sofreu os efeitos da desnutrição materna refletidos no peso, com *déficits* significantes detectados já a partir do 14º dia de gestação. No mesmo trabalho, também foram observadas alterações nos conteúdos de DNA, RNA e proteína, com reduções significantes, com relação ao grupo-controle, a partir do 17º dia de gestação.[7]

Sem dúvida, o menor número e o menor tamanho das células, evidenciados pelos *déficits* nos conteúdos de DNA e proteínas, acabam resultando num órgão menor e, conseqüentemente, com menor capacidade de transferência de nutrientes.

Outros trabalhos experimentais também têm evidenciado alterações bioquímicas placentárias importantes, frente a desnutrição materna. Araya *et al.*[16] detectaram reduções nos lipídios totais (não-significante) e nos fosfolipídios totais (significante) em placentas de ratas submetidas à restrição alimentar grave. Além disso, importantes alterações na composição dos ácidos graxos totais e dos ácidos graxos incorporados aos fosfolipídios foram observadas e evidente aumento dos ácidos graxos saturados e, portanto, menor relação insaturados/saturados. Os fosfolipídios da placenta mostraram acúmulo dos ácidos graxos essenciais e de seus derivados altamente insaturados, o que denota certa incapacidade para que sejam utilizados na síntese de outros compostos derivados, que poderiam ser importantes moduladores do metabolismo celular da placenta e do feto.

A composição dos fosfolipídios de placentas de mulheres desnutridas e que deram à luz recém-nascidos de baixo peso ao nascer foi também estudada por Araya *et al.*[17] Os autores detectaram maiores medianas dos fosfolipídios totais no grupo de mulheres desnutridas, porém, baixos conteúdos de ácidos graxos poliinsaturados, que foram substituídos por ácidos graxos de cadeia curta. De grande importância, no achado dos pesquisadores, foi o encontro de menores quantidades do ω6 e do ω3. Os autores concluíram que esses resultados podem traduzir menor fluidez da membrana placentária e conteúdo abaixo do normal de ácidos graxos essenciais nos órgãos fetais, que são fundamentais para o adequado crescimento e desenvolvimento.

Outra importante consideração levantada foi a correlação existente entre peso placentário e produção hormonal, como o hormônio lactogênio placentário, cuja função durante a gestação é mobilizar as reservas maternas para aumentar a transferência de aminoácidos e glicose ao feto, quando suas exigências estão aumentadas. Desta forma, frente à desnutrição, a placenta também poderia estar reduzindo a produção deste hormônio, comprometendo, conseqüentemente, a oferta de substratos ao feto.[18]

Também em trabalho experimental, com ratas desnutridas, Rosso[19,20] observou que a transferência de glicose ao feto encontrava-se baixa, bem como do ácido aminoisobutírico, o que denotou comprometimento no número de moléculas transportadas por unidade do peso placentário ou ainda a reduzida perfusão sanguínea placentária, decorrente da menor expansão do volume sanguíneo materno.

Trabalhos clínicos já haviam demonstrado, em situação de desnutrição fetal, redução do consumo de oxigênio, com diminuição do consumo de glicose, acarretando menor disponibilidade de energia para a placenta exercer suas funções de transporte.[21]

O comprometimento da placenta, frente à baixa condição socioeconômica, tem sido demonstrado por vários trabalhos. Os estudos da literatura relatam déficits nos pesos placentários de 14% a 50%, o que pode ser reflexo das diferenças de condição nutricional materna antes e durante a gravidez.[10]

Em trabalho clássico da literatura, Laga[22] comparou populações de situações socioeconômicas diferentes e observou que as placentas de recém-nascidos da Guatemala, quando comparadas com as americanas da cidade de Boston, pesavam menos e apresentavam a massa das vilosidades periféricas e a massa trofoblástica também reduzidas.

Murthy *et al.*[23] detectaram, em mulheres de vários níveis socioeconômicos, diferenças significativas quanto a peso e volume placentários, mostrando que, à medida que o nível socioeconômico é mais baixo, maiores são os déficits encontrados. Com relação às variáveis peso, volume e superfície placentários e peso do recém-nascido, os autores observaram que os valores do pré-termo foram inferiores aos do termo pequeno para a idade gestacional, porém os valores deste foram inferiores aos do termo e com pesos adequados para a idade gestacional. A reduzida superfície das vilosidades sugere redução da área de trocas materno-fetal, o que levará a implicações óbvias na transferência fetal de nutrientes.

Trindade *et al.*[24] observaram que, em recém-nascidos com bom desenvolvimento intra-uterino, a placenta, na fase final da gestação, aumenta pouco, não ocorrendo diferença significativa no peso em função da idade gestacional. Entretanto, quando foi considerado o fator nutrição, os desnutridos apresentaram peso placentário baixo, acompanhando o peso fetal, e os fetos grandes para a idade gestacional, peso placentário elevado, correspondendo ao maior tamanho fetal. Os autores ainda colocam que é preciso lembrar que, embora nem sempre o feto de peso alto representa um feto mais bem nutrido, pois os mesmos podem ser filhos de mães diabéticas, em geral, tem-se relacionado o feto de maior peso com nutrição materna mais adequada.

Com relação a alterações anatomopatológicas e peso do recém-nascido, independentemente da idade gestacional,

Trindade *et al.*[25] também observaram que maior número de recém-nascidos com baixo peso para a idade gestacional apresentou alterações placentárias, quando comparados com os recém-nascidos com pesos adequados para a idade gestacional. Além de maior percentagem de placentas com alterações anatomopatológicas nos grupos dos desnutridos, pode-se também detectar maior número de alterações decorrentes de distúrbios do fluxo sanguíneo placentário e infiltrado inflamatório crônico neste grupo. Apesar dos resultados encontrados, os autores consideram difícil atribuir o retardamento do crescimento intra-uterino em função das alterações materno-patológicas encontradas, pelo fato de estas apresentarem-se com índices elevados em todas as placentas estudadas e, apesar disto, o peso do recém-nascido ter sido normal.

Altemani *et al.*[26] colocam, em um estudo de freqüência de vilosite placentária, em nosso meio, que a alteração mais freqüente, associada a vilosite de etiologia desconhecida, referia-se ao recém-nascido pequeno para a idade gestacional e a freqüência foi diretamente relacionada com a intensidade do processo inflamatório. A mesma associação foi relatada em estudo de vilosites placentárias em população sueca de boa condição socioeconômica.[27]

Alguns autores que encontraram alta prevalência de alterações circulatórias, incluindo enfartes em recém-nascidos com baixo peso para a idade gestacional, consideram que estas alterações são determinantes do retardamento do crescimento intra-uterino, entretanto, outros consideram que a placenta apresenta grande reserva funcional e que somente enfartes superiores a 10% poderiam ser responsabilizados pela desnutrição fetal.

De qualquer maneira, a observação cuidadosa da placenta, por ocasião do nascimento, deve ser uma prática habitual, pois pode ser um bom indicador das condições de vida no período intra-uterino e, conseqüentemente, nortear o prognóstico pós-natal. Além disso, atualmente, com o desenvolvimento de técnicas de ultra-som, os obstetras também têm a possibilidade de examinar a placenta, detalhadamente, antes do nascimento, indicando a possibilidade de riscos para o feto.[28]

REFERÊNCIAS BIBLIOGRÁFICAS

1. Rudge MJ, Trindade CEP. A placenta na desnutrição protéico-calórica intra-uterina. In: Nóbrega FJ, editor. *Desnutrição intra-uterina e pós-natal.* São Paulo: Panamed, 1981. p. 144-8.
2. Worthington-Roberts, Vermeersch J. Bases fisiológicas e necessidades nutritivas. In: Worthington-Roberts SB, Vermeersch RD, Williams SR, editores. Nutrição na gravidez e lactação. Rio de Janeiro: Guanabara, 1988. p. 49-103.
3. Bauer MK, Harding JE, Bassett NS, Breier BH, Olivier MH, Gallaher BH, et al. Fetal growth and placental function. *Mol Cell Endocrinol* 1998;140:115-20.
4. Novak D. Nutrition in early life. How important is it? *Clin Perinatol* 2002;29:203-223.
5. Winick M, Brasil JA, Rosso P. Nutrition and cell growth. In: Winick M, editor. Nutrition and development. New York: John Wiley & Sons, 1972. p. 49-97.
6. Rosso, P. Changes in the transfer of nutrients across the placenta during normal gestation in the rat. *Am J Obstet Gyneco,* 1975;15:761-6.
7. Nóbrega FJ, Tonete SSQ, Sartor MEA, Curi PR. Estudo experimental de crescimento placentário na desnutrição protéico-calórica. *J Pediatr* 1979;46:82-92.
8. Bosco C, Pinilla A, Molema R, Araya J. Immadurez del sinciciotrofoblasto en desnutrición materna. Análisis ultraestrutural. *Rev Med Chil* 1989;117:123-8.
9. Longo LD. Disorders of placental transfer. In: Assau MS, editor. Pathophysiology of gestation. New York and London: Academic Press, 1972. p. 1-76.
10. Rosso P. Placental growth, development and function in relation to maternal nutrition. *Fed Proc* 1980;39:250-4.
11. Kliegman RM. Intrauterine growth retardation. In: Fanaroff AA, Martin RJ, editors. Neonatal-perinatal medicine. Diseases of the fetus and infant. St Louis: Mosby 2002. v. 1. p. 228-286.
12. Winick M, Noble A. Quantitative changes in DNA, RNA and protein during prenatal and postnatal growth in the rat. *Develop Biol* 1965;12:451-66.
13. Lumey LH. Compensatory placental growth after restricted maternal nutrition in early pregnancy. *Placenta* 1998;19:105-11.
14. Steyn C, Hawkins P, Saito T, Noakes DE, Hanson MA. Undernutrition during the first half of gestation increases the predominance of fetal tissue in late-gestational ovine placentomes. *Euro J Obstet Gynecol Reprod Biol* 2001;98:165-70.
15. Symonds ME, Gopalakrishnan G, Bispham J, Pearce S, Dandrea J, Mostyn A, Ramsay MM, Stephenson T. Maternal nutrient restriction during placental growth, programming of fetal adiposity and juvenile blood pressure control. *Arch Physiol Biochem* 2003;111:3-7.
16. Araya J, Aguilera AM, Soto C, Masson L. Cambios en la composición lipídica de la placenta por efecto de la restricción calórico-proteica en ratas. *Rev Chil Nutr* 1985,13:28-33.
17. Araya S, Soto C, Aguilera AM, Bosco C, Monlina R. Modificación del perfil lipídico de la placenta humana por efecto de la desnutrición materna moderada. *Rev Med Chil* 1995;122:503-9.
18. Araya J, Reyes MC, Baginsky CM, Ruz M. Crecimiento cellular de útero, placenta y fetos durante la restricción calórica materna crónica en ratas. *Arch Latinoam Nutr* 1983;33:814-25.
19. Rosso P. Maternal fetal exchange during malnutrition in rat. Placental transfer of aminoisobutyric acid. *J Nutr* 1977;107:2002-5.
20. Rosso P. Maternal fetal exchange during malnutrition in rat. Placental tranfer of glucose and non-metabolizable glucose analog. *J Nutr* 1977;107:2006-10.
21. Sybulski S, Trembla YPC. Placental glycogen content and utilization in vitro in intrauterine fetal malnutrition. *Am J Obstet Gynecol* 1969;103:257-61.
22. Laga EP, Driscoll SG, Munro HN. Comparison of placenta from two socioeconomic groups. II Biochemical characteristics. *Pediatrics* 1972;50:33-9.

23. Murthy LS, Agarwal KN, Kharna S. Placental morphometric and morphologic alterations in maternal undernutrition. *Am J Obstet Gineco/* 1976;24:641-6.

24. Trindade CEP, Nóbrega FJ, Rudge MJCP, Suguihara CY, Tonete SSQ, et al. A relação do peso de recém-nascidos e placentas. Estudo de recém-nascidos de termo, pré-termo e pós-termo, de pesos adequado, baixo e grande para a idade gestacional. *J Pediatr* 1979;46:208-14.

25. Trindade CEP, Nóbrega FJ, Rudge MJCP, Suguihara CY, Pinho SZ, Zuliani A, et al. Alterações anatomopatológicas placentárias. Relação com o peso e idade gestacional de recém-nascido. *J Pediatr* 1980;48:146-54.

26. Altemani AMM, Andrade LAL, Brenalli MA, Grassioto DR, Bacha AM, et al. Vilosite placentária. Correlação anatomoclínica. *J Pediatr* 1982;52:315-8.

27. Nordenwall M, Sandstedt B. Placental villitis and intrauterine growth retardation in a Swedish population. *APMIS* 1990:98:19-24.

28. Jauniaux E, Campbell S. Fetal growth retardation with abnormal blood flows and placenta sonographic lesions. *J Clin Ultrasound* 1990;18:210-4.

Capítulo 15

Nutrição, Maturidade e Adaptação Perinatal

José Lauro Araujo Ramos

Tomando-se como finalidade imediata e precípua do ser em desenvolvimento a adaptação à vida extra-uterina, caberá indagar se a nutrição é condição para o sucesso dessa adaptação, ou se determinadas agressões à condição nutricional comprometeriam ou seriam compatíveis com aquele sucesso. Se a maturidade é uma condição para a adaptação extra-uterina, têm importância as inter-relações nutrição/maturidade. Parece provável que a maturação dos sistemas ou aparelhos, função da idade da gestação, pode ser modificada por eventos que também modificam a nutrição. Relações causais são, porém, sutis e difíceis de apreender. Por exemplo, na maturação pulmonar, que pode acompanhar a desnutrição intra-uterina, o "sinal amadurecedor" pode não ser a "desnutrição" em si, mas um componente concomitante.[1] No exemplo oposto, no filho de mãe diabética não bem controlada, existe crescimento exagerado, juntamente com imaturidade pulmonar. Neste caso, a hiperinsulinemia poderia ser a responsável pela insuficiência de surfactante pulmonar e não parece exato relacionar-se, genericamente, "nutrição e imaturidade". A boa adaptação perinatal em alguns sistemas pode não depender tanto ou tão-só de maturidade, mas da condição nutricional, como ocorre com as reservas de energia, quer em termos de glicogênio quer em gordura, ao nascimento, para se manter a condição nutricional, podendo interferir na adaptação, como se discutirá mais adiante.

"Condição nutricional" é freqüentemente inferida da "qualidade de crescimento". Esta inferência, embora apoiada pelos dados fisiológicos, às vezes conduz a falhas, como ocorre, por exemplo, com a identificação do "pequeno para a idade gestacional" com o portador de restrição do crescimento, que por muito tempo foi aceita, à falta de dados confiáveis para o diagnóstico diferencial entre essas entidades.

Face às influências da maturidade e da nutrição sobre os diversos órgãos e suas funções, é preciso considerar-se o papel do controle genético no desenvolvimento do órgão. A abordagem desses processos escapa aos objetivos deste artigo.[2]

ADAPTAÇÃO PERINATAL

A adaptação perinatal do feto à vida intra-uterina depende de uma série de modificações em diversos órgãos e sistemas que se produzem antes ou durante o nascimento, ou na vida pós-natal.

Muitas modificações são relativamente bem estudadas, principalmente, por experiências em animais; seguramente pouco conhecemos de muitas outras. Fica bem claro que a adaptação respiratória à vida intra-uterina, com as adaptações circulatórias que a acompanham, é a condição primária para a sobrevida fora do útero. As adaptações de outros órgãos e sistemas são em geral menos dramáticas, têm curso mais gradual e suas eventuais imperfeições são menos claramente manifestas.

Em geral, o sucesso das adaptações depende da maturidade do feto e, mais precisamente, do estágio de maturidade de cada sistema. A maturidade é conseguida gradualmente, à medida que progride a idade gestacional. É, porém, uma característica individual. Dois indivíduos da mesma idade gestacional não têm, necessariamente, o mesmo grau de maturidade dos sistemas, do mesmo modo que em um indivíduo a maturidade dos sistemas muito provavelmente não progride na mesma velocidade. A imaturidade de alguns sistemas repercute de maneira mais crucial que a de outros sobre a adaptação perinatal e, portanto, a sobrevivência. Os exemplos frisantes são a adaptação respiratória e a termorregulação.

O conceito de "viabilidade" do recém-nascido é muito dependente da maturidade. Atinge-se hoje cerca de 23 semanas como "idade mínima" de sobrevida em centros de excelência. Deve-se, contudo, recordar que a "idade mínima" vem diminuindo através dos anos e que talvez já se tenha atingido o limite biologicamente possível para sobrevida fora do útero.

Adicionando-se, à idade gestacional, a condição nutricional do feto influiria significativamente na sua adaptação perinatal e na sobrevida? É um ponto pouco claro, embora os desnutridos fetais apresentem mais suscetibilidade à asfixia e existam estudos correlacionando aquelas condições do recém-nascido a desenvolvimento futuro.

RELAÇÃO ENTRE MATURIDADE E ADAPTAÇÃO PERINATAL

A maturação pulmonar deve ter atingido, ao nascimento, um grau que permita a respiração aérea. De maneira simplificada, pode-se dizer que essa condição pressupõe um desenvolvimento da árvore respiratória capaz de permitir trocas gasosas, uma circulação compatível com essas trocas, uma produção de substância surfactante e um mecanismo eficiente de reabsorção de fluido pulmonar ao nascimento. Do ponto de vista do prematuro, que necessita altas concentrações de oxigênio e ventilação mecânica, passa a ser crucial também um mecanismo de proteção contra os efeitos nocivos da hiperoxia e/ou do barotrauma.

Muitos são os agentes modificadores da maturidade pulmonar, sendo os corticosteróides os mais conhecidos. Entretanto, a maturação pulmonar tem aspectos bastante curiosos. Sabe-se, por exemplo, que alguns prematuros de 24 ou 25 semanas podem nascer com maturidade pulmonar funcional, ou, pelo menos, sem sinais de membranas hialinas, que é um indicador da imaturidade pulmonar. Essa maturação, inesperada, espontânea, deve decorrer de eventos que se processam durante a gestação e que podem ter origem materna, placentária ou mesmo fetal. Vários são os problemas clínicos que se acredita poderem resultar em maturação pulmonar (e, eventualmente, de outros órgãos). Levando-se em conta a já mencionada sobrevida, não rara, de crianças de 24 a 25 semanas, quando se sabe que a essa idade gestacional a via aérea deve estar passando da fase canalicular para uma estrutura sacular, pré-alveolar e que o aparecimento de fosfatidilglicerol se dá na 33ª ou 34ª semana, habitualmente, é difícil entender-se aquela sobrevida.

Jobe[1] considera importante aceitar-se que um prematuro nas condições acima tenha sofrido um estresse suficiente para acelerar sua maturidade pulmonar, o que implica em que o pré-termo com doença de membrana hialina seria o pré-termo "puro" ou "normal", sem estresse amadurecedor. O Quadro 15-1, de Jobe,[1] descreve essas influências. Uma observação imediata, quando se revê as condições que aceleram a maturação, é a de que coexistem aceleração de maturação e prejuízos do crescimento. A hipertensão crônica, a pré-eclâmpsia e os enfartes placentários são bons exemplos dessa associação.

Quadro 15-1. Alterações da maturidade pulmonar

Condições na Gravidez	*Substâncias efetoras*
Maturação acelerada	
Hipertensão crônica	Corticosteróides
Cardiopatia	Hormônio tireóideo
Enfartes placentários	TRH
Retardo de crescimento intra-uterino	Metilxantinas
Pré-eclâmpsia grave	Beta-agonistas
Ruptura prolongada de membranas	Prolactina
Incompetência cervical	Estrógenos
Hemoglobinopatias	Fator de crescimento epidérmico
	Fator alfa transformador de crescimento
Maturação retardada	
Diabetes melito	Fator beta transformador de crescimento
Andrógenos	Doença Rh com hidropisia
	Bombesin
	Insulina

Seria essa situação um reflexo da interação maturação/crescimento, já mencionada? E as alterações do crescimento assim detectadas podem ser tidas como alterações nutricionais?

Ersche *et al.*[3] sugeriram que nos pré-termos a aceleração da maturidade morfológica que se opera nos prematuros filhos de pré-eclâmpticas não se reflete em melhora de função respiratória pós-natal. Não se verifica o mesmo em pré-termos expostos a infecção amniótica, nos quais uma modesta maturação morfológica acompanha-se aparentemente de melhor função respiratória pós-natal. Esses dados requerem confirmação em outros estudos, mas oferecem perspectiva para melhor se entender os agentes, nutricionais ou não, que influem na maturidade.

Neste contexto, caberia examinar algumas relações nutrição/função pulmonar e adaptação perinatal. Embora possa ocorrer retardo de crescimento fetal e prejuízo da nutrição concomitantemente com aceleração de função, é descrita uma série de conseqüências desfavoráveis da desnutrição pós-natal imediata sobre o prognóstico e a sobrevida do pequeno prematuro, ou seja, prejudicando sua boa adaptação, especialmente, na sua resposta à hiperoxia e ao barotrauma. Assim, parece que a desnutrição e a hiperoxia têm efeitos deletérios aditivos em animais.[2,3] Frank[4] relatou os seguintes efeitos da desnutrição no recém-nascido pré-termo extremo que apresentamos levemente modificados no Quadro 15-2.

Verifica-se que a ocorrência concomitante de eventos que levam à desnutrição com aceleração da maturação pulmonar, descrita durante a vida fetal, parece não existir na vida pós-natal precoce, período a que se referem os dados da relação acima. Parece, portanto, certo que a nutrição adequada do recém-nas-

Quadro 15-2. Conseqüências potenciais da desnutrição no prematuro de muito baixo peso

1. Reservas energéticas baixas	Indução de estado catabólico
2. Efeitos na doença de membranas hialinas	Prejuízo na produção de surfactante, diminuição da função da musculatura respiratória
3. Proteção contra hiperoxia e barotrauma	Menor integridade epitelial* Menor defesa contra radicais livres de oxigênio**
4. Efeito na reparação do pulmão e em displasia	Menor biossíntese e replicação celular na displasia broncopulmonar Menor substituição de células lesadas Menor reposição de componentes extracelulares (colágeno, elastina)
5. Efeitos no crescimento pulmonar	Menor biossíntese (ver acima) Menor maturação estrutural (alveolarização) Menor imunidade celular e femoral
6. Efeitos na suscetibilidade à infecção	Perda da integridade epitelial Mecanismos de *clearance* prejudicados

*Relacionada ao aporte de vitamina A.
**Menor síntese de enzimas antioxidantes, deficientes vit. E (modificado de Frank. L.).[6]

cido é indispensável para sua resposta favorável frente à doença de membranas hialinas e sua conseqüência freqüente, a displasia broncopulmonar. Nesse contexto, Thibeault e Fulghum[7] mostraram que a desnutrição grave pós-natal, em ratos, produz alterações com a diminuição do tecido conectivo pulmonar que persiste até a idade adulta. Frank e Groseclose[4] mostraram, também, em ratos recém-nascidos, efeitos deletérios da desnutrição e da hiperoxia sobre o DNA pulmonar, comprometendo a reparação das lesões hiperóxicas mesmo em presença de elevada reserva de enzimas antioxidantes.

Maritz *et al.*[8] recentemente mostraram que a restrição do crescimento fetal, em ovelhas, está associada a alterações estruturais dos pulmões, evidentes já com 8 semanas de idade e detectadas também aos 2 anos. Estes resultados sugerem que a restrição do crescimento fetal pode afetar a integridade respiratória na vida futura.

NUTRIÇÃO, MATURIDADE E ADAPTAÇÃO METABÓLICA

O prematuro extremo nasce com reservas não-protéicas muito baixas, cerca de 2% ou menos do peso corpóreo como gordura (contra 15% a 16% do RN a termo normalmente crescido) e pequenas reservas de glicogênio hepático, que só se depositam com maior intensidade a partir da 35ª a 36ª semana.

Quando o problema principal em jogo não é a prematuridade, mas a restrição do crescimento por desnutrição fetal, essas reservas serão também insuficientes, propiciando freqüentemente hipoglicemia neonatal.

A restrição do crescimento intra-uterino como expressão da falha nutricional ainda tem, como obstáculo à adaptação perinatal, freqüente policitemia, instabilidade térmica em parte relacionada à sua superfície corpórea grande com relação à massa, depleção de catecolaminas e diminuição da camada de gordura, hipoxia fetal com síndrome de aspiração meconial e relativa imunoincompetência. Como a restrição de crescimento intra-uterino reconhece muitas etiologias, é difícil interpretar alterações da adaptação dessas crianças, que muitas vezes dependem também da causa que originou a restrição de crescimento. Isto se torna muito evidente nas infecções congênitas transplacentárias, nas cromossomopatias e nos malformados graves.

É fácil prever que a associação de imaturidade a restrição de crescimento pode trazer problemas de adaptação e de doença importante. A grande morbimortalidade dos pré-termos pequenos para a idade gestacional bem como seu mais reservado prognóstico a longo prazo são bem conhecidos. O recém-nascido pré-termo tem, associado à sua maturidade, dificuldade ou até mesmo impossibilidade de deglutir e de sugar. Esta última capacidade aparece por volta de 34 semanas de idade pós-concepcional. No entanto, esses mesmos imaturos, pelas pequenas reservas que trazem, precisam ser nutridos adequada e imediatamente. As necessidades calóricas e protéicas devem ser cobertas, sendo as primeiras supridas, em geral, por glicose por via venosa. A extrema prematuridade, porém, faz com que estas crianças tolerem de modo insatisfatório esse nutriente: a ministração de taxas de infusão de glicose de ordem de 3-4 mg/kg/min, por exemplo, podem, em alguns RN, produzir hiperglicemia, com seus riscos de osmolaridade plasmática elevada, diurese osmótica e lesões de sistema nervoso central. Essa situação é atingida, muitas vezes, com infusões inferiores àquelas recomendadas para uma ministração da taxa calórica mínima. Este é um exemplo de como a imaturidade pode limitar o aporte nutricional, tanto mais quanto mais esses extremos prematuros têm gasto elevado de oxigênio, conseqüente ao uso de glicose como fonte exclusiva de energia, que leva também à elevada produção de CO_2, indesejável para RN, que freqüentemente se encontram em desconforto respiratório em ventilação mecânica.

ADAPTAÇÃO GASTROINTESTINAL E ALIMENTAÇÃO ENTERAL MÍNIMA

A introdução oral de leite é meta fundamental do cuidado nutricional nos muito pequenos. No entanto, a imaturidade que impede sucção e deglutição também existe na motilidade e na produção de hormônios e peptídeos gastrointestinais. As concentrações, em jejum, de gastrina, neurotensina, peptídeo inibidor gástrico e peptídeo YY são significativamente baixas em comparação a adultos, mas existe resposta pós-prandial de seus níveis, nos primeiros dias de vida. Esses achados levaram à introdução, em RN que ainda se acham em nutrição parenteral, da chamada "alimentação enteral mínima", que, dada na taxa de 10 a 20 ml/kg/dia de leite, ou 2-15 kcal/kg/dia, é insignificante no seu aporte energético, mas tem a finalidade de amadurecer a secreção de hormônios e a motilidade intestinais, o que tem sido habitualmente conseguido.[9] É difícil dizer que se trata aqui de um elemento nutricional acelerando maturidade, mas Berseth *et al.* não encontraram, pela simples ministração oral de água, aumento da concentração plasmática de peptídeo inibidor gástrico, neurotensina e peptídeo YY, que foi encontrado apenas após a ministração de fórmula láctea.

CONSIDERAÇÕES FINAIS

1. A maturidade rege a adaptação perinatal dos diversos sistemas orgânicos.
2. A maturidade sofre influências aceleradoras ou retardadoras, de origem pouco conhecida.
3. A condição nutricional pré-natal tem relações com a maturidade em que causa e efeito, ou simples concordância, são possibilidades a esclarecer.
4. Na vida pós-natal imediata, a boa condição nutricional modifica favoravelmente a adaptação perinatal dos RN imaturos submetidos a hiperoxia ou barotrauma.
5. A adaptação metabólica no início da vida relaciona-se à imaturidade e também à condição nutricional pré-natal.
6. A preparação do trato gastrointestinal do prematuro com "alimentação mínima", de pequeno valor nutritivo, pode acelerar a maturação de hormônios e peptídeos e da motilidade gastrointestinais.
7. A consideração e os estudos das inter-relações entre maturidade e condição nutricional poderão provavelmente contribuir para melhorar as condições de adaptação perinatal.

REFERÊNCIAS BIBLIOGRÁFICAS

1. Jobe AH. The respiratory system. In: Fanaroff A, Martin R, editors. *Neonatal-perinatal* medicine. 6th ed. St Louis: Mosby, 1997.
2. Roth-Kleiner M, Post M. Genetic control of lung development. *Biol Neonate* 2003;84:83-88.
3. Ersch J, Faucher JC, Buch HU, Hebisch G, Stallmach T. The pulmonary paradox in premature infants: in-utero infected lungs do better than those with accelerated maturation. *J Perinat Med* 2004;32(1):84-9.
4. Frank L, Groseclose E. Oxigen toxicity in newborn rats: the adverse effect of under nutrition. *J Appl Physiol Resp Env Ex* 1982;53(5):1248-55.
5. Smith LJ, Anderson J, Shamsudin M, Hsueh W. Effect of fasting on hyperoxic lung injury in mice. The role of glutathione. *Am Rev Resp Dis* 1990;141:141.
6. Frank L. Antioxidants, nutrition, and bronchopulmonary dysplasia .*Clin Perinatol* 1992;19(3):541.
7. Thibeault DW, Fulghum T. The effects of postnatal malnutrition on rat lung development. *Pediatr Res* 1981;15:732.
8. Maritz GS, Cock ML, Louey S, Suzuki K, Hardine R. Fetal growth restriction has long term effects on postnatal lung structure in sheep. *Pediat Res* 2004;55:287-95.
9. Berseth CL, Nordyke CK, Valdes MG, Furlow BL, Go VW. Responses of gastrointestinal in preterm and term Infants. *Pediatr Res* 1992;31:587-90.

Capítulo

16

Caracterização do Recém-Nascido com Restrição de Crescimento Intra-Uterino

Cleide Enoir Petean Trindade
Fernando José de Nóbrega

Ao abordarmos o crescimento intra-uterino é importante observarmos conceitos e definições. Assim, todo recém-nascido com peso inferior a 2.500 g é denominado recém-nascido com baixo peso, não se levando em conta o fator idade gestacional. Na prática diária, o termo restrição do crescimento intra-uterino (RCIU) tem sido empregado como sinônimo de "pequeno para a idade gestacional" (PIG). Entretanto, autores sugerem que se faça a distinção entre o recém-nascido com restrição do crescimento intra-uterino, que será resultante de processo fisiopatológico decorrente da restrição do crescimento do feto, e o recém-nascido pequeno para a idade gestacional (RNPIG), que se refere a um grupo de crianças estatisticamente situadas abaixo do percentil 10 das curvas de crescimento fetal. Estes dois conceitos podem sobrepor-se, e ser pequeno para a idade gestacional pode indicar restrição do crescimento fetal.[1,2] Do ponto de vista estatístico, 10% dos recém-nascidos encontram-se abaixo do percentil 10, e isto tanto pode refletir uma restrição do crescimento como uma variação biológica individual.

A restrição do crescimento fetal já foi identificada à desnutrição intra-uterina. Naye e Burlington, em 1965,[3] ao fazerem estudos comparativos entre crianças que morreram com desnutrição grave e fetos com restrição de crescimento intra-uterino, evidenciaram semelhanças entre os dois grupos, apresentando, ambos, órgãos pequenos e com alterações histopatológicas semelhantes, concluindo que a desnutrição fetal seria a causa fundamental da restrição do crescimento intra-uterino.

A restrição do crescimento intra-uterino, do ponto de vista experimental, já está bem caracterizada, sendo estudada por intermédio de dois modelos experimentais. Um deles obtido por restrição materna de proteínas e/ou calorias, e outro por intermédio da redução da circulação uterina. Na rata prenhe, esta redução é obtida pela ligadura de um dos ramos da artéria uterina.[4] Em ovelhas, a restrição do crescimento intra-uterino foi induzida por diferentes métodos, incluindo restrição nutricional, enfarte placentário por microesferas, limitação na implantação placentária e ligadura da artéria umbilical.[1]

Embora em ambos os modelos a resultante final seja a redução de nutrientes para o feto, ocorrem algumas diferenças, como maior preservação do sistema nervoso central, quando se faz a redução da circulação uterina.

Com relação à restrição de proteínas e energia, há vários modelos experimentais, não só relacionados com as quantidades ofertadas, mas também com o período da gestação em que se inicia a restrição alimentar.

Não obstante todas essas variáveis, as pesquisas mostram que, em ratos, a restrição da ingestão materna, durante o período da gestação, resulta em animais com menor peso corporal, cerebral e de diversos órgãos, com redução do número de células cerebrais, demonstrada pela diminuição do DNA.

Em humanos, condições socioeconômicas baixas, desnutrição materna, doenças maternas crônicas e condições que levam à insuficiência vascular uteroplacentária promovem o nascimento de recém-nascidos pequenos para a idade gestacional com características orgânicas e funcionais próximas às observadas em modelos experimentais. Há menor peso corporal e cerebral,[5] redução do tamanho dos órgãos[6] e do DNA cerebral.[7]

Nos países em desenvolvimento, o RNPIG está diretamente relacionado com nutrição materna deficiente pré e pós-concepção, baixo peso materno, condições socioeconômicas e culturais baixas, doenças maternas, deficiência ou ausência de pré-natal. Assim, torna-se importante que a gestante seja bem avaliada e orientada no pré-natal.

A avaliação do estado nutricional da gestante pode ser efetuada pelas medidas do peso e da altura (percentual do peso ideal para a altura), tomando-se como referência as curvas de ganho de peso da gestante para cada idade gestacional.[8] Desta forma, observamos que 276 gestantes da Faculdade de Medicina de Botucatu foram classificadas, segundo o método de Rosso, em baixo peso (39,5%), normais (27,5%), com sobrepeso (16,5%) e obesas (16,9%). As mães com baixo-peso apresentaram indicadores nutricionais (perímetro braquial, prega cutânea tricipital, área do braço, área de músculo do braço e de gordura do braço) mais baixos do que as demais gestantes, reforçando sua condição de baixo peso. Seus RN também apresentaram indicadores nutricionais com valores significativamente mais baixos, com maior proporção de RNPIG e recém-nascidos com pesos inferiores a 2.500 g, mostrando a influência do estado nutricional materno sobre o estado nutricional do RN.[9]

CONCEITO DE CRESCIMENTO INTRA-UTERINO

O crescimento e a diferenciação do feto humano são determinados basicamente por informações genéticas. Atuando sobre o controle genético, temos fatores restritivos do crescimento fetal que limitam a utilização de nutrientes pelas células e fatores estimulantes do crescimento fetal. Ocorrendo o equilíbrio entre esses fatores, tem-se um crescimento fetal adequado.

Em nível celular, o crescimento é devido ao aumento do número de células (fase de hiperplasia) ou aumento do tamanho das células (fase de hipertrofia). Este padrão de crescimento celular fetal tem implicações importantes do ponto de vista de desenvolvimento. Na fase de hiperplasia celular do feto, o que ocorre provavelmente durante toda a gestação, uma agressão nutricional leva à lesão celular permanente por interferir no número de células. Já no final da gestação e no período pós-natal, a fase da hiperplasia e/ou hipertrofia resultará em células de menor tamanho, que poderão recuperar seu crescimento desde que em condições nutricionais adequadas. Portanto, os efeitos da restrição nutricional dependem fundamentalmente da fase de desenvolvimento orgânico ou fetal. Este conceito torna-se importante quando se trata do sistema nervoso central, pois no terço final da gestação, período em que o feto é mais suscetível aos agravos nutricionais, o cérebro humano encontra-se em fase de proliferação de micróglia, início de mielinização, crescimento de axônios e arborização dendrítica, sendo, portanto, muito vulnerável às agressões nutricionais.[7]

O peso do feto é o indicador mais sensível do crescimento, sendo o parâmetro mais utilizado para a análise do padrão de crescimento fetal. De modo geral, este se apresenta como uma curva sigmóide com crescimento máximo da 28ª até a 37ª-38ª semanas de gestação. Neste período, o feto aumenta 200 g/semana. Na primeira metade da gestação há menor variação no peso fetal, predominando o controle genético, e na segunda metade os fatores restritivos e estimulantes adquirem maior importância, promovendo maior variação no crescimento e na maturação fetal.

Quando empregamos curvas de crescimento com distribuição dos pesos em percentis, o peso adequado para determinada idade gestacional é aquele situado entre os percentis 10 e 90. O percentil 10 é usado como valor crítico, abaixo do qual definimos os RNPIG, conceito que tanto pode indicar restrição do crescimento quanto variação individual.

A restrição do crescimento intra-uterino pode ser avaliada pela razão entre o peso encontrado e o peso estimado no percentil 50 para curvas de crescimento intra-uterino (P/P50). Será considerado como crescimento adequado quando a relação estiver entre 0,90 e 1,10; RCIU leve entre 0,80 a menor que 0,85; RCIU moderado quando entre 0,75 a menor que 0,80; RCIU grave quando menor que 0,75.[10]

Quando empregamos médias de peso para cada idade gestacional, a restrição é definida como sendo o peso de nascimento inferior a dois desvios-padrão da média.

AVALIAÇÃO DO RECÉM-NASCIDO COM RESTRIÇÃO DO CRESCIMENTO INTRA-UTERINO OU RN PEQUENO PARA A IDADE GESTACIONAL

Apesar de vários aspectos da restrição do crescimento intra-uterino já estarem esclarecidos, persistem dificuldades na caracterização física e no diagnóstico do RN com restrição. Como os fatores etiológicos são variados, dependendo do tempo no decorrer da gestação em que estes atuarem, ocorrerão RN com características diferentes.

Avaliação do peso com relação à idade gestacional

Este critério, o mais empregado na prática pediátrica, tem a desvantagem de poder incluir, como sendo recém-nascidos com bom desenvolvimento fetal, aqueles com restrição e com partes moles reduzidas, porém com comprimento normal, o que lhes garante um peso adequado dentro das curvas de avaliação, desde que avaliados apenas em função do peso de nascimento.

Outros recém-nascidos com pouco peso, porém proporcionados e com substância adequada, podem ser considerados como PIG quando avaliados somente em função do peso de nascimento, mesmo que apresentem crescimento normal quando avaliados individualmente e segundo um canal de crescimento intra-uterino.

As curvas de crescimento intra-uterino, baseadas no peso de nascimento, correspondem a medidas transversais, coletadas por ocasião do nascimento, não representando medidas de uma mesma criança, no decorrer do tempo. Essas curvas, ainda, representam modelos matemáticos suavizados para facilitar o seu emprego.[1] Outro aspecto a ser considerado é o fato de não sabermos se o peso de uma criança, nascendo em determinado tempo, seria adequado ou estaria sofrendo a influência de fatores que determinam o parto prematuro.

Entre as curvas de crescimento fetal que empregam o peso de crianças com idades gestacionais variadas, a de Lubchenco *et al.*[11] foi das mais utilizadas. Esta curva apresenta a desvantagem de ter sido efetuada em população de indigentes, vivendo em altitudes elevadas, fatores esses que reduzem o peso de nascimento. Foi a primeira a empregar as divisões em percentis. Seus valores, pelas características da população estudada, permanecem inferiores aos de outras curvas de crescimento.

Gruenwald,[12] comparando várias curvas de crescimento, concluiu que, próximo ao termo, estas curvas não apresentam grandes diferenças. Entre nós, a curva de Ramos,[13] com relação aos dados de Lubchenco, mostra valores mais elevados que 39 a 42 semanas e menores que 32 a 38 semanas. A curva de Ramos[13] inclui ainda os percentis 3 e 5, por considerar que estes têm sido empregados por vários autores na literatura.

Em 1996 foi publicada curva de crescimento fetal, referente a mães residentes nos Estados Unidos, em 1991, reunindo mais de três milhões de nascimentos. Esta curva tem a vantagem de incluir prematuros de muito baixa idade gestacional, iniciando-se com 20 semanas de gestação. Esta curva, considerada referência nacional para os Estados Unidos, também evidenciou que as curvas anteriormente empregadas, quando comparadas à atual, subestimavam o número RNPIG, principalmente entre 33 e 38 semanas.[14]

Os métodos descritos têm a vantagem de serem extremamente práticos. Entretanto, em virtude da variabilidade dos pesos dos recém-nascidos, nas várias curvas de crescimento, podemos concluir que a caracterização da restrição do crescimento intra-uterino, baseada apenas no peso dos recém-nascidos, é um critério falho, pois dependerá do padrão empregado. Um determinado peso de nascimento adequado, quando empregamos uma curva, poderá indicar restrição intrauterina quando empregamos curvas cujos limites inferiores de peso estão em níveis mais elevados.

Avaliação do peso com relação ao comprimento

Medidas de comprimento para cada idade gestacional podem ser empregadas. Entretanto, a forma mais utilizada é a relação entre o peso e o comprimento. Esta relação pode ser indicada pelo índice de Roehrer, descrito em 1908,[15] que indica o peso do recém-nascido em função do seu comprimento. A criança será considerada leve para seu comprimento se o índice for baixo, podendo indicar restrição de crescimento intra-uterino.

Miller e Hassanein[15] consideram que crianças com a mesma idade gestacional e com as mesmas dimensões diferem em seus pesos em aproximadamente 30% a 40%. Acreditam que diferenças no peso de nascimento de tal magnitude dependem, em grande parte, de variações na quantidade de partes moles, de modo que o peso de nascimento não será bom parâmetro para medir o crescimento fetal. Para diagnosticar acúmulos excessivamente grandes ou pequenos de tecidos moles, utilizaram o índice de Roehrer:

$$\text{Peso em gramas} \times 100/(\text{comprimento})\text{cm}^3$$

Este índice foi empregado por Miller e Hassanein[15] em 1.692 recém-nascidos, com idades gestacionais variando entre 30 e 44 semanas, inclusive, e os índices ponderais foram apresentados sob a forma de percentis, segundo as idades gestacionais. De acordo com as curvas traçadas, crianças com índice ponderal abaixo do percentil 3 são consideradas leves para o peso, sendo por dificuldade em acumular quantidades adequadas de partes moles ou por consumo destes tecidos. Este método tem a vantagem de que, mesmo sem saber com precisão a idade gestacional do recém-nascido, podemos determinar seu padrão de crescimento fetal. Considera-se com restrição de crescimento qualquer recém-nascido que, apresentando idade gestacional superior a 29 semanas de gestação, tenha índice ponderal inferior a 2,0.

Davies *et al.*,[16] em trabalho no qual estudaram a influência do estado nutricional ao nascimento sobre o crescimento pós-natal imediato, empregaram o índice ponderal descrito para definir o estado nutricional de 47 recém-nascidos. Observaram que, em geral, as crianças leves para a idade gestacional, segundo o índice, apresentavam peso baixo para o comprimento, mostrando que estiveram submetidas à restrição intra-uterina.

Avaliação do recém-nascido em função do perímetro cefálico

Curvas de crescimento intra-uterino baseadas em perímetro cefálico são poucas e menos precisas na avaliação do recém-nascido, uma vez que o crescimento da cabeça é o menos afetado.

Medida da prega cutânea

Alterações na composição corporal durante a vida fetal, com o evoluir da gestação, incluem depósito de gordura no subcutâneo e armazenamento interno, bem como redução na proporção de água corporal. Na restrição do crescimento intra-uterino, ocorre menor acúmulo de gordura e maior expansão do compartimento hídrico corporal. Baseados nestas observações, Brans *et al.*[17] mediram a prega cutânea tricipital e subescapular em recém-nascidos de termo e de pré-termo com crescimento normal e em recém-nascidos de ambos os grupos, porém com restrição de crescimento intra-uterino. Observaram que a quantidade de gordura do subcutâneo, calculada pela leitura após 60 segundos de compressão, guarda relação com a duração da gestação e está alterada na restrição do crescimento intra-uterino, desviando-se acentuadamente dos valores médios esperados para a idade gestacional. Consideram esses autores que as medidas de prega cutânea no recém-nascido constituem-se em metodologia a ser usada para estudos de composição corporal e nutrição perinatal.

Oakley *et al.*[18] determinaram curvas-padrão em percentis da espessura da prega cutânea em recém-nascidos brancos. Esses autores observaram que os recém-nascidos de sexo feminino apresentavam maior espessura de prega cutânea do que os de sexo masculino, e, também, que a prega subescapular era maior que a tricipital, em recém-nascidos de termo. Constataram queda da espessura da prega após 40 semanas, indicando início da deficiência nutricional do feto.

Estes autores acreditam que a variação na gordura subcutânea seja de grande importância clínica em neonatologia, podendo trazer esclarecimentos sobre a nutrição neonatal, uma vez que o peso corporal não indica necessariamente a quantidade de gordura corporal dessas crianças. O encontro de gordura subcutânea reduzida para a idade gestacional ou para o peso de nascimento pode auxiliar na distinção entre os verdadeiramente desnutridos, magros para a idade, daqueles que seriam constitucionalmente pequenos.

Dauncey *et al.*[19] consideram que o cálculo da gordura total do recém-nascido possa fornecer informações sobre o seu estado de nutrição. Empregam medidas de prega cutânea subescapular e tricipital, o comprimento do tronco e de membros e, através de modelo matemático, calculam a gordura total do corpo.

McGowan,[20] medindo a prega cutânea de cadáveres de recém-nascidos e o conteúdo de gordura correspondente à prega, mostrou que a gordura não guarda relação com a idade gestacional, e que a prega cutânea relaciona-se mais com o teor de água do que propriamente com a gordura do subcutâneo.

Pinto *et al.*,[9] em estudo com 285 recém-nascidos na Faculdade de Medicina de Botucatu – UNESP, observaram que a espessura da prega cutânea tricipital aumentava acompanhando a idade gestacional, tanto em RNPIG quanto em RN com pesos adequados para a idade gestacional. Entretanto, para as várias idades gestacionais, a espessura da prega cutânea tricipital dos RNPIG apresenta-se menor que a prega cutânea dos recém-nascidos com pesos adequados, concluindo-se que a prega cutânea tricipital se relaciona com o peso ao nascer e também com a condição nutricional do recém-nascido.

Na realidade, a metodologia relacionada com a determinação da prega cutânea e com o conteúdo total de gordura baseia-se nas modificações do tecido adiposo na vigência de restrição intra-uterina. Entretanto, esse é apenas um dos aspectos da restrição fetal, ocorrendo modificações outras, como redução da massa muscular e do tamanho de órgãos, que não são representados por esse método.

Podemos concluir que todos os métodos utilizados apresentam falhas na avaliação da restrição nutricional de recém-nascidos.

Restrição do crescimento simétrico ou proporcional

Considera-se que se os fatores adversos atuarem em fases precoces da gestação, por períodos prolongados e sendo intensos, levam à restrição de crescimento proporcional ou simétrico e o RN será uniformemente pequeno, com redução do peso, do perímetro cefálico e do comprimento, afetando o crescimento de todos os órgãos. Este tipo corresponde a filhos de mães desnutridas, em que o agravo nutricional perdura durante toda a gestação ou mesmo em RN geneticamente pequenos.

Fatores intrínsecos do feto geralmente causam restrição de crescimento simétrico e tendem a ocorrer em períodos precoces do desenvolvimento. Entre as causas, podemos incluir anomalias cromossômicas, infecção congênita, erros inatos do metabolismo, drogas como o álcool. Aproximadamente 30% a 50% dos prematuros de extremo baixo peso (peso ao nascimento inferior a 1.000 g) associam prematuridade extrema com restrição de crescimento fetal, provavelmente refletindo patologias que produzem restrição e induzem ao nascimento prematuro.[21]

Restrição do crescimento assimétrico ou desproporcional

Quando os fatores restritivos do crescimento fetal atuarem em etapas finais da gestação, o peso costuma estar mais afetado que o comprimento e o perímetro cefálico. Há restrição desproporcional do crescimento ou assimétrica, sendo este tipo encontrado na insuficiência placentária decorrente, principalmente de doenças e complicações maternas. Ressalta-se, entretanto, que nem sempre essas diferenças podem ser efetuadas, uma vez que há multiplicidade de causas levando à restrição do crescimento intra-uterino.

Nos casos com restrição desproporcional, há maior preservação do tamanho do encéfalo e menor da do fígado, com maior incidência de hipoglicemia neonatal. Há redução do glicogênio hepático, do tecido adiposo e do tecido muscular. Também nestes casos o peso pode não ser o indicador da restrição do crescimento, uma vez que será compensado pelo maior comprimento. Neste tipo, em que ocorre dificuldade em acumular partes moles, o diagnóstico pode ser efetuado pelo índice ponderal de Roehrer.

De acordo com as curvas traçadas, crianças com o índice ponderal abaixo do percentil 3 são consideradas PIG por dificuldade em acumular quantidades adequadas de partes moles ou por consumo destes tecidos.

Características físicas

Os RN pequenos para a idade gestacional (RNPIG) apresentam-se com características variadas, dependendo dos fatores que determinaram a restrição do crescimento, do grau da restrição, bem como da idade gestacional.

De modo geral, parecem menores do que o normal. Nas restrições intensas, apresentam-se com o tamanho da cabeça desproporcional ao do corpo e com abdome escavado. Podem apresentar a face com pregas, fontanela anterior aumentada e com diminuição da formação do osso membranoso. As unhas podem ser longas e tingidas com mecônio, da mesma forma que o cordão umbilical. A pele pode apresentar-se fina, com descamação, em virtude da pequena produção de vérnix caseoso. Este pode estar ausente ou em pequena quantidade, em decorrência de perfusão vascular diminuída e da deficiente síntese de estriol. A planta dos pés apresenta pregas profundas; o tecido mamilar, que também depende do estriol e da perfusão, é pouco desenvolvido. O tecido subcutâneo reduzido faz com que os genitais externos pareçam menos desenvolvidos para a idade gestacional.[21]

Na restrição de crescimento leve para moderado a criança pode encontrar-se em estado hiperalerta, agitada, hipertônica. O tônus muscular pode variar de hiper a hipotonia. Nos casos graves, pode apresentar-se hipotônica e com diminuição de reflexos.

ASPECTOS CLÍNICOS

Regulação térmica

Os RNPIG apresentam superfície corporal relativamente grande com relação ao peso e têm panículo adiposo pouco desenvolvido. Portanto, perdem calor rapidamente, sendo importante colocá-los em situação de termoneutralidade.

Asfixia

Ocorre com freqüência em RNPIG, principalmente por estarem, intra-útero, expostos à deficiente circulação placentária. Nascem por cesárea com mais freqüência, apresentando escores de Apgar mais baixos e freqüentemente necessitando de reanimação.[2]

Imunidade

Vários estudos sobre a imunocompetência de RNPIG mostram que esses, quer ao nascimento bem como em etapas posteriores da vida, apresentam alterações no comportamento imunológico.[21] Há prejuízo na imunidade celular, com menor número de linfócitos T, bem como diminuição das reações de hipersensibilidade cutânea ao dinitroclorobenzeno e fitoemaglutinina, parecendo persistirem estas alterações mesmo após os cinco anos de idade. Quanto à imunidade humoral, apresentam baixos níveis de IgG, particularmente da subclasse IgG1. A atividade fagocitária está diminuída, com redução da migração de leucócitos polimorfonucleares, quer espontâneo ou em resposta a estímulos quimiotáticos. Esse quadro imunológico pode explicar a maior suscetibilidade às infecções que essas crianças apresentam.[2]

Distúrbios metabólicos

Quanto aos distúrbios metabólicos, uma das características mais importantes é a labilidade nos mecanismos homeostáticos da glicose, levando à hipoglicemia neonatal transitória clássica. A incidência da hipoglicemia, anteriormente tida como elevada, já regrediu acentuadamente em virtude da melhor assistência neonatal, traduzida principalmente pela preocupação na profilaxia e no diagnóstico precoce da hipoglicemia.

Entre os fatores etiopatogênicos da hipoglicemia, cita-se o menor conteúdo de glicogênio hepático, demonstrado principalmente em animais e também em humanos. Experimentalmente, demonstrou-se que enzimas relacionadas com a neoglicogênese hepática, como a fosfoenolpiruvato carboxiquinase, que atua na transformação do lactato em glicose, apresentam atividade retardada na restrição intra-uterina.[2] Em RN humanos com hipoglicemia evidenciou-se indiretamente que a neoglicogênese também está deficiente, pois o aumento, no sangue circulante, de substratos como a alanina indica que está havendo prejuízo na transformação desse aminoácido em glicose.

Policitemia/hiperviscosidade

Os RNPIG apresentam incidência aumentada de policitemia, relacionada com a hipoxemia crônica intra-útero, levando ao aumento da eritropoiese. Aproximadamente 50% dos PIG de termo têm hematócrito maior que 60%. A hiperviscosidade relaciona-se diretamente com o hematócrito e o aumento da viscosidade interfere com a perfusão tecidual.[21]

A policitemia pode contribuir para o aparecimento de hipoglicemia, hipoxemia e risco aumentado de enterocolite necrosante.

PROGNÓSTICO

A mortalidade de recém-nascidos com restrição de crescimento intra-uterino, embora difícil de ser avaliada em virtude de tratar-se de grupo heterogêneo, é considerada elevada, acreditando-se que a mesma deva corresponder a 5 a 20 vezes a de recém-nascidos com pesos adequados e de mesma idade gestacional.[21]

Complicações tardias

Literatura recente chama a atenção para um aspecto importante da RCIU, sugerindo que adultos nascidos PIG apresentam incidência aumentada de hipertensão, resistência à insulina e diabetes, hiperlipidemia e doenças cardiovasculares, chamando a atenção para a necessidade de intervir nas causas que levam à restrição do crescimento. Consideram que haveria adaptação fetal, para minimizar o gasto energético favorecendo o crescimento e o desenvolvimento de órgãos importantes, como o cérebro, resultando, dentro do conceito de programação, um sistema endócrino permanentemente alterado.[22]

Neurodesenvolvimento pós-natal

Um dos aspectos mais importantes da RCIU é o que se relaciona com os efeitos sobre o sistema nervoso central. Trabalhos experimentais têm demonstrado a relação entre a restrição do crescimento, em determinados períodos do desenvolvimento cerebral, e o prejuízo na função do encéfalo. Entretanto, a análise desta associação em humanos é bastante complexa, desde que em países subdesenvolvidos haja associação de fatores que podem dificultar o pleno desenvolvimento das funções cerebrais que são: condições socioeconômicas baixas, escolaridade deficiente dos pais, infecções recorrentes e menor solicitação do meio ambiente. Essas variáveis, associadas à restrição do crescimento intra-uterino, levam ao menor rendimento intelectual da criança e do adulto.

Exames neurocomportamentais em RN de termo PIG, efetuados nos quatro primeiros dias pós-natais, mostraram que um terço a um quarto destes RN apresentavam atividade motora espontânea diminuída, resposta diminuída dos reflexos que avaliam a excitabilidade do RN e redução do tônus muscular.

Em trabalho semelhante, com RNPIG, observaram-se resultados discordantes, apresentando estes RN melhor orientação aos estímulos visuais, auditivos e aumento do estado de alerta, além de apresentarem-se relativamente hipertônicos, com maior tendência a tremores. Os resultados discrepantes evidenciaram a dificuldade na avaliação do comportamento neurológico, e parte desta pode ser explicada pela heterogeneidade de causas e de tipos de RN com restrição de crescimento intrauterino.

Trabalhos de Fitzharding e Steven[23] mostraram que os RNPIG podem apresentar, na sua evolução, alterações neurológicas e menor rendimento escolar. Acompanhando 96 RN de termo pequenos, até seis anos de idade, observaram paralisia cerebral em 1% dos casos, convulsões em 6%, síndrome de lesão cerebral mínima em 25% e alterações eletrencefalográficas em meninos (59%) e meninas (69%). O quociente intelectual de meninos foi de 95, porém com 50% de baixo rendimento escolar.[23]

Outros autores, entretanto, não observaram diferenças entre quocientes intelectuais de prematuros com RCIU, quando comparados com prematuros com pesos adequados ao nascimento, examinados com quatro anos de idade, ou mesmo para RN de termo PIG, comparados com RN com pesos adequados, desde que crescessem em condições socioeconômicas adequadas.

De modo geral, considera-se que crianças nascidas PIG apresentem, com freqüência, desempenho escolar abaixo dos padrões ideais, alterações neurológicas discretas e problemas de comportamento, apesar de quociente intelectual normal.[22]

O prognóstico sobre o desenvolvimento neurológico e o psicomotor de RNPIG deve levar em conta as doenças associadas e os níveis socioeconômico e cultural-familiar, importantes para garantir um bom rendimento intelectual.

Crescimento pós-natal

Quanto ao desenvolvimento físico, os trabalhos têm mostrado tendência a desenvolvimento físico variado, com grande proporção de RNPIG recuperando o crescimento em fases pós-natais precoces.

Babson,[24] comparando durante um ano o crescimento de RN de pré-termo com peso adequado, de termo PIG e de termo com peso adequado, observou que os PIG apresentavam curvas de crescimento (peso e comprimento) paralelas às de RN com desenvolvimento adequado, porém mantendo-se em nível inferior às de RN de pré-termo com pesos adequados.[3] Vários outros autores têm observado comportamento semelhante.

Davies,[25] comparando o crescimento de RNPIG e de RN com pesos excessivos para a idade gestacional, concluiu que, nos seis primeiros meses de vida, ambos caminham em direção à curva média de peso, com retomada de crescimento pelos pequenos e redução no crescimento dos grandes. Individualmente houve variações no comportamento de crianças pequenas para a idade gestacional, 32% persistiram no mesmo percentil durante o primeiro ano de vida e 64% apresentaram desvios para curvas mais elevadas, indicando melhor crescimento. O autor concluiu que o nascimento libera a criança de forças maternas restritivas, que têm papel importante na determinação dos níveis de crescimento intra-uterino.[25]

A maior parte dos RNPIG apresenta o que se denomina de *catch up growth*, definido como o crescimento cuja velocidade em cm/ano é maior do que a mediana para a idade cronológica e o gênero, adquirindo altura maior que dois desvios-padrão. Este processo ocorre precocemente nos primeiros seis meses pós-natais e completa-se até 2 anos de idade. Prematuros têm período mais prolongado para apresentar recuperação do crescimento.[26] Aproximadamente 10% das crianças nascidas PIG permanecem abaixo de dois desvios-padrão para a altura durante a infância e a adolescência. Entre as crianças nascidas PIG e que não recuperam o crescimento até 2 anos de idade, o risco relativo de apresentar baixa estatura aos 18 anos é 5,2, quando apresentar peso baixo, e 7,1 quando apresentar estatura baixa.[26] Portanto, uma criança nascida PIG e que não apresentou *catch up growth* com 2 a 3 anos de idade e com parada na recuperação do crescimento deve ser avaliada do ponto de vista pediátrico. Afastadas as causas nutricionais, renais, genéticas e outras, após a avaliação endocrinológica, a literatura indica o uso de hormônio de crescimento, efetuado precocemente, mas sempre após se completar o período de 2 a 3 anos, esperados para ocorrer a recuperação do crescimento.[26]

Na literatura, observa-se que há um contingente de RN que, independentemente do peso de nascimento, conseguem recuperar o déficit de crescimento, atingindo pesos e estaturas adequados no decorrer do tempo. Não há ainda explicações convincentes acerca do *catch up growth* dessas crianças. Evidentemente, os padrões de crescimento observados na literatura podem não ser os encontrados em crianças de países em fase de desenvolvimento. Nestes, a causa fundamental do hipodesenvolvimento é a condição socioeconômica baixa, que irá comprometer também a nutrição pós-natal, definindo para estas crianças um prognóstico, sem dúvida, mais sombrio do ponto de vista físico e também intelectual.

REFERÊNCIAS BIBLIOGRÁFICAS

1. Sparks JW, Cetin J. Intrauterine growth and nutrition. In: Polin RA, Fox W, editors. *Fetal and neonatal physiology.* Philadelphia: Saunders, 1992. p.79-97.
2. Kliegman MR. Intrauterine growth retardation. In: Fanaroff AA, Martin RJ, editors. *Neonatal-perinatal medicine: diseases of the fetus and infant.* 6th ed. New York: Mosby, 1997. p. 203-40.
3. Naye RL, Burlington VT. Malnutrition: probable cause of fetal growth retardation. *Arch Path* 1965;79:284-91.
4. Wigglesworth JS. Experimental growth retardation in fetal rat. *J Path Bact* 1964;88:1-13.
5. Chase HP. The effects of intrauterine and postnatal undernutrition on normal brain development. *Ann NY Acad Sci* 1973;205:2331-44.
6. Naye RL, Blanc W, Paul C. Effects of maternal nutrition on the human fetus. *Pediatrics* 1973;52:494-503.
7. Winick M, Brase JA, Rosso P. Nutrition and cell growth. In: Winick M, editor. *Nutrition and development.* New York: John Wiley & Sons, 1972. p. 49-97.
8. Rosso P. A new chart to monitor weight gain during pregnancy. *Am J Clin Nutr* 1985;41:644-52.
9. Pinto FS, Trindade CEP, Rudge MV. Relação da prega cutânea do recém-nascido com condição nutricional materna. *Revista Ciências da Saúde* 1998;23(n1-2):6-16.
10. Kramer MS, McLean FH, Olivier M, Usher R. Body proportionality and head and length "sparing"in growth retarded neonates: a critical reappraisal. *Pediatrics* 1989;84:717-23.
11. Lubchenco L, Hansman C, Dressler M, Boyd E. Intrauterine growth as estimated from liveborn birth-weight data at 24 to 42 weeks of gestation. *Pediatrics* 1963;32:793-800.
12. Gruenwald P. Growth of the human fetus. I. Normal growth and its variation. *Am J Obstet Gynecol* 1966;94:1112-9.
13. Ramos JLA. Características do crescimento fetal. In: Ramos JLA, Leone CR, editors. *O recém-nascido de baixo peso.* São Paulo: Sarvier, 1986. p. 5-16.
14. Alexander GR, Himes JH, Kaufman RB, Mor J, Kogan MA. United States National Reference for fetal growth. *Obstet Gynecol* 1996;87:163-8.
15. Miller HC, Hassanein K. Diagnosis of impaired fetal growth in newborn infants. *Pediatrics* 1971;48:511-22.
16. Davies DP, Platts P, Pritchard JM, Wilkinson PW. Nutritional status of light-for-date infants at birth and its influence on early postnatal growth. *Arch Dis Child* 1979;54:703-6.
17. Brans YW, Summers JE, Dweck HS, Cassady GA. A non-invasive approach to body composition in the neonate: dynamic skinfold measurements. *Pediatr Res* 1974;8:215-22.
18. Oakley JR, Parsons RJ, Whitelaw AGL. Standards for thickness in British newborn infants. *Arch Dis Child* 1977;52:287-90.
19. Dauncey MJ, Gandy G, Gairdner D. Assessment of total body fat in infancy from skinfold thickness measurements. *Arch Dis Child* 1977;52:223-7.
20. McGowan AR. The fat and water content of dead infants skinfold. *Pediatrics* 1963;13:1304-6.
21. Thureen JP, Anderson MS, Hoy Jr WW. Growth and development. *Neoreviews* 2001;2(6):139-49.
22. Lucas A. Role of nutritional programming in determining adult morbidity. *Arch Dis Child* 1994;71:288-90.
23. Fitzharding PM, Steven EM. The small-for-date infant. II. Neurological and intellectual sequelae. *Pediatrics* 1972;50:57-63.
24. Babson SG. Growth of low birth weight infants. *J Pediatr* 1970;77:11.
25. Davies DP. Size at birth and growth in the first year of life of babies who are overweight and underweight at birth. *Proc Nutr Soc* 1980;39:25.
26. Lee PA, Chernansek SD, Hokken-Kollega ACS, Czernichow P. International small for gestational age advisory board consensus development conference statement: management of short children born small for gestational age. April 24 – October 1, 2001. *Pediatrics* 2003;11:1253-61.

Capítulo 17

Crescimento do Recém-Nascido com Crescimento Intra-Uterino Restrito

Cléa Rodrigues Leone

A classificação nutricional dos recém-nascidos (RN) ao nascimento tem sido motivo de várias publicações, em decorrência das repercussões do padrão de nutrição intra-uterina sobre o risco de morbidade e mortalidade destes no período neonatal.

O processo de crescimento e desenvolvimento intra-uterino, por sua vez, é a resultante da ação de fatores fisiológicos, dependentes da carga genética de cada RN e de seu meio ambiente, incluindo-se aqui as condições maternas e de seu macroambiente. A ação de fatores adversos a esse processo, dentre eles destacam-se os nutricionais, irão causar restrições a este, ocasionando o nascimento de RN com crescimento intra-uterino restrito (CIUR). As restrições nutricionais ocorridas em fases de crescimento chamadas críticas podem causar efeitos sobre o funcionamento de órgãos e sistemas, que irão contribuir de forma importante para a morbidade e a mortalidade perinatal, além de se manifestar ao longo do tempo através de uma maior susceptibilidade ao desenvolvimento de doenças, como as cardiovasculares, hipercolesterolemia, hipertensão arterial, obesidade, diabetes tipo II e osteoporose. O período intra-uterino, por ser um período de diferenciação e desenvolvimento celular, torna-se muito mais susceptível a essas alterações.[1,2]

A identificação ao nascimento dos RN com CIUR tornou-se, portanto, uma necessidade, pois esses RN irão necessitar de ofertas nutricionais diferenciadas, para que possam apresentar um padrão de crescimento pós-natal de acordo com o esperado. A classificação nutricional ao nascimento reconhecia os RN pequenos para a idade gestacional (RNPIG) como aqueles cujo peso de nascimento situava-se abaixo do percentil 10 para a idade gestacional. Este referencial nem sempre incluía nessa categoria, somente os RN que houvessem sofrido restrição ao seu crescimento intra-uterino, e também aqueles que estivessem apenas expressando o seu potencial genético, o que caracterizaria um processo fisiológico. Os RN que apresentem crescimento intra-uterino restrito (CIUR), ao contrário, serão sempre decorrentes de um desvio do crescimento, correspondendo a uma situação patológica.

A reunião do grupo internacional responsável pelas recomendações de consenso sobre o PIG, realizada em outubro de 2001,[3] definiu o RNPIG como aquele cujo peso se situa abaixo do percentil 3 (menos dois desvios-padrão da média para a idade gestacional da curva de referência).

Nesse sentido, a mudança para o percentil 3 teve por objetivo aumentar a sensibilidade dessa identificação, considerando-se muito provável que este limite englobe a maioria das crianças com alterações do crescimento fetal e, desde então, seja utilizado como referencial para o PIG e o CIUR.

Dependendo da presença ou não de CIUR, da intensidade deste e da etapa da vida fetal durante a qual ocorreu, poder-se-á identificar diferentes padrões evolutivos de crescimento pós-natal.

O crescimento pós-natal de RNPIG/CIUR, além de sofrer uma influência marcante das condições nutricionais durante a vida fetal e, posteriormente, do meio ambiente extra-uterino, também será determinado pela idade gestacional que o mesmo apresentar ao nascimento.

Desta maneira, as características de maturidade e de nutrição de um RN irão pesar muito na projeção de seu crescimento e desenvolvimento futuros.

INFLUÊNCIA DA IDADE GESTACIONAL (IG)

Recém-nascidos com diferentes IG ao nascimento poderão apresentar padrões variáveis de crescimento pós-natal, o que torna difícil a sua avaliação, bem como definir o que constitui um crescimento adequado.

Se considerarmos que as curvas de referência para o crescimento são construídas a partir de dados evolutivos de RN de termo (RNT), esta análise em RN pré-termo (RNPT) somente será possível através de um artifício, a "correção para a prematuridade". Esta consiste em se considerar a idade pós-termo e não apenas a pós-nascimento nessa avaliação. Quando o RN atingir 40 semanas de IG corrigida (IG ao nascimento + idade pós-natal), deverá ser relacionado ao ponto da curva correspondente ao nascimento e, a partir daí, de acordo com o tempo decorrido. Desta maneira, um RN que tenha nascido com 30 semanas de gestação somente poderá ser avaliado por este referencial a partir de 10 semanas de vida pós-natal, quando alcançar o termo. Até então, poderão ser utilizadas como referencial as curvas de crescimento intra-uterino.

Se esta correção não for realizada, podemos estar subavaliando o crescimento destes RN. A construção de curvas de evolução do peso de RNPT no período neonatal tem sido uma tentativa atual de criar um referencial para esses RN, que têm um padrão evolutivo particular, que será dependente das intercorrências que o mesmo apresentar no período neonatal. No entanto, a utilização dessas poderá estar acrescentando um erro nesta avaliação, pois se pode estar adotando menores valores para os critérios de normalidade e expectativas de crescimento.

Desta maneira, o peso deverá ser corrigido até 24 meses após o termo, o comprimento até 3,5 anos e o perímetro cefálico até 18 meses.[3] Conforme pesquisa realizada por Elliman,[4] em 1992, a correção para comprimento deveria estender-se até os 7 anos de idade, pois a realização desta irá representar uma diferença média de 0,17 desvio-padrão na estatura, que está inversamente relacionada com o grau de maturidade. Além disso, a utilização da idade cronológica poderá mascarar a detecção de menores estaturas, como sinalizadores de crescimento retardado, especialmente para os menores de 28 semanas ao nascimento.

No crescimento pós-natal de RN de alto risco, identificam-se quatro fases que são dependentes da idade gestacional (IG), da intensidade e da duração das intercorrências apresentadas, do estado nutricional ao nascimento, da oferta nutricional e de duração e intensidade da fase anterior.

Estas fases são:

- Perda inicial de peso.
- Transição.
- Crescimento acelerado *(catch up).*

A primeira, corresponde a modificações na distribuição de água e eletrólitos, com contração do volume extracelular, traduzida clinicamente por perda de peso em torno de 10% a 20% em RN de muito baixo peso (P < 1.500 g), com duração de 7 a 10 dias. Quanto menor a IG e o peso de nascimento (PN), maior a restrição do crescimento pós-natal e a duração das complicações nesta fase, podendo acompanhar-se de depleção de estoques de proteínas e lipídios. Após um período de estabilização, durante o qual as intercorrências são controladas, inicia-se o crescimento em peso, comprimento e perímetro cefálico, que é superior ao da população de referência e corresponde à tentativa do RN em alcançar percentis (canais de crescimento) mais elevados e mais próximos do esperado[5]. A fase seguinte, de homeorrese, corresponde ao crescimento em velocidade semelhante à normal.

Nesta etapa, serão atingidos menores percentis (P), se:

- A fase de retardo de crescimento tiver sido muito longa.
- A fase de *catch up* for limitada.
- O RN desenvolver doenças crônicas, como a displasia broncopulmonar e/ou deficiências neurológicas, ou de desenvolvimento.[6]

O tempo de recuperação do peso de nascimento também constitui um indicador da intensidade do processo de restrição do crescimento pós-natal e de qual será a necessidade de crescimento deste para recuperar a sua defasagem com relação ao feto de referência, de mesma idade gestacional. Espera-se que, em duas semanas, o RNPT recupere o seu peso de nascimento, pois o prolongamento desse período irá acarretar um aumento significativo das necessidades nutricionais deste RN para atingir o seu objetivo de crescimento.[7]

Hack *et al.*,[8] em 1984, acompanhando o crescimento de RNPT, adequados para a idade gestacional (AIG), com correção para a prematuridade, verificaram um crescimento acelerado máximo entre 36 e 50 semanas de IG corrigida, podendo este padrão ser mantido até 33 meses após o termo, embora em menor intensidade. Estes autores consideraram esta idade limite para que os RN atingissem pelo menos o percentil 3 (P_3) na curva de crescimento, pois seria muito pouco provável que isto viesse a acontecer mais tarde.

Na descrição do crescimento de RNPT-AIG, tem sido utilizado como referência o estudo longitudinal realizado por Brandt,[6] em Bonn, incluindo 65 RNPT-AIG admitidos na Bonn Universitats-Kinderklinik entre 1967 e 1975. Os RN estudados pertenciam a famílias de nível socioeconômico médio ou médio-alto e seu crescimento, após a correção para a prematuridade, foi comparado ao de RN de termo em situação semelhante.

De acordo com o observado, o ganho de peso extra-uterino de RNPT foi defasado com relação à curva normal até sua data esperada para o parto. A partir daí, alcançam os valores-controle, sendo os meninos mais pesados que as meninas. Com relação à velocidade de crescimento, verificou-se uma aceleração do crescimento entre 34,5 e 36,5 semanas, estando a maior velocidade nos primeiros três meses após o termo.

O crescimento em comprimento foi menor que o do grupo-controle até o termo, mas esta diferença se reduziu até 18 meses e desapareceu aos 21 meses após o termo.

O perímetro cefálico cresceu até o termo de forma semelhante às curvas de crescimento intra-uterino e, após, continuou seu crescimento quase linear. A velocidade de crescimento apresentou um pico em 34 semanas de gestação e reduziu-se até o termo e, subseqüentemente, diminuiu ainda mais rapidamente.

Resultados semelhantes foram obtidos em nosso meio através de estudos longitudinais de RNPT-AIG, realizados em Ribeirão Preto e Uberlândia,[9,10] salientando-se o crescimento mais intenso próximo ao termo.

INFLUÊNCIA DO CRESCIMENTO INTRA-UTERINO RESTRITO (CIUR)

Os RNPIG/CIUR costumam apresentar na vida pós-natal uma fase inicial de retardo de crescimento muito curta ou inexistente e uma fase de transição, caracterizada por um aumento importante do perímetro cefálico, seguida de crescimento em estatura e peso de maneira geral, quando não iniciam crescimento acelerado até 9 meses após o termo; não atingindo percentis mais elevados até os 2 anos de idade, é improvável que o façam posteriormente.[11]

A fase de crescimento acelerado tem sido bastante evidente durante os primeiros 3 meses após o nascimento em RNT-PIG nos diferentes relatos de literatura, sendo definida por Davies[12] como a fase de *catch up* destes RN.

Estudos de Cruise,[13] em 1973, de seguimento de recém-nascidos de baixo peso, do nascimento até os 3 anos de idade, classificados de acordo com o peso e a IG, embora não tivessem realizado correção para a prematuridade, mostraram que as maiores velocidades de crescimento foram alcançadas até 1 ano de idade, sendo superiores nos RNPT-AIG com relação aos RNT-PIG, sendo os AIG maiores aos 2 e 3 anos de idade. Fitzhardinge e Stevens,[14] em 1972, verificaram também o crescimento mais acelerado em RN-AIG com relação a RNPIG durante os primeiros 3 meses pós-termo.

Ounsted,[15] em Oxford, evidenciou que, durante o primeiro ano de vida, meninos de T-PIG apresentaram velocidade de crescimento em comprimento, que os permitiu alcançar as meninas de T-AIG nesta idade. Evidentemente, tratava-se de uma população de elevado nível socioeconômico.

O relato do seguimento de RNT-PIG (< P ao nascimento), seguidos até a adolescência, no Canadá, por Westwood,[16] mostrou que os RNPIG eram significativamente menores, pesavam menos e tinham menores perímetros cefálicos na adolescência com relação a RN-AIG, que não se acompanharam de retardo de desenvolvimento sexual e idade óssea, evidenciando um retardo permanente de crescimento.

Binkin,[17] num amplo estudo realizado no Tennessee, analisou a influência do CIUR e da prematuridade sobre o crescimento nos cinco primeiros anos de vida de RN entre 2.000 e 2.499 g ao nascimento. O comprimento para a idade manteve-se semelhante nos dois grupos até os dois meses de idade, mas passou a divergir entre 3 e 5 meses, tendo os RNPIG apresentado os menores índices de crescimento, e essa diferença se manteve constante a partir dos 2 anos de idade. Esta tendência, de uma maneira geral, manteve-se para o peso para a idade e o peso para o comprimento, evidenciando influência negativa do CIUR sobre o padrão de crescimento pós-natal, que seria permanente, ao contrário da prematuridade. Estes resultados, embora estejam de acordo com os demais estudos, carecem de limitações metodológicas, desde que os dois grupos sejam comparados pelo peso de nascimento e não pela IG.

A não-homogeneidade dos resultados obtidos com relação à influência do CIUR sobre o crescimento pós-natal destes RN é provavelmente decorrente de diferenças metodológicas, tendo sido utilizado nos estudos mais antigos o pareamento pelo peso de nascimento e não pela IG, além de não ter sido considerada a correção para a prematuridade nestas comparações. Além disto, as diferenças populacionais e ambientais também deverão ter contribuído para isto.

No entanto, de uma maneira geral, destaca-se a fase de crescimento acelerado *(catch up)* como um dos principais determinantes do canal de crescimento que será seguido, bem como a estatura final que será atingida. Evidentemente, o potencial para isto irá depender, além da carga genética, das causas do CIUR acrescidas da ação de fatores socioeconômicos e ambientais, em especial da nutrição.[18]

Neste sentido, a influência do tipo de CIUR, se proporcionado ou desproporcionado e, portanto, decorrente da ação contínua de fatores desaceleradores do crescimento ou só ao final da gestação, poderá ser evidenciada através da análise de seus efeitos sobre o crescimento de RN, tanto em países desenvolvidos quanto em desenvolvimento.

Villar,[19] estudando populações carentes da Guatemala, verificou que, aos 3 anos de idade, os comprimentos situados nos menores percentis eram os correspondentes aos RN-T com CIUR do tipo proporcionado, isto é, que haviam sofrido restrição nutricional durante toda a gestação e que apresentavam ao nascimento retardo semelhante em peso e comprimento. Já os RN que apresentavam desacelerações do crescimento, somente em fase final da vida intra-uterina e, portanto, com retardo apenas do peso, acompanharam o crescimento dos RN normais nesta idade.

De acordo com isto, na Holanda, Walther e Ramaekers,[20] em 1982, descreveram maiores velocidades em comprimento e perímetro cefálico em RNT-PIG, do tipo desproporcionado, que as observadas em RN normais durante os primeiros doze meses de vida e maiores velocidades de crescimento em peso nos primeiros 6 meses de vida, embora aos 3 anos permanecessem com o peso retardado para o comprimento, assinalando um maior *catch up* para o comprimento e o perímetro cefálico que para o peso.

Também Davies,[12] na Inglaterra e Tenovuo,[21] na Finlândia, observaram essa diferença de comportamento entre os RNPIG desproporcionados com relação aos proporcionados.

Esta uniformidade com relação à descrição do comportamento de RNPIG, conforme o tipo, independentemente da influência ambiental, faz-nos supor que a restrição nutricional intra-útero poderá causar alterações permanentes no padrão de crescimento futuro destes RN.

Leone,[22] estudando o crescimento de RN de muito baixo peso, durante o primeiro mês de vida, admitidos no Berçário Anexo à Maternidade do Hospital das Clínicas, em São Paulo, nos anos de 1985 a 1987, observou um comportamento muito semelhante entre os RNPT-PIG (< P10) e os RNPT-AIG, enquanto os RNPT-PIG (< P3) e, portanto, com maior intensidade de CIUR, evoluíram de forma diferente, com ganho de peso superior ao dos demais grupos. Metade destes perdeu apenas 5% do peso de nascimento, correspondendo a 10% dos RNPT-PIG (< P10) e 16,7% dos RNPT-AIG. O tempo de recuperação do peso de nascimento foi de até 7 dias em 44% dos RNPT-PIG (< P3) e em cerca de 10% dos RNPT-PIG (< P10) e PT-AIG. Com relação ao comprimento e ao perímetro cefálico, não se verificaram diferenças, desde que o período de observação foi de apenas 1 mês.

A análise destas diferenças não evidenciou influência do tipo de CIUR, mas a da IG foi marcante. Verificou-se que os RN de maiores IG foram os que apresentaram as menores perdas de peso inicial e os maiores ganhos a seguir. Conforme pode ser observado na Figura 17-1, RN com 27 semanas de IG, com recuperação do peso de nascimento até 2 semanas e ganho de peso de 15 g/kg/dia, se forem PIG, irão se afastar da curva de referência com o tempo e irão pesar menos que um de mesma IG, mas AIG com 37 semanas de IG (Fig. 17-1).[7]

Estes resultados poderiam sugerir que o padrão de crescimento que um RN irá apresentar nos seus primeiros anos de vida, embora possa sofrer a influência de diversos fatores, tem como um de seus determinantes a IG.

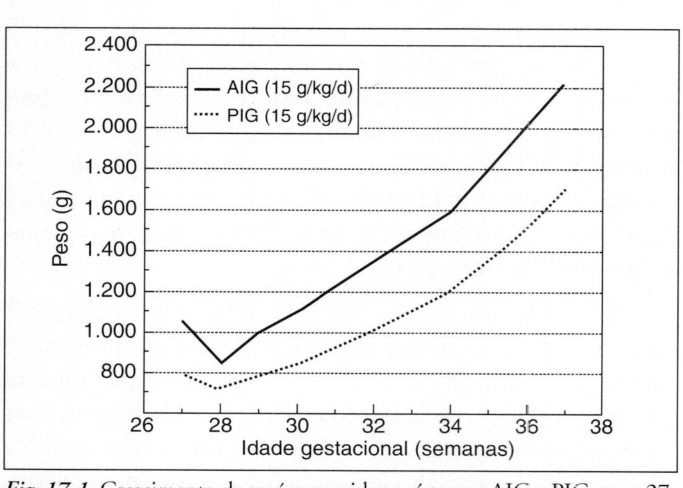

Fig. 17-1. Crescimento de recém-nascidos pré-termo AIG e PIG, com 27 semanas de idade gestacional.

Com base em todos estes estudos, algumas normas gerais para a monitoração do crescimento de RN com CIUR poderão ser delineadas:

1. Deverá ser realizada a "correção para a prematuridade" sempre que o RN tiver sido prematuro, com a utilização de uma curva de crescimento intra-uterina como referencial até 40 semanas de gestação e uma longitudinal extra-uterina, a seguir.
2. Os RN-PT deverão iniciar *catch up* entre 32,5 e 36,5 semanas de IG corrigida e os RNT-PIG durante os primeiros 3 meses de vida.
3. O prognóstico de crescimento para RN com CIUR do tipo desproporcionado, se as condições ambientais forem favoráveis, poderá ser melhor que o dos proporcionados e mais próximo da população normal.
4. Se os RN com CIUR não tiverem alcançado o canal de crescimento considerado normal para aquela população até os dois anos de idade, é muito pouco provável que o façam posteriormente.

REFERÊNCIAS BIBLIOGRÁFICAS

1. Barker DJ, Eriksson JG, Forsen T, Osmond C. Fetal origins of adult disease: strength of effects and biological basis. *Int J Epidemiol* 2002;31:1235-1239.
2. McMillen IC, Robinson JS. Developmental origins of the metabolic syndrome: prediction, plasticity and programming. *Physiol Rev* 2005;85:571-633.
3. Brandt I. Growth dynamics of low birth weight infants with emphasis on the perinatal period. In: Falkner F, Tanner JM, editors. *Human growth*. v. 2. New York: Plenum Press, 1978.
4. Elliman AM. Bryan EM, Elliman AD, Harvey DR. Gestational age correction for height in preterm children to seven years of age. *Acta Paediatr* 1992;81:836-839.
5. Manser JI. Crowth in the high-risk infant. *Clin Perinatol* 1984;11:19-40.
6. Brandt I. Growth dynamics of low birth weight infants. *Acta Paediatr Scand* 1985;319(Suppl):38-47.
7. Cooke R. Postnatal growth in preterm infants: have we got it right? *Journal of Perinatology* 2005;25:S12-S14.
8. Hack M, Weissman B, Borawski-Clark E. Catch-up growth during childhood among very low birth weight children. *Arch Pediatr Adolesc Med* 1996;150:1122-1129.
9. Souza JB. *Estudo longitudinal do crescimento de crianças nascidas pré-termo, do nascimento , até o sexto mês pós-termo*. Ribeirão Preto, 1992. (Tese de Doutoramento – Faculdade de Medicina de Ribeirão Preto – USP).
10. Xavier CC. *Crescimento de RN pré-termo com idade gestacional de 26 a 36 semanas ao nascer até a 42ª semana de idade pós-menstrual corrigida*. Ribeirão Preto, 1991. (Tese de Doutoramento – Faculdade de Medicina Ribeirão Preto – USP).

11. Kitchen WH, Ford GW, Doyle LW. Growth and very low birth weight. *Arch Dis Child* 1989;64:379-382.
12. Davies DP, Pritchard JM, Wilkinson PW. Nutritional status of light-for-date infants at birth and its influence on early postnatal growth. *Arch Dis Child* 1979;54:703-706.
13. Cruise MO. A longitudinal study of the growth of low birth weight infants .I. Velocity and distance growth from birth to 3 years. *Pediatrics* 1973;51:620-627.
14. Fitzhardinge PM, Stevens EM. The small-for-date infant.1-Later growth patterns. *Pediatrics* 1972;149:671-681.
15. Ounsted M, Moar V, Scott A. Growth in the first year of life: effects of sex and weight for gestational age at birth. *Develop Med Child Neurol* 1982;24:356-365.
16. Westwood M, et al . Growth and development of full-term nonasphyxiated small-for-gestational-age newborns: follow-up through adolescence. *Pediatrics* 1983;71:376-382.
17. Binkin N, Ray Y, Fleshood L, Trowbridge FL. Birth weight and childhood growth. *Pediatrics* 1988;82:828-834.
18. Adamkin DH. Pragmatic approach to in-hospital nutrition in high-risk neonates. *Journal of Perinatology* 2005;25:S7-S11.
19. Villar MD, et al. Heterogeneous growth and mental development of intrauterine growth-retarded infants during the first three years of life. *Pediatrics* 1984;74:783-791.
20. Walther FJ, Ramaekers LHJ. Growth in early childhood of newborns affected by disproportionate intrauterine growth retardation. *Acta Paediatr Scand* 1982;71:651-656.
21. Tenovuo A. Growth of 519 small-for-gestational age infants during the first two years of life. *Acta Paediatr Scand* 1987;76:636-646.
22. Leone CR, et al. Estado nutricional ao nascimento e crescimento neonatal de RN-MBP(1001-1500 g). *J Pediatr* 1988;64:419-426.

Capítulo 18

Repercussões Tardias sobre o Crescimento

Luiz Anderson Lopes
Suzana de Souza Queiroz
Fernando José de Nóbrega

O processo de crescimento ocorre de forma não-constante, exibindo fases de crescimento rápido e fase de crescimento mais lento, porém constante.

Após o nascimento, comparando as fases de crescimento rápido (dois primeiros anos de vida e puberdade), nenhuma iguala-se à fase intra-uterina, quando os tecidos, além de serem formados, diferenciam-se e definem a função.

Considerando o período de gestação humano, pode-se caracterizar o primeiro trimestre como sendo de intensa hiperplasia; no segundo trimestre de gestação, a hiperplasia irá somar-se à hipertrofia; no terceiro trimestre de gestação, observa-se hipertrofia de modo mais intenso.

Para manter este ritmo de crescimento, as trocas utero placentárias deverão ser adequadas; modificações na oferta de nutrientes podem desencadear respostas específicas no feto em crescimento. Assim, no diabetes gestacional, a maior oferta de glicose ao feto implica em maior secreção de insulina e de somatomedinas, que irão justificar o maior crescimento global, muitas vezes chegando à macrossomia.

No outro extremo, a carência nutricional materna, primária ou secundária, ou doenças que levem ao comprometimento da nutrição fetal (diabetes materno tipo I; descolamento prematuro de placenta; hipertensão arterial crônica, por exemplo) que ocorram durante todo o período gestacional (crônica), comprometem todas as fases de crescimento intra-uterino, de modo que as modificações do crescimento fetal e o comprometimento proporcional do peso e da estatura caracterizam a situação denominada atraso **simétrico** de crescimento fetal.

A nutrição fetal pode ser comprometida por outros processos (doença hipertensiva própria da gravidez, por exemplo) que, incidindo sobre o último trimestre da gravidez, irão comprometer a fase de crescimento intra-uterino que se caracteriza pelo ganho de peso; deste modo, ao nascimento, teremos a condição denominada de atraso **assimétrico** do crescimento fetal.

A desnutrição intra-uterina desencadeia modificações do crescimento fetal mais complexas, atingindo quase todos os sistemas do organismo, na dependência de sua intensidade, fase da gestação em que teve início e a intensidade do processo. Representam agravo importante não apenas para o crescimento, mas também para a sobrevida do recém-nascido durante o pós-parto imediato, condição ainda mais importante quando associada à prematuridade.

Diversos trabalhos têm demonstrado que a diminuição do peso e do comprimento de nascimento, reflexo da desnutrição intra-uterina, está implicada diretamente com déficits do crescimento pós-natal.[1-3]

Os modelos experimentais propostos para estudos das implicações tardias da condição de desnutrição intra-útero, sobre o crescimento pós-natal, demonstraram que maiores comprometimentos do ganho pôndero-estatural estavam associados a restrições mais intensas da dieta oferecidas às ratas gestantes.[4-6]

Na dependência do grau de restrição e do período gestacional em que foi imposto, puderam observar elevado índice de abortamentos espontâneos, reabsorção fetal, diminuição do número de filhotes e canibalismo, que impediam que a própria matriz cuidasse de sua prole/ninhada, sendo substituída por outra rata não-desnutrida (tia).

Nestes trabalhos, restrições foram impostas durante toda a gestação, ou durante a primeira metade e recuperadas na metade final, ou ainda tiveram o início normal e desenvolveram restrição na última metade, e os resultados foram diferentes.[7]

Considerando-se o peso de nascimento, os recém-nascidos mais comprometidos foram aqueles desnutridos durante todo o período gestacional (96% dos animais); aqueles desnutridos, durante a segunda metade da gestação, apresentaram maior prevalência de baixo peso (59%) e comprometimentos mais intensos quando comparados aos desnutridos durante a primeira metade da gestação que, por sua vez, apresentaram peso de nascimento maior que os do grupo-controle.

Observando longitudinalmente o crescimento destes animais, os autores descrevem que o peso dos animais desnutridos, durante a primeira metade da gestação, manteve-se próximo ao dos animais do grupo-controle até o final do período de amamentação (22 dias de vida); quando adultos, o peso corporal destes animais foi menor que o descrito para o grupo-controle e mais próximo daqueles animais desnutridos durante toda a gestação.[8]

Pôde-se observar que as ratas desnutridas durante a primeira metade da gestação e recuperadas após este período apresentaram maior ingestão alimentar quando comparadas àquelas do grupo-controle e melhor aproveitamento dos alimentos ingeridos. Esta observação guarda relação com o fato de estes animais apresentarem maiores quantidades de gordura, quando analisadas suas carcaças, sendo observada igual composição corporal entre os animais de sua prole.[8]

Com relação aos animais desnutridos durante todo o período gestacional e também àqueles desnutridos durante a segunda metade da gestação, não foi descrita recuperação ponderal para a maior parte dos animais destes grupos. Interessante notar que, entre os animais desnutridos intra-útero, alguns nasciam com peso adequado, mas não mantinham adequação ponderal quando jovens ou adultos, característica esta mais notada entre os animais desnutridos durante a segunda metade da gestação.

Lopes e Amâncio (1999),[9] estudando a repercussão da desnutrição intra-uterina, utilizaram um modelo que impunha 30% de restrição da quantidade de ração oferecida às ratas gestantes. Ao nascimento, os animais não apresentaram diferenças de peso e comprimento (corpo e cauda) quando comparados a seus pares eutróficos. Aos animais desnutridos foram oferecidas dietas com diferente composição de macronutrientes, tendo-se o cuidado de manter o mesmo valor energético.

Observando o crescimento destes animais, quando à desnutrição intra-uterina somou-se a restrição protéica (50%) do 22º ao 60º dia de vida, o comprometimento de peso e comprimento foram os mais acentuados.

Curiosamente, os animais desnutridos intra-útero alimentados com dieta pobre em carboidratos, com maior teor lipídico, apresentaram maiores valores de peso e comprimento corporal que os seus pares e controles.

Deste modo, fica claro que as situações em que a antropometria de nascimento demonstre comprometimento de peso e comprimento, o grau de restrição/desnutrição intrauterina deve ter sido intenso e prolongado, sendo importante considerar a diminuição do peso e estatura de nascimento como um fator de risco para o déficit de crescimento.[10-16]

Em condições que ocorram graus mais leves de restrição da nutrição fetal durante a gestação, a antropometria ao nascimento pode não ser suficiente para indicar a situação de risco, embora possa concluir que exista.

As repercussões sobre o crescimento, observadas nos casos de desnutrição intra-uterina, podem envolver aspectos metabólicos, nutricionais, genéticos e orgânicos que, agindo sinergicamente, irão comprometer o potencial de crescimento.[17-21]

Em nosso meio, entre as crianças desnutridas durante o primeiro ano de vida, cerca de 48% apresentaram peso insuficiente (2.500 g < P > 3.000 g) ao nascimento.[22] Por outro lado, ao promover a recuperação nutricional de crianças por meio de suplementação alimentar, descreve-se que o baixo peso de nascimento foi identificado como fator limitante do êxito terapêutico.[23]

Em estudo nacional envolvendo características antropométricas do recém-nascido brasileiro, Nóbrega *et al.*[24] descrevem que 8,3% dos indivíduos estudados apresentaram baixo peso ao nascimento e 7,6% estatura inferior a 46 cm; cerca de 26,2% apresentaram peso insuficiente (2.500 a 3.000 g) e 80,6% estatura entre 46 e 51 cm.

Entre crianças com déficit de crescimento atendidas em ambulatório da especialidade, Lopes *et al.*[25] descrevem que 33,0% dos indivíduos estudados apresentaram baixo peso ao nascimento e 29,1% estatura inferior a 46 cm; cerca de 28,1% apresentaram peso inadequado e 67,4% estatura entre 46 e 51 cm.

Entre os recém-nascidos brasileiros, o percentual de nascidos com peso adequado foi de 65,4% enquanto entre os de baixa estatura foi de 38,8%; com relação à estatura de nascimento, temos 11,8% dos recém-nascidos brasileiros e 3,5% daqueles com déficit de crescimento com valores superiores a 51 cm.

Conforme definido anteriormente, o comprometimento do peso e da estatura proporcional caracteriza a presença de desnutrição intra-uterina crônica (simétrica), enquanto o maior comprometimento do peso com relação à estatura caracteriza a presença de agravo incidindo durante o último trimestre da gravidez (assimétrica).

Estas duas situações representam evolução pôndero-estatural característica e diversa. Enquanto os recém-nascidos simétricos apresentam ritmo de crescimento regular, apresentando valores abaixo das linhas inferiores da normalidade quando acompanhados e orientados adequadamente do ponto de vista nutricional, ambiental e psicológico, os recém-nascidos assimétricos tendem a recuperar o peso até o sexto mês de vida e a estatura, quando comprometida, até o 18º mês de vida após orientação visando hábitos de vida saudáveis.

CONCLUSÃO

Admite-se que a recuperação do crescimento de recém-nascidos desnutridos intra-útero ocorra de modo mais efetivo entre aqueles cujo déficit nutricional tenha ocorrido no último trimestre do período gestacional. Aqueles que foram desnutridos crônicos tendem a não atingir o potencial de crescimento esperado, apesar das medidas que venham a promover a saúde destes indivíduos.

REFERÊNCIAS BIBLIOGRÁFICAS

1. Babson SG. Growth of low birth weight infants. *J Pediatr* 1970;77:11–18.
2. Cuise MO. A longitudinal study of the growth of low birth weight infants. Velocity and distance growth birth to three years. *Pediatrics* 1973;51:620-8.
3. Fancourt R, Campbell S, Harvey D, Normal AP. Follow-up study of small-for-dates babies. *British Med J* 1976;1:1435-7.
4. Zeman FJ. Effect on the young rat of maternal protein restriction. *J Nutr* 1967;93:167-173.
5. Tonete SSQ, Nóbrega FJ. Metabolismo (lipídeos totais, proteínas e colesterol) do cérebro de ratos jovens e adultos submetidos à desnutrição fetal. *J Pediatr* 1978;45:18-30.
6. Mc Leod KI, Goldrick RB, Whyte HM. The effect of maternal malnutrition on the progeny in the rat. Studies on growth body composition and orgam celulary in first and second generation progeny. *J Esp Biol Med Sci* 1972;50:731-8.
7. Tonete SSQ, Nóbrega FJ. Desnutrição intra-uterina em ratos: estudo do peso e mortalidade do produto da concepção. *Arch Latinoam Nutr* 1983:109-25.
8. Tonete SSQ, Moura ECV, Sartor MEA, Trindade CEP, Curi PR. Balanço nitrogenado de ratas gestantes e não gestantes submetidas a diferentes períodos de desnutrição protéico-calórica. *J Pediatr* 1987 63(5/6):235-46.
9. Lopes LA, Amâncio OMS. *Efeitos da restrição de macronutrientes sobre o crescimento corporal e a histopatologia do sistema nervoso central de ratos jovens desnutridos intra-útero.* Tese de doutorado apresentada à Universidade Federal de São Paulo – Escola Paulista de Medicina, 2 volumes, 1999.
10. Fitzhardinge PM, Steven EM. The small for date-infants. Later growth patterns. *Pediatrics* 1972;49:671-81.
11. Ownsted M, Moar V, Scott A. Growth in the first four years. Diversity with groups of small-for-dates and large-for-dates babies. *Early Hum Dev* 1982;7:29-39.
12. Westwood M, Kreamer MS, Munz D, Lovett JM, Watters GV. Growth and development of full-term nonasphyated small for gestational age newborns: follow-up through adolescence. *Pediatrics* 1983;71:376-82.
13. Villar J, Smeriglio V, Martorell R, Brown CH, Klein RE. Heterogenous growth and mental development of intrauterine growth-retarded infants during the first 3 years of life. *Pediatrics* 1984;74:783-92.
14. Tenovuo A, Keru P, Piekkala P, Korvewranta H, Sillanpaa M, Erkkola R. Growth of 519 small for gestational age infants during the first two years of life. *Acta Paediatr Scand* 1987;76:636-46.
15. Ramos JLA. Crescimento intra-uterino: características e fatores. In: Setian N, editor. *Endocrinologia pediátrica: aspectos físicos e metabólicos do recém-nascido ao adolescente.* São Paulo: Sarvier, 1989. p. 22-31.
16. Davies DP. Growth of small for dates babies. *Early Hum* 1981;5:95–105.
17. Zeman FJ, Fratzke ML. Protein dipeptide and amino acid absorption in the young of protein depleted rat. *Pediatr Press* 1977;11:972-7.
18. Ferdinandus SD, Fitzgerald JF. Effect of maternal protein deprivation on the develop neonatal intestinal function in rats. *Pediatr Press* 1977;11:804-8.
19. Fitzgerald JF, Ferdinandus KD. Effect of maternal protein deprivation neonatal, in vitro, function in rats. *J Nutr* 1975;105:1476-80.
20. Malied KJ, Goldrick PB, Whyte HM. The effect of maternal malnutrition on the progeny in the rat. Studies on nitrogen balance. *Aust J Exp Biol Med Sci* 1972;50:731–8.
21. Hsueh AM, Blackwill RQ, Chow BF. Effect of maternal diet in rats on feed consumption of the offspring. *J Nutr* 1970;1000:1157-64.
22. Sigulen DM. *Contribuição ao estudo da desnutrição energético-protéica em crianças de 6 a 60 meses no município de São Paulo.* São Paulo, 1980.
23. Puccini RF. *Avaliação do programa de recuperação de desnutridos em unidades básicas de saúde do município do Embu (SP), 1984–86.* São Paulo, 1988.
24. Nóbrega, FJ. Antropometria, patologias e malformações congênitas do recém-nascido brasileiro e estudo de associação com algumas variações maternas. *J Pediatr* 1985;59(Suppl 1):6-113.
25. Lopes LA, Azevedo TCG, Vitalle MSS, Torre LPG, Moraes DEB, Fisberg M. Deficiência do crescimento: características antropométricas de crianças e de seus pais, em atendimento ambulatorial. *Rev Paul Pediatr* 1993;10(39):115-23.

Capítulo 19

Alimentação do Recém-Nascido com Retardo de Crescimento Intra-Uterino (RCIU)

Benjamin Israel Kopelman

A finalidade da alimentação para o recém-nascido é oferecer elementos apropriados para que seja alcançado todo o potencial de crescimento, sendo necessários proteína, gordura, hidratos de carbono, minerais e vitaminas e, o mais importante, alimentos de qualidade e em quantidade ideais. A oferta de leite materno, em quantidade suficiente para suprir as necessidades individuais de cada criança, preenche os requisitos exigidos, além de prover fatores importantes aos seus mecanismos de defesa imunitária e desenvolvimento neuropsicomotor.

Em circunstâncias normais, o recém-nascido parece regular o volume ingerido com base na necessidade calórica e, apesar de muitos estudos, existem dúvidas com relação à constituição ideal de nutrientes a serem oferecidos na ausência de leite materno.

Muitos trabalhos são ainda necessários para que estas dúvidas diminuam, devendo-se ressaltar que muito pouco se estudou com relação à alimentação do recém-nascido com RCIU. Assim sendo, as dúvidas nesse sentido são ainda maiores e praticamente utilizamo-nos de conhecimentos adquiridos na alimentação do recém-nascido normal, oferecendo-se, à vontade, ao desnutrido, a mesma fórmula láctea em uso rotineiro do berçário, permitindo à criança controlar suas necessidades.

Essas crianças, atingindo o término da gestação, apesar do peso mais baixo, têm mecanismos de sucção, deglutição e capacidade gástrica próximos aos dos recém-nascidos de termo, o que, teoricamente, permite-lhes suprir suas necessidades calóricas, geralmente maiores.

O RCIU está associado a múltiplos fatores etiológicos, explicando o aspecto físico e o padrão bioquímico, variável ao nascimento, que podem modificar suas necessidades nutricionais.

O RCIU é uma redução de padrão de crescimento fetal, por processos que inibem o potencial normal deste crescimento, produzido por um grupo heterogêneo de crianças que pode ser pré-termo, ou pós-termo. É causa importante de recém-nascido de baixo peso (< 2.500 g) por fatores etiológicos de natureza materna, placentária e/ou do próprio recém-nascido. Fato importante com evidências recentes é de que a redução do peso ao nascimento, principalmente devida à má nutrição materna, tem sido associada ao aparecimento futuro de doenças como hipertensão, diabetes não-insulinodependente, obesidade e doença coronária.[1]

É difícil estabelecer a necessidade energética ideal do recém-nascido, existindo muitas variáveis, inclusive, constitucionais e genéticas. Após a aceitação e a necessidade, no primeiro dia, ao redor de 50 a 55 kcal/kg/dia, esta se eleva progressivamente e, após a primeira semana de vida, cerca de 120 kcal/kg/dia e 150 ml de líquido/kg/dia costumam ser suficientes para o crescimento adequado e função renal satisfatória.

Ao recém-nascido desnutrido, que tem potencial residual de crescimento, deseja-se fornecer o máximo tolerado para permitir que ele recupere o perdido no útero, exigindo-se 160 a 185 kcal/kg/dia a 150 a 200 kcal/kg/dia para um crescimento adequado.[2]

Muitas dessas crianças ganham peso precocemente, antes mesmo de atingirem um total energético adequado, sugerindo reidratação e não-verdadeiro ganho tecidual.[3]

O trato gastrointestinal, com suas glândulas acessórias, realiza suas funções de digestão e absorção com menor margem de segurança no recém-nascido, especialmente na primeira semana de vida, levando a sintomas comuns de regurgitação, distensão abdominal, cólicas, alterações de fezes, principalmente quando há necessidade de grandes ofertas como no desnutrido.

Além do mais, essas crianças estão submetidas com maiores freqüências à anoxia perinatal, policitemia e hiperviscosidade, com fluxo sanguíneo gastrointestinal mais lento e maior dificuldade em absorver alimentos. Efeitos do RCIU no desenvolvimento do trato gastrointestinal humano têm sido pouco investigados. Dados em animais recém-nascidos sugerem função gastrointestinal subnormal como resultado do RCIU, como, por exemplo, redução do peso do intestino e do pâncreas em ratos por diminuição do número de células e do conteúdo total de enzimas pancreáticas.[4]

Esses recém-nascidos sofrem de deficiências nutricionais em razão de relativa diminuição no transporte placentário e baixo depósito de energia.[5] Como mostra Cassidy,[6] uma manifestação desse verdadeiro jejum intra-útero é o espaço extracelular relativamente grande nestas crianças.

Chessex *et al.*[7] fizeram avaliação quantitativa do metabolismo energético em prematuros extremos com RCIU e recém-nascidos adequados para a idade gestacional. Na RCIU, houve menor absorção protéica com maior perda intestinal e menor retenção. Também apresentaram menor absorção de gordura com maior perda intestinal, apesar do uso de leite com 84% de triglicerídios de cadeia média. Com relação aos hidratos de carbono, não foram encontradas diferenças. Esses resultados talvez sejam explicados pela menor atividade enzimática de lipase e tripsina, observada em estudos de animais submetidos à desnutrição.

Como resultado de suas maiores necessidades, o consumo de oxigênio, inicialmente similar ao de termo, aumenta após os cinco primeiros dias de vida e excede o de termo nas próximas semanas.[8]

Relativo hipermetabolismo no RCIU foi documentado por vários autores, com maior consumo de oxigênio, maior gasto energético, que não parece ser por maior atividade, pois persiste em repouso, devendo corresponder à maior proporção de massa celular metabolicamente ativa.[9] O cérebro tem maior necessidade metabólica comparado com outros órgãos e, no período neonatal, é maior, em tamanho, com relação ao corpo no RCIU e com a maior síntese protéica, necessária à fase de crescimento rápido. Estes dois fatores seriam responsáveis por este hipermetabolismo citado.[7,10]

O alimento oferecido deve ser adequado em seus nutrientes e a distribuição energética, ser digerível, considerando-se apropriado para a boa nutrição as proteínas constituírem cerca de 7% a 16%, as gorduras 35% a 55% e os hidratos de carbono 35% a 65% do total calórico. Com oferta livre e dieta apropriada, os requerimentos nutricionais só necessitam ser calculados quando o ganho de peso é excessivo ou baixo, considerando-se satisfatório um ganho ao redor de 20 a 35 g/kg/dia.

O recém-nascido com RCIU pode estocar menos energia que o apropriado para a idade gestacional, necessitando receber mais alimento para satisfazer a maior demanda metabólica e um crescimento mais rápido. Vários estudos mostram que o recém-nascido desnutrido tem, com relação ao adequado, maior velocidade de crescimento nos primeiros meses de vida, após acompanhar a curva de crescimento normal, e, quando alcançam a adolescência, costumam-se comportar como um grupo com menor média de peso, estatura e perímetro cefálico. Quando em regime alimentar livre, o RN RCIU consome mais nos primeiros meses e ganha mais peso. Quando a dieta utilizada apresenta maior concentração por ml, este ingere menor volume com total energético maior. Seu crescimento, assim, é mais rápido apenas nos primeiros 2 a 3 meses de vida, o que talvez explique o período limitado de *catch up*.[12]

Crescimento pós-natal nestas crianças depende em parte da causa do RCIU, da alimentação correta para evitar deficiências nutricionais e ambiente social.

Apesar do período de *catch up*, alguns permanecem menores, principalmente quando o início do RCIU ocorreu antes da 26ª semana de gestação. Terapia com hormônio de crescimento tem produzido aceleração de crescimento em alguns pacientes, mas o assunto é controverso.

Cerca de 10% a 30% de crianças com RCIU permanecem com menor estatura na fase de criança e adulto. O FDA aprovou o tratamento com hormônio de crescimento em crianças que não tiveram *catch up* adequado. Observou-se a aceleração do crescimento em curto período, mas os efeitos sobre a altura final não são conhecidos.[13,14]

Crianças com oferta excessiva e que não ganham peso devem ter seu pH avaliado, pois a acidose metabólica tardia acontece devida especialmente à oferta protéica acima de 6 g/kg/dia. Esta acidose é facilmente corrigida, diminuindo a oferta protéica e usando bicarbonato de sódio oral.

A ingestão energética deve ser iniciada logo nas primeiras três horas de vida do recém-nascido desnutrido, pelo risco de hipoglicemia por escasso armazenamento de energia, que costuma ser mais significativo quanto maior o grau de desnutrição. Essa alimentação precoce resulta em elevação da taxa glicêmica, menor cetonúria, menor perda de peso, e menor elevação da bilirrubina indireta e deve ser feita com oferta do seio materno, se possível.[15]

PROTEÍNA

É o elemento básico do protoplasma celular, pois todo crescimento depende de suprimento protéico. Com a diminuição do suprimento energético nestas crianças, existe também a menor incorporação de proteína com menos síntese. O suprimento fetal de aminoácidos é reduzido, com menor concentração dos mesmos e diminuição da síntese da proteína fetal, velocidade de crescimento e massa muscular.[16] O leite humano tem menor teor protéico que o de vaca, mas com aproveitamento superior. Além dos nove aminoácidos essenciais, o recém-nascido tem necessidades específicas e temporárias de cistina e histidina e dificuldade passageira em converter fenilalanina em tirosina e metionina em cistina; o leite humano possui mais cistina e relação metionina/cistina baixa; já o leite de vaca tem excesso de metionina, que pode não ser bem utilizada por deficiência enzimática do fígado, com aumento de metionina, que pode ser tóxica.[17]

Podemos dizer que tanto o leite humano quanto o de vaca contêm proteína de qualidade em termos de conteúdo favorável de aminoácidos. O leite humano tem maior teor de lactoalbumina com relação à caseína.

Existem dúvidas a respeito do ideal em proteína a ser oferecido ao recém-nascido, e muitos estudos usam pré-termo e desnutrido cujas necessidades e tolerâncias podem ser diferentes.

O trabalho de Davidson *et al.*[18] com proteína de leite de vaca estabeleceu para o recém-nascido de baixo peso ao nascer, 3 a 4 g/kg/dia, havendo, com doses acima de 5 g/kg/dia, aumento de nitrogênio e edema pelo alto soluto. Outras reações, como letargia, febre, menor apetite, podem ocorrer, além do aumento de aminoácidos, como tirosina, prolina, metionina e fenilalanina, que podem ser tóxicos, especialmente, ao cérebro. Com o uso de vitamina C, que estimula enzimas hepáticas, este efeito de acúmulo de aminoácidos, especialmente tirosina, pode melhorar. Com o uso de proteína animal ao redor de 2 g/kg/dia, podem ocorrer hipoproteinemia e edema carencial.

GORDURA

É fonte importante de energia para reações biológicas, sendo alimento de alto valor energético, com osmolaridade mínima, não sobrecarregando o rim. Quando não absorvida, não condiciona diarréia ácida, como o hidrato de carbono, além de oferecer ácidos graxos insaturados essenciais. Juntamente com a proteína, forma estrutura de vários tecidos do corpo, como sistema vascular e cérebro. Como a maior parte da mielinização do sistema nervoso ocorre na fase de alimentação láctea, é importante que esta ofereça corretamente teores lipídicos, já que cerca de 50% da substância cinzenta e 70% da branca são lipídicas.

O recém-nascido, especialmente o prematuro, tem uma esteatorréia relativa, eliminando mais gordura pelas fezes do que a criança maior e absorvendo melhor gordura humana e vegetal.

O conteúdo do tecido adiposo do recém-nascido de termo com cerca de 15% a 20% do peso, é reduzido nestas crianças, podendo ser menor que 10% do peso, devido à menor oferta de ácidos graxos e triglicerídios. Menor oferta de glicose reduz a produção de glicerol e a síntese de triglicerídios e a deficiência de insulina também limita a síntese de gordura.[16]

Alguns autores documentam menor quociente respiratório em recém-nascidos com RCIU[19] mostrando maior dependência de gordura. Sann *et al.*,[20] com uso de lipídios por via oral, observaram o aumento de corpos cetônicos de 120% no RCIU e cerca de 40% no de peso apropriado; a maior oxidação sugere maior demanda para cobrir a necessidade energética no RCIU. Após o uso de lipídio endovenoso, Andrew *et al.*[21] observaram no RN com RCIU maior concentração de triglicerídios e ácidos graxos livres, o que poderia significar menor capacidade em hidrolisar triglicerídios e utilizar ácidos graxos, sendo contrário à maior oxidação observada com o uso de gordura via oral. É possível que a elevação de triglicerídios e ácidos graxos seja devida à menor captação pela escassa massa gordurosa no RCIU.

Um problema importante diz respeito ao tipo de gordura e seu teor na alimentação e no desenvolvimento futuro de problemas coronarianos. Níveis de colesterol mais baixos são referidos com o uso de leite humano com relação ao leite de vaca.

O leite humano possui maior conteúdo de lipase que libera ácidos graxos livres, a forma mais importante de energia. Certos ácidos graxos, como o palmítico, quando liberados da gordura animal, são pouco absorvidos e precipitam-se na luz intestinal como verdadeiros sabões de cálcio, prejudicando também a absorção desse íon.

Mais de 70% da gordura animal é de ácidos graxos saturados, menos absorvidos, sendo no leite humano este teor de 40% a 50%.

HIDRATOS DE CARBONO

Hipoglicemia neonatal é problema comum nas primeiras horas de vida; de causa multifatorial, é relacionada principalmente à deficiência de substrato; o conteúdo de glicogênio é reduzido, nestas crianças, no fígado e nos músculos esqueléticos devido a baixas concentrações, no plasma fetal, de glicose e insulina, principais reguladores da síntese de glicogênio.[16]

A digestão, a absorção e o aproveitamento de carboidratos se fazem normalmente no período neonatal, havendo apenas uma deficiência relativa de amilase pancreática.[22]

Os hidratos de carbono são importantes fornecedores de energia, sendo a glicose aparentemente essencial ao metabolismo cerebral. Não há necessidade nutricional estipulada, pois a glicose pode ser formada por proteínas, gorduras e por outros açúcares, já que as enzimas para estas conversões estão presentes.

A ingestão de hidratos de carbono é altamente desejável, pois, de outra forma, o total energético se faria à custa de proteínas e gorduras, com todos os problemas decorrentes do excesso destes nutrientes. Além do mais, são de baixo custo e melhoram o paladar da dieta. Excesso de hidratos de carbono pode levar à diarréia.

A digestão de hidratos de carbono no RN com RCIU não parece estar afetada, apesar de estudos mostrarem prejuízo na absorção de D-xilose em crianças com RCIU nas primeiras semanas e diminuição de lactase em ratos com RCIU.

MINERAIS

Grande parte dos minerais passa ao feto nas últimas semanas de gestação. O prejuízo placentário ou a baixa ingestão materna podem levar o RN desnutrido a déficit, especialmente, de cálcio e ferro. Assim, as ofertas adicionais de cálcio, oral ou parenteral, e de ferro oral, pelo seu depósito baixo e crescimento rápido, podem ser exigidas.

VITAMINAS

Deficiência vitamínica é rara nos primeiros meses de vida na criança normal de termo, em aleitamento natural.

No uso de leite de vaca, que tem menores teores de vitamina A e, às vezes, D, menor absorção de gordura animal e destas vitaminas lipossolúveis, menor absorção de cálcio e maior de fósforo, em fase de crescimento rápido, seria interessante o uso profilático de vitamina A na dose de 3.000 a 4.000 U e vitamina D 800 a 1.000 U, por dia.

À semelhança do que ocorre com os minerais, no desnutrido também pode ocorrer menor depósito de vitaminas.

Concluindo, podemos dizer que pouco se sabe e pesquisou sobre as reais necessidades do recém-nascido desnutrido e em que grau sofre prejuízo dos mecanismos de digestão, absorção, aproveitamento e depósito dos vários elementos da dieta. É possível que existam necessidades diferentes, decorrentes de causas diferentes, como desnutrição materna, fatores uterinos, placentários, drogas etc.

REFERÊNCIAS BIBLIOGRÁFICAS

1. Kliegman RM, Das VG. Intrauterine growth retardation. In: Fanaroff AA, Martin RJ, editors. *Neonatal perinatal medicine*. 7th ed. St. Louis: Mosby, 2002. p. 228-62.
2. Montgomery RD. Changes in the basal metabolic rate of the malnourished infant and their relation to body composition. *J Clin Invest* 1962;41:1653-1663.
3. Usher RH. The small for date infant. *Pediatr Clin North Am* 1970;17:169.
4. Lebenthal E, Nitzan M, Chrzanowski BL, Krantz B. The effect of reduced materno-fetal blood flow on the development of fetal pancreatic acinar cells and zymogens. *Pediatr Res* 1980;14:1356-9.
5. Raye JR. Feeding the low birth weigh infant. In: Schaffer AJ, Avery ME, editors. *Diseases of the newborn*. 4th ed. London: WB Saunders, 1977. p. 848.
6. Cassidy G. Body composition in intrauterine growth retardation. *Pediatr Clin North Am* 1970;17:79.
7. Chessex P, Reichman B, Verellen G, Putet G, Smith JM, Heim T, et al. Metabolic consequences of intrauterine growth retardation in very low birthweight infants. *Pediatr Res* 1984;18:709-13.
8. Hill JR, Robinson DC. Oxygen consumption in normally grown, small for-dates and large for-dates newborn infants. *J Physiol* 1968;199:685.
9. Sinclair JC, Silverman WA. Intrauterine growth in active tissue mass of the human fetus, with particular reference to the undergrown baby. *Pediatrics* 1966;38:48-62.
10. Catzeflis C, Schutz Y, Micheli JL, Welsh C, Arnaud MJ, Jéquer E. Whole body protein synthesis and energy expediture in very low birth weight infants. *Pediatr Res* 1985;19:6779-87.
11. Westwood M, Kramer MS, Munz D, Lovtt JM, Watters GV. Growth and development of fullterm nonasphyxiated small-for-gestational-age newborns: follow-up through adolescence. *Pediatrics* 1983;71:376-81.
12. Brooke OG, Kinseu JM. High energy feeding in small-for-gestation infants. *Arch Dis Child* 1985;60:42-6.
13. de Zegher F, Du Caju MV, Heinrichs C, Maes M, De Schepper J, Craen M, et al. Early discontinuous high dose growth hormone treatment to normalize height and weight of short children born small for gestational age: result over 6 years. *Endocrin Metabol* 1999;84:1158.
14. Styne DM. Endocrine factor affecting neonatal growth. In: Polin RA, Fox W, Abman SH, editors. *Fetal and Neonatal Physiology*. 3rd ed. Pennsylvania: Saunders, 2004.
15. Rabor IF, et al. The effects of early and late feeding of intrauterine fetally malnourished infants. *Pediatrics* 1968;42:261.
16. Anderson MS, Hay WW Jr. Intrauterine growth restriction and the small-for-gestational-age infant. In: Avery GB, Fletcher MA, MacDonald MG, editors. *Neonatology*. 5th. Philadelphia: Lippincott Williams & Wilkins, 1999. p. 411-444.
17. Cockburn F, Drillien CM. *Neonatal medicine*. Blackwell Scientific Publications, 1974. p. 260.
18. Davidson M, et al. Feeding studies in low birth weight infants. *J Pediatr* 1967;70:695.
19. Brooke OG, Alvear J. Postprandial metabolism in infants of low birthweight. *Hum Nutr* 1982;36C:167-75.
20. Sann L, Divry P, Lasne Y, Ruitton A. Effect of oral lipid administration glucose homeostasis in small-for-gestational-age infants. *Acta Paediatr Scand* 1982;71:923-7.
21. Andrew G, Chang G, Schiff D. Lipid metabolism in the neonate. The effects of intralipid infusion on plasma triglyceride and free fatty acid concentrations in the neonate. *J Pediatr* 1976;88:273-8.
22. Avery GB, Fletcher AB. In: Avery GB, editor. *Neonatology – Pathophysiology and management of the newborn*. Philadelphia: Lippincott, 1975. p. 839.

Parte

IV

Desnutrição Energético-Protéica Pós-Natal

Capítulo

20

Introdução, Nomenclatura, Classificação e Metodologia de Avaliação

Dirce Maria Sigulem
Macarena Urrestarazu Devincenzi

INTRODUÇÃO

Embora descrito há quase 60 anos, quando Cicely D. Williams identificou a natureza carencial do kwashiorkor, só nas últimas décadas a deficiência de proteínas e calorias vem recebendo uma abordagem científica mais sistematizada. Desde então, aspectos dietéticos, bioquímicos, funcionais e morfológicos que se integram ao processo carencial têm sido estudados em várias publicações.[1-7] Apesar da série extensa de trabalhos divulgados, partindo de estudos experimentais, clínicos e epidemiológicos, ainda subsistem controvérsias teóricas e práticas sobre alguns pontos, como no caso de conceituação, nomenclatura e classificação utilizadas para caracterizar síndromes associadas, primária ou secundariamente, à insuficiente provisão de proteínas e calorias.[1,3,7]

O presente capítulo propõe-se a discutir princípios e sugestões que possam contribuir para uma padronização simplificada na nomenclatura e na classificação aplicadas ao problema.

NOMENCLATURA E CLASSIFICAÇÃO

Sinonímia

Para fins expositivos, quase sempre conceitos e nomenclaturas aplicadas à deficiência nutricional partem do estudo de formas graves, limitando-se, muitas vezes, à apresentação de casos típicos, sendo esquecidas, na maioria das vezes, as formas leves e moderadas, de maior prevalência e, portanto, importantes de serem reconhecidas e tratadas.

Reconhece-se que a nomenclatura clínica produziu uma grande variedade de sinonímias, cujo significado varia de lugar para lugar e até de autor para autor. Há casos em que se torna difícil estabelecer o que é geral e o que é específico e, mais ainda, o que se pretende valorizar conceitualmente, com a escolha de determinados unitermos. Isso cria obstáculos sérios à linguagem e, por conseguinte, à comunicação científica.

Formas graves

Há vasta e, às vezes, confusa terminologia aplicada a essas situações. Em alguns casos, a nomenclatura procura traduzir quadros clínicos; outros autores buscam expressar conceitos de patologia; certos unitermos tentam identificar processos etiopatogênicos; finalmente, há expressões de sentido tradicional ou convencional, além de denominações que combinam os dois critérios. Segundo Marcondes,[3] não há, talvez, doença com mais rica sinonímia do que a desnutrição. O próprio autor apresenta a seguinte lista, transcrita de Trowell, Davis e Dean:[8]

> *"Síndrome discrônica edematosa, despigmentação e edema, edema nutricional, síndrome subnutricional aguda, criança vermelha, kwashiorkor, pelagra infantil, edema infantil, má nutrição maligna, doença gordurosa do fígado, distrofia nutricional, edema de amido, edema de fome, atrofia pancreática com fígado gorduroso, caquexia edematosa, desnutrição de 3º grau, distrofia pluricarencial hidropigênica, marasmo do desmame, distrofia, atrofia, atrepsia, caquexia, marasmo, decomposição".*

A esta relação poderiam ser acrescentados outros termos, como desnutrição com edema, desnutrição sem edema, má nutrição, desnutrição protéico-calórica, subnutrição, distrofia farinácea, má nutrição protéica, kwashiorkor seco, síndrome pluricarencial infantil, nanismo nutricional, desnutrição aguda, desnutrição crônica e desnutrição energético-protéica.

Formas moderadas

Ao contrário dos casos graves que, sendo raros, apresentam uma grande riqueza de sinonímias, as formas moderadas de desnutrição ou são omitidas nos registros clínicos e epidemiológicos ou são referidas de modo impreciso. Isso ocorre, provavelmente, pelo desinteresse clínico e experimental relacionado com as etapas atenuadas ou menos características de deficiência.

Este aparente desinteresse manifesta-se em dois aspectos, antes já sugeridos:

1. Sub-registro dos casos de desnutrição, o que está bem documentado na pesquisa interamericana de mortalidade.[10] Pelletier *et al.*,[11] avaliando os efeitos da desnutrição na mortalidade infantil em 53 países em desenvolvimento, observaram que a desnutrição se relacionou com mais da metade das mortes de crianças de 6 a 60 meses, sendo a maior parte delas atribuídas às formas leves e moderadas da desnutrição, e desta forma ela tem um impacto muito maior na mortalidade infantil que o comumente relatado.
2. Utilização de termos vagos ou de sentido distorcido, para designar tais casos. Exemplos de termos vagos: desnutrição marginal, desnutrição inicial, desnutrição moderada, atraso de crescimento por erro alimentar. Exemplos de termos distorcidos: distrofia, pré-kwashiorkor, subnutrição. São expressões carregadas de evidente subjetivismo, tornando a avaliação do estado nutricional quase um assunto de foro íntimo, em vez de uma questão científica ou técnica. Por sinal, é exatamente assim que Badosa[12] coloca o problema, ao recomendar que se olhe a criança concluindo-se, pela impressão clínica pessoal, se sua desnutrição é leve, moderada ou grave.

Deve-se reconhecer, no entanto, os progressos que vêm sendo feitos no sentido de estabelecer métodos de objetivos de avaliação do estado nutricional, especialmente em crianças. Aparentemente, os meios físicos mais práticos são os que consideram os padrões de evolução somatométrica.[13-18]

O fato de no Brasil terem sido utilizados mais de 20 vocábulos – entre cerca de 40 já conhecidos – para designar os tipos avançados de desnutrição e da necessidade de se encontrar um conjunto simplificado de termos para definir formas de desnutrição, tornam esta discussão singularmente oportuna.

Conceito unitário

Adota-se aqui, como denominação genérica do grupo, a expressão "desnutrição energético-protéica (DEP)", proposta por Beaton e Bengoa em 1976.[19]

Sob o conceito de DEP, devem ser compreendidas, além das formas graves da desnutrição, como marasmo e o kwashiorkor, suas fases ou formas moderadas. Não se pode concluir que o termo desnutrição energético-protéica esgote, semanticamente, todo o significado da síndrome. Assim, é comum que a DEP esteja associada a outras situações carenciais (vitaminas e sais minerais), não se resumindo a uma deficiência de energia e proteínas. Na história natural da DEP, a existência de processos infecciosos agregados, exercendo um papel maior ou menor na etiopatogenia da desnutrição, é, praticamente, a regra geral. Ademais, se o quadro clínico da DEP inclui, sempre, sintomas acompanhados de atraso no crescimento e no desenvolvimento, o fato é que há uma série de outras situações, nutricionais ou não, que se traduzem em transtornos semelhantes.[1] Por outra parte, efeitos sobre o crescimento e desenvolvimento seriam, por convenção, limitados a hospedeiros jovens – e isto retiraria o alcance universal da DEP em termos de biologia humana. Beghin[20] reconhece ser a DEP uma expressão híbrida.

No entanto, dentro de certas proposições, ainda é este o unitermo mais aceitável; isto porque assinala os aspectos fundamentais do problema, unifica a compreensão de diversas síndromes e estágios do processo, é largamente difundido na literatura médica, conta com o consenso de grupos de especialistas e pode ser tomado como ponto de partida para uma simplificação da nomenclatura e da classificação. Reuniria, assim, princípios de racionalização bem expressivos, como funcionalidade, universalidade e simplicidade.

A dualidade aparente entre as formas graves de DEP não deve ser vista como termos de uma oposição, mas como manifestações polares de uma transição. Basicamente, o que parece distinguir casos "típicos" da desnutrição não é a natureza qualitativa dos fatores em jogo, mas a intensidade entre agressões nutricionais e respostas adaptativas; este aspecto é fundamental para a compreensão unitária da DEP.[9]

Para Waterlow,[21] a utilização do termo genérico DEP, para a totalidade do espectro da desnutrição, apresenta vantagens e desvantagens. A desvantagem é que ignora as verdadeiras diferenças clínicas entre kwashiorkor e marasmo; no entanto, os nomes são necessários para caracterizá-los e descrevê-los. Porém, a importância da utilização de nomenclatura genérica deve-se ao destaque das causas e não somente aos quadros clínicos, gerando a necessidade de mudança do enfoque clínico para o de saúde pública.

Aspectos dietéticos

A nomenclatura "desnutrição energético-protéica" sugere, essencialmente, uma compreensão dietética do processo. Seria reservada, segundo alguns autores, aos casos em que as duas deficiências se associam, de modo mais ou menos equilibrado, produzindo o marasmo nutricional ou seus equivalentes. Teoricamente, podem-se conceber situações em que o consumo protéico seja adequado, com baixa ingestão energética ou vice-versa; alternativamente há uma outra hipótese, nos casos em que a dieta seria deficiente nos dois aspectos.

Na prática, esta alternativa representa a regra geral. Esta discussão poderia ser ilustrada pela Figura 20-1.

Apenas formalmente se pode aceitar alimentação deficiente em energia e, ao mesmo tempo, adequada do ponto de vista protéico. É evidente que parte das proteínas da dieta seriam desviadas, em nível metabólico, para cobrir necessidades energéticas, passando a coexistir, assim, deficiência energética ao lado do débito protéico.[20] Por outro lado, é difícil ocorrer uma situação dietética sistematicamente particularizada pela deficiência isolada de proteínas; a própria escassez de proteínas evolui para a limitação do consumo calórico, que se torna bem marcante nos casos de kwashiorkor.

Há vários anos vem-se buscando o estabelecimento de associações entre consumo dietético e formas correspondentes de desnutrição, sem que as relações causais, então presumidas, pudessem ser confirmadas. Apesar do sucesso de Platt *et al.*[22] em provocar sinais e sintomas do kwashiorkor em porcos, os estudos dietéticos, em casos humanos, não têm assinalado diferenças explicativas. Na Índia, Gopalan[23] não encontrou relação entre as dietas previamente consumidas por crianças portadoras de marasmo ou kwashiorkor. Sem duvidar da possível relação casual entre carência alimentar e manifestações clínicas da desnutrição, Beghin[20] ressalta a escassez de evidências bem documentadas que possam relacionar, diretamente, as duas condições, em crianças vivendo em seu meio natural; sugere, inclusive, a conveniência de se abandonar os recursos da "microfisiologia", para se tentar, na "macrofisiologia", explicações mais adequadas aos problemas etiopatogênicos da DEP no homem.

Assim, recorrendo-se a uma imagem, pode-se dizer que a deficiência exclusiva de energia e de proteínas existiria *in vitro*, sem uma correspondência efetiva *in vivo*; deficiências "puras" seriam, portanto, apenas artifícios de lógica formal.

QUADRO CLÍNICO

Em suas manifestações mais típicas, tomadas isoladamente, a DEP parece estabelecer situações efetivamente distintas. É provável mesmo que as diferenciações entre as duas entidades representativas da síndrome sejam mais evidentes na esfera clínica e nos mecanismos correspondentes de respostas adaptativas do que nos aspectos dietéticos e epidemiológicos.

Ao aprofundar-se a análise dos componentes mais importantes do quadro semiológico da DEP, verifica-se que nenhuma manifestação isolada pode ser tomada como privativa de uma forma clínica. O atraso do crescimento físico e a redução da massa tecidual, sendo mais intensos no marasmo, aparecem, também, no kwashiorkor, hipoalbuminemia, esteatose hepática, alterações da pele e dos cabelos podem ocorrer nas duas situações, embora predominando em freqüência e intensidade no kwashiorkor. A reduzida excreção de hidroxiprolina, a prevalência de diarréia e as alterações psíquicas participam nos dois quadros.

O edema está sempre presente no kwashiorkor. Ocorre, porém, que a retenção hídrica é dado comum e até precoce da DEP, aparecendo mesmo como uma de suas particularidades mais características.[3] Apenas, no kwashiorkor, esta manifestação assume proporções clínicas bem mais evidentes. Ademais, nesses casos, o desaparecimento do edema, com o tratamento, pode revelar um quadro subjacente de marasmo. É significativo, como testemunho de continuidade entre os tipos clínicos bem diferenciados, o fato de que sinais e sintomas freqüentemente se combinam, produzindo tipos mistos.

CARACTERÍSTICAS EPIDEMIOLÓGICAS

Por algum tempo admitiu-se que o kwashiorkor seria, tipicamente, uma condição associada ao desmame tardio, ocorrendo, sobretudo, próximo ou após o segundo ano de vida; uma e outra hipótese passaram a ser questionadas.

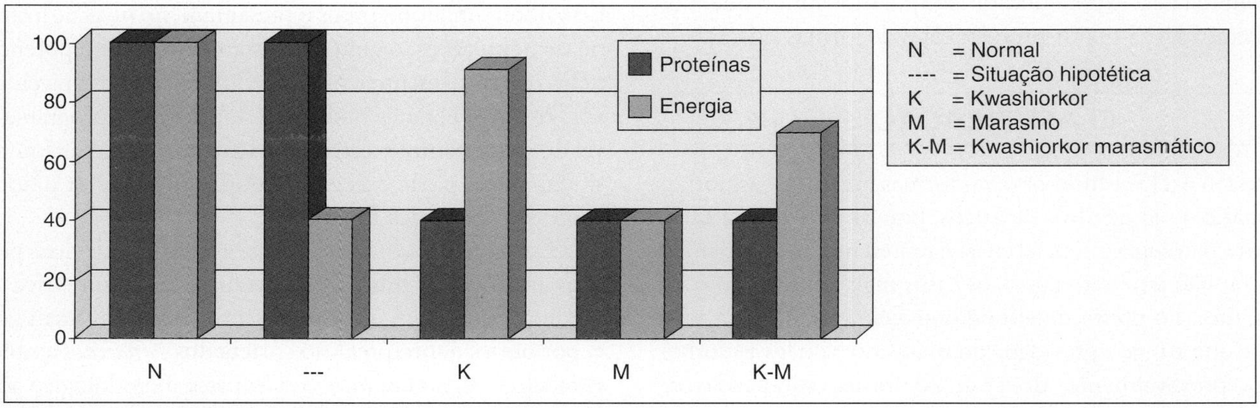

Fig. 20-1. Combinações possíveis de deficiências de energia e proteínas.

As modificações nas práticas do desmame, em termos de tempo e espaço (maior precocidade do desmame, sobretudo nos meios urbanos), alteraram os antigos postulados epidemiológicos da DEP. A suspensão prematura do aleitamento materno passou a ser associada à maior freqüência do marasmo; ao mesmo tempo, o kwashiorkor tornou-se menos incomum, no primeiro ano de vida.

Segundo Waterlow,[7] embora o marasmo em geral se instale mais precocemente que o kwashiorkor, em muitas regiões, os fatos não obedecem à regra. Gopalan,[23] na Índia, indica a idade de 6 a 18 meses como sendo a de máxima incidência do marasmo, enquanto o kwashiorkor tem sua maior incidência dos 18 a 24 meses. Na Jordânia, o marasmo apresenta incidência máxima aos 7,7 meses em média, e o kwashiorkor marasmático aos 21 meses.[24] Por outro lado, em uma série descrita por Garrow,[25] na Jamaica, a idade média no grupo com marasmo era de 11,7 meses e a do grupo com kwashiorkor, de 12,5 meses, ou seja, uma diferença insignificante. Na África do Sul, também, não foram observadas diferenças na idade de incidência entre os diversos grupos clínicos.[7]

O ambiente teria influência marcante no aparecimento das formas clínicas da DEP. Assim, o marasmo seria bem mais comum no meio urbano, entre populações de economia monetária, e o kwashiorkor seria mais freqüente no ambiente rural, entre comunidades de economia de subsistência;[1] nos dois casos, porém, observa-se que os fatores associados a uma ou outra condição são, essencialmente, os mesmos em termos de microambiente. Independentemente das características clínicas, a DEP aparece, quase exclusivamente, em famílias que apresentam em comum a pobreza, a ignorância e a precariedade das condições sanitárias; tais estigmas são rotulados de diferentes maneiras para identificar sua expressão epidemiológica. Assim, Eisler[26] descreve a "família vulnerada", Severyn[27] fala de "mãe-risco" e Beghin[20] desenvolveu o conceito de "criança-contato". Os dois tipos e formas mistas da DEP grave podem aparecer na mesma família, entre irmãos submetidos, hipoteticamente, aos mesmos riscos patogênicos. É o caso do Quadro 20-4.

Finalmente, a unidade epidemiológica da DEP pode ser argumentada pela experiência de campo, mostrando que, nos casos avançados, a maior prevalência é de formas mistas.[6,20]

CLASSIFICAÇÃO

O marasmo e o kwashiorkor ou as formas mistas (kwashiorkor marasmático) são quadros didáticos, por assim dizer, da DEP. Ilustram a patologia carencial em sua representação clínica mais completa; não são, entretanto, os casos mais comuns ou mais importantes, do ponto de vista da medicina social. Para cada paciente que atinge a gravidade do marasmo e do kwashiorkor existem, provavelmente, de 15 a 20 formas moderadas de DEP.[14]

Várias tentativas têm sido efetuadas para se determinar um critério de avaliação da DEP que possa incluir a compreensão das formas moderadas. Assim, Kanawati e McLaren[15] propõem a unificação de vários indicadores somatométricos. Jelliffe[28] classifica o estado nutricional em categorias separadas por afastamento de 10% com relação aos valores-padrão de crescimento físico. Ramos Galvan[29] e Parra[17] criaram tabelas de relações peso-estatura. Gomez[13] simplesmente considera o peso encontrado com relação ao percentil 50 de Harvard para sexo e idade correspondente. As crianças seriam consideradas "normais" quando tivessem peso situado entre mais ou menos 10% com relação ao padrão; seriam "desnutridas do I grau" quando o peso apresentasse um afastamento de menos 10% a 25% com relação ao padrão; "desnutridas do II grau" quando o débito ponderal fosse compreendido entre mais de 25% a 40% do padrão; inadequação ponderal igual ou superior a 40% representaria casos de "desnutrição de III grau".

Apesar de algumas limitações, esta última classificação parece ser das melhores, sobretudo para os estudos de "prevalência real", considerando os vários aspectos, como:

1. Simplicidade técnica, podendo ser aplicada por pessoal auxiliar.
2. Padronização de resultados, ganhando em valor comparativo.
3. "Quantificação" do estado nutricional.
4. Utilização de informações que, quase sempre, constam das fichas clínicas (peso, sexo e idade).

Em nível clínico, o médico deve estar consciente das limitações do método, a fim de prevenir eventuais distorções na sua interpretação. Assim, nos casos crônicos, a classificação de Gomez pode superestimar a gravidade da situação.

Inversamente, no kwashiorkor, se o edema não for considerado, o peso *per se* não expressa a gravidade do processo.[30] O valor diagnóstico da classificação vai perdendo sua acuidade à medida que a criança cresce em idade e, praticamente, perde sua maior significação clínica depois dos 5 anos.

Padrões somatométricos

Os valores somatométricos representam, no nível de indivíduos ou de populações, o grau de ajustamento entre o potencial genético de crescimento e os fatores ambientais favoráveis e nocivos. Assim, a herança biológica estabelece um programa possível de crescimento; o ecossistema favorece, dificulta ou impossibilita a sua plena execução, condicionando, na prática, sua expressão fenotípica final.

Esta concepção teórica sugere a aplicação de duas perspectivas analíticas ao processo de evolução somatométrica do homem: por um lado, o conhecimento de sua bagagem genética e, por outro, a interpretação correta dos *handicaps* ambientais. Estabelece-se, no entanto, um impasse metodológico ao se reconhecer que as potencialidades genéticas só estariam plenamente reveladas quando atendidas as condições ideais do meio, e que este ambiente ideal só seria identificado quando ficasse evidenciada a completa revelação do potencial de crescimento físico da espécie ou de suas ramificações étnicas.

Aprofundar a discussão desses aspectos parece um tanto acadêmico; na prática, o que assume importância real é o fato de que determinados fatores ambientais exercem um papel, já suficientemente demonstrado, no comportamento somatométrico do homem. É o caso das condições nutricionais e dos estresses infecciosos que marcam, adversamente, os processos de crescimento físico.[20,31-36]

Jelliffe,[28] Alcantara[37] e Robson[38] vêem na alimentação um vínculo de relacionamento muito estreito do homem com a ecologia. É tão marcante a influência das condições nutricionais na determinação dos padrões de crescimento que se tomam algumas medidas antropométricas como indicadores clínicos do estado nutricional.

Critérios de estudo

Convém repetir que o padrão antropométrico ideal seria aquele obtido de populações ou grupos étnicos cujos indivíduos tivessem usufruído a oportunidade de desenvolver, plenamente, seu potencial de crescimento. Na impossibilidade de atender-se a esses requisitos, pode-se aceitar, para fins provisórios, os resultados estatísticos obtidos de conjuntos amostrais que tiveram, provavelmente, as melhores oportunidades de cumprir suas possibilidades genotípicas de crescimento. É o caso das populações das áreas desenvolvidas do mundo ou, nas regiões subdesenvolvidas, dos grupos humanos de elevado padrão socioeconômico.

Realiza-se a seguir um estudo comparativo de padrões e resultados obtidos de crianças com 5 ou menos anos de idade.[40] Trata-se, portanto, de estabelecer termos de referência para uma fase particularmente vulnerável aos agravos nutricionais. Adota-se a conduta recomendada por especialistas nos métodos de antropometria aplicados à avaliação do estado nutricional; assim, considera-se a utilização do padrão internacional e procura-se estabelecer conclusões preliminares sobre o comportamento no espaço extracelular somatométrico de crianças brasileiras pertencentes a famílias de diferentes estratos de renda. O padrão internacional usado foi o de Harvard, elaborado por Stuart e Stevenson.[41] Para crianças brasileiras foram considerados os valores antropométricos médios de Santo André, obtidos por Marcondes *et al.*[42]

Os resultados do Quadro 20-1, obtidos de crianças de 6 a 60 meses, no município de São Paulo, entre famílias de renda superior a 1,5 salário mínimo *per capita* (grupo de renda A), mostram que seu comportamento ponderal é igual ou superior ao do padrão internacional. Assim, os níveis médios de adequação entre crianças de família de elevada renda variam de 100% a 108% com relação ao percentil 50 dessa escala.[41] Há, inclusive, tendência de que os pesos sejam superiores aos

Quadro 20-1. Adequação média de peso de crianças pertencentes a famílias de dois grupos de renda, segundo o padrão internacional*

Idade em meses	*Média de adequação de peso (%)*			
	Classe de renda			
	A		*B*	
	Fem. (%)	*Masc. (%)*	*Fem. (%)*	*Masc. (%)*
6 ⊢ 12	105	107	97	98
12 ⊢ 24	101	100	88	96
24 ⊢ 36	102	108	93	89
36 ⊢ 48	100	106	96	98
48 ⊢ 60	104	102	86	92
Média	**102**	**105**	**92**	**95**

*Amostra: Total de 400 crianças, 20 por casela.

do padrão internacional de Harvard.[35,40] Entre crianças de família com padrão de renda inferior a um salário mínimo *per capita* (grupo de renda B), quando comparadas com a escala de Harvard, a regra geral é a adequação média de peso nas diferentes idades ser inferior a 100%, com uma amplitude que vai de 86% até 98%.

Ao contrário do que acontece no grupo de alta renda, a tendência aqui é de adequações mais baixas.

Resultados semelhantes foram obtidos por Marques *et al.*,[43] quando as crianças foram estratificadas por classe social. Segundo um subgrupo (grupo IV) da amostra de Santo André, Marques *et al.*[43] demonstraram, em crianças pertencentes a famílias de alta renda, valores antropométricos mais elevados que os obtidos para a amostra como um todo. As médias, neste estrato socioeconômico, comportam-se de modo equivalente ou superior ao percentil 50 de Harvard, como pode ser demonstrado no Quadro 20-2.

A distribuição de 500 crianças, incluídas no estudo sobre estado nutricional de crianças de 6 a 60 meses no município de São Paulo,[40] mostra evidente relação entre a renda da fa-

Quadro 20-2. Adequação percentual entre médias de peso de crianças pertencentes a famílias de alta renda (grupo IV de Santo André) com relação ao padrão internacional

	Feminino		*Masculino*	
Idade	*Amostra nº*	*Peso (%)*	*Amostra nº*	*Peso (%)*
6 meses	20	103	14	105
1 ano	27	102	30	103
2 anos	42	100	24	102
3 anos	32	102	41	101
4 anos	48	101	49	102
5 anos	62	101	68	100

Fonte: "Influências de fatores socioeconômicos sobre as medidas de peso, altura e perímetro craniano" (Marcondes *et al.*, 1972).

mília e a classificação de Gomez. No grupo de baixa renda, apenas 54% das crianças, segundo o padrão de Harvard, e 62%, segundo o padrão médio de Santo André.[42] são eutróficas. Em termos de adequação média, apenas aparece o déficit ponderal nos dois estratos inferiores de renda, seja qual for o padrão considerado (Quadro 20-3).

Não se pode considerar como problema concluído a definição de padrões "normais" de crescimento físico de crianças brasileiras. É provável mesmo que a conceituação teórica de normalidade antropométrica represente um ideal de alcance muito difícil, se não inatingível, nas atuais circunstâncias. Nessas condições, pode-se adotar, como satisfatórios para fins operacionais, valores reais obtidos de populações cujas condições de saúde e nutrição podem ser tomadas como padrão de referência.

Nos cinco primeiros anos de vida, quando os agravos nutricionais são mais comuns, há evidência de que o padrão de Harvard presta-se convenientemente para estudos comparativos da evolução somatométrica da criança brasileira.

O uso de tabelas locais, principalmente nas áreas subdesenvolvidas, representa um risco potencial: a possibilidade de aceitar como "normais" os valores afetados por condições pouco favoráveis da ecologia. Os padrões locais teriam vantagem de levar em conta a constituição étnica da população, embora difícil de decidir. Há evidências de que as variações antropométricas assinaladas entre as várias regiões explicam-se muito mais pelos fatores mesológicos adversos do que pela diversidade genética das raças humanas.[44,45]

O provável é que as diferenças encontradas entre as médias antropométricas de menores de cinco anos, entre populações brasileiras, representam muito mais o efeito de fatores ambientais do que a demonstração do seu potencial genético de crescimento. De fato, estes afastamentos não são típicos de uma etnia nacional, relacionando-se, mais coerentemente, com as oportunidades de vida auferidas por determinados grupos da população.

Os resultados descritos e a experiência acumulada em vários outros estudos indicam que a distinção mais evidente entre fatores explicativos de ritmos diferentes de crescimento físico relacionam-se, de modo bastante claro, com o nível socioeconômico. Esta variável passa a significar uma condição ambiental de influência marcante na definição dos modelos de comportamento antropométrico da população, sobretudo nas fases fisiologicamente críticas do crescimento. A separação das crianças, segundo o padrão de renda familiar, torna essa influência bem nítida. Assim, os valores médios de peso crescem à medida que se eleva o nível de renda da família, até atingir e mesmo ultrapassar os padrões norte-americanos.

Em 1974, a Academia Nacional de Ciências dos Estados Unidos recomendou a construção de novas curvas de crescimento com os dados do *Nacional Center for Health Statistics* (NCHS), para a avaliação das crianças americanas, em substituição aos de Harvard, elaborados na década de 1940, por Stuart-Meredith.[46]

Resultados de estudos em todo o mundo mostraram e mostram, inclusive para outros grupos etários, a possibilidade de utilizar um referencial único, internacional para avaliar o crescimento e o estado de nutrição de crianças de diferentes regiões (Quadro 20-3).[35,36,40,45,47]

A Organização Mundial da Saúde (OMS), 1983, assumiu que os dados do NCHS (1977) eram os mais adequados para serem utilizados como população de referência internacional, por satisfazer a maior parte dos critérios necessários para constituir o padrão de referência.[48]

Em 1995, reiniciou-se a discussão sobre a necessidade de construção de uma nova curva de crescimento de crianças e adolescentes que levasse em consideração alguns aspectos como aleitamento materno – a maioria das crianças do NCHS (1977) eram alimentadas com fórmulas –, inclusão de outros indicadores antropométricos, utilização de dados de outros países e não só dos EUA, entre outros.[49]

Em 2000, foram divulgados os gráficos de crescimento revisados do *Center for Disease Control* (CDC), que incluíram tanto dados de crianças amamentadas exclusivamente quanto daquelas alimentadas com fórmulas, baseados na freqüência com que ocorrem na população norte americana. Além dos índices anteriores, de P/I, E/I, P/E e perímetro cefálico, foram acrescidos gráficos com valores de índice de massa corporal (IMC) para crianças de 2 a 20 anos.[50]

Quadro 20-3. Classificação de Gomez em crianças de 6 a 60 meses, segundo a faixa de renda no município de São Paulo

Renda familiar em salários mínimos per capita	*Amostra*	*Eutrofia*	*DI*	*DII*	*DIII*	*X de adequação*
< 0,5	100	54 (62)	36 (30)	9 (7)	1 (1)	92% (95%)
0,5-1,0	100	63 (73)	35 (27)	2 (–)	– (–)	96% (99%)
1,0-1,5	100	77 (88)	22 (11)	1 (1)	– (–)	101% (105%)
1,5-2,5	100	86 (93)	14 (7)	– (–)	– (–)	102% (107%)
≥ = 2,5	100	88 (96)	12 (4)	– (–)	– (–)	104% (109%)

Dois padrões foram usados: entre parênteses ( ), adequação média segundo tabela de Santo André (valores médios que incluem todos os grupos de renda); fora do parêntese, segundo o percentil 50 de Harvard.

Na prática, entre os critérios mais úteis na avaliação do estado nutricional em comunidades, destacam-se:

Critério de Gomez

- Eutrofia (intervalo de > 90% e < 110% de adequação de peso).
- Desnutrição energético-protéica (DEP):
  - DI: desnutrição do I grau (90 ⊢ 75).
  - DII: desnutrição do II grau (75 ⊢ 60).
  - DIII: desnutrição do III grau (≤ 60):
    marasmo
    kwashiorkor
    kwashiorkor marasmático

Utilizam-se, como padrão de referência, os valores de percentil 50 de peso com relação à idade e ao sexo do NCHS.

Classificação do estado nutricional segundo critério da OMS

	Estatura/idade	*Peso/estatura*
DEP	*Z escore*	*Z escore*
Moderada	–2 ⊣ –3	–2 ⊣ –3
Grave	Abaixo de –3 (nanismo grave)	Abaixo de –3

⊣: inclusive.

$$Z\ \text{escore} = \frac{\text{medida (criança)} - \text{mediana de referência}}{\text{desvio-padrão (para idade e sexo)}}$$

Esta classificação pode ser empregada para crianças, independentemente da faixa etária. No quadro acima, encontram-se os valores de escore Z para a classificação da desnutrição energético-protéica – DEP; consideram-se desnutridas crianças com índices inferiores a –2 Z abaixo da mediana de referência. Crianças abaixo de –3 Z ou com menos de 70% de adequação com relação à mediana, ou ainda na presença de edema comprovadamente nutricional, são consideradas desnutridas graves.[51]

É importante destacar que os pontos de corte estabelecidos identificam as formas moderadas e graves de desnutrição, logo se recomenda a utilização do ponto de corte -1 Z, como sendo de risco nutricional, para iniciar medidas de prevenção em nível comunitário.[52]

No Brasil, o Ministério da Saúde vem elaborando, desde 1984, o Cartão da Criança, com o objetivo de acompanhar o desenvolvimento e a saúde da criança até os 5 anos de idade. Nele, o crescimento é acompanhado através do Gráfico de Peso/Idade, em percentis, a partir dos dados do NCHS. O critério adotado como ponto de corte inferior, para definir déficit de crescimento/desnutrição, vem-se alterando ao longo dos anos em função de mudanças no perfil epidemiológico das crianças brasileiras, cuja característica principal é a redução na prevalência de desnutrição em menores de 5 anos.[53]

REFERÊNCIAS BIBLIOGRÁFICAS

1. Comité Misto de FAO/MS de Expertos em Nutrición. Oitavo Informe. *Enriquecimento de los alimentos. Desnutrición proteico-calórica.* Genebra: Organizacion Mundial de la Salud, 1971. (Série Informes Técnicos, 477).
2. Committee on Procedures for Appraisal of Protein-Caloric Malnutrition of International Union of Nutritional Sciences. Assessment of protein nutritional status. *Am J Clin Nutr* 1970;(6):807-19.
3. Marcondes E. *Desidratação e desnutrição em pediatria.* São Paulo: Sarvier, 1971. p. 373.
4. Rao RV, Singh D. An evaluation of the relationship between nutrition status and anthropometric measurements. *Am J Clin Nutr* 1970;23(1):83-93.
5. Sigulem DM, Brasel JA, Velasco EG, Rosso P, Winick M. Plasma and urine ribonuclease as a measure of nutritional status in the children. *Am J Clin Nutr* 1973;26(8):793-7.
6. Simmons WK. Biochemical measurement in the protein nutrition status. *Arch Latinoam Nutr* 1973;22(3):793-7.
7. Waterlow JC, Alleyne GAO. *Má nutrição protéica em crianças. Evolução dos conhecimentos nos últimos 10 anos.* Trad. Martins Campos JV, Teixeira MJ. São Paulo: LPM, 1974. p. 120.
8. Trowell HC, Davies JNP, Dean RFS. Pediatria Básica. In: Marcondes E. *Desidratação e desnutrição em pediatria.* São Paulo: Sarvier, 1971. p. 373.
9. Batista FM, Sigulem DM, Nóbrega FJ. Nomenclatura e classificação de desnutrição. I. Desnutrição protéico-calórica (DPC). *J Pedriatr* 1976;41(7/8):45-51.
10. Puffer RR, Serrano CV. *Características de la mortalidad em la niñez.* Washington: OPAS/OMS, 1973. p 490. (Publicaciones Científicas, 262).
11. Pelletier DL, Frongillo Jr EA, Schroeder DG, Habicht JP. The effects of malnutrition on child mortality in developing countries. *Bull of World Heatlh Org* 1995,73(4):443-48.
12. Badosa AO. In: Marcondes, E. *Desidratação e desnutrição em pediatria.* São Paulo: Sarvier, 1971. p. 373.
13. Gomez F. Desnutrition. *Bol Méd Hosp Infant* Mex 1946;3(4):543-51.
14. Kanawati AA, Mclaren DS. Assessment of marginal malnutrition. *Nature* 1970;228:573-5.
15. Kanawati AA, Nadra H, Mc Laren DS. The arm circumference as a public health index of protein-caloric malnutrition of early childhood. (XIV) Preliminary results with mid-arm and muscle mid-arm circumference used as nutritional screening procedures for pre-school children in Lebanon. *J Trop Pediatr* 1969;15(12):233-7.
16. Macias JA. Método par la evaluación del crecimiento de hombres y mujeres desde el nacimiento hasta los 20 anos, para uso nacional e internacional. *Arch Latinoam Nutr* 1972;17(3):255-63.
17. Mora-Parra JO, Garcia JR, Tellez FP, Luna-Jaspe H. Somatometria em niños de classe sócio-económica baja. II – Evaluación del estado de nutrición y del crecimiento en 766 Pre-escolares de San Jacinto (Bolívar), Colombia. *Arch Latinoam Nutr* 1970;20(1):7-27.

18. Seoane N, Latham MC. Nutritional anthropometry in the identification of malnutrition in childhood. *J Trop Pediatr* 1971;17(3):98-104.
19. Beaton GH, Bengoa JM. Nutrition and health in perspective. In: *Nutrition in preventive medicine*. Geneva: World Health Organization, 1976.
20. Beghin I. Desnutrição protéico-calórica. Considerações sobre a sua epidemiologia. *Rev Bras. Méd* 1972;29(6):278-83.
21. Waterlow JC. *Malnutrition proteico-energética*. Washington DC: OPS, 1996. p. 501.
22. Platt BS, Heard CRC, Stewart RJ, Capud Waterlow JC, Alleyne GAO. *Má nutrição protéica em crianças. Evolução dos conhecimentos nos últimos 10 anos*. Trad: Martins Campos JV, Teixeira MJ. São Paulo: LPM, 1974, p. 120.
23. Gopalan C. In: Waterlow TC, Alleyne GAO. *Má nutrição protéica em crianças. Evolução dos conhecimentos nos últimos 10 anos*. Trad: Martins Campos JV, Teixeira MJ. São Paulo: LPM, 1974. p. 120.
24. McLaren DS. In: Waterlow JC, Alleynem GAO. *Má nutrição protéica em crianças. Evolução dos conhecimentos nos últimos 10 anos*. Trad: Martins Campos JV, Teixeira MJ. São Paulo: LPM, 1974. p. 120.
25. Garrow JS. In: Waterlow JC, Alleynem GAO. *Má nutrição protéica em crianças. Evolução dos conhecimentos nos últimos 10 anos*. Trad: Martins Campos JV, Teixeira MJ. São Paulo: LPM, 1974. p. 120.
26. Eisler M. In: Beghin I. Desnutrição protéico-calórica. Considerações sobre sua epidemiologia. *Rev Bras Med* 1972;29(6):278-83.
27. Severyn P, Beghin I. Desnutrição protéico-calórica. Considerações sobre sua epidemiologia. *Rev Bras Med* 1972;29(6):278-83.
28. Jelliffe DB. *Evaluación del estado de nutrición de la comunidad*. Genebra: Organización Mundial de la Salud, 1968. p. 291. (Serie de Monografías, 53.)
29. Ramos Galvan R. In: Mora-Parra JO, Garcia JR, Téllez FP, Luna-Jaspe H. II – Evaluación del estado de nutrición en 766 pre-escolares de San Jacinto (Bolivar), Colombia. *Arch Latinoam Nutr* 1970;20(1):7-27.
30. Bengoa JM. Recent trends in the public health aspects of protein-calorie malnutrition. *WHO Chron* 1970;24:552-61.
31. Mata LJ, Urruta JJ, Albertazzi C, Pellecer O, Arellano E. Influence of recurrent infection on nutrition and growth of children in Guatemala. *Am J Clin Nutr* 1972;25(11):1267-75.
32. Mata LJ, Urrutia JJ, Garcia B. Malnutrition and infection in a rural village of Guatemala. In: *Proceedings of the Ninth International Congress of Nutrition, 1972*. México: Karger Basel, 1975. p. 369.
33. Prawiranegara DD, Karjad D. Some studies on the association of nutrition and infection in Indonesia. In: *Proceedings of the Ninth International Congress of Nutrition, 1972*. México: Karger Basel, 1975.
34. Scrimshaw NS. The effect of interaction of nutrition and infection on the pre-school children. In: National Academy of Sciences – National Research Council. *Pre-school children malnutrition. Primary deterrent to Human Progress*. Washington: National Academy of Sciences – National Research Council, 1966. p. 355.
35. Sigulem DM, Batista FM. Osiro K, Nóbrega FJ. Nomenclatura e classificação de desnutrição. II Padrões somatométricos da criança. *J Pediatr* 1976;41(9/10):63-8.
36. Sigulem DM. Nomenclatura e classificação de desnutrição. I Desnutrição protéico-calórica. In: Nóbrega FJ. *Desnutrição intra-uterina e pós-natal*. São Paulo: Panamed, 1981.
37. Alcantara P. Pediatria Básica. In: Marcondes E, Lefeve AB, Machado DVM. Desenvolvimento neuropsicomotor da criança desnutrida. I. Má nutrição protéica. *Rev Bras Psiq* 1969;3(4):173-219.
38. Robson, J.R.K. The ecology of malnutrition in a rural community in Tanzania. *Ecol Food Nutr* 1974;3:61-72.
39. Dugdale AE. An age independent anthropometric index of nutritional status. *Am J Clin Nutr* 1971;24(2):174-6.
40. Escola Paulista de Medicina, Instituto de Medicina Preventiva. Grupo de Nutrição (GN/IMPEP). *Estado nutricional de crianças de 6 a 60 meses no Município de São Paulo*. 1975. 2 vol. (Mimeografado.)
41. Stuart HC, Stevenson SS. In: Nelson WE. *Textbook of pediatrics*. 7th ed. Philadelphia: Saunders, 1959.
42. Marcondes E, Berquó ES. Yunes J, Martins JS, Levy MS, Hegg R. Estudo antropométrico de crianças brasileiras de 0 a 12 anos de idade. *Anais Nestlé* 1970;84:200p.
43. Marques MM, Berquó E, Yunes J, Marcondes E. Crescimento de crianças brasileiras; peso e altura segundo idade e sexo. Influência de fatores socioeconômicos. *Anais Nestlé* 1974 84(Suppl 2).
44. Blanca TA, Baertl JM, Graham GC. Growth of children from extremely poor families. *Am J Clin Nutr* 1973;26(9):926-30.
45. Habicht JP, Martorrel R, Yarbrouch C, Malina RM, Klein RE. Heigh ad weigh standards for preschool children. How relevant are the ethnic differences in growth potential? *Lancet* 1974;6:611-5.
46. U.S. Department of Health, Education and Welfare – NCHS growth charts. *Vital Health Stat* 1976;25(3), suppl. 22.
47. Saito MI. A avaliação nutricional na adolescência: a escolha do referencial. *J Pediatr* 1993;69(3):165-75.
48. Organización Mundial de La Salud. *Medición del cambio del estado nutricional*. Genebra: OMS, 1983.
49. World Health Organization. Physical status: the use and interpretation of anthropometry. Geneva: *WHO*, 1995. (Technical Report Series 854.)
50. Center for Disease Control. *The 2000 CDC growth charts*. Available from: URL: http://www.cdc.gov/
51. World Health Organization. Management of severe malnutrition: a manual for physicians and other senior health workers. Geneva: *WHO*. In press 2000.
52. Sigulem DM, Devincenzi MU, Lessa AC. Diagnóstico do estado nutricional da criança e do adolescente. *J Pedriatr* 2000;76(3):275-284.
53. Ministério da Saúde. Saúde da Criança. Acompanhamento do crescimento e desenvolvimento infantil. *Cadernos de Atenção Básica* n. 11. Brasília, 2002.

Capítulo 21

Avaliação da Condição Nutricional da Criança e do Adolescente

Roseli Oselka Saccardo Sarni
Fabíola Isabel Suano de Souza

INTRODUÇÃO

A avaliação da condição nutricional é parte integrante das ações básicas de saúde que devem ser implementadas à criança visando uma oportunidade para a análise integrada, preventiva e resolutiva na promoção da saúde. A avaliação periódica desta condição permite o acompanhamento do progresso individual de cada criança, identificando aquelas com maior risco de morbimortalidade.

O Ministério da Saúde preconiza que toda criança até seis anos de idade possua um Cartão da Criança, no qual o profissional deverá anotar todas as informações mais importantes sobre a história da saúde e do desenvolvimento da mesma.[1]

A avaliação da condição nutricional aplicada em estudos populacionais quase sempre utiliza apenas a antropometria. Na avaliação individual, os seguintes parâmetros devem ser levados em conta:

1. Anamnese clínica e alimentar (quantitativa e qualitativa).
2. Exame físico detalhado (busca de sinais clínicos e carências específicas).
3. Antropometria.
4. Composição corporal.
5. Exames laboratoriais e de imagem.

PARÂMETROS AFERIDOS DURANTE A AVALIAÇÃO DA CONDIÇÃO NUTRICIONAL

Anamnese clínica, alimentar e exame físico

Na anamnese clínica, deve-se investigar os antecedentes específicos da criança desde a vida intra-uterina, dinâmica familiar, vínculo mãe-filho, estimulação e passado mórbido. Salienta-se a importância do peso ao nascer como indicador que retrata o que ocorreu durante a fase fetal. Peso ao nascer inferior a 2.500 g, que permite classificar as crianças como de baixo peso pode ser decorrente de prematuridade e/ou crescimento intra-uterino restrito. Os prematuros com peso adequado para a idade gestacional (exceto os de menos de 1.000 g) têm melhor prognóstico, especialmente os que vivem em condições ambientais favoráveis. Tais crianças apresentam crescimento pós-natal compensatório, chegando ao peso normal para a idade entre 12 e 24 meses e estatura normal até os 36 meses. As crianças com crescimento intra-uterino restrito tendem a apresentar maior prevalência de distúrbios nutricionais a curto e longo prazos, requerendo atenção especial dos serviços de saúde.[2]

A pesquisa de fatores socioeconômicos culturais desfavoráveis também deve ser realizada: baixa renda e escolaridade dos pais, ocupação, estrutura familiar, estado marital (mães adolescentes, ausência de companheiro etc), condições de habitação (casa de madeira, ausência de saneamento básico, destino inadequado do lixo etc).

O conhecimento da alimentação habitual da criança e de seus antecedentes é outro passo fundamental para a avaliação da condição nutricional. Entretanto, devido às limitações dos instrumentos empregados, os dados obtidos a partir da anamnese nutricional devem ser vistos com cautela e interpretados conjuntamente com outros parâmetros, o que permite a identificação de situações de risco nutricional, e não de diagnóstico, sendo úteis na redefinição de ações de educação nutricional.

Os antecedentes alimentares envolvem a história alimentar da criança, com particular ênfase ao aleitamento materno, época de introdução e caracterização da alimentação complementar oferecida. A anamnese alimentar pode ser quantitativa e/ou qualitativa, dependendo do objetivo a ser atingido. Na qualitativa, pode-se propor para a mãe ou para a própria criança ou adolescente uma entrevista aberta, para que ela conte como é e qual o parâmetro utilizado para a escolha da alimentação. Já na avaliação quantitativa pode-se utilizar o recordatório de 24 horas, o registro alimentar (3 a 4 dias), ou então a freqüência de consumo e compra de alimentos. A interpretação deve ser feita com base em uma recomendação sendo a mais empregada, atualmente, a *Dietary Reference Intake* (DRI). Esta recomendação disponibiliza até quatro valores de referência de ingestão dietética para um mesmo nutriente, no qual se inclui a *Recommended Dietary Allowance* (RDA).

Com o aumento expressivo da prevalência de obesidade em crianças e adolescentes, especialmente nas últimas décadas, e modificações no estilo de vida com predomínio do sedentarismo, é fundamental na anamnese a investigação das atividades de vida diária: número de horas assistindo televisão, jogando *videogame* ou utilizando microcomputadores, brincadeiras preferidas e tempo destinado a elas, modo de locomoção e tempo gasto para deslocamento e prática de atividade física curricular e extracurricular (Quadro 21-1).

É importante associar à anamnese clínica e alimentar um exame físico detalhado que possa dar idéia da duração, intensidade e qualidade dos distúrbios nutricionais (presença de edema, lesões de pele, lesões oculares, hepatomegalia, distribuição do tecido celular subcutâneo) e ainda buscar sinais clínicos de deficiências específicas (lesões oculares, lesões orificiais, deformidades ósseas entre outros).

Os métodos bioquímicos requerem freqüentemente a coleta de amostras de sangue e/ou urina sendo úteis no diagnóstico de carências nutricionais específicas, inclusive em fase subclínica. Vale ressaltar a importância da utilização criteriosa, pois, além de invasivos, apresentam custo mais elevado. Importante lembrar que em nosso país a "fome oculta", deficiência de micronutrientes, é extremamente prevalente, sendo a anemia e a deficiência de vitamina A as carências mais estudadas do ponto de vista epidemiológico.[3,4]

Antropometria

As medidas antropométricas mais utilizadas são peso, estatura, perímetro cefálico, medidas de segmentos corporais (pacientes com limitações físicas), circunferência braquial e abdominal e dobras cutâneas. Apesar de serem procedimentos simples, tais medidas devem ser aplicadas cuidadosamente, com padronização e instrumentos utilizados para sua aferição freqüentemente calibrados.[5]

A partir das publicações de Jelliffe editadas pela Organização Mundial da Saúde (OMS), na década de 1960, baseadas em estudos que haviam iniciado na década de 1950, sistematizou-se a antropometria como o método de avaliação da condição nutricional.[5]

Quadro 21-1. Parâmetros aferidos durante a avaliação da condição nutricional

Gestação
- Ganho de peso materno
- Doenças associadas (hipertensão, diabetes, hemorragias e infecções)
- Uso de medicamentos
- Tabagismo, etilismo, uso de drogas ilícitas

Período neonatal
- Peso, comprimento e perímetro cefálico ao nascer
- Intercorrências ou doenças no primeiro mês de vida
- Tempo do aleitamento materno

Fase de lactente (1 a 2 anos)
- Aleitamento materno
- Intercorrências (doenças, internações, cirurgias)
- História alimentar detalhada (introdução da alimentação complementar, diversidade e quantidade da alimentação oferecida e cuidados higiênicos com a preparação dos alimentos)
- Uso de suplementos vitamínicos e minerais (ferro, flúor, vitamina D)
- Condições de habitação e saneamento básico
- Desenvolvimento neuropsicomotor
- Antecedentes de anemia ou desnutrição

Fase pré-escolar e escolar
- Hábitos alimentares (qualidade e quantidade da alimentação)
- Atividade física
- Internações e doenças (infecciosas, anemia e desnutrição)
- Fatores de risco familiares para o desenvolvimento de doenças não-crônico-transmissíveis

Adolescente
- Avaliação do desenvolvimento puberal
- Imagem corporal
- Influência da mídia na alimentação
- Atividade física
- Consumo de álcool, tabagismo e uso de drogas ilícitas

O peso em crianças de 0 a 23 meses deve ser aferido com balança tipo pesa-bebê, mecânica ou eletrônica, que possui grande precisão, com divisões de 10 g e capacidade de até 16 kg. Em visitas domiciliares, podem ser utilizadas balanças suspensas de braço ou tipo relógio, com suporte para a criança. Para a aferição desta medida, a criança deve estar despida e descalça. Para as crianças com idade superior a 24 meses, utilizam-se balanças tipo plataforma, com divisões de, no mínimo, 100 g.

A aferição do comprimento da criança de 0 a 23 meses deve ser realizada com a mesma deitada sobre uma mesa antropométrica ou com o auxílio de uma régua antropométrica sobre uma superfície plana. Para proceder à leitura da medida, a criança deve estar completamente despida e o procedimento deve contar com a participação de dois examinadores. A medida correta exige precisão de milímetros, contudo, para evitar erros de precisão aconselha-se aproximar, quando necessário, para o meio centímetro mais próximo (exemplo: 70,2 cm aproximar para 70 cm; 81,8 cm, aproximar para 82 cm). A medição da altura da criança maior de 2 anos deve ser feita em pé, em balança com plataforma com antropômetro ou, preferencialmente, em antropômetro de parede. A criança deve estar descalça, com roupas muito leves ou despida. A linha de visão deve ser paralela ao chão. À semelhança da aferição do comprimento, a medida correta exige a precisão até o milímetro; contudo, para evitar erros de medição, aconselha-se aproximar, quando necessário, para o meio centímetro mais próximo (exemplo: 110,2 cm, aproximar para 110 cm; 131,8 cm, aproximar para 132 cm) (Figs. 21-1 e 21-2).[1]

As medidas antropométricas deverão sempre ser analisadas em função da idade e do sexo da criança comparativamente a um referencial. O referencial adotado pelo Ministério da Saúde e pela Sociedade Brasileira de Pediatria é o proposto pela OMS para todos os países, no caso elaborado pelo NCHS, que é uma agência do CDC dos Estados Unidos da América, em 1977/8.[6]

Em maio de 2000, o CDC revisou as curvas de crescimento para uso nos EUA tendo em vista algumas preocupações com as curvas de 1977. As principais inovações que caracterizam o novo referencial são aprimoramento das técnicas estatísticas; ampliação das amostras, garantindo representatividade racial e diversidade étnica; padronização dos métodos de coleta de dados; inclusão de um maior número de crianças (1972-1994) recebendo aleitamento materno por três meses ou mais; extensão de todas as curvas até a idade de 20 anos; desenvolvimento de curvas de índice de massa corporal por idade (IMC/idade); desenvolvimento dos percentis 3 e 97 para todas as curvas e do percentil 85 para a curva de peso-altura e IMC/idade.[7] As novas curvas de crescimento CDC/2000 estão disponíveis na *home page* http://cdc/gov/growthcharts/. Este referencial tem sido amplamente utilizado para a população americana, entretanto, ainda não há preconização por órgãos normativos internacionais para a sua utilização em outras populações.[8]

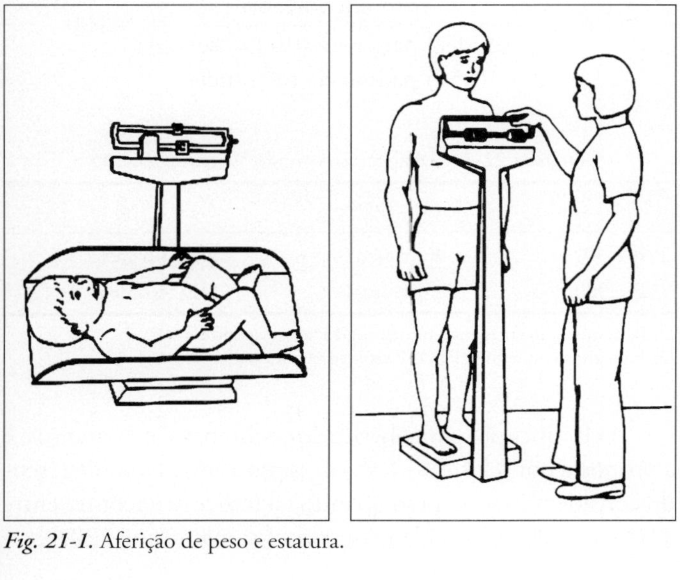

Fig. 21-1. Aferição de peso e estatura.

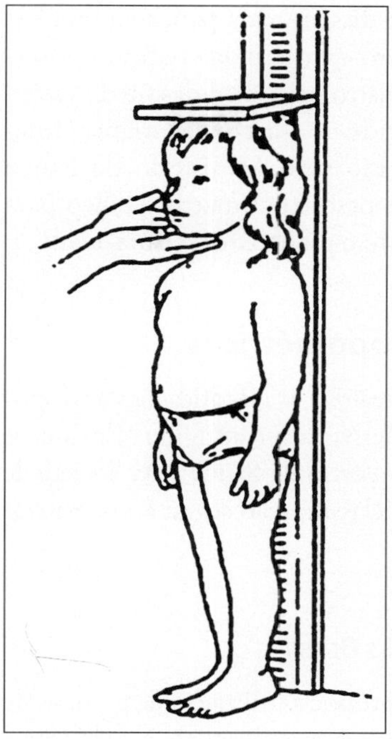

Fig. 21-2. Aferição da estatura.

A OMS, motivada pela evidência de que o padrão de crianças alimentadas com leite materno difere das alimentadas com fórmula, está analisando dados de estudos realizados em seis países, visando a desenvolver um padrão internacional para crianças até 5 anos de idade. As curvas derivadas serão baseadas no crescimento de crianças em aleitamento materno, exclusivo ou predominante, combinando dados longitudinais e transversais.[9]

Simultaneamente à publicação das curvas do CDC 2000, Cole *et al.* também divulgaram curvas de IMC/idade (2 a 18 anos) com dados provenientes de inquéritos realizados em seis países (Brasil, China, Singapura, Holanda, EUA e Reino Unido). A partir do IMC médio por idade e por sexo, levantados nesses estudos, foram desenhadas curvas com valores que interceptam aos 18 anos os pontos de corte utilizados para classificar sobrepeso (25 kg/m^2) e obesidade (30 kg/m^2) em adultos.[10-12] As curvas de Cole *et al.* (2000) são recomendadas pela *International Obesity Task Force*, a qual propõe e incentiva a criação de pontos de corte correspondentes entre adultos e crianças.[13]

A partir da aferição do peso e da estatura (comprimento ou altura) podem ser calculados os três índices antropométricos mais freqüentemente empregados e preconizados pela OMS: peso/idade, altura/idade e peso/altura. Tais índices podem ser expressos na forma de percentis, percentual de adequação ou de escore Z.

A forma mais adequada e disseminada para acompanhamento do crescimento pôndero-estatural da criança, nos serviços básicos de saúde, é o registro periódico das medidas antropométricas no gráfico contido no Cartão da Criança. Infelizmente, o cartão padronizado pelo Ministério da Saúde apresenta apenas as curvas de peso e perímetro cefálico para idade e sexo, não contando com o gráfico de estatura-idade.[1]

Classificações antropométricas

Diversas são as formas em se realizar as classificações antropométricas, dependendo do objetivo a ser atingido. Em nosso país, há preconizações do Ministério da Saúde e da Sociedade Brasileira de Pediatria. Outra classificação segue a normatização proposta pela OMS.

Ministério da Saúde do Brasil

O Ministério da Saúde (MS) propõe a utilização de gráficos de crescimento, com distribuição de peso e altura, de acordo com a idade e o sexo, na forma de percentis, e propõe a sua utilização em Nível de Atenção Básica e Média Complexidade.

Na atenção básica, propõe-se a utilização do registro periódico no gráfico de peso/idade do Cartão da Criança. Os pesos entre os percentis 3 e 10 caracterizam uma situação de risco ou de alerta nutricional, entre os percentis 0,1 e 3 representam peso baixo para a idade (ou ganho insuficiente de peso) e os valores abaixo do percentil 0,1 representam peso muito baixo para a idade. O acompanhamento seqüencial e periódico, a partir da construção de uma curva, que pode ser ascendente, descendente ou horizontal, permite monitorar o crescimento de forma contínua, possibilitando a identificação precoce de situações de risco nutricional (Quadro 21-2).

No nível de média complexidade estão inseridos os índices de estatura/idade, sendo o percentil 3 o limite abaixo do qual a criança pode ser considerada com baixa estatura; peso/estatura, que é importante para detectar incrementos ou perdas recentes de peso (< p3 – desnutrição aguda e > p97 – sobrepeso); perímetro cefálico (faixa de normalidade entre os percentis 10 e 90) e o perímetro braquial.

Quadro 21-2. Distribuição dos percentis de peso/idade e suas respectivas classificações segundo o MS

Percentil	*Classificação*	*Correspondência (Z – escore peso/idade)*
> p97	Sobrepeso	+2 Z
p97 –| 3	Normalidade nutricional	
p10 –| 3	Risco nutricional	
p3 –| 0,1	Peso baixo	–2 Z
< p0,1	Peso muito baixo	–3 Z

Sociedade Brasileira de Pediatria (SBP)

A SBP utiliza os índices na forma de percentuais para a classificação antropométrica. Para crianças menores de 2 anos, preconiza o critério de Gomez e para crianças acima de 2 anos, até o início da puberdade, o de Waterlow, modificado por Batista.[14]

Para adolescentes, a SBP sugere o índice de massa corporal (IMC), distribuído na forma de percentis divididos por sexo e idade, segundo o padrão de Must, 1991.[15] Não se deve utilizar valores fixos de adultos para adolescentes.

Classificação de Gomez

Para crianças até 2 anos, baseado no índice peso/idade (P/I)

Na presença de edema, comprovadamente nutricional, independente do índice P/I a criança deve ser considerada como desnutrida de 3° grau (Bengoa).

$$P/I(\%) = \frac{\text{peso encontrado}}{\text{peso ideal (p50)}} \times 100$$

Eutrófico	P/I	> 90%
DEP 1° grau	P/I	75% –| 90%
DEP 2° grau	P/I	60% –| 75%
DEP 3° grau	P/I	< 60%

p50: percentil 50 do padrão de referência (NCHS).
DEP: desnutrição energético-protéica.

Classificação de Waterlow/Batista

Recomendada para crianças entre 2 e 10 anos de idade (ou início da puberdade). Baseia-se nos índices peso/estatura (P/E) e estatura/idade (E/I).

$$E/I = \frac{\text{estatura encontrada}}{\text{estatura ideal (p50)}} \times 100$$

$$P/E = \frac{\text{peso encontrado}}{\text{peso ideal para a estatura observada (p50) padrão de referência}} \times 100$$

Quadro 21-3. Classificação segundo Waterlow/Batista

	E/I ≥ 95%	*E/I < 95%*
P/E ≥ 90%	Eutrófico	DEP pregresso
P/E < 90%	DEP atual	DEP crônico

DEP: desnutrição energético-protéica; DEP atual, agudo ou *wasted;* DEP pregresso ou "stunted"; DEP crônico ou "wasted" e "stunted".

A classificação para obesidade e sobrepeso, em crianças, é a proposta por Jelliffe[16] e leva em conta a adequação P/E, sendo considerado sobrepeso quando tal índice se encontra entre 110% e 120% e obesidade quando for maior que 120%.

Classificação de adolescentes

A adolescência compreende o período da vida que se estende dos 10 aos 19 anos de idade, segundo a OMS. Cerca de 50% e 20% a 25% do peso e da estatura são adquiridos nesta fase da vida, respectivamente.

Os índices antropométricos (IMC e estatura/idade) devem ser considerados em função de critérios de maturação sexual como os propostos por Marshall e Tanner,[17] pois a idade cronológica apresenta importância secundária durante a adolescência, dada a grande variabilidade biológica no processo de maturação.[5]

O índice de massa corporal (IMC) ou índice de Quetelet é obtido dividindo-se o peso em quilogramas, pela estatura ao quadrado, em metros. O uso do IMC em adolescentes tem sido validado em muitos estudos, apresentando alta especificidade para o diagnóstico de obesidade, com o ponto de corte no percentil 95.[18]

Os pontos de corte adotados pela Sociedade Brasileira de Pediatria e utilizados para a classificação do estado nutricional são os propostos por Must, 1992:[19] adolescentes abaixo do percentil 5, segundo sexo e idade, são considerados de risco para desnutrição e acima do percentil 85 e 95 como de risco para sobrepeso e obesidade, respectivamente. A OMS considera como obesos os adolescentes com IMC superior ao percentil 85 e com dobras cutâneas tricipital (DCT) e subescapular (DCSE) acima do percentil 90 (Quadro 21-4).[6]

Sichieri e Allam (1996), visando a estabelecer uma classificação de rastreamento do estado nutricional de adolescentes, propuseram a utilização dos percentis 10 e 90 do IMC e percentil 10 do índice A/I, para a avaliação de baixo peso, sobrepeso e baixa estatura, respectivamente. O banco de dados utilizado como referencial foi o da Pesquisa Nacional sobre Saúde e Nutrição (PNSN).[20]

Para a triagem de adolescentes, de ambos os sexos, com 15 anos de idade ou mais, o IMC maior ou igual a 25 kg/m² mostrou bom desempenho na identificação da obesidade. Tem a vantagem de ser único, de fácil determinação, compatível com o ponto de corte utilizado para adultos e dispensa o uso de valores específicos para idade e sexo sendo, portanto, útil para o uso em serviços de saúde.[21]

Quadro 21-4. Classificação do estado nutricional de adolescentes (OMS, 1995)

Classificação	*Índice antropométrico*	*Pontos de corte*
Baixa estatura	Altura/idade	< percentil 3
		< –2 escore Z
Baixo peso ou magreza	IMC/idade	< percentil 5
Risco de sobrepeso	IMC/idade	> percentil 85
Obeso	IMC/idade	> percentil 85
	DCT	> percentil 90
	DCSE	> percentil 90

Fonte: OMS, 1995.
DCT: dobra cutânea; DCSE: dobra cutânea subescapular.

Classificação proposta pela OMS (escore Z)

Ainda com os dados de peso e estatura, podem ser calculados os índices de peso/estatura e estatura/idade em termos de escore Z. Este procedimento estatístico posiciona cada criança com uma distribuição das relações antropométricas de um grupo de mesmo sexo e idade da população de referência (NCHS). Por esta classificação são consideradas desnutridas e obesas, respectivamente, as crianças que estiverem dois desvios-padrão (dp) abaixo e acima do percentil 50 para o índice de peso/estatura (ZPE), e portadoras de baixa estatura ou nanismo aquelas que estiverem dois desvios-padrão abaixo do índice estatura/idade (ZEI) (Quadro 21-5).

Quadro 21-5. Classificação de desnutrição e nanismo segundo a OMS modificada

	DEP leve	DEP moderado	DEP grave
Z P/E	–2 ⊣ –1	–3 ⊣ –2	≤ –3
		(70 ⊣ 79%)	(< 70%)
	Nanismo leve	Nanismo moderado	Nanismo grave
Z E/I	–2 ⊣ –1	–3 ⊣ –2	≤ –3
		(85 ⊣ 89%)	(< 85%)

$$\text{Escore Z} = \frac{\text{medida (criança)} - \text{média de referência}}{\text{desvio-padrão (para idade e sexo)}}$$

Curvas de Crescimento específicas para crianças portadoras de doenças crônicas

A avaliação da condição nutricional de crianças portadoras de doenças crônicas é essencial no conhecimento de seus padrões de crescimento e desenvolvimento. Inúmeros fatores de risco que acompanham as crianças portadoras de doenças crônicas colocam-nas freqüentemente em situação de risco nutricional.

Comparar o crescimento de crianças portadoras de doenças crônicas, como, por exemplo, encefalopatia crônica não-evolutiva ao de crianças saudáveis avaliadas pelo NCHS, pode levar a erros no diagnóstico e conseqüentemente na terapia nutricional proposta para estes pacientes. O quadro abaixo mostra curvas de crescimento específicas disponíveis na literatura (Quadro 21-6).

Estimativa da estatura em crianças e adolescentes com limitações físicas

As medidas de segmentos de membros superiores e inferiores em crianças de 2 a 12 anos de idade com limitações físicas permitem, com a utilização de equações propostas por Stevenson, 1995,[28] a realização de estimativa da estatura.

As medidas utilizadas são comprimento superior do braço (CSB) – distância do acrômio até a cabeça do rádio medido com o membro superior fletido a 90°, comprimento tibial (CT) – medida da borda súpero-medial da tíbia até a borda do maléolo medial inferior com fita inextensível e medida do

Quadro 21-6

Doença	*Curva de crescimento*	*Referência*
Síndrome de Down	Peso e estatura para sexo e idade (0 a 18 anos)	Cronk C *et al.*, 1988[22]
Síndrome de Turner	Estatura para idade (sexo feminino) (2 a 19 anos)	Lyon AJ *et al.*, 1985[23]
Paralisia cerebral	Peso e estatura para a idade e sexo (0 a 120 meses)	Krick J *et al.*, 1996[24]
	Peso para a estatura e sexo (até 130 cm)	
Síndrome de Prader-Willi	Estatura para a idade e sexo (3 a 25 anos)	Helm VA, 1995[25]
Acondroplasia	Estatura, perímetro cefálico e segmento superior/segmento inferior para a idade e sexo (0 a 18 anos)	Horton WA, 1978[26]
Síndrome de Noonan	Estatura para idade e sexo (2 a 20 anos)	Witt *et al.*, 1986[27]

comprimento do membro inferior a partir do joelho (CJ) – comprimento do joelho ao tornozelo (Quadro 21-7).

Composição corporal

A circunferência braquial (CB), abdominal (CA) e a prega cutânea tricipital (PCT) podem ser utilizadas como medidas de composição corporal. Tais procedimentos refinam o diagnóstico da condição nutricional, uma vez que podem dar idéia da proporção entre massa gorda e magra. A cintura abdominal é uma boa medida de adiposidade central, hoje reconhecidamente um fator de risco para o desenvolvimento de doenças crônicas não-transmissíveis, particularmente as cardiovasculares, na vida adulta.

Para classificação da CB e PCT, utiliza-se o padrão proposto por Frisancho, 1991,[29] que utiliza tabelas baseadas na idade e no sexo, e classifica valores inferiores ao percentil 5, superiores a 85 e 90, como risco para desnutrição, risco para sobrepeso e obesidade, respectivamente. A partir de tais medidas, também podem ser calculadas a circunferência muscular do braço (CMB) e a área muscular do braço (AMB), pelas fórmulas que se seguem:

Quadro 21-7. Fórmulas para estimativa das medidas antropométricas em indivíduos portadores de limitações físicas

Medida do segmento	*Estatura estimada (cm)*	*Desvio-padrão (cm)*
CSB	E = (4,35 × CSB) + 21,8	± 1,7
CT	E = (3,26 × CT) + 30,8	± 1,4
CJ	E = (2,69 × CJ) + 24,2	± 1,1

Fonte: Stevenson, 1995.

$$CMB = CB - (PCT \times 0,324)$$

$$AMB = \frac{CB - (PCT \times 3,1416)^2}{4 \times 3,1416}$$

Para a cintura abdominal, existem dois referenciais na faixa etária pediátrica. Um, proposto por MacCarthy, 2001,[30] que leva em conta a distribuição da medida da cintura abdominal com relação a sexo e idade, sendo considerados os elevados valores superiores ao percentil 95. Outro, proposto por Freedman, 1999,[31] que relaciona cintura abdominal acima do percentil 90, segundo sexo, idade e raça; com risco elevado para dislipidemias.

Outros métodos podem ser empregados para a avaliação da composição corporal, tais como: hidrodensitometria (pesagem subaquática), espectometria do K40, hidrometria, infravermelho próximo, ultra-sonografia, ressonância nuclear magnética, bioimpedância elétrica (BIA) e dupla emissão de feixes de raios X (DXA). Os mais empregados na prática clínica para crianças com idade superior a 6 anos são a BIA e o DXA. O DXA expõe a criança a baixo nível de radiação (1/10 dos raios X de punhos e mãos para a avaliação da idade óssea). O DXA apresenta elevada acurácia quando comparado à hidrodensitometria, considerado o padrão-ouro para a avaliação de composição corporal em adultos.[32]

AVALIAÇÃO NUTRICIONAL NO ESTRESSE METABÓLICO

Na criança e no adolescente doente, a avaliação nutricional também é extremamente importante, deve ser realizada por ocasião da admissão ou, em se tratando de pacientes criticamente doentes, após a estabilização hemodinâmica e dos distúrbios hidroeletrolíticos e ácido-básicos. Deve conter todos os itens anteriormente citados; contudo, os parâmetros a serem avaliados diferem um pouco. Nesta situação, torna-se importante considerar:

- Perdas aumentadas (diarréia, fístulas digestivas, perda crônica de sangue, diálise, uso de diuréticos).
- Alteração da ingestão alimentar, apetite.
- Sintomas gastrointestinais (náuseas, vômitos, diarréia).
- Freqüência de jejum forçado por exames ou procedimentos cirúrgicos.
- Estimativa do impacto da doença sobre o consumo e o aproveitamento dos nutrientes.
- Avaliação do grau de alteração da capacidade funcional provocada pela doença.

As medidas antropométricas são úteis para avaliar o comprometimento nutricional prévio à internação e para documentar os efeitos terapêuticos em longo prazo, porém não refletem adequadamente as alterações nutricionais agudas que

Quadro 21-3. Principais características das proteínas plasmáticas

Proteína	*Meia-vida*	*Uso clínico*	*Limitações*
Albumina	18-20 dias	Prognóstico grau de desnutrição	Hidratação, inflamação, doença renal ou hepática
Transferrina	8-9 dias	Nenhum	Hidratação, inflamação, doença hepática alt. do metabolismo do ferro
Pré-albumina	2 dias	Prognóstico monitoração nutricional	Hidratação, inflamação, doença renal ou hepática, uso de corticosteróide
Proteína C-reativa	8-12 h	Prognóstico indicador de infecção bacteriana, indicador de resposta inflamatória	É um reagente de fase aguda, não tem valor no diagnóstico nutricional, serve como contraprova para as demais proteínas plasmáticas
Fibronectina	12 h	Monitoração nutricional	Inflamação, valores de referência não estabelecidos
Proteína ligada ao retinol	4-24 h	Monitoração nutricional	Hidratação, inflamação, doença renal ou hepática, def. de vitamina A e zinco

Modificado de Benjamin. Laboratory tests and nutritional assessment. Ped Clin North Am 1989;36:139-161.

ocorrem em situações de estresse metabólico. Na fase inicial da doença, podem ser de difícil interpretação devido à retenção hídrica e às perdas de líquidos e proteínas para o interstício, conseqüente às alterações de permeabilidade capilar. Embora o hipercatabolismo leve à redução da massa celular, há expansão absoluta do líquido extracelular, fazendo com que a perda de peso seja subestimada. Na verdade, pode haver aumento de peso, ocasionado pelo acúmulo de líquidos no terceiro espaço.

Consideradas as limitações em crianças internadas em UTI, as medidas antropométricas são essenciais para a realização de uma avaliação objetiva, permitindo não apenas detectar e quantificar a desnutrição como também auxiliar no planejamento e na monitoração do suporte nutricional durante o período de hospitalização. Tanto as medidas quanto as classificações são as mesmas citadas anteriormente. Contudo, torna-se importante nesta fase o acompanhamento diário do peso para a avaliação das perdas e da relação peso/estatura, que pode refletir precocemente agravos na condição nutricional. Sabe-se hoje que crianças hospitalizadas que tenham perda de peso superior a 2% em período inferior a 1 semana apresentam maior risco de morbimortalidade.[33] Por isso, tal vigilância deve ser rigorosa.

No indivíduo doente, os exames laboratoriais ganham espaço e são extremamente úteis, tanto no diagnóstico nutricional quanto no seguimento dessas crianças e adolescentes, auxiliando, inclusive, a terapia nutricional e metabólica. Na fase de estresse metabólico, há predomínio da produção de proteínas de fase aguda (proteína C-reativa, pró-calcitonina), em detrimento da redução das proteínas viscerais (albumina, pré-albumina, proteína transportadora do retinol, entre outras), sendo que neste momento cabe apenas o suporte metabólico, que não visa o anabolismo. Também, pelas alterações hormonais (resistência à insulina, aumento na produção de corticosteróides, aumento na produção de GH e epinefrina), há mudança do substrato energético, com aumento do catabolismo protéico, que se torna um importante fator de risco da condição nutricional.

Por isso, a determinação de algumas proteínas séricas e o cálculo do balanço nitrogenado e/ou índice creatinina-altura podem ser utilizados para a avaliação da criança e do adolescente doentes (Quadro 21-8).

REFERÊNCIAS BIBLIOGRÁFICAS

1. Brasil. Ministério da Saúde. Secretaria de Políticas de Saúde. *Departamento de Atenção Básica. Saúde da Criança: acompanhamento do crescimento e desenvolvimento infantil.* Brasília: Ministério da Saúde, 2002. p. 100.
2. Almeida CAN, Ricco RG, Del Ciampo LA. Avaliação do Estado Nutricional. In: Ricco RG, Del Ciampo LA, Almeida CAN. *Puericultura: princípios e práticas: atenção integral à saúde.* São Paulo: Editora Atheneu, 2000. p. 57-89.
3. Santo LMP. *Bibliografia sobre micronutrientes no Brasil 1990-2000: volume 2. Anemia.* Brasília: Organização Panamericana de Saúde, 2002. p. 156.
4. Santo LMP. *Bibliografia sobre micronutrientes no Brasil 1990-2000: volume 1. Vitamina A.* Brasília: Organização Panamericana de Saúde, 2002. p. 146.
5. Sigulem DM, Devincenzi MU, Lessa AC. Diagnóstico do estado nutricional da criança e do adolescente. *J Pediatr* 2000;76(Suppl 3):275-284.
6. WHO Expert Committee on Physical Status: the use and interpretation of Anthropometry Physical status: the use and interpretation of anthropometry: Report of a WHO expert committee. (WHO technical report series; 854) *World Health Organization* 1995. p. 452.
7. Soares NT. Um novo referencial antropométrico de crescimento: significado e implicações. *Rev Nutr Campinas* 2003;16(1):93-104.
8. Ogden CL, Kuczmarski RJ, Flegal KM. Center for Disease Control and prevention 2000 growth charts for the United States: improvements to the 1977 National Center for Health Statistics version. *Pediatrics* 2002;109:45-60.
9. Garza. A new international growth reference for Young children. *Am J Clin Nutr* 1999;701:69S-72S.
10. Cole MCB, Flegal KM, Dietz WH. Establishing a standard definition for child overweight and obesity worldwide: international survey. *BMJ* 2000;320:1-6.
11. Roberts SB, Dallal GE. The New Childhood Growth Charts. *Nutr Rev* 2001;59:31-36.

12. Soares NT. Um novo referencial antropométrico de crescimento: significado e implicações. *Rev Nutr Campinas* 2003;16(1): 93-104.
13. Roberts SB, Dallal GE. The New Childhood Growth Charts. *Nutr Rev* 2001;59:31-6.
14. Sarni RS. Avaliação da Condição Nutricional – Crianças e adolescentes/método antropométrico. In: *Departamento de Nutrição da Sociedade Brasileira de Pediatria*. Temas de Nutrição em Pediatria, 2001. p. 28-38.
15. Must A, Dallal E, Dietz WH. Reference data of obesity: 85th and 95th percentiles of body mass index – a correction. *Am J Clin Nutr* 1991;54:773-778.
16. Jellife DB. *Evaluación del estado de nutrición de la comunidad*. Genebra: Organización Mundial de la Salud, 1968. p. 291. (Série de Monografias, 53).
17. Marshall EA, Tanner JM. Growth and physiological development during adolescence. *Ann Rev Med* 1975;19:283-300.
18. Malina MM, Katzmarzyk PT. Validity of the body index as an indicator of the risk and presence of overweight in adolescents. *Am J Clin Nutr* 1999;70(1):131-136.
19. Must A, Dallal GE, Dietz WH. Reference data for obesity: 85th and 95th percentiles of body mass index (wt/ht2) – a correction. *Am J Clin Nutr* 1992;54:773-781.
20. Sichieri R, Allam VLC. Avaliação do estado nutricional de adolescentes brasileiros através do índice de massa corporal. *J Pediatr* 1996;72:80-84.
21. Monteiro POA, Victora CG, Barros FC, Tomasi E. Diagnóstico de sobrepeso em adolescentes: estudo do desempenho de diferentes critérios para o índice de massa corporal. *Rev Saúde Pública* 2000;34:506-513.
22. Cronk C, Crocker AC, Siegfried M. Growth charts for children with Down syndrome: 1 month to 18 years age. *Pediatrics* 1998;81:102-10.
23. Lyon AJ, Preece MA, Grant DB. Growth curve for girls with Turner Syncrome. *Arch Dis Child* 1985;60:932-5.
24. Krick J, Murphy-Miller P, Zeger S. Pattern of growth in children with cerebral palsy. *J Am Diet Assoc* 1996;96:680-5.
25. Holm VA. Growth charts for Prader-Willi syndrome. In: *Management of Prader-Willi Syndrome*. 2ª ed. USA: Springer-Verlag, 1995.
26. Horton WA, Rotter JL, Rimoin JL. Standard growth curves for achondroplasia. *J Ped* 1978;93:435-438.
27. Witt DR, Keene BA, Hill JG. Growth curves for height in Noonan Syndrome. *Clin Genetics* 1986;30:150-3.
28. Stevenson RD. Use of segmental measures to estimate stature in children with cerebral palsy. *Arch Pediatr Adolesc Med* 1995;149:658-62.
29. Frisancho AR. *Anthropometric Standards for assesment of growth and nutritional status*. Ann Arbor: The University of Michigan Press, 1990.
30. McCarthy HD, Jarrett KV, Crawley HF. The development of waist circumference percentiles in British children aged 5.0–16.9 y. *Eur J Clin Nutr* 2001;55:902-907.
31. Freedman DS, Serdula MK, Srinivasan SR, Berenson GS. Relation of circumference and skinfold thicknesses to lipid and insulin concentrations in children and adolescents: the Bogalusa Heart Study. *Am J Clin Nutr* 1999;69:308-17.
32. Lukaski HC. Soft tissue composition and bone mineral status: evaluation by dual-energy x-ray absorptiometry. *J Nutr* 1993;123(Suppl 2):438-443.
33. Sermet-Gaudelus I, Poisson-Salomon AS, Colomb V, Brusset MC, Mosser F, Berrier F, et al. Simple pediatric nutritional risk score to identify children at risk of malnutrition. *Am J Clin Nutr* 2000;72:64-70.

Capítulo

22

Epidemiologia

José Augusto de Aguiar Carrazedo Taddei

INTRODUÇÃO

Epidemiologia é o estudo da distribuição das doenças e incapacidades em populações humanas e dos fatores que influenciam tais distribuições.[1] É uma disciplina integradora e eclética que utiliza métodos e conceitos de outras disciplinas, tais como estatística, demografia, biologia e sociologia no estudo de doenças em populações.[2] Sua aplicação na área da nutrição humana permite a quantificação dos sinais e sintomas e das causas imediatas da DEP, de forma a subsidiar a construção de modelos explicativos para os diferentes níveis de determinação da fome (Fig. 22-1).

Este modelo foi montado a partir de uma visão dialética e holística que divide os níveis de determinação da "fome" definida como "a deterioração do estado de saúde e/ou desempenho produtivo e social dos indivíduos devido à ingestão insuficiente de alimentos, tanto quantitativa quanto qualitativamente". Para que se entenda porque a fome existe, é necessário conhecer os elos entre os diferentes níveis. A epidemiologia da nutrição tem importante contribuição a dar nessa tarefa, uma vez que os seus principais objetivos são:

- Registrar a extensão e a severidade da desnutrição, as freqüências relativas entre os grupos sob investigação e as tendências temporais.
- Predizer a ocorrência da desnutrição e sua distribuição nas populações, identificando os grupos de maior risco.
- Explicar as causas da desnutrição, procurando medir sua significância e diferenciando-as dos fatores associados não-causais.
- Medir mudanças nas taxas de desnutrição em populações-alvo de programas de promoção nutricional.[4]

Para atingir tais objetivos, são utilizados dados primários e dados secundários. Dados primários são aqueles colhidos diretamente, para atender aos objetivos do trabalho epidemiológico, enquanto dados secundários são os disponíveis em publicações especializadas, nas instituições de demografia e estatística do estado e nos arquivos das instituições de saúde, ensino e promoção social. Os dados primários são, em geral, de melhor qualidade, obtidos a partir de metodologia que atenda aos objetivos da pesquisa, considerando as características e as proporções da população estudada. Exigem, no entanto, maior disponibilidade de tempo, de recursos humanos e de materiais para serem colhidos. Por esse motivo, todo estudo epidemiológico, como qualquer trabalho científico, deve ser precedido de extensa revisão bibliográfica e pesquisa de dados secundários antes da decisão sobre os dados a serem colhidos.

A coleta de dados primários deve restringir-se a obter as informações necessárias para atender os objetivos da pesquisa ou testar as hipóteses em estudo. Pesquisadores em fase inicial de formação tendem a construir questionários extensos na tentativa de colher todos os dados que se possam mostrar necessários na fase de análise dos dados. Tal tendência leva à perda de tempo da equipe de pesquisadores, dos informantes e, muitas vezes, à diminuição da qualidade dos dados centrais do estudo. A experiência mostra que os dados colhidos sem fundamentação em cuidadosa revisão bibliográfica e definição clara de hipóteses a serem testadas acabam por não serem utilizados, ou, quando muito, compõem a "descrição da amostra", em nada contribuindo para os objetivos do estudo.[5]

POPULAÇÃO-BASE E PROCESSO AMOSTRAL

A amostra a ser estudada também deve ser selecionada criteriosamente. Para tal, é necessário que se defina a população-base do estudo. São exemplos de populações-base: crianças residentes em um determinado município, crianças moradoras nas favelas de uma região, pré-escolares que freqüentam uma creche, crianças que são atendidas em uma unidade básica de saúde, pacientes internados em enfermaria de gastroenterologia em um determinado período. É evidente que, se a população-base em estudo são as crianças moradoras de uma favela,

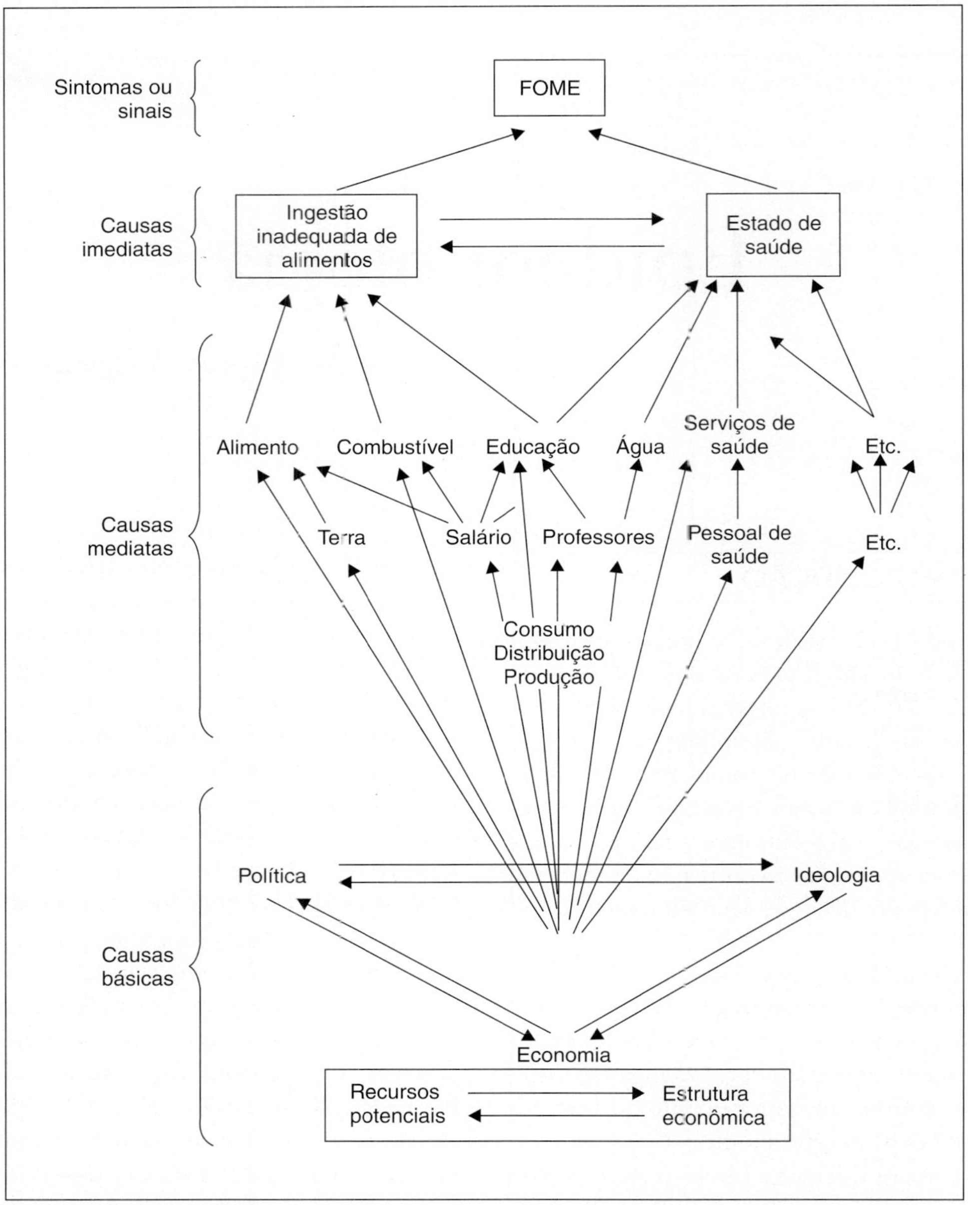

Fig. 22-1. Diferentes níveis de causas da fome. Fonte: Jonsson, U.[3]

estar-se-á incorrendo em erro amostral de seleção, caso se estudem os pré-escolares que freqüentam as creches da região. Isso porque muitas das crianças da favela não freqüentam as pré-escolas e é muito provável que sejam diferentes das que freqüentam no que se refere à condição nutricional. Assim, não há nada de errado em estudar populações que freqüentam escolas ou são atendidas em unidades de saúde, o erro está em pretender que amostras extraídas desses grupamentos representem a população como um todo.

Definida a população-base, elege-se o critério para seleção da amostra. O critério ideal é o randômico, no qual todos os indivíduos da população-base têm a mesma chance de serem incluídos. Para isso, precisa-se dispor de uma listagem de todos os indivíduos que compõem a população-base. Atribui-se um número a cada indivíduo e, consultando uma tabela de números aleatórios existentes em vários livros de estatística, ou gerando uma seqüência de números aleatórios no computador, seleciona-se o número de indivíduos necessários para compor a amostra.[6,7] Outros critérios de seleção são o acidental, em que se incluem na amostra os indivíduos de mais fácil acesso, e o sistemático, em que se elegem os indivíduos para compor a amostra segundo uma seqüência preestabelecida.

Exemplificando, caso a população-base do estudo seja de crianças atendidas no ambulatório de puericultura de uma unidade básica de saúde em um ano determinado, para utilizar-se o critério randômico seria gerada uma listagem de todas as crianças atendidas e atribuído um número a cada criança, em seguida, consultando-se uma seqüência de números aleatórios, seriam selecionadas tantas crianças quantas fossem necessárias para testar a hipótese em estudo. No critério acidental seriam incluídas as primeiras dez crianças necessárias para o estudo, segundo a ordem de comparecimento para a consulta. Com o critério sistemático, caso se precisasse de uma amostra igual a um décimo do tamanho da população-base, seriam incluídos, por ordem de atendimento, toda a décima, vigésima, trigésima etc. criança. Quem conhece a rotina de atendimento de um ambulatório de puericultura pode imaginar o potencial de vício de seleção introduzido pelo critério acidental, em que provavelmente seriam incluídas somente as crianças atendidas nos primeiros meses do ano. Tal vício seria menor no critério sistemático e se anularia no randômico.

O tamanho amostral precisa ser definido segundo os critérios probabilísticos. Isso porque, como em estudos epidemiológicos sempre se trabalha com uma amostra da população, o que se faz é calcular um tamanho amostral que seja operacionalmente factível e que garanta uma probabilidade aceitável de erro devido ao acaso. Tais erros são chamados de erro tipo I ou erro alfa e erro tipo II ou erro beta. O erro tipo I é a probabilidade de se aceitar como verdadeira a hipótese em estudo, quando, na realidade, caso toda a população fosse estudada, a hipótese se revelaria falsa. A probabilidade aceitável para esse erro é de 5% ou 0,05 ($p \leq 0{,}05$). O erro tipo II é a probabilidade de se aceitar como falsa a hipótese do estudo, quando, na realidade, caso toda a população fosse estudada, a hipótese se revelaria verdadeira. A probabilidade aceitável para esse erro é de 20% ou 0,2.

Estabelecidos os erros alfa e beta precisam-se conhecer as características da variável central do estudo. Nos estudos de nutrição infantil, em geral, tal variável é a medida do estado nutricional por meio de metodologias antropométricas, bioquímicas ou de inquérito nutricional. Precisa-se ter uma estimativa da proporção de indivíduos na população estudada que serão classificados como desnutridos segundo a metodologia utilizada. Precisa-se estabelecer também a variação mínima dessa proporção que se deseja detectar. Com esses dados é possível calcular o tamanho amostral utilizando-se fórmulas existentes em livros de bioestatística ou, mais facilmente, consultando-se tabelas existentes em livros destinados a pesquisadores menos iniciados em cálculos, ou, ainda, utilizando-se pacotes estatísticos em microcomputadores.[7-9]

Exemplificando: um pesquisador deseja testar a hipótese de que filhos de mães com estatura inferior a 150 cm nascem, em maiores proporções, com peso inferior a 2.500 g comparados com filhos de mães com estaturas iguais ou superiores a 150 cm. Estudo nacional sobre a prevalência do baixo peso ao nascer estimou a proporção de nascidos com peso inferior a 2.500 g em torno de 10%.[10] O pesquisador aceita esta estimativa para filhos de mulheres com estatura igual ou superior a 150 cm. Estabelece também que a diferença de baixo peso ao nascer entre os dois grupos de mulheres só terá interesse epidemiológico caso a proporção entre os filhos de mulheres com estatura inferior a 150 cm for igual ou superior a 15%. Aceitando um erro alfa de 5%, um erro beta de 20%, concluirá que necessita de 541 mulheres em cada grupo. Fazer o estudo, com amostra menor que o calculado, não permitirá testar a hipótese; por outro lado, executá-lo com amostra de tamanho superior levará a dispêndio desnecessário de tempo e recursos.

VALIDADE INTERNA E EXTERNA

Na dependência do processo amostral, a amostra em estudo poderá representar a população-base em estudo. Quando isso ocorre, dizemos que os resultados do estudo têm validade interna.

A utilidade dos resultados de um estudo, no entanto, não se limita a sua aplicação à população-base. Pretende-se, à medida do possível, generalizar os achados para populações similares à população-base estudada. Quando isso ocorre, dizemos que o estudo tem validade externa. Assim, os resultados do estudo de baixa estatura materna e baixo peso ao nascer, realizados em maternidades públicas e filantrópicas da periferia do município de São Paulo, poderiam ser generalizados para maternidades do mesmo tipo da periferia do município do Rio de Janeiro, mas provavelmente não se aplicariam a populações de gestantes que têm seus filhos em maternidades da rede privada desses dois municípios.[11]

DELINEAMENTOS EPIDEMIOLÓGICOS

Uma das principais contribuições da epidemiologia moderna para o conhecimento em ciências da saúde foi o desenvolvimento e a aplicação de novas formas lógicas de comparar grupos populacionais expostos a diferentes condições para inferir sobre a causalidade dos processos mórbidos, poder diagnóstico e efetividade terapêutica ou profilática de diferentes tecnologias médicas e prognóstico das doenças.[12,13]

A maioria dos estudos epidemiológicos é observacional, para a sua execução não se tem o controle dos fatores que determinam o desfecho esperado. Ao se estudar o efeito do aleitamento materno na condição nutricional da criança, o epidemiologista compara grupos de crianças com diferentes tempos de aleitamento materno, não podendo controlar o tempo de exposição ao aleitamento.[14] Em contraposição aos estudos observacionais, os estudos experimentais têm controle sobre o fator em estudo. O pesquisador pode expor um grupo de gestantes a uma atividade educativa de incentivo ao aleitamento materno e comparar, posteriormente, o tempo de aleitamento materno das gestantes expostas com a duração do aleitamento de grupos de gestantes não-expostas.[15]

Os estudos epidemiológicos são também classificados em transversais, retrospectivos e prospectivos. Os estudos transversais são estáticos, ou seja, descrevem e analisam a condição nutricional em um determinado momento no tempo. Os estudos retrospectivos são também chamados de recordatórios ou de caso-controle; neles, seleciona-se uma população que apresente o desfecho ou a doença de interesse, comparando-a com uma população sem a doença e procura-se recordar a exposição ao fator ou fatores determinantes do desfecho ou doença. Nos estudos prospectivos ou de coorte, selecionam-se populações que apresentam exposição a fatores de risco, comparando-as com populações não-expostas a tais riscos quanto ao desenvolvimento no tempo do desfecho ou doença em estudo.

Do ponto de vista de estratégia epidemiológica, os estudos de caso-controle ou retrospectivos, quando comparados aos estudos prospectivos ou de coorte, são mais baratos e rápidos, porém menos confiáveis. Isso porque, embora se despenda menos tempo e recursos nos estudos de caso-controle, eles se fundamentam na capacidade de recordar dos informantes. Ficam assim menos exatas a quantificação dos fatores de risco e a determinação da seqüência temporal entre exposição ao fator de risco e o aparecimento da doença ou desfecho.

Três estudos na área da nutrição infantil realizados no país ilustram a aplicabilidade desses tipos de delineamentos epidemiológicos.

O estudo transversal sobre o estado nutricional de crianças de 6 a 60 meses do município de São Paulo selecionou, utilizando amostragem por conglomerados com estratificação por classe social, uma amostra de 500 crianças representativa da população infantil residente no município. Estas crianças foram visitadas em suas residências por equipe de profissionais de saúde que coletavam dados completos para inquérito clínico-epidemiológico. As informações geradas nesse estudo permitiram traçar o perfil nutricional de menores de 5 anos no município, suas relações com práticas alimentares, patologias associadas, utilização de serviços de saúde, renda, condições de moradia, migração e escolaridade dos pais. Constitui, ainda hoje, 20 anos após a sua execução, um marco de referência para estudos em nutrição infantil.[16]

O estudo de caso-controle, realizado com crianças menores de 5 anos falecidas no município de Recife, identificou 149 crianças falecidas no primeiro semestre de 1984 e comparou-as com um grupo-controle de tamanho igual, pareado segundo idade e local de residência. Foram estudadas variáveis relacionadas com saneamento básico, renda, educação dos pais, densidade demográfica intrafamiliar, história reprodutiva da mãe, aleitamento materno e assistência à saúde. Identificaram-se, assim, fatores de risco relativo de morte em crianças de 1 a 60 meses de idade, residentes em áreas de pobreza urbana. No modelo final, construído segundo o método de regressão logística condicional, para todas as causas de óbito, os valores de riscos relativos foram de 3,9; 3,2 e 2,1 para água não-tratada no domicílio, mais de três irmãos pré-escolares e ausência de atenção pré-natal, respectivamente.[17]

O estudo de coorte das crianças no município de Pelotas acompanhou todas as crianças nascidas nos hospitais da cidade durante o ano de 1982. Cerca de 6.000 crianças foram identificadas e acompanhadas prospectivamente durante os primeiros anos de vida. O estudo longitudinal de Pelotas foi planejado para avaliar a influência sobre a saúde infantil de uma série de fatores perinatais, demográficos, ambientais, alimentares e assistenciais dentro de um quadro mais amplo, definido pela estrutura social. Foi escolhida a renda familiar como a variável socioeconômica para estudar as desigualdades na saúde infantil e o peso de nascimento como a variável que refletia as condições de nascimento. Analisaram-se os efeitos conjuntos de renda familiar e de peso ao nascer sobre a mortalidade, morbidade, crescimento, hábitos alimentares e desenvolvimento psicológico. Os efeitos da renda e do peso ao nascer não são simplesmente multiplicativos, mas se potencializam. Este fenômeno, em epidemiologia, é chamado de interação sinérgica de duas variáveis. Entre crianças de baixa renda, o risco de morte foi 8,7 vezes maior para as crianças de baixo peso ao nascer do que para as com peso adequado. Por outro lado, este mesmo risco relativo foi igual a 30,4 para as crianças de famílias com renda acima de três salários mínimos. Ou, ainda, para crianças de baixo peso ao nascer, a baixa renda esteve associada a uma mortalidade 1,5 vez maior, enquanto este risco relativo foi de 5,3 para as crianças de peso adequado. Esta interação indica que ter um bom peso ao nascer protege menos as crianças pobres do que as crianças ricas, em termos relativos. Assim, as crianças de menor renda não conseguem usufruir a vantagem de nascer com um bom peso, pois as condições ambientais desfavoráveis fazem com que a sua mortalidade seja elevada.[18]

Estes estudos permitem definir prioridades e planejar ações de saúde, com a identificação de grupos de alto risco que necessitam atenção especial dos serviços de saúde, além de dimensionar a magnitude das diferenças sociais na morbimortalidade, contribuindo para o entendimento da necessidade de transformações de nossa sociedade.

ANTROPOMETRIA E DIAGNÓSTICO NUTRICIONAL

A antropometria é um dos métodos de avaliação nutricional mais utilizado por ser de fácil execução, padronização e bem aceito pela população, por indicar o estado nutricional de forma direta e permitir a quantificação de graus leves e moderados da condição nutricional. Pode-se, dessa forma, comparar perfis nutricionais de diferentes populações em diferentes momentos.

Com o intuito de facilitar o trabalho de pesquisadores e estimular a uniformidade nas técnicas de coleta, transcrição e análise dos dados antropométricos e visando a facilitar a comparação dos resultados, foram desenvolvidos e divulgados, no decorrer da década passada, manuais de procedimentos, recomendações técnicas, instrumentos e processos.[7,19-21]

São assim considerados como componentes mínimos de um inquérito nutricional, o registro da data de nascimento, a data da coleta dos dados, o sexo, o peso e a estatura corporais. A partir desses dados, podem-se estudar as relações de peso/idade, estatura/idade e peso/estatura com relação a uma população referência e avaliar antropometricamente a condição nutricional de cada indivíduo e da população em estudo.

A relação peso/idade reflete os agravos nutricionais sofridos pela criança, desde a concepção até o dia da pesagem, e representa o somatório da desnutrição pregressa e atual. Já a relação de estatura/idade reflete a desnutrição pregressa. Assim, uma criança de 5 anos, hígida até a última quinzena, terá uma relação estatura/idade normal, mesmo que no decorrer dos últimos 15 dias tenha sofrido privação de alimentos ou processos infecciosos que a deixassem muito emagrecida. Isso ocorre porque as alterações no crescimento longitudinal levam mais tempo para se estabelecer. Finalmente, a relação peso/estatura denota a desnutrição atual. Assim, uma outra criança de 5 anos que tenha sofrido desnutrição intra-uterina, nascida de baixo peso e submetida a erros alimentares e infecções durante os primeiros 3 anos de vida, mas que a partir de então não apresenta intercorrências, poderá ter uma relação peso/estatura normal, mesmo sendo muito baixa para sua idade.

São utilizados, para avaliar os déficits nutricionais, três tipos de procedimentos estatísticos que posicionam cada criança com relação à distribuição das relações antropométricas de um grupo de mesmo sexo e idade de uma população de referência. Esses procedimentos são os afastamentos com relação à mediana, à distribuição percentilar e ao escore Z, que atribui a cada criança avaliada afastamentos da mediana em unidades de desvio-padrão. Geram-se assim três estatísticas para cada uma das três relações antropométricas. Um exemplo dos cálculos das nove estatísticas utilizando os padrões do NCHS[20] é apresentado no anexo desse capítulo.

Pacotes estatísticos de domínio público permitem o cálculo dessas estatísticas de forma automática. Na seção seguinte, são apresentadas análises do banco de dados gerado na Pesquisa Nacional de Saúde e Nutrição (PNSN) utilizando esses pacotes.[7,21]

PREVALÊNCIA DA DESNUTRIÇÃO ENERGÉTICO-PROTÉICA

A PNSN teve como objetivo central a aferição do estado nutricional da população brasileira mediante coleta de dados antropométricos. Trata-se de um estudo transversal, de base domiciliar, conduzido no período de junho a setembro de 1989 pelo Instituto Nacional de Alimentação e Nutrição. Maiores detalhes metodológicos do estudo são apresentados no capítulo de epidemiologia da obesidade. Nesta seção, trabalha-se com uma subamostra de 15.442 crianças, que é representativa da população de menores de 10 anos, residentes no país à época da pesquisa.

No Quadro 22-1 pode-se constatar que as estimativas percentuais de prevalência da desnutrição variam dentro do mesmo extrato de renda, quando se utilizam diferentes estatísticas antropométricas.

Os três primeiros indicadores, que apresentam percentuais de crianças na população com relações antropométricas abaixo de um determinado ponto de corte, com relação à mediana para idade e sexo, tendem a incluir entre os desnutridos maiores proporções de crianças. Isso ocorre porque entre os diagnosticados como desnutridos estão muitas crianças com condição nutricional normal: são os chamados falsos-positivos. Uma forma de resolver esse erro seria diminuir os pontos de corte. Nesse caso, no entanto, aumentar-se-iam os falsos-negativos, ou seja, crianças desnutridas estariam sendo classificadas como normais.

Tais indicadores antropométricos para o diagnóstico de DEP foram desenvolvidos, inicialmente, na década de 1940, para identificação de risco nutricional em nível de unidades médico-assistenciais. É dessa época o clássico indicador de Gomez[22] que classifica os pré-escolares em desnutridos do I, II e III graus, segundo déficits percentuais de peso para a idade, com relação a uma população de referência de mesma idade e sexo. Como indicador de peso para a idade, tem melhor sensibilidade para identificação de desnutridos entre pré-escolares e lactentes, tendendo a superestimar a desnutrição quando analisam-se populações em faixas etárias superiores.

Na década de 1970, aprimorou-se o diagnóstico da desnutrição com a classificação proposta por Waterlow[23] que classifica as crianças segundo graus de déficits nas relações de estatura/idade e peso/estatura. Tal classificação se aplica indistintamente às diferentes faixas etárias e consegue diferenciar a desnutrição pregressa da desnutrição recente, como se detalha na seção anterior.

Essas classificações, pela sua ampla difusão entre profissionais de saúde, são úteis para a identificação de risco nutricional entre os pacientes em unidades assistenciais. No entanto, são limitadas, do ponto de vista estatístico, por se basearem em afastamentos da mediana sem considerar a dispersão em torno dessa medida.

Estatísticas antropométricas que consideram a dispersão são os percentis e os escores Z. Os níveis de corte usuais para esses indicadores subestimam a prevalência da desnutrição ao nível populacional, como se pode constatar no Quadro 22-1. Trabalhos recentes desenvolvem metodologias para a comparação de distribuições das variáveis antropométricas entre populações. Calcula-se a prevalência normatizada da DEP que

Quadro 22-1. Estimativas da prevalência da DEP para crianças de 0-10 anos obtidas com a utilização de nove estatísticas antropométricas segundo categorias de renda familiar *per capita* – Brasil – PSNS, 1989

Faixas de renda	*Estatística antropométrica*	*Relação antropométrica* *Peso/idade*	*Estatura/idade*	*Peso/estatura*
**Terço inferior	Peso/idade < 90%	51,9*		
	Estat./idade < 95%		52,5	
	Peso/estat. < 90%			11,2
	< percentil 3	14,9	29,7	2,3
	< –2 Z	11,9	26,2	1,9
	Prev. normatizada	31,8	41,4	3,1
Terço superior	Peso/idade < 90%	22,9		
	Estat./idade < 95%		34,6	
	Peso/estat. < 90%			7,5
	< percentil 3	3,3	6,9	1,7
	< –2 Z	2,3	5,3	1,3
	Prev. normatizada	0,0	9,7	0,0
Toda a populacão	Peso/idade < 90%	38,4		
	Estat./idade < 95%		32,8	
	Peso/estat. < 90%			9,6
	< percentil 3	9,0	18,0	2,2
	< –2 Z	7,1	15,5	1,7
	Prev. normatizada	17,3	26,9	0,0

*Estimativa de percentuais de desnutridos na população.
**Aplicando-se os fatores de expansão da PNSN às 15.442 crianças estudadas, tem-se que a população brasileira de menores de 10 anos em 1989 era de 34.181.293 crianças, das quais 10.693.158 pertenciam ao terço inferior de renda e 13.045.420 ao terço superior. Com esses números e as prevalências percentuais apresentadas na tabela, pode-se calcular o número absoluto de desnutridos em cada extrato de renda segundo as diferentes estatísticas antropométricas.

corresponde à área da curva normal da população estudada que fica à esquerda da distribuição da população de referência (Fig. 22-2 e Anexo 22-1).[24]

Comparando-se, no Quadro 22-1, as prevalências normatizadas, as melhores estimativas da desnutrição no nível populacional para as diferentes relações antropométricas, são que:

- Entre crianças brasileiras, 17,3% apresentam déficit de peso/idade; 26,9%, déficit de estatura/idade, e comportamento semelhante à população de referência na relação peso/estatura.

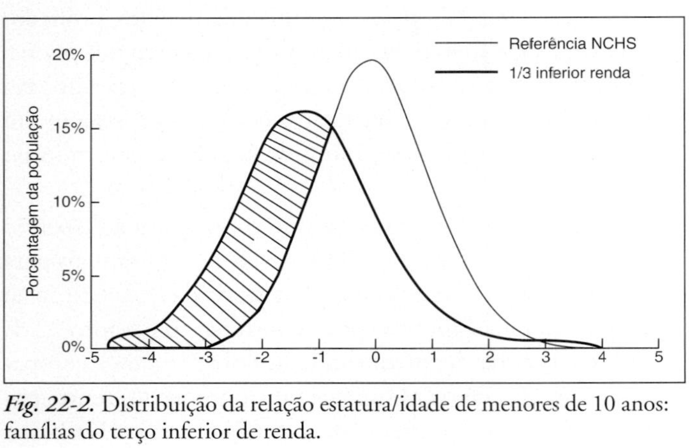

Fig. 22-2. Distribuição da relação estatura/idade de menores de 10 anos: famílias do terço inferior de renda.

- Entre crianças do terço de renda superior, não se observam déficits nas relações de peso/idade e peso/estatura, evidenciando-se déficit de 9,7% para estatura/idade.
- Entre crianças do terço de renda inferior, existem déficits nas três relações, que são de 31,8%; 41,4% e 3,1% para peso/idade, estatura/idade e peso/estatura, respectivamente.

Conclui-se, ao analisar com metodologias antropométricas a distribuição da desnutrição na população de crianças brasileiras, que são grandes as diferenças entre estratos sociais de maior e menor renda, refletindo a injusta distribuição de bens e serviços e apontando para a necessidade de mudanças substanciais e urgentes na organização social e política do nosso país.

TRANSIÇÃO NUTRICIONAL – EVOLUÇÃO DAS PREVALÊNCIAS DE DESNUTRIÇÃO ENERGÉTICO-PROTÉICA NOS INQUÉRITOS NACIONAIS DE 1989 E 1996

Desnutrição energético-protéica – DEP (relação peso/idade < –2 Z)

O Quadro 22-2 evidencia que no Brasil, em 1989, a prevalência da DEP era de 6,8%, e que diminuiu cerca de um ponto

Quadro 22-2. Prevalências (Prev. %) estimadas e diferenças de prevalências de DEP (relação peso/idade < –2 Z) em menores de 5 anos segundo regiões, situação urbano-rural, educação materna e faixa etária das crianças – inquéritos antropométricos nacionais de 1989 e 1996

	1989				*1996*				*Diferença*	
Amostra	*N*	*Prev. %*	*IC 95%*		*N*	*Prev.%*	*IC 95%*		*89-96*	*P**
Brasil	6.919	**6,8**	5,7	7,9	4.056	5,7	4,8	6,6	1,1	0,117
N	914	**10,6**	8,0	13,1	456	7,7	4,5	10,9	2,9	0,166
NE	1.939	**12,4**	10,7	14,0	1.818	**8,3**	6,7	9,9	4,1	**0,001**
SE	1.341	**3,9**	1,8	5,9	983	**4,8**	3,2	6,3	–0,9	0,505
S	1.337	**2,2**	1,4	3,1	367	**2,0**	0,0	4,0	–0,2	0,849
CO	1.388	**4,0**	2,5	5,4	432	**3,0**	1,5	4,4	–1,0	0,348
Urbana	3.576	**5,2**	3,8	6,6	3.040	**4,6**	3,6	5,5	–0,6	0,474
Rural	3.343	**10,3**	8,9	11,8	1.016	**9,2**	7,0	11,5	–1,1	0,415
EDU +	3.820	**3,4**	2,3	4,5	2.161	**3,7**	2,9	4,5	0,3	0,711
EDU –	3.062	**11,9**	10,3	13,6	1.895	**10,8**	8,6	13,0	1,1	0,431
< 24	4.137	7,2	5,9	8,5	2.388	**4,9**	3,7	6,0	2,4	**0,014**
≥ 24	2.782	**6,5**	5,0	8,0	1.668	**6,2**	5,1	7,3	0,3	0,755

**t* de student com graus de liberdade iguais à diferença entre o número de conglomerados e o número de estratos nos inquéritos.

percentual no decorrer dos sete anos que separam os dois inquéritos. A análise por região demonstra que, para as regiões Centro-Oeste, Sudeste e Sul, as mudanças foram similares às observadas para o país. No entanto, as regiões menos desenvolvidas, representadas pelo Norte e pelo Nordeste, apresentam-se com reduções nas prevalências de DEP de dois e três pontos percentuais. As freqüências, segundo a escolaridade materna, mostram que, das crianças filhas de mães com escolaridade inferior a quatro anos, cerca de 11% têm DEP, tanto em 1989 quanto em 1996, enquanto o mesmo desvio antropométrico ocorre somente em 3,5% entre filhos de mães com maior escolaridade. As prevalências da DEP nas duas faixas etárias consideradas em 1989 são similares. A prevalência de DEP em 1996 é bem maior entre maiores de 24 meses. Isto ocorre em razão da redução na freqüência de DEP no grupo etário mais jovem. Diminuiu de 7,2% para 4,9% a prevalência de DEP entre menores de dois anos entre 1989 e 1996.

Desnutrição energético-protéica crônica – DEP-C (relação estatura/idade < –2 Z)

O Quadro 22-3 mostra que 15,1% dos brasileiros menores de cinco anos de idade apresentavam DEP-C em 1989, e que tais freqüências diminuíram para 10,5% em 1996. A chance de essa alteração ter sido ao acaso é de três em mil. Nas linhas seguintes dessa mesma tabela, fica evidente a limitação das estatísticas consideradas em âmbito nacional para descrever a DEP-C

Quadro 22-3. Prevalências (Prev. %) estimadas e diferenças de prevalências de DEP-C (relação estatura/idade < –2 Z) em menores de 5 anos segundo regiões, situação urbano-rural, educação materna e faixa etária das crianças – inquéritos antropométricos nacionais de 1989 e 1996

	1989				*1996*				*Diferença*	
Amostra	*N*	*Prev. %*	*IC 95%*		*N*	*Prev. %*	*IC 95%*		*(89-96)*	*P**
Brasil	6.919	**15,1**	13,3	16,9	4.056	**10,5**	9,3	11,7	4,6	**0,003**
N	914	**22,9**	18,4	27,4	456	**16,2**	12,7	19,7	6,7	0,055
NE	1.939	**27,2**	23,8	30,5	1.818	**17,9**	15,5	20,3	9,3	**0,000**
SE	1.341	**8,0**	5,6	10,3	983	**5,3**	3,7	6,9	2,7	0,081
S	1.337	**8,2**	6,0	10,4	367	**5,0**	2,3	7,8	3,2	0,175
CO	1.388	**7,8**	5,9	9,8	432	**8,2**	5,2	11,2	–0,4	0,834
Urbana	3.576	**11,8**	9,5	14,1	3.040	**7,8**	6,6	9,0	4,0	**0,004**
Rural	3.343	**22,5**	19,8	25,1	1.016	**19,0**	15,9	22,1	3,5	0,181
EDU +	3.820	**6,9**	5,5	8,3	2.793	**6,8**	5,7	7,9	0,1	0,865
EDU –	3.062	**27,6**	24,9	30,4	1.263	**20,0**	17,2	22,7	7,7	**0,001**
< 24 m	2.776	**13,7**	11,7	15,8	1.668	**10,9**	9,3	12,6	2,8	0,061
≥ 24 m	4.143	**16,0**	14,0	18,1	2.388	**10,1**	8,7	11,6	5,9	**0,000**

**t* de Student com graus de liberdade iguais à diferença entre o número de conglomerados e o número de estratos nos inquéritos.

no país. Para as regiões Norte e Nordeste, as prevalências em 1989 eram superiores a 20%, enquanto para as demais regiões eram inferiores a 10%. Para o Norte e Nordeste, as prevalências em 1996 caem para 16% e 17%, mudanças que têm importância epidemiológica e significância estatística, enquanto as diminuições nas demais regiões do país são de menor intensidade.

Ainda no Quadro 22-3, ficam evidenciados os contrastes representados pela condição de residir em área rural do país ou de ser filho de mãe com menos de quatro anos de escolaridade. Com relação à primeira condição, tanto em 1989 quanto em 1996, são pelo menos duas vezes maiores as prevalências nas áreas rurais do que nas urbanas. No entanto, o decréscimo observado na área urbana é proporcionalmente maior e tem significância estatística. A escolaridade materna, utilizada neste trabalho como indicador socioeconômico, mostra que, no estrato mais pobre das crianças brasileiras, mais de uma em cada quatro (27,6%) apresentavam DEP-C em 1989, enquanto tal desvio ocorria em menos de uma em cada dez crianças (6,9%) no estrato superior. As mudanças no período são inexpressivas para o estrato superior, no entanto, para os mais pobres, ocorreu diminuição de 7,7% na prevalência.

Com relação à faixa etária, ao contrário do observado para DEP, para DEP-C as prevalências e as diminuições de prevalências são maiores para o grupo de maior faixa etária. Esse efeito era esperado, já que a relação estatura/idade dimensiona especificamente o somatório de períodos de privação metabólica que levaram à desaceleração do crescimento longitudinal. Maiores de 2 anos de idade somam maiores riscos de apresentar tais episódios, por ter estado mais tempo expostos ao risco. Já peso para idade, e relação antropométrica da DEP refletem tanto déficits de estatura para idade quanto de peso para estatura, estes últimos sabidamente mais freqüentes entre menores de 2 anos de idade.

Desnutrição energético-protéica atual – DEP-A (relação peso/estatura < –2 Z)

As prevalências estimadas de DEP-A nos inquéritos nacionais de base domiciliar de 1989 e 1996 são baixas, aproximando-se dos 2% considerados normais, ao aceitar-se que o ideal seria atingir a distribuição da população de referência. Tais estimativas, porém, são subestimadas devido aos vieses de sobrevivência e de hospitalização. Crianças com processos agudos e intensos de desnutrição aguda podem morrer ou ser hospitalizadas. Em ambas as situações, não podem ser contadas em estudos transversais baseados em amostras de domicílios. Mesmo assim, pressupondo-se que os vieses ocorreram uniformemente nos dois inquéritos, vemos também que as mudanças nas prevalências estimadas foram de pequena monta, só atingindo significância estatística na região Norte, onde a prevalência cai de 3,1% para 1,2%. Vale notar ainda que as prevalências são maiores entre filhos de mães com menos anos de escolaridade e entre crianças menores de dois anos de idade (Quadro 22-4).

Quadro 22-4. Prevalências (Prev. %) estimadas e diferenças de prevalências de DEP-A (relação peso/estatura < –2 Z) em menores de 5 anos segundo regiões, situação urbano-rural, educação materna e faixa etária das crianças – inquéritos antropométricos nacionais de 1989 e 1996

	1989				*1996*				*Diferença*	
Amostra	*N*	*Prev. %*	*IC 95%*		*N*	*Prev. %*	*IC 95%*		*(89-96)*	*P**
Brasil	6.919	**2,1**	1,5	2,6	4.056	**2,3**	1,8	2,9	–0,3	0,542
N	914	**3,1**	1,8	4,5	456	**1,2**	0,0	2,5	2,0	0,022
NE	1.939	**2,4**	1,7	3,2	1.818	**2,8**	2,2	3,4	–0,4	0,522
SE	1.341	**2,0**	0,7	3,2	983	**2,5**	1,3	3,6	–0,5	0,554
S	1.337	**1,3**	0,7	2,0	367	**0,8**	0,3	1,4	0,5	0,410
CO	1.388	**2,1**	1,1	3,1	432	**2,9**	1,9	3,9	–0,8	0,494
Urbana	3.576	**2,0**	1,3	2,8	3.040	**2,2**	1,6	2,9	–0,2	0,699
Rural	3.343	**2,2**	1,5	2,8	1.016	**2,6**	1,4	3,8	–0,4	0,510
EDU +	3.820	**1,9**	1,3	2,6	2.793	**1,9**	1,3	2,5	0,0	0,973
EDU –	3.062	**2,3**	1,4	3,1	1.263	**3,4**	2,0	4,7	–1,1	0,182
< 24 m	4.137	**3,1**	2,3	3,8	1.668	**3,2**	2,2	4,1	–0,1	0,877
≥ 24 m	2.782	**1,4**	0,4	2,4	2.388	**1,8**	1,1	2,4	–0,4	0,506

**t* de Student com graus de liberdade iguais à diferença entre o número de conglomerados e o número de estratos nos inquéritos.

Anexo 22-1. Exemplo dos procedimentos algébricos executados para o cálculo das nove estatísticas para uma criança

Informações necessárias para o cálculo

Características da criança:

Sexo – masculino
Idade em meses – 12

Peso em quilogramas – 9,1
Estatura em centímetros – 75

Parâmetros do subgrupo da população de referência composto por crianças do sexo masculino e com **12 meses de idade**

Mediana da distribuição de pesos – 10,2 kg

Desvio-padrão da distribuição de pesos – 1,1 kg (A)

Distribuição percentilar dos pesos:

Centil	3	5	10	20	30	40	50	60	70	80	90	95	97
Peso	8,2	8,5	8,8	9,3	9,6	9,9	10,2	10,4	10,7	11,1	11,6	12,0	12,2

Mediana da distribuição das estaturas – 76,1cm

Desvio-padrão da distribuição das estaturas – 2,7 cm (B)

Distribuição percentilar das estaturas:

Centil	3	5	10	20	30	40	50	60,70	80	90	95	97	
Comp.	71,0	71,6	72,6	73,8	74,7	75,4	76,1	76,8	77,5	78,4	79,5	80,5	81,2

Parâmetros do subgrupo da população-padrão composto por crianças do sexo masculino e com 75 cm de estatura

Mediana da distribuição de pesos – 9,8 kg

Desvio-padrão da distribuição de pesos – 0,9 kg (C)

Distribuição percentilar dos pesos:

Centil	3	5	10	20	30	40	50	60	70	80	90	95	97
Peso	8,3	8,5	8,8	9,1	9,4	9,6	9,8	10,0	10,3	10,6	11,0	11,3	11,5

Cálculo das estatísticas referentes à relação peso/idade
(Primeiro grupo de parâmetros A)

Lugar na distribuição percentilar. A criança tem 9,1 kg estando, portanto, abaixo do percentil 20 (9,3 kg) e acima do percentil 10 (8,8 kg). Fazendo interpolação:

9,3 kg	–	8,8 kg	=	0,4 kg
0,4 kg	+	10 centis	=	0,04 kg/centil
9,3 kg	–	9,1 kg	=	0,2 kg
0,2 kg	+	0,04 kg/centil	=	5 centis
20 centis	–	5 centis	=	15 centis

A posição ocupada pela criança é o percentil 15

$$\text{Escore Z} = \frac{\text{valor observado} - \text{medicina da população-padrão}}{\text{desvio-padrão da população-padrão}} = \frac{9{,}1 - 10{,}2}{10{,}2} = \frac{-1{,}1}{10{,}2} = -1$$

$$\text{Afastamento \% da mediana} = \frac{\text{valor observado} \times 100}{\text{mediana da população-padrão}} = \frac{9{,}1 \times 100}{10{,}2} = \frac{910}{10{,}2} = 89{,}2$$

Cálculo das estatísticas referentes à relação peso/idade
(Primeiro grupo de parâmetros B)

Lugar na distribuição percentilar. A criança tem 75 cm estando, portanto, abaixo do percentil 40 (75,4 cm) e acima do percentil 30 (74,7 cm). Fazendo interpolação:

75, 4 cm	–	74,7 cm	=	0,7 cmg
0,7 cm	+	10 centis	=	0,07 cm/centil
75,4 cm	–	75,0 cm	=	0,4 cm
0,4 cm	+	0,07 cm/centil	=	5,7 centis
40 centis	–	5,7 centis	=	34,3

(Continua)

Anexo 22-1. Exemplo dos procedimentos algébricos executados para o cálculo das nove estatísticas para uma criança *(Cont.)*

A posição ocupada pela criança é o percentil 34,3

$$\text{Escore Z} = \frac{\text{valor observado} - \text{medicina da população-padrão}}{\text{desvio-padrão da população-padrão}} = \frac{75 - 76{,}1}{2{,}7} = \frac{-1{,}1}{2{,}7} = -0{,}4$$

$$\begin{array}{c}\text{Afastamento percentual}\\ \text{com relação à mediana}\end{array} = \frac{\text{valor observado} \times 100}{\text{mediana da população-padrão}} = \frac{75 \times 100}{76{,}1} = \frac{7.500}{76{,}1} = 98{,}5$$

Cálculo das estatísticas referentes à relação peso/estatura

(Terceiro grupo de parâmetros C)

Lugar na distribuição percentilar. A criança tem 9,1 kg estando, portanto, no percentil 200

$$\text{Escore Z} = \frac{\text{valor observado} - \text{medicina da população-padrão}}{\text{desvio-padrão da população-padrão}} = \frac{9{,}1}{0{,}9} = \frac{-0{,}7}{0{,}9} = -0{,}8$$

$$\begin{array}{c}\text{Afastamento percentual}\\ \text{com relação à mediana}\end{array} = \frac{\text{valor observado} \times 100}{\text{mediana da população-padrão}} = \frac{9{,}1 \times 100}{9{,}8} = \frac{910}{9{,}8} = 92{,}8$$

REFERÊNCIAS BIBLIOGRÁFICAS

1. Knox EG. *Epidemiology in health care planning.* New York: Oxford University Press, 1979.
2. Lilienfeld AM, Stolley PD. *Foundations of epidemiology.* New York: Oxford University Press, 1980.
3. Jonsson U. As causas da fome. In: Valente FLS. *Fome e desnutrição: determinantes sociais.* 2a ed. São Paulo: Cortez, 1989. p. 5-26.
4. Zerfas A, Jelliffe DB, Jellife EFP. Assessing child nutrition: epidemiological insights. In: Jelliffe DB, Jelliffe EFP. *Advances in international maternal and child health.* Oxford: Claredon Press, 1985.
5. Abramson JH. *Survey methods in community medicine.* 2nd ed. New York: Churchil Livingstone, 1979.
6. Snedecor GW, Cochran WG. *Statistical Methods.* 7th ed. Lowa: The Lowa State University Press Ames, 1980. p. 463.
7. Dean AG, Dean JA, Burton AH, Dicker RC. *Epi Info, Version 5: a word processing, database, and statistics program for epidemiology on micro-computers.* Atlanta: Centers for Disease Control, 1990.
8. Fleiss JL. *Statistical methods for rates and proportions.* 2nd ed. New York: John Wiley & Sons, 1981.
9. Lwanga SK, Lemeshow S. *Sample size determination in health studies: a practical manual.* Geneva: WHO, 1991.
10. Nóbrega FJ. Antropometria, Patologias e malformações congênitas do recém-nascido brasileiro e estudo de associação com algumas variáveis maternas. *J Pediatr* 1985;59(1):113.
11. Barros FC, Victora CG. *Epidemiologia da saúde infantil: um manual para diagnósticos comunitários.* São Paulo: Hucitec Unicef, 1981.
12. Almeida NA, Rouqua Yrol MZ. *Introdução à epidemiologia moderna.* Rio de Janeiro: Apce ABRASCO, 1990.
13. Duncan BB, Schmidt ML. *Delineamento de pesquisa clínico-epidemiológica.* Porto Alegre: UFRGS, 1992.
14. Taddei JAAC, Ribeiro ECO, Gaspar ED, Glatt R, Castilho EA. *Aspectos epidemiológicos do aleitamento materno em uma área periurbana. Relatório de Pesquisa apresentado à Fundação Fard.* Rio de Janeiro: IMS UERJ, 1978.
15. Bracco HN. *Implantação e avaliação de atividades de incentivo ao aleitamento, dirigidas a gestantes, em unidades básicas de saúde.* São Paulo, 1993. (Tese Mestrado – Escola Paulista de Medicina).
16. Sigulem DM. *Contribuição ao estudo da desnutrição energético-protéica em crianças de 6 a 60 meses, no município de São Paulo.* São Paulo: 1980. (Tese Mestrado – Escola Paulista de Medicina).
17. Amigo Cartagena HF. *A mortalidade urbana na infância: um estudo de caso controle na cidade de Recife.* São Paulo: 1990. (Tese Doutorado – Universidade de São Paulo, Faculdade de Saúde Pública).
18. Victora CG, Barros FC, Vaughan JP. *Epidemiologia da desigualdade.* São Paulo: Hucitec, 1988.
19. Jelliffe DB. Evaluacion dei estado de nutrición de la comunidad. Ginebra, Organizacion Mundial de la Salud, 1968.
20. *Organizacion Mundial De La Salud.* Medicíon del cambio dei estado nutricional. Genebra, OMS, 1983.
21. Coulumbier D, et al. *EPINUT um software para análise de inquéritos nutricionais.* Paris: EPICENTRE, 1991.
22. Gomez F. Desnutrición. *Bol Med Hosp Inf Mex* 1946;3(4):543-51.
23. Waterlow JC. Classification and definition of protein energy malnutrition. In: *Nutrition in preventive medicine.* Geneva: World Health Organization, 1976. p. 530-55.
24. Mora JO. Nuevo método para estimar una prevalencia estandarizada de desnutrición infantil a partir de indicadores antropométricos. *Bol Sanit Panam*1989;107(5): 396-408.

BIBLIOGRAFIA

Taddei JAAC, Colugnati FAB, Rodrigues EM, Sigulem DM, Ancona Lopez F. *Desvios nutricionais em menores de cinco anos.* 1a ed. São Paulo: Universidade Federal de São Paulo; 2002. 64p.

Capítulo 23

Aspectos Socioeconômicos da Desnutrição no Brasil

Fábio Ancona Lopez

QUESTÃO ALIMENTAR – ASPECTOS GERAIS

Entre os vários conceitos inadequados relacionados com a alimentação, difundidos entre a população geral e mesmo entre trabalhadores da saúde, o mais arraigado e que mais tem dado origem a falsas interpretações, sem dúvida, é o que aponta a carência de alimentos e/ou o excesso populacional como a causa maior da desnutrição no mundo. Historicamente, esta proposição originou-se a partir das teorias de Malthus, economista inglês que preconizava que, dando-se o crescimento da produção de alimentos em ordem aritmética e o crescimento populacional em ordem geométrica, inevitavelmente passaria a ocorrer, em escala mundial, obrigatória carência de alimentos, gerando fome e desnutrição. Tal hipótese, que serviu de fundamentação teórica, inclusive para o desencadeamento de inúmeros programas ou tentativas de controle demográfico, sofreu, no entanto, contestações permanentes, fundamentadas na constatação da existência, de forma constante, de excedentes alimentares em várias regiões, mesmo naquelas em que a desnutrição se constituía em grave problema de saúde pública.

Após a Segunda Guerra Mundial e por um período que se prolongou por quase três décadas, a Teoria Malthusiana passou por nova fase de aceitação, motivada pela situação atravessada, na época, pelo mundo dividido em dois campos opostos, com seus problemas acentuados e propagados pela Guerra Fria. Os fatores que deram novo impulso a estas idéias, o neomalthusianismo, foram basicamente a constatação de que três quartos da população mundial habitava os países pobres e que, nestes países, observava-se uma grande expansão demográfica. Ao mesmo tempo, no início da década de 1970, observou-se uma grande queda na produção de grãos ao nível mundial, especialmente no Leste Europeu, com conseqüente aumento de preços, pela maior demanda.

Neste período, os organismos internacionais ligados à ONU passaram a dedicar-se, de modo mais atento, ao diagnóstico e a tentativa de equacionamento das questões nutricionais no mundo. Assim, já em 1974, uma das conclusões da Conferência Mundial sobre Alimentação, patrocinada pela FAO, apontava o aumento, na produção mundial *per capita* dos alimentos, acompanhado de um declínio mundial dos preços. Em 1982 constatou-se que a produção mundial de calorias excedia em 50% as necessidades da população mundial, sem que se observasse, paralelamente, nenhum incremento na condição nutricional das populações pobres do globo. Em 1983, o encontro anual de *American Economic Association* obedeceu ao tema: *World Food Problems: Why They Have Not Gone?* e concluiu que a desnutrição crônica continuava se constituindo no principal problema alimentar do mundo e a fome não podia ser identificada com a escassez de alimentos; ela é principalmente decorrente da pobreza e da dificuldade de acesso ao alimento.

O estudo dos fatores determinantes do consumo alimentar, em todo o mundo, confirma, de modo absolutamente consistente, que o principal destes fatores é a renda familiar, ou seja, à medida que a renda cresce, aumenta a quantidade e melhora a qualidade da dieta familiar. Isto ocorre mesmo considerando-se que o desconhecimento possa levar parte destas famílias ao consumo irracional de alimentos, ou mesmo a canalizar a sua renda adicional para gastos supérfluos, situação na qual se deve assumir que o combate à desnutrição deva ser feito por meio de programas de educação nutricional, ou mesmo de suplementação alimentar para grupos específicos.

Juntamente com a renda, o consumo alimentar é determinado, de modo importante, pelo preço dos alimentos básicos que, por sua vez, decorre da oferta agrícola dependente da política econômica do governo.

O tamanho da família, apontado tantas vezes como causa de desnutrição em países pobres, tem, logicamente, seu peso específico dentro de cada condição individual. No entanto, a constatação mundial é de que, à medida que a renda familiar aumenta, diminui o tamanho da família e melhora seu estado nutricional. Deste modo, não parece razoável que apenas uma política de controle de natalidade seja capaz de resolver o problema da fome, sem que se garanta, simultaneamente, uma oferta adequada de alimentos e uma renda mínima à população.

Assim sendo, o problema alimentar pode ser equacionado como um equilíbrio dinâmico entre oferta e demanda, na dependência, entre outras, das seguintes variáveis: estratégia de desenvolvimento, distribuição de renda e nível de educação e emprego.

ASPECTOS RELATIVOS AO BRASIL

Produção de alimentos

A estratégia de desenvolvimento seguida pelo Brasil nas últimas três décadas, baseada na promoção de exportações, com conseqüente transferência de renda de setores agrícolas para a indústria, tem repercutido negativamente na produção alimentar do país. Dentro do próprio setor agrícola tem havido, neste período, profunda discriminação dos produtos de mercado interno com relação aos de exportação (soja) e da cana-de-açúcar (destinada à produção de álcool combustível), abandonando-se progressivamente as culturas de subsistência. Constata-se assim que, no período 1975 a 1987, para uma mesma produção (kg/habitante/ano) de arroz, houve pequeno aumento na produção de milho (em grande parte destinada à criação avícola), enquanto a produção de cana-de-açucar aumentou mais de duas vezes. No mesmo período, a produção dos alimentos básicos para a região mais carente do país – o Nordeste – ou seja, feijão e mandioca, diminuiu em cerca de um terço para cada um. Agravando ainda mais esta situação, os preços reais destes alimentos, no mesmo período, sofreram aumento de cerca de 40%, enquanto o salário mínimo real, padrão habitual de referência para reajustes salariais diminuiu, entre 1970 e 1980, em 35%.

Um aspecto paralelo, porém não menos importante, diz respeito às dificuldades existentes com relação ao armazenamento dos alimentos produzidos. Estima-se que ocorra perda de 30% do total de vegetais produzidos anualmente, enquanto que a cadeia de depósito e comercialização de grãos (tantas vezes apontada como um dos setores de maior corrupção no país) é responsável pela perda de cerca de 20% do total de grãos armazenados. Da safra de 1989 a 1990, dos 54 milhões de toneladas dos principais grãos produzidos, 9,5 milhões foram inutilizados na cadeia de comercialização, correspondendo a 1,8 bilhões de dólares de um total de 9,2 bilhões.

Nível de emprego e distribuição de renda

A análise, mesmo superficial, do nível de emprego da população brasileira mostra-nos um quadro no mínimo alarmante, senão, assustador. O Brasil tem a necessidade de gerar, a cada ano, cerca de 1.500.000 novos empregos, para absorção da mão-de-obra que, obrigatoriamente, deve ser incorporada ao mercado de trabalho. Este número não foi atingido em nenhum ano na última década, havendo períodos em que sequer chegou a 20% desta necessidade. Deste modo, logicamente, tem havido grande aumento da mão-de-obra inserida no mercado informal de trabalho, com aumento de todas as seqüelas sociais decorrentes desta situação. Estima-se que cerca de um terço da população economicamente ativa do meio urbano sobreviva, no mercado informal de trabalho, com rendimentos que não ultrapassam a um salário mínimo *per capita,* fazendo parte do total estimado de 32 milhões de indigentes da população brasileira.

Em termos de distribuição de renda, a situação brasileira mostra-nos um cenário absolutamente triste e perverso, que tem contribuído definitivamente para a manutenção da situação de desnutrição de nossa população.

Dados do IBGE, coletados entre 1981 a 1990, na Pesquisa Nacional por Amostra de Domicílios, mostram-nos a seguinte evolução (Quadro 23-1).

Esta situação, acima evidenciada, não deve ser entendida como conjuntural da última década, pois se tem repetido historicamente. Dados mais antigos indicam que, em 1960, os 60% mais pobres da população detinham apenas 23,4% da renda nacional e, em 1980, passaram a deter o valor ainda menor, de 19,6%. Fica claro, portanto, que o modelo político e econômico seguido pelo país nos últimos 30 anos não possibilitou nenhuma condição objetiva de melhora na condição nutricional da população. Se isto ocorreu, como veremos a seguir, foi decorrência do processo inevitável de modernização da sociedade, sem ter tido, como fator determinante, alguma ação política governamental orientada para o equacionamento da questão nutricional em nosso país.

Quadro 23-1. Distribuição do rendimento (1) mensal da população de 10 anos ou mais de idade segundo os cortes percentuais da população (1981 e 1990)

Cortes percentuais da população de 10 anos ou mais	*Distribuição do rendimento mensal (%)*	
	1981	*1990*
50% mais pobres	13,4	11,2
80% mais pobres	37,3	33,9
10% mais ricos	46,6	49,7
1% mais ricos	13,0	14,6

Fonte: Fundação IBGE – Pesquisa Nacional por Amostra de Domicílios, 1981 e 1990.
Elaboração: IPEA: Coordenadoria de Política Social. (1) Pessoas de 10 anos ou mais, com rendimento de todas as fontes, tais como: trabalho, pensões, aposentadorias, aluguéis etc.

SITUAÇÃO ALIMENTAR E NUTRICIONAL NO BRASIL

Renda × carências encontradas

Qualquer tentativa de análise das condições de alimentação e nutrição da população brasileira sofre, de início, grande limitação decorrente do fato de, em nível nacional, existirem apenas dois levantamentos realizados com intervalo de 15 anos. Referimo-nos ao Estudo Nacional de Despesa Familiar (ENDEF), realizado em 1974, e à Pesquisa Nacional sobre Saúde e Nutrição (PNSN), desenvolvida em 1989. A inexistência, em qualquer nível, de Sistemas de Vigilância Nutricional, com fornecimento de dados de forma contínua ou a intervalos definidos, leva-nos à necessidade da análise de apenas dois flagrantes isolados, razoavelmente comparáveis, da condição nutricional da nossa população. Não há elementos, no entanto, para que se possa afirmar, com certeza, se as curvas que mostram a evolução da desnutrição, em nosso meio, têm comportamento regular, se houve ou não períodos de aceleração ou desaceleração na melhora dos índices ou, ainda, se no momento atual de grave recessão econômica, encontramo-nos em situação de melhora, de piora, ou estacionária, com relação a estes índices.

Apesar desta situação, alguns dados obtidos destes trabalhos e de outros, em nível local, permitem chegar a algumas conclusões de extrema importância para a compreensão do problema nutricional do país. A mais importante destas conclusões é de que a carência básica exibida pela população brasileira é de ordem quantitativa, calórica, portanto, e não qualitativa, ou seja, protéica.

Trabalhos sucessivos de determinação de taxas de cobertura de calorias e proteínas, por estrato econômico, têm demonstrado que, no correr do tempo, as famílias de baixa renda têm sofrido de inadequação progressiva quanto à cobertura calórica (Quadro 23-2), ao passo que a cobertura protéica mantém-se sempre adequada, mesmo nos estados mais pobres do país.

A importância da renda familiar na determinação de possibilidade de adequação nutricional das famílias pode ser avaliada pelo Quadro 23-3. A observação deste quadro permite-nos algumas conclusões importantes: inicialmente, a óbvia

Quadro 23-2. Taxas de cobertura de calorias e proteínas por estrato econômico

Taxa de cobertura	*Anos*	*1961/62*	*1967/70*	*1974/75*
Família de baixa renda	Calorias	124,1	91,1	75,5
	Proteínas	123,8	86,2	120,5
Família de alta renda	Calorias	174,9	109,6	106,8
	Proteínas	198,6	108,1	276,0

Fontes: FGV: Fundação Getúlio Vargas – 1961/62; DIEESE: Departamento Intersindical de Estatística e Estudos Socioeconômicos – 1969/70; ENDEF: Estudo Nacional da Despesa Familiar, realizado pela FIBGE: Fundação Instituto Brasileiro de Geografia e Estatística – 1974/75.

Quadro 23-3. Famílias com consumo adequado e não-adequado simultaneamente em calorias e proteínas por classes de renda do município de São Paulo

Renda familiar per capita *em salário mínimo*	*Famílias adequadas (%)*	*Famílias não-adequadas (%)*
0 ⊣ 0,25	28,6	71,4
0,25 ⊣ 0,5	49,4	50,6
0,5 ⊣ 0,75	72,6	27,4
0,75 ⊣ 1,0	82,6	17,4
1,0 ⊣ 1,5	89,8	10,2
1,5 ⊣ 2,0	91,2	8,8
2,0 ⊣ 3,0	91,9	8,1
3,0 ⊣ 4,0	92,2	7,8
4,0 ⊣ 5,0	93,6	6,4
5,5 ⊣ ou mais	98,2	1,8

Fonte: Alves, E.L.G, Nível Alimentar, renda e educação. *In:* Estudo econômico, v. 7, n 22, 1977.

relação, assinalada anteriormente, entre renda e consumo alimentar; em segundo lugar, a constatação de que, quanto mais baixo o nível de renda, maior é a possibilidade de melhorar a adequação alimentar com incrementos muito pequenos desta renda. Observe-se, por exemplo, que um aumento de 25% de salário mínimo aumenta de 28,6 para 49,4 a percentagem de famílias adequadas entre as mais pobres, o que corresponde a um ingresso de 20,8% das famílias no nível de adequação. Por outro lado o aumento de um salário mínimo, no nível entre 3 a 4 salários, acrescenta apenas 0,3% de famílias ao grupo adequado. Estes dados reforçam a idéia de que, na presença de grandes carências, pode haver a possibilidade de obtenção de melhoras significativas com medidas de intervenção de pequeno porte, assim como o aumento de 0,25% do salário mínimo na renda familiar *per capita.*

Prevalência da desnutrição

Neste item, e nos seguintes, avaliaremos os dados relativos à desnutrição e ao crescimento estatural da nossa população, obtidos nos levantamentos do ENDEF e do PNSN, já citados.

A análise da condição nutricional de gestantes e de recém-nascidos, obtida de outros trabalhos, será analisada em outros capítulos desta obra.

Os quadros seguintes (Quadros 23-4 e 23-5) indicam a prevalência (%) de desnutrição em crianças menores de cinco anos, segundo a faixa etária e a mesma prevalência por regiões e a situação rural ou urbana.

A análise dos dados acima apresentados leva a algumas conclusões importantes, ou seja:

- Tanto para os casos de desnutrição leve como para o total, já existe um número muito alto de desnutridos no primeiro trimestre de vida, que indica, seguramente, que o desmame precoce ainda ocorre em nível muito alto. Ao

Quadro 23-4. Prevalência (%) de desnutrição em crianças menores de 5 anos segundo a faixa etária – Brasil, 1989, classificação de Gomez – peso/idade

Faixas etárias	*Desnutrição leve*	*Desnutrição moderada e grave*	*Total*
0-5 meses	15,8	6,0	21,8
6-11 meses	19,7	6,7	26,4
12-23 meses	26,3	5,4	31,7
24-59,9 meses	27,9	4,6	32,5
Total	**25,6**	**5,1**	**30,7**

Quadro 23-6. Desnutrição em crianças de 0 a 5 anos por região – Brasil, 1989, classificação de Gomez – peso/idade

Região	*Formas leves*	*Formas moderadas e graves*	*Total*
Norte	213.312	46.841	260.153
Nordeste	2.085.883	544.813	2.630.696
Sudeste	1.224.661	173.370	1.398.031
Sul	380.830	41.440	422.270
Centro-Oeste	286.602	26.421	313.023
Brasil	**4.191.288**	**832.885**	**5.024.173**

Fonte: PNSN, 1989.

mesmo tempo, observa-se, para estas duas situações, um aumento progressivo do número de casos até os 24 meses, com aumentos inexpressivos a partir daí. Deste modo, podemos caracterizar as crianças menores de 2 anos como grupo prioritário para o recebimento de ações preventivas de controle da desnutrição.

- O comportamento da desnutrição moderada ou grave segue caminho inverso, ou seja, cresce até o final do primeiro ano de vida, diminuindo a seguir.

Duas atitudes de intervenção ressaltam-se como fundamentais, portanto, para este grupo etário: medidas de incentivo ao aleitamento materno e orientação adequada para o desmame a partir do 4º ao 6º mês de vida.

Quadro 23-5. Prevalência (%) de desnutrição em crianças menores de 5 anos por região e situação – Brasil, 1989, classificação de Gomez – peso/idade

Região	*Situação*	*Todas as formas*	*Formas moderadas e graves*
Norte	Rural*		–
	Urbana	42,3	7,6
	Total	42,3	7,6
Nordeste	Rural	52,7	11,6
	Urbana	39,3	7,4
	Total	46,1	9,6
Sudeste	Rural	32,6	3,7
	Urbana	19,5	2,5
	Total	21,7	2,7
Sul	Rural	20,0	2,0
	Urbana	16,6	1,6
	Total	17,6	1,7
Centro-Oeste	Rural	29,8	2,7
	Urbana	24,3	2,0
	Total	25,7	2,1
Brasil	**Rural**	**41,6**	**7,8**
	Urbana	**25,7**	**3,8**
	Total	**30,7**	**5,1**

Fonte: PSNS, 1989.
*O Norte rural não foi pesquisado por razões operacionais, pela grande extensão territorial e pela baixa densidade demográfica.

Com relação ao Quadro 23-5, os aspectos mais importantes que devem ser assinalados são os seguintes:

- As taxas de desnutrição no Nordeste são duas vezes mais altas que as encontradas nas demais regiões do país, exceção feita à região Norte.
- A percentagem de formas moderadas e graves, com relação ao total, nas regiões onde este total é maior, é praticamente o dobro do que ocorre nas demais regiões. Por exemplo, o total de desnutridos na região Sul é 17,6% e o de graves é 1,7%, enquanto no Nordeste, para um total de 46,1% encontramos formas moderadas e graves em 9,6%.

Como último aspecto, para reforçar esta afirmação, observa-se o Quadro 23-6.

Por estes dados conclui-se que na região Nordeste encontram-se mais da metade das crianças desnutridas do país, enquanto o Sudeste, apesar da freqüência relativa muito menor, concentra o segundo coeficiente de desnutridos, em número absoluto. A conclusão imediata é a de que se deve, sem dúvida, destinar à região Nordeste os maiores recursos para a prevenção da desnutrição, devendo esta região merecer prioridade na solução deste problema.

DESNUTRIÇÃO INFANTIL ENTRE 1974 E 1975 (ENDEF) E EM 1989 (PNSN)

Os Quadros 23-7 e 23-8, reproduzidos a partir do relatório do PNSN, indicam os valores da desnutrição em crianças menores de 5 anos, em prevalência e em número absoluto, obtidos nos inquéritos do ENDEF e do PNSN.

Conforme assinala o relatório do PNSN, considerando o país como um todo, verifica-se que a prevalência atual é bastante inferior àquela observada em meados da década de 1970. A redução da prevalência é de um terço para todas as formas de desnutrição e de quase dois terços para as formas moderadas e graves. Embora, em todas as regiões do país, detectem-se reduções importantes, é preocupante observar que

Quadro 23-7. Prevalência (%) de desnutrição em crianças menores de 5 anos em dois inquéritos nacionais: ENDEF, 1974, e PNSN, 1989 – classificação de Gomez – peso/idade

	Todas as formas			*Formas moderadas e graves*		
Região	*ENDEF, 1974*	*PNSN, 1989*	*Variação (%)*	*ENDEF, 1974*	*PNSN, 1989*	*Variação (%)*
Nordeste	56,5	46,0	–18,7	21,2	10,1	–52,3
Sul + Sudeste	38,6	20,6	–46,6	8,2	2,4	–70,7
Norte + Centro-Oeste	49,5	31,3	–36,8	15,5	4,0	–74,2
Brasil	**46,1**	**30,7**	**–33,4**	**13,6**	**5,1**	**–62,5**

Fonte: PNSN, 1989.
Banco Mundial, Relatório nº 2604/BR, 1979 – Anexo III.

na região Nordeste – exatamente a mais castigada pela desnutrição – as reduções sejam menos expressivas. Tal fato determina um aprofundamento das diferenças que separam o Nordeste do restante do país. Verifica-se, por exemplo, que o diferencial com o Sul e o Sudeste do Brasil, com relação a desnutrição moderada e grave, salta entre as duas pesquisas de 2,5 para 4 vezes.

Como já foi exposto anteriormente, não ocorreu, entre os dois períodos estudados, nenhuma alteração potencialmente favorável à melhora do estado nutricional, naqueles aspectos que poderiam estar diretamente ligados ao consumo de alimentos por parte da população. Já apontamos que não houve aumento na produção de alimentos, que a distribuição de renda apresentou perfil cada vez mais concentrador, que o nível de emprego baixou entre os períodos estudados e que o poder de compra real diminuiu. Devemos, portanto, atribuir esta mudança a fatores menos imediatos que incidem indiretamente sobre o estado nutricional da população.

A análise de dados obtidos entre os levantamentos do ENDEF e do PNSN demonstra que houve, neste período, evolução favorável de alguns indicadores sociais, dos quais o mais notável foi, sem dúvida, a diminuição da mortalidade infantil a partir do meio da década de 1970. Esta ocorrência deu-se paralelamente à expansão da cobertura de determinados serviços públicos, especialmente na área de saneamento ambiental, sobretudo o abastecimento de água. Ao mesmo tempo, neste período, houve significativo aumento de cobertura vacinal prestada pela rede de saúde, com a instituição das Campanhas Nacionais de Vacinação. Em período posterior, a partir do início da década de 1980, devem ser assinalados, como fatores importantes na diminuição da mortalidade infantil, a queda da fecundidade e o aumento na freqüência do aleitamento materno.

Podemos afirmar com certeza que os mesmos fatores, que influenciaram positivamente na queda da mortalidade infantil, tiveram repercussão positiva sobre os índices de desnutrição. Além daqueles diretamente ligados a estes eventos apontados acima, devemos ainda levar em consideração as profundas mudanças operadas nos últimos 30 anos na sociedade brasileira, decorrentes do processo de modernização ocorrido em quase todos os setores. Entre estas mudanças, citam-se a industrialização crescente, a penetração maciça dos meios de comunicação, o aumento de facilidade e intensidade da mobilização espacial, o maior acesso a bens e serviços modernos e a maior participação no mercado de consumo, mesmo que periférica e quase marginal.

Estas conclusões são fortemente corroboradas pela evidência de que os menores índices de desnutrição são sempre encontrados em centros urbanos, o que justifica, *a priori*, ainda, a existência de fluxos migratórios intensos que aparentemente tanto dificultam o chamado "bem-estar social" dos grandes centros. É óbvio que, enquanto não houver um mí-

Quadro 23-8. Número de crianças desnutridas menores de 5 anos em dois inquéritos nacionais: ENDEF, 1974, e PNSN, 1989 – classificação de Gomez – peso/idade

	Todas as formas		*Formas moderadas e graves*	
Região	*ENDEF, 1974*	*PNSN, 1989*	*ENDEF, 1974*	*PNSN, 1989*
Nordeste	3.366.000	2.630.696	1.264.000	544.813
Sul + Sudeste	3.565.000	1.820.301	758.000	214.810
Norte + Centro-Oeste	999.000	573.176	313.000	73.262
Brasil	**7.928.000**	**5.024.173**	**2.335.000**	**832.885**

Fonte: PNSN, 1989.
Banco Mundial, Relatório nº 2604/BR, 1979 – Anexo III.

nimo de transferência de recursos para as regiões mais pobres, tal situação vai perdurar, com todas as suas conseqüências e complicações.

Um último aspecto que deve ser comentado na análise da desnutrição da criança brasileira é o seu reflexo a médio e longo prazos no crescimento estatural da população. Os dados obtidos indicam que, analisados pelo índice altura/idade, a distribuição estatural da população brasileira mostra um excesso de crianças com altura inferior à esperada para sua idade, comparada ao padrão NCHS. Quando analisado o índice peso/altura, este se apresenta praticamente igual ao padrão de referência. Esta situação mostra que a natureza de desnutrição nas crianças brasileiras é de caráter mais crônico do que agudo que, em conseqüência, quando se comparam dados obtidos em diferentes idades, nossa situação com relação ao padrão é profundamente desfavorável, a saber:

- A partir do quinto mês de vida, em decorrência do desmame precoce, agravos nutricionais e infecciosos, o comprimento da criança brasileira torna-se inferior ao padrão, de modo que, com 1 ano de idade, os meninos e as meninas brasileiros são 2 cm e 1 cm, respectivamente, mais baixos que a população de referência (Fig. 23-1).
- Aos 7 anos de idade, a diferença de altura é de cerca de 3,5 cm para as meninas e 4 cm para os meninos, representando um déficit de cerca de 3% para os dois sexos, em decorrência das condições desfavoráveis de crescimento.
- Aos 18 anos, completado o crescimento, a diferença de altura entre brasileiros e o padrão NCHS é de 7 cm, de modo que a mediana final da mulher brasileira corresponde à altura de meninas americanas de 12-13 anos e a dos meninos corresponde à de um menino americano de 15 anos, ainda em pleno crescimento.
- Como resultado final, a estatura mediana da população brasileira encontra-se próxima ao percentil 10 do NCHS (Fig. 23-2).
- A divisão da população brasileira em faixas de renda mostra que, à medida que a renda familiar, em salários mínimos, é mais alta, a estatura aproxima-se mais do padrão de referência (Fig. 23-3).
- A comparação da estatura entre crianças de zona urbana e zona rural, nas mesmas regiões, mostra sempre crescimento maior na criança de zona urbana, corroborando os aspectos anteriormente apontados de influência de modernização social sobre a desnutrição (Fig. 23-4).
- Cerca de 20% da população adulta jovem no Brasil encontra-se em níveis de altura abaixo de dois desvios-padrão da média da população de referência, configurando a situação de nanismo nutricional. Este número é quatro vezes maior nos membros das famílias de mais baixa renda comparados com os de renda mais alta (Quadro 23-9).

Como conclusão, gostaríamos de enfatizar que, apesar de a mudança da situação macroeconômica do país, decorrente de sua política socioeconômica, não estar ao alcance da atua-

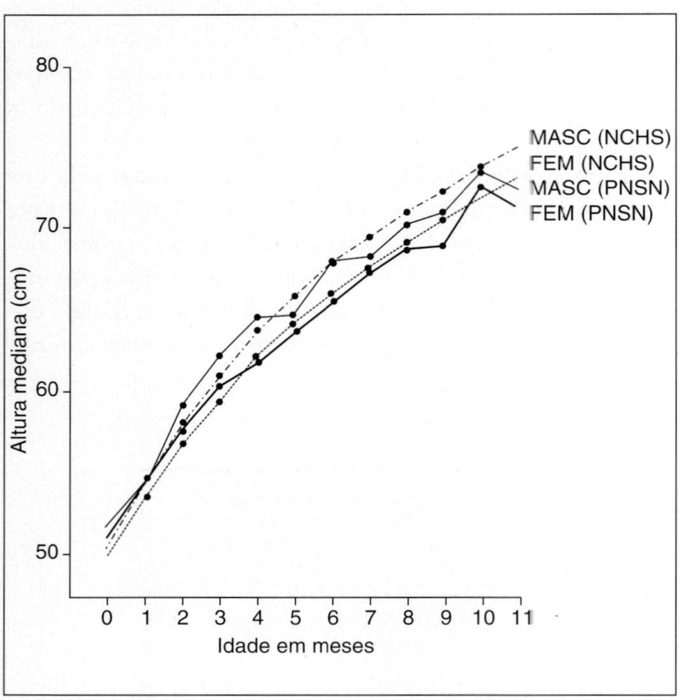

Fig. 23-1. Curvas de crescimento de crianças brasileiras no primeiro ano de vida; comparação com o padrão antropométrico NCHS.
Fontes: INAN-PNSN, 89.
NCHS

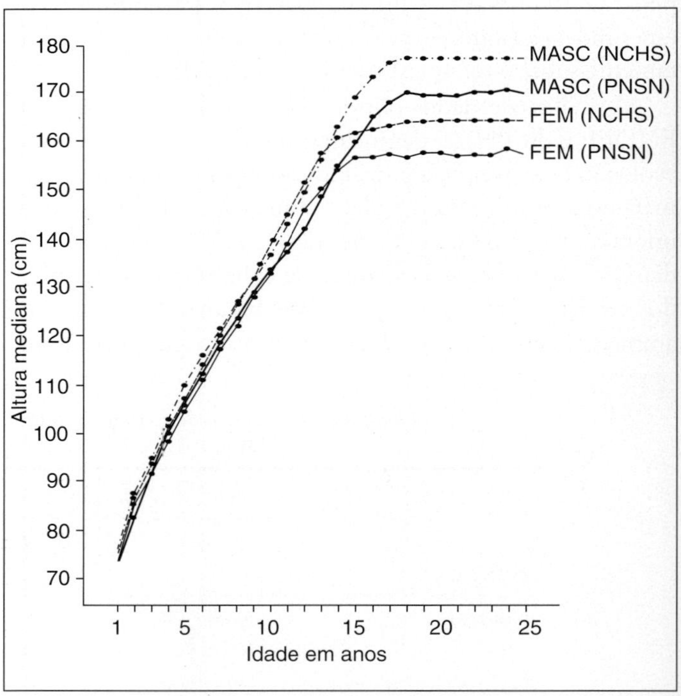

Fig. 23-2. Curvas de crescimento da população brasileira; comparação com o padrão antropométrico NCHS.
Fontes: INAN-PNSN, 89.
NCHS

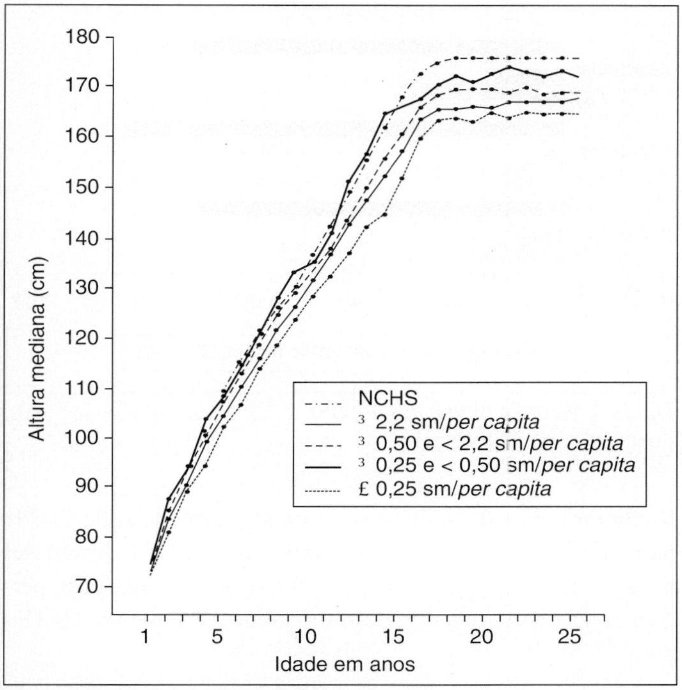

Fig. 23-3. Curvas de crescimento da população brasileira masculina segundo faixas de renda domiciliar *per capita*.
Fontes: INAN-PNSN, 89.
NCHS

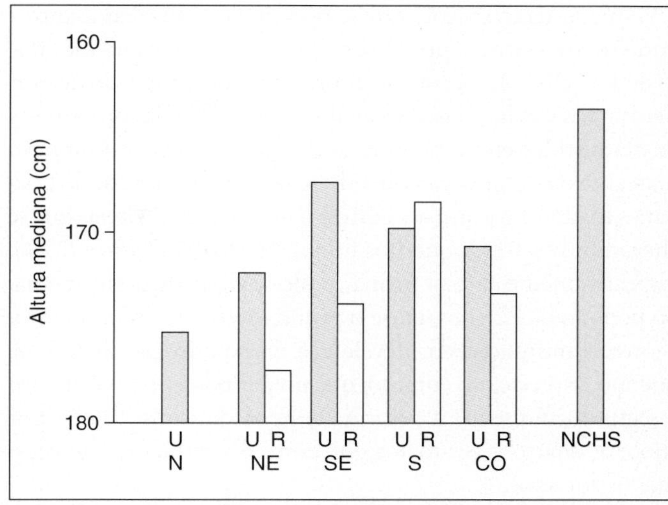

Fig. 23-4. Medianas de altura de indivíduos do sexo masculino com 18 anos de idade para áreas urbana e rural das cinco regiões do país; comparação com o padrão antropométrico NCHS.
Fontes: INAN-PNSN, 89.

ção dos trabalhadores em saúde como tal, existe uma extensa área na qual estes trabalhadores devem estar profundamente inseridos para poder contribuir para a reversão de alguns destes índices tão negativos. Assim, devem ser assinaladas as possibilidades de atuação na área materno-infantil, com desenvolvimento de pré-natal adequado, boa assistência ao parto, alojamento conjunto e estímulo ao aleitamento materno. Devem ser cada vez mais implementadas todas as medidas ligadas às ações básicas de saúde, como a monitoração do crescimento, imunização, terapia de reidratação oral e controle às doenças respiratórias de infância. Deve-se buscar e cobrar, na área institucional, maior coerência na alocação de recursos, com realização de projetos que envolvam diagnósticos de situações e avaliações do impacto dos programas instituídos.

Finalmente, e esta é uma posição obrigatória de toda a sociedade, quando se fala em combate à desnutrição, deve ser estimulada, por todos os modos possíveis, a vontade política de reverter o problema, sem a qual nenhuma medida tomada poderá levar a resultados concretos, pois, na área social, só resulta em positivo aquilo que conta com a participação efetiva de todos os envolvidos.

No momento atual é importante atentar para aspectos ligados à transição nutricional no Brasil e suas repercussões sobre a prevalência de desnutrição (Taddei, Colugnati, Rodrigues, 2004).

O terceiro inquérito nacional por amostra de domicílio que incluiu antropometria foi a Pesquisa Nacional sobre Demografia e Saúde (PNDS), realizada pela Sociedade Civil de Bem-Estar Familiar do Brasil (BEMFAM), em 1996, com o apoio técnico da FIBGE e do INAN.

Quadro 23-9. Prevalência de nanismo* na população adulta jovem (20 a 25 anos) brasileira por regiões e situações

	Brasil			*Norte*			*Nordeste*			*Sudeste*			*Sul*			*Centro-Oeste*		
	Tot.	Urb.	Rur.	Tot.	Urb.	Rur.	Tot.	Urb.	Rur.	Tot.	Urb.	Rur.	Tot.	Urb.	Rur.	Tot.	Urb.	Rur.
Homens	20,94	18,76	27,35	_	34,96	_	33,58	30,37	37,68	14,30	13,33	19,92	15,71	16,66	13,63	20,04	19,26	22,46
Mulheres	19,63	17,19	28,32	_	33,29	_	28,73	23,70	37,72	14,44	13,64	20,33	16,05	14,64	19,33	17,84	16,76	22,84

Por faixas de renda domiciliar per capita

	0,0-0,25 SM	*0,25-0,50 SM*	*0,50-2,20 SM*	*≥ 2,20 SM*
Homens	36,80	27,52	18,74	7,7
Mulheres	34,13	25,43	15,63	10,36

*Alturas iguais ou inferiores a – 2 desvios-padrão da média para a população de referência.
Fonte: INAM-PNSN, 89.

Apesar das restrições que se possam fazer aos dados antropométricos relativos, principalmente aos lactentes, no inquérito de 1974/1975, e à falta de informação sobre precisão de estimativa nos três inquéritos, a análise comparada das proporções de desnutridos entre menores de 5 anos evidencia diminuição marcante da desnutrição quando se utiliza o indicador de peso para a idade com ponto de corte em –2 Z. As estimativas que se chegaram nos três inquéritos foram de 18,4%, 7,1% e 5,7%, respectivamente. Dessa forma, pode-se dizer que, em média, no período de 22 anos, entre o primeiro e o terceiro inquérito, ocorreu diminuição da prevalência da desnutrição de 0,57% por ano. Note-se, no entanto, que no período entre o primeiro e segundo inquérito a velocidade de decréscimo (0,8% por ano) foi quatro vezes maior que entre o segundo e o terceiro (0,2% por ano).

Os dados dos três inquéritos mostram ainda que, mesmo tendo diminuído a desnutrição infantil em todas as regiões do país, tais melhoras foram mais marcantes nas regiões mais desenvolvidas, de forma a aprofundar as diferenças inter-regionais. Assim, na região Sul, as prevalências da desnutrição em menores de 5 anos foram de 11,7%, 2,5% e 2%, nos três inquéritos nacionais, enquanto, para a região Nordeste, tais taxas foram de 27%, 12,8% e 8,3%. Ocorreu, portanto, diminuição relativa de 82,9% na região Sul entre o primeiro e o terceiro inquérito, enquanto, para a região Nordeste, a diminuição relativa constatada foi de 69,2%. A diferença da redução percentual relativa de aproximadamente 13 pontos (82,9 menos 69,2) não traduz de forma completa as mudanças ocorridas no período.

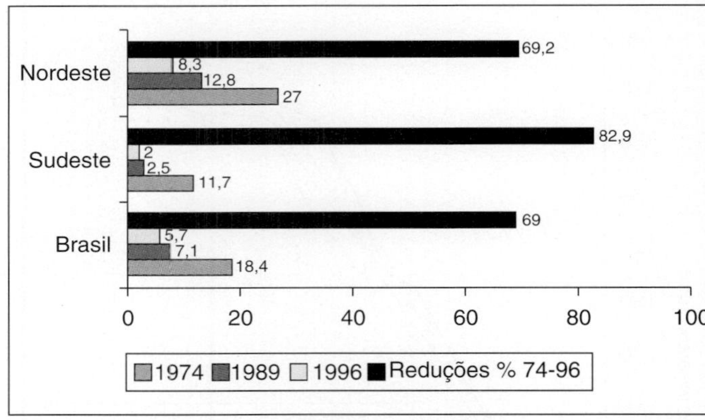

Fig. 23-5. Prevalências (%) da DEP (P/I < –2 Z) entre menores de 5 anos, Brasil, 1974-1989-1996.

Melhoras para reduzir em um ponto as prevalências de 11,7% para níveis populacionais de normalidade (2%) devem ser mais intensas do que melhorias para reduzir em um ponto percentual as prevalências de desnutrição de 27% para 8,3% (Figura 23-5).

BIBLIOGRAFIA

Taddei JAAC, Colugnati FAB, Rodrigues EM. Transição nutricional em menores de cinco anos: evidências dos inquéritos antropométricos brasileiros. In: Cardoso AL, Lopes LA, Taddei JAAC. *Tópicos Atuais em Nutrição Pediátrica, Série Atualizações Pediátricas.* 1ª ed. São Paulo: Atheneu, 2004. Cap. 2. p.11-43.

Capítulo

24

Políticas de Alimentação e Nutrição

Suzana de Souza Queiroz
Fernando José de Nóbrega

É indiscutível a importância de conhecermos as ações que foram desenvolvidas no setor de alimentação e nutrição em nosso país. Evidentemente este conhecimento permite uma análise crítica, que certamente servirá para mais bem direcionar nossas ações futuras.

A leitura do relatório sobre "Alimentação e Nutrição no Brasil", lançado pelo Ministério da Saúde e Instituto Nacional de Alimentação e Nutrição,[1] permite uma retrospectiva dos caminhos que o país traçou, especificamente, nesta área, e que estão, sucintamente, relacionados abaixo.

Quanto a este aspecto, podemos até nos surpreender diante do fato de que já data da época da Colônia e do Império a tomada de decisões pertinentes à alimentação e nutrição, como a obrigatoriedade de plantio de certos alimentos, com a finalidade de melhorar a alimentação, bem como de reduzir carências específicas.

Já em 1918 foi estabelecido o Comissariado de Alimentação Pública e, a partir de 1930, com as profundas transformações sociais que permitiram o surgimento do proletariado e com o estabelecimento do salário mínimo, emergiu a oportunidade de se delinear o poder da compra de gêneros alimentícios essenciais mínimos.

Apesar destes antecedentes históricos, podemos concluir que foi efetivamente a partir de 1940 que o Brasil se posicionou mais claramente com uma política de alimentação. Criou-se então o Serviço de Alimentação da Previdência Social (SAPS), tendo como objetivo o barateamento de certos alimentos, o funcionamento de restaurantes para trabalhadores e o fornecimento de alimentos, em empresas, por meio de refeitórios.

O primeiro Plano Nacional de Alimentação foi traçado sob a liderança de Josué de Castro, por meio do Comitê Nacional de Organização de Alimentação e Agricultura das Nações Unidas – FAO. Foi nesta época (década de 1950) que se colocou a preocupação do país com os principais problemas nutricionais e a desnutrição foi então mencionada como grande problema de saúde pública e que, como tal, deveria ser combatida de maneira eficaz. Foi decorrente desta priorização que foi evidenciado o grupo materno-infantil.

A partir de 1950, realmente, foram instalados vários programas de alimentação no país, e, frente à nova situação social, com crescente processo de migração campo-cidade, implantou-se o setor de Abastecimento de Alimentos de Áreas Urbanas.

Nesta mesma década, a UNICEF havia sido fundada e apresentava-se como órgão de grande importância na atenção às crianças abandonadas no período pós-guerra, dedicando sua atenção às crianças de países em desenvolvimento. Desta forma, passou a colaborar com os programas de distribuição de leite para diversos países. A Comissão Nacional de Alimentação (CNA) teve o papel de assessorar e orientar o programa de cada Departamento de Saúde Estadual e sua execução.[2]

No princípio da década de 1690, com assistência da UNICEF, da FAO e da OMS, foram organizados, no âmbito da América Latina, os Programas Integrados de Nutrição Aplicada, com grande enfoque educativo, tentando-se implementar ações que usavam não só o consumo de alimentos, como também sua produção em nível local. Neste momento, foram envolvidos vários setores como educação, saúde, agricultura, entre outros.[3]

No Brasil, após a extinção do CNA, foi criado, em 1972, o Instituto Nacional de Alimentação e Nutrição, que teve dentre suas principais atribuições, "assistir o governo na formulação de Política Nacional de Alimentação e Nutrição e funcionar como órgão central de incentivo, apoio e coordenação de alimentos nesta área". Nesta ocasião, foi criado o Programa Nacional de Alimentação e Nutrição, mais conhecido como PRONAN I, e que, na realidade, não chegou a ser operacionalizado e teve curta duração (3 anos). Dentre os objetivos do PRONAN I, situava-se a assistência associada à suplementação alimentar, a grupos mais vulneráveis como gestantes, nutrizes e pré-escolares de famílias de menor renda. A partir de 1976, foi aprovado o decreto que institucionalizava o PRONAN II, com a proposta de constituir-se em agente de racionalização e modernização de todo o sistema de produção e comercialização de alimentos e, ainda, "a identificação da cesta básica brasileira, por um lado, e por outro, a organização dos pequenos produtores para plantar e comercializar estes alimentos, sem as intermediações desnecessárias, que permitiria, em médio prazo, uma correção dos mecanismos de distribuição de renda, contribuindo para integrar todos os brasileiros no processo de crescimento econômico da nação."[1] Aderiram ao PRONAN II vários outros ministérios que procuravam dar maior respaldo à proposta: Programa de Merenda Escolar, coordenado pelo Ministério da Educação e Cultura; Programa de Nutrição e Saúde (PNS), coordenado pelo INAN; Programa de Complementação Alimentar (PCA), supervisionado pelo Ministério da Previdência e Assistência Social, por meio da Legião Brasileira da Assistência; e o Programa de Assistência ao Trabalhador (PAT), dirigido pelo Ministério do Trabalho. O PNS constituiu-se em um componente visando a ação integrada à saúde, tendo como grupos de risco a mulher e a criança.[1,2]

Frente a estes aspectos colocados, podemos tecer algumas considerações do porquê de tão poucos resultados terem sido obtidos, levando-se em consideração que o objetivo maior, de todas as ações desenvolvidas, era a obtenção da melhora da condição nutricional da população. Behar,[3] em sua análise crítica dos programas de nutrição aplicados na América Latina, coloca muito bem alguns aspectos que, indiscutivelmente, podem ser responsabilizados pelos avanços pouco efetivos. Um ponto levantado pelo autor é o fato de a maioria das propostas não ser elaborada e subsidiada pelos próprios países onde são detectados os maiores problemas nutricionais e sim por organismos internacionais ou bilaterais, que apóiam e estimulam o desenvolvimento local. Se, por um lado, esta ajuda é salutar, por outro, pode ser um grande problema, pois permite que os países receptores fiquem à mercê de interesses externos, com chances de interrupções da ajuda a qualquer momento, frente aos resultados obtidos ou pela implantação de uma nova proposta. Quanto a este fato, o autor também assinala que as mudanças de propostas dificilmente ocorrem em função das experiências acumuladas, que por sua vez poderiam, por meio de avaliações, direcionar mais adequadamente as ações, para que os avanços fossem obtidos com melhores rendimentos.

O estabelecimento de distribuição de leite pode ser um bom exemplo de como os programas são muitas vezes priorizados, pois ficou bastante claro que, na ocasião de sua introdução, nos países em desenvolvimento, havia interesse de escoamento de excedentes dos países produtores.[2] O mesmo fato foi observado com a soja.

Behar[3] também considera que a distribuição gratuita do leite em países da América Latina seguiu uma atitude paternalista estabelecida na época e refletia um pensamento tipicamente europeu, pois em nenhum momento foi considerado o alto percentual de intolerância ao leite, em muitas populações da América Latina, bem como a falta de conhecimento em se evitar a contaminação.

A tentativa de extensão dos programas de nutrição para outros setores no intuito de introduzir hábitos alimentares saudáveis, pelo incentivo de plantio de hortas em escolas, comunidades e outros locais, também não chegou a representar lucros significativos. Nesta análise, Behar[3] considerou que os fatores adversos superaram os benefícios: os professores e/ou demais técnicos envolvidos com a proposta não se consideravam responsáveis por tais atribuições; a falta de planejamento relacionado com o espaço físico, com os custos e com o acesso à água e à divisão de responsabilidades em dias de férias e feriados. Todos estes fatores, sem dúvida, contribuindo para a falta de continuidade da proposta.

Com o advento do PRONAN II, no Brasil, pode-se entender o aspecto mais amplo dos objetivos até então delineados, ou seja, a extrapolação do âmbito da saúde, à semelhança do que já se preconizava pelos organismos internacionais, com intervenções claras do processo econômico.

Infelizmente, apesar de todo grau de importância que lhe foi conferido, este programa não passou impune aos drásticos cortes orçamentários. Além disso, foi constatado que o esforço multissetorial da proposta não teve respaldo, ficando apenas no âmbito da saúde e da educação, com pouca interação com a área econômica, de maneira a falir o seu objetivo principal. Praticamente, o que restou foi a manutenção e a ampliação dos programas de suplementação alimentar.[1]

Em análises de programas de suplementação alimentar, sempre é referido que estes dificilmente se sustentam como proposta isolada. Observando-se a pirâmide de Chandra, são evidenciadas, em sua base, ações como desenvolvimento socioeconômico, aleitamento materno e imunização, vindo a seguir, no próximo degrau, água limpa, educação para saúde e saneamento, posteriormente, terapia de reidratação oral e gráfico de peso e, somente no topo da pirâmide, situam-se os recursos destinados à alimentação, ou seja, se não existir a base, a proposta de suplementação perde completamente o seu sentido.

Quando a análise crítica é estendida, para se verificar se o alimento está chegando à população-alvo, entende-se, realmente, como a maioria das propostas é altamente limitada pois, de modo geral, o alimento dificilmente chega para aqueles que mais necessitam, quer por dificuldade de acesso, quer pela utilização dos alimentos para outros propósitos.[3]

Na década de 1980, depois da Conferência de Alma Ata, concluiu-se que as atividades de nutrição deveriam estar enquadradas nas Ações Básicas do Programa de Atenção Primária à Saúde. Esta proposta desenvolveu-se, efetivamente, em poucos países; entretanto, São Paulo foi um estado brasileiro que caminhou nesta direção, embora por muito pouco tempo, pois com a descentralização da saúde, o nível central perdeu o poder de decisões, bem como os mecanismos de pressão para o desenvolvimento das ações preconizadas na época. Desta forma, os municípios passaram a tomar as rédeas nas suas prioridades, fato esse que levou a vantagens, mas também a desvantagens. Os municípios mais desenvolvidos apresentavam-se com pessoal técnico competente, conseguindo manter muitas das preconizações ditadas na época, bem como apresentando capacidade nas suas próprias decisões, porém, outros não conseguiram sequer delinear os problemas locais e, muito menos priorizar as medidas de intervenção mais urgentes, pois não apresentavam uma compreensão técnica suficiente para decidirem o que seria mais importante para o seu município. Em muitos locais era nítida a opção dos prefeitos em implementar ações que redundassem em maiores proventos para o município, ou seja, a saúde passou a ser um negócio, cujo objetivo era a introdução de procedimentos que gerassem mais dinheiro, um grande erro que não pode ser esquecido.

Apesar de não ter ido adiante, face os acontecimentos políticos da época, é preciso relatar sobre a linha desenvolvida, na área de nutrição, pela Secretaria de Saúde de São Paulo, pelo fato de ter sido uma proposta bastante abrangente e ousada. Apesar do pouco tempo de implantação, as ações desenvolvidas permitiram algumas respostas favoráveis. Além disso, é preciso reforçar que essas ações ainda têm a sua validade, desde que sejam tomadas como opção de qualquer município ou setor público ou privado que deseje desenvolver programas de nutrição.

Em 1988, a Secretaria da Saúde, num trabalho assessorado por representantes da maioria das universidades do estado de São Paulo, elaborou uma proposta visando a minimizar os agravos nutricionais de nossa população. Evidentemente, a primeira atitude foi selecionar os grupos de risco, ficando nítida a necessidade de intervenção nas gestantes, nas lactantes e nas crianças. Posteriormente, foi necessário estabelecer as prioridades quanto aos principais problemas nutricionais e, por meio de dados da literatura, pôde-se concluir que o estado de São Paulo não estava fora do contexto nacional, pois ainda predominavam, como problemas de saúde pública, a desnutrição energético-protéica e a anemia carencial ferropriva.

Frente a este quadro procurou-se então estabelecer prioridades de atuação. A primeira dificuldade que surgiu foi referente à falta de dados que pudessem aprofundar os conhecimentos no âmbito do estado de São Paulo. A maioria deles era proveniente de pesquisas isoladas desenvolvidas em alguns municípios, sem que pudessem propiciar uma visão mais ampla da situação nutricional.

Diante deste aspecto, ficava evidente a necessidade de maior empenho na implantação do Sistema de Vigilância Alimentar e Nutricional (SISVAN), seguido por diversos países em desenvolvimento, que permite a monitoração da condição nutricional, da população, por meio de coleta de indicadores antropométricos. Naquela ocasião, cerca de um terço dos municípios do estado enviavam no nível central informações captadas nos atendimentos de Unidades Básicas de Saúde. A informação era obtida por meio da captação das variáveis peso/idade e estatura/idade, em crianças de 6 a 59 meses, tomando-se como ponto de corte o percentil 10 da curva-padrão para peso/idade e percentil 10 e 2,5 da curva-padrão altura/idade, resultando numa visão clara da condição nutricional das crianças captadas pela Rede de Saúde.[4]

A detecção da condição nutricional de gestantes pode ser realizada pelo nomograma de Jelliffe, que permite a obtenção da relação peso/altura e, posteriormente, essa relação é plotada na curva de avaliação de condição nutricional da gestante, como a desenvolvida por Rosso,[5] que permite a seleção de casos de obesidade, sobrepeso, eutrofia e baixo peso, de acordo com as semanas de gestação. A utilização da curva de avaliação nutricional, além de possibilitar a monitoração individual, torna-se excelente instrumento de prevenção de recém-nascidos de baixo peso e permite uma visão populacional quanto à condição nutricional da gestante.

A captação da informação de recém-nascidos de baixo peso (< 2.500 g) e de peso insuficiente (2.500-3.000 g) pode ser feita por meio de hospitais sentinelas públicos e privados representativos do local a ser estudado.

A grande importância do Sistema de Vigilância é a possibilidade de desencadear ações, em nível local, frente aos resultados obtidos, com priorização de atividades, de dinâmica de atendimentos e, até mesmo, de organização quanto à necessidade de recursos humanos, número de leitos, entre outros.[5] O Sistema de Vigilância também permite que a população conheça a magnitude de seus problemas e que participe na resolução dos mesmos. Por meio do SISVAN, pode-se conhecer, de maneira mais adequada, o local estudado, com caracterização das regiões de maior risco. Exemplificando, na análise de dados do estado de São Paulo ficou muito nítida a piora da prevalência de RN de baixo peso pois, em comparação com dados obtidos por Nóbrega,[6] em 1985, pode-se detectar incremento de quase 50% da prevalência de RN de baixo peso, em menos de dez anos. Somente quanto a este aspecto, inúmeras considerações puderam ser feitas, principalmente quanto à urgência de serem tomadas medidas preventivas mais eficazes durante o pré-natal. Este fato, somado ao levantamento do SISVAN de gestantes, que detectou que um terço da população se apresentava com peso baixo,[7] sendo que este contingente de gestantes representa um risco em potencial para o nascimento de crianças com pesos insuficientes ou baixos, reforçou, na época, a priorização da atenção à saúde ao grupo materno-infantil. Além disso, outro aspecto interessante foi detectar, por meio do SISVAN, estabelecido naquela população, que a prevalência de gestantes de peso baixo foi maior no interior do que no município de São Paulo.[7]

A necessidade de se equipar adequadamente os níveis terciários de atendimento, bem como de formar recursos humanos, a fim de melhorar a captação do recém-nascido, foram outras prioridades estabelecidas no final da década de 1980 e início da de 1990 pelos Programas da Mulher e da Criança da Secretaria da Saúde do Estado de São Paulo.

A utilização da curva de avaliação da condição nutricional da gestante, em associação à curva de altura uterina, permite a elaboração de um sistema hierarquizado de atendimento, com encaminhamento de gestantes de maior risco aos hospitais terciários regionais e, portanto, mais preparados e capacitados à captação dos RN, formando um sistema de referência e contra-referência mais racional.

Neste contexto, outra medida salutar foi a criação, pelo Programa da Mulher, da "Casa da Gestante", com a finalidade de albergar gestantes de risco, não só nutricional. Esta casa situava-se próxima ao atendimento terciário, e tinha como finalidade propiciar à mãe condição mais adequada de repouso, bem como já estar mais próxima ao hospital onde ia dar à luz, e permitia constante observação, porém em ambiente mais parecido com o da sua própria casa. Evidentemente, este é um momento no qual a mãe pode ser envolvida em atividades educativas, como incentivo ao aleitamento materno, educação nutricional, noções de higiene e cuidados com o bebê, entre outras.

Com relação às informações provenientes da captação de dados de crianças de 6 a 59 meses, pôde-se claramente perceber, naquela ocasião, que no estado, a desnutrição energético-protéica iniciava-se muito precocemente, com aumento gradativo da prevalência até o segundo ano de vida, tomando, a partir daí, características crônicas. Cerca de 20% de crianças de 6 a 24 meses e cerca de 30% a 35% com até 5 anos de vida apresentavam-se com alguma forma de desnutrição.[8] Mais uma vez a visualização deste quadro permitiu a conclusão de que as ações devem ser desencadeadas o mais precocemente possível. Evidentemente, quanto à desnutrição, não adianta tentar soluções quando os problemas já foram instalados, pois na realidade estas crianças já se tornam, em muitos aspectos, seqüeladas da desnutrição que se iniciou muito precocemente na vida. É preciso atuar antes que tudo aconteça.

Não há dúvidas de que o recém-nascido desnutrido intra-uterino deve receber uma assistência social diferenciada das demais crianças, sendo que a sua captação no ambulatório deve ser o mais precoce possível. Além disso, os retornos à Unidade Básica de Saúde precisam ser mais próximos e a equipe de saúde deve estar atenta ao cumprimento dos mesmos. Caso a mãe não compareça, há necessidade de ser acionado um sistema de visitas domiciliares. Esta criança não pode ser perdida pela equipe de saúde.

Por meio de observação deste quadro desalentador e, principalmente, levando-se em conta a triste taxa de mortalidade infantil do estado,[9] que em 1990 encontrava-se em torno de 31%, e da qual a desnutrição chega a contribuir, como causa direta ou associada, em mais de 50% dos óbitos no primeiro ano de vida, surgiu a idéia de se implantar, em vários níveis regionais, os Centros de Educação e Recuperação Nutricional (CERN), com a finalidade de dar assistência especializada ao desnutrido grave. A proposta do CERN é retirar a criança do leito hospitalar o mais cedo possível, ou seja, assim que ela estiver metabolicamente estabilizada e tiver superado o risco de vida, bem como de propiciar um ambiente no qual seja mantida a prescrição medicamentosa, além de receber alimentação adequada, cuidados de higiene, estimulação psicomotora programada, interação psicoafetiva e supervisão pediátrica. Fica evidente o caráter multiprofissional do atendimento. Além disso, o trabalho não é desenvolvido somente com a criança, pois a mãe deve participar ativamente do programa.

Para dar sustentação a esta proposta, o Programa de Nutrição da Secretaria de Estado, em 1990, sentiu a necessidade de ampliar sua linha de atuação e, além de prosseguir com sua atuação na rede de saúde, por meio do Grupo de Atenção à Nutrição, considerou de grande pertinência a criação do "Centro de Referência da Saúde da Mulher e de Nutrição, Alimentação e Desenvolvimento Infantil", órgão que conjugou profissionais da área de saúde, e vários segmentos universitários, preocupados em conhecer mais profundamente os aspectos multifacetados dos problemas nutricionais da nossa população, tornando-se, desta forma, local onde se desenvolvem ações e pesquisas que procuram direcionar as propostas de atuação do Grupo de Atenção à Nutrição. Além disso, o objetivo do Centro de Referência era ser um local formador de recursos humanos, tomando-se como base a carência de profissionais da rede e saúde preparados para a resolução das grandes repercussões decorrentes das carências nutricionais. Conseqüentemente, este não era um local aberto ao público e sim que se apresentava com um número de pacientes adequado à proposta de centro formador e não de atendimento de demanda.

O Núcleo de Nutrição do Centro de Referência da Saúde da Mulher e de Nutrição, Alimentação e Desenvolvimento Infantil apresentava-se com uma Unidade de Internação, que captava a criança gravemente desnutrida, em decorrência de processos diarréicos ou respiratórios. Na ocasião de internação, já se procurava propiciar o atendimento à criança por uma ótica multiprofissional, num contexto que extrapolava o âmbito da criança, estendendo-se à mãe ou responsável, sem se esquecer do ambiente familiar. Este aspecto é extremamente importante frente à proposta de recuperação da criança, onde já se executava um extenso trabalho com os pais, principalmente quanto aos aspectos psicológicos e educacionais. Logo que a criança entrava num processo de equilíbrio metabólico, obtinha alta e era então encaminhada à Unidade de

Cuidados Diários (UCD), com a finalidade de dar prosseguimento ao processo de recuperação integral à criança, com a participação da família, sem a qual o programa poderia estar fadado ao fracasso.

A Unidade de Cuidados Diários era um local que acolhia crianças acometidas pela desnutrição provenientes de internações do próprio centro ou de outros hospitais, que também referenciavam pacientes encaminhadas de locais como creches, cortiços etc. Esta diversificação propiciava uma excelente oportunidade de estudo de caracterização do perfil da família das crianças desnutridas, sob diferentes aspectos, tais como sociais, econômicos, culturais, psicológicos etc. A proposta de trabalho deste local era multiprofissional (nutricionistas, psicólogos, médicos, fisioterapeutas, terapeutas ocupacionais, assistentes sociais, pedagogos, educadores, entre outros), visando, principalmente, o binômio mãe-filho. A presença diária da mãe ou da responsável era de fundamental importância, desde que não tivesse o papel de mera espectadora e sim de grande participante nos cuidados diários com seu filho, sendo este um momento precioso de observação pela equipe de saúde. A avaliação da relação mãe-filho era de grande valia para a condução da proposta de trabalho, em que eram reforçados os acertos e corrigidas as possíveis distorções.

A educação nutricional era realizada com a mãe atuando numa cozinha de observação. Todos os dias, uma das mães cozinhava para todas as crianças, utilizando os alimentos que usava em casa, sob a observação de um nutricionista que procurava orientar sobre higiene, desperdício, valor dos alimentos, economia doméstica, bem como condutas para a recuperação da desnutrição e de carências específicas (anemia, hipovitaminose, entre outras). Entretanto, vale ressaltar que todos estes aspectos eram conduzidos sem a tentativa de se introduzir mudanças nos hábitos alimentares, respeitando-se os aspectos culturais da alimentação da família.

Os aspectos psicológicos também eram muito considerados. À medida que esta proposta de atuação foi tomando corpo, pôde-se claramente detectar que um dos grandes fatores perpetuadores da desnutrição, excluindo-se a fome absoluta, que extrapola o problema do âmbito de saúde, é a falta de vínculo mãe-filho, certamente em função das circunstâncias adversas da vida da mãe, que passa a ter muito pouca condição de oferecer amor, atenção e dedicação ao seu filho, fatores estes fundamentais para o crescimento e o desenvolvimento adequados. A situação embrenha-se em esferas cada vez mais complexas, à medida que a sociedade cobra da mãe uma postura que ela sente totalmente incapaz de executar. No ambiente propiciado na UCD, a mãe sentia-se apoiada e prestigiada, retomando sua autoconfiança e auto-estima, sendo este um dos melhores caminhos para o retorno do elo mãe-filho.

A alta da criança da UCD era dada considerando-se muito mais a percepção, por parte da equipe de saúde, de mudança da relação mãe-filho do que em função de avaliações antropométricas da criança. Este tipo de preconização foi realmente considerado eficaz, em função de, nas avaliações posteriores realizadas nas crianças que freqüentavam a UCD, poder-se detectar que elas não voltaram a se desnutrir.

Para prosseguimento da proposta e da avaliação das ações implementadas, a criança era seguida no ambulatório. Além deste ambulatório, ou seja, do seguimento do desnutrido, o Centro de Referência dispõe de vários outros, todos direta ou indiretamente relacionados com nutrição (obesidade, diabetes melito, baixa estatura, anemias carenciais, adolescência, entre outros), também com abordagem multiprofissional.

Desta forma, o profissional da rede de saúde dispunha de um local que propiciava a reciclagem e a atualização dos conhecimentos desta área, abrindo a possibilidade de atuação na rede, de maneira mais adequada e condizente com a nossa realidade.

A integração de equipes do Centro de Referência, da Universidade e do Grupo de Atenção à Nutrição da Secretaria Estadual foi de fundamental importância, pois possibilitou maior abertura na percepção dos problemas, visão mais ampla, com reforço constante da necessidade de atuação multidisciplinar e multiprofissional, na condução das propostas de resolução das questões alimentares e nutricionais.

Além dos aspectos relativos à desnutrição, era importante considerar outro grande problema de saúde pública, que é a anemia carencial ferropriva, problema este, aliás, que extrapola o da desnutrição. Hoje, indiscutivelmente, a anemia carencial ferropriva pode ser considerada como a patologia que acomete o maior número de pessoas no mundo.[10]

No Brasil, vários trabalhos da literatura têm apontado nítida piora do quadro da anemia no transcorrer das últimas décadas.[11,12] Em decorrência destes fatos, foi considerada, naquela época, de grande valia a detecção da prevalência desta patologia, no estado, em crianças atendidas nas Unidades Básicas de Saúde de vários municípios, de 6 a 24 meses, já que esta é a faixa etária mais vulnerável. Foi com grande surpresa que, no levantamento transversal, no qual foram avaliadas cerca de 3.000 crianças, 59,1% delas apresentaram-se com níveis de hemoglobina abaixo de 11 g/dl, ou seja, eram anêmicas.[11] Além deste dado, pode-se observar que a situação do interior do estado era pior que da grande São Paulo. Pôde-se também detectar correlação entre anemia e peso ao nascer abaixo de 3.000 g e tempo de aleitamento materno.[13]

Este levantamento diagnóstico, portanto, possibilitou a conclusão de que atuam como fortes fatores predisponentes o abandono precoce de aleitamento matemo e a desnutrição intra-uterina ou prematuridade. Com relação às regiões, os resultados detectados também permitiram aventar a possibilidade de que há chance maior de ocorrer anemia em locais onde existe menos desnutrição.

Após o levantamento diagnóstico, o segundo passo seguiu na direção de que medidas urgentes eram necessárias para o combate ao problema. A primeira medida tomada iniciou-se com um plano piloto cujo objetivo foi a utilização profilática do sulfato ferroso em crianças de 4 a 36 meses, durante 1 mês.[14] O medicamento foi bastante eficaz na elevação dos níveis de hemoglobina; entretanto, a aderência das mães à proposta não foi adequada, pois apenas 46,6% das mães retomaram espontaneamente à UBS para saber o resultado do exame hematológico de seus filhos, sendo que a maior percentual era de mães de crianças não-anêmicas e, das que retomaram, cerca de 47% deram o medicamento de maneira errada, duvidosa ou não deram o medicamento. Ficou evidente que uma resposta deste tipo inviabilizaria qualquer proposta em termos de saúde pública.

Surgiu, então, a idéia de se enriquecer um alimento com ferro e, nesta faixa etária, o leite poderia ser o melhor veículo do ferro. O leite enriquecido com ferro (9 mg de ferro elementar/100 g de pó) e vitamina C (39 mg/100 g de pó) foi introduzido para crianças de 6 a 23 meses, provenientes de 15 creches, em três municípios da grande São Paulo, que passaram a receber este alimento por 6 meses.[15] A prevalência de anemia foi reduzida, nas crianças que tomaram mais de 500 ml de leite por dia, de 75,6% para 6,3%, neste período estudado. Associado a este fato, 57% das crianças apresentaram melhora da sua condição nutricional. A mudança no comportamento das crianças foi muito evidente, pois estas apresentaram-se, após a correção da anemia, mais dispostas, mais ativas, exigindo mais atenção por parte das pajens e com melhora indiscutível do apetite. Certamente, todos estes fatores também contribuíram para a melhora do quadro.

Após este estudo, foi realizada uma nova proposta, à semelhança da anterior, porém em ambiente aberto, ou seja, o leite enriquecido com ferro foi oferecido às crianças que freqüentavam a Unidade Básica de Saúde de Ibiúna, município típico do interior do estado. Após 6 meses de estudo, pôde-se detectar a queda da prevalência da anemia de 72,8% para 18% e, após 9 meses, para 2,6%. Entretanto, um fato surpreendente é que não foi detectada melhora no quadro de desnutrição daquelas crianças. Provavelmente a mãe, quando recebe o leite, passa a oferecê-lo como único alimento, passando o que dispunha para outros elementos da casa, o que é um grande erro, pois nesta faixa etária a criança, indiscutivelmente, necessita de uma alimentação bastante diversificada para que ocorra o seu crescimento e o seu desenvolvimento adequados.[16]

Entretanto, pela tradição do interior do estado de São Paulo de uso do leite fluido, o Grupo de Atenção à Nutrição desenvolveu vários projetos que visavam a adquirir conhecimentos sobre a fortificação do leite fluido com ferro-aminoácido-quelato, cuja composição química possibilita que não ocorra alteração da cor do leite, não havendo também precipitação do ferro, fatos estes normalmente observados quando se adiciona o ferro sob outras formas químicas.[17]

Os conhecimentos adquiridos por estas pesquisas permitiram que prioridades e diretrizes fossem traçadas, no sentido de minimizar esta situação detectada. Torna-se evidente que medidas preventivas são muito pertinentes; portanto, um pré-natal bem conduzido, no sentido de promover à mãe uma condição nutricional adequada, juntamente com a profilaxia medicamentosa à base de ferro, são muito desejáveis. Um bom acompanhamento durante o pré-natal, de maneira a se evitar o nascimento de RN de baixo peso ou prematuros, além de grande incentivo ao aleitamento materno, também evitam, com certeza, que as crianças venham a ter anemia em faixas etárias precoces.

A atividade de educação nutricional, por meio de grupos de mães, permite a introdução de conhecimentos sobre os alimentos ricos em ferro e, portanto, sobre a alimentação ideal para todas as faixas etárias e, principalmente, para os grupos mais vulneráveis.

A necessidade de introdução do ferro profilático, quer por via medicamentosa quer por meio de alimentos fortificados, ficou evidente. Pelas dificuldades encontradas na utilização medicamentosa, houve necessidade do desenvolvimento da linha de alimentos fortificados, à semelhança de vários países. Esta medida, se não combate totalmente o problema, permite, com certeza, a redução das cifras calamitosas detectadas por meio dos levantamentos diagnósticos.

Os resultados das pesquisas com leite fortificado reforçaram o fato de que o leite, como proposta de alimento para o combate à desnutrição, é ineficaz. Conseqüentemente, a sua preconização pode estar voltada apenas ao combate à anemia, e a faixa etária ideal para receber esse alimento fortificado é de 6 a 24 meses e não de 0 a 59 meses, como habitualmente preconizado. Além disso, após um levantamento diagnóstico local, se for detectado que a prevalência de anemia é alta, o critério de distribuição deverá ser o universal. A própria Organização Mundial de Saúde preconiza que a atuação, em nível populacional, deve ser realizada quando a prevalência for superior a 30%.

A vivência adquirida, neste período, pela Secretaria de Saúde do Estado de São Paulo não deve ser esquecida, deve sim servir como memória para futuros investidores na área de nutrição, desde que o conhecimento profundo da realidade de nossa população seja de fundamental importância.

As pesquisas operacionais, que foram desenvolvidas na época, também permitiram nortear de maneira mais adequada propostas, priorizar certas faixas etárias, corrigir erros conceituais e direcionar o caminho mais adequado, para que os resultados fossem mais eficazes. Cada estado apresenta suas características próprias e as decisões, nesta área de atuação, devem levar em conta estas características.

Um exemplo de desenvolvimento destas propostas que foram descritas pode ser observado no Programa Einstein de Nutrição na Comunidade (PENC), programa esse que fazia parte do atendimento à comunidade de Paraisópolis, na cidade de São Paulo, do Hospital Israelita Albert Einstein. Nesse programa, além de pesquisas operacionais de grande importância na área de nutrição,[18] era desenvolvido um excelente atendimento voltado à nutrição, à semelhança da linha de atuação preconizada pelo então Centro de Referência de Nutrição, Alimentação e Desenvolvimento Infantil.[19] Esse é um exemplo de como o setor privado levou adiante uma idéia que o setor público não conseguiu concretizar na sua íntegra, pelas intermináveis intercorrências políticas. A experiência do PENC, entretanto, tem contribuído para que as crianças e as mães da comunidade de Paraisópolis tenham uma esperança que toda a população carente do país mereceria.

REFERÊNCIAS BIBLIOGRÁFICAS

1. Batista Filho MF, Barbosa MP. *Pró-memória. Alimentação e nutrição no Brasil, 1974-1984.* Ministério da Saúde. Instituto Nacional de Alimentação e Nutrição. Brasília: Ed. e Gráfica Canadá, 1985.
2. Stefanine MLR. *Programas de suplementação alimentar, uma reflexão sobre o assunto.* São Paulo: 1986. (Tese Mestrado Faculdade de Saúde Pública, Universidade de São Paulo.)
3. Behar M. Análisis crítica de los programas de nutrición aplicada in América Latina. Simpósio Latino-Americano de Nutrição. São Paulo, 1991.
4. Secretaria de Estado da Saúde de São Paulo (SES) – Centro de Apoio ao Desenvolvimento da Assistência Integral à Saúde (CADAIS) – Grupo de Atenção à Nutrição. *Proposta para o SISVAN ao Estado de São Paulo.* São Paulo, 1992.
5. Rosso P. A new chart to monitor weight gain during pregnancy. *Am J Clin Nutr* 1985;41:644-52.
6. Nóbrega FJ. Antropometria, patologias e malformações congênitas do recém-nascido brasileiro e estudo de associação com algumas variáveis maternas. *J Pediatr* 1985;59(1): S6-144.
7. Pereira RT. *Avaliação da condição nutricional das gestantes do Estado de São Paulo, por antropometria, utilizando o gráfico de Rosso.* São Paulo, 1993. (Tese Mestrado Escola Paulista de Medicina.)
8. Secretaria de Estado da Saúde de São Paulo (SES) – Centro de Apoio ao Desenvolvimento da Assistência Integral à Saúde (CADAIS). Grupo de Atenção à Nutrição. *Relatório sobre o SISVAN no Estado de São Paulo.* São Paulo, 1993.
9. Secretaria de Estado da Saúde de São Paulo (SES) – Gabinete do Secretário. *Programa de Redução da Mortalidade Infantil (PREMIN).* São Paulo, 1992.
10. Organización Mundial de la Salud. *Lucha contra la anemia nutricional, especialmente contra la carencia de hierro.* Ginebra, 1975. (Série de Informes Técnicos, 580.)
11. Sigulem DM, et al. Anemia ferropriva em crianças no município de São Paulo. *Rev Saúde Publ* 1978;12:168-79.
12. Monteiro CA. Saúde e nutrição das crianças de São Paulo. *Diagnóstico, Contrastes Sociais e Tendências.* São Paulo: L. Hucitec/USP, 1988.
13. Torres MAA, Sato K, Souza Queiroz S. A anemia em crianças menores de 2 anos atendidas nas Unidades Básicas de Saúde no Estado de São Paulo. *Rev Saúde Púb* 1994;28:290-4.
14. Torres MAA, Sato K, Juliano Y, Souza Queiroz S. Terapêutica com doses profiláticas de sulfato ferroso como medida de intervenção, no combate à carência de ferro em crianças atendidas em Unidades Básicas de Saúde. *Rev Saúde Pub* 1994;28:410-15.
15. Torres MAA, Sato K, Souza Queiroz S. Efeito do uso de leite fortificado com ferro e vitamina C sobre os níveis de hemoglobina e condição nutricional de crianças menores de 2 anos. *Rev Saúde Publ* 1995;29:301-7.
16. Torres MAA, Sato K, Souza Queiroz S. *O leite fortificado, como medida de intervenção, no combate à anemia carencial ferropriva, em crianças atendidas em Unidade Básica de Saúde.* XV International Congress of Nutrition. Adelaide, Austrália.
17. Torres MAA, Lobo NF, Sato K, Souza Queiroz S. Fortificação do leite fluido na prevenção e tratamento da anemia carencial ferropriva em crianças menores de 4 anos. *Rev Saúde Pública* 1996;30:350-7.
18. Torres MAA, Souza Queiroz S, Schvartsman C, Santos E, Nóbrega FJ. Prevalência de anemia e avaliação da condição nutricional de crianças atendidas no ambulatório de pediatria do Programa Einstein na Comunidade de Paraisópolis. *Rev Paul Pediatr* 2002;20:60-68.
19. Programa Einstein na Comunidade.

Capítulo

25

Fraco Vínculo Mãe-Filho – Fator de Risco para a Desnutrição

Christianne Freitas Lima Nascimento
Vanda Mafra Falcone
Custódia Virgínia de Nóbrega Mäder
Fernando José de Nóbrega

A desnutrição não deve ser relacionada apenas com a escassez de recursos econômicos familiares, mas, também, com condições socioculturais e emocionais, que costumam acompanhar a pobreza e afetar o estado nutricional, o crescimento e o desenvolvimento da criança.

Devem ser lembrados alguns estudos neste campo. Destaca-se pesquisa realizada por Nóbrega *et al.* no Ambulatório de Triagem de Pediatria do Hospital São Paulo – Universidade Federal de São Paulo (UNIFESP) abordando a condição nutricional de mães e filhos. Chamou-lhes a atenção a situação nutricional das mães de desnutridos, quando observaram que apenas 15,3% eram desnutridas, 30,5% tinham sobrepeso ou eram obesas e 54,2% eram eutróficas. Estes dados demonstravam que 84,7% das mães de desnutridos não eram desnutridas. Algumas hipóteses foram aventadas, e entre elas o fraco vínculo mãe-filho.[1]

Muitos estudos investigam indicadores de risco que procuram captar os principais componentes da desnutrição infantil. Segundo Zeitlin *et al.*,[2] qualquer lista de indicadores de risco deve captar a complexidade de suas interações. Tais interações podem explicar o motivo pelo qual algumas crianças, procedentes de famílias de mesma condição socioeconômica e ambiental, desnutrem e outras não. Nóbrega e Campos[3] enfatizavam a importância da condição mental e psicológica da mãe, como fator de risco para a desnutrição. Engstron e Anjos[4] consideraram a figura materna forte interlocutor na interação criança–ambiente e responsável pelo estado nutricional da criança.

Valenzuela[5] também enfocou estes aspectos. Estudando a sensibilidade materna, que significa a mãe perceber as necessidades vitais de amor, nutrição e cuidados adequados à criança, observou que ela é mais diretamente influenciada pela qualidade de saúde da mãe, nível educacional e relações sociais do que por indicadores externos de pobreza. Segundo a autora, no contexto da pobreza, a sensibilidade materna adquire grande relevância como fator nocivo ou de proteção, na influência do desenvolvimento físico e social da criança.

Estes, juntamente com outros estudos, evidenciam a importância de se considerar o vínculo mãe-filho e saúde mental materna no tratamento da desnutrição. Nossa equipe vem estudando, desde a década de 1990, a relação entre vínculo mãe-filho e desnutrição, tendo sido pioneira no Brasil na valorização deste aspecto na desnutrição.[6]

Mais uma vez, não há como fugir da relação entre mãe e filho, como integrante, não só do desenvolvimento, como do estado nutricional da criança. Sem a intenção de aumentar a culpa que a mulher já carrega consigo, ao longo da história, na verdade, gostaríamos de ressaltar o quanto ela é essencial e o quanto pode fazer por alguém que ama, seu filho.

Fazendo parte de uma equipe interprofissional, que acredita que a base de tudo encontra-se nas primeiras relações entre mãe e bebê, não poderíamos deixar de dar atenção à saúde mental materna e à relação estabelecida entre ela e seu filho, no atendimento à criança desnutrida.

Nosso trabalho atual, desenvolvido em comunidade carente de São Paulo, dá-nos a oportunidade de observar as atitudes maternas e formas de interações entre mães e filhos desnutridos, de 0 a 3 anos, em momentos diversos, como nos horários da refeição, nas atividades grupais e individuais, nos momentos de brincar e cuidar, entre outros. Esta possibilidade é extremamente rica, à medida que nos oferece precioso material para intervenção e conseqüentemente obtenção de resultados positivos no tratamento dessas crianças.[7]

É interessante fazer um comentário com relação a este grupo, no que se refere ao sentimento de "desânimo" que desperta na equipe, em função da apatia, da falta de energia das mães observadas, inicialmente, durante as atividades. Entendemos que seja esta a mensagem que também é transmitida ao filho: de pouco envolvimento e investimento afetivo. Como resposta, as crianças também acabam participando menos nos grupos, com o risco de desestimular o profissional que não capta esta dinâmica com a mãe, que não está atento a esta mensagem latente e acaba desistindo de motivar o grupo. Portanto, o profissional precisa estar atento a esta questão. Se transpusermos isto para a relação com a mãe, é assim que também ocorre. A criança sem o investimento emocional da mãe acaba reagindo pouco ao estímulo, e, por sua vez, faz com que a mãe invista menos, ficando o relacionamento desvitalizado, e formando assim um círculo vicioso. Se não há troca de olhares, se a criança busca e não encontra o olhar da mãe, se seu sorriso não provoca o sorriso na mãe e se seu som não traz a resposta da mãe, é o bastante para que ela se "feche" para os relacionamentos. Porém, a questão não está em criticar a mãe, e sim em compreendê-la, a partir de sua história muito sofrida e de seu modo de vida extremamente carente de apoio e afeto e com dificuldades econômicas, afetando sua saúde mental. A equipe deve procurar romper o círculo formado e trabalhar seus conflitos, promovendo bem-estar e satisfação no papel materno, procurando revitalizar a relação.

Citando Zavaschi,[8] os pais representam o ambiente primário e essencial para a criança no início da infância. Suas necessidades físicas e emocionais precisam ser satisfeitas pela família, principalmente pela mãe, por estar mais próxima do filho no início de sua vida. A figura materna deve proporcionar ambiente satisfatório, no qual estejam presentes carinho, amor e confiança, onde ela só conseguirá exercer este papel estando com sua saúde mental preservada. Caso contrário, irá fracassar em sua tarefa de cuidar dos filhos e, conseqüentemente, poderá ocorrer a desnutrição.

Sabemos que a boa relação entre mãe e filho implica em trocas afetivas e, para que ela se desenvolva, é necessário que a mãe exerça bem seu papel materno, que é influenciado por vários fatores. Entre estes, sua história de vida, os cuidados e afeto recebidos de seus pais, a qualidade da relação conjugal e a dinâmica familiar.[9,10]

Segundo Winnicott,[11] quando a mãe está bem assistida, tanto relacionado com a saúde quanto emocionalmente, por seu companheiro, parentes e amigos, ela se prepara para a experiência materna, na qual sabe, intuitivamente, das necessidades do bebê, que vão muito além do suprimento da fome e ultrapassam as fronteiras da inteligência. Ao que acrescentamos o valor que o acolhimento da equipe exerce sobre a mãe em sua saúde emocional.

Os profissionais devem estar cientes de que são "modelos" para estas mães, ou seja, o modo de se relacionar com elas e com seus filhos, o respeito e as atitudes para com elas e o fundamental, a expressão de afeto, são posturas observadas, vivenciadas pelas mães e/ou imitadas, que é o que acreditamos que aconteça em nossos grupos de mães e crianças desnutridas, uma "aprendizagem emocional".

De acordo com Falcone,[12] a instabilidade emocional e a doença mental e/ou física da mãe podem incapacitá-la para cuidar de seu filho, tendo como conseqüência prejuízos no desenvolvimento físico e mental deste, principalmente se a condição econômica for precária. O desempenho insatisfatório da função materna aumenta o risco de doenças, acidentes, atraso no desenvolvimento e desnutrição.[13] Bowlby[14] também dá muita importância a este aspecto, considerando que estados passageiros de ansiedade e depressão, quando presentes na mãe, podem levá-la a desinteressar-se pelos cuidados da casa e tornar-se mais impaciente e severa com os filhos, podendo até desaparecer seu amor por eles.

Em nosso serviço, estudamos a saúde mental das mães das crianças desnutridas, constatando a presença de depressão. Os resultados deste estudo mostraram que também existe relação entre depressão e qualidade de vínculo mãe-filho comprometida. Estes aspectos nos mostram que transtornos psíquicos maternos podem levar à perda de interesse dos filhos e tornar-se um risco para a desnutrição e a saúde emocional dos filhos.[7] Este resultado já havia sido constatado anteriormente por nossa equipe.[6]

Assim, o distanciamento afetivo da mãe faz com que a criança fique "desnutrida de amor", carente de cuidados e de estimulação, afetando de forma negativa sua saúde e seu desenvolvimento psicológico e intelectual.

Em estudo realizado por Carvalhaes e Benício[13] verificou-se que condições emocionais maternas precárias, inclusive a depressão, levavam à inadequação no cuidado com a criança, aumentando o risco de doenças, desnutrição ou retardo no desenvolvimento. Outros trabalhos também mostram que a depressão materna tem sido associada a dificuldades na criação de filhos e distúrbios na interação mãe-filho.[15,16]

Miranda *et al.*[17] também encontraram associação significante entre saúde mental materna e desnutrição. Mães de crianças desnutridas mostraram escore mais alto de distúrbios mentais quando comparadas com mães de crianças eutróficas. Baixo peso ao nascer, idade materna (> 30) e número de filhos (> 3) interagiram com a saúde mental da mãe, aumentando essa associação. Embora naquele estudo não tivesse sido avaliada a presença de depressão, os autores mostraram que aspectos psíquicos, quando alterados, já são capazes de produzir efeitos negativos no estado nutricional da criança. Em nossa investigação, verificamos que a depressão relacionou-se com a idade materna igual ou maior que 30 anos.[7] A depressão é a doença mental mais prevalente na atualidade e atinge mais freqüentemente as mulheres entre 25 e 44 anos, faixa etária da maternidade.[8] Ela pode ter sua origem em experiências infantis de privação e, por isto, é preciso dar atenção à forma como os pais foram criados. No Chile, Wurgaft *et al.*[18] estudaram a vida pregressa e presente de mães de bebês desnutridos. Os resultados evidenciaram que experiências de rejeição e modelo materno negativo em seu passado, somados a pouca compreensão do parceiro e vida presente pouco satisfatória, contribuíram para a desnutrição dos filhos.

Estes aspectos são freqüentemente observados em nossos grupos, nos quais as mães relatam sobre suas experiências insatisfatórias no casamento e a falta de reconhecimento e colaboração por parte dos parceiros. Muitas vivem situações de violência física, não encontrando recursos internos para se livrar deste tipo de relacionamento.

Geralmente são mães que tiveram uma história com seus pais marcada por vivências negativas, predominando a disciplina obtida pela força, "o bater, com os mais variados objetos", ou abandono por um dos pais e a desarmonia familiar, freqüentemente presenciando agressões físicas entre os pais. Muitas tiveram que exercer, enquanto meninas, o papel de proteção à mãe, quando deveriam, como filha, receber proteção e serem cuidadas para não vivenciarem situações tão traumáticas.

De modo geral, estas mães, desde crianças, já assumiam papéis de adultos, ao cuidarem de seus irmãos mais jovens, desde muito cedo, preparando comida para eles, saindo de casa para trabalhar em casa de famílias para sustentar a sua própria, realizando trabalho "pesado" nas roças ou sítios que moravam. O brincar parece ser algo que não fazia parte da infância destas mães. "Não tinha tempo de brincar", é uma frase muitas vezes ouvida, com "um nó na garganta", assim como, também, não são relatadas as lembranças prazerosas de alguém que lhe contasse histórias, brincasse, cantasse ou conversasse com ela. As relações com seus pais, em sua maioria, pautavam-se em ordens ou brigas. Poucos são os relatos nos quais se diziam valorizadas pelos pais, sobressaindo as críticas e queixas. Como puderam então se gostar, construir sua auto-estima?

A mãe, muitas vezes, deprimida, "nervosa", sem ter tido, em sua história passada, experiências gratificantes de carinho e proteção com seus próprios pais, insatisfeita com sua vida profissional, pessoal e conjugal, enfim, com tantas "faltas", não consegue cuidar de seu filho tão bem como poderia, caso estivesse mais feliz e realizada (pessoal e profissionalmente e em seus relacionamentos).

A equipe não pode ignorar estes fatos, ao tratar a desnutrição, pois mais do que a falta de algo concreto, que é o alimento, existe uma falta maior e mais profunda, e que não é só da criança, mas também de quem cuida dela, que é a falta de alguém que possa nutri-la de amor, proteção e dedicação.

Em nosso estudo,[7] o vínculo comprometido apresentou relação significante com idade materna abaixo de 30 anos. Pode-se aventar a possibilidade de o risco de uma gravidez não-desejada ser maior em gestantes mais novas. Provavelmente, para a mulher mais velha, é mais fácil exercer as funções maternas, aceitando melhor as privações inerentes ao nascimento de um filho e compreendendo melhor as necessidades do bebê em seu início de vida, sem senti-las como sobrecarga. Rauh *et al.*[16] referem que mães mais jovens têm maior rigidez e são mais punitivas com os filhos em seus primeiros anos.

Entre as formas de intervenção com a criança desnutrida precisamos, primeiramente, incluir a mãe, conhecê-la, do ponto de vista psíquico, e avaliar o vínculo estabelecido com o filho. A equipe não pode assumir uma postura crítica ou julgadora, pois esta atitude ela já tem extensa vivência em seu meio, e não trouxe bons resultados até então. Se esta mulher puder sentir-se acolhida, reconhecida, valorizada e não só criticada, competente e não só fracassada, ajudada em melhorar sua auto-estima, provavelmente terá mais recursos emocionais para exercer sua função de mãe e favorecer o crescimento sadio de seu filho, tanto física quanto emocionalmente.

A mãe "vista" e cuidada tem o vínculo com seu filho fortalecido e conseqüentemente, maiores condições de estimular e enriquecer as experiências de vida da criança. Esta aproximação funciona como um remédio, que ajuda a salvar seu filho desnutrido. Este é nosso grande desafio com as mães que trabalhamos.

Não são grandes as transformações que esperamos que aconteçam, não temos esta pretensão. Porém, mudanças na percepção da mãe com relação ao filho, atitudes de aproximação, bem-estar, tentativas de novas formas de relacionamento com o filho e de educação evidenciam que o caminho é este.

Acreditamos que os recursos emocionais da mãe, sua "força" interna, existem, mas não estão podendo ser usados, e precisam ser resgatados. À medida que passam a acreditar nelas mesmas, promovem transformações em si próprias e nos relacionamentos significativos.

REFERÊNCIAS BIBLIOGRÁFICAS

1. Nóbrega FJ, Vítolo MR, Brasil ALD, Lopez FA. Nutritional status of mothers and children: the relationship with birthweight, size of family and certain maternal variables. Children's Hospital. *Quarterly* 1992;4(3):149-55.
2. Zeitlin MP, Ghassemi H, Mansour M. Positive deviance in child nutrition – a discussion. *Ecology of food and nutrition* 1994;31(3-4):295-302.
3. Nóbrega FJ, Campos ALR. Fraco vínculo mãe/filho – Importante fator de risco de desnutrição. *Ars Curandi* 1993;26(5):47-56.
4. Engstrom EM, Anjos LA. Déficit estatural nas crianças brasileiras: relação com condições sócio-ambientais e estado nutricional materno. *Cad Saúde Pública* 1999;15(3):559-67.

5. Valenzuela M. Maternal sensitivity in a developing society: The context of urban poverty and infant chronic undernutrition. *Rev Psychol* 1997;33(5):845-55.
6. Nóbrega FJ, Campos ALR, Nascimento CFL. *Distúrbios nutricionais e fraco vínculo mãe e filho*. Rio de Janeiro: Revinter, 2000.
7. Nascimento CL, Falcone VM, Spada PV, Mader CV, Nóbrega FJ. Características psicológicas de mães de crianças desnutridas e a relação com o vínculo mãe/filho. *Rev Bras Nutr Clin* 2003;18:101-5.
8. Zavaschi MLS, Costa FMC, Wolf AL, Martins ASG, Martins SO, Záchia S, et al. A influência de aspectos socioeconômicos desfavoráveis sobre a relação mãe-bebê. *Rev ABP-APAL* 1998;20(2):66-70.
9. Debray R. *Bebês/mães em revolta*. Porto Alegre: Artes Médicas, 1988.
10. Bolwby J. *Uma base segura*. Porto Alegre: Artes Médicas, 1989.
11. Winnicott DW. *Os bebês e suas mães*. São Paulo: Martins Fontes, 1994.
12. Falcone VM. *Disfunção familiar e baixa estatura em escolares da rede pública de ensino de São Paulo: estudo de caso-controle*. Tese de Mestrado, Programa de Pós-Graduação em Nutrição, Universidade Federal de São Paulo, Escola Paulista de Medicina, 2002.
13. Carvalhaes MABL, Benício MHD. Capacidade materna de cuidar e desnutrição infantil. *Rev Saúde Pública* 2002;36(2):188-97.
14. Bowlby J. *Cuidados maternos e saúde mental*. São Paulo: Martins Fontes, 1995.
15. Zuravin SJ. Severity of maternal depression and three types of maternal-to-child aggression. *Am J Orthopsychiatr* 1989;59(3)377-89.
16. Rauh VA, Wasserman GA, Brunelli SA. Determinants of maternal child-rearing attitudes. *J Am Acad Child Adolesc Psychiatr* 1990;29(3):375-81.
17. Miranda CT, Tureck G, Mari JJ, Andreoli SB, Marcolim MA, Goihman S, et al. Mental health of the mother of malnourished children. *Int J Epidemiol* 1996;25(1):128-33.
18. Wurgaft F, Carrasco D, Alvarez ML. Vida pasada y presente: su influencia em madres com lactante desnutrido en Santiago, Chile. *Rev Chil Nutr* 1984;12(1):29-34.

Capítulo

26

Aspectos Clínicos e Laboratoriais

Fernanda Luisa Ceragioli Oliveira

INTRODUÇÃO

A desnutrição, apesar de ter tido redução de sua prevalência em várias partes do mundo,[1-2] inclusive no Brasil,[3] permanece sendo uma das causas de morbimortalidade mais comuns entre crianças menores de 5 anos.

A desnutrição tem relação direta com a pobreza, por ser reflexo das desigualdades socioeconômicas e políticas. A inadequada distribuição de rendas, a dificuldade de acesso a recursos educacionais e de saúde contribuem para o risco de desnutrição. A desnutrição tem etiologia complexa envolvendo aspectos sociais, culturais, econômicos e de saúde de uma população. A desnutrição não envolve apenas a falta de alimento, mas de ambiente propício para o seu desenvolvimento, como fatores psicossociais e vínculo mãe-filho.[4] Parece que a desnutrição predispõe às deficiências neurocognitivas, que se tornam persistentes, exteriorizando problemas comportamentais precocemente na infância e na adolescência. A prevenção da desnutrição pode ajudar a prevenir comportamentos anti-sociais e agressivos na fase de adolescência e adultice.[5]

A desnutrição está descrita na história desde a Antiguidade, mas, apenas nestas últimas décadas, pôde-se mensurar o alto risco de morbimortalidade desta condição, além das graves repercussões permanentes para o paciente.

A relação direta entre desnutrição e infecção tem sido descrita em vários trabalhos clínicos.[6-7] O estado nutricional compromete o sistema imunológico, tanto humoral quanto celular.[8-12]

A desnutrição pode ser classificada como energética ou energético-protéica. Atualmente, sabe-se que a desnutrição exclusivamente protéica é muito rara. A carência na desnutrição parece ser mais ampla do que apenas deficiência de energia e macronutrientes. Devem-se considerar as deficiências de micronutrientes, que são essenciais para a maioria dos processos do organismo com sistema imunológico.

Nos países em desenvolvimento, as proteínas de baixo valor biológico são as mais disponibilizadas pela população, sendo o termo desnutrição energético-protéica (DEP) o mais aceito mundialmente. A OMS define como DEP o conjunto de condições patológicas decorrentes da deficiência simultânea, em proporções variadas, de proteínas e energias, que ocorre mais freqüentemente em lactentes e crianças pequenas e que, geralmente, associa-se a infecções.[23]

Outra forma de classificar a desnutrição seria de acordo com sua etiologia, considerando-se as desnutrições primária e secundária. A desnutrição primária é causada pela ingestão insuficiente de nutrientes, por incapacidade de acesso aos nutrientes e/ou aliada a fatores ambientais que prejudiquem a ingestão de alimentos como vínculo mãe-filho inadequado. A desnutrição secundária seria acarretada por alterações metabólicas decorrentes de alguma doença de base que comprometeria o aproveitamento dos nutrientes, como a síndrome da imunodeficiência adquirida (AIDS) ou a encefalopatia crônica não evolutiva.

A denominação de risco nutricional deve-se a pacientes que apresentam perda de peso em um determinado tempo, caracterizando consumo de estoques e catabolismo. Em crianças, a perda de peso corporal de 1% a 2% em período de 1 semana, 5% em 1 mês, 7,5% em 3 meses e 10% em 6 meses constituiria risco nutricional.[13] No Quadro 26-1 estão relacionadas as doenças que comprometem o ganho de peso das crianças e dos adolescentes.

A classificação antropométrica, por meio da relação peso por idade (P/I), seguindo critério de Gomez,[14] caracteriza a desnutrição por graus: primeiro (90% < P/I ≤ 75%); segundo (75% < P/I ≤ 60%) e terceiro (P/I < 60%). Se a criança apresentar edema, conforme Bengoa,[15] deve ser considerada desnutrição de terceiro grau, independente da relação peso para idade. Utiliza-se esta classificação para crianças menores de 2 anos, de acordo com a Sociedade Brasileira de Pediatria.[16]

Quadro 26-1. Doenças que acarretam dificuldade de ganho de peso

Doenças gastrointestinais
- Refluxo gastroesofágico
- Estenose hipertrófica de piloro
- Cirrose hepática
- Doença biliar
- Doença celíaca
- Doença inflamatória do cólon
- Fibrose cística

Doenças renais
- Acidose tubular renal
- Diabetes insípido
- Insuficiência renal crônica
- Infecção do trato urinário

Doenças endócrinas
- Hipertireoidismo
- Diabetes melito não-controlada
- Insuficiência adrenal

Doenças cardiopulmonares
- Insuficiência cardíaca congestiva
- Doença crônica pulmonar
- Asma

Doenças neurológicas
- Doenças degenerativas
- Erro inato do metabolismo

Doenças congênitas
- Retardo do crescimento intra-uterino
- Abuso materno de drogas
- Síndrome do alcoólico fetal
- Alterações cromossomais: trissomia do 13, do 18 ou do 21

Doenças infecciosas
- Tuberculose
- Leishmaniose visceral
- Vírus da imunodeficiência humana (HIV)

Adaptação de Kumar S *et al.*, 2002.[13]

Outra classificação antropométrica utilizada seria o critério de Waterlow,[17] modificada por Batista,[18] que se baseia nos índices antropométricos peso para a estatura (P/E) e estatura para a idade (E/I), conforme Quadro 26-2, utilizada segundo a Sociedade Brasileira de Pediatria para as crianças acima de 2 anos.[16]

A OMS classifica a desnutrição conforme o critério de Z escore da relação peso para a estatura, considerando desnutrição abaixo da relação Z, escore P/E < –2, sendo desnutrição grave abaixo do Z, escore P/E -3.[19]

Quadro 26-2. Classificação segundo Waterlow, modificada por Batista

E/I	*P/E > 90%*	*P/E ≤ 90%*
> 95%	Eutrofia	Desnutrição crônica
< 95%	Desnutrição pregressa	Desnutrição aguda

ASPECTOS CLÍNICOS

O quadro clínico da desnutrição nas formas graves é facilmente identificado apenas à visualização clínica. As formas leves e moderadas necessitam de mensuração de medidas antropométricas para serem diagnosticadas.

A identificação de comprometimento estatural do paciente indica agravo nutricional agudo ou pregresso. A velocidade de crescimento deve ser monitorada em todos os pacientes da fase de lactente até a adolescência.

As formas clínicas graves descritas por Gomez[14] caracterizam o lactente desnutrido em marasmático, kwashiorkor e kwashiorkor marasmático. A denominação Kwashiorkor significa criança vermelha ou criança que teve que ser retirada do seio materno por nascimento de outra criança.

O lactente marasmático apresenta-se emagrecido, irritado, com hipotrofia muscular, principalmente nos membros superiores e inferiores e nas cinturas escapulares e pélvicas; apresenta, também, ausência de tecido celular subcutâneo e evidente arcabouço ósseo visível. A presença de distensão abdominal e hipotrofia de quadril são características freqüentemente observadas.

O lactente com a forma kwashiorkor apresenta edema, lesões descamativas na pele, sendo a maioria das vezes lesões infectadas; despigmentação dos cabelos; xeroderma; queratose folicular; estomatite angular; cabelos e fâneros quebradiços; hipotonia muscular e apatia. Atualmente, a forma mais prevalente consiste no marasmo-kwashiorkor.

Estudos de Golden[20] revelam que a diferença da forma grave da desnutrição dependerá da resposta ao agravo nutricional, relacionada com a resposta hormonal, liberação de radicais livres e endotelite. A teoria da hipoproteinemia como desencadeadora da forma kwashiorkor não é mais aceita; portanto, a classificação de McLaren[21] não deve ser utilizada. Observa-se freqüentemente em crianças marasmáticas a presença de hipoalbuminemia, pois a albumina não reflete apenas a condição nutricional, sendo influenciada por processos agudos infecciosos associados (Quadro 26-3).

A avaliação clínica deve ser iniciada pela história do paciente, ressaltando alguns tópicos: característica e data do início da desnutrição, alimentos ingeridos nestes últimos dias, dieta habitual antes do episódio de doença atual, presença e tempo de aleitamento materno, presença de sintomatologia de vômitos ou diarréias, presença de diurese, antecedentes familiares de doenças infecciosas (tuberculose ou sarampo), antecedentes gestacionais (peso e estatura de nascimento), dados de desenvolvimento neuropsicomotor; avaliar imunizações, antecedentes mórbidos, dinâmica familiar e medicações utilizadas.

Ao exame físico se deve observar as medidas antropométricas (peso, estatura e perímetro cefálico), presença de edema, de palidez intensa, de icterícia, de hipotermia, de sinais de colapso circulatório (pulso radial fraco, mãos e pés frios), de he-

Quadro 26-3. Alterações fisiopatológicas da desnutrição grave

Trato gastrointestinal	Achatamento e atrofia mucosa intestinal Fígado • Esteatose hepática • Lesão hepática • Alteração da função hepática • Diminuição da síntese protéica e neoglicogênese	• Redução das atividades das enzimas digestivas • Má digestão, má absorção e diarréia • Deficiência de micronutrientes • Hipoproteinemia • Edema • Hipoglicemia
Sistema musculoesquelético	• Redução e perda de massa muscular lisa e esquelética	• Edema grave • Dificuldade em mobilização • Alterações miocárdicas
Sistema imunológico	• Atrofia do timo, tonsilas e nódulos linfáticos • Imunossupressão	• Infecções subclínicas • Septicemia
Metabolismo	• Alteração do metabolismo basal • Atividade na bomba Na e K	• Hipoglicemia • Hipotermia/hipertermia • Distúrbios eletrolíticos
Sistema renal e cardiocirculatório	• Alterações renais • Redução na filtração glomerular e redução de sódio e excreção de fosfato • Redução do volume circulatório e pós-carga	• Risco de morte por sobrecarga de sódio • Infecção urinária • Sobrecarga cardiovascular
Sistema hormonal	• Altos níveis de insulina e somatomedina • Altos níveis de hormônio de crescimento e cortisol	• Reduzir intolerância a glicose e insulina

Fonte: Monte CMG, 2000.[22]

patomegalia, de distensão abdominal e verificação da aparência das fezes. Os olhos encovados e as mucosas secas auxiliam no diagnóstico de desidratação do lactente.

Nas crianças prematuras, a avaliação antropométrica deverá ser efetuada comparando-se com a idade corrigida, que consiste na subtração da idade real menos o tempo gasto para atingir a idade de 40 semanas gestacionais. Espera-se que o peso corporal atinja os valores adequados até o segundo ano de vida e a estatura, o terceiro ano de vida.

A avaliação da musculatura esquelética indicará o grau de comprometimento nutricional do paciente, assim como o desenvolvimento neuropsicomotor da criança. A desnutrição aguda pode acarretar em sobras de pele, indicando uma perda de peso corporal significante. A ausência de tecidos gorduroso e celular subcutâneo dificulta o diagnóstico de edema no desnutrido, sendo necessário observar regiões de tecido subcutâneo frouxo, como as pálpebras e a região perineal.

Devem-se procurar sinais de lesões corneais, indicativas de deficiência de vitamina A; evidências de infecções de vias aéreas superiores e inferiores; e evidências de lesões na pele e ósseas, indicativas de deficiência de micronutrientes (Quadro 26-4). A infecção também pode ser mascarada, pois o desnutrido grave não responde ao agravo infeccioso com hipertermia: apresenta hipotermia e hipoatividade.

A atividade motora e o estado geral comprometidos (irritação, apatia, sonolência, anorexia) auxiliam no diagnóstico de infecção e/ou distúrbios hidroeletrolíticos e/ou hipoglicemia.

LABORATORIAIS

A desnutrição acarreta carências múltiplas, sendo freqüentes as deficiências de micronutrientes, como a anemia carencial de ferro, a anemia megaloblástica e a deficiência de vitamina A.

O hemograma auxiliará no diagnóstico de anemia e de infecção. As dosagens de hemoglobina e de hematócrito são utilizadas para o diagnóstico de anemia, sendo a concentração de hemoglobina menor que 11 mg/dl como ponto de corte para o diagnóstico.[24] A concentração sérica de transferrina possui correlação com os estoques totais orgânicos de ferro.

Na desnutrição, a redução absoluta de linfócitos (linfopenia) reflete a diminuição de linfócitos T circulantes. Considera-se linfopenia, quando o número total de linfócitos está abaixo de 1.500/ml.

A dosagem de proteína total e suas frações indicam o estado nutricional protéico do paciente, sendo importante ressaltar que a concentração de albumina pode estar reduzida em processos infecciosos, traumas, enteropatias perdedoras

Quadro 26-4. Sinais clínicos de deficiência de macro e micronutrientes

Sinais clínicos	*Deficiências*
Alterações de cabelo: fino, quebradiço, ralo e pigmentado	Proteína e cobre
Pele seca e queratinizada	Proteína, ácidos graxos essenciais e vitaminas A e B
Edema	Proteína, tiamina e vitamina E
Cicatrização inadequada de feridas	Proteína e zinco
Acrodermatite	Zinco
Olhos secos, xerose conjuntival, mancha de Bitot, queromalácea	Vitamina A
Queilose, estomatite	Vit. A, complexo B, ferro, riboflavina
Pica, disgeusia, anorexia, geofagia	Proteína, zinco, cobre, ferro
Sangramento gengival	Vitamina C e cobre
Glossite, fissuras linguais, atrofia papilar	Complexo B e ferro
Coiloniquia	Cromo e ferro
Unhas com linhas esbranquiçadas	Selênio
Alterações cardíacas	Proteína, selênio, magnésio, potássio
Hepatomegalia	Proteína
Alterações ósseas	Vitaminas C e D, cobre e cálcio
Alterações musculares	Vitamina E, complexo B, selênio, potássio
Alterações neurológicas	Complexo B, zinco, cobre, ferro
Anemia	Vit. E, biotina, folatos, ferro, cobre, selênio
Fadiga	Proteína, Vit. B e C, zinco, cobre, ferro
Retardo no crescimento	Proteína, energia, zinco, ferro, cobre

Fonte: Fisberg M, 1998.[23]

de proteínas, doenças hepáticas e renais. A desidratação e o seqüestro de líquidos para o terceiro espaço podem elevar a concentração sérica de albumina. A albumina sérica abaixo de 3 g/dl também é considerada indicadora de risco de complicações clínicas e mortalidade.[26-27] A albumina possui vida média de 21 dias, enquanto outras proteínas, como pré-albumina, transferrina e proteína carreadora do retinol, caracterizam-se por apresentar meia-vida mais curta, sendo utilizadas na monitoração do estresse, como proteínas de fase aguda reagentes negativas.[27]

Estudo comparando a resposta ao processo infeccioso da proteína C-reativa (PCR) na criança desnutrida e eutrófica demonstrou que o desnutrido infectado produz PCR em níveis significantemente menores que o eutrófico infectado.[28] Quando avaliada a concentração de PCR na ausência de processo infeccioso, segundo o grau de desnutrição, observou-se que o desnutrido grave possuía valores significantemente maiores comparados ao desnutrido moderado, ao leve e ao eutrófico.[28]

A glicose sanguínea deve ser determinada para afastar o diagnóstico de hipoglicemia, que utiliza o ponto de corte abaixo de 54 mg/dl (3 mmol/l). Todo desnutrido, em jejum, deve receber um soro de manutenção com velocidade de infusão de glicose de 4 a 5 mg/kg/minuto, além da monitoração da glicemia quatro vezes ao dia.

Devem-se monitorar os eletrólitos e os minerais como sódio, potássio, cloro, magnésio, cálcio e fósforo. Habitualmente, encontra-se hiponatremia, reservando a correção deste íon quando a concentração de sódio for abaixo de 120 mEq/l. O valor plasmático de potássio pode estar baixo ou adequado; ressaltando-se que o potássio é íon intracelular, a correção deve ser realizada por no mínimo 5 dias para o equilíbrio do potássio intracelular. Na desnutrição, há tendência à hipocalcemia, à hipofosfatemia e à hipomagnesemia; portanto, nos soros de manutenção nos desnutridos, deve-se sempre conter estes minerais.

As provas de funções renais e hepáticas devem ser realizadas, principalmente, por alteração da concentração de creatinina e de uréia plasmática. O valor sérico de colesterol total e triglicerídios apresentam-se adequados ou baixos. A hipertrigliceridemia indica possibilidade de processo infeccioso.

As provas de função imunológicas estão comprometidas como provas de função celular, reatividade cutânea, complemento, fatores de defesa, como atividade macrofágica e presença de anticorpos.[29]

REFERÊNCIAS BIBLIOGRÁFICAS

1. United Nations Children's Foundation. *The state of the world's children 2002.* New York: UNICEF, 2002.
2. Onis M, Frongillo EA, Blossner M. Is malnutrition declining? An analysis of change in levels of child malnutrition since 1980. *Bull World Health Organ* 2000;78:1222-33.

3. Taddei JAAC. *Desvios nutricionais em menores de cinco anos – evidências dos inquéritos antropométricos nacionais.* Tese de Livre-Docência. UNIFESP-EPM. São Paulo, 2000.
4. Nóbrega FJ. Evolução a longo prazo do desnutrido grave. *Pediatria Moderna* 1997;32(4):143.166.
5. Jianghong L, Raine AD, Venables PH, Mednick SA. Malnutrition at age 3 years and externalizing behavior problems at ages 8, 11, and 17 years. *Am J Psychiatry* 2004;161:2005-2013.
6. Pellieter D. The potentiating effects of malnutrition on children mortality: epidemiologic evidence and policy implications *Nut Rev* 1994;52(12):409-415.
7. Simeleos D, Lolseged S. Clinical profile and pattern of infection in Ethiopian children with caloric protein malnutrition. *East Afr Med J* 1994;71(4):264-267.
8. Amesty A, Dietz-Ewald M, Villarroel M, Granados A, Diaz S, Salas D, et al. Aspectos inmuunológicos del desnutrido. El desnutrido en recuperación nutricional. *Invest Clin* 1996;37(2):95-111.
9. Chandra RK. Protein-energy malnutrition and immunological response. *J Nutr* 1992;122(35):597-603.
10. Amestry A, Villaroel M, Adalberto G, Rivero M, Diaz S, Salas D. Aspectos inmunitarios del desnutrido infectado. *Arch Venez Puer Ped* 1997;60(3):99-106.
11. Ozkan H, Olgun N, Sasman E, Abacaoglu H, Okuyan M, Cevik, A. Nutrition, immunity and infecction: T. lymphocyte sub populations in protein-energy malnutrition. *J Trop Pediatr* 1993;39:257.260.
12. Chandra RK. Nutrition and immunology: from the clinic to cellular biology and back again. *Proc Nutr Soc* 1999;25(2):84-90.
13. Kumar S, Olson DL, Schwenk WF. Malnutrition in the pediatric population. *Dis Mon* 2002;48:703-12.
14. Gomez F. Desnutrición. *Bol Med Hosp Inf Mex* 1946;3(4):543-51.
15. Bengoa JM. The problem of malnutrition. *WHO Chrono* 1974;28:3-7.
16. Sarni, RS. *Avaliação da condição nutricional: crianças e adolescentes / método antropométrico.* Temas de Nutrição em Pediatria. Nestlé NutriçãoInfantil. Rio de Janeiro: Sociedade Brasileira de Pediatria, 2001. v. 2. p. 28-38.
17. Waterlow JC. Classification and definition of protein caloric malnutrition. *WHO Monograph* 1976;62:530-55.
18. Batista Filho M. Nomenclatura e definição da desnutrição. *J Pediatr* 1976;41(7-8):45-51.
19. World Health Organization (1995). Physical status: the use and interpretation of anthropometry. *WHO Technical Report Series*, Geneva, 1995:854-988.
20. Golden MHN, Ramdath DD. Free radicals in the pathogenesis of kwashiorkor. *Proc Nut Soc* 1987;46:53-68.
21. Mc Laren DS. The protein fiasco. *Lancet* 1975;ii:93-6.
22. Monte CMG .Malnutrition: a secular challenge to child nutrition. *J Pediatr* 2000;76(Suppl 3):S285-S297.
23. Fisberg M. Aspectos clínicos e laboratoriais. In: Nóbrega FJ. *Distúrbios da nutrição.* Rio de Janeiro, Revinter, 1998. p. 140-144.
24. Torres MAA, Sato K, Souza Queirós S. A anemia em crianças menores de 2 anos atendidas nas Unidades Básicas de Saúde do Estado de São Paulo. *Rev Saúde Públ* 1994;28(4):301-7.
25. World Health Organization,1999. Management of severe malnutrition: a manual for physicians and other senior health workers. *WHO*, Geneve, 1999.
26. Doweiko JP, Nompleggi DJ. The role of albumin in human physiology and pathophysiology. Part. III Albumin and disease states. *JPEN* 1991;15:476-483.
27. Golden MH. Transport proteins as indices of protein status. *Am J Clin Nutr* 1982;35:1159-1165.
28. Castillo C, Heresi G, Fisberg M, Uauy R Controlled trial of zinc supplementation during recovery from malnutrition: effects on growth an immune function. *Am J Clin Nutr* 1987;45(3):602-8.
29. Amesty-Valbuena A, Pereira N, Castillo JL, Nunez JR, Cayama N, Morän A, et al. Mediadores de inflamación (proteína C Reativa) em el niño com desnutrición proteico-energética y en el niño eutrófico. *Invest Clin* 2004;45(1):53-62.

Capítulo

27

Crescimento em Desnutridos Graves Recuperados

Luiz Anderson Lopes

O crescimento ocorre por meio de complexa cadeia de eventos que, sob orientação genética, caracteriza o potencial de crescimento, irá ocorrer de acordo com períodos de ganhos mais acentuados e de relativa manutenção do ritmo, quando fatores ambientais, neuroendócrinos, psicológicos, constitucionais, nutricionais e orgânicos poderão modificar a mensagem genética.

De todos os períodos de crescimento, a fase gestacional é aquela em que as modificações acontecem de modo mais intenso e rápido.

As transformações de uma única célula totipotencial em diversas estruturas e tecidos com funções diferentes que compõem o ser humano, apto a sobreviver em condições extra-uterinas peculiares, de forma autônoma, irão demandar recursos nutricionais adequados que sustentam o processo de multiplicação e diferenciação celular.

Neste processo, a mensagem genética inicial estaria passando por modificações que lhe garantissem especificidade para a produção protéica ou a síntese de outras substâncias necessárias para o processo.

Deste modo, todas as células vão modificar o padrão de ativação de seus genes no sentido de manter ativos aqueles relacionados com a função específica.

Com a diferenciação celular e a definição de função específica, estariam sendo definidos grupamentos celulares que, ao longo do tempo, estariam assumindo uma forma peculiar, caracterizando o processo denominado morfogênese.

Contudo, mesmo com o advento de projetos de investigação genética (Projeto Genoma), os mecanismos pelos quais o organismo se diferencia e toma forma não foi esclarecido ainda.

Para o entendimento do controle possível, pode-se supor a existência de mecanismos definidos pelo contato direto desta célula e a interação com algum mediador químico que viesse a orientar o processo.

Com o crescimento das estruturas e pela própria dinâmica imposta pelo espaço disponível para o crescimento dos tecidos, admite-se que o contato com outras células, de linhagem e características diferentes, iniciasse processo e interação que viessem a orientar o crescimento, agora influenciando a definição do tamanho das estruturas que compõem os organismos.

Contudo, além destes mecanismos especulativos, o conhecimento dos aspectos diretamente relacionados com este controle, ainda não são bem conhecidos, quando se considera o crescimento normal.

O processo de crescimento apresenta-se como um fenômeno contínuo, porém não-constante; em humanos, espera-se que seja mais intenso nas fases de hiperplasia e mais gradativo nas fases de hipertrofia.

Estes dois mecanismos são os responsáveis pelo crescimento observado e que pode ser mensurado utilizando uma escala física para este fim. Faz-se necessária a diferenciação com o termo desenvolvimento, que descreve o aumento da capacidade psicomotora do indivíduo. Com relação ao crescimento, o desenvolvimento guarda relação com a maturação orgânica observada.

Deste modo, qualquer fator com a capacidade de modificar este processo de diferenciação e crescimento celular passa a ser considerado um agravo.

Interessa-nos saber até que ponto um agravo pode vir a comprometer o processo de crescimento, de modo que este não perca a capacidade de recuperar a situação, desencadeando dano definitivo ao processo.

Com base na velocidade de multiplicação e diferenciação celular, define-se que o período de hiperplasia é o mais sensível a estes agravos e, por conseguinte, passa a exibir as maiores dificuldades de recuperação e chances de danos definitivos.

Interessante considerar que tecidos diferentes podem responder de modo mais ou menos intenso a este tipo de agravo, e manter ou não a sua capacidade de recuperação ao manter a capacidade de hiperplasia.

Acredita-se que toda a orientação para o crescimento (fases; início da diferenciação sexual; características fenotípicas, entre outras) esteja contida dentro do código genético de cada indivíduo.

Contudo, sabe-se que não existe uma localização específica para cada uma das mensagens e controles, admite-se que toda a informação esteja distribuída entre os 22 pares de autossomos e no par de cromossomos sexuais.

Estas informações estariam exercendo o controle de crescimento no nível celular, tecidual e sobre aspectos gerais, mantendo a sua capacidade de inter-relação.

Deste modo, as células manteriam a sua capacidade de controle de secreção de substâncias específicas, sendo o volume corrigido por mecanismos que estimulam sua secreção, bem como a disponibilidade de substratos necessários para esta função.

Os produtos de secreção celular estariam sob controle geral, mediado por hormônios que também sendo produtos celulares, teriam a função de estabelecer e manter a homeostasia orgânica e tecidual, enquanto também estariam sujeitos aos mesmos mecanismos regulatórios.

Deste modo, a modificação deste processo, mediado por hormônios e dependente de substrato específico em quantidade e qualidade adequadas, pode vir a comprometer ou favorecer o processo de crescimento.

Admite-se, então, que as modificações/agravos que comprometam mais precocemente a fase de diferenciação celular que possam vir a modificar/comprometer a replicação genética e, por este motivo, todo o processo, apesar de ser corrigida a situação desencadeadora.

Conforme descrito em capítulos posteriores, tendo-se por base o período gestacional, divide-se o crescimento intra-uterino humano em três fases: durante o primeiro trimestre ocorre preferencialmente hiperplasia celular; durante o segundo trimestre observa-se o período intermediário caracterizado por hiperplasia e hipertrofia celulares; e, durante o último trimestre, ocorre preferencialmente a fase de hipertrofia celular.

O principal fator modulador hormonal do crescimento intra-útero é a insulina fetal, produzida, em grande parte, em função da oferta de carboidratos pela mãe.

Os agravos infecciosos e nutricionais, quando incidindo durante os três primeiros meses de gestação, provocam as maiores modificações e seqüelas para o feto.

Especificamente, relacionando o processo de nutrição fetal, a restrição nutricional desencadeada por desnutrição materna crônica ou a insuficiência uteroplacentária (diabetes tipo I; a posição anômala da placenta; a insuficiência uteroplacentária), durante todo o período gestacional, reflete-se na antropometria do recém-nascido que irá exibir comprometimento proporcional do peso e do comprimento ao nascimento. Quando de termo, este recém-nascido será definido como sendo de baixo peso (> 2.500 g) simétrico.

Como o crescimento intra-útero observado durante o último trimestre de gravidez é proporcionalmente devido mais à fase de hipertrofia, observa-se maior comprometimento do peso que do comprimento, de modo que estes recém-nascidos de termo são denominados de baixo peso assimétricos.

Para aqueles em cuja modificação do peso de nascimento soma-se o nascimento prematuro, estes índices deverão ser adequados em função da idade gestacional, com a finalidade de serem definidas as condições intra-útero.

Em nosso meio, a desnutrição materna crônica primária ainda afeta parte significante das gestantes. Deste modo, ao nascimento de uma criança com retardo do crescimento intra-uterino, somam-se fatores ambientais, nutricionais e de vínculo mãe-filho que colocam este recém-nascido em situação de risco nutricional importante.

A desnutrição energético-protéica acomete cerca de 150 milhões de crianças em todo o mundo, sendo estimado que mais de 20 milhões destas sofram processos graves de desnutrição. Estima-se ainda que outras 80 milhões de pessoas sofram de algum grau de desnutrição desencadeada pela situação denominada de fome oculta.

Neste sentido, diversos estudos experimentais descrevem um comprometimento acentuado de estruturas, compartimentos e sistemas da economia, além de modificações da composição corporal.

Para o estudo de modificações estruturais e metabólicas, modelos experimentais foram usados no sentido de se conhecer a fisiopatologia envolvida. Contudo, a maior parte dos modelos experimentais de desnutrição intra-uterina utilizaram restrições muito acentuadas do teor protéico, com oferta de 1%[1-9] quando o recomendado é de 17% com relação ao total calórico.[10]

Com este grau de restrição alimentar, o número de abortos espontâneos e de reabsorção fetal é elevado e as repercussões sobre a biometria dos animais de experimentação mostram, já ao nascimento, grave comprometimento ponderal. Outra característica descrita é a maior freqüência de canibalismo materno por ocasião do nascimento.

Interessado em estudar as repercussões de restrições nutricionais menos intensas durante o período gestacional e também manter os filhotes sob os cuidados de suas próprias mães durante o período de lactação, assegurando o crescimento pós-natal dos desnutridos intra-útero alimentados com o leite de suas próprias mães, Lopes *et al.*[11] utilizaram como referência a ingestão diária de ração das ratas de um grupo-controle. Com base nestas medidas, reduziu-se a quantidade em 30%, para formar o grupo de gestantes desnutridas.

Comparando o peso corporal medido no dia da cópula, pode-se notar certo grau de correlação com a quantidade de ração. Com estes achados, os autores demonstram que o peso pré-gravídico pode ser um fator determinante da evolução ponderal das ratas gestantes.

Os resultados encontrados demonstram que a restrição alimentar foi suficiente para implicar em menor ganho ponderal, de modo estatisticamente significante a partir do 3º dia de gestação.[12]

Após o 3º dia de gestação, progressivamente, houve maior comprometimento do ganho ponderal.

Ao nascimento da ninhada, não houve diferença estatisticamente significante entre o peso corporal dos animais submetidos à desnutrição intra-uterina e aqueles do grupo-controle.

Há muito que autores[12-16] vêm discutindo a utilização do peso ao nascimento como indicador da situação intra-uterina, chamando a atenção para o fato de que este talvez não seja o critério de maior sensibilidade para a caracterização da condição.

Embora seja indiscutível sua correlação com os eventos adversos característicos da desnutrição intra-uterina quando muito comprometido (abaixo de 2.500 g em humanos), propõe-se que alterações possam ter ocorrido mesmo em crianças cujo peso não se mostra tão comprometido.

Desta forma, condições como o estado nutricional materno pré-gravídico bem como, e de modo importante, o ganho ponderal durante a gestação, passam a ser considerados na gênese dos distúrbios associados à desnutrição intra-uterina (baixa estatura, retardo do desenvolvimento psicomotor, dificuldades com o aprendizado, entre outros).

Nóbrega *et al.*[17] ampliaram o número de situações possivelmente implicadas na etiologia dos distúrbios de crescimento, ao incluir fatores tais como a estatura materna, a escolaridade materna e o número de filhos.

Embora durante a gestação o peso corporal das ratas desnutridas tenha sido estatisticamente menor que o das ratas-controles, esta característica não repercutiu da mesma forma sobre o peso de seus filhotes.

Isto demonstra que existe a capacidade de mobilização das reservas corporais maternas.

Salas, Sofia e Rosso,[18] estudando as trocas materno-fetais, descrevem a total dependência fetal pelos nutrientes de origem materna e a incapacidade de a mãe suprir todas as necessidades nutricionais fetais, utilizando apenas suas reservas corporais, sem que ocorra perda ponderal importante.

Contudo, estes autores definem mecanismos de adaptação fetal às condições maternas, que irão modular a transferência de nutrientes garantindo oferta ao feto sem, contudo, grandes prejuízos para as reservas nutricionais maternas, até certo limite. Uma vez ultrapassada esta capacidade de adaptação, o feto passa a exibir comprometimentos do ganho pôndero-estatural compatíveis com o grau de restrição.

Este mesmo autor comenta o fato de que as restrições nutricionais induzidas às gestantes podem comprometer de modo mais importante o feto, a ponto de colocar em questão os limites destes mecanismos de regulação da transferência materno-fetal de nutrientes.

A necessidade de glicose, tanto materna quanto fetal, é de tal ordem que a ativação do catabolismo protéico e da neoglicogênese hepática e renal pode não ser suficiente para suprir as necessidades. A expressão deste estado de carência nutricional materna pode ser o menor ganho ponderal.

Esta característica da evolução ponderal das ratas desnutridas pode ser decorrente das maiores necessidades nutricionais fetais, em função do maior ritmo de crescimento, mas também pode estar associada à diminuição da eficiência dos mecanismos de absorção intestinal materno (diminuição da área de absorção e das enzimas digestivas presentes no epitélio intestinal), em um processo fisiopatológico semelhante ao envolvido com as repercussões gastroentéricas da desnutrição.[19]

Estes mecanismos de adaptação, tanto maternos quanto fetais, podem estar associados à tentativa de acomodação ao agravo registrado e a resposta observada guardar relação com a intensidade do processo. Assim, pode-se entender a influência do estado nutricional materno pré-gravídico e o ganho ponderal durante a gestação como desencadeadores de condições adversas para o feto.

Definindo como de baixo peso ao nascimento aquelas crianças com peso inferior a 2.500 g, após gestação de termo, e de peso inadequado ou insuficiente aquelas com peso entre 2.500 e 3.000 g, pode-se supor que as restrições intra-uterinas tenham sido de grau acentuado e suficiente para diminuir, em muito, o ganho de peso.

Interpretando o déficit estatural como sendo aquele que demanda maior tempo de permanência do agravo para ocorrer ou se manifestar, pode-se atribuir um fator temporal à questão da avaliação das condições intra-uterinas, com base nos dados de antropometria ao nascimento.

Além destes, outros efeitos são descritos sobre o crescimento corporal (assimetria corporal com menor crescimento do seguimento inferior) e cerebral (comprometimento da mielinização das fibras nervosas, redução do número de sinapses e dos neurotransmissores) ou outras alterações mediadas por modificações bioquímicas induzidas pela desnutrição energético-protéica.

Quando estão associados processos intensos de desnutrição acometendo crianças de baixa idade vivendo em meio ambiente inadequado, podemos associar a falta de substrato/nutrientes, o baixo estímulo devido às limitações psicossociais e ao pequeno vínculo mãe-filho, de modo que os efeitos são potencializados e o impacto da situação é mais grave.[20,21,22]

O crescimento em estatura pode ser considerado como decorrente da hiperplasia celular e pode ser comprometido quando não ocorre oferta adequada de proteínas e equilíbrio nutricional da dieta. Esta característica é importante para se entender o processo de recuperação nutricional, quando pode não ser evidenciado o aumento estatural esperado, principalmente quando acompanhando o retardo do crescimento intra-útero; processos intensos, prolongados e iniciados em idade precoce.

O ganho ponderal relaciona-se mais com o processo de hipertrofia celular e pode ser modificado de modo mais rápido, na dependência do equilíbrio entre a oferta e o gasto energético em especial.

Os agentes que irão ser modificados na dependência da oferta de nutrientes (proteínas/energia) são celulares e teciduais e serão mediados por hormônios (insulina, hormônio de crescimento, cortisol, hormônios tireoidianos, entre outros) e de outros fatores teciduais (somatomedinas, fator de crescimento tecidual, entre outros).

O equilíbrio destes fatores irá mediar as modificações da composição corporal (massa magra ou gorda) descritas durante o período de recuperação nutricional.

A insulina tem sido apontada como fator promotor do crescimento fetal. Descreve-se que dietas ricas em proteínas podem estimular a secreção protéica tanto para o feto quanto para o recém-nascido. A maior oferta de glicose para o feto, que ocorre nos casos de diabetes materno gestacional, está diretamente associada à presença de fetos macrossômicos.

Recém-nascido alimentados com fórmulas com proporção proteína/energia mais elevada apresentam maiores níveis de insulina que aqueles alimentados ao seio materno, que apresenta relação proteína/energia na razão de cerca de 6%. Mesmo efeito pode ser notado quando se administram maiores quantidades de arginina por via parenteral a recém-nascidos, desnutridos ou por outro motivo.

Tais achados podem ser sugestivos da ação positiva da insulina sobre o processo de crescimento em recém-nascidos que recebem maiores quantidades de proteína.

Outra evidência da influência da insulina sobre o processo de crescimento se confirma com a observação de níveis mais elevados de insulina entre desnutridos durante a fase de recuperação nutricional. Esta elevação dos níveis de insulina no período pós-prandial é acompanhado por aumento do metabolismo basal e estímulo à síntese protéica após a refeição.

Os fatores de transcrição da informação para o crescimento desencadeados pelo hormônio de crescimento conhecidos por somatomedinas também mantêm relação com os níveis de insulina.

A somatomedina C (IGF I) exibe mais esta mediação pelo hormônio de crescimento e os níveis séricos podem estar diminuídos em casos de desnutrição moderada ou grave.

O IGF II está menos dependente da influência do hormônio de crescimento e está presente em níveis mais elevados nos tecidos fetal e cerebral.

Quanto ao hormônio de crescimento, além de estar relacionado com o crescimento linear como a função mediada pela secreção de somatomedina C, também pode estimular o anabolismo, favorecendo a retenção de nitrogênio e o acúmulo de massa magra ao estimular a síntese protéica e inibir a proteólise; no tecido adiposo, irá promover a lipólise ao estimular a oxidação dos ácidos graxos. Estes efeitos visam a prover os substratos necessários para as reações anabólicas que são dependentes da ingestão alimentar e do estado nutricional do indivíduo.

Os corticóides estão relacionados com a inibição do processo de crescimento, sendo este efeito notado com doses pequenas do hormônio que favorecem a perda de massa tissular e o balanço negativo do nitrogênio.

O crescimento e a maturação óssea são modulados pelos hormônios de crescimento e tireoidianos durante a infância e pelos sexuais durante a adolescência, de modo que a desnutrição pode diminuir a velocidade de crescimento ósseo e atrasar a maturação orgânica.

Com o tratamento adequado da desnutrição, esperam-se o período de recuperação do crescimento que está na dependência do grau de comprometimento atingido, a maturação óssea e o tipo de tratamento. Espera-se que o atraso do crescimento de causa nutricional possa ser recuperado, salvo algumas exceções, por meio da correta orientação nutricional.

Com o tratamento nutricional, a resposta hormonal alterada pela desnutrição recupera-se; esta resposta é particularmente sensível aos níveis de proteína e de energia na forma de hidratos de carbono.

Embora não se tenha estabelecido de forma definitiva, estima-se que será necessária a oferta mínima de 18 kcal/kg para se promover a recuperação e a manutenção de níveis normais de somatomedina C em resposta ao estímulo representado pelo hormônio de crescimento.

Os níveis de somatomedina C também aumentam com a maior ingestão de proteínas, e dietas mais ricas em aminoácidos essenciais mostram-se mais efetivas para a recuperação dos níveis deste fator de crescimento e promover o balanço nitrogenado positivo.

Como resultado do processo de desnutrição ocorre comprometimento da composição corporal, com diminuição das massas gorda e magra, habitualmente.

Para a correção desta situação, inicialmente, foi preconizada a indicação de dietas ricas em proteínas; posteriormente, em função de não ter sido atingida a recuperação desejada, notou-se que a oferta energética também deveria ser aumentada com vistas a propiciar a adequada metabolização do excesso protéico.

A influência de dietas ricas em energia para promover o ganho ponderal rápido durante a recuperação nutricional é bem documentada; o que não se conhece com detalhes é a relação da ingestão energética com a composição do tecido corporal ganho.

Também não se sabe como a oferta de energia e/ou proteína pode modular a ingestão alimentar.

Apesar dos cuidados com a dieta e a correta orientação alimentar, é esperado que crianças que sofreram desnutrição no período gestacional ou quando lactente, na dependência da intensidade do processo, apresentem comprometimento do crescimento em fases mais adiantadas e de forma definitiva.

Contudo, em alguns casos, seguidos por modificações importantes do meio ambiente, nutricionais e do vínculo mãe-filho, pode haver recuperação suficiente para se considerar de bom prognóstico a situação.

O custo energético estimado durante este período é de cerca de 4 a 5 kcal/g de ganho ponderal. O ganho ponderal parece ser mais importante durante o processo de recuperação do desnutrido e faz-se mais à custa de gordura; a recuperação tecidual (massa magra) não ocorre na mesma velocidade que o ganho ponderal e procura-se manter a proteína corporal por meio da oferta de dieta equilibrada quantitativa e qualitativamente.

Nos casos em que a dieta oferecida é pobre em proteínas (quantidade e qualidade), mantendo a oferta de energia, pode-se observar o aparecimento de um tipo de obesidade que é acompanhada pela diminuição da massa magra.

Existem evidências de que a oferta de dietas equilibradas, seguindo as recomendações para a idade e o gênero, são mais efetivas para a recuperação nutricional do que nestes casos, os carboidratos são mais efetivos para promover a incorporação de proteínas que as gorduras.

Deste modo, com relação ao crescimento de desnutridos recuperados, pode-se esperar que, em casos em que o diagnóstico tenha sido realizado precocemente, e a terapêutica instituída de modo adequado, as repercussões sejam menores e até aconteça ganho estatural suficiente para ser considerado como recuperação.

Contudo, quando associada à desnutrição intra-útero, as chances de recuperação estarão bastante restritas e o prognóstico passa a ser considerado como reservado.

Em se pensando no ritmo de crescimento pós-natal, recém-nascidos *simétricos* diferem de modo radical dos *assimétricos,* qualquer que seja o critério seguido. Apesar de todas as medidas de suporte a serem oferecidas, os *assimétricos* tendem a responder a correção dos agravos; os *simétricos*, apesar se todos os recursos aplicados, tendem a crescer em ritmo dentro dos limites inferiores da normalidade.

Deve-se ressaltar que, se as medidas de correção da dieta e de estimulação não forem estabelecidas, os *simétricos* tendem a acentuar as diferenças encontradas.

Estudando crianças e pré-adolescentes atendidas em ambulatório público por apresentar déficit de crescimento (baixa estatura e zona de vigilância do crescimento), descreve-se que cerca de 33% das crianças avaliadas haviam nascido com baixo peso. Nóbrega *et al.*,[23] estudando recém-nascidos brasileiros de todas as capitais brasileiras, descreveram que cerca de 8,2% destes, nasceram com peso inferior a 2.500 g.

Comparando o percentual e crianças nascidas com peso adequado (> 3.000 g), foi descrito que 38,8% das crianças de baixa estatura nasceram nesta condição, enquanto entre os recém-nascidos brasileiros o percentual foi de 65,4%.

Com relação à estatura de nascimento, cerca de 29,1% haviam nascido com estatura menor que 46 cm entre aqueles com déficit de crescimento e de 7,6% entre as de peso adequado. No outro extremo, apenas 3,5% das crianças de baixa estatura nasceram com estatura superior a 51 cm, enquanto entre os recém-nascidos brasileiros o percentual foi de 11,8%.

Com relação à antropometria dos pais destas crianças com déficit de crescimento, a média da estatura paterna foi de 167,3 cm (6,8 cm abaixo da média esperada) e a materna foi de 154,3 cm (6,3 cm abaixo da média esperada).

Esta interação pós-natal entre o potencial genético e todos os outros fatores de crescimento citados podem influenciar o julgamento da gravidade da situação.

A carência em *ferro,* mesmo que não suficiente para vir acompanhada pelo sinal de palidez cutâneo-mucosa, pode estar comprometendo o ritmo de crescimento e diminuindo proporcionalmente o desenvolvimento cognitivo da criança em avaliação.

Estas crianças tendem a representar um ciclo vicioso em que os erros alimentares comprometem o ritmo de crescimento e de desenvolvimento, que se agravam pela falta de informação e de conhecimento, básicos para a melhora das condições de vida da população em geral e para aquela criança/adolescente em especial.

Muitos destes erros alimentares estão associados a fatos que predispõem às alterações descritas, mas outros estão associados a mitos e crendices envolvendo a prática de alimentação, de tal modo que a identificação e a orientação destas condições são necessárias no sentido de se garantir a correta expressão do potencial de crescimento individual.

Mais do que isto, a correta orientação alimentar assegura a possibilidade de melhora da condição de vida justamente para o indivíduo que mais necessita: aquele que está em fase de crescimento.

CONCLUSÕES

A desnutrição energético-protéica acomete parcela importante das crianças em todo o mundo e as repercussões metabólicas, funcionais e também a resposta ao tratamento dietético guarda relação com a intensidade e a duração do processo, bem como da fase de crescimento em que inicia o agravo.

A maior parte das crianças acometidas pela condição exibe modificações fisiopatológicas que podem ser adequadamente conduzidas ao se adequar a dieta ao indivíduo, quando este não apresenta fator agravante (infecções respiratórias e do sistema digestório).

As repercussões sobre o crescimento podem ser minimizadas na dependência justamente do êxito terapêutico, sendo referidos alguns casos de ganho pôndero-estatural suficiente para caracterizar a recuperação do crescimento.

REFERÊNCIAS BIBLIOGRÁFICAS

1. Tonete SSQ, Coelho CAR, Nóbrega FJ. Desnutrição fetal experimental em ratos: Efeitos sobre o peso corporal, o peso cerebral, o teor de lipídios totais, proteínas e colesterol no cérebro. *J Pediatr* 1978;44(4):213-21.
2. Nóbrega FJ, Tonete SSQ, Sartor MEA, Cury PR. Estudo experimental do crescimento placentário na desnutrição protéico-calórica. *J Pediatr* 1979;46(2):82-92.
3. Tonete SSQ, Nóbrega FJ, Curi PR, Trindade CEP, Sartor MEA. Desnutrição durante vários períodos da gestação em ratos: I. Estudo do peso corporal e de regiões encefálicas dos produtos de concepção quando jovens e adultos. *Rev Paul Pediatr* 1982;1:49-53.
4. Trindade CEP, Nóbrega FJ, Tonete SSQ, Sartor MEA, Curi PR. Repercussão da desnutrição da gestante em diferentes etapas da gestação, sobre aminoácidos livres do cérebro de ratos recém-nascidos. *Rev Paul Pediatr* 1983;1(3):52-7.
5. Tonete SSQ, Nóbrega FJ, Sartor MEA, Trindade CEP, Lopez FA, Curi PR. Desnutrição durante vários períodos da gestação em ratos: II. Estudos conteúdos de DNA, RNA e proteínas de regiões encefálicas dos produtos da concepção, estudados quando jovens e adultos. *Rev Paul Pediatr* 1982;1:49-53.
6. Trindade CEP, Nóbrega FJ, Tonete SSQ, Sartor MEA, Curi PR. Repercussões da desnutrição intra-uterina em aminoácidos livres do cérebro de ratos jovens, recuperados nutricionalmente no período de lactância. *Rev Paul Pediatr* 1983;1(3):45-51.
7. Trindade CEP, Nóbrega FJ, Tonete SSQ, Sartor MEA, Curi PR. Repercussões da desnutrição da gestante, em diferentes etapas da gestação, sobre o peso corporal, cerebral e a glicemia dos ratos recém-nascidos. *Rev Paul Pediatr* 1983;1(4):47-51.
8. Lopes LA. *Efeitos da restrição de macronutrientes sobre o crescimento corporal e a histopatologia do sistema nervoso central de ratos jovens desnutridos intra-útero.* Tese de doutorado apresentada à Universidade Federal de São Paulo – Escola Paulista de Medicina, 1999. 2 volumes.
9. Grecco AMP, Gambardella R, Sticchi R, D'Aponte D, Di Renzo G, Franciscis P. Effects of individual housing on circadian rhythms of adult rats. *Physiol Behav*1988;45:363-66.
10. Kfouri JRN, Nóbrega FJ, Tonete SSQ, Montenegro MR. Metabolismo (lipídios e proteínas) e histopatologia do cérebro de ratos recém-nascidos, jovens e adultos, submetidos à desnutrição protéico-calórica (tipo marasmo) e recuperação nutricional. *J Pediatr* 1977;42(1):19-27.
11. Costa VV. *Baixa Estatura de causa nutricional: Desenvolvimento psicológico e desempenho escolar entre alunos da rede pública.* Tese apresentada à Universidade Federal de São Paulo . Escola Paulista de Medicina, 2002. 132 p.
12. Binkin NJ, Yip R, Fleshood L, Trowbridge FL. Birth weight and childhood growth. *Pediatrics* 1988;82(6):828-34.
13. Wilcox AJ. Intrauterine growth retardation: beyond birthweight criteria. *Early Hum Dev* 1983;8:189-93.
14. Kramer MS. Intrauterine growth and gestational duration determinants. *Pediatrics* 1987;80(4):502-34.
15. Miller HC, Jekel JF. Malnutrition and growth retardation in newborn infants. *Pediatrics* 1989;83(3):443-4.
16. Landicho B, Lechtig A, Klein RE. Anthropometric indicators of low birth weight. *J Trop Pediatr* 1985;31:301-5.
17. Nóbrega FJ, Brasil ALD, Vítolo MR, Ancona Lopez F, Lopes LA. Influência do peso ao nascimento e de variáveis maternas na determinação da estatura em crianças. *J Pediatr* 1991;67(5/6):163-7.
18. Salas I, Sofia P, Rosso P. Disminución del volume plasmático y cambios en hormonas vasoactivas en embarazadas de bajo peso. *Rev Med Chile* 1998;126(5):504-10.
19. Fagundes Neto U. Repercussões da desnutrição protéico-calórica no aparelho digestivo. In: Nóbrega FJ. *Desnutrição Intra-Uterina e Pós-natal.* São Paulo: Panamed, 1986. p. 319-330.
20. Colombo M, de la Parra A, López I. Intellectual and phisical outcome of children undernourished in early life is influenced by later environmental conditions. *Dev Med Chil Neurol* 1992;34(7):611-22.
21. Upadhyay SK, Aran A, Agarwal DK, Singh M, Agarwal KN. Growth and behavior development in rural infants in relation to malnutrition and environment. *Indian Pediatr* 1992;29(5):595-606.
22. Vial M, Alvear J, Artaza C. Microambiente de la desnutrición marásmica. *Rev Child Pediatr* 1991;62(4):268-72.
23. Nóbrega FJ. Antropometria do recém-nascido. Características antropométricas do recém-nascido e estudo de algumas variáveis maternas nas capitais e regiões brasileiras, 1989. 127 p.

Capítulo 28

Tratamento da Desnutrição Energético-Protéica Moderada e Grave

Roseli Oselka Saccardo Sarni
Fabíola Isabel Suano de Souza

INTRODUÇÃO

Houve uma significativa redução na prevalência da desnutrição energético-protéica (DEP) em diversas partes do mundo, incluindo o Brasil, em detrimento do aumento do sobrepeso e da obesidade, fenômeno conhecido como "transição nutricional".[1] Entretanto, a DEP ainda se configura em importante problema de saúde pública, especialmente em crianças menores de 5 anos.

Dados da Pesquisa Nacional sobre Demografia e Saúde (Ministério da Saúde/IBGE) de 1996 mostram uma queda de 20% nas formas de desnutrição no Brasil, em comparação com a década anterior. Dados mais recentes, baseados em estimativas, e disponibilizados pelo UNICEF, 2005, mostram 6%, 2% e 11% de comprometimento moderado e/ou grave (escore Z < -2) da relação peso-idade, peso-estatura e estatura-idade, respectivamente, em crianças brasileiras menores de 5 anos.[2]

A desnutrição pode desenvolver-se devido à oferta alimentar insuficiente em energia e nutrientes (macro e micronutrientes) por um período de tempo, a chamada *desnutrição de causa primária*, que, em nosso meio, como descrita por Nóbrega, em 1996, não pode ser considerada como resultado da carência exclusiva de alimentos, tratando-se de uma entidade multifatorial,[3] envolvendo aspectos de natureza médica e social, que têm as suas raízes na pobreza, ou, ainda, podem decorrer dos inadequados aproveitamentos funcional e biológico dos nutrientes disponíveis, que podem estar associados a alguma doença de base, a chamada *desnutrição secundária*. São alguns exemplos de doenças que comumente cursam com desnutrição na faixa etária pediátrica: cardiopatias congênitas, neuropatias, síndrome da imunodeficiência adquirida, pneumopatias crônicas, fibrose cística, síndrome do intestino curto, entre outras.

Independente da etiologia, evidencia-se uma clara associação entre a precocidade e a gravidade da desnutrição com aumento da mortalidade, comprometimento do desenvolvimento cognitivo e motor, atraso escolar e redução da capacidade de trabalho na vida adulta.[4]

Apesar da redução na prevalência de DEP, a letalidade a ela associada ainda é muita elevada, especialmente, nas formas moderadas e graves, e manteve-se praticamente inalterada nas últimas décadas (mediana de 20% a 30% entre as décadas de 1950 e 1990).[5] Uma das causas prováveis para esse fato reside no desconhecimento dos profissionais de saúde com relação à fisiopatologia da DEP grave e, conseqüentemente, da instituição de uma terapia inadequada que resulte em sérias complicações logo nos primeiros dias da internação hospitalar, culminando com a morte.

Devido à mortalidade elevada decorrente da DEP grave, em 1999, a Organização Mundial de Saúde (OMS) publicou e divulgou um manual prático visando a padronizar condutas e a capacitar os profissionais de saúde envolvidos no atendimento a crianças gravemente desnutridas.[6] Tal publicação leva em conta as características fisiopatológicas peculiares da DEP grave e a importância da abordagem interdisciplinar, objetivando, dessa forma, tratar a criança de forma global, com a participação da família, evitando recorrências e reduzindo a mortalidade, independentemente da sua etiologia.[7]

Há estudos na literatura avaliando as repercussões da utilização do protocolo da OMS, sendo os resultados muito favoráveis, inclusive com relação à mortalidade.[3,9] Sarni *et al.*, avaliando a aplicação do protocolo da OMS, com algumas adaptações relacionadas com o tipo de dieta utilizada, envolvendo o uso de fórmulas industrializadas (isenta de lactose para a fase de estabilização e com baixo conteúdo de lactose na fase de recuperação nutricional) em crianças hospitalizadas, em Centro de Referência localizado em São Paulo/Brasil, obtiveram resultados extremamente satisfatórios com relação à letalidade (2%) e melhora na relação peso/estatura que ocorreu em 92,2% das crianças com mediana do tempo de internação de 17 dias.[10]

FISIOPATOLOGIA

A DEP leva a uma série de alterações sistêmicas, resultado, em última instância, das adaptações fisiológicas do organismo, a menor disponibilidade de nutrientes para a célula. A criança portadora de DEP vive em um tênue equilíbrio, muito próximo do colapso.

Alterações metabólicas e hormonais

Na DEP, há uma série de mecanismos adaptativos[11] que resultam na redução do gasto energético, relacionados com a diminuição da síntese protéica, atividade física, falência parcial da bomba de sódio-potássio e bloqueio de vias metabólicas, associados à deficiência de co-fatores (biotina, tiamina, vitamina B12, riboflavina, carnitina e niacina).[12]

Nessa condição, há uma evidente redução dos estoques de glicogênio, gordura e proteínas (muscular). Tais fatos ocorrem devido a uma série de alterações metabólicas: aumento de glicólise e lipólise (produção de energia), maior utilização de aminoácidos livres e estímulo à neoglicogênese (que utiliza aminoácidos e o glicerol dos ácidos graxos para a conversão em glicose).

Simultaneamente, processa-se uma série de alterações hormonais. A redução das concentrações plasmáticas de glicose e de aminoácidos livres (que estão sendo utilizados para a produção de energia) leva, respectivamente, à redução da síntese de insulina, ao estímulo à produção de glucagon e ao aumento da epinefrina circulante.

O hormônio de crescimento (GH) encontra-se elevado nas duas formas clínicas, existindo correlação negativa significante entre os níveis de GH e os de albumina. A elevação do GH favorece a lipólise e eleva a concentração de ácidos graxos livres circulantes, enquanto reduz a neoglicogênese, poupando a oxidação de aminoácidos. Essa elevação deve-se não apenas às ações metabólicas do GH como também decorre de processo de retroalimentação negativa secundária aos baixos níveis de IGF1 e à degradação hepática prejudicada.[13]

As somatomedinas ou fatores de crescimento, insulina *like*, constituem um grupo de hormônios polipeptídicos semelhantes à insulina quanto à sua estrutura e com atividade tipo insulínica sobre o metabolismo de carboidratos e proteínas, participando ainda do crescimento. A somatomedina C ou IgF1 é a que tem efeito mais direto sobre o crescimento somático. A DEP leva à redução dos níveis circulantes de IgF1 que se elevam na fase de recuperação nutricional mais diretamente relacionados com a oferta energética do que a oferta protéica.[14]

Por outro lado, o estresse metabólico decorrente da privação de nutrientes estimula a produção de cortisol. Este, por sua vez, associado ao aumento de ácidos graxos livres, decorrentes da lipólise e da baixa atividade da lipase lipoprotéica, característica da DEP grave, leva ao aumento da resistência periférica à insulina, que, a longo prazo, coloca o desnutrido em risco para hiperglicemia elevando o risco de morte.

É descrito também, na desnutrição grave, redução da atividade da enzima 5'-monodeiodinase, levando à redução da forma ativa do hormônio tireoidiano (triiodotironina) com concomitante aumento da forma inativa (T3-reverso). Os níveis de tiroxina também caem devido à menor captação de iodo pela tireóide. A redução da ação dos hormônios tireoidianos reduz a termogênese, o consumo de oxigênio e levam, conseqüentemente, a maior conservação de energia (Fig. 28-1).

O comprometimento da ação da insulina (menor produção + resistência periférica) reduz a disponibilidade de adenosina-trifosfato e fosfocreatinina intracelular, prejudicando o funcionamento da bomba de sódio-potássio. Assim, encontra-se, tanto no kwashiorkor quanto no marasmo, sódio corporal total elevado e hiponatremia. O hormônio antidiurético eleva-se.

A água acompanha o influxo de sódio, e, embora o conteúdo total de água corporal possa estar diminuído, pela redução da massa magra e tecido celular subcutâneo, há sempre uma tendência de edema intracelular. Devido a esses mecanismos, o desnutrido tem dificuldade em lidar com o excesso de volume e de sódio.[14]

O potássio (K^+) encontra-se reduzido na DEP. Estudo utilizando isótopos estáveis contendo ^{40}K demonstraram valores baixos de potássio corporal total/kg e correlação negativa com o volume de líquido extracelular (edema). Ocorre ainda diminuição significante no K^+ intracelular com uma correlação direta do potássio corporal total. A deficiência de potássio determina a retenção renal de sódio, produzindo aumento do sódio intracelular e reduzindo o número de bombas Na^+-K^+. A redução do gradiente de concentração de Na^+ através da membrana celular diminui a capacidade de expulsar íons H^+ mediante o mecanismo de intercâmbio Na/H^+. Isso conduz a combinação de acidose intracelular com alcalo-

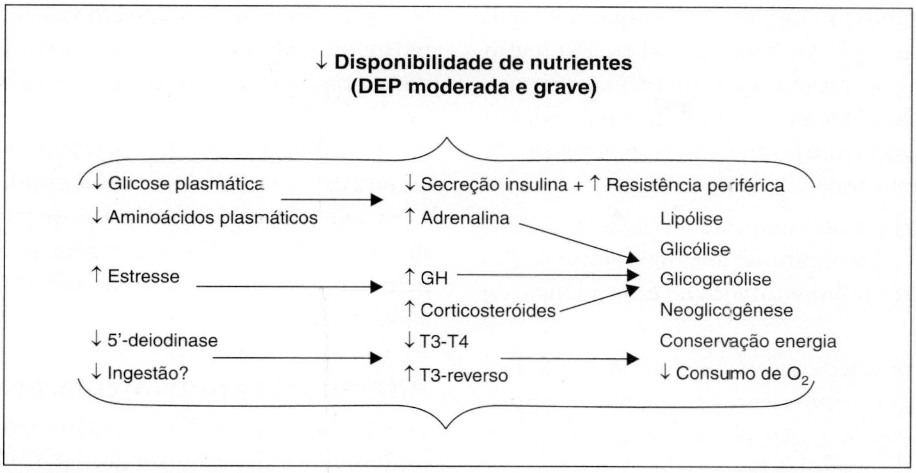

Fig. 28-1. Fisiopatologia da DEP grave.

se extracelular. O desequilíbrio eletrolítico nas células musculares também afeta a saída de cálcio. O acúmulo de Ca^{++} pode levar à lesão da membrana celular por estímulo às fosfolipases, tumefação das mitocôndrias, aumento da degradação protéica, por estímulo às proteases e redução da síntese. A perda de K^+ com elevação de Ca^{++} pode reduzir a força contrátil do miocárdio contribuindo para a redução do trabalho cardíaco que acompanha a DEP grave.[14]

A deficiência de magnésio também é comum na DEP e o efeito clínico básico desta deficiência é o aumento da excitabilidade neuromuscular. A fase de recuperação nutricional eleva sobremaneira as necessidades deste mineral. Alguns autores propõem 66 mg Mg^{++}/kg/dia na fase de recuperação, quantidade muito superior ao encontrado nas dietas habituais oferecidas a crianças não-DEP.

Alterações no sistema imune

O comprometimento do sistema imune na DEP grave começa nas defesas inespecíficas, por perda da integridade das barreiras epitelial e mucosa e menor produção de fatores protetores (muco, lisozima, alteração de pH). Pode haver ainda associação com carência de nutrientes importantes na composição do sistema imune, como aminoácidos específicos (arginina e glutamina), nucleotídeos, ácidos graxos (ômega-3) e oligoelementos, destacando-se zinco e vitaminas.[15]

Ainda são escassos os estudos na literatura investigando detalhadamente as alterações imunológicas da DEP. As repercussões mais conhecidas são as relacionadas com proliferação dos linfócitos T e alterações no sistema complemento. Observa-se uma redução global no número de células T no timo, no baço e nos linfonodos, precedida por uma menor produção da interleucina 1 (IL-1). Também, uma série de componentes do sistema complemento está diminuída e/ou com sua função comprometida. Devido a tal fato, a opsonização, a fagocitose, a quimiotaxia e a morte intracelular programada (apoptose) ficam prejudicadas.

Os níveis séricos de imunoglobulinas em crianças desnutridas são descritos na literatura como elevados, normais ou reduzidos. Essas inconsistências nos resultados observados decorrem da faixa etária, da gravidade da DEP e de infecções associadas. A idade de início da DEP está fortemente relacionada com os níveis de imunoglobulinas, sendo encontrada uma hiperimunoglobulinemia, em crianças mais velhas e adultos. Em estudo conduzido por Rikimaru T *et al.*, não foi observada influência da DEP nos níveis de IgA, mas as subclasses IgA1 e IgA2 estavam elevadas nas formas mais graves de DEP. A IgG4 foi mais elevada nas crianças com kwashiorkor marasmático. Com relação ao complemento, verificaram-se níveis séricos da fração C3 e C4 do sistema complemento significantemente mais baixos e elevados em crianças gravemente desnutridas com relação às eutróficas, respectivamente. A redução na fração C3 relacionou-se com a gravidade da desnutrição.[16]

A função humoral (representada pelos linfócitos B e pelos anticorpos), embora normal, em termos quantitativos, pode mostrar alterações funcionais. A deficiência de IgA secretória é a alteração humoral observada.

Estudos sugerem que a leptina pode mediar os efeitos da DEP na função das células T.[17,18]

Sistema nervoso central

Historicamente, há duas grandes linhas de investigação das repercussões da DEP no SNC. A primeira, diz respeito às alterações anatômicas e bioquímicas no cérebro, e a segunda, às alterações comportamentais e cognitivas.[19]

Se o agravo nutricional ocorrer em alguma fase crítica do desenvolvimento cerebral, pode haver lesão irreversível com seqüelas permanentes. São descritas em animais de experimentação: alteração da divisão celular, comprometimento da divisão dendrítica neuronal, alteração na produção e nos receptores dos neurotransmissores e atraso na mielinização.

Devido à alta freqüência de privação social associada à DEP, é difícil definir com clareza a predominância de um ou outro no comprometimento cognitivo e comportamental. Entretanto, sabe-se que a precocidade, gravidade e duração da DEP, e na fase de recuperação e qualidade do suporte nutricional, da reabilitação e intervenção multiprofissional, são fatores determinantes nas seqüelas a curto e longo prazos da criança gravemente desnutrida.

Algumas deficiências associadas podem agravar o comprometimento do SNC. Destacam-se: anemia ferropriva, deficiência de ácidos graxos poliinsaturados de cadeia longa, de zinco e de vitamina E.

A depleção de ferro interfere diretamente no metabolismo cerebral, alterando processos neuronais e neurotransmissores envolvidos em áreas de processamento cognitivo, além de retardar o processo de mielinização. Se tais processos ocorrerem antes dos 2 anos de vida, período crítico da mielinização, mesmo após a recuperação da anemia, algumas lesões podem tornar-se irreversíveis.

Os ácidos graxos poliinsaturados de cadeia longa (ômega-6 e ômega-3) são sintetizados a partir do ácido linoléico e linolênico, respectivamente. Eles são constituintes importantes dos fosfolipídios das membranas celulares e precursores dos eicosanóides. Especialmente o ácido docosaexaenóico (DHA) é fundamental no desenvolvimento neuronal e da retina. Crianças portadoras de DEP são potencialmente de risco para deficiência de ácidos graxos essenciais e têm dificuldade de síntese de eicosanóides.

Alterações gastrointestinais

As principais alterações encontradas no sistema digestório de crianças gravemente desnutridas envolvem insuficiência pancreática, sobrecrescimento bacteriano no intestino delgado, piora na reabsorção e desconjugação excessiva dos sais biliares, maior descamação e dificuldade do epitélio intestinal e atrofia vilositária do intestino delgado.[20,21]

A manutenção da integridade do trato gastrointestinal é fundamental não apenas para a manutenção da capacidade digestivo-absortiva dos nutrientes, mas também como forma de proteção contra a invasão de microrganismos e substâncias estranhas, como as proteínas intactas. Na DEP grave é descrita atrofia da mucosa do TGI, redução da produção de IgA secretora, sobrecrescimento bacteriano, má absorção de lipídios e dissacarídeos, redução na produção da secreção gástrica, pancreática e biliar. Todos esses mecanismos associados levam à má absorção e a maior risco de diarréia.

Com a recuperação da condição nutricional, parte dessas alterações é resolvida, contudo, com relação às enzimas responsáveis pela digestão de dissacarídeos, como a lactase, a sacarase e a maltase, o processo pode-se arrastar. Nichols *et al.* descreveram hipolactasia em crianças marasmáticas caracterizada por grave supressão da expressão e atividade da lactase. As alterações foram menos pronunciadas para a sacarase.[22]

A atividade de maltase em fragmentos de biópsia de intestino delgado de crianças marasmáticas mostrou atividade correspondente a 40% da encontrada em crianças eutróficas.[23]

O sobrecrescimento bacteriano tem sido descrito em crianças gravemente desnutridas e pode contribuir para a piora na solubilização, digestão e absorção lipídica que acompanha essas crianças. Não há evidências de benefícios, com respeito à condição absortiva, da utilização de triglicerídios de cadeia média.[24,25]

Alterações cardiovasculares e renais

O débito cardíaco pode estar diminuído na DEP e a resposta cardiovascular e as compensatórias a alterações de volemia são mais lentas e incompetentes.

A taxa de filtração glomerular está reduzida, por reflexo direto da redução do débito cardíaco. Somente em fases muito avançadas ou de descompensação importante observa-se, também, dificuldade de concentração e de acidificação urinária.

FORMAS CLÍNICAS

Há duas formas de desnutrição grave bem estabelecidas: marasmo e kwashiorkor, ainda há possibilidade da forma mista; o kwashiorkor marasmático. Os fatores que determinam a evolução para uma ou outra ainda não estão completamente estabelecidos. Sabe-se que crianças marasmáticas têm melhor resposta de fase aguda, na vigência de processos infecciosos quando comparadas às da forma kwashiorkor, o que aumenta muito a mortalidade desta última forma de DEP.[26]

- *Marasmo:* acomete com mais freqüência lactentes jovens. Criança com baixa atividade, pequena para a idade, com membros delgados, devido à atrofia muscular e subcutânea, com desaparecimento da bola de Bichat (último depósito de gordura a ser consumido, localizado na região malar) que favorece aspecto envelhecido (fácies senil ou simiesca), as costelas são visíveis e as nádegas atróficas. O abdome pode ser globoso, raramente observa-se hepatomegalia. Os cabelos são finos e escassos e o comportamento apático.[27]
- *Kwashiorkor:* por muito tempo não foi reconhecida como uma forma de DEP. Foi graças à descrição de Williams, em 1933, que se passou a reconhecer essa doença como desnutrição. A palavra kwashiorkor, na língua de Ghana, significa "doença do primogênito quando nasce o segundo filho". O aspecto clínico caracteriza-se por alterações de pele (lesões hipocrômicas ao lado de hipercrômicas, com descamação), alterações dos cabelos (textura, coloração e facilidade em se soltar do couro cabeludo), hepatomegalia (decorrente de esteatose), ascite, face de lua (ede-

ma de face) e/ou anasarca. Em geral, acomete crianças mais velhas (> 2 anos) e pode cursar com apatia e/ou irritabilidade.[27]

O mecanismo classicamente descrito para justificar o edema nas formas graves de DEP era exclusivamente atribuído à hipoalbuminemia. Sabe-se que o edema, freqüentemente, associava-se à descompensação infecciosa em crianças gravemente desnutridas.

A albumina é considerada uma proteína de fase aguda reagente negativa, uma vez que há redução na síntese hepática com queda nos níveis circulantes por ocasião de um processo infeccioso sistêmico. Concomitantemente à redução na síntese, ocorre maior escape transcapilar de albumina, provavelmente devido à ação de citocinas pró-inflamatórias. Com a migração da albumina para o espaço intersticial, eleva-se a pressão oncótica, neste espaço, favorecendo o extravasamento de líquido.[28]

As alterações de permeabilidade vascular, ocasionadas pela ação de citocinas, são potencializadas pela exacerbação do estresse oxidativo que acompanha as formas kwashiorkor de DEP grave.

Esses avanços no conhecimento da gênese do edema revolucionaram o tratamento das formas edematosas de desnutrição. Fica claro que a reposição de albumina visando "tratar" a causa do edema não deve ser indicada, uma vez que a hipoalbuminemia aparece como conseqüência do aumento de permeabilidade endotelial e não como causa do edema.[29]

A ocorrência do edema na forma kwashiorkor está associada, prioritariamente, à exacerbação do estresse oxidativo, decorrente da produção deficiente de enzimas antioxidantes e prejuízo do clareamento de radicais livres (RL) via catalase.[30]

Os antioxidantes transformam os RL em espécies menos reativas, limitando seus efeitos tóxicos. Há vários sistemas antioxidantes que podem ser divididos em dois grupos: enzimáticos e não-enzimáticos. Os antioxidantes enzimáticos incluem superóxido dismutase, catalase e glutationa peroxidase. Estas enzimas requerem alguns oligoelementos como co-fatores para sua máxima eficiência, incluindo selênio, ferro, cobre, zinco e manganês. Os antioxidantes não-enzimáticos incluem vitamina E, A e C.[31]

O estresse oxidativo pode afetar qualquer molécula. Contudo, pelo fenômeno da peroxidação lipídica, as membranas celulares, especialmente as do endotélio, são mais danificadas. A perda da integridade endotelial leva a extravasamento de proteínas (albumina) e líquidos para o espaço intersticial, resultando em edema clínico.[32]

As concentrações de glutationa eritrocitária estão extremamente baixas em crianças gravemente desnutridas com edema. A glutationa está presente em todas as células de mamíferos e está envolvida com inúmeras funções metabólicas, como transporte de aminoácidos, mobilização de neutrófilos e síntese de leucotrienos. A excreção urinária de leucotrienos em crianças com kwashiorkor foi significantemente mais elevada, comparativamente às com marasmo e eutróficas. Os leucotrienos, derivados do ácido araquidônico, modulam a função dos leucócitos e atuam na permeabilidade vascular.[33]

A deficiência de selênio, micronutriente essencial para várias enzimas, incluindo a glutationa peroxidase, tem sido descrita como significantemente reduzida nas formas kwashiorkor com falência cardíaca comparativamente àquelas que não apresentam tal falência. A glutationa peroxidase atua preservando a integridade da membrana celular, convertendo hidroperóxidos lipídicos em álcoois inócuos. Há propostas para inclusão do selênio na terapia nutricional de crianças com DEP grave.[34]

Assim, avança a importância dos micronutrientes na fisiopatologia da desnutrição grave. Há propostas na literatura de modificação da terminologia empregada, desnutrição energético-protéica, envolvendo uma participação exclusiva dos macronutrientes, para síndrome pluricarencial, ressaltando a carência global de nutrientes (macro e micronutrientes).[35]

TRATAMENTO

Tendo em vista a necessidade de atualização e a adequada capacitação na assistência a crianças gravemente desnutridas, a Organização Mundial da Saúde (OMS) publicou e divulgou um manual com essa finalidade.[36]

As condutas propostas pela OMS, nesse manual, foram referendadas em publicações recentes, em nosso meio, realizadas pelo Ministério da Saúde, Organização Pan-Americana da Saúde, Sociedade Brasileira de Pediatria e universidades.[37,38,39]

A criança portadora de DEP moderada/grave é aquela que apresenta, do ponto de vista antropométrico, percentual de adequação da relação peso/estatura inferior a 70% ou escore Z da relação peso/estatura inferior a 2 desvios-padrão (< –2). O manual da OMS propõe a divisão didática do tratamento da criança gravemente desnutrida em três fases:

1. **Fase de estabilização** (intra-hospitalar ou domiciliar): identificação e tratamento de fatores que podem levar à descompensação da criança desnutrida, tratamento de infecções, correção de distúrbios metabólicos, deficiências nutricionais para que se possa iniciar a recuperação nutricional.
2. **Fase de reabilitação** (intra-hospitalar ou em hospital-dia): fase intensiva de recuperação nutricional, reabilitação física e emocional, com participação da família.
3. **Seguimento:** após a alta, a criança e sua família devem ser acompanhadas para evitar recidivas e otimizar ao máximo o crescimento e desenvolvimento (Quadro 28-1).

Quadro 28-1. Etapas no tratamento da DEP grave

Atividade	*Fase de estabilização 1-2 dias a 3-7 dias*	*Fase de reabilitação 2-6 semanas*	*Seguimento 7-26 semanas*
Tratar e prevenir			
Hipoglicemia	————>		
Hipotermina	————>		
Desidratação	————>		
Correção hidroeletrolítica	————————————>		
Tratamento infecção	——————>		
Correção de deficiências de micronutrientes	——————|——————> Sem ferro Com ferro		
Iniciar a alimentação	————————————>		
Recuperação nutricional		————————————	————————————>
Estimulação (emocional sensorial, desenvolvimento)	————————————	————————————	————————————>
Preparação para alta	————————————	————————————	————————————>

*Adaptado de WHO, 1999.

Passos a serem considerados:

1. **Hipoglicemia:** glicemia sérica < 54 mg/l.
   Causa importante de mortalidade nos primeiros dias. Os sinais clássicos de palidez, hipotermia, sudorese e perda de consciência nem sempre estão presentes. Se houver suspeita clínica sem comprovação laboratorial, tratar como. Após o tratamento, reiniciar a dieta em intervalos não superiores a 3 horas, incluindo o período noturno.
   - *Criança consciente:* oferecer 50 ml de solução de glicose a 10% ou a própria dieta.
   - *Criança inconsciente ou com convulsões:* 5 ml/kg de solução de glicose a 10% por via endovenosa ou 50 ml de glicose a 10% por sonda nasogástrica.
2. **Hipotermia:** temperatura axilar < 35°C.
   O atendimento da criança deve ser feito, se possível, em sala com temperatura adequada (25 a 30°C) e a criança protegida. Se for detectada a hipotermia, providenciar imediatamente o aquecimento (contato com o corpo, cobertores, roupas).
3. **Desidratação (sem choque):**
   - *Os sinais de desidratação na criança desnutrida* são mais difíceis de se avaliar pela escassez de tecido celular subcutâneo. Por isso, sinais clínicos diretos como freqüência cardíaca, débito urinário e peso são muito importantes.
   - *Hidratação por via oral:* sempre que possível, preferir a hidratação por via oral com solução apropriada contendo menor quantidade de sódio, maior de potássio, acrescida de micronutrientes – ReSoMal. Iniciar com 5 ml/kg a cada 30 minutos por 2 horas, seguidos de 5-10 ml/kg, com reavaliações a cada hora – com cerca de 70 a 100 ml/kg de ReSoMal. A dieta deve ser reiniciada no máximo 2 a 3 horas após o início do processo de hidratação (Quadro 28-2).
   - *Há ainda a possibilidade de adaptação do soro de reidratação oral convencional:* 1 pacote diluído em 2 litros de água, acrescido de 50 g de sacarose (25 g/l) e 40 ml da solução de eletrólitos e minerais da OMS (Quadro 28-3).
   - *Hidratação intravenosa:* deve ser instituída na impossibilidade da oral ou em crianças gravemente desidratadas (sem choque). Utilizar 30 ml/kg de soro glicofisiológico ao meio (0,45 mEq/l de sódio) em 2 horas, que pode ser repetido se necessário. Sempre que possível, retornar para a via oral.
4. **Distúrbios hidroeletrolíticos e ácido-básicos:** os mais comuns são os relacionados com os íons intracelulares (hipopotassemia, hipomagnesemia e hipofosfatemia). Devido a tal fato, a reposição deve ocorrer por 5 dias a 2 semanas após a normalização dos níveis séricos. Impor-

Quadro 28-2. Composição da solução de reidratação oral

Componente	*Concentração (mmol/l)*
Glicose	125
Sódio	45
Potássio	40
Cloro	70
Citrato	7
Magnésio	3
Zinco	0,3
Cobre	0,045
Osmolaridade	300

Fonte: WHO, 1999.

Quadro 28-3. Composição da solução de eletrólitos e minerais

Substância	*Quantidade*
Cloreto de potássio	224 g
Citrato tripotássico	81 g
Cloreto de magnésio	76 g
Acetato de zinco	8,2 g
Sulfato de cobre	1,4 g
Água (quantidade para completar)	2.500 ml

Fonte: WHO, 1999.

tante lembrar que devido à falência da bomba de sódio e de potássio, o nível sérico de sódio é mais baixo na criança desnutrida e a reposição deve ser feita de forma criteriosa e lenta, se valores < 120 mEq/l.

A acidose metabólica (pH sanguíneo inferior a 7,10) e bicarbonato plasmático menor que 10 mEq/l deverá ser corrigida.

5. **Infecções:** por segurança, a criança portadora de DEP grave deve ser encarada como imunodeprimida e não apresenta sinais clínicos clássicos de infecção como a febre, por isso, na dúvida de infecção, instituir antibioticoterapia e investigar o foco, utilizando os recursos disponíveis no local de atendimento. Verificar e atualizar a carteira de vacinação.

6. **Dieta:** a terapia nutricional na DEP deve ser planejada em duas fases: estabilização e reabilitação. A OMS propõe a utilização de fórmulas artesanais preparadas com leite de vaca em diluição apropriada com acréscimo de óleo vegetal, açúcar, solução de eletrólitos e minerais. As fórmulas industrializadas, isentas de lactose e com baixo conteúdo de lactose, podem ser utilizadas nas fases de estabilização e de reabilitação, respectivamente (Quadros 28-4 e 28-5).[39]

Quadro 28-4. Composição das dietas (por 100 ml) F75 e F100

Constituinte	*F75*	*F100*
Energia	75 kcal	100 kcal
Proteína	0,9 g	2,9 g
Lactose	1,3 g	4,2 g
Potássio	3,6 mmol	5,9 mmol
Sódio	0,6 mmol	1,9 mmol
Magnésio	0,43 mmol	0,73 mmol
Zinco	2 mg	2,3 mg
Cobre	0,25 mg	0,25 mg
	% de energia de:	
Proteína	5%	12%
Gordura	32%	53%
Osmolalidade	333 mOsm/l	419 mOsm/l

Fonte: WHO, 1999.

Quadro 28-5. Preparo prático para 1.000 ml das fórmulas F75 e F100

Ingrediente	*F75*	*F100*
Leite	35 g	110 g
Açúcar	100 g	50 g
Óleo vegetal	20 g	30 g
Sol. de eletrólitos e minerais	20 ml	20 ml

Fonte: WHO, 1999.

- *Fase de estabilização:* nesta fase, podem-se utilizar volumes progressivos de F-75 ou fórmulas infantis dietoterápicas isentas de lactose, disponíveis no mercado. O uso de fórmulas infantis hidrolisadas deve ser considerado em situações disabsortivas graves, decorrentes de intolerância à proteína do leite de vaca ou em quadros de sepse.
  - 1 a 7 dias;
  - criança instável, processo infeccioso associado, desidratação e/ou distúrbio hidroeletrolítico;
  - considerar o uso de sondas se a ingestão energética for inferior ao gasto energético basal estimado (lactente – 55 kcal/kg);
  - parâmetros e cuidados a serem seguidos:
    oferta hídrica: 80-130 ml/kg;
    oferta calórica: 80-100 kcal/kg;
    oferta protéica: 1,5 g/kg/dia;
    oferta de lactose: 1,3%;
    baixo conteúdo de sódio;
    monitoração rigorosa da oferta hídrica.
- *Fase de reabilitação:* neste momento, a criança encontra-se estável e o objetivo é a recuperação nutricional. Dessa forma, ela deverá receber 1,5 a 2 vezes a recomendação de nutrientes para a sua idade. Nessa fase, podem-se utilizar o F-100 da OMS ou fórmulas infantis com menor oferta de lactose disponíveis no mercado. Pode-se optar nessa fase pelo acréscimo de módulos à dieta: carboidratos (preferencialmente polímeros de glicose – máximo de 5%) e/ou lipídios (óleo vegetal – máximo de 3%).
  - Parâmetros e cuidados a serem seguidos:
    oferta hídrica: 150-200 ml/kg;
    oferta calórica: > 150 kcal/kg;
    oferta protéica: 4-6 g/kg/dia;
    monitoração do balanço hídrico e oferta energética.

A concentração sérica de fósforo freqüentemente é normal em indivíduos desnutridos graves antes da recuperação nutricional, mas o fósforo corporal total está depletado. Durante o anabolismo, na fase de recuperação nutricional, a demanda intracelular de fósforo eleva-se visando síntese de compostos, como adenosina trifosfato

(ATP), 2,3 difosfoglicerato e compostos intermediários fosforilados envolvidos na síntese de glicogênio e proteínas. Os sintomas e sinais de hipofosfatemia raramente ocorrem com concentrações séricas de fósforo superiores a 1 mg/dl. A síndrome *refeeding* caracterizada por hipofosfatemia contribui para elevação da morbimortalidade nessa fase do tratamento por ocasionar danos no SNC, rins e coração. As fórmulas devem conter fósforo, para prevenir a ocorrência dessa síndrome, e a monitoração dos níveis séricos de fósforo obrigatória em crianças com DEP grave.[40]

7. **Reposição de micronutrientes:** é fundamental na terapia nutricional.
   O ferro só deve ser utilizado na fase de reabilitação. Na fase aguda da infecção, ocorrem mudanças no metabolismo protéico com favorecimento para a síntese de proteínas de fase aguda. A transferrina encontra-se saturada e a administração de ferro levaria à elevação no ferro livre circulante e na produção de ferritina, ambos pró-oxidantes. A reposição dos micronutrientes é importante não apenas visando à recuperação nutricional, mas também à melhora do sistema imunológico e à redução do estresse oxidativo.[41] A utilização de megadoses de vitamina A pode ser empregada em regiões de alta prevalência dessa deficiência (Quadros 28-6, 28-7 e 28-8).

A monitoração dos parâmetros clínicos e metabólicos é de fundamental importância para o êxito do tratamento. O acompanhamento diário do peso é essencial para a avaliação da terapia nutricional proposta, considerando-se como ganho de peso mínimo 5 g/kg de peso/dia.

O processo de estimulação deve ser planejado em consonância com as condições clínicas do paciente. O envolvimento e a participação ativa da mãe e o atendimento por parte de equipe interprofissional tornam-se fundamentais para a recuperação global da criança gravemente desnutrida.

O acolhimento da mãe por parte da equipe e a postura de não elevar os sentimentos de culpa pela situação de desnutrição do filho são parte importante da abordagem terapêutica. Nas situações em que o vínculo mãe-filho encontra-se comprometido, a mãe freqüentemente é tão vítima do processo quanto a criança. Sabe-se que a boa relação entre mãe e filho implica em trocas afetivas e, para que ela se desenvolva, é necessário que a mãe exerça bem seu papel materno, que é influenciado por vários fatores. Entre estes, sua história de vida, os cuidados e afetos recebidos de seus pais, a qualidade da relação conjugal e a dinâmica familiar. A mãe muitas vezes deprimida, "nervosa", sem ter tido, em sua história passada, experiências gratificantes de carinho e proteção com seus próprios pais, insatisfeita com sua vida profissional, pessoal e conjugal, enfim, com tantas "faltas" não consegue cuidar de seu filho tão bem como poderia, caso estivesse mais feliz e realizada (pessoal, profissionalmente e em seus relacionamentos).[3]

A atuação integrada da equipe de saúde mental e estimulação é fundamental, devendo-se iniciar pelo apoio e conscientização da mãe. Durante a hospitalização, prioriza-se o contato mãe–filho iniciando o trabalho de estimulação por toques e massagens que devem ser desenvolvidas, preferencialmente, pela mãe, sob supervisão de um profissional.

No processo educativo realizado pela equipe, ressalta-se a importância da educação nutricional e os cuidados de higiene pessoal e ambiental (água, alimentos contaminados e higiene de utensílios utilizados no preparo e na administração de alimentos). Salienta-se o alto grau de contaminação das mamadeiras freqüentemente contaminadas por coliformes fecais,

Quadro 28-6. Composição do mix de vitaminas

Vitamina	*Quantidade por litro da dieta*
Hidrossolúveis	
Tiamina	0,7 mg
Riboflavina	2,0 mg
Ácido nicotínico	10 mg
Piridoxina	0,7 mg
Cianocobalamina	1 µg
Ácido fólico	0,35 mg
Ácido ascórbico	100 mg
Ácido pantotênico	3,0 mg
Biotina	1,0 mg
Lipossolúveis	
Retinol	30 µg
Calciferol	22 mg
Alfa-tocoferol	40 µg
Vitamina K	1,5 mg

Fonte: WHO, 1999.

Quadro 28-7. Suplementação de micronutrientes

Micronutrientes	*Reposição diária*
Multivitaminas	Dobro*
Ferro	3 mg/kg
Zinco	2 mg/kg
Cobre	0,2 mg/kg
Ácido fólico	1 mg**

*Duas vezes a quantidade recomendada (RDA, 1989) para crianças normais.
**No primeiro dia, administrar 5 mg.
Fonte: WHO, 1999.

Quadro 28-8. Suplementação de vitamina A

Idade	*Cápsulas**
Inferior a 6 meses	1
6-12 meses	2
1-5 anos	4

*1 cápsula = 50.000 UI de vitamina A.
Fonte: WHO, 1999.

constituindo assim mais uma fonte de contaminação de leite, chás, sucos e água oferecidos à criança.[42] Utensílios e água contaminada favorecem o sobrecrescimento bacteriano e o conseqüente desenvolvimento de enteropatia ambiental, que pode comprometer o processo de recuperação nutricional pelo agravamento da má absorção de nutrientes e possibilidade de infecção. Assim, a educação nutricional deve abordar com ênfase as questões de higiene.

O trabalho de estimulação deve ser progressivamente implementado com a melhora clínica, podendo ser realizado de forma individual ou grupal, com o envolvimento da mãe, para que a mesma possa reproduzir no domicílio.[39]

À medida que a recuperação nutricional avança, desencadeia-se o processo de estimulação ativa, dando-se preferência à utilização de materiais simples, preferencialmente construídos com sucatas pelas próprias mães. Essa prática é extremamente benéfica para a mãe que, com seus sentimentos de baixa auto-estima, pode sentir-se útil, e para a criança, pela praticidade e baixo custo.[39]

REFERÊNCIAS BIBLIOGRÁFICAS

1. United Nations Children's Foundation. *The state of the world's children* 2002. New York: Unicef, 2002 / Onis M, Frongillo EA, Blössner M. Is malnutrition declining? An analysis of change in levels of child malnutrition since 1980. *Bull World Health* 2000;78:1222-1233.
2. The State of the World´s Children 2005. *Childhood Under Threat*. The United Nations Children´s Foundation (UNICEF 2004), New York, USA.
3. Nóbrega FJ. *Vínculo mãe-filho*. Rio de Janeiro: Revinter, 2005. 173 p.
4. Washington DC. *Nutrition, health and child development*. Pan American Organization, 1998 (PAHO Scientific Publication n. 566).
5. Schofield C, Ashworth A. Why have mortality rates for severe malnutrition remained so high? *Bull World Health Organ* 1996;74:223-229.
6. World Health Organization. *Management of severe malnutrition: a manual for physicians and other senior health works*. World Health Organization: Geneva, 1999. p. 62.
7. Gopalan S. Malnutrition: Causes, Consequences, and solutions. *Nutrition* 2000;16:556-558.
8. Ashworth A. Treatment of severe malnutrition. *J Pediatr Gastroenterol Nutr* 2001;32:516-8.
9. Alam NH, Hamadani JD, Dewan N, Fuchs G. Efficacy and safety of a modified oral rehydration solution (RESOMAL) in the treatment of severely malnourished children with watery diarrhea. *J Pediatr* 2003;143:614-9.
10. Sarni ROS, Souza FIS, Catherino P, Kochi C, Oliveira FLC, Nóbrega FJ. Tratamento da desnutrição em crianças hospitalizadas em São Paulo. *Rev Assoc Méd Bras* 2005;51(2):106-12.
11. Waterlow JC. The nature and significance of nutritional adaptation. *Eur J Clin Nutr* 1999;53(Suppl 1):S2-5.
12. Manary MJ, Broadhead RL, Yarasheski KE. Whole-body protein kinetics in marasmus and kwashiorkor during acute infection. *Am J Clin Nutr* 1998;67:1205-9.
13. Becker DJ. The endocrine responses to protein calorie malnutrition. *Ann Rev* 1983;3:187-90.
14. Waterlow JC. *Malnutrición Proteico-Energética*. Washington: Organización Pananamericana de la Salud (OPS), 1996. 510 p.
15. Gareth M. What, if any, is the effect of malnutrition on immunological competence? *Lancet* 1997;349:1693-1695.
16. Rikimaru T, Taniguchi K, Yartey JE, Kennedy DO, Nrumah FK. Humoral and cell-mediated immunity in malnourished children in Ghana. *Eur J Clin Nutr* 1998;52:344-50.
17. Lord GM, Matarese G, Howard JK. Leptin modulates the T-cell immune response and reverses starvation induced immunosuppression. *Nature* 1998;394:897-901.
18. Grunfeld C. Leptin and the immunosupression of malnutrition. *J Clin Endocrinol Metab* 2002;87(7):3038-9.
19. Pollitt E. Developmental sequel from early nutritional deficiencies: conclusive and probability judgements. *J Nutr* 2000;350S-353S.
20. Lobo DN, Allison SP. Nutritional support and functional recovery. *Curr Opin Clin Nutr Metab Care* 2000;3:129-134.
21. Murphy JL, Badaloo AV, Chambers B, Forrester TE, Wooton AS, Jackson AA. Maldigestion and malabsorption of dietary lipid during severe childhood malnutrition. *Arch Dis Child* 2002;87(6):522-5.
22. Nichols BL, Dudley MA, Nichols VN, Putman M, Avery SE, Fraley JK, et al. Effects of malnutrition on expression and activity of lactase in children. *Gastroenterology* 1997;112:742-51.
23. Nichols BL, Nichols VN, Putman M, Avery SE, Fraley JK, Quaroni A, et al. Contribution of villous atrophy to reduced intestinal maltase in infants with malnutrition. *J Pediatr Gastroenterol Nutr* 2000;30(5):494-502.
24. Mehta HC, Saini AS, Singh H. Biochemical aspects of malabsorption in marasmus. *Br J Nutr* 1984;51:1-6.
25. Murphy JL, Badaloo AV, Chambers B, Forrester TE, Wooton AS, Jackson AA. Maldigestion and malabsorption of dietary lipid during severe childhood malnutrition. *Arch Dis Child* 2002;87(6):522-5.
26. Golden MHN, Ramdath D. Free radicals in the pathogenesis of kwashiorkor. *Proc Nutr Soc* 1987;46:53-68.
27. Carrazza FR. Desnutrição energético-protéica. In: Carrazza FR, Marcondes E. *Nutrição clínica em pediatria*. São Paulo: Sarvier, 1991. p. 265-87.
28. Franch-Arcas G. The meaning of hypoalbuminemia in clinical practice. *Clin Nutr* 2001;20(3):265-9.
29. Golden MHN. Oedematous malnutrition. *Br Med Bull* 1998;54(2):433-44.
30. Golden MHN. Free radicals in the pathogenesis of kwashiorkor. *Proc Nutr Soc* 1987;46:53-68.
31. Leite HP, Sarni RS. Radicais livres, antioxidantes e nutrição. *Rev Bras Nutr Clin* 2003;18(2):87-94.
32. Lenhartz H, Ndasi R, Anninos A, Bötticher D, Mayatepek E, Tetanye E, et al. The clinical manifestation of the kwashiorkor syndrome is related to increased lipid peroxidation. *J Pediatr* 1998;132:879-81.
33. Mayatepek E, Becker K, Gana L, Hoffmann GF, Leichsenring M. Leukotrienes in the pathophysiology of kwashiorkor. *Lancet* 1993;342:958-60.

34. Manary MJ, MacPherson GD, McArdle F, Jackson MJ, Hart CA. Selenium status, kwashiorkor and congestive heart failure. *Acta Paediatr* 2001;90:950-2.
35. Bengoa JM. From Kwashiorkor to chronic pluricarential syndrome. *Nutrition* 2000;16(7/8):642-4.
36. World Health Organization. *Management of severe malnutrition: a manual for physicians and other senior health works.* Geneva: World Health Organization, 1999. p. 62.
37. Monte CGM, Sarni RS. Tratamento hospitalar da criança gravemente desnutrida. In: Departamento de Nutrição da Sociedade Brasileira de Pediatria. *Temas de nutrição em pediatria.* São Paulo, 2002. p. 24-50. n. 2.
38. Sarni RS, Munekata RV. Terapia nutricional na desnutrição energético-protéica grave. In: Lopez FA, Sigulem DM, Taddei JAAC. *Fundamentos da terapia nutricional em pediatria.* São Paulo: Sarvier, 2002. p. 115-32.
39. Queiroz SS, Sarni RS, Torres MAA. Carências nutricionais. In: Lopez FA, Brasil ALD. *Nutrição e dietética em clínica pediátrica.* São Paulo: Atheneu, 2003. p.161-185.
40. Worley C, Claerhout SJ, Combs SP. Hypophosphatemia in malnourished children during refeeding. *Clin Pediatr* 1998;37:347-52.
41. Hemalatha P, Bhaskaram P, Khan MM. Role of zinc supplementation in the rehabilitation of severely malnourished children. *Eur J Clin Nutr* 1993;47:395-9.
42. Black RE. Contamination of weaning foods and the transmission of enterotoxigenic E.coli diarrhoea in rural Bangladesh. *Trans Royal Soc Trop Med Hygiene* 1982;76:259-64.

Capítulo 29

Atuação da Equipe Interprofissional

Seção 1

Papel da Enfermagem na Equipe Interprofissional em Programas de Saúde e Nutrição

Fernando José de Nóbrega
Joacira Mota Matos Santos
Érika Kawamorita

Os diversos programas socioeducativos e de saúde existentes no Programa Einstein na Comunidade de Paraisópolis (PECP) constituem estratégias inovadoras no cenário dos serviços de saúde. Prioriza ações de promoção, proteção e recuperação da saúde de gestantes, lactentes, nutrizes, crianças e adolescentes, de forma integral, contínua e pró-ativa.

Na população atendida, observam-se indicadores para intervenção, tais como: condições de pobreza, desagregação familiar, violência doméstica, desemprego prolongado, casos de negligência à criança, recorrência de patologias facilmente controláveis por meio da prevenção, gestações indesejadas, fraco vínculo mãe-feto/mãe-filho, necessidade de estímulo ao autocuidado, auto-estima, entre outros.

Diante desse quadro, fez-se necessária a implantação de programas de educação e saúde, fundamentados nas reais necessidades da comunidade, considerando, como princípios norteadores, qualidade técnica, humanização no atendimento e interprofissionalidade no atendimento oferecido, como forma de garantir a efetividade dos resultados esperados. Possibilitando também à equipe, a perspectiva de desvincular-se dos procedimentos clínicos tradicionais para adotar uma forma de intervenção inovadora, contextualizada e afinada com as crenças e valores da comunidade e com o diagnóstico realizado.

Na perspectiva de atuação interprofissional, considera-se que o atendimento grupal integra pessoas, possibilita trocas de experiências, enriquece o aprendizado e valoriza o ser humano. Nesse cenário, a enfermagem atua de forma complementar à equipe de saúde e nutrição, que conta com a participação de nutricionista, nutrólogo, pedagoga, psicóloga, assistente social, fisioterapeuta, fonoaudióloga, agente de ações comunitárias de saúde e voluntárias.

As ações são fundamentalmente educativas, voltadas para a promoção de saúde e nutrição. A sistemática de trabalho contempla o atendimento grupal e o individual técnico, considerando o contexto do diagnóstico realizado pelos membros da equipe.

A enfermagem atua no Programa Einstein na Comunidade de Paraisópolis (PECP) em seus dois complexos de assistência: Medicina Comunitária – Ambulatório de Pediatria e o Centro de Promoção e Atenção à Saúde (CPAS). Nesse capítulo, será abordada, de forma específica, a atuação da enfermagem no CPAS, que tem como objetivo "realizar atividades socioeducativas, voltadas às necessidades da população de Paraisópolis, que tenham impacto na melhora da qualidade de vida".

As ações do CPAS contemplam diversos programas voltados para a nutrição, saúde da criança, adolescente, mulher, educação e arte, esporte e lazer, desenvolvimento comunitário e cidadania. Atualmente, a equipe de enfermagem desse setor é composta por três enfermeiras, com carga horária de 44 horas semanais, com único vínculo empregatício, desenvolvendo suas atividades de segunda a sexta-feira em período integral.

As principais frentes de trabalho da enfermagem no CPAS são atendimento individual e grupal, aplicação da consulta de enfermagem, implantação de projetos e programas de saúde na área comunitária, monitoramento de projetos e programas, avaliação de ações desenvolvidas, seleção e treinamento de recursos humanos específicos da área, participação de reunião interdisciplinar, discussão de casos, encaminhamentos interprofissionais internos e/ou externos e eventos científicos e publicações.

Abaixo, apresentam-se os programas nos quais a enfermagem atua no CPAS, co-relacionando seu papel enquanto membro da equipe interprofissional:

Programa de Atenção às Gestantes da Comunidade de Paraisópolis, tendo como objetivo atuar junto às gestantes, visando a desenvolver um sistema de acompanhamento à gestação, complementar ao pré-natal.

Cabe à enfermagem, nesse programa, realizar avaliação hematológica das gestantes, avaliação da condição nutricional, consulta de enfermagem, prescrição de suplemento férrico, acompanhamento do serviço de voluntariado e equipe técnica; discussão com a equipe sobre o conteúdo programático, sistema de encaminhamentos dos casos para atendimento interno, avaliação do trabalho, emissão de relatórios, implementação de novas sistemáticas para alcance dos resultados esperados, bem como encaminhar ao pré-natal na Unidade Básica de Saúde. Ser o interlocutor entre as necessidades de atendimento das gestantes e a equipe técnica do programa. É da competência técnica da enfermeira trabalhar em grupos os seguintes temas: gravidez, a vida antes do nascimento; modificações no organismo materno; métodos para a prevenção da gravidez indesejada; doenças sexualmente transmissíveis; parto, tipos, sinais e sintomas do trabalho de parto; cuidados básicos com o recém-nascido; encaminhar a recém-mãe para o Programa de Promoção ao Crescimento e Desenvolvimento do Lactente e matrícula na Medicina Comunitária – Ambulatório de Pediatria.

Programa de Promoção ao Crescimento e Desenvolvimento do Lactente (PPCD), tendo como objetivo operacionalizar um programa de atividades de educação em saúde e nutrição, visando à melhora de qualidade de vida de crianças menores de 12 meses de idade.

Cabe à enfermeira realizar o treinamento e supervisão das voluntárias e da agente de ações comunitárias para execução das rotinas e procedimentos do programa. Dentre estes procedimentos, enquadra-se a realização da entrevista admissional baseada na ficha de acompanhamento padronizada pelo PPCD (no caso de primeira vez na atividade), explicando e orientando frente às rotinas do programa.

Uma vez realizada a entrevista admissional, os lactentes deverão passar pela antropometria (tomada de peso e altura). A enfermeira realizará tais procedimentos, anamnese e exame físico inicial. A antropometria será realizada pela enfermeira em sala apropriada, na qual serão coletados os dados de peso e estatura da criança. Atualizando gráfico de acompanhamento de ganho pôndero-estatural e exame físico de rotina. Deve-se dar atenção ao tipo de alimentação fornecida pela criança, anotando em prontuário a orientação dada.

Realizar periodicamente a avaliação para a prevenção e o tratamento da anemia carencial ferropriva, por meio da coleta de sangue (hemoglobin/hemocue). Em detecção de hemoglobina inferior a 11,0 g/dl, o tratamento é feito com administração de ferro elementar, prescrito pela enfermagem, mediante protocolo. Assim como a suplementação de vitaminas A e D. A suplementação férrica e vitamínica obedece às recomendações do Departamento de Nutrição da Sociedade Brasileira de Pediatria.

Realizar o atendimento em grupo com as mães. A enfermeira trabalhará, em grupo, questões voltadas aos cuidados com o lactente, questões sobre crescimento e desenvolvimento, vacinação, métodos contraceptivos e prevenção de acidentes domésticos, de acordo com o calendário de atividades propostas. Deve estar atenta aos problemas trazidos, anotando e realizando planos de cuidados.

O *Programa Einstein de Nutrição na Comunidade de Paraisópolis* tem como objetivo recuperar a condição nutricional de crianças desnutridas e obesas, recuperar a função intestinal de crianças com constipação intestinal e investigar o desempenho físico de crianças portadoras de déficit de crescimento.

Sabemos que diante das condições da comunidade na qual atuamos, existem sentimentos conflitantes voltados à maternidade em vários aspectos. Algumas mães vivenciam em seu dia-a-dia, sentimentos negativos de abandono, violência, falta de confiança e, acima de tudo, desesperança. Obviamente, estas mães que possuem baixa auto-estima e pessimismo, não conseguirão investir em seus filhos sentimentos mais humanos e desencadeiam, desta forma, um escasso afeto entre eles.

Assim, podemos dizer que a desnutrição e a obesidade não resultam apenas de falta ou excesso de alimento. Precisamos atuar de forma abrangente com a família, especialmente com a mãe. Além dessa necessidade, percebeu-se uma grande deficiência com relação aos cuidados das crianças que chegavam ao PENC na Comunidade de Paraisópolis e, aproveitando a filosofia de atuarmos juntamente com as mães, vimos a necessidade de implementarmos o tema de autocuidados, dados e acompanhado pela enfermagem, abordando os aspectos de higiene corporal e do ambiente, mostrando as formas de prevenção às doenças.

Trata-se, portanto, de um momento propício para a formação de alicerces de comunicação entre a criança e sua família e as bases da saúde voltadas à higiene e ao cuidar da criança. É óbvio que este trabalho caminha paralelamente ao da pedagogia e psicologia no estabelecimento e fortalecimento do vínculo.

O *Programa de Atenção ao Adolescente* oferece oportunidades aos adolescentes da comunidade de Paraisópolis, visando a melhorar a qualidade de vida através da inclusão digital (Programa de Informática, parceria Comitê de Democratização da Informática).

O fundamento do trabalho com adolescentes no Programa Einstein na Comunidade de Paraisópolis (PEC-P) é a visão do homem como ser dinâmico na relação com os outros por meio da aquisição de conhecimentos. Utilizamos para isto o modelo de educação continuada, baseado na formação de multiplicadores. A enfermagem trabalha com a orientação sexual abordada de forma direta, por meio dos conceitos e vivências trazidos pelos adolescentes. Assim, atendemos adolescentes de 12 a 16 anos com atividades voltadas à aprendizagem em informática, em que, também, acontecem os grupos educativos em saúde e cidadania, ministrados por equipe interdisciplinar. São trabalhados temas relacionados com métodos contraceptivos, doenças sexualmente transmissíveis/AIDS, puberdade e transformações do corpo; higiene e autocuidado.

Semanalmente, os módulos de educação em sexualidade são aplicados pela enfermagem de forma lúdica, trabalhando as questões em grupo e individualmente, se for necessário. Durante as atividades, faz-se o levantamento do perfil social, por meio da aplicação de questionário com perguntas abertas, divididas em dados pessoais, sociais e de saúde. Os resultados destes levantamentos são norteadores para a atuação da enfermagem frente à adequação dos temas de saúde e sexualidade às reais necessidades e prioridades dos adolescentes.

O Programa de Planejamento Familiar propicia ações em planejamento familiar para casais da comunidade de Paraisópolis, visando integrar educação em saúde, oferta de método contraceptivo e acompanhamento para aumentar a capacidade de autocuidado.

Cabe à enfermagem, pré e pós-consulta de enfermagem integrada à consulta ginecológica, reorientação individual do método contraceptivo, coleta de material para a realização de exame colpocitológico, quando indicado, encaminhamento de problemas clínicos, quando indicados, reorientação de prescrição médica, diagnóstico de enfermagem, levantamento de problemas, prescrição de enfermagem e agendamento de retorno.

O *Programa de Oficina Pedagógica* tem como objetivo proporcionar um espaço que interfira no processo de desenvolvimento e aprendizagem da criança, a fim de desenvolver as suas potencialidades.

A proposta metodológica é o trabalho com projetos integrando as diferentes áreas do conhecimento: sala de aula – leitura e escrita, matemática, natureza e sociedade, artes plásticas, brinquedoteca, educação física, teatro, musicalização, nutrição e culinária, saúde e higiene.

Sabe-se que a infância é a fase mais crítica no que diz respeito ao desenvolvimento biológico, cognitivo, emocional e social. Desta forma, o aprender envolve oportunidades de descobertas e adaptação. Dentro deste contexto educacional, a enfermagem atende crianças, moradoras da comunidade, em atividade chamada Oficina Pedagógica, já descrita anteriormente. Vale ressaltar que um dos critérios de inclusão na atividade é a avaliação social, na qual captamos as crianças em condições sociais mais precárias. O trabalho da enfermagem propicia o aprender nos aspectos de prevenção de doenças, promoção de saúde e higiene.

Os módulos de saúde são aplicados de forma lúdica e interativa às crianças. Aborda-se neste momento a questão do autocuidado, higiene corporal, alimentar e ambiental, saúde bucal, prevenção de acidentes na infância, vacinação e sexualidade. Nos casos mais sérios, a atuação é conjunta com o responsável, por meio de consulta de enfermagem individualizada.

Em contato inicial é feita a entrevista de admissão com os responsáveis, quando se pergunta sobre os hábitos, condições de saúde e fatores sociais. O segundo momento da avaliação é feito no decorrer das atividades com o acompanhamento da enfermeira dentro dos grupos de crianças, por meio de brincadeiras, desenhos e leitura. Todos os temas são trabalhados em conjunto com a pedagogia. O levantamento de problemas é feito por meio da observação em sala de aula.

O presente trabalho aborda as principais questões relacionadas com a saúde da criança junto ao contexto socioeconômico-cultural que caminham lado a lado com a educação em saúde. Cabe ressaltar que o conhecimento das reais necessidades destas crianças é fator essencial para a adequação do trabalho à população atendida e ao alcance de resultados positivos. Este conhecimento e esta avaliação são realizados pelas enfermeiras.

As *Oficinas de Trabalhos Manuais* têm como objetivo oferecer espaço para ensino de trabalhos manuais como alternativa de geração de renda e disseminação de informações sobre saúde e cidadania que venham impactar na qualidade de vida familiar e comunitária. Cabe à enfermagem acrescentar a essa proposta um sistema de acompanhamento e atenção à saúde da mulher em questões referentes a planejamento familiar, sexualidade, prevenção de doenças sexualmente transmissíveis, saúde do casal, entre outros. A atenção da enfermagem é dirigida em grupos educativos, encaminhamentos para serviços de apoio e aplicação da consulta de enfermagem.

O *Programa Einstein de Lazer e Esportes na Comunidade* tem como objetivo proporcionar o atendimento desportivo às crianças moradoras da comunidade de Paraisópolis e possibilitar o enriquecimento do desenvolvimento motor global à prática esportiva com suporte científico e prático. A enfermagem nesse programa desenvolve um sistema de educação em saúde direcionado aos pais das crianças que freqüentam o grupo de esportes, trabalhando questões referentes a higiene corporal – autocuidados, higiene do ambiente, saúde bucal, vacinação, crescimento e desenvolvimento da criança, como lidar com gripes e resfriados, como lidar com a diarréia, dentre outros temas. Este trabalho é feito trimestralmente, na forma de grupos educativos e consultas individuais de enfermagem, caso haja necessidade.

Acolhimento e Encaminhamento de Beneficiários do CPAS em Situação de Emergência ou Urgência para o Ambulatório de Pediatria. A enfermagem realiza os atendimentos individuais para os beneficiários do CPAS, que, durante as atividades internas, apresentam-se em situações de urgências e emergências (febre, episódios de náuseas e vômitos, hemorragias, suspeita de fratura, hipotensão, hipertensão, perda da consciência, convulsão). Realizam-se a consulta de enfermagem, a avaliação do problema e o encaminhamento para o Ambulatório do Programa Einstein na Comunidade de Paraisópolis ou a dispensa da atividade com orientações de saúde pertinentes ao caso.

No caso de encaminhamentos, a enfermeira aciona o Serviço Social para a busca dos responsáveis pelo paciente, ao mesmo tempo que atende e encaminha o caso para a avaliação médica.

As *Ações comunitárias* contemplam campanhas, eventos, ações sociais, entre outras. Nas campanhas de atenção à saúde da mulher, a enfermagem em conjunto com a equipe tem como objetivo atuar na prevenção do câncer ginecológico em mulheres moradoras da comunidade de Paraisópolis, por meio da oferta de exames de Papanicolaou e grupos educativos dirigidos à saúde da mulher.

A metodologia de trabalho consiste no levantamento das necessidades por meio da análise dos resultados obtidos nas campanhas anteriores, estabelecimento de parcerias e recursos necessários, divulgação, agendamentos, entrevistas, consultas de enfermagem, prescrição medicamentosa, encaminhamentos para referência e contra-referência, compartilhando informações e necessidades com os demais membros da equipe.

Seção 2

Atuação do Serviço Social no Programa de Nutrição

Eliana Pereira Silva
Débora Nunes

O Serviço Social tem como objetivo geral desenvolver atividades e projetos que proporcionem a ampliação das condições de cidadania das pessoas atendidas pelo CPAS.

Propõe-se a interagir nos programas do CPAS enfocando questões ligadas à cidadania, visando à reflexão dos participantes quanto ao seu papel social na família, na comunidade e nos demais espaços, para que os mesmos sintam-se incentivados a adquirirem sua autonomia e, ao mesmo tempo, a romperem com o ciclo da violência intrafamiliar.

É dentro desta perspectiva que a assistente social atua junto à equipe do Programa Einstein de Nutrição, discutindo temas nos grupos, atendendo as demandas sociais, bem como na articulação e na participação junto à equipe interdisciplinar, oferecendo subsídios e discutindo ações que possam impactar na melhora da qualidade de saúde da população de Paraisópolis.

METODOLOGIA

Grupos: Temas técnicos

Por meio de temas de interesse do grupo, o assistente social busca discutir com os participantes, normalmente pais ou responsáveis pela criança, priorizando a participação e o envolvimento e adequando as questões concretas e do cotidiano vivido.

Atualmente a atividade ocorre também com a exposição de conteúdo por parte do profissional, aproveitando as intervenções, contribuições e dúvidas trazidas pelos participantes. Eventualmente são realizadas dinâmicas de grupo, a fim de facilitar a discussão sobre o tema.

As discussões sempre são norteadas pelos aspectos do cotidiano que permeiam a construção da cidadania e a importância de se perceber como participante do processo de transformação social.

Temas desenvolvidos

- Recursos da comunidade:
  - Reconhecimento da comunidade e discussão sobre os recursos existentes.
  - Oferta de informações sobre os serviços de apoio e recursos da própria comunidade (SAS, recursos da comunidade, alfabetização para adultos, serviços de atendimento a dependentes de álcool – AA etc.).
- Direitos da mulher e relações de gênero:
  - Discussão sobre o papel da mulher na sociedade e seus direitos, fortalecendo-a enquanto agente de mudanças.
- Violência de gênero:
  - Oferecer espaço de discussão sobre os vários tipos de violência.
  - Informar sobre os serviços de proteção e atenção à mulher:
- Proteção e atenção (direitos da criança):
  - Reflexão sobre o conceito de cidadania da criança e qual sua influência na dinâmica familiar, abordando a negligência como uma das formas de violência doméstica.
  - A importância do cumprimento dos direitos da criança (Estatuto da Criança e do Adolescente) no seu processo de desenvolvimento.
- Direitos da criança e do adolescente:
  - Proporcionar reflexão sobre os direitos da criança e do adolescente, visando à prevenção e ao combate da violência doméstica.
  - Oferecer informações sobre serviços de proteção e atenção à criança.

As discussões em grupo permitem, aos beneficiários, a reflexão sobre os padrões de seus modelos familiares e dificuldades com relação à vida familiar e comunitária. A influência da cultura e o padrão de comportamento das famílias de origem repercutem diretamente na forma como se relacionam com os seus filhos e apropriam-se dos recursos que existem na comunidade.

Os grupos, majoritariamente formados por mulheres, são geralmente caracterizados por famílias nucleares, em regime de união consensual. No que se refere à situação socioeconômica, podemos observar desemprego de longa duração ou que apenas um dos cônjuges estão inseridos no mercado de trabalho, normalmente, caracterizado como informal na condição de prestadores de serviços eventuais sem vínculo empregatício.

Durante a discussão dos temas, referem as suas dificuldades cotidianas com relação aos cuidados, educação e proteção dos filhos, divisão das responsabilidades com os companheiros, dependência econômica e a falta de apoio social.

Estudos recentes indicam a importância de se enfatizar a discussão sobre temas relacionados com a prevenção da violência intrafamiliar como um elemento importante na recuperação da qualidade de vida de famílias em situação de risco e vulnerabilidade social; as "punições físicas são mais intensas nas camadas empobrecidas da população, que podem ser compreendidas tanto à luz das condições estressantes de vida a que são submetidas, quanto na reprodução da ideologia autoritária e conseqüente subalternidade".[1]

A partir do desenvolvimento desse trabalho podemos observar que os beneficiários se sentem mobilizados a procurar atendimentos especializados e serviços de proteção e atenção à família. Também evidenciamos o incentivo da equipe interprofissional no encaminhamento das demandas e na discussão junto aos beneficiários de alternativas para a solução das questões que permeiam o seu cotidiano.

O grupo apresenta-se para essas pessoas como uma oportunidade de troca de experiências e reflexão sobre os novos modos que podem ser apreendidos.

Atendimento Social

Realizado através de atendimentos individuais, visitas domiciliares, encaminhamentos para recursos externos.

O atendimento social advindo do programa de nutrição representa 20% dos atendimentos realizados pelo setor do serviço social no CPAS.

As demandas são normalmente caracterizadas pelas questões:[2]

- Negligência e cuidados e proteção dos filhos (33%).
- Violência de gênero (12%).
- Dinâmica familiar (12%).
- Dificuldade de subsistência (12%).
- Ausência ou desistências do grupo (11%).
- Outros (10%).

Normalmente as demandas estão associadas entre si, exigindo do profissional, assistente social, a utilização de várias estratégias, inclusive o atendimento em parceria com outros profissionais.

Temos nos deparado com várias expressões da questão social mais ampla, como desemprego de longa duração, famílias com ausência de recursos para manter condições mínimas de sobrevivência, mulheres submetidas às situações de dependência e subjugação.

A caracterização dessa demanda requer a busca de recursos para encaminhamentos especializados, como atendimento ambulatorial para adultos, locais para inscrição em cursos profissionalizantes e inserção no mercado de trabalho, entre outros. Também apresenta a necessidade de constante investimento no estabelecimento de parcerias com as organizações que atuam dentro e fora da comunidade, especialmente no que se refere à prestação de serviços na área de assistência, proteção social e atenção às famílias em situação de vulnerabilidade.

A precariedade das políticas públicas e o empobrecimento gradativo das famílias de baixa renda têm-nos colocado diante do desafio de pensar em alternativas e possibilidades de enfrentamento da situação que hoje se apresentam nas diversas organizações que atuam na comunidade e, mais especificamente, em um programa que se propõe a trabalhar com ação educativa voltada à recuperação da saúde nutricional e a mudanças de hábitos alimentares.

Como alternativas para esse cenário, entendemos ser de fundamental importância o estreitamento do trabalho interdisciplinar, o fortalecimento de parcerias e rede social de apoio às famílias, bem como fomentar discussões mais amplas para o estabelecimento de parcerias com as políticas públicas que assegurem a proteção social. É indispensável que essas famílias tenham efetivas condições de prover a sua autonomia e que sejam respeitados os seus direitos civis e sociais.

---

[1]Serviço Social & Sociedade, nº 71 – *in:* Viver em família como experiência do cuidado mútuo, Heloisa Szymanski.

[2]Dados coletados no universo de 33 famílias acompanhadas durante o ano de 2004.

SEÇÃO 3

PAPEL DA FISIOTERAPIA NA EQUIPE INTERPROFISSIONAL

Simone Nunes Pinto

A fisioterapia é uma ciência aplicada, tendo por objetivo o estudo do movimento humano em todas as suas formas de expressão e potencialidades, tanto nas alterações patológicas quanto nas repercussões psíquicas e orgânicas.

Seu objetivo é preservar, manter (forma preventiva), desenvolver ou restaurar (reabilitação) a integridade de órgãos, sistema ou função.

Como processo terapêutico, utiliza conhecimentos e recursos próprios, utilizando-os com base nas condições psicofísico-social, tendo por objetivo promover, aperfeiçoar ou adaptar o indivíduo à melhora de qualidade de vida.

Para tanto, utiliza-se da ação isolada ou conjugada de fontes geradoras termoterápicas, crioterápicas, fototerápicas, eletroterápicas, sonidoterápicas e aeroterápicas, além de agentes cinésio-mecanoterápicos e outros mais, advindos da evolução dos estudos e da produção científica da área.

FISIOTERAPEUTA

Profissional de saúde, com formação acadêmica superior, habilitado à construção do diagnóstico dos distúrbios cinéticos funcionais, à prescrição das condutas fisioterapêuticas, sua ordenação e indução no paciente, bem como, ao acompanhamento da evolução do quadro funcional e à sua alta do serviço.

ATRIBUIÇÕES

O fisioterapeuta presta serviços nas áreas da saúde, educação, esporte, empresarial, atuando ainda no campo da pesquisa.

O exercício profissional do fisioterapeuta compreende a avaliação físico-funcional do paciente, a prescrição do tratamento, a indução do processo terapêutico, a alta no serviço de fisioterapia e a reavaliação sucessiva do paciente para a constatação da existência de alterações que justifiquem a necessidade de continuidade das práticas terapêuticas.

FISIOTERAPEUTA NA EQUIPE INTERPROFISSIONAL

O fisioterapeuta atua junto a uma equipe interprofissional, visando à promoção da integridade do movimento, previne distúrbios cinético-funcionais, trata e reabilita as principais alterações do movimento humano nas diferentes fases do ciclo da vida.

Considerando os saberes e os fazeres do fisioterapeuta, constata-se que este profissional pode contribuir muito na saúde e na qualidade de vida da população a ser atendida, mas é na sua ação interdisciplinar que se potencializam as ações.

É na interlocução, na ação integrada com os demais membros da equipe de saúde, que o fisioterapeuta atende integralmente as necessidades do indivíduo e ou da população atendida. Pois o distúrbio do movimento, o comprometimento do estado-saúde, pode ser resultante ou agravado por múltiplos fatores, tais como fatores nutricionais, emocionais, sociais, e, portanto, faz-se necessária uma abordagem multidisciplinar.

FISIOTERAPIA PEDIÁTRICA

O fisioterapeuta atua em programas de promoção de saúde e desenvolvimento infantil, que podem ser desenvolvidos em postos de saúde, creches, instituições assistenciais e de ensino. Em programas de assistência à saúde e reabilitação pediátrica, desenvolvidos em ambulatórios e hospitais.

A atuação do fisioterapeuta em programas de promoção de saúde infantil é essencialmente educativa, pois cabe, a este profissional, orientar pais, cuidadores e professores, a respeito da influência dos fatores biopsicossociais que podem comprometer o desenvolvimento motor, a *performance* do movimento e/ou desencadear disfunções ortopédicas e respiratórias, bem como os cuidados a serem adotados para a prevenção de agravos e distúrbios.

O fisioterapeuta, ao realizar tratamento e reabilitação de lactentes e crianças com distúrbios motores, respiratórios, ortopédicos e neurológicos, orienta os pais quanto à necessidade de adequação do ambiente, de utilização de equipamentos assistidos que auxiliem no processo terapêutico, bem como encaminha o paciente para outros profissionais de saúde, discute a evolução do caso com a equipe de profissionais envolvidos (médicos, nutricionistas, psicólogos, enfermeiros, odontólogos, pedagogos, assistentes sociais e demais membros) e, atingidos os objetivos propostos na intervenção, estabelece a alta do tratamento fisioterapêutico.

INSERÇÃO DA FISIOTERAPIA EM PROGRAMA DE NUTRIÇÃO INFANTIL

O fisioterapeuta, ao inserir-se num programa de nutrição, tem, como objetivo, promover o desenvolvimento motor e prevenir alterações motoras em lactentes e posturais em crianças que apresentem distúrbios nutricionais.

No Programa Einstein de Nutrição na Comunidade de Paraisópolis – PENC, a fisioterapia atua realizando orientações e palestras para grupo de pais, lactentes e crianças com distúrbios de crescimento, decorrentes de fatores nutricionais (desnutrição e obesidade).

Os temas abordados variam de acordo com o público em questão (faixa etária e os distúrbios nutricionais encontrados). A inserção da fisioterapia nos grupos tem como objetivo relacionar a importância dos fatores nutricionais e as implicações dos distúrbios nutricionais no desenvolvimento motor e postural na infância. Nesta abordagem, muitos pais trazem dúvidas e queixas a respeito do desenvolvimento motor do filho, presença de desconfortos álgicos e vícios posturais. Na ocorrência das queixas, seus filhos são encaminhados para a avaliação fisioterapêutica.

Crianças atendidas no PENC, que apresentam atraso no desenvolvimento motor, desvios posturais, algias na coluna e/ou manifestações cinético-funcionais, são encaminhadas para avaliação e acompanhamento fisioterapêutico. E, da mesma forma, crianças atendidas na fisioterapia, que apresentem distúrbios nutricionais primários ou secundários a doenças de origem genéticas, encefalopatias e outras patologias, são encaminhadas ao PENC.

A abordagem multidisciplinar tem sido fundamental para a recuperação das crianças, pois muitas crianças atendidas na fisioterapia, para reabilitação motora, obtiveram evolução somente após melhora do aporte nutricional, uma vez que, em decorrência de erro alimentar ou mesmo da dificuldade na alimentação, estas se encontravam desnutridas e, portanto, não apresentavam substrato energético para o desenvolvimento motor adequado. E, é notório, que a participação dos pais no grupo foi de vital importância, pois se observou melhora na qualidade dos cuidados oferecidos, na estimulação e na formação de vínculo mãe e filho e, por conseguinte, na condição nutricional.

A atuação integrada da fisioterapia, fonoaudiologia e nutrição, nos atendimentos de crianças com alimentação nasogástrica, tem beneficiado nos cuidados, no crescimento e no desenvolvimento e, muitas vezes, auxiliado na prevenção de complicações pulmonares.

A abordagem multidisciplinar e muitas vezes interdisciplinar, no grupo de pais ou nos atendimentos individuais, é fundamental à família, pois oferece suporte e segurança aos pais, uma vez que todos os profissionais da equipe conhecem as necessidades, acompanham a evolução e, embora cada membro da equipe tenha objetivos específicos relacionados com a sua competência profissional, todos têm um objetivo comum, o crescimento e o desenvolvimento da criança.

É nesta abordagem multidisciplinar e interdisciplinar que se promove a melhora da saúde e da qualidade de vida das crianças atendidas no PENC.

Seção 4

Atuação da Pedagogia no Programa de Nutrição

Custódia Virgínia de Nóbrega Mäder

Com o objetivo de conhecer as atitudes das mães e verificar se o comportamento da criança está adequado para a idade, desenvolvemos com mães e crianças o hábito de praticar atividades lúdicas, possibilitando a ambos interiorizar tais atividades, de maneira a contribuir para o desenvolvimento psicomotor da criança. Nesta ocasião, podemos então avaliar, por meio de expressão facial, a representação fidedigna das emoções da díade, possibilitar o aumento da comunicação e da expressão corporal, auxiliar a mãe a enriquecer o conhecimento e a compreensão da criança quanto ao mundo que a rodeia.

Dispomos de instrumento específico para a avaliação e desta forma acompanhar as mudanças e também vislumbrar os aspectos que devemos enfocar com maior ênfase.

Para o desenvolvimento e/ou reforço do hábito de brincar e cantar, nossas atividades acontecem semanalmente, quando o principal objetivo é respaldar as mães com o repertório musical adequado para a idade, bem como introduzir brincadeiras e atividades gráficas que reforçam os conhecimentos já adquiridos na escola (Quadro 29-1).

O tempo utilizado nestas atividades varia de 20 a 60 minutos. Observamos o grau de dificuldade da dupla em cada encontro, avaliando as etapas do processo de fortalecimento do vínculo mãe-filho. Desta forma, podem-se incrementar e aprofundar gradativamente as atividades desenvolvidas.

Paralelamente, pedagoga e psicólogas trocam informações a respeito do desenvolvimento da criança, a fim de escolher atividades que favoreçam as necessidades do momento, vivenciado pelos grupos de mães e crianças. Adaptamos o planejamento pedagógico e a atuação psicológica a fim de atender às necessidades individuais e grupais.

Há cerca de 10 anos temos trabalhado em equipe interprofissional, procurando aliar os conhecimentos das diversas áreas, e desta forma criamos um instrumento para avaliar o

Quadro 29-1. Algumas atividades pedagógicas desenvolvidas nos grupos

Atividade	*Objetivo*
Discriminação tátil	A mãe tem que reconhecer pelo tato, entre as crianças do grupo, o seu filho
Jogo da diferença	A mãe e a criança que estão do lado de fora, quando entram, têm que descobrir quem está diferente (percepção)
Imitação de bichos	Mãe e filho fazem juntos a dramatização
Pintura livre com tinta comestível (maisena e anilina comestível)	Mãe e filho fazem novas descobertas
Colagem do corpo humano	Noção de tamanho (mãe e filho)
Massagem com as mães (no rosto, ombros e mãos)	Autoconhecimento e compreensão da importância do toque, para posteriormente fazer com seu filho
Massagem com as crianças	Contato visual, tátil e emocional mãe-filho
Carimbo das mãos	A mãe e filho pintam suas mãos e carimbam em folhas de papel
Coelho na toca	Em dupla, mãe e filho devem entrar em uma toca (desenhada com giz, no chão) quando a música parar. Apaga-se uma toca e continua a brincadeira. Vence a dupla que conseguir permanecer numa toca até o fim
Brincando na cozinha	A criança prepara pratos e fica orgulhosa ao perceber que crianças e mães provam e gostam (auto-estima)
Argila	Mãe e filho manipulam juntos e podem fazer algum enfeite e levar para casa
Brincadeira da cadeira	A mãe deve ajudar o filho a sentar na cadeira quando a música parar. Ganha a dupla que ficar por último
Jogos com bola (queimada)	A mãe brinca junto com o filho, protegendo-o, ganha a dupla que ficar por último
Grupo de música (semanal)	Escolhemos músicas específicas que trabalham noção temporal, memória, seqüência, imaginação, aproximação mãe-filho

Quadro 29-2. Avaliação do comportamento materno e da criança

Data ___/____/

Nome da criança: ________________________ Prontuário: ________

Idade da criança:______________

Nome da mãe: ____ Idade da mãe __________ ( ) entrada ( ) saída

Avaliação do comportamento materno

Comportamento materno	*Av.*
1. Bem humorada	
2. Não agride o filho (agressão física e psicológica)	
3. Organizada	
4. Tem iniciativa	
5. Aceita limites	
6. Interage bem com as pessoas	
7. Participa das atividades	
8. Valoriza o filho	
9. Incentiva a independência do filho	
10. Brinca com o filho	
11. Demonstra afetividade (pega no colo, olha, sorri para a criança)	
12. Coloca limite de forma positiva (autoridade sobre a criança)	
13. Nomeia as experiências (nomeia objetos e sentimentos)	
14. Dá significados às experiências (dá explicações ao filho)	
15. Consegue perceber as necessidades da criança (se entende a solicitação da criança: sono, afeto, fome etc.)	

Sim = 1; não = 0.

Comportamentos que favorecem o desenvolvimento infantil $\geq$ *8*

Avaliação do comportamento da criança (> 2 anos)

Comportamento materno	*Av.*
1. Bem humorada	
2. Tem iniciativa	
3. Brinca com outras crianças	
4. Interage bem com os adultos	
5. Participa espontaneamente das atividades	
6. Tem atenção e se concentra	
7. Facilidade frente a situações novas	
8. Independente	
9. Aceita limites	
10. Valoriza suas produções	
11. Realiza jogos simbólicos	
12. Expressa-se bem verbalmente	
13. Afetiva	
14. Lida bem com frustrações (faz birra, morde, agride, "emburra", isola-se, fica aborrecido)	
15. Utiliza bem recursos cognitivos (seriar, classificar, comparar, explicar)	

Sim = 1; não = 0; adequação no comportamento = $\geq$ 8.

comportamento da criança e da mãe antes e após a intervenção da equipe (Quadro 29-2).

Acompanhamos o comportamento da mãe e da criança bimestralmente, o que nos possibilita verificar a evolução do fortalecimento do vínculo mãe-filho. Para fins comparativos, demonstramos nos Quadros 29-1 e 29-2 avaliação do comportamento da criança e da mãe, à entrada e à saída da dupla no grupo, nas quais ficam notórias as mudanças ocorridas, tanto nas mães quanto nas crianças.

CONSIDERAÇÕES FINAIS

Em nossa experiência, pudemos observar que mães com comprometimento emocional não conseguem perceber e atender as solicitações dos filhos nas brincadeiras nem orientá-los na vida prática. A criança não tem a mãe como sua companheira para brincar e conhecer o mundo, ou sentimentos e descobertas.

É necessário atender também a mãe, pois somente no momento em que ela melhora sua auto-estima, consegue ver seu filho de forma mais positiva, passando a entender alguns comportamentos que anteriormente a incomodavam.

Quando a mãe passa a assumir outros comportamentos, contribui naturalmente com o desenvolvimento do filho. Começa a cantar e adotar brincadeiras que são próprias da dupla, melhorando a relação e o vínculo entre eles. Isto acontece quando a mãe diminui as resistências e aumenta a confiança nos profissionais da equipe, demonstra interesse e prazer e o mais importante é que ela passa a fazer as brincadeiras e a cantar as músicas durante a rotina de casa. Podemos dizer que com essas novas aquisições, a mãe está contribuindo em estimulações simples para o desenvolvimento da criança como um todo (Quadro 29-3).

Quadro 29-3. Depoimentos de mães participantes dos grupos

"Aprendi a cantar e contar histórias. Houve mudança no desenvolvimento do meu filho."
"Houve mudança na alimentação. Passei a colocar limites e ter mais paciência."
"Estou mais próxima do meu filho e elogio ele."
"Aprendi a respeitar os limites da criança, agora o deixo viver a vida dele, estou mais próxima dele."
"Minha filha conseguiu desenvolver-se, mudou a alimentação e passou a ter mais contato com outras crianças. Agora consigo colocar limites."
"A criança se desenvolveu e eu aprendi dar limites, agora ela está se alimentando bem."

SEÇÃO 5

PROGRAMA EINSTEIN DE ESPORTE E LAZER NA COMUNIDADE – PELEC

Arnaldo Vicente da Silva

ENTIDADE

Sociedade Beneficente Israelita Brasileira Hospital Albert Einstein – Programa Einstein de Nutrição na Comunidade de Paraisópolis.

Missão da entidade

"Promover justiça social às comunidades assistidas, por meio de ações socialmente responsáveis e fundamentadas em princípios e valores de ética e cidadania."

JUSTIFICATIVA

Nossa sociedade está vivendo novos horizontes a respeito da sua educação. A dicotomia corpo e mente aos poucos vai desmoronando e a necessidade de uma forma integradora de vivenciar o ser humano vai, aos poucos, tomando corpo em nosso meio. A educação física vai conquistando espaço e consciência desse cidadão que caminha na busca do seu cotidiano de realizações.

Na relação de esporte com saúde, cabe, em primeiro lugar, definir a palavra saúde, que segundo definição apresentada pela Organização Mundial de Saúde "é o mais completo estado de bem-estar físico, mental e social e não a simples ausência da doença".

Ter saúde é viver num estado em que todas as funções orgânicas desempenham normalmente o papel a que foram criadas, dando ao indivíduo o máximo de vitalidade e disposição.

Dentro desta ótica, o Programa de Esportes tem como proposta desenvolver atividades de educação física para crianças e adolescentes de 4 a 15 anos, com o objetivo de proporcionar a possibilidade de ampliar seu desenvolvimento motor global e também trabalhar em conjunto com outros programas da área de saúde, sendo um deles o Programa Einstein de Nutrição na Comunidade de Paraisópolis – PENC com crianças obesas e com déficit de crescimento que desenvolve atividades de acompanhamento nutricional. A obesidade pode ter várias causas, como fatores genéticos, ingestão excessiva de alimentos, dinâmica familiar e sedentarismo. É importante lembrar que apenas 5% são de causas endógenas (endocrinológicas, genéticas, medicamentosas), compreendendo 95% as causas ambientais, como alimentação, dinâmica familiar e estilo de vida.

Com relação ao déficit de crescimento, podemos afirmar que a maioria pode ser causada por fatores exógenos (qualidade e quantidade de nutrientes, aspectos sociais, econômicos, ambientais e psicoafetivos), sendo que as causas endógenas (genéticas, raciais e hormonais) constituem a minoria dos casos.

Podemos destacar alguns dos benefícios que o programa vem realizando:

- A atividade física possibilita a mobilização dos nutrientes, melhora da circulação sanguínea, melhor oxigenação dos tecidos, principalmente dos músculos. Esta maior oxigenação permite maior queima de carboidratos e conseqüentemente menor acúmulo de gordura.
- Viabiliza também a redução do peso das crianças, de modo mais regular, contínuo e acelerado.
- Estimulação na produção e regulação hormonal (GH), adrenalina e dopamina diretamente responsáveis pelo crescimento.
- Desenvolver as resistências aeróbia e anaeróbia, aumento do volume de oxigenação (VO_2máx).
- Desenvolver e aprimorar capacidades físicas, habilidades motoras, formas básicas de movimento, sociabilização, respeito às regras.

Considerando a proposta do PELEC como forma de inclusão social, utilizando o esporte e o lazer como instrumentos de melhora da qualidade de vida e o resgate da auto-estima e cidadania das crianças da comunidade de Paraisópolis, auxiliando assim no acompanhamento, crescimento e desenvolvimento motor das crianças e adolescentes desta comunidade. Não podemos deixar de apontar as dificuldades que as crianças e adolescentes encontram na comunidade de Paraisópolis quanto a:

- Faltam, nas áreas de lazer, espaços culturais que atendam a quantidade de jovens desta comunidade.

- As escolas existentes não têm condições de absorver a demanda de crianças e adolescentes na utilização de espaços para a educação esportiva, corporal e de lazer, favorecendo a ociosidade e conseqüentemente à marginalização e à exclusão social.
- Falta de estrutura familiar, a baixa escolaridade impedindo-a de desenvolver suas potencialidades, podendo comprometer seu futuro.

O Programa de Esporte tem por princípios os seguintes:

OBJETIVOS

Gerais

Proporcionar o atendimento desportivo às crianças moradoras da comunidade de Paraisópolis e possibilitar o enriquecimento do desenvolvimento motor global à prática esportiva, com suporte científico e prático.

Específicos

- Criação de programas de educação física diferenciada para cada faixa etária.
- Desenvolvimento corporal e a integração dos desenvolvimentos motores/psíquicos/inteligências; a busca do movimento pensado, ocorrendo assim um desenvolvimento global harmonioso.
- Acompanhamento do desenvolvimento motor de cada criança inscrita no projeto através de protocolos de avaliação criados para cada grupo etário.
- Dar suporte à área de saúde do PECP, atendendo pacientes que necessitem de trabalho físico como complemento de seu tratamento.
- Criação de eventos esportivos e de lazer como forma de motivação das crianças assistidas no projeto e integração dentro de outras comunidades.

POPULAÇÃO-ALVO

Atender crianças e adolescentes na faixa etária de 4 a 15 anos moradores da comunidade de Paraisópolis.

OPERACIONALIZAÇÃO

O PELEC tem a finalidade de propiciar às crianças e aos adolescentes oportunidades de enriquecer seu repertório de ações corporais dirigidas à satisfação de suas necessidades pessoais.

METODOLOGIA

As aulas são ministradas em grupos de 20 (vinte) a 30 (trinta) alunos em média divididos por faixas etárias: 4 e 5 anos, 6 e 7 anos, 8 e 9 anos, 10 a 12 anos e 13 a 15 anos, sendo que a duração das aulas é de 50 minutos, duas vezes por semana, com turmas pela manhã e tarde.

O programa compreende um planejamento de atividades lúdicas, iniciação esportiva, temática, datas comemorativas, além de integração com outros setores do PELEC tais como brinquedoteca, cozinha de aprimoramento, biblioteca, que visam ao desenvolvimento integral dos alunos do projeto.

As atividades têm como objetivo conhecer o nível de desenvolvimento das habilidades motoras de locomoção/estabilização, manipulação de crianças matriculadas no PELEC, estudando a relação do desenvolvimento das habilidades motoras manipuladoras, locomotoras e estabilizadoras antes e após estímulo motor, dando *feedback* aos alunos sobre o seu processo evolutivo nas aulas e também a seus pais, aumentando a motivação do aluno e auxiliando na identificação de possíveis falhas durante o processo de aprendizagem motora.

Fase 1

Criação de um protocolo de avaliação, com base na análise de resultados ou *performance* do movimento humano no seu meio (Schimdt, 1993) onde seriam classificadas como:

- *Satisfatório:* realização completa da ação (três vezes).
- *Pouco satisfatório:* realização completa da ação (uma ou duas vezes).
- *Não-satisfatório:* não conseguir realizar a ação.

Fase 2

Aplicação do conteúdo, enfatizando os pontos menos desenvolvidos pelos alunos, num período de três meses.

Fase 3

Reteste.

Fase 4

Análise de resultados.

Fase 5

Feedback (pais e alunos).

A busca da ordenação gradativa de esquemas organizados conduz à construção de habilidades motoras que se traduzem em capacidade de realizar movimentos cada vez mais complexos. A prática destas capacidades levará as crianças e adolescentes a ter um desenvolvimento gradativo, sem avançar etapas, propiciando condições para vivenciar processos de aprendizagem de fundamentos variados de jogos e introdução a esportes específicos.

Atividades físicas

PEFI – Programa de educação física infantil

- *Primeiro estágio (inicial):* 4 a 6 anos – fornecer uma ampla variedade das habilidades motoras, tais como andar, correr, saltar, chutar, girar, balançar, entre outros, utilizando o próprio corpo como material específico da educação física.
- *Segundo estágio (transição):* 7 a 9 anos – além de dar seqüência ao primeiro estágio, estaremos introduzindo jogos pré-desportivos, visando à combinação de habilidades motoras adquiridas e futura sistematização de modalidades, como atletismo, basquete, futebol-de-salão, ginástica artística, handebol, voleibol e tênis.
- *Terceiro estágio (poliesportivo):* 10 a 12 anos – o terceiro estágio dará ênfase ao desenvolvimento das modalidades esportivas já vivenciadas anteriormente com o objetivo de estimular a prática desportiva com preocupação da educação corporal.

PAT – Programa de aperfeiçoamento e treinamento

- *Segundo estágio:* (13 a 15 anos) – a partir desta faixa etária temos um amadurecimento motor, que dá condições de os alunos desenvolverem as modalidades esportivas disponíveis no programa, tais como atletismo, basquetebol, futsal, ginástica olímpica, handebol, voleibol e outras atividades a serem oferecidas. Também, já estamos enfatizando o aprendizado por treinamento mais específico, visando ao estágio competitivo.

Atividades sistemáticas

- Todo aluno deverá realizar exame médico (anamnese) e avaliação física antes do início da atividade física.
- Avaliações antropométricas (peso e estatura).
- Serão realizados exames posturais durante as aulas, com a equipe de fisioterapia do PECP.

Atividades de pesquisa

- São avaliadas todas as crianças que participam do PELEC, por meio de antropometria, em que com a coleta destes dados temos um perfil nutricional do grupo, identificando quais as dificuldades mais freqüentes. Após a leitura destes dados, será possível determinar as ações para melhora do perfil.

SISTEMA DE ACOMPANHAMENTO E/OU AVALIAÇÃO

- São utilizados instrumentos (testes de habilidades motoras e físicas), com o objetivo de mensurar resultados de progressos do desenvolvimento de cada criança atendida.
- Avaliação trimestral das crianças inscritas no programa através de reuniões com os pais dos alunos e profissionais ligados ao projeto.
- Apresentar indicadores, resultados alcançados, apontar dificuldades encontradas, reformular estratégias de intervenção (planejamento) e relatórios das atividades desenvolvidas. A coleta, preparação e arquivo das informações são da responsabilidade do programa.

Equipe do Programa Einstein de Lazer e Esportes na Comunidade:

- *Coordenação e supervisão:* Arnaldo Vicente da Silva.
- *Educadores físicos:* Cleber Aparecido dos Santos e Sumaia Malheiros da Rocha.
- *Estagiários:* Adriano Negrão Machiaveli e Marcia dos Santos.

Programa Einstein de Nutrição na Comunidade de Paraisópolis – Centro de Promoção e Atenção à Saúde – CPAS.

SEÇÃO 6

ATENDIMENTO INTERPROFISSIONAL DE PSICOLOGIA ÀS CRIANÇAS OBESAS E DESNUTRIDAS

Christianne Freitas Lima Nascimento

PSICOLOGIA

A atuação do psicólogo no programa de nutrição consiste em "cuidar" da dupla mãe-filho e não só da criança desnutrida ou obesa. Os atendimentos ocorrem de forma individual e grupal.

As funções desenvolvidas são:

- Realizar a avaliação da saúde mental materna por meio de entrevistas e utilização de instrumentos próprios, ao ingresso e no período da alta da criança.
- Atender, individualmente, mães ou duplas mães/filhos em que estejam presentes transtornos emocionais e/ou comprometimento do vínculo mãe-filho, visando a suporte psicológico e orientações, em freqüência determinada pelos casos.
- Realizar grupos psicoeducativos com mães/acompanhantes com freqüência semanal. Nestes encontros são discutidos diversos assuntos, entre eles, dinâmica familiar, aspectos emocionais envolvidos nos transtornos alimentares, desenvolvimento da criança, educação de filhos e colocação de limites, relação mãe-filho (afeto, negligência, privação), violência doméstica, relacionamento do casal e auto-estima, visando a mudanças de atitudes, bem-estar emocional e, conseqüentemente, maior aproximação entre mãe e filho.
- Participar, semanalmente, de reuniões de equipe para discussão dos casos.
- Observar e orientar as mães durante o horário de almoço.
- Atender, em conjunto com nutricionista ou assistente social, os casos em que se observa necessidade.

O psicólogo deve focar sua atenção na saúde mental materna e no vínculo mãe-filho, como forma de contribuir para o resultado positivo do tratamento, ou seja, para a boa evolução nutricional da criança.

SEÇÃO 7

PAPEL DA FONOAUDIOLOGIA NO TRABALHO COM A EQUIPE INTERPROFISSIONAL – GESTANTES, PENC E PPCD

Aline Oliveira Baruzzi
Ana Paula d'Oliveira Gheti Kao

Entre os objetivos do Setor de Fonoaudiologia do Programa Einstein na Comunidade de Paraisópolis (PECP), tem o de prevenir o aparecimento de possíveis alterações na fala, linguagem e audição de crianças.

Para isso, realizamos orientações nos grupos de gestantes, Programa de Promoção do Crescimento e Desenvolvimento do Lactente (PPCD) e Programa Einstein de Nutrição na Comunidade de Paraisópolis (PENC). Estes encontros acontecem uma vez por mês, onde abordamos diversos temas relacionados com a área de distúrbios da comunicação humana.

1. **Amamentação e hábitos orais:** segundo a Organização Mundial da Saúde, o aleitamento materno exclusivo deve ser realizado até o sexto mês de idade. O uso de chupetas e mamadeiras pode interferir neste processo, confundindo o bebê na hora de mamar. Assim, antes de falarmos sobre os hábitos orais, enfatizamos a importância do aleitamento materno. Apresentamos:
   - A relação da amamentação e o desenvolvimento dos órgãos fonoarticulatórios e da musculatura que participarão da fala, bem como as vantagens e desvantagens do uso da chupeta, dedo e mamadeira.
   - Posicionamento ideal da mãe e do bebê para evitar otites;
   - Diferentes formas de pega e conseqüências na movimentação da língua e na funcionalidade da sucção.
   - Estruturas que participam da função da sucção e a importância para o desenvolvimento posterior das funções de mastigação, fala, respiração e crescimento craniofacial.
   - Tipos de bico de chupeta e mamadeira e as diferentes posições que lábios e língua adotam.
   - Repercussões do uso de bicos inadequados no desenvolvimento craniofacial e muscular afetando o desenvolvimento das funções estomatognáticas (mastigação, fala, respiração e deglutição).
   - Chupeta × dedo: conseqüências do uso.
   - Interferência do uso de chupeta, mamadeira e dedo na oclusão dentária.
   - Quando oferecer chupeta e até qual idade permitir o uso de chupeta e mamadeira evitando grandes conseqüências no desenvolvimento das funções de mastigação, fala, respiração e deglutição.
   - Desenvolvimento de fala, linguagem e audição:
     – audição: importante papel reforçando os sons falados no ambiente *(feedback)*;
     – a importância das primeiras experiências auditivas do bebê;
     – respostas auditivas esperadas para cada fase;
     – pré-requisitos para o desenvolvimento de fala e da linguagem;
     – fases da aquisição e desenvolvimento de fala (balbucio/jogo vocal, primeiras palavras, palavras justapostas e frases);
     – atividades que podem ser realizadas pela família para a estimulação dessas etapas;
     – o que é e qual a importância da triagem auditiva.
2. **Respiração, mastigação e deglutição:**
   - A passagem das consistências líquida/pastosa/sólida na alimentação e a importância da mastigação para o desenvolvimento dos órgãos fonoarticulatórios e da musculatura que participarão da fala.
   - Respiração bucal: causas e interferências no desenvolvimento da criança.
   - A relação entre respiração/mastigação/deglutição.

No grupo do PENC, abordamos também temas relacionados com a leitura e a escrita e dificuldades escolares:

3. **Aquisição e desenvolvimento da leitura/escrita:**
   - Fases da aquisição e desenvolvimento da leitura e da escrita.
   - Fatores que podem interferir neste processo.
   - Atividades que podem ser realizadas pela família para a estimulação da aprendizagem.

Além disso, no PPCD realizamos a triagem auditiva nos bebês, acompanhando o seu desenvolvimento auditivo no primeiro ano de vida, por meio de avaliações trimestrais, até um ano de vida da criança. A avaliação compreende anamnese e verificação de indicadores de risco para deficiência auditiva, avaliação otorrinolaringológica, observação do comportamento auditivo, audiometria com reforço visual, reação a sons verbais e imitanciometria e encaminhamentos para outras especialidades, bem como solicitação de exames objetivos (Potenciais Evocados Auditivos de Tronco Encefálico – PEATE e Emissões Otoacústicas – EOA), se necessário. Os retornos são periódicos a cada 3 meses para os casos sem alterações (aos 3 meses, 6 meses, 9 meses, 1 ano e 2 anos de idade os casos de infecção congênita são acompanhados até 3 anos de idade). Em casos nos quais a criança falhou na avaliação periódica é marcado o retorno após 15 dias. Falhando novamente, o bebê é encaminhado ao otorrinolaringologista e/ou para avaliação objetiva complementar (PEATE e/ou EOA).

Segundo estudos (Itano, 1995), uma vez detectada a alteração auditiva até os 3 meses de vida da criança e iniciada a reabilitação (próteses auditivas e terapia fonoaudiológica) até os 6 meses de vida, há melhora significativa com relação ao desenvolvimento de habilidades lingüísticas, pessoais e de fala da criança, aproximando-se ao de uma criança auditivamente normal.

Assim, pretendemos identificar crianças com indicadores de risco para perdas auditivas periféricas e centrais; detectar perdas auditivas em crianças nos primeiros anos de vida e intervir precocemente; diagnosticar e prevenir doenças de orelha média em crianças nos primeiros anos de vida e encaminhar a família e a criança para outros profissionais, caso haja necessidade.

No PPCD, também realizamos a avaliação da tonicidade, a mobilidade dos órgãos fonoarticulatórios e a função da sucção nas crianças em risco de desnutrição com o objetivo de identificar possíveis alterações e orientar as mães quanto às estimulações que possam ser realizadas para adequação da função. Tal avaliação é realizada durante a oferta de leite materno ou mamadeira.

No PENC, a fonoaudiologia participa também da avaliação das crianças na hora do almoço, sempre que há solicitação, avaliando as crianças e orientando as mães. Quando é necessário, a criança é encaminhada para atendimento individual com a fonoaudióloga.

A atuação em equipe interprofissional permite orientação sobre assuntos e dúvidas relacionadas com o desenvolvimento do bebê, tornando mais efetivo o trabalho preventivo com a família e a criança.

SEÇÃO 8

ATUAÇÃO DO NUTRICIONISTA NA EQUIPE INTERPROFISSIONAL

Kazue Sato

A nutrição, como ciência, política social e profissão, teve seu surgimento no início do século XX. Segundo Vasconcelos (2002), em sua análise histórica, a nutrição, como estudo científico, foi estimulada desde a Revolução Industrial, no século XVIII e desencadeada na I Guerra Mundial, no período de 1914 a 1918. Entre as duas guerras mundiais foram criados os primeiros centros de estudo e pesquisas e os primeiros cursos de formação do profissional nutricionista, na Europa (Inglaterra, França, Itália, Alemanha, Dinamarca) e América do Norte (Estados Unidos e Canadá). Na América Latina, a nutrição surgiu mais tarde, iniciando-se na Argentina e no Brasil.

No início da década de 1930, Josué de Castro, sob a influência de Pedro Escudero (Argentina), realizou estudo sobre orçamento e padrão de consumo de quinhentas famílias de três bairros do Recife. Este estudo serviu de base para a regulamentação da lei do salário mínimo e da formulação da ração essencial mínima (Decreto-Lei nº 399, de 30 de abril de 1938).

No Brasil, o primeiro curso para formação do nutricionista, em 1939, foi o do Instituto de Higiene e Saúde Pública, hoje, Faculdade de Saúde Pública, da Universidade de São Paulo. A princípio, o curso era de nível médio e era chamado de dietista, a exemplo dos países europeus e norte-americanos. Aos poucos, houve a mudança para nutricionista, pois, com conhecimentos específicos, tinha funções e responsabilidades de atender as necessidades dietéticas e nutricionais do indivíduo sadio ou enfermo, de modo individual ou coletivo.

A partir da década de 1970, em função dos estudos epidemiológicos da época, foram criados vários programas governamentais para tentar reduzir as carências nutricionais, principalmente no combate à desnutrição energético-protéica, hipovitaminose A, pelagra e anemia ferropriva. O nutricionista tinha, então, a função de participar da elaboração e execução dos programas.

Desde então vários cursos de nutrição foram criados no Brasil e, conseqüentemente, os cursos de pós-graduação também surgiram. Isto possibilitou a ampliação dos conhecimentos e maior leque de opções de trabalho, passando das carências nutricionais para estudos dos excessos, como obesidade e dislipidemias e outras doenças degenerativas (diabetes, câncer, hipertensão, em geral, associadas à produção industrial de alimentos, ao sedentarismo, pela facilidade de locomoção automotiva e desenvolvimento da eletrônica).

Atualmente, o nutricionista é um dos profissionais integrantes da equipe de saúde. Atua em várias áreas: hospitalar, saúde pública, merenda escolar, restaurantes e ensino. Em todas as áreas, surgem oportunidades de se fazerem pesquisas, cujos resultados podem reorientar as diretrizes do trabalho em execução.

ATUAÇÃO NA ÁREA HOSPITALAR

Esta área oferece aspectos distintos para o desempenho:

- *Dietoterapia:* trata-se de área essencialmente técnica, que possibilita ao profissional o seu aprimoramento, pois a dieta correta oferecida ao paciente favorece sua recuperação e encurta sua permanência no hospital. Participa de discussões de casos com outros membros da equipe. A terapia nutricional exige maior especialização do profissional, em virtude do maior desenvolvimento tecnológico no atendimento ao paciente internado. A avaliação da condição nutricional do paciente gravemente doente é outra tarefa do nutricionista para que o doente recupere seu estado ideal. O bom relacionamento com o paciente é fundamental para a formação do vínculo profissional/paciente e possibilitar sua rápida recuperação.
  Muitas vezes, o paciente necessita de orientações dietéticas sem internação ou após alta hospitalar, em atendimento ambulatorial.
- *Produção da alimentação coletiva:* área técnico-administrativa, na qual o nutricionista é responsável pela alimentação dos pacientes e dos funcionários. Responsável pela preparação e pela distribuição das dietas aos pacientes.

ATUAÇÃO NA ÁREA DE ENSINO

Na área de ensino, o leque de atuação vai desde noções sobre manipulação dos alimentos, com crianças do ensino infantil, com atividades lúdicas de higiene e preparo de alimentos à pós-graduação. A universidade é a fonte geradora do conhecimento; a força propulsora das pesquisas que originam os programas institucionais em nutrição.

ATUAÇÃO NA INDÚSTRIA DE ALIMENTOS

- *Desenvolvimento de produtos:* participação da formulação do produto e sua confecção na cozinha experimental. A aceitação pelo mercado consumidor depende desta fase.

ATUAÇÃO EM ALIMENTAÇÃO COLETIVA

- *Refeitórios de empresas*: a nutricionista coordena a atividade planejando compra e distribuição de alimentos e outros materiais, elaborando cardápios, atendendo dietas prescritas pelo médico do trabalho e fazendo avaliações periódicas da aceitação. Estudo sobre a condição nutricional dos comensais é interessante para a saúde dos trabalhadores e prevenção de doenças cardiovasculares.
- *Restaurantes comerciais*: nos últimos anos, surgiu obrigatoriedade de se ter um nutricionista, para garantir a qualidade sanitária e nutricional dos pratos oferecidos. Infelizmente, apenas os grandes estabelecimentos cumprem esta determinação.
- *Merenda escolar:* consiste na refeição distribuída aos escolares da rede pública de ensino. Deve oferecer um terço das necessidades diárias do escolar. A elaboração, a supervisão e o acompanhamento da distribuição são de responsabilidade do nutricionista.

ATUAÇÃO EM "MARKETING" E PROPAGANDA

- *Lançamento de produtos:* nos últimos anos, o nutricionista também faz parte da equipe de *marketing* e propaganda nos lançamentos de produtos alimentícios. O profissional adequa a linguagem técnica com a da área comercial.

ATUAÇÃO EM SAÚDE PÚBLICA

- *Serviços públicos de saúde:* o nutricionista faz parte da equipe interprofissional que avalia a situação epidemiológica de algum distúrbio nutricional e elabora o programa ao combate deste problema. Treina equipes, implanta e avalia sua execução.
- *Comunidades carentes:* o trabalho desenvolvido em comunidades carentes não pode ser feito por uma categoria profissional apenas. Os problemas são vários e emergem com muita clareza, necessitando do apoio e da orientação de vários profissionais ao mesmo tempo. Estes problemas interferem no comportamento materno e prejudicam o vínculo mãe-filho, afetando a saúde da criança e sua condição nutricional.

Em nutrição, o nutricionista atua na avaliação e acompanhamento da condição nutricional. Orienta as mães quanto à:

- Prática do aleitamento materno, incentivando e orientando para que a mãe consiga levá-la até os seis meses, com exclusividade e em livre demanda.
- Introdução da alimentação complementar ao leite materno: época, tipo de alimento, consistência, porção, combinações.
- Alimentação saudável para cada faixa etária.
- Higiene na manipulação e no preparo dos alimentos, utensílios e ambiente. Prevenção de parasitoses e infecções por contaminação dos alimentos; compras de alimentos, validade, qualidade, necessidades, armazenamento e conservação dos alimentos.

REFERÊNCIAS BIBLIOGRÁFICAS

1. Rebelatto JR, Botomé SP. *Fisioterapia no Brasil*. São Paulo: Manole, 1999.
2. COFFITO. *Código de ética profissional de fisioterapia e terapia ocupacional*. Brasil, 1978.

Parte

V

Desnutrição do Adolescente

Capítulo

30

Introdução

Maria Sylvia de Souza Vitalle

A nutrição, no período que compreende a adolescência, apresenta características específicas, devido à história nutricional pregressa, que pode ter sido adequada ou não, e que trará repercussões para a vida futura, de forma definitiva, pois na adolescência há um ganho equivalente a 25% da estatura final e em torno de 50% do peso final.

A adolescência é um estágio de crescimento e desenvolvimento humano caracterizado por complexas alterações morfológicas, fisiológicas, psicológicas e sociais, sendo ainda uma etapa em que o crescimento apresenta velocidade máxima, no qual a alimentação e a nutrição desempenham papel importante para que seja atingido o seu potencial.[1-3] Nesta fase da vida, muitas vezes o profissional de saúde se depara com problemas relacionados aos hábitos de consumo alimentar, que antes inexistiam, ou eram pouco freqüentes, decorrentes de situações como: influência exercida por amigos, conforme a fase da adolescência em que o indivíduo está, e dependente da influência dos pares; atitudes para contrariar a família, que vão desde mudanças de comportamentos e atitudes no dia-a-dia, assim como nos padrões/comportamentos alimentares, numa tentativa de também neste setor se auto-afirmar e revelar a sua identidade, posto que a alimentação possa ser mais um setor de controle do poder familiar; mudanças na própria sociedade, com novos hábitos, decorrentes de suas necessidades, como a urbanização e a responsabilidade de ser o chefe da família, atualmente, compartilhada por ambos os pais; as escolhas alimentares são determinadas mais pela preocupação que têm com a imagem corporal e conceitos ligados à aparência física do que com valores sobre a saúde e a nutrição.[4-8]

As alterações físicas deste período são muito diversas porque existe uma ampla variação no tempo de início do estirão de crescimento, pela alteração da taxa de maturação e do padrão de crescimento associada às diferenças étnicas e socioeconômicas. Deve-se considerar que, embora exista um padrão de desenvolvimento pubertário, a idade de início, a duração e ainda a intensidade da aceleração de crescimento, variam de indivíduo para indivíduo, tornando complexa a tarefa de estabelecer as necessidades nutricionais do adolescente. E apesar de neste momento da existência haver um diferencial nas mudanças fisiológicas entre rapazes e moças, que se expressa nas mudanças corporais, ambos os sexos apresentam igual vulnerabilidade aos distúrbios nutricionais. Frente à variabilidade das mudanças físicas, as necessidades nutricionais são complexas e devem ser consideradas as variações individuais. Portanto, as tabelas e cardápios alimentares recomendados funcionam apenas e tão-somente como guias, que deverão ser avaliados e adequados para cada caso individual.

Além das dificuldades inerentes ao crescimento e desenvolvimento físico, deve-se lembrar sempre que o adolescente, preocupado com a sua aparência física, influenciado pelo relacionamento grupal característico do período, desconhecedor do valor nutritivo real dos alimentos e muitas vezes com conceitos impróprios, está sujeito a hábitos alimentares inadequados, que podem interferir de alguma maneira no seu crescimento – aliás, última tentativa de expressar de modo favorável o crescimento, pois é o último dos "estirões". Nesta faixa etária os padrões de dieta adotados se constituirão na base do futuro hábito alimentar, não havendo risco imediato para a saúde, mas podendo ter em longo prazo.

Hábitos alimentares inadequados, principalmente aqueles com restrição energética, representam grande risco nutricional, quando fontes protéicas são usadas como energia, particularmente durante o estirão pubertário, causando comprometimento do crescimento.[9,10]

Vários fatores interferem no consumo alimentar durante a adolescência, desde a imagem corporal, valores socioculturais, situação financeira da família, alimentos consumidos fora de casa, influência da mídia, até os hábitos alimentares, disponibilidade de alimentos e facilidade de preparo.[11-14] Como o adolescente fica muito tempo fora de casa, na escola, com amigos, há facilidade para incorporar novos hábitos na alimentação, principalmente devido à necessidade de aceitação pelo grupo.

Então, ter presente que a adolescência é época para risco nutricional, não somente pelo aumento das necessidades nutricionais, decorrente da maior velocidade de crescimento e aumento da massa magra corporal, mas também pela presença de hábitos alimentares inadequados (que vão desde a omissão de refeições, consumo rotineiro de "bobagens" e *fast foods),* alterações devidas a doenças crônicas, uso prolongado de medicação, abuso de drogas, gravidez, além de atividades esportivas em excesso.

Há estreita relação entre dieta e risco de morbimortalidade. Sabe-se que dietas inadequadas, com elevado teor de lipídios, energia e carboidratos simples, podem ser consideradas fatores de risco para doenças crônicas e obesidade.[15,16]

O hábito de fazer dietas[10] – os modismos alimentares e as dietas esdrúxulas existentes podem causar deficiências nutricionais sérias. No momento do estirão pubertário, adolescentes fazendo uso de dieta restritiva sofrem o risco de perder em estatura final. Devido a fatores socioculturais, há maior preocupação entre as moças do que entre os rapazes, a respeito do aspecto estético, influenciando a sua auto-estima e a qualidade da relação com os seus pares. Muitas vezes, nesta fase, devido às mudanças da arquitetura corporal, a própria adolescente, por sentir-se "gorda", inicia sem orientação um "regime", habitualmente inadequado e por vezes com conseqüências catastróficas.

Tem-se observado também aumento na prevalência de transtornos alimentares[17] nesta faixa etária – podem ser desencadeados pela busca de padrões de beleza física valorizados pela sociedade atual, veiculados pela mídia e almejados intensamente pelo adolescente, independentemente da sua constituição orgânica. Isto resulta, muitas vezes, em padrões alimentares restritivos, com ingestão inadequada de nutrientes e de energia.

A valorização na nossa cultura de determinados tipos físicos, aliada ao senso de onipotência e indestrutibilidade, característico da adolescência, faz com que eles não tenham qualquer preocupação com a promoção e a prevenção da saúde, exceto em atingir o corpo idealizado pela sociedade, submetendo-se assim, muitas vezes, a dietas e modismos alimentares, sem buscar orientação adequada, e sem pensar em suas conseqüências, em curto e longo prazos, ignorando seu tipo físico e a época de modificações em que se encontra.

Ainda com relação às dietas há inúmeras, e novas surgem com muita freqüência, de modo geral com linguagem e justificativas "pseudocientíficas", mas que são capazes de atrair a atenção dos jovens. Embora exista o mito de que as dietas da moda sejam eficazes para perder peso, elas não são eficazes na promoção de adequada perda de peso e na manutenção do peso após a perda, para fazer com que o organismo tenha condições de continuar seu crescimento e desenvolvimento do modo mais efetivo. Deste modo, as dietas que surgem, quaisquer que sejam elas (seja a dieta da sopa, do limão, da erva, do chá verde...) não são apropriadas para se perder peso em longo prazo. Estas dietas podem até fazer com que o indivíduo perca muito peso por um curto período de tempo, pois se baseiam na proibição de uma série de nutrientes importantíssimos, sendo que quase sempre os eliminados são os hidratos de carbono, contidos nos pães, nas massas e nos cereais. Então, apesar da perda de peso no início, normalmente devida a grandes perdas de líquidos e massa muscular e pequenas perdas de gordura, não são saudáveis do ponto de vista nutricional, podendo mesmo causar deficiência séria de determinados nutrientes, essenciais à saúde. No entanto, são geralmente muito radicais, proibitivas, rapidamente abandonadas, e os quilos perdidos são recuperados com a mesma rapidez, podendo o indivíduo se deparar com um peso ainda maior que o anterior à dieta, o conhecido "efeito sanfona" ou "iôiô".

Entre elas, citam-se algumas das mais conhecidas:

DIETA DO DR. ATKINS

Estimula o consumo de alimentos ricos em proteínas e gorduras, baseando-se na restrição de alimentos-fonte de carboidrato.[18] Contém menos de 10% da ingestão diária em carboidratos, 25%-35% de proteínas e 55%-65% de gordura, sendo que a dieta equilibrada saudável deve ter 50%-60% de carboidratos, 15% de proteínas e 25%-30% de gorduras. O autor afirma que há benefícios do baixo consumo de carboidratos, pois não havendo carboidrato não haverá aumento da produção de insulina que favorece o acúmulo de gordura, o que seria uma "vantagem metabólica". Além disso, há o aumento de corpos cetônicos, que diminuirão a sensação de fome.

O alto consumo de proteínas e de gorduras eleva o consumo de colesterol, sódio, gordura saturada e baixa ingestão de vitaminas, minerais e fibras. Além disso, no indivíduo adolescente a baixa ingestão de cálcio é bastante preocupante. Há sobrecarga renal pela alta ingestão protéica, e aumento de risco para problemas cardiovasculares, diabetes melito e vários tipos de câncer.

Sintomas como dores de cabeça, diarréia e fraqueza são freqüentes naqueles que usam essa dieta, evidências de que em longo prazo ela não é saudável.

DIETA DE BEVERLY HILLS

Baseia-se no consumo de apenas um tipo de fruta por dia, por um período de 15 dias, sendo, portanto, totalmente desequilibrada, podendo causar deficiência de muitos nutrientes.

Há perda de tecido gorduroso e muscular, devido à quase total ausência de proteínas.

DIETA DO ÍNDICE GLICÊMICO

Propõe o consumo de carboidratos com baixo índice glicêmico (farinha de trigo integral, frutas e vegetais), e não os refinados (açúcar, farinha e arroz brancos). Estes alimentos causam rápido incremento da glicose sanguínea, porém a sua queda também é rápida, e a fome ressurge em poucas horas.

Deve-se considerar que o índice glicêmico de uma refeição não depende exclusivamente dos carboidratos, mas da sua interação com as proteínas, as gorduras e o modo de preparo.

DIETA DA LUA

Baseia-se no fato de que a Lua tem quatro fases, e a cada mudança da lua, deve-se ficar 24 horas sem ingerir qualquer alimento sólido, dieta que se faz, portanto, à base de líquidos (suco de frutas, vitaminas, sopas passadas no liquidificador).

Chama a atenção a grave restrição de carboidratos e proteínas. Devido à imposição de dieta líquida, há lentificação do trânsito intestinal, promovendo dificuldade na formação do bolo fecal, mesmo em situações em que ocorre a ingestão de fibras. O excesso de líquido pode promover sobrecarga renal, e a ausência de gorduras pode provocar deficiência na absorção de vitaminas lipossolúveis.[19]

DIETA DAS PROTEÍNAS

Propõe o consumo de gorduras, presente em grande quantidade, em alimentos ricos em proteínas, como carnes vermelhas, bacon, ovos e frios – salame, queijo, presunto. Proíbe o consumo de carboidratos (grãos, massas, pães) e restringe o consumo de frutas a pequenas porções/dia.

Essa dieta pode causar elevação nos níveis de colesterol e triglicerídios, predispondo o indivíduo a doenças graves, como fenômenos tromboembólicos e cardiovasculares.

A grande ingestão de proteínas promove sobrecarga hepática e renal. A pequena ingestão de fibras resulta na alteração do funcionamento do intestino, elevando assim a incidência de câncer.

Já está comprovado que os carboidratos são os grandes responsáveis pelo mecanismo de controle da saciedade. A sua redução na alimentação pode levar à compulsão alimentar, devido à desregulação desse mecanismo.

DIETA DOS "SHAKES"

Propõe a substituição das refeições habituais por vários tipos de *shakes*, disponíveis no mercado, sob a forma de *kits*. De modo geral compõem-se de uma mistura de farinha e leite em pó, enriquecida com vitaminas e minerais e flocos de frutas desidratadas. Em todos os produtos disponíveis no mercado faltam ácidos graxos essenciais, fundamentais para o bom desenvolvimento do organismo. Não contêm todos os tipos de aminoácidos, e alguns não têm fibras.

Como as demais dietas, não é recomendada, promove carências nutricionais diversas, pois não são alimentos criados para substituir uma refeição completa, tanto em quantidade quanto em qualidade, não se consegue manter essa alimentação por tempo prolongado e há a tendência ao retorno à alimentação anterior e o ganho de peso subseqüente.

DIETA DA SOPA

Propõe o consumo de sopa, pelo período de uma semana, cujo preparo é feito com alguns tipos de legumes. A perda de peso pode chegar a 4 kg/semana.

Obviamente, não é saudável, pela restrição alimentar e ausência de alguns nutrientes. Não se consegue e não se deve manter esta dieta por períodos de tempo prolongados. As dietas líquidas são pobres em calorias e nutrientes, fazendo com que, ao voltar à alimentação anterior, o indivíduo engorde rapidamente.

DIETA DE SOUTH BEACH

Propõe também a baixa ingestão de carboidratos. Deve-se atentar que os carboidratos garantem a energia necessária ao corpo. A ausência de fibras, presentes nos vegetais, interfere também no funcionamento do organismo. O consumo aumentado de gorduras pode causar problemas de saúde, devido ao aumento dos níveis circulantes de colesterol. É, portanto, também, dieta desbalanceada e não existem estudos que comprovem que seja eficaz em longo prazo.

DIETA DA USP

Dieta de emagrecimento extremamente rigorosa, desbalanceada, rica em gorduras e proteínas, pobre em carboidratos, fibras, vitaminas e minerais, apresentando proporções de nutrientes sem embasamento científico, de elevado risco à saúde. Não se sabe a origem da dieta, não tendo nenhuma relação com a Universidade de São Paulo, como o nome sugere.

Como as demais dietas, não há preocupação com a mudança de hábitos alimentares e o estilo de vida, quando a dieta é interrompida, volta-se ao peso anterior, ou ainda maior do que o anterior.[20]

DIETA DO TIPO SANGUÍNEO

Preconiza programas individualizados para cada tipo sanguíneo, pois considera que se poderia otimizar o desempenho do organismo, conferindo vida longa e o peso ideal, segundo o tipo sanguíneo, que determinaria as funções digestivas e as estruturas imunológicas. Os alimentos poderiam determinar ganho ou perda de peso, além disso, o tipo de atividade física também se relacionaria com o tipo sanguíneo.[21]

Dieta polêmica, e não existem estudos que comprovem sua validade.

DIETA VEGETARIANA

A dieta vegetariana pode incluir, além dos alimentos de origem vegetal, laticínio e ovos, portanto apresentando três formas: *lactovegetarianismo, lacto-ovo-vegetarianismo* e o *vegetarianismo estrito* (cujo seguidor denomina-se *vegan*).

Há ainda três outras classes: *frutarianismo, macrobiótica* e *semivegetarianismo.*

A literatura é controversa com relação às repercussões desta dieta sobre a saúde. De qualquer forma, as suas implicações nutricionais sobre os vários momentos fisiológicos podem ser boas ou ruins.[22-25] Como aspectos negativos dessa dieta, convém lembrar que quanto menor a diversificação alimentar, menores as chances de fornecimento de todos os nutrientes.

No tocante à adolescência, verificam-se baixos níveis de ferritina e de zinco sérico. Adolescentes vegetarianos estritos, além de consumirem menores quantidades de energia, cálcio, ferro, riboflavina e cobalamina, podem apresentar peso e estatura abaixo da população de referência. Com relação às proteínas há controvérsias, pois mesmo os vegetarianos estritos podem ter dietas suficientes, quando há a combinação adequada das fontes protéicas vegetais.

Para finalizar, apenas como recomendação para aqueles que trabalham com adolescentes, a fim de ajudar na regularização de hábitos e promoção correta da saúde como um todo e da nutrição em particular, pode-se dizer da necessidade de:

- Realizar exercícios físicos com regularidade, que não necessariamente precisam ser praticados em academias: ajudar na limpeza doméstica, brincar com os amigos, passear no quarteirão próximo de casa e dançar são atividades saudáveis, sem necessidade de maiores recursos financeiros, portanto, acessíveis a qualquer classe econômica.
- Ao alimentar-se, ter local e horário próprios, evitar comer em pé, andando ou participando de outras atividades (como fazer lições, ler, assistir televisão, jogar videogame, por exemplo). O processo digestivo se inicia com a mastigação e para que seja efetivo deve-se estar "concentrado" nessa atividade, promovendo melhor a mastigação. Sempre que possível junto com os familiares, para assim, melhorar também o vínculo interfamiliar. Inquirir sempre os horários das refeições, se existem e o que faz concomitantemente e então intervir orientando, e em todas as consultas voltar a questionar estes hábitos e avaliar suas mudanças.
- Incentivar atitudes de comer devagar, mastigando bem os alimentos, em pequenas porções, se necessário com a utilização de talheres de sobremesa, para levar bocados menores à boca.
- Evitar ingestão de refrigerantes, muitos doces (açúcares) ou salgadinhos, principalmente os "beliscos" entre as refeições.
- Lembrar que a anemia carencial ferropriva é doença altamente prevalente na sociedade brasileira. A ingestão regular de salgadinhos e lanches rápidos, em detrimento da dieta do brasileiro ("arroz com feijão"), contribui para aumentar as taxas de anemia. Não esquecer, portanto, de recomendar o consumo de carnes e leguminosas. Alimentos como carnes (peixe inclusive), grãos e vegetais são fontes importantes de ferro. Orientar que as carnes e os alimentos ricos em ácido ascórbico aumentam a absorção de ferro dos outros alimentos.
- Respeitar as preferências e o hábito do adolescente, estimular, dentro de suas possibilidades, a incorporação de hábitos saudáveis.
- Evitar frituras – substituir, por exemplo, a coxinha da cantina da escola por um lanche assado *(esfiha)*; dar preferência a preparações assadas, cozidas e grelhadas; dar preferência aos óleos vegetais e temperos naturais, margarinas cremosas e carnes magras.
- Havendo necessidade, ocasionalmente, substituir as refeições clássicas por lanches, sanduíches, desde que atendam às necessidades, pode-se mudar o "recheio" do sanduíche, incluindo verduras e alimentos com baixo teor de gorduras, para que sejam nutricionalmente satisfatórios.
- Beber muito líquido, de preferência água, cerca de 2 litros por dia.
- Com relação especificamente às dietas, lembrar que a dieta lacto-ovo-vegetariana e aquelas que permitem o consumo de peixe são menos lesivas do que as estritamente vegetarianas, que por serem pobres em ferro e cálcio e ricas em fitatos e oxalatos, poderão comprometer o estirão pubertário. Além disso, poderá aumentar o risco de anemia, pois devido à escassa quantidade de cálcio disponível, os fitatos e oxalatos se ligarão ao ferro, dificultando sua absorção.
- Lembrar que dieta pobre em calorias e gordura, aliada a prática intensa de exercícios físicos, pode se associar à amenorréia no sexo feminino, já bem documentada como a "tríade da atleta".[26]
- Evitar períodos de jejum prolongado, devendo ser realizadas, idealmente, cinco refeições por dia: café da manhã, lanche da manhã, almoço, lanche da tarde e jantar; as refeições devem ser feitas em horários regulares.

- A ingestão diária de frutas, legumes, verduras e cereais é à base de uma alimentação saudável e deve-se sempre estar alerta para detectar, o quanto antes, condutas alimentares de risco para transtornos alimentares; incentivar o adolescente a habituar-se a comer frutas e verduras.
- Apesar de sentirem-se indestrutíveis e isentos de riscos, os adolescentes são suscetíveis aos apelos da mídia, vulneráveis aos seus ídolos, quer sejam professores, técnicos ou treinadores, portanto, a correta orientação alimentar deve ser constantemente afirmada e colocada em discussão.
- A orientação dietética do adolescente não pode e não deve ser rígida, devendo ser incluída nos programas de promoção à saúde. É fundamental que seja flexível e discutida com o paciente, para que possa resultar em mudanças de atitudes e hábitos alimentares. A abordagem não deverá nunca ser monótona, baseada em listagens de nutrientes e cobranças freqüentes, que desestimulem e gerem abandono do tratamento.
- Ficar atento a "modismos"; não incentivar regimes alimentares nesta faixa etária.
- Não proibir a ida de adolescentes a restaurantes *fast-foods* com os amigos, pois faz parte da aprendizagem de socialização, mas, ter o cuidado de orientar quanto ao consumo desse tipo de alimento e à inadequação de ser feito rotineiramente, pois é alimentação incompleta, totalmente industrializada, à base de conservantes, rica em gordura saturada, carboidratos simples e calorias, pobre em fibras, vitaminas, ferro e cálcio.
- Ter a atitude de ser um educador atento e disposto a escutar e apoiar, ajudando o jovem a questionar e organizar-se; ser, portanto, um facilitador para a entrada na vida adulta.

REFERÊNCIAS BIBLIOGRÁFICAS

1. Oliveira EAJ, Vitalle MSS, Amancio OMS. *Estado nutricional no estirão pubertário.* Brazilian Pediatric News 3(3), September, 2002. Disponível em URL: http://www.brazilpednews.org.br/set 2002/index.htm
2. Urbano MRD, Vitalle MSS, Juliano Y, Amancio OMS. Ferro, cobre e zinco no estirão pubertário. *J Pediatr* 2002;72(4):327-34.
3. Vitalle, MSS. Alimentação do adolescente. In: Lopez FA, Brasil ALD. *Nutrição e dietética em clínica pediátrica.* São Paulo: Ed. Atheneu, 2003. p. 73-84.
4. Franchini F. Che cosa mangiano gli adolescenti. *Minerva pediátrica* 1998;50(6):291-3.
5. Garcia GCB, Gambardella AMD, Frutuoso MFP. Estado nutricional e consumo alimentar de adolescentes de um centro de juventude da cidade de São Paulo. *Rev Nutr Campinas* 2003;16(1):41-50.
6. Grazini JT, Vitalle MSS, Medeiros SC, Brasil ALD, Moraes DEB, Assis NA, et al. Modelo de inquérito para investigação de hábitos, preferências e aversões alimentares de adolescentes. *Rev Paul Ped* 1995;13(1):10-4.
7. Yannakoulia H, Karayiannis D, Terzidon M, Kokkevi A, Sidossis LS. Nutrition-related habits of greek school-aged adolescents. *Eur J Clin Nutr* 2004;58(4):580-6.
8. Viana RSG, Oliveira EJ, Gamito AR, Fisberg M. Adolescência e "fast food": hábito alimentar ou social? Pediatria Atual 2002;15(11/12):12-7.
9. Foster GD, WyattHR, Hill JO. A randomized trial of a low-carbohydrate diet for obesity. *N Engl J Med* 2003;348:2082-90.
10. Marcondes JAM. Dietas: modismo ou saúde? In: Cordas TA. *Fome de cão.* São Paulo: Ed Maltese, 1993. p. 63-73.
11. Andrade A, Bosi MLM. Mídia e subjetividade: impacto no comportamento alimentar feminino. *Rev Nutr Campinas* 2003;16(1):117-25
12. Albuquerque MFM, Monteiro AM. Ingestão de alimentos e adequação de nutrientes no final da infância. *Rev Nutr Campinas* 2002;15(3):291-9.
13. Andersen LF, Nes M, Sandstad B, Bjorneboe GE, Drevon CA. Dietary intake among Norwegian adolescents. *European J Clin Nutr* 1995;49(8):555-64.
14. Clavien H, Theintz G, Rizzoli R, Bonjour JP. Does puberty alter dietary habits in adolescents living in a Western Society? *J Adolescent Health* 1996;19:68-75.
15. Dietz WH. Childhood weight affects adult morbidity and mortality. *J Nutr* 1998;128(Suppl 2):411S-414S.
16. Oliveira FLC, Escrivão MAMS, Ancona-Lopez F. Obesidade exógena na infância e na adolescência. Pediatr 2000;76(3):305-10.
17. Boschi V, Siervo FH, D'Orsi P, Margiotta N, Trapanese E, Basile F, et al. Body composition, eating behavior, food-body concerns and eating disorders in adolescent girls. *Ann Nutr Metab* 2003;47(6):284-93.
18. Marques P. *Dieta do Dr. Atkins.* Disponível em URL: http//www.nutrociencia.com.br/_series/dieta_do_mês/04_10_04.html
19. Fisberg M, Leite FE. *Dieta do mês – A dieta da Lua...* Disponível em URL: http://www.nutrociencia.com.br/_series/dieta_do_mês/03_12_01.html
20. Marcolino FF. *Dieta da USP.* Disponível em URL: http//www.nutrociencia.com.br/_series/dieta_do_mês/04_09_21.html
21. Wilke B. *Dieta do tipo sangüíneo.* Disponível em URL: http://www.medicinacomplementar.com.br/biblioteca_doenças_dietasg.asp
22. Griffith J, Osmar H. Association between vegetarian diet and menstrual problems in young women: a case presentation and brief review. *J Pediatr Adolesc Gynecol* 2003;16(5):319-23.
23. Meireles CM, Veiga GV, Soares EA. Dietas vegetarianas: caracterização, implicações nutricionais e controvérsias. *Nutrire* 2001;21:42-72.
24. Moilanen BC. Vegan diets in infants, children, and adolescents. *Pediatr Rev* 2004;25(5):174-6.
25. Soares EA, Burini RC. Dietas vegetarianas – tipos, origens e implicações nutricionais. Cadernos de Nutrição – *Sociedade Brasileira de Alimentação e Nutrição* 1990;1:3-19.
26. Mantoanelli G, Vitalle MSS, Amancio OMS – Amenorréia e osteoporose em adolescentes atletas. *Revista de Nutrição PUC Campinas* 2002;15(3):319-32.

Capítulo 31

Avaliação da Condição Nutricional

Maria Ignez Saito

A nutrição pode ser encarada como ciência biológica, evoluindo no tempo, desde Hipócrates, que já propagava a "força" dos alimentos (Franco, 1999),[1] acreditando serem eles incorporados intactos pelo homem, até os dias de hoje quando, para cada nutriente, existem conhecimentos relacionados a valor biológico, ingestão, metabolismo, bem como papel eventual na saúde e na doença.

Sutphen (1985)[2] definiu o crescimento como uma medida do estado nutricional, e outros autores como Lee *et al.* (1963),[3] Dreizen *et al.* (1967),[4] Frisch e Revelle (1975),[5] Saito (1995),[6] Saito *et al.* (1990),[7] Wang (2002),[8] Saito *et al.* (2003),[9] demonstraram a indubitável ligação existente entre esse estado nutricional e a eclosão puberal. Corrobora essa hipótese a própria leptina, hormônio do tecido adiposo, reconhecida como mediador entre a condição nutricional e o sistema neuroendócrino, e que funciona, na realidade, como sinal corporal "gatilho" para o hipotálamo, influenciando na liberação do hormônio luteinizante, importante na deflagração da puberdade e na ocorrência de seus eventos, entre os quais se destaca a menarca e a primeira ejaculação.[10,11]

A adolescência é momento crucial do processo de crescimento pois, nesta fase de vida, o indivíduo ganha 20% a 25% da altura e 50% do seu peso definitivos. Cabe mencionar que com relação à aceleração secular do crescimento, a melhora das condições de vida em geral e particularmente dos padrões nutricionais está, sem dúvida, ligada aos incrementos de peso e altura mais precoces, à antecipação da puberdade e à maior fertilidade, verificados em muitos países do mundo.[12,13]

O adolescente é um ser em evolução e o processo de nutrição é também evolutivo, sendo que os agravos ao estado nutricional, em diferentes graus, refletem-se em etapas sucessivas da vida, iniciando-se na infância, podendo comprometer a adolescência e até mesmo a adultícia.

É importante ter presente que o panorama do binômio saúde-doença vem se modificando, inclusive, com a queda da desnutrição, vinculada às grandes transformações sociais que a humanidade apresenta ao longo dos séculos e que se acompanham, na área de saúde, por modificações do perfil epidemiológico e demográfico das nações.

A transição nutricional se superpõe à transição epidemiológica, havendo modificações que apontam para o incremento da obesidade, que coexiste com a presença de desnutrição na mesma população, também nos países em desenvolvimento como a China, o Brasil e a Tailândia.[14]

Schneider (2000)[15] lembrava que a desnutrição continua a ser um problema significativo mundial para adolescentes em países da África, da Ásia, da Indonésia e da América Latina, inclusive no Brasil. Referia essa autora que "enquanto esforços monumentais são desenvolvidos para o combate à desnutrição na infância, não é considerada a condição nutricional dos adolescentes, ou seja, da próxima geração de pais e trabalhadores", podendo haver, inclusive, comprometimento das gerações futuras.

O aumento dos transtornos alimentares, citando-se a anorexia nervosa e bulimia, nesta fase da vida, reforça cada vez mais a obrigatoriedade do diagnóstico do estado nutricional, independentemente da queixa apresentada, o que permitirá intervenção adequada e o reforço de propostas preventivas.

Assim, para uma avaliação cuidadosa, há que considerar, além da antropometria nutricional, as características biopsicossociais dos adolescentes, bem como sua inserção no meio ambiente, sendo fundamental a anamnese nutricional que envolve dados pregressos e atuais.

AVALIAÇÃO DA CONDIÇÃO NUTRICIONAL

Sabe-se que os critérios para avaliação nutricional na adolescência são mais complexos do que aqueles da infância.

Assim, devem ser considerados para esse diagnóstico os indicadores antropométricos, a velocidade de crescimento, a maturação sexual, que traduz o momento do crescimento, e ainda as características biológicas, psicoemocionais, e de inserção ambiental dos adolescentes.

A antropometria nutricional se fundamenta basicamente na evidência de que o crescimento físico e a própria maturação sexual dependem fundamentalmente das condições nutricionais, podendo ser usados, portanto, os indicadores antropométricos no diagnóstico dos desvios deste estado nutricional em qualquer direção. Além de rigorosa, esta metodologia se impõe por sua factibilidade e baixo custo, e devem ser lembrados, entre os indicadores mais sensíveis, além do peso e da estatura, o perímetro braquial e as dobras cutâneas.[16-18]

Uma análise acurada aponta o peso e a estatura como indicadores mais fundamentais do estado nutricional também na adolescência. Particularmente, nesta época da vida, a estatura assume grande importância pois, na realidade, é o indicador histórico do crescimento, sendo a adolescência o reflexo do crescimento na infância. Nas populações desenvolvidas, a herança define a estatura final; nos países subdesenvolvidos, têm grande influência as variáveis ambientais, geralmente, hostis.

Contrapondo-se ao caráter histórico da estatura, a variável peso está freqüentemente ligada às condições atuais do estado nutricional. O peso foi anteriormente o indicador mais usado na avaliação do estado nutricional. Atualmente, optou-se em considerar essa variável sempre com relação à idade/altura.[17,18]

A impressão que se tem, tanto da literatura como da prática médica, é que na adolescência, quase sempre, os pesos ocupam percentis mais elevados que a estatura, quando houve qualquer comprometimento relacionado à desnutrição pregressa.

Se a antropometria nutricional surge como escolha natural para a avaliação nutricional em qualquer idade, torna-se igualmente relevante à escolha do referencial a ser utilizado.[19]

Na realidade não existe uma curva de crescimento perfeita, mas todas, de modo geral, obedecem a pré-requisitos que legitimam o seu uso. Após os dez anos de idade, não há indicação de um referencial universal pela Organização Mundial de Saúde, tendo em vista as variações da puberdade entre os povos.[20]

O diagnóstico do estado nutricional, tanto em nível individual como populacional, estabelecido com o auxílio das curvas de crescimento, pode diferir conforme o padrão escolhido. Exemplificando o referido acima, temos o estudo desenvolvido no subdistrito do Butantã, no qual se avaliou o estado nutricional de 984 adolescentes frente aos referenciais de Santo André Classe IV[21] e o *National Center for Health Statistics* (NCHS)[20] Observou-se, então, que a população do estudo apresentava perfil nutricional inferior ao dos referenciais usados, sendo o comprometimento mais importante quando utilizado o NCHS. O referencial internacional foi mais exigente do que o nacional, se bem que ambos alertaram sobre as precárias condições nutricionais dos adolescentes brasileiros deste estudo.[6]

Qualquer referencial adotado é apenas um instrumento usado pelo médico ou outro profissional de saúde para elaboração do diagnóstico. Pela influência dos parâmetros pubertários, pode ser usado o referencial mais próximo da população estudada. No caso do Brasil já se faz necessária a atualização das curvas de referência, o que já foi realizado com relação ao referencial americano em 2000.

O diagnóstico gráfico do estado nutricional, embora com certa margem de erro, pode ser extraído da simples análise das curvas.[22]

- Normalidade: quando o percentil de peso se encontra até 30 percentis abaixo ou acima do percentil de estatura.
- Magreza: quando o percentil de peso se encontra 60 percentis ou mais abaixo do percentil de estatura.
- Obesidade: quando o percentil de peso se encontra 60 percentis ou mais acima do percentil de estatura.
- Considera-se tendência à magreza ou à obesidade quando o percentil de peso se encontra entre 30 e 60 percentis abaixo ou acima do percentil de estatura, respectivamente.

Os níveis críticos dos indicadores que revelam comprometimento nutricional variável na adolescência vêm merecendo ainda discussões, sendo considerados em zona de vigilância os que se encontram abaixo do percentil 10 para estatura. Recebem diagnóstico de nanismo ou baixa estatura, que pode freqüentemente indicar desnutrição pregressa, os adolescentes de ambos os sexos que se encontrem abaixo dos percentis 2,5 e 3 quando são usados respectivamente os referenciais de Santo André Classe IV e NCHS. De maneira geral, é aceito que um jovem pesando até 10% a menos do peso para a idade/altura é considerado normal; se tem 10% ou mais do peso abaixo do ideal é considerado em risco para desnutrição, sendo indicada investigação cuidadosa.

A fase de aceleração do estirão pubertário é considerada como ponto nevrálgico do processo de crescimento e desenvolvimento. Deve ser salientado que, nas populações desnutridas, o atraso puberal e o prolongamento do período de estirão são tentativas, ainda que infrutíferas, do organismo, para que sejam atingidos percentuais de estatura mais elevados.[23]

Se o papel do peso e da estatura na avaliação do estado nutricional é indiscutível, mesmo assim buscam-se outros indicadores nutricionais confiáveis. Atualmente, o perímetro braquial, pela sua fácil obtenção e baixa margem de erro, ganha importância, funcionando como medida complementar do diagnóstico, devendo ser levada em consideração a relação entre a massa muscular e a ocorrência da primeira ejaculação.[24,8,9] Algumas críticas, porém, fazem-se presentes com relação a esta medida. Uma delas diz respeito ao fato de que o perímetro braquial é usado como reflexo de reserva protéica, imaginando-se que toda a musculatura do corpo reage igualmente afetada pela desnutrição, o que até hoje nunca foi comprovado. Aspectos outros podem dificultar o rigor da medida do perímetro braquial, tais como diâmetro do úmero, edemas locais, e prática de musculação cada vez mais em moda no nosso meio. De maneira geral, é consenso que o perímetro braquial é um índice relevante para populações com alta prevalência de desnutrição, devendo ser utilizado como variável complementar na avaliação do estado nutricional dos adolescentes.

As dobras cutâneas são também indicadores da condição nutricional, tendo, porém, seu uso limitado pela dificuldade de medidas confiáveis.

As dobras avaliam, individualmente, a quantidade de gordura contida no tecido celular subcutâneo, para estimar a proporção de gordura com relação ao peso corporal do indivíduo.[25]

As medições mais comumente realizadas são as seguintes:

- Dobra cutânea do bíceps (DCB).
- Dobra cutânea de tríceps (DCT).
- Dobra cutânea subescapular (DCSE).
- Dobra cutânea supra-ilíaca (DCSI).
- Dobra cutânea axilar média (DCAM).
- Dobra cutânea abdominal (DCAbd).
- Dobra cutânea da panturrilha medial (DCPM).

O instrumento utilizado para sua avaliação é o *skinfold caliper* ou "compasso de dobras cutâneas". Entre nós, os mais conhecidos são Lange e Harpender.

Na literatura fica claro que uma combinação de três ou mais dobras fornece uma avaliação mais válida do conteúdo de gordura e de sua distribuição. Quando do seu uso isolado, a dobra tricipital reflete melhor o teor de gordura para o sexo feminino e a subescapular para o sexo masculino. A combinação das dobras cutâneas, com equações matemáticas, é usada para predizer a densidade corporal.

Os índices que relacionam as medidas de peso e estatura também são recomendados pela Organização Mundial de Saúde, como medidas principais do estado nutricional de crianças e adolescentes e são construídos de duas ou mais medidas antropométricas. Eles são razões numéricas simples: peso/altura^2 ou combinações: peso para idade; altura para idade; e peso para altura.

As razões de peso/altura são freqüentemente chamadas de índice de obesidade ou índice de massa corpórea, medem o peso corporal corrigido para altura, mas não podem distinguir entre peso excessivo por adiposidade, músculo ou edema.

Índice de massa corpórea (índice de Quetelet):

$$IMC = \frac{\text{peso (kg)}}{\text{altura}^2}$$

Normal: Sexo feminino entre 19 e 24.
Sexo masculino entre 20 e 25.

Cabe salientar que durante a adolescência existe maior flexibilidade para o valor mais baixo deste índice.

Índice de obesidade (Newen – Goldstein),

$$IO = \frac{\text{peso encontrado (kg)/altura (cm) encontrada}}{\text{peso ideal (kg)/altura ideal (cm)}} \times 100$$

Normal: 91 e 110.
Sobrepeso: 111 e 120.
Obesidade: acima de 120.

Os pesos e alturas ideais são os encontrados no percentual 50 nos gráficos de peso e estatura.

Não existe consenso sobre qual índice seria o mais indicado para adolescente, acreditando-se que seja o índice de Quetelet, excluindo-se as gestantes e os atletas, pois esses últimos podem ser classificados erroneamente como obesos ou sobrepeso, quando na verdade o que existe é um aumento de peso devido ao incremento de massa muscular.

Esta média antropométrica, por sua simplicidade e praticidade, vem sendo largamente usada não só na avaliação nutricional, como medida indireta da quantidade de gordura em adultos e atualmente em crianças e adolescentes,[26,27] mas também como medida de risco de morbimortalidade frente ao sobrepeso e à obesidade.[28]

É importante ter-se presente, frente ao dismorfismo sexual, que a massa muscular (avaliada pelo perímetro braquial) tem para a ocorrência da primeira ejaculação o mesmo papel que o teor de gordura (avaliado pelo IMC) para a da menarca.[8,9]

Alguns outros métodos que podem ser citados para avaliação da composição corporal estão baseados num modelo no qual o corpo consiste de dois compartimentos (massa de gordura e massa livre de gordura). Entre estes se destacam a densitometria, o método de bioimpedância e a pesagem hidrostática.[29]

A densitometria tem como objetivo calcular a densidade corporal do indivíduo, com base nas conhecidas densidades de gordura corporal e de massa magra, determinando-se a proporção com que ambos os componentes contribuem para o estabelecimento do peso corporal total.[29]

A técnica de bioimpedância tem como princípio o fato de que o fluxo de eletricidade é facilitado através do tecido livre de gordura e da água extracelular, quando comparado com tecido de gordura. Isto ocorre por causa do maior conteúdo de eletrólitos (o que confere mais baixa resistência elétrica) do componente livre de gordura. Conseqüentemente, a impedância para a passagem de corrente elétrica é diretamente relacionada com o nível de gordura corporal. A hidratação é um dos fatores mais importantes na precisão deste método, pois a desidratação ou a hiper-hidratação afetam a concentração de eletrólitos do corpo, alterando o fluxo da corrente, independente de mudanças reais de gordura corporal.[29]

A pesagem hidrostática está baseada no fato de que o tecido magro é mais denso que o tecido adiposo, e envolve a submersão do indivíduo na água. A diferença entre o peso dentro e fora da água é igual à medida do tecido adiposo.[29]

Ainda dentro dos critérios para a avaliação nutricional na adolescência, uma palavra deve ser dita com relação à "Anamnese Nutricional", que deve fazer parte da anamnese de qualquer adolescente, como instrumento importante para o diagnóstico do estado nutricional. Ela deve conter informações sobre quantidade e qualidade do alimento ingerido, horários de refeições, irregularidade, omissão ou substituições das mesmas, hábito alimentar atual e pregresso do indivíduo.

É importante ainda que se considere a velocidade de crescimento na avaliação do estado nutricional. A adolescência se caracteriza pela fase de aceleração seguida de desaceleração do crescimento, devendo ser este crescimento cuidadosamente monitorado, principalmente na primeira fase. No sexo masculino, a velocidade máxima de crescimento pode chegar a 10 cm e no feminino a 9 cm por ano. A duração da fase rápida do crescimento é de 24 a 36 meses, seguindo-se a fase de desaceleração até a parada do crescimento.

Nas fases iniciais de adolescência, a monitoração do crescimento se faz a cada 3 meses, intervalo que deve ser respeitado em nosso meio, lembrando também a alta prevalência de desnutrição.

Na fase de desaceleração, esta avaliação se faz a cada 6 meses e posteriormente a cada ano.

Sabe-se que na adolescência o critério cronológico perde parte de sua importância, ao mesmo tempo em que se torna imprescindível a determinação da maturação sexual, traduzida pelo desenvolvimento dos caracteres sexuais secundários, mamas e pêlos pubianos para o sexo feminino e genitália externa e pêlo pubiano para o sexo masculino, segundo os critérios de Tanner.[30] É importante lembrar que os estágios de maturação sexual correspondem aos momentos de aceleração do crescimento, pico de velocidade máxima e de desaceleração do crescimento físico.[31]

A maturação sexual é relevante tanto para diagnóstico como para prognóstico das condições que se relacionam ao estado nutricional. Nas pesquisas que utilizam observadores não-médicos, a auto-avaliação destes parâmetros pelos adolescentes mostrou-se metodologia confiável.[32]

Muitos trabalhos relacionam a carência nutricional com o prejuízo do peso e ou da estatura e o atraso da maturação sexual. Foram evidenciadas, por vários autores, diferenças marcantes na época de ocorrência dos eventos de puberdade entre adolescentes procedentes de vários níveis socioeconômicos, com retardo evidente nas populações menos favorecidas. As desnutrições aguda e crônica levam não só à diminuição de velocidade do crescimento esquelético, como também ao atraso na ocorrência dos eventos da puberdade e retardo na fusão dos ossos longos.[4,7]

Características biopsicossociais dos adolescentes devem ser levadas em consideração quando da avaliação do processo nutricional.[33] Com relação aos aspectos biológicos, torna-se então importante considerar que:

- As necessidades protéico-calóricas na adolescência (relacionadas principalmente com o período do estirão) são maiores que em qualquer outro momento da vida, com exceção dos períodos de gravidez e lactação para o sexo feminino.
- Como resultado deste aumento anabólico, o adolescente é altamente sensível à restrição protéico-calórica.

Deve-se levar em conta as diferenças existentes para cada sexo. No sexo feminino, a aceleração do crescimento se inicia dois anos antes com relação ao sexo masculino, sendo o término igualmente mais precoce, tendo os eventos menor amplitude.

Principalmente durante o estirão, são necessários, para o sexo masculino, maior aporte energético e protéico, bem como maior quantidade de ferro por quilograma de peso.

A nutrição no esporte tem sido objeto de preocupação visando melhor desempenho. Requer especial atenção a avaliação nutricional do adolescente que pratica esporte competitivo, principalmente se em fase de aceleração do crescimento.

O processo de nutrição é também influenciado por aspectos evolutivos do desenvolvimento como a busca da identidade, desenvolvimento do pensamento abstrato, vinculação com o grupo e aceitação do novo esquema corporal.

Os aspectos psicoemocionais interferem na proposta alimentar, podendo existir a busca de novos padrões alimentares, adoção de modismos,[34] adesão à influência da mídia, até com prejuízo do estado nutricional, como atualmente se verifica com relação à anorexia nervosa, cada vez mais freqüente e mais precocemente observada.

Dentro dos fatores ambientais, destacam-se os indicadores socioeconômicos como determinantes do estado nutricional. A renda é uma das variáveis mais poderosas, dela se originando a estratificação desses níveis. Os aspectos nutricionais são grandemente por ela influenciados, desde a disponibilidade para a aquisição do alimento até a sua qualidade.

A determinação das necessidades com relação aos diversos nutrientes é assunto complexo que estará presente em outro capítulo deste livro, sendo relevante mencionar que uma dieta satisfatória é aquela que apresenta suprimento adequado de proteínas, calorias, ferro e cálcio.

Somente mediante um estado nutricional rigorosamente diagnosticado poderão ser propostas medidas de intervenção adequadas, para minorar os distúrbios nutricionais na adolescência.

BIBLIOGRAFIA

Barnes HV. Physical growth and development during puberty. *Med Clin North Am* 1975;59:1305-17.

Cagham SB. The adolescent process and the problem of nutrition. *Amer J Nutr* 1975;75:1728.

Diestz WH. Use of body mass index (BMI) as a measure of overweight in children and adolescents *J Pediatr* 1998;132:191-3.

Dreizen S, Spirakis CN, Stone R. A comparison of skeletal growth and maturation in undernourished and well nourished girls before and after menarche. *J Pediatr* 1967;70:256-63.

Frisch RE, Revelle R. Height and weight at menarche and a hypothesis of critical body weight and adolescent events. *Science* 1985;169:397-9.

Frishancho AR. New norms of upper limb fat and muscle areas for assessment of nutritional status. *Am J Clin Nutr* 1981;34:2540-5.

Galler A, Schuster V, Kiess V. Pubertal adipose tissue: is it really necessary for normal sexual maturation? *Eur J Endocrinol* 2001;145:807-8.

Goldberg TBL, Colli AS, Curi PR. Dobras cutâneas na faixa etária de 10 a 19 anos. In: *Crescimento e desenvolvimento pubertário em crianças e adolescentes brasileiros.* São Paulo: Ed. Brasileira de Ciência, 1984.

Gonzales-Richmond JA, Banda AN. Estudo comparativo de diferentes índices antropométricos del estado nutricional. *Bol Med Hosp Infant Mex* 1984;41:594.

Gonzales-Richmond JA. La antropometría en la evolución del estado nutricional. *Bol Med Hosp Infant Mex* 1985;42:207.

Hammil PV, Drid TA, Johnson CL, Reed RB, Roche AF, Moore WM. Physical growth. National center for health statistics percentiles. *Am J Clin Nutr* 1979;32:607.

Lee MMC, Chang MS, Chan MMC. Sexual maturation of Chinese girls in Hong Kong. *Pediatrics* 1963;32:389.

Malcon LA. Growth and development of Bundi child of New Guinea. *Highlands Hum Biol* 1970;42:293.

Mantzoros CS, Flier JS, Rogol AD. A longitudinal assessment of hormonal and physical alterations during normal puberty in boys: Rising leptin levels may signal the onset of puberty. *J Clin Endocrinol Metab* 1997;82:1066-70.

Marcondes E, Berquó E, Hegg R, Colli AS, Zacchi MAS. *Crescimento e desenvolvimento pubertário em crianças e adolescentes brasileiros: I. Metodologia.* São Paulo: Ed. Brasileira de Ciências, 1982.

Marcondes E. Normas para o diagnóstico e a classificação dos distúrbios do crescimento e da nutrição – Última versão. *Pediat* 1982;4:307.

Miller FJ, Billewicz WZ, Thomson AM. Growth from birth to adult life of 442 Newcastle upon Tyne children. *Br J Pref Soc Med* 1972;26:224-30.

Monteiro CA. Recentes mudanças propostas na avaliação antropométrica do estado nutricional infantil: uma avaliação crítica. *Rev Saúde Publ* 1984;18:56.

Must A, Dallal GE, Dietz WH. Reference data for obesity; 85th and 95th percentiles of body mass index and triceps skinfold thickness. *Am J Clin Nutr* 1991;53(8):39-46.

Popkin BM. The nutrition transition in low-income countries: An emerging crisis. *Nutrition Reviews* 1994;52(9):285-298.

Ruffo PA. A Nutrição e o esporte. In: Saito MI, Silva LEV, (Coord). *Adolescência: prevenção e risco.* São Paulo: Atheneu, 2001. p. 79-89.

Saito MI, Colli AS, Leal MM. Estado nutricional y maduración sexual en la adolescencia. *Rev Soc Arg Ginecol Inf Juv* 1999;6:51-70.

Saito MI, Colli AS, Sperotto G. Estado Nutricional de adolescentes brasileños: indicadores socioeconómicos, antropométricos y de maduración sexual. In: Maddaleno M, et al, editors. *La salud del adolescente y del joven.* Washington DC, Organización Panamericana de la Salud – Organización Mundial de la Salud, 1995. (Publicación científica 552). p. 65-69.

Saito MI, Ruffo PA. Nutrição e o esporte. In: Saito MI, Silva LEV (Coord). *Adolescência: prevenção e risco.* São Paulo: Atheneu, 2001. p. 58-78.

Saito MI. Maturação Sexual: auto-avaliação do adolescente. *Pediat* 1984;6:111.

Saito MI. *Puberdade masculina: indicadores antropométricos do estado nutricional e de maturidade, idade e maturação sexual; como fatores associados à primeira ejaculação, em adolescentes do subdistrito do Butantã, São Paulo, Brasil.* Tese de Livre-Docência, Departamento de Pediatria da Faculdade de Medicina da Universidade de São Paulo: São Paulo, 2003.

Schneider D. International trends of adolescent nutrition. *Science & Medicine* 2000;51:955-67.

Styne DM. Childhood and adolescent obesity. Prevalence and significance. *Pediatr Clin North Am* 2001;48:823-54.

Sutphen JL. Growth as a measure of nutritional status. *J Pediatr Gastroenterol Nutr* 1985;4:169-81.

Takahashi E. Growth and environmental factors in Japan. *Hum Biol* 1966;38:112.

Tanner JM. *Growth at adolescence.* 2nd ed. Oxford: Blackwell, 1962.

Veja-Franco L. Hinos conceptuales e la historia de la desnutrición proteico-energética. *Salud Públ Mex.*1999;41:328-33.

Waaler E, Thorsen T, Stoa KF, Aarskog D. Studies in normal male puberty. *Acta Paediat Scand* 1974;Suppl 249:1-36.

Wang Y. Is obesity associated with early sexual maturation? A comparison of the association in American boys versus girls. *Pediatric* 2002;110:903-10.

Capítulo 32

Repercussões da Desnutrição na Adolescência

Evelyn Eisenstein

CONCEITOS GERAIS

A nutrição correta é uma das necessidades básicas de saúde para as crianças e adolescentes alcançarem o máximo de seu potencial biológico de crescimento e desenvolvimento. Este conceito, apesar de óbvio e indiscutível, permanece como meta inatingível para milhões de crianças e adolescentes, que permanecem sem alimentação adequada ou suficiente, devido às constantes crises políticas e socioeconômicas, que ocorrem, principalmente, em países em desenvolvimento, como o Brasil. A pobreza, as condições de vida degradantes, a violência e a fome repercutem no cotidiano, tornando a desnutrição crônica prevalente, mas "silenciosa e invisível".

Civilização e progresso não são valores medidos apenas pelo produto nacional bruto e pela capacidade tecnológica. Devem ser medidos, também, pelo desenvolvimento da consciência humana, pelo grau em que esta consciência é ampliada e de que forma ela age quando se defronta com o sofrimento humano, com a violação dos direitos, inclusive os de cidadania, também das crianças e adolescentes.[1-4] Como a Unicef afirma, a essência do futuro está na preservação da vida e na proteção aos vulneráveis.[5]

Promover vidas saudáveis é uma das "Metas do Desenvolvimento do Milênio", compromisso assumido pelo Brasil, junto à Organização das Nações Unidas, em 2000.[6] A erradicação da fome e da desnutrição de crianças e adolescentes é uma questão fundamental do eixo da saúde das políticas públicas do atual governo brasileiro.[7]

O estado geral de saúde e nutrição da população adolescente serve, simultaneamente, como indicador das deficiências sofridas na infância e como guia a respeito das prioridades de prevenção, tratamento e recuperação necessários para uma sociedade adulta. Ao se analisar os fatores de riscos que atuam causando as insuficiências ou excessos nutricionais, é sempre importante enfatizar a interação dos adolescentes com o seu meio socioeconômico e político e as trocas de influências que exercem os seus próprios valores emocionais, familiares e culturais com os sistemas de educação e comunicação vigentes nos diversos grupos sociais.[8-9]

Um dos desafios do trabalho no sistema de saúde e, especialmente, na rede de atenção primária é como transmitir aos adolescentes e à comunidade em geral as noções básicas de nutrição e alimentação. No entanto, as mudanças nos padrões de comportamento e estilos de vida, que ocorrem durante a adolescência, podem também servir como catalisadores de programas mais apropriados coletivamente de educação em saúde e nutrição. Os profissionais de saúde e educação devem assumir um papel facilitador e saber promover ações de prevenção dos fatores de risco nutricionais e, ao mesmo tempo, estimular novas formas e soluções capazes de satisfazer as necessidades de nutrição e saúde, com os próprios adolescentes e suas famílias.

Algumas premissas devem ser salientadas, quando lidamos com adolescentes, e avaliamos as repercussões que a nutrição desempenha no processo dinâmico de crescimento e desenvolvimento.

1. O complexo neuroendócrino responsável pela aceleração da velocidade de crescimento, com os ganhos de estatura e peso, a maturação sexual e as mudanças de composição corporal, são características da puberdade. O início, o tempo de duração, a intensidade e as variações das transformações puberais devem ser avaliadas com relação aos padrões de referência populacionais.[10-14]
2. O aumento das atividades físicas e a irregularidade dos hábitos alimentares, as características dos estilos de vida dos adolescentes, além da pressa, das pressões do grupo,

das dietas "mágicas ou da moda", do uso de medicamentos ou drogas, de momentos especiais, como durante o período pré-menstrual e menstrual, a gravidez e a lactação e em competições esportivas, e todos os fatores que modificam as necessidades nutricionais desta faixa etária.[15-16]

3. Os aspectos emocionais e os valores culturais da alimentação influenciam, com seus efeitos, favoráveis ou desfavoráveis, as atividades de rotina dessa população. O significado da luta pela sobrevivência social e as expectativas sobre o futuro podem servir como força propulsora ou restritiva sobre os hábitos alimentares e os cuidados nutricionais, nesta época de vida.[17]
4. O consumo ideal de proteínas, calorias e vitaminas está quase sempre muito longe das possibilidades econômicas e da realidade social da maioria dos adolescentes brasileiros. Portanto, as modificações e adaptações da dieta e da quantidade diária recomendada em nível internacional devem ser objeto de constante atenção de todos os profissionais que lidam nessa área.[18-21]

QUADRO CLÍNICO

Na avaliação clínica do comprometimento nutricional na adolescência, é importante diferenciar a desnutrição pregressa da aguda e da crônica, ou da associação aguda e crônica, segundo os critérios de Waterlow.[22-24] Sempre considerar, também, a ingestão deficiente de calorias, proteínas, ou de micronutrientes, as assincronias de maturação puberal e as diferenças entre o sexo feminino e o masculino com relação aos seus padrões de crescimento e desenvolvimento e aos seus hábitos de vida.

Indicadores sociais, dados antropométricos de estatura, peso, perímetros e pregas subcutâneas, estadiamento puberal, segundo os critérios de Tanner,[25] além do histórico e da entrevista alimentar, devem ser dinamicamente balanceados com a anamnese e o exame clínico, e complementados com dados laboratoriais e bioquímicos. Da maior importância é também a obtenção de dados de história pregressa, tais como incluir dados desde o pré-natal, peso de nascimento, hábitos de amamentação, introdução dos alimentos, apetite, hábitos individuais e familiares a respeito das refeições e o valor atribuído à alimentação nas rotinas familiares. Os acompanhamentos periódico e longitudinal, para a determinação da velocidade do estirão puberal e de todas as inter-relações psicossociais, são instrumentos valiosos para o diagnóstico. O uso de tabelas de referência adequadas é essencial e o uso de programas de computação pode facilitar esta avaliação.[26]

O diagnóstico diferencial da desnutrição aguda ou crônica, segundo a causa, durante a adolescência, pode ser resumido no Quadro 32-1.

Importante, também, a diferenciação entre os transtornos alimentares, do tipo anorexia e bulimia nervosa, de fundo emocional e comportamental, e da desnutrição crônica, por falta de alimentos, já que em ambas as causas existe um emagrecimento prolongado, com vários fenômenos de adaptação metabólica, e que pode tornar este diagnóstico diferencial mais complexo (Quadro 32-2).

Sempre considerar a estatura, o peso, o desenvolvimento puberal, além do sexo, peso do nascimento, bem como dados prévios de crescimento e desenvolvimento psicossocial, além da dinâmica familiar, ao se fazer a avaliação clínica.

Avaliar os índices de estatura/idade, peso/idade e peso/estatura. Usar as tabelas de referência. Acompanhar a velocidade de ganho ou perda de peso. Considerar a possibilidade da associação da desnutrição aguda superimposta à desnutrição crônica. A observação clínica envolve os dados obtidos por meio de:[9,21,28]

Quadro 32-1. Diagnóstico diferencial da desnutrição aguda e crônica, segundo a causa, na adolescência[9]

Desnutrição aguda	*Desnutrição crônica*
Intoxicação alimentar	Abandono social, maus tratos
Diarréia aguda (geralmente bacteriana: shigelose e salmonelose)	Privações e nanismos psicossocial, omissão familiar
Disenteria amebiana e giardíase	Adolescentes institucionalizados, adolescentes de/na rua etc.
Outras doenças parasitárias (esquistossomose, malária etc.)	Distúrbios da bulimia e anorexia nervosa
Uso abusivo de laxantes e diuréticos	Doenças malignas (leucemia, linfoma, osteossarcoma etc.)
Traumatismos, queimaduras, intervenções cirúrgicas	Doenças crônicas (cardiovasculares, hematológicas, renais, metabólicas etc.)
Desidratação, internação, exposição a raios solares e agentes químicos	Uso crônico de drogas psicoativas (nicotina, álcool, maconha, cocaína e estimulantes em geral)
Septicemia e infecções agudas, infecções dentárias, gengivites e amigdalites	Tuberculose, HIV-SIDA
Distúrbios hormonais (diabetes melito, hipertireoidismo, distúrbios de crescimento, atraso constitucional etc.)	Dietas alternativas com restrições múltiplas (macrobióticas, vegetarianas, de orientação religiosa etc.)
Gravidez e lactância	Prática excessiva de esportes, danças ou trabalho físico (acima de 20 horas semanais)
Reação depressiva ou psicótica, distúrbios psiquiátricos agudos	Síndromes de má absorção, colite ulcerativa e doença de Crohn

Quadro 32-2. Principais diferenças entre transtornos alimentares (anorexia) e distúrbios nutricionais (desnutrição) durante a adolescência[27]

Transtorno alimentar	*Distúrbio nutricional*
Exemplos: anorexia e bulimia nervosa	Exemplos: desnutrições aguda e crônica
Distúrbio psicossocial	Distúrbio social com repercussões psicológicas
Famílias de alto e médio níveis socioeconômicos	Famílias de baixo nível socioeconômico (pobreza)
Ruptura da realidade entre a adolescente e o ambiente (contexto)	Ruptura da realidade entre o ambiente (contexto) e o adolescente
Problemas emocionais e familiares	Problemas sociais e familiares
Falta de conexão emocional	Falta de apoio social
Sexo feminino mais freqüente do que sexo masculino	Sexo masculino mais freqüente do que sexo feminino
A adolescente tenta controlar e ganhar a atenção centrando-se no seu estilo de vida e no seu padrão alimentar perante a família (exclusão emocional)	O adolescente não consegue controlar nem ganhar a atenção de sua família sobre suas faltas alimentares e problemas no estilo de vida (exclusão social)
Lição de resistência corporal e dos mecanismos de adaptação hormonal ao comportamento restritivo emocional	Lição de sobrevivência corporal e dos mecanismos de adaptação hormonal ao comportamento restritivo ambiental
Déficit dos índices de peso para a altura e de massa corporal	Déficit dos índices de altura para a idade e de massa corporal

- Anamnese e exame físico: estatura, peso, desenvolvimento puberal e estágio de Tanner. Revisão criteriosa de sistemas.
- Anamnese alimentar e balanço ingestão/perdas diárias, semanal ou mensal. Gastos extras também devem ser contabilizados. Contagem calórica total e específica de cada nutriente.
- Determinação do perímetro braquial e das pregas cutâneas, para a avaliação das massas corporais, muscular e adiposa. A avaliação da prega tricipital é geralmente a mais usada, mas se podem obter, também, as medidas das pregas supra-ilíaca, subescapular ou bicipital. Comparação com os percentis nas tabelas de referência, sendo que, abaixo do limite do 25º percentil, representa, provavelmente, estado nutricional deficiente. O índice tríceps/peso deve ser usado, assim como os nomogramas para a avaliação da percentagem de adiposidade corporal.
- Determinação dos índices de estatura/idade (desnutrição crônica), peso/idade (desnutrição aguda + crônica), peso/estatura (desnutrição aguda).
- Determinação do índice de massa corporal (IMC) para a idade. Uso das tabelas de referência para a avaliação dos percentis de crescimento.
- Sintomas e sinais físicos mais comuns:
  - baixa estatura, emagrecimento e atraso puberal;
  - atitude apática, timidez, respostas monossilábicas;
  - palidez, secura e envelhecimento da pele (xerose), cor amarelo-alaranjada, ceratose folicular, petéquias e equimoses, descamação, dermatites, má cicatrização de feridas, áreas de despigmentação;
  - unhas quebradiças e queiloníquia;
  - cabelos quebradiços, lisos, sem brilho, áreas de rarefação;
  - alopecia e ligeiro hirsutismo com crescimento de pêlos tipo lanugo no sexo feminino;
  - desidratação e hipotermia;
  - queratomalacia, cegueira noturna, manchas de Bitot e fotofobia;
  - estomatite, queilose, gengivites, fissuras labiais, glossite, atrofia de papilas linguais, hálito cetônico;
  - hipogeusia ou disgeusia (diminuição ou alteração da sensação de gustação);
  - cáries dentárias, quando existe associação com má higiene;
  - hipertrofia de glândulas parótidas e de tireóide;
  - bradicardia, hipotensão arterial e postural;
  - hepatoesplenomegalia (ocasionalmente), engrossamento das epífises, osteomalacia, descalcificação óssea, idade óssea atrasada;
  - fraqueza e diminuição da massa muscular, cãibras;
  - artralgias, parestesias e edema de membros inferiores;
  - hiporreflexia, neuropatia periférica e transtornos neurológicos;
  - transtornos do sono, insônia;
  - depressão, letargia, diminuição (ou aumento) dos movimentos voluntários;
  - cefaléias, tonteiras e desmaios freqüentes;
  - diarréias ou constipação, náuseas e epigastralgias freqüentes.
- Exames complementares e dados laboratoriais: considerar os custos e as facilidades institucionais, além das possibilidades do acesso dos adolescentes ao sistema de saúde.
  - hemograma completo, com concentração de hemoglobina e hematócrito, indicadores pouco sensíveis para determinar a gravidade da anemia ferropênica, mas quase sempre acessíveis;
  - concentração de hemoglobina corpuscular média: menor que 30%, indicativo de hipocromia;

- volume corpuscular médio: menor que 70 μ³/dl, indicativo de microcitose;
- concentração de ferro sérico baixa, menor que 40 μg/dl;
- taxa de saturação de transferrina sérica: valores menores que 16% para o sexo feminino e 20% para o sexo masculino são inadequados;
- concentração de ferritina sérica: menor que 12 mg/ml indica esgotamento das reservas de ferro no organismo;
- taxa de protoporfirina eritrocítica: acima de 70 g/dl indica a taxa de protoporfirina acumulada nas hemácias por insuficiência de ferro para combinar com a forma heme;
- exame parasitológico e de sangue oculto nas fezes: dados indiretos, mas necessários, para diagnóstico diferencial das parasitoses associadas;
- índice de creatinina/altura: excreção de 24 horas de creatinina urinária, com relação à altura e ao sexo. Geralmente 1 g de creatinina corresponde a 20 g de massa muscular. Um valor menor que 80% da tabela de referência é considerado depleção moderada e, 60%, depleção severa.[29,30]
- concentração sérica de proteínas: indicadores da disponibilidade de aminoácidos para a síntese protéica;
- concentração sérica dos lipídios e lipidograma: colesterol (abaixo de 150 mg/dl), triglicerídios (abaixo de 100 mg/dl) e lipoproteínas de baixa densidade (abaixo de 120 mg/dl);
- concentração sérica das vitaminas e testes menos sensíveis, mas indicadores indiretos das ações das vitaminas;[29,30]
- concentração sérica dos minerais, principalmente ferro, zinco, cálcio, fósforo, iodo, magnésio e flúor.[21,29-31]

- Imunocompetência é a habilidade de o corpo gerar resposta imunitária frente a uma proteína estranha e também de ser usada na determinação do estado nutricional.
  - contagem total linfocitária: linfocitopenia global é observada em 25% dos casos de desnutrição;
  - componentes do sistema de complementos: níveis diminuídos;
  - atrofia do timo e deficiência associada da célula T;
  - depressão da produção de interferon;
  - depressão de síntese e de secreção de IgA e diminuição do componente de secreção do tecido linfóide;
  - testes intradérmicos para a avaliação da imunidade celular, *in vivo*: demonstração da ausência da reatividade aos antígenos indutores da hipersensibilidade tardia (tuberculina, candidina, tricofitina, estreptoquinase-estreptodornase) e ausência de sensibilização ao DNCB (dinitroclorobenzeno).
- Outros exames complementares também podem ser usados como indicadores indiretos da desnutrição crônica na adolescência:
  - morfologia da raiz do cabelo e estudo do mineralograma;
  - determinação da idade óssea através das radiografias de mão, punho e joelho (geralmente atrasada com relação à idade cronológica e compatível com a idade estatural e fisiológica);
  - outros estudos radiológicos e a densitometria óssea, que demonstram sinais compatíveis com osteoporose, osteomalacia e raquitismo, além de antigas fraturas recalcificadas, em casos de associação com maus tratos e violência, dosagens hormonais, devido à interação com o metabolismo de vários nutrientes e servindo, também, para facilitar o diagnóstico diferencial com diversos distúrbios de crescimento (o nível de hormônio de crescimento plasmático ou HGH está normal ou elevado);
  - dosagem do fator de crescimento do tipo I ou IGF-I (somatomedina-C), peptídeo que estimula a atividade do HGH na cartilagem de ossificação e que está diminuído, limitando o crescimento, o gasto calórico e a velocidade de anabolismo, e de IGFBP-3, a proteína carreadora do IGF-I e que provavelmente estará diminuída também;
  - bioimpedância e ultra-sonografia, para avaliação indireta do volume e da composição corporal;
  - estudos mais sofisticados e de alta tecnologia, em laboratórios especializados.

O resumo do quadro clínico da desnutrição crônica, na adolescência, está descrito no Quadro 32-3.

A identificação dos adolescentes e de grupos sociais fora dos limites aceitáveis para uma nutrição saudável, e com riscos nutricionais, deve ser feita através de inquéritos alimentares, rastreamentos e vigilância populacional. É importante a escolha da população de referência, a seleção dos critérios dos pontos de corte, inclusive a correlação clínica, além da capacidade de prognóstico dos riscos e das intervenções necessárias. Atualmente, os critérios antropométricos e os pontos de corte, recomendados como diagnósticos pela Organização Mundial de Saúde, estão descritos no Quadro 32-4:

O ponto de corte do índice de massa corporal (IMC) recomendado pela OMS é baseado no estudo NHANES-1 e citado nos trabalhos de Must *et al.* (1991).[33,34] No início da puberdade, geralmente se usa o critério de < 15 kg/m² como ponto de corte correspondente aos valores menores que o 5° percentil para idade. Ao final da adolescência, os pontos de corte são < 18,66 para o sexo masculino e < 17,38 para o sexo feminino.[32] Considera-se, ainda, pelos critérios da OMS, como desnutrido **grave** ou grau 3, os indivíduos **adultos** com o

Quadro 32-3. Principais manifestações clínicas da desnutrição crônica durante a adolescência

- Diminuição da velocidade metabólica de anabolismo celular
- Diminuição da ingestão e da absorção dos nutrientes
- Diminuição das reservas celulares de proteínas e de lipídios
- Diminuição do volume do tecido adiposo
- Mecanismos de adaptação hormonal e psicossocial progressivos
- Diminuição de apetite, energia e anorexia
- Diminuição da velocidade do crescimento (nanismo)
- Diminuição da velocidade do ganho ponderal (emagrecimento e emaciação)
- Atraso puberal e da maturação sexual com retardo da menarca e/ou amenorréia primária ou secundária
- Isolamento e exclusão social
- Distúrbios de aprendizagem e evasão escolar (repetências e baixo rendimento escolar)
- Apatia, adinamismo, distúrbios do sono (sonolência)
- Riscos associados ao ciclo vicioso da pobreza:
  - aumento de infecções e parasitoses
  - múltiplas hospitalizações
  - múltiplos traumas (abusos/acidentes)
  - falta de conexões emocionais/negligência
  - violência e exclusão social

Quadro 32-4. Critérios antropométricos da OMS e pontos de corte durante a adolescência[32]

Indicador	*Variável antropometria*	*Pontos de corte*
Baixa estatura de causa nutricional (nanismo)	Altura/idade	< 3° percentil ≤ –2 escores Z
Magreza	Índice de massa corporal ou IMC/idade	< 5° percentil

IMC < 16 kg/m², como desnutrido **moderado** ou grau 2, o IMC entre 16 a 16,99 kg/m² e como desnutrido **leve** ou grau 1, os indivíduos adultos com IMC entre 17 a 17,99 kg/m². Não existem estudos multicêntricos nacionais ou internacionais com estes pontos de corte para os vários estágios de maturação puberais que ocorrem na adolescência, portanto é necessária uma avaliação clínica associada, sempre que possível, na escolha dos indicadores a serem usados nas pesquisas comunitárias e nos rastreamentos populacionais.

Para o estudo da prevalência da desnutrição do universo dos adolescentes brasileiros, consideramos os valores críticos de IMC < 15 no início e < 18 ao final da adolescência, como baixo peso, usando o ponto de corte do percentil 10 do PNSN de 1989, segundo proposta de Sichieri e Allam (1996).[35]

REPERCUSSÕES ODONTOLÓGICAS

O tempo e a seqüência da erupção dentária estão relacionados com variações populacionais, mas que são, geralmente, por influências genéticas e não por fatores ambientais ou socioeconômicos. A preponderância da evidência do controle genético não invalida o papel dos fatores nutricionais. Os distúrbios do crescimento, como hipotireoidismo ou nanismo hipofisário, afetam a maturação dentária, mas em menor escala do que afetam a maturação esquelética.

Mesmo em populações desnutridas, a dentição decídua e a dentição permanente não atrasam, apesar do retardo no crescimento ósseo, a altura e o peso. As razões para isto não são bem determinadas, talvez porque a germinação dentária é estabelecida pré-natalmente e o valor da sobrevivência de dentição funcionante deve ser alto.[36,37]

Grande quantidade de estudos realizados com comunidades muito pobres demonstram que, apesar de quadros de deficiências de cálcio, fósforo e vitamina D, os dentes desenvolvem-se normalmente, como se tivessem prioridade sobre o tecido ósseo na absorção dos nutrientes. Em parte, isto se explica pelo fato de os ossos, ao contrário dos dentes, terem uma capacidade superior de reabsorção de cálcio e fósforo. Com relação à composição química do dente, alguns autores não reconhecem a existência de diferenças significativas na concentração de cálcio, fósforo e magnésio no esmalte de dentes sadios e de cariados, o mesmo não ocorrendo com a concentração de fluoretos, que é bem mais elevada no esmalte dos dentes não-cariados. Sugere-se que o fluoreto confere resistência maior ao dente, à desmineralização ácida que atinge o esmalte, devido à fermentação do carboidrato ingerido, principalmente entre as refeições, quando há a quebra do pH intrabucal.

A caracterização da cárie dental, como doença carencial crônica e específica, deu-se após as constatações de que a fluoretação da água não era ainda constante em muitas cidades. Quando o conteúdo de flúor for menor que 0,7 ppm (normal: 0,8 a 1,2) deve-se recomendar a suplementação ou bochechos com flúor como medida de prevenção primária.

O processo de formação da cárie dentária é complexo e envolve a interação de vários fatores. Além da presença e da qualidade dos carboidratos fermentáveis, da solubilidade dos alimentos, da composição mineral do esmalte e dos dentes e da capacidade de neutralização dos ácidos na cavidade oral pela saliva (efeito tampão), é importante considerar os hábitos de vida e a alimentação irregular dos adolescentes.

A falta de orientação de técnicas simples para higiene oral e dental também favorecem as infecções bucais e as cáries, tão comuns em adolescentes desnutridos.[37,38]

DISMORFISMO SEXUAL E REPERCUSSÃO NUTRICIONAL

Nos estudos de crescimento de crianças e adolescentes pobres de países em desenvolvimento, existe variação bastante ampla a respeito da idade do início e da intensidade do retardo do crescimento, devido a fatores ambientais e nutricionais. A desnutrição crônica determina um déficit acumulado do crescimento, ou o nanismo nutricional, que irá se refletir na altura final do indivíduo e, coletivamente, na altura desta população. Entre a população desnutrida, aqueles que exibem maior grau de nanismo durante a infância serão os que maior atraso terão no início da puberdade e maior prejuízo na altura final.[39,40]

Numa população cronicamente desnutrida, geralmente são os indivíduos do sexo masculino que mais se desviam do padrão de normalidade, mas também são os que mais bem respondem à adequada intervenção nutricional, exibindo velocidade de recuperação ponderal e estatural mais intensa (homeorrese). Em outras palavras, o sexo masculino é o mais vulnerável às influências ambientais.[41,42]

Apesar do crescimento no sexo feminino ser melhor canalizado do que no sexo masculino, isto é, ser menos suscetível, o atraso na maturação sexual, devido a fatores socioeconômicos e nutricionais, é mais bem documentado no sexo feminino, através do retardo na idade da menarca.[43,44]

Períodos de amenorréia secundária também são muito comuns na adolescência, devido a restrições nutricionais e à prática extenuante de exercícios (dançarinas, ginastas e esportistas). O peso crítico ou a percentagem de 17% de gordura corporal com relação ao peso seria necessário para o início da função menstrual e, 24%, o exigido para manter os ciclos normais e regulares, segundo Frisch.[45] A desnutrição crônica também interfere com a maturação fisiológica pós-menarca, com a regularização da ovulação, com o potencial de fertilidade e com os riscos decorrentes da gravidez, podendo repercutir no tempo de gestação e no peso do recém-nascido.[46]

Na fase de recuperação nutricional, descrita a seguir, pode-se intervir na velocidade de maturação sexual, com os objetivos de facilitar a integração psicossocial e resgatar a identidade corporal dos adolescentes. O uso criterioso, por tempo limitado (máximo: 6 meses) e de doses baixas que sirvam unicamente de estímulo ou reforço *(booster)*, de terapia hormonal pode ser associado, após o início da fase de recuperação nutricional dos adolescentes, para começar ou restabelecer o desenvolvimento puberal e, assim, melhorar a imagem corporal, a auto-estima, a depressão e o sentimento de inferioridade com relação à feminilidade ou masculinidade.[47]

RECUPERAÇÃO E EDUCAÇÃO NUTRICIONAL

Os profissionais de saúde, de nutrição e de educação, principalmente os que atuam na rede de atenção primária, com contato direto e às vezes diário com os adolescentes, suas famílias e comunidades, devem-se manter atentos a respeito do estado nutricional e das influências dos fatores nutricionais sobre a saúde e a doença. As repercussões da desnutrição crônica, a longo prazo, mais comuns são: a baixa estatura, o atraso puberal, a baixa auto-estima e as dissociações ou dificuldades de relacionamento afetivo e social dos adolescentes. Adolescentes com deficiência estatural de etiologia nutricional não estão sempre clinicamente desnutridos, pois já fizeram uma "adaptação" à restrição alimentar crônica, limitando o crescimento linear. Como são mais baixos, têm menor necessidade protéica, se comparados com outros adolescentes mais altos da mesma idade, mas a competição pelos nutrientes e a ingestão, com relação ao tamanho corporal, é maior. São, muitas vezes, classificados como desnutridos pregressos e confundidos em estudos populacionais.[40,41]

Estes riscos devem ser levados em conta ao se planejar a interferência terapêutica e a orientação nutricional. Os próprios adolescentes devem ter participação ativa, opinando sobre as mudanças necessárias e possíveis do seu estilo de vida e hábitos nutricionais.

Os programas de educação em saúde e as estratégias de ação devem ser apoiados em saúde e as estratégias de ação devem ser apoiadas em três aspectos facilitadores e, ao mesmo tempo, desafiadores da promoção da saúde integral durante a adolescência:

- Curiosidade a respeito das modificações corporais e de novos conhecimentos e informações sobre si mesmo e sobre esta época de transição.
- Formação de elo afetivo que estimule e apóie as mudanças emocionais necessárias para alcançar a independência e outros estilos de vida, incluindo o padrão alimentar.
- Mudanças de percepção e atitudes e também das vivências de auto-afirmação, adaptação e integração no meio social.

O processo de aconselhamento nutricional deve considerar, também, as características de cada adolescente, dividindo as responsabilidades, com o objetivo de estimular as ações de mudança, entrelaçando-as com as recomendações clínicas e de reposição nutricional. Enfatizar sempre alimentos alternativos e de fácil acesso, dentro dos limites econômicos do adolescente e de sua família. Explicar as vantagens e os benefícios de dieta mais regular, natural, rica em proteínas, fibras vegetais, frutas locais e da estação, sucos de frutas (ou água de coco, por exemplo) e alimentos que contenham cálcio, ferro, vitaminas (C, complexo B, A, E etc.), em balanço semanal adequado.[48]

Na maioria dos casos de desnutrição leve ou moderada, a reabilitação nutricional pode ser realizada em regime ambulatorial. O acompanhamento periódico é essencial, por oferecer um ponto referencial de apoio e reafirmar a confiança no processo terapêutico depositado pelo adolescente. Em casos de desnutrição grave, complicados por quadros de distúrbios hidroeletrolíticos, alterações hemodinâmicas, tipo insuficiência cardíaca ou choque, septicemia, ou outras emergências, a interação hospitalar e a possibilidade de alimentação parenteral podem ser decisivas. Numa etapa posterior, o uso de sonda nasogástrica ou alimentação de fonte protéica de alto valor biológico, a cada 2 horas, poderá restabelecer o estado nutricional. Em 1 a 2 semanas, devido ao melhor aporte protéico e calórico, ocorre rápida recuperação, que pode ser acompanhada, facilmente, pelo aumento da velocidade de crescimento (homeorrese ou *catch up*), do ganho ponderal, da mudança de composição corporal e pelo início (ou continuação) do desenvolvimento puberal.[49]

A quantidade de suplementação alimentar varia de acordo com o grau e o tempo da desnutrição e os déficits relativos de proteínas e calorias. As recomendações da OMS, FAO e RDA necessárias para a ingestão diária variam de 36 a 46 g de proteínas a 34 a 58 g, num total de 2.000 a 2.200 kcal, e 2.200 a 3.000 kcal, para os sexos feminino e masculino, respectivamente. Torna-se ainda necessário um acréscimo diferenciado, de acordo com as atividades físicas, doenças associadas, gravidez e lactação.[50] As tabelas devem ser sempre consultadas, mas adaptadas para o uso individual e familiar.

Dietas e medicamentos "mágicos", como o uso de orexígenos e anabolizantes, devem ser evitados. A suplementação medicamentosa de micronutrientes (vitaminas e minerais) às vezes se torna necessária, por serem as deficiências, por exemplo, de ferro em adolescentes tão comuns e, paradoxalmente, despercebidas ou postergadas no plano terapêutico. Lembrar das associações nas deficiências múltiplas (p. ex.: 60-120 mg de ferro + 250 mg de ácido fólico ou vitamina B_{12} × 200 mg de ácido ascórbico ou vitamina C, por dia, durante 4-6 semanas). A deficiência de zinco pode ser corrigida por meio da alimentação ou do uso de sulfato de zinco em doses equivalentes a 15-30 mg/dia, durante 4-6 meses.[31]

A intervenção nutricional efetiva ficará refletida no ganho de peso/altura e na velocidade de crescimento e desenvolvimento puberal, tanto individualmente como para populações.[41,51] Mas, já para o índice altura/idade, a melhora que pode ser esperada depende de vários fatores, inclusive a predisposição genética para baixa estatura,[51] o peso ao nascer,[52] a duração da desnutrição e em qual período crítico este agravo ocorreu.[53] Pode ainda resultar na incapacidade de alcançar o potencial máximo de crescimento, porque, após um período de reabilitação ou suplementação alimentar, estes adolescentes permanecem no mesmo ambiente empobrecido, com contínuo baixo aporte alimentar, além da falta de estímulo psicossocial e maior prevalência de infecções.[54]

Será importante acompanhar este adolescente que foi atendido, por um período maior de tempo, pois a puberdade poderá estar prolongada, mas provavelmente irá ocorrer uma velocidade de recuperação do crescimento demonstrável até o final da adolescência.[42]

CONCLUSÕES

As polêmicas que envolvem as áreas políticas, científicas e clínicas em torno da desnutrição crônica e da recuperação nutricional continuam a receber os mais diversos subsídios dos trabalhos comunitários e da rede de atenção primária. Não é necessário separar os fatores predisponentes dos participantes e precipitantes, mas, sim, compreender a sua interação multifatorial ao se planejar intervenções nutricionais, atividades de prevenção e educação em saúde para adolescentes.

As diferenças que existem nos estudos nacionais e internacionais sobre a escolha ou o uso da população de referência para as comparações entre os dados pré e pós-suplementação, sobre os critérios antropométricos mais indicados para definição do ponto de corte e classificação da desnutrição também na adolescência, sobre a quantificação ideal dos nutrientes com relação aos estilos de vida dos adolescentes e sobre as estratégias de intervenção nutricional para os subgrupos sociais em situações de risco, devem ser valorizadas, mas não utilizadas como obstáculos para o adiamento das soluções ou para a indiferença social.

Quase sempre é o contexto que necessita de alterações e não somente as circunstâncias individuais de cada adolescente. As intervenções só serão úteis quando significarem um "compromisso contínuo" para a transformação das condições ambientais, porque a "alma da fome é política". A realidade brasileira confronta-nos de maneira brutal: são milhões de adolescentes desnutridos, deserdados ou desesperados por qualquer gesto de atenção e reconhecimento de sua existência e potencial humano.[55] Ao procurarmos compreender o processo de nutrição e de crescimento do ser humano, em especial dos adolescentes, mudamos nossas idéias sobre a sociedade. Passamos a perceber o espaço ocupado pelo homem na natureza e o espaço ocupado pela natureza e o contexto social e político no homem.[56]

AGRADECIMENTOS

À Dra. Célia Regina de Jesus Caetano, Mestra em Odontologia Social da Universidade Federal Fluminense e Odontóloga do Serviço de Atenção Primária do Núcleo de Estudos da Saúde do Adolescente da Universidade do Estado do Rio de Janeiro (NESA-UERJ).

À Nutricionista Simone Cortes Coelho, mestranda do Programa de Pós-Graduação em Ciências Médicas da Universidade do Estado do Rio de Janeiro (PGCM-UERJ) e Coordenadora do Setor de Nutrição da Clínica de Adolescentes.

REFERÊNCIAS BIBLIOGRÁFICAS

1. Eisenstein, E. *Estudo antropométrico de crianças e adolescentes escolares do estado do Rio de Janeiro.* Rio de Janeiro, 1991. (Tese de Mestrado, Faculdade de Ciências Médicas da Universidade do Estado do Rio de Janeiro.)

2. Eisenstein E. Nutrición. In: Silber T, et al. *Manual de medicina de la adolescencia*. Série Paltex. Washington: Organización PanAmericana de la Salud, 1992. p. 89-103. n. 20.
3. Minayo MC. *Raízes da Fome*. 3ª ed. Petrópolis: Vozes/Fase, 1987.
4. Chaves N. O Nordeste do Brasil luta contra a fome. In: fome, crise ou escândalo? *O Correio da Unesco* 1975;3(7):28-32.
5. Unicef, Fundo das Nações Unidas para a Infância. *Situação mundial da infância*. Brasília: Unicef, 1990.
6. ONU, Organização das Nações Unidas. *Um mundo digno para as crianças*. Nova York: ONU, 2002.
7. Rede de Monitoramento Amiga da Criança. *Um Brasil para as crianças – A Sociedade brasileira e os objetivos do milênio para a infância e a adolescência*. Brasília: 2004
8. Eisenstein E. Adolescência, saúde e meio ambiente. In: Bensoussan E. *Medicina e meio ambiente*. Rio de Janeiro: Cultura Médica, 1991. p. 200-210.
9. Eisenstein E, Ojeda NS. Problemas nutricionales y endocrinológicos comunes. In: Silber T, et al. *Manual de medicina de la adolescencia*. Série Platex. Washington,: Organización PanAmericana de la Salud, 1992. p. 148-169. n. 20.
10. Saito MI. A avaliação nutricional na adolescência: a escolha do referencial. *J Pediatr* 1993;69(3):165-75.
11. Estados Unidos, NCHS. National Center of Health Statistics. Height and Weight of youths 12-17 years. In: *Vital and health statistics*. series 11, n. 124, DHEW Pub. n. (HRA) 73-1606. Washington: Government Printing Office, 1973.
12. Estados Unidos, NCHS. National Center of Health Statistics. NCHS Growth Charts, 1976. In: *Monthly vital statistics report*. v. 25. Suppl(3). DHEW Pub. n. (HRA), 76-1120, Washington: Government Printing Office, 1976.
13. Jordan JR. *Desarrollo humano en cuba*. Reimpreso. La Habana, Editorial Científico-Técnico, 1984.
14. Karlberg, P, et al. The somatic development of children in a Swedish urban community. Physical growth from birth to 16 years and longitudinal outcome of the study during the same period. *Acta Paediath Scanel* 1977;258:7-64.
15. Katch FI, Mc Ardle WD. *Nutrição, controle de peso e exercício*. 3ª ed. Rio de Janeiro: Medsi, 1990.
16. Neinstein LS. *Adolescent health care: a practical guide*. 4th ed. Baltimore, Munich, Urban-Schwarzenberg, 2002.
17. Eisenstein E, Souza RP. *Situações de risco à saúde de crianças e adolescentes*. Petrópolis: Vozes, 1993.
18. Estados Unidos, NAS. National Academy of Science. *Recommended dietary allowances*. 10 th ed. Washington: National Academy Press, 1989.
19. World Health Organization. *Handbook on human nutritional requirements*. Geneve: WHO, 1974. (Monograph series, 61.)
20. Heald FP. Nutrition in Adolescence. In: *The health of adolescents and youth in the Americas*. Washington: OPAS, 1985. (Scientific Publication, 489.)
21. Maham LK, Rees JM. *Nutrition in adolescence*. St Louis: Mosby College Publishing, 1984.
22. Waterlow JC. Classification and definition of protein-energy malnutrition. In: Beaton, G.H.; Bengoa, J.M.; eds. *Nutrition in preventive medicine: the major deficiency syndromes, epidemiology and approaches to control*. Geneva: World Health Organization 1976;530-555. (Monograph Series, 62.)
23. Waterlow JC, Tanner JM, et al. The presentation and use of height and weight data for comparing the nutritional status of groups of children under the age of 10 years. *Bull Wld Health Org* 1977;55(4):489-98.
24. World Health Organization Working Group. Use and interpretation of anthropometric indicators of nutritional status. *Bull Wld Health Org* 1986;64(6):929-41.
25. Tanner JM. *Growth at Adolescence*. 2nd ed. Oxford: Blakerwell Scientific Publications, 1962.
26. http://www.cdc.gov/growthcharts/
27. Eisenstein E.: Chronic undernutrition during adolescence. In: Jacobson M, Rees J, Golden N, Irwin C. *Adolescent Nutritional Disorders*. New York: Annals of the New York Academy of Sciences 1997;817:138-161.
28. Eisenstein E, Coelho K, Coelho S. Desnutrição. In: Costa COM, Souza RP. *Adolescência, aspectos clínicos e psicossociais*, cap. 3:38-44. São Paulo: ARTMED, 2002.
29. Merritt RJ, Blackburn GL. Nutritional assessment and metabolic response to illness of the hospitalized child. In: Suskind RM. *Textbook of pediatric nutrition*. New York: Raven Press, 1981.
30. Heynsfield SB, Williams PJ. Nutritional assessment by clinical and biochemical methods. In: Shils ME, Young VR. *Modern nutrition in health and disease*. 7th ed. Philadelphia: Lea & Febiger, 1988.
31. Nakamura T, et al. Mild to moderate zinc deficiency in short children: effect of zinc supplementation on linear growth velocity. *J Pediatr* 1993;123(1):65-9.
32. World Health Organization. Physical Status: *The Use And Interpretation of Anthropometry* – Report of a WHO Expert Committee – WHO Technical Report Series 854, Geneva, 1995.
33. Must A, Dallal GE, Dietz WH. Reference data for obesity: 85th and 95th percentiles of body index. *American Journal of Clinical Nutrition* 1991;53:839-846.
34. Must A, Dallal GE, Dietz WH. Conection. *American Journal of Clinical Nutrition* 1991;54:773-774.
35. Sichieri R, Allan VLC. Avaliação do estado nutricional de adolescentes brasileiros através do índice de massa corporal (IMC). *Jornal de Pediatria* 1996;72(2):80-84.
36. Tinswell AS, Hansen JD. Eruption of deciduous teeth in protein – calorie malnutrition. *Env Child Health* 1973;19(2A):214-20.
37. Alfano MC. Understanding the role of diet and nutrition on dental caries. In: *Changing Perspectives in Nutrition and Caries Research*. New York: Medcon, 1979.
38. Pinto VG. *Saúde bucal. Odontologia social e preventiva*. 1ª ed. São Paulo: Santos, 1989.
39. Eveleth PB. Population differences in growth: environmental and genetic factors. In: Falkner F, Tanner JM. *Human growth*. 2nd ed. New York and London: Plenum Press, 1986. p. 221-39.
40. Bielicki T. Physical growth and economic well-being. 20th Century. In: Falkner F, Tanner JM. *Human growth*. 2nd ed. New York and London: Plenum Press, 1986. p. 283-305
41. Van Wieringen JC. Secular growth changes. In: Falkner F, Tanner JM. *Human growth*. 2nd ed. New York and London: Plenum Press, 1986. p. 307-31.
42. Eisenstein E. *Atraso puberal e desnutrição crônica primária*. São Paulo, 1999. (Tese de Doutorado, Escola Paulista de Medicina da Universidade Federal de São Paulo).
43. Colli AS. *Crescimento e desenvolvimento pubertário de crianças e adolescentes brasileiros. VI. Maturação sexual*. São Paulo: Brasileira de Ciências, 1988.

44. Wishik SM. The implications of undernutrition during pubescence and adolescence on fertility. In: Moghissi KS, Evans TN. *Nutricional impacts on women: throughtout life with emphasis on reproduction.* New York: Harper & Row, 1977. p. 23-9.
45. Frisch RE. The critical weight at menarche and the initiation of the adolescent growth spirit, and the control of puberty. In: Grumbach MM, Grave GD, Mayer FE. *The control of the onset of puberty.* New York: Wiley Interstate, 1974. p. 403-3.
46. Gong EJ, Heald FP. Diet, nutrition, and adolescence. In: Shils ME, Young VR. *Modern nutrition in health and disease.* 7th ed. Philadelphia: Lea & Febiger, 1988. p. 969-81.
47. Calliari LP, Monte O, Longui CA. Retardo puberal. In: Coates V, Francose LA, Beznos GW. *Medicina do Adolescente.* 2ª ed. São Paulo: Sarvier, 2003. p. 391-396.
48. Eisenstein E, Coelho S. *Nutrição na Adolescência.* Jornal de Pediatria, 2000;76(Suppl 3):5263-5274.
49. Tanner JM. Growth as a target – seeking function. In: Falkner F, Tanner JM, editors. *The human growth. A Comprehensive Treatise.* 2nd ed. New York: Plenum Press, 1986. v. 2. Cap. 9. p. 167-179.
50. James WP, Schofield EC. *Human energy requirements: a manual for planners and nutritionists.* Oxford: FAO/Oxford University Press, 1990.
51. Garn SM, Robinow M, Barley SM. Genetic and nutritional interactions. In: Jelliffe D, Jelliffe P. *Human nutrition. A comprehensive treatise.* New York: Plenum Press, 1979. p. 31-46.
52. Nóbrega FN, et al. *Estudo da influência do peso ao nascimento e variáveis maternas e socioeconômicas, na determinação da estatura de crianças.* Anais da 28ª Reunião da Sociedade Latino-Americana de Investigação Pediátrica. São Paulo, 1990.
53. Grahan GC, Adiranzem B. Late catch up growth after severe infantile malnutrition. *Johns Hopkins Med J* 1972;131:204-12.
54. Morley D, Woodland M. *See how they grow: monitoring child growth for appropriate health care in developing countries.* London: ELBS/Macmillan, 1979.
55. Souza H. *A alma da fome é política.* Suplemento "Fome" do Jornal do Brasil, Rio de Janeiro, 12 de setembro de 1993. p. 1-8.
56. Tanner JM. *A history of the study of human growth.* Cambridge: Cambridge University Press, 1981.

Capítulo

33

Nutrição na Gestante Adolescente

Lilian Cordeiro Queirós Mattoso

A gestação é o período de grandes modificações físicas que se processam rapidamente, representando para a mãe sobrecarga fisiológica, uma vez que o desenvolvimento do feto modifica o metabolismo materno. Ainda que a gestante esteja psicologicamente preparada para a gravidez, essa é uma fase que gera ansiedade e temores que, aliados às transformações físicas e conseqüente mudança de identidade, requerem atenção especial durante a gestação e o parto.[1,2] A ocorrência da gestação na adolescência requer atenção redobrada devido à vulnerabilidade desse estágio da vida.

A gravidez na adolescência não é fato novo na História da Humanidade. Muller (1991)[3] cita que as mulheres na Idade da Pedra começavam sua vida reprodutiva no início da puberdade e raras eram as que sobreviviam além da segunda década de vida, tendo em vista as complicações advindas da gravidez e do parto.

Em 1995, segundo publicação da OMS (1998),[4] 17 milhões de nascimentos em todo o mundo foram de mães adolescentes. Destes, 13 milhões ocorreram em regiões em desenvolvimento (Ásia, África, América Latina e Caribe).

Segundo Foresti (2001),[5] os órgãos públicos de saúde, no Brasil e no mundo, têm mostrado preocupação com o aumento do número de gestações no período da adolescência. A Pesquisa Nacional sobre Demografia e Saúde (BEMFAM – 1997)[6] revelou que entre as adolescentes de 15 a 19 anos entrevistadas, 18% já haviam ficado grávidas pelo menos uma vez. Em 2025, a OMS (1998)[4] estima que aproximadamente 90% das mulheres entre 15 e 19 anos estarão em países em desenvolvimento. Para cada 1.000 nascimentos, esperam-se 52 de mães adolescentes. Todos os anos, no mundo, pelo menos 60 mil adolescentes morrem em decorrência de complicações na gravidez e no parto.[7] A OMS (1998)[4] referiu que a mortalidade infantil das crianças nascidas de mães adolescentes é 80% maior quando comparada ao grupo de mulheres entre 20 e 29 anos.

Inúmeros são os riscos decorrentes da gestação precoce, alguns provenientes da idade ginecológica (antes do 4º ano após a menarca),[8-10] imaturidade biológica,[11] anemia,[12,2,11,13-16] doença hipertensiva específica da gravidez,[2] eclâmpsia,[13-18] trabalho de parto prolongado ou dificultado (decorrente muitas vezes da desproporção cefalopélvica),[5,11] partos prematuros[2,11-16,18] e baixo peso do recém-nascido.[2,7,11,12,18-22]

A prevalência de baixo peso ao nascer em países desenvolvidos varia de 4% a 7%.[23]

Goldani *et al.* verificaram, em Ribeirão Preto, 10,6% de recém-nascidos de baixo peso entre mães adolescentes.[24] No município de São Marcos (RS), Chemello[25] encontrou 15,3% de recém-nascidos de baixo peso nesta população. Gama *et al.*[26] encontraram 12,8% de baixo peso ao nascer em filhos de mães adolescentes de 15 a 19 anos, no Rio de Janeiro, e 9,1% entre adultas de 20 a 24 anos de idade.

Em estudo realizado em Montes Claros (MG), a ocorrência de baixo peso chegou a 11,7% nos filhos de mães adolescentes de 15 a 19 anos e 35,2% na faixa de 10 a 14 anos. Com relação à prematuridade, 25,5% ocorreram nas de 10 a 14 anos e 7,7% entre 15 e 19 anos.[18]

Fatores externos como culturais, sociais, educacionais e psicológicos e ingresso tardio no acompanhamento pré-natal elevam o risco de complicações da gestação na adolescência.

O aspecto nutricional também deve ser considerado como fator de risco, tendo em vista que as adolescentes ainda se encontram em processo de crescimento e desenvolvimento, necessitando de demanda extra sobre o seu organismo, para o crescimento e desenvolvimento do feto.[27] A intervenção precoce e contínua possibilitará a diminuição dos fatores de risco existentes.

AVALIAÇÃO DA CONDIÇÃO NUTRICIONAL

A avaliação nutricional tem como objetivo conhecer o estado nutricional da gestante e intervir em situações de risco, como desnutrição e obesidade.[28]

Para avaliar a condição nutricional da gestante, é importante informar-se sobre o peso pré-gestacional. O peso pré-gravídico e o ganho de peso gestacional são variáveis que interferem de forma decisiva no crescimento e desenvolvimento do feto.[8,29,30]

Deve-se calcular o IMC (relação do peso em kg dividido pelo quadrado da altura em metros), e utilizar a altura obtida na 1ª consulta. O ganho de peso deve ser relacionado com o IMC pré-gestacional.[31]

Recomenda-se que o peso seja aferido com o mínimo de roupa possível.

No Brasil, para avaliação e acompanhamento da situação nutricional da gestante, o Ministério da Saúde (MS) preconizava a Curva de Evolução Ponderal Gestacional e o Nomograma proposto por Rosso (1985).[28]

GANHO DE PESO

Estudos mostram que quando as adolescentes ganham de 9,5 kg a 11,5 kg durante a gravidez, a incidência de recém-nascido de baixo peso situa-se em 7,4%. Quando o ganho de peso está entre 12 e 16 kg, esta incidência baixa para 6,3%. Também, a mortalidade fetal diminui de 8 para 3,9 mortes por 1.000 nascidos vivos quando o ganho de peso aumenta de 7 para 11,8 a 16 kg.[27]

Nas adolescentes que iniciaram a gestação com sobrepeso e obesidade, o ganho de peso, até o final da gravidez, segundo recomendações do *National Research Council* adaptado,[32] deverá ficar entre 7,0 a 11,5 kg e 7,0 a 9,0 kg respectivamente (Quadro 33-1). Portanto, o peso ao nascer pode ser considerado um indicador da saúde materna, visto que sofre influência do estado nutricional materno pré-gestacional e gestacional.

Em estudo de Furlan,[33] observou-se que adolescentes que apresentaram no final da gestação IMC compatível com desnutrição, tiveram maior número de recém-nascidos com peso menor de 2.500 g. Ressalta-se o impacto da desnutrição no término da gravidez, que reflete tanto na mãe que irá prosseguir com a lactação, como para o recém-nascido, que poderá nascer com baixo peso. Atingir ou permanecer em estado nutricional de eutrofia é fundamental para a adolescente que engravida.

Recém-nascidos de mulheres mais pesadas antes da gestação tendem a apresentar peso de nascimento mais adequado (≥ 3.000 g), segundo critério da OMS,[21] enquanto as adolescentes muito jovens necessitam ter incremento de peso superior àquelas da maior faixa etária e adulta para que seus recém-nascidos apresentem peso semelhante.[34-36]

Quadro 33-1. Recomendações de ganho ponderal gestacional para adolescentes

Peso pré-gravídico (IMC)	*Ganho de peso recomendado (kg)*
Peso baixo (IMC < 19,8)	12,5 a 18
Peso normal (IMC = 19,8 a 26)	11,5 a 16
Sobrepeso (IMC > 26-29)	7,0 a 11,5
Obesidade (IMC > 29)	7,0 a 9,0

Adaptado do *National Research Council. Food and Nutrition Board. Pediatric Annals*, 1993.[32]

ALIMENTAÇÃO

O hábito alimentar da adolescente nem sempre corresponde a uma dieta nutricionalmente equilibrada. Elas têm, freqüentemente, hábitos alimentares inadequados, em razão da ingestão de alimentos de rápido preparo, frituras, guloseimas com alto teor de gordura e carboidrato e, geralmente, deficientes de vitaminas e minerais.[37,38]

Algumas adolescentes fazem dietas restritivas,[31] muitas vezes por não estarem satisfeitas com o próprio corpo, e são constantemente influenciadas por propagandas e modismos, que interferem na formação dos seus hábitos alimentares.[39] Estes padrões inadequados muitas vezes perpetuam durante a gestação, o que torna a avaliação e as recomendações nutricionais, do ponto de vista qualitativo e quantitativo, de extrema importância, não só para atender às necessidades maternas, mas sobretudo para sustentar o crescimento fetal.[40,41]

Em adolescentes que iniciam a gestação com peso baixo é necessário aumentar a densidade energética, com lanches ricos em carboidratos. Para as com baixo poder aquisitivo, pode-se utilizar uma colher de sopa de óleo vegetal nas refeições principais.[11]

Tanto para as gestantes com baixo peso, quanto para as com sobrepeso e obesidade, é importante fracionar a alimentação em seis refeições. Orientar sobre a importância de não realizá-las assistindo televisão nem ingerir líquidos durante as refeições e alimentar-se em ambiente tranqüilo. Normalmente gestantes com peso baixo perdem a fome e as com sobrepeso e obesidade exageram na alimentação.

Para as gestantes com sobrepeso e obesidade, é adequado orientar e estimular a ingestão de hortaliças e legumes crus antes do prato quente, para saciar um pouco a fome e mastigar devagar. Deve-se também retirar os excessos, geralmente oriundos de guloseimas.

NUTRIENTES

O gasto energético total (GET) deve ser calculado de acordo com a idade, como descrito no capítulo "Nutrição na Gestação". Caso a ingestão de calorias por dia seja baixa (inferior a 1.500 calorias), pode-se optar por somar com o GET 500 calorias na primeira consulta e, a partir do 2º trimestre, 300 kcal.[11]

MACRONUTRIENTES

Energia e proteína

Novas recomendações foram propostas para gestantes adolescentes, de acordo com as DRI – *Dietary Reference Intakes*.[42]

Como a gestação na adolescência é período de risco nutricional, a Associação Dietética Americana fez as seguintes recomendações:[8]

- *Energia:* 38 a 50 kcal/kg de peso.
- *Proteína:* ≤ 15 anos: 1,7 g/kg de peso.
  > 15 anos: 1,5 g/kg de peso.

Minerais e micronutrientes

Os minerais são importantes ao crescimento e desenvolvimento fetal. Zinco, ácido fólico, cálcio e ferro são essenciais durante a gestação. Sabe-se que em gestantes adolescentes, a ingestão freqüentemente se encontra abaixo das recomendações.[31,37,43]

Cálcio

O cálcio é necessário para a formação do esqueleto fetal, armazenado no esqueleto materno como reserva para lactação, sofre algumas adaptações em seu metabolismo, principalmente sob a influência de fatores hormonais.[44]

As recomendações de cálcio sofreram alterações. Segundo as DRI[42] para as gestantes adolescentes, o valor atual é de 1.300 mg diários.

Ferro

A anemia ferropriva continua sendo uma das doenças mais prevalentes que acometem a humanidade, e é considerada por inúmeros autores como a doença de maior ocorrência na gravidez.[45,46] O aumento de necessidade de ferro durante esse período facilita o desenvolvimento da deficiência de ferro, e vários estudos têm indicado que a gravidez na adolescência determina maior risco de desencadeamento de anemia.[47]

Segundo Scholl,[48] o trabalho de parto prematuro e o baixo peso ao nascimento estão intimamente relacionados com a anemia por deficiência de ferro. Beard[45] afirma que mais de 70% da população de gestantes adolescentes têm ferropenia quando se realiza o melhor exame para diagnóstico do estado de ferro corporal, que seria a punção de medula óssea, entretanto, este não é exame de indicação rotineira.

Papa *et al.*[49] encontraram, no ambulatório de pré-natal para adolescentes da UNIFESP/EPM, 21,4% de gestantes adolescentes com anemia, segundo critério estabelecido pela OMS (Hb < 11 g/dl), concordante com Mathias *et al.*[50] e Dotta *et al.*,[51] que observaram prevalência de anemia em grávidas adolescentes brasileiras de 13% e 23%, respectivamente.

Segundo Thomsen *et al.*,[52] dificilmente o ferro pode ser obtido somente pela dieta, mesmo sendo adequada em energia e proteína. A baixa qualidade de vida da população determina o consumo de dietas quantitativamente inadequadas de ferro, contendo apenas feijão e não produtos de origem animal como vísceras e carnes vermelhas, principal fonte do mineral.[53,54,55]

A suplementação associada de ferro e ácido fólico constitui a principal estratégia para o controle da anemia na gravidez.[56] Segundo as novas recomendações nutricionais, a quantidade máxima tolerada de ferro é de 45 mg/dia.[57] Entretanto, esse valor não leva em consideração a terapêutica para tratamento de anemia.[11]

A anemia por deficiência de ferro tem sido associada a várias condições adversas, incluindo o elevado risco de mortalidade materna e infantil, o baixo peso ao nascer e partos prematuros.[12,58,59]

Para as gestantes com anemia ferropriva, é necessário que recebam, sob a forma de medicação, de 60 a 120 mg de ferro elementar em duas doses diárias, especialmente pela presença de microcitose e hipocromia.[11]

Ácido fólico

A deficiência de folato tem sido associada a uma série de complicações para a gestante, como anemia megaloblástica, sangramento no terceiro trimestre, aborto, descolamento de placenta e doença hipertensiva específica da gravidez. Para o recém-nascido, malformação fetal, prematuridade, destacando-se baixo peso ao nascer e defeitos no tubo neural.[60]

Segundo a Organização Mundial da Saúde (1987),[61] uma dieta normal não é capaz de cobrir as demandas maiores das gestantes, sendo necessário o uso de suplementos de folato ou de alimentos enriquecidos. A quantidade de ácido fólico recomendada para gestantes passou a ser de 600 μg diários. De acordo com Vitolo (2003),[11] uma dieta normal de 2.200 kcal fornece aproximadamente 250 μg. Assim, as recomendações atuais, tanto para mulheres não-grávidas quanto para grávidas, requerem suplementação medicamentosa. Ou seja, além dos valores ingeridos por meio da dieta, suplementa-se, com medicamentos, até serem atingidos os valores referidos acima.

Zinco

O zinco desempenha importante função na manutenção da integridade estrutural e na regulação da expressão gênica.[62] Rotineiramente, a suplementação de zinco não é recomendada, embora se tenha conhecimento de muitos efeitos da sua deficiência no organismo. O tratamento de anemia ferropriva com ferro pode diminuir a absorção do zinco.[31] Mas, caso as doses sejam maiores que 60 mg/dia de ferro, a suplementação de zinco deve ser considerada.[63]

CONCLUSÕES

Inúmeros são os riscos da gestação precoce, em virtude das grandes modificações físicas e fisiológicas do metabolismo materno. Entre estes fatores, destacam-se: idade ginecológica, imaturidade biológica e fatores externos como culturais, sociais, educacionais, psicológicos e nutricionais.

Dadoorian, 2000[64] refere que, apesar do declínio das taxas de fecundidade no Brasil desde o início dos anos 1970, é cada vez maior a proporção de partos entre as adolescentes em comparação com o total de partos realizados no país. Os dados do IBGE entre 1981 e 1990 constatam que o total de filhos de mães adolescentes quase dobrou.

Por sua maior vulnerabilidade e elevada prevalência, justifica-se a atenção especial às gestantes adolescentes.

Em nosso serviço, faz-se atendimento com grupos educativos para gestantes adolescentes, assim como atendimentos individuais com equipe interprofissional, associados à rotina pré-natal da rede pública estadual. Este atendimento visa a minimizar os riscos inerentes a esta fase.

REFERÊNCIAS BIBLIOGRÁFICAS

1. Rosado LEFPL. *Estado nutricional de gestantes adolescentes e sua relação com o peso do recém-nascido em Viçosa-MG.* Tese apresentada à Universidade de São Paulo – Escola Paulista de Medicina, para obtenção do Título de Doutor em Ciências. São Paulo, 1998.
2. Monteiro DLM, Fagim IG, Paiva AS. Gravidez na adolescência. In: Benzecry R. *Tratado de obstetrícia febrasgo.* Rio de Janeiro: Ed Revinter, 2000. p. 175-184.
3. Muller RA. *Evolução do mundo pela mulher.* 1ª ed. Rio de Janeiro: Casa Maria Editora, 1991. p. 220.
4. World Health Organization. The world health report: life in the 21st century: a vision for all. Geneva: *WHO*, 1998.
5. Foresti RGR. *Gravidez na adolescência: um estudo exploratório sobre o início da experiência na gravidez.* Tese apresentada à Universidade Federal de São Paulo – Escola Paulista de Medicina para obtenção do Título de Mestre em Ciências. São Paulo, 2001.
6. BENFAM. Brasil. *Pesquisa nacional sobre demografia e saúde – 1996.* Rio de Janeiro: BENFAM, 1997.
7. Brasil. Ministério da Saúde. Secretaria de Políticas de Saúde. *Saúde e desenvolvimento da juventude brasileira: construindo uma agenda nacional.* Brasília, 1999.
8. ADA Reports. Nutrition management of adolescent pregnancy: Technical Support Paper. *J Am Diet Assoc* 1989;89(1):105-108.
9. Dunn C, Kolasa K, Dunn P, Ongle M. Dietary intake of pregnant adolescents in a rural southern community. *J Am Diet Assoc* 1994;94(9):1040-1041.
10. Peña E, Sánchez A, Solano L. Perfil de riesgo nutritional en la adolescente embarazada. Caracas: *ALAN*, 2003. v. 53. n. 2.
11. Vitolo MR. Parte I – Gestação. In: Vitolo MR. *Nutrição da gestação à adolescência.* Rio de Janeiro: Reichmanne Affonso Editores, 2003. p. 3-82.
12. Lopez-Gómes JR, Branco C. *Salud del adolescente. El embarazo em la adolescente.* Publicado por: Universidad de Carabobo, 1997.
13. Lopez AFV, Schor N, Siqueira AAF. Gravidez na adolescência: estudo comparativo. *Rev Saúde Pública* 1989;23(6):474-7.
14. Savona-Ventura C, Grech ES. Risk in pregnant teenagers. *Int J Gynaecol Obstet* 1990;32(1):7-13.
15. Bhering CA, Bhering JA, Mendonça EG. Estudo descritivo e comparativo de adolescentes grávidas e seus conceptos no município de Barra Mansa. *Arq Bras Pediatr* 1994;1(2):47-52.
16. Network em Español. Los adolescentes. Durhan NC: Fanily Health International. *ENE* 1994;9(1):35.
17. Eure CR, Lindsay MK, Graves WL. Risk of adverse pregnancy outcomes in young adolescent parturients in an inner-cuty hospital. *Am J Obstet Gynecol* 2002;186(5):918-20.
18. Goldenberg P, Figueiredo MCT, Souza e Silva R. Gravidez na adolescência, pré-natal e resultados perinatais em Montes Claros, Minas Gerais, Brasil. *Cad Saúde Pública* 2005;21(4):1077-1086.
19. Cunha MA, Andrade MQ, Neto JT, AndradeT. Gestação na Adolescência: Relação com o baixo peso ao nascer. *Rev Bras Ginecol Obstet* 2002;24(8).
20. Fraser AM, Brockert JE, Ward RH. Association of young maternal age with adverse reprodutive outcomes. *N Engl J Med* 1999;332:1113-7.
21. Nóbrega, FJ. Recém-nascidos de mães adolescentes brasileiras. Estudo da antropometria e outras variáveis. Suppl. 1 *Inter Soc Pediatr Nutr* 1991.
22. Scholl TO, Hediger ML, Fischer RL, Shearer JW. Anemia vs iron deficiency: increased risk of preterm delivery in a prospective study. *Am J Nutr* 1992;55:985-8.
23. Monteiro CA, Benício MHA, Ortiz LP. Tendência secular do peso ao nascer na cidade de São Paulo (1976). *Rev Saúde Pública* 2000;34(6):26-40.
24. Goldani MZ, Bettiol H, Barbieri MA, Tomkins A. A Maternal age, social changes, and pregnancy outcome in Ribeirão Preto, southeast Brazil, in 1978-79 and 1994. *Cad Saúde Pública* 2000;16:1041-7.
25. Chemello CS. *Perfil epidemiológico das adolescentes grávidas na cidade de São Marcos – RS.* [dissertação]. São Paulo: Universidade de São Paulo, 1999.
26. Gama SGN, Szwacwald CL, Leal MDC, Theme Filha MM. Gravidez na adolescência como fator de risco para baixo peso ao nascer no Município do Rio de Janeiro, 1996 a 1998. *Rev Saúde Pública* 2001;35:74-80.
27. Coates V. Necessidades nutricionais na gravidez. In: Beznos G, Coates V, Françoso LA, (org). *Medicina do adolescente.* São Paulo: Sarvier, 1993. p. 263-267.
28. Rees JM, Worthington, Roberts B. Adolescence, nutrition and pregnancy: interrelationships. In: Mahan LK, Rees JM. *Nutrition in adolescence.* St. Louis: Times Mirror/Mosby College Publishing, 1984. p. 221-55.
29. Naeye RL. Teenaged and pre-teenaged pregnancies: consequences of the fetal-maternal competition for nutrients. *Pediatrics* 1981;67:146-50.
30. School T, Hediger ML, Ances IG, Salmon RW, Miller Lk. Weight gain during pregnancy in adolescence. *Obstet and Gynecol* 1990;75:948-53.
31. Costa COM, Neto AFO. Abordagem nutricional de gestantes e nutrizes adolescentes: estratégica básica na prevenção de riscos. *J Pediatria* 1999;75(3):161-166.
32. Adaptado do National Research Council. Food and nutrition board. *Pediatric Annals* 1993;22(2).
33. Furlan JP, Guazzelli CAF, Papa ACS, Quintino MP, Soares RVP, Mattar R. A influência do estado nutricional da adolescente grávida sobre o tipo de parto e o peso do recém-nascido. *RBGO* 2003;25(9).
34. Frisancho R, Matos J, Leonard WR, Yaroch LA. Developmental and nutritional determinants of pregnancy

outcome among teenagers. *Am J Phys Anthropol* 1985;66:247-61.

35. Frisancho R. Reduction of birthweight among infants born to adolescents: maternal-fetal growth competition. In: Jacobson M, Rees JM, Golden NH, Irwin CE. *Adolescent nutritional disorders; prevention and treatment.* New York: The New York Academy of Science, 1997. p. 272.
36. Rees JM. Overview: nutrition for pregnant and childbearing adolescents. In: Jacobson M, Rees JM, Golden NH, Irwin CE. *Adolescent nutritional disorders; prevention and treatment.* New York: Academy of Science, 1997. p. 241-37.
37. Stang J, Story MT, Harnack L, Neumark- Stainer D. Relationships between vitamin and mineral supplement use, dietary intake and dietary adecuacy among adolescents. *J Am Diet Assoc* 2000;100:905-910.
38. Papa ACE. *A anemia por deficiência de ferro e sua absorção em gestantes adolescentes.* Tese apresentada à Universidade Federal de São Paulo – Escola Paulista de Medicina para obtenção do Título de Doutor em Medicina. São Paulo, 2002.
39. Zeitune MIP, Ramón NA, Cadena MEC. Um nutriente essencial na adolescência – Valorização nutricional do zinco. *Adolesc Latino Am* 2001;2(2). Porto Alegre mar.
40. Wortington BS. Lactação, leite humano e considerações nutricionais. In: *Nutrição na gravidez e lactação.* Rio de janeiro: Interamericana, 1980.
41. Gutierrez Y, King JC. Nutrition during teenage pregnancy. *Pediatric annals* 1993;22:99-198.
42. IOM (Institute of Medicine). *Dietary reference intakes. Applications in dietary assessment.* Washington, DC: National Academy Press, 2000. 468 p.
43. Nogueira NN, Parente JV, Cozzolino SMF. Mudanças na concentração plasmática de zinco e ácido fólico em adolescentes grávidas submetidas a diferentes esquemas de suplementação. *Cad Saúde Pública* 2003;19(1).
44. Neuhouser MLS. Nutrição durante a gravidez e lactação. In: Mahan LK, Scott-Stump S. *Krause: alimentos, nutrição e dietoterapia.* São Paulo: Roca, 2002. p. 181-212.
45. Beard JL. Iron deficiency: assessment during pregnancy and its importance in pregnant adolescents. *Am J Clin Nutr* 1994;59(2):502S-510S.
46. Bergmann RL, Gravens-Müller L, Hertwing K, et al. Iron deficiency is prevalent in a sample of pregnant women at delivery in Germany. *Eur J Obstet Gynecol Reprod Biol* 2002;102:155-60.
47. Konje JC, Palmer A, Watson A, Hay DM, Imrie P, Ewigs P. Early teenage pregnancies in Hull. *Br J Obstet Gynaecol* 1992;99:969-73.
48. Scholl TO. High third-trimester ferritin concentration: associations with very preterm delivery, infection, and maternal nutritional status. *Obstet Gynecol* 1998;92:161-6.
49. Papa ACE, Furlan JP, Pasquell M, Guazzelli CAF, Figueiredo MS, Camano L, et al. A anemia por deficiência de ferro na grávida adolescente – Comparação entre métodos laboratoriais *Rev Bras Ginecol Obstet* 2003;25(10):731-738.
50. Mathias L, Nestarez JE, Kanas, M, Neme B. Gravidez na adolescência. IV. Idade limite de risco reprodutivo entre adolescentes. *Rev Bras Ginecol* 1985;95:141-3.
51. Dotta IG, Noda E, Silva SL, Wang MHJ. Gestação na adolescência. *RBM Ginecol Obstet* 2000;57:15-22.
52. Thomsem JK, Prien-Larse JCH, Devantier A, Fogh-Andersen N. Low dose iron supplementation does not cover the need for iron during pregnancy. *Acta Obstetrícia et Gynecologica Scandinavica* 1993;72(2):93-98.
53. Szarfarc SC. Densidade do ferro biodisponível em uma dieta habitual no Estado de São Paulo. *Rev Saúde Pública* 1983;17(4):290-296.
54. Acosta A, Amar M, Szarfarc SC, Dallman E, Fosil M, Biachi RG, et al. Iron absorption from typical Latin American diets. *American Journal of Clinical Nutrition* 1984;39(6):953-962.
55. Fujimori E. *Gravidez na adolescência: estado nutricional referente ao ferro.* São Paulo, 1994. 87p. Tese (Doutorado em Saúde Pública) – Faculdade de Saúde Pública, Universidade de São Paulo, 1994.
56. Zavaleta N, Caudefield LE, Garcia T. Changes in iron status during pregnancy in peruvian women receiving prenatal iron and folic acid supplements with or without zinc. *American Journal of Clinical Nutrition* 2000;71:956-961.
57. Trumbo P, Yates AA, Schilcker S, Poos M. Dietary reference intakes: vitamin A, vitamin K, arsenic, boron, chromium, cooper, iodine, iron, manganese, molybdenum, nickel, silicon, vanadium, and zinc. *JADA* 2001;101:294-301.
58. Organização Mundial da Saúde. The pregnancy of anemia in women: a tabulation of avaliable information. Geneva: *WHO*, 1992.
59. Yip R. The challenge of controlling iron deficiency: sweet news from Guatemala. *Am J Clin Nutr* 1995;61:1164-1165.
60. Scholl TO, Johnson W. Folic acid: influence on the outcome of pregnancy. *Am J Clin Nutr* 2000;71(5):1295S-303S.
61. Organización Mundial De La Salud. *Necessidade de Vitamina A, Hierro, Folate y Vitamina B_{12}.* Geneva, 1987. p. 61-73.
62. Institute of Medicine. *Dietary Referency Intakes for Vitamin A, Vitamin K, Arsenic, Boron, Chromium, Copper, Iodine, Iron, Manganese, Molybdenum, Nickel, Silicon, Vanadium and Zinc.* Washington, DC: National Academy Press,2001.
63. Menard MK. Vitamin and mineral supplementation prior to and during pregnancy. *Obstet Gynecol Clin North* Am 1997;24:479-498.
64. Dadoorian D. *Pronta para voar: um novo olhar sobre a gravidez na adolescência.* Rio de Janeiro: Rocco, 2000. p. 27.

Parte

VI

Repercussões da Desnutrição Energético-Protéica

Capítulo

34

Desenvolvimento da Resposta Imune na Criança

Magda M. S. Carneiro-Sampaio

O conhecimento do processo de desenvolvimento dos vários elementos e mecanismos, que compõem a resposta imune, é essencial para a melhor compreensão das doenças infecciosas próprias da criança de baixa idade, da resposta aos diferentes tipos de vacinas e, principalmente, permite que se diferenciem com mais facilidade crianças portadoras de imunodeficiências de crianças imunocompetentes, mas que apresentam maior susceptibilidade a infecções.

Neste capítulo, optou-se por dar mais ênfase aos mecanismos efetores da proteção antiinfecciosa, ao passo que aos mecanismos regulatórios se dedicou menos espaço.

Na resistência antiinfecciosa do nosso organismo encontram-se envolvidos três grandes grupos de mecanismos:

1. Barreiras naturais: representadas pela integridade da pele e das mucosas, pelos movimentos próprios das mucosas (movimento mucociliar do trato respiratório, peristáltico do intestino, fluxos salivar, lacrimal, urinário, etc.), pela ação de enzimas presentes nas secreções externas, pelo papel da microbiota intestinal e de outros sistemas, entre outros mecanismos.
2. Imunidade inata ou natural, cuja crescente importância vem sendo reconhecida cada vez mais, representada pelos fagócitos polimorfo e mononucleares, proteínas do sistema complemento, células NK *(natural killer)*, entre outros elementos, todos preparados para conferir proteção antiinfecciosa imediata ao nosso organismo.
3. Imunidade adaptativa ou adquirida, representada pelos linfócitos T e B e seus produtos, que são as células que detêm os atributos da especificidade e da memória e que levam alguns dias para se formarem, em caso do primeiro contato com um determinado microrganismo.

Antes de começar a discutir os diferentes mecanismos antiinfecciosos, cabe lembrar que os órgãos linfóides, tanto o timo como alguns dos secundários, exibem uma curva de desenvolvimento muito peculiar, apresentando-se hipertrofiados durante os primeiros anos de vida. É comum que, na criança de baixa idade, vejam-se em radiografias e tomografias, timos de grandes dimensões. Da mesma forma, são freqüentes entre lactentes e pré-escolares, as hipertrofias das amígdalas palatinas e das adenóides, que chegam, em alguns casos, a causar obstrução nasal e distúrbios do sono.

Outro fenômeno muito característico da baixa idade é a linfocitose, observada já ao nascimento e que se acentua ao longo dos primeiros anos de vida, fenômeno este ainda não completamente compreendido no seu significado para a fisiologia do sistema imune. Por outro lado, não existem diferenças significativas entre as diversas faixas etárias no que refere aos valores porcentuais das três grandes populações de linfócitos: células T ($CD3^+$), células B ($CD19^+$, $CD20^+$ ou portadoras de imunoglobulinas de membrana) e células NK ($CD3^-CD16^+CD56^+$). Considerando, por sua vez, as subpopulações de linfócitos T, observam-se em parte significativa dos lactentes sadios valores percentuais elevados de linfócitos $CD4^+$ (auxiliadores) com relação aos de $CD8^+$ (citotóxicos), o que resulta em relações CD4/CD8 elevadas (freqüentemente superiores a 2, quando comparadas com os valores detectados em adultos).

Desta forma, a presença de órgãos linfóides de dimensões reduzidas ou indetectadas, da mesma maneira que linfocitopenias persistentes, devem constituir sinais de alerta para que se investigue a imunocompetência do paciente pediátrico.

RESISTÊNCIA ÀS BACTÉRIAS EXTRACELULARES

Considerando as bactérias extracelulares mais freqüentemente implicadas como agentes etiológicos de doenças nas crianças de baixa idade (enterobactérias, *Streptococcus pneumoniae,* outros estreptococos, *Haemophilus influenzae, Staphylococcus aureus, Mycoplasma pneumoniae*, entre outras), os principais elementos da imunidade inata e da adquirida responsáveis pela resistência a este grupo de patógenos são representados por neutrófilos, sistema complemento e anticorpos séricos e das secreções externas.

Começando pelo desenvolvimento dos anticorpos, sabe-se que a síntese de imunoglobulinas é reduzida durante a vida intra-uterina e limitada praticamente à classe IgM, que no sangue do cordão umbilical não ultrapassa os 10 a 15 mg% (5% a 10% dos níveis de adultos saudáveis). Concentrações de IgM superiores a 20 mg% no sangue do cordão umbilical são indicativas de infecção intra-uterina.

Por sua vez, a IgG atravessa a placenta a partir da 15ª semana de gestação, transferência esta que se intensifica no final do período gestacional, encontrando-se no sangue de cordão umbilical de recém-nascidos (RN) de termo concentrações de IgG em média 10% superiores às maternas. Assim, RN prematuros apresentam concentrações de IgG mais baixas e diretamente proporcionais à sua idade gestacional. Quando se analisa a passagem transplacentária das subclasses de IgG, constata-se que a IgG1 e a IgG3 atravessam bem a placenta, enquanto a IgG2 não chega a alcançar valores equivalentes aos maternos, mesmo em RN de termo. Certamente este comportamento distinto reflete diferenças na afinidade dos receptores FcRn das células trofoblásticas pelas diversas subclasses de IgG.

Vemos um exemplo da ampla passagem transplacentária do repertório de anticorpos IgG da mãe para o filho, através de uma reação de *immunoblotting* em que a preparação antigênica utilizada foi um extrato dos componentes protéicos da membrana externa da *Escherichia coli* enteropatogênica da cepa O111:H⁻.

No capítulo Investigação Laboratorial das PID, podem ser encontrados os valores séricos de classes de imunoglobulinas e de subclasses de IgG para crianças brasileiras saudáveis. Como se pode observar, os níveis de IgG encontram-se muito baixos entre os 3 e os 8 meses de vida, período chamado de hipogamaglobulinemia fisiológica da infância, que, até o momento, não foi associado à maior suscetibilidade a qualquer tipo de patologia infecciosa. Situação bem distinta é aquela apresentada por algumas crianças com infecções respiratórias repetidas e/ou graves que se mantêm com hipogamaglobulinemia até os 2 ou até os 3 anos de idade, o que constitui uma parte dos casos da chamada hipogamaglobulinemia transitória da infância, cuja etiopatogenia ainda não está completamente elucidada.

Um comentário especial precisa ser dedicado às concentrações muito baixas de IgA sérica que podem ser vistas em crianças saudáveis até os 3 e 4 anos de vida. Como esta é uma fase caracterizada pela maior freqüência de infecções virais do trato respiratório superior, não é infreqüente que se classifiquem às vezes por equívoco crianças com estas características como deficientes em IgA. Até o momento, tanto o diagnóstico da hipogamaglobulinemia transitória da infância como o de deficiência de IgA baseiam-se exclusivamente nos níveis séricos das imunoglobulinas e por isso mesmo, os casos em que persistem dúvidas devem ser acompanhados clinicamente e com dosagem de imunoglobulinas séricas a cada 6 meses. Nunca é demais lembrar que resfriados isolados, assim como infecções urinárias também isoladas, raramente constituem sinais de imunodeficiências primárias.

À semelhança da IgA sérica, cujos níveis equivalentes aos de adultos somente são alcançados no final da infância ou começo da adolescência, o desenvolvimento da IgG2 também é lento, tendo-se observado valores médios significativamente mais baixos que os de adultos até os 10 anos de vida, no estudo mencionado apresentado no capítulo Investigação Laboratorial das PID.

Quanto à resposta aos antígenos vacinais (que se pode inferir como equivalente aos antígenos de maneira geral), sabe-se que já no segundo mês de vida a criança é capaz de sintetizar bons níveis de IgM e de IgG para antígenos protéicos e daí vem o sucesso da clássica vacinação com os toxóides tetânico e diftérico. Por sua vez, a capacidade de responder aos antígenos polissacarídicos isolados (componente de cápsulas de bactérias como o *Streptococcus pneumoniae*, o *Haemophylus influenzae* b e outras), é adquirida muito mais tarde, geralmente no final do segundo ano de vida. O retardo da maturação plena da capacidade de sintetizar IgG2 e anticorpos IgG para antígenos polissacarídicos está associado à maior suscetibilidade aos pneumococos, característica das crianças de baixa idade.

Quanto ao desenvolvimento dos anticorpos das secreções externas, constituídos na sua maior parte por imunoglobulinas da classe IgA do tipo secretório (duas a três moléculas de IgA unidas pela cadeia J e acopladas ao componente secretor ou peça secretória, sintetizado pelas células epiteliais e não pelos plasmócitos), estes são indetectáveis no período perinatal, podendo aparecer em pequenas concentrações já no final do primeiro mês de vida na saliva e em outras secreções. Concentrações que alcançam valores de aproximadamente metade dos do adulto podem ser observadas no segundo semestre de vida e, valores equivalentes aos de adultos sadios foram demonstrados entre 3 e 4 anos de idade em crianças escandinavas.

Neste ponto não se pode deixar de chamar a atenção para a relevância da IgA secretória do leite humano, que suplementa a imunidade da mucosa digestiva e do trato respiratório superior do recém-nascido e do lactente, idealmente ao longo de todo o primeiro semestre de vida, período em que a imunidade das mucosas ainda é bastante imatura, pelo menos em termos de IgA, que tem sido o fator de proteção mais bem estudado. As mucosas constituem a principal área de contato do organismo com o meio externo, assim como as principais portas de entrada de agentes infecciosos.

Passando para a imunidade inata, as inúmeras proteínas que compõem o sistema complemento nas suas três vias de ativação (vias clássica, alternativa e das lectinas) participam de mecanismos antiinfecciosos importantes sobretudo na proteção contra patógenos extracelulares, tais como a opsonização de bactérias, a lise bacteriana, a atração de neutrófilos para o foco inflamatório (quimiotaxia), entre outros, e citando apenas mecanismos efetores propriamente ditos.

No sangue do cordão umbilical, os diversos componentes do sistema complemento encontram-se em concentrações que alcançam cerca de 50% das de adultos, sendo que todos os produtos componentes são sintetizados pelo próprio recém-nascido e não oriundos de passagem transplacentária. Chamam a atenção os valores muito baixos de C9, que constitui um componente essencial para a lise celular e que, em geral, não atingem 20% dos níveis de adultos. Desta forma, a atividade lítica do complemento, tanto a mediada pela via clássica como aquela derivada da via alternativa, é reduzida ao nascimento, mas cresce rapidamente alcançando valores de adultos em torno dos 6 meses de vida. Poucos dados se encontram disponíveis sobre a via das lectinas, mais recentemente identificada.

Certamente a baixa atividade deste sistema constitui um elemento importante para a maior vulnerabilidade dos recém-nascidos às infecções por algumas bactérias extracelulares, como por exemplo, as enterobactérias. Por outro lado, a autora deste texto tem-se questionado sobre a existência de alguma vantagem evolutiva da baixa atividade do complemento para o neonato, e levanta a hipótese de que os problemas relacionados com hemólise por isoimunização decorrente de passagem transplacentária de anticorpos reativos com grupos sanguíneos poderiam ser mais graves se o complemento fosse maduro já ao nascimento. Em outras palavras, aventa-se a hipótese de que a baixa atividade do sistema complemento poderia constituir uma proteção para o recém-nascido contra fenômenos hemolíticos desencadeados pela presença de anticorpos maternos.

Outra imaturidade certamente também associada à maior morbimortalidade neonatal por infecções bacterianas é representada por uma certa deficiência numérica e funcional dos fagócitos polimorfonucleares. Embora os valores absolutos de neutrófilos não sejam baixos com relação às crianças maiores e adultos, a imaturidade mais crítica do neonato parece ser sua limitação em produzir e liberar, a partir da medula óssea, grandes números de neutrófilos por ocasião de agravos infecciosos. Os dados disponíveis referentes às atividades quimiotática, fagocitária e microbicida, embora mostrem imaturidade, não indicam deficiências significativas no período neonatal. Quase todos os dados referentes às funções de neutrófilos restringem-se, por questões de ordem ética, a células do cordão umbilical. Da mesma forma que o sistema complemento, a imaturidade dos fagócitos polimorfonucleares parece limitar-se aos primeiros meses de vida, acreditando-se que já ao final do primeiro semestre de vida, o lactente tenha adquirido a plena maturidade desta linhagem de células fagocitárias.

RESISTÊNCIA AOS PATÓGENOS INTRACELULARES

No que se refere aos mecanismos de proteção antiinfecciosa, há que se fazer, neste item, uma distinção entre os patógenos que se localizam dentro das vesículas (lisossomas, lisofagossomas), sobretudo dos macrófagos, e aqueles que se replicam no citoplasma da célula hospedeira. No primeiro grupo, temos as chamadas bactérias intracelulares, cujos exemplos mais conhecidos são as micobactérias e as salmonelas; fungos *(Pneumocystis carinii)* e protozoários *(Toxoplasma gondii)* também se localizam dentro das vesículas celulares. Por sua vez, os vírus constituem o exemplo mais conhecido de patógenos que se multiplicam no citoplasma e aqui nos mais variados tipos celulares, dependendo do tropismo viral. Bactérias como as clamídias e a listéria também são patógenos intracitoplasmáticos.

Para os patógenos que se multiplicam dentro dos fagossomas dos macrófagos, o principal mecanismo de resistência é exatamente a ativação dos macrófagos pelos linfócitos T auxiliadores do tipo 1 (*helper* 1 – Th1), sendo que o interferon gama tem sido identificado como a citocina mais relevante neste processo de ativação. Uma vez ativados, os macrófagos tornam-se mais intensamente microbicidas, o que os torna mais aptos a destruir os microrganismos fagocitados. Está demonstrado que no período neonatal e nos primeiros meses de vida, a secreção do interferon gama é mais baixa que na criança maior e no adulto. É ainda pouco compreendido como a imaturidade da ativação dos macrófagos decorrente da menor atividade do interferon gama poderia interferir na resposta imune neonatal.

A resistência do organismo aos vírus é representada por vários mecanismos inespecíficos e específicos, destacando-se os interferons alfa e beta (também chamados interferons não-imunes), as células NK, os linfócitos T citotóxicos ($CD8^+$) e os anticorpos séricos e secretórios, quando presentes em decorrência de contatos anteriores com o mesmo ou com outros vírus que apresentem antígenos semelhantes.

As células NK são hoje bem caracterizadas como linfócitos (identificadas habitualmente em laboratórios clínicos como células $CD3^-CD16^+CD56^+$), que, em geral, apresentam granulações e são muitas vezes classificadas como *large granular lymphocytes*, constituindo de 5% a 10% do total dos linfócitos do sangue periférico. As células NK são capazes de destruir células autólogas que não expressam HLA classe I (ou MHC classe I) e com isso desempenham importante papel na proteção contra alguns vírus, como o *Herpes simplex* (que inibem a expressão do HLA classe I pelas células infectadas) e também na eliminação de células neoplásicas.

No sangue de cordão umbilical, cerca de metade das células NK são $CD56^-$ e estas apresentam *in vitro* uma atividade citotóxica reduzida para várias células-alvo, inclusive infectadas com vírus.

Da mesma forma que as células NK, os linfócitos T citotóxicos, caracterizados em laboratórios clínicos pela expressão do marcador CD8, destroem (por lise ou indução de apoptose) células do próprio organismo utilizando perforina, granzimas e o Fas ligante. Por outro lado, diferentemente dos linfócitos NK, os T citotóxicos reconhecem peptídios virais ligados ao MHC classe I, tratando-se, portanto, de um reconhecimento específico. Desta maneira, exercem uma ação antiviral de crucial importância. As várias funções efetoras dos linfócitos T apresentam certa imaturidade ao nascimento, o que tem sido relacionado à maior gravidade de algumas infecções virais nos primeiros meses de vida, porém acredita-se que até o final do primeiro ano de vida, uma maturidade plena tenha sido alcançada.

Resumindo, os diferentes mecanismos de proteção antiinfecciosa amadurecem em tempos diferentes durante a infância. Há evidências claras de um amadurecimento mais precoce de mecanismos ligados à imunidade inata, tais como as funções ligadas aos fagócitos polimorfonucleares e o sistema complemento, que já se encontram plenamente maduros no segundo semestre de vida. Os mecanismos mediados por linfócitos T já devem estar plenamente amadurecidos durante o segundo ano de vida, enquanto alguns aspectos de imunidade mediada por anticorpos amadurecem mais precocemente, como por exemplo, a capacidade de produzir anticorpos para antígenos protéicos, enquanto outros têm uma maturação mais tardia, como, por exemplo, a capacidade de sintetizar anticorpos dirigidos a antígenos polissacarídicos. Chama a atenção em particular que os níveis séricos equivalentes a adultos de IgG2 e de IgA somente são alcançados ao final da infância ou início da adolescência em parte significativa das crianças.

Capítulo

35

Repercussões Infecciosas

Fernanda Luisa Ceragioli Oliveira
Calil Kairalla Farhat

INTRODUÇÃO

A interação entre desnutrição e infecção é reconhecida desde longa data com base em observações clínicas e dados epidemiológicos e processa-se de forma inexorável, levando a um resultado final que não representa apenas a somatória de cada uma delas, mas sim a potencialização de cada efeito isoladamente e adicionados entre si. A desnutrição, comprometendo as defesas imunológicas do hospedeiro (criança), facilita a instalação de processos infecciosos. Por outro lado, infecções reiteradas comprometem o estado nutricional da criança.[13,21,36,46] Portanto, reciprocamente, uma favorece a instalação da outra, em círculo vicioso dramático que atinge grande contingente de crianças em diversas partes do mundo, particularmente nos países em desenvolvimento.

A interação do binômio desnutrição-infecção resulta em significativo aumento na mortalidade infantil. São relatadas aproximadamente 40.000 mortes de crianças no mundo, diariamente, por desnutrição e doenças comuns, sendo este número inigualável por qualquer guerra ou catástrofe natural.[52] Segundo dados da UNICEF (2003), a mortalidade infantil ocorre em 41% na região abaixo do Saara, na África, em 34% no sul da Ásia.[53] Metade das mortes das crianças menores de 5 anos ocorre em apenas seis países e 90% em 42 países.[53] Locais com falta de segurança e de higiene ambiental reúnem fatores de risco para mortalidade infantil. Ingestão de água insalubre, indisponibilidade de água para higiene e condições sanitárias precárias contribuem para 1 a 5 milhões de morte infantil, sendo que 88% causadas por diarréia.[8] Das 14 milhões de crianças menores de 5 anos que morrem anualmente, a maioria o faz por infecção.[26] A associação entre desnutrição e mortalidade infantil parece ser diferente dependendo do tipo de processo infeccioso envolvido, sendo que a diarréia e a infecção respiratória potencializam o risco de mortalidade.[44] Lactentes de 0 a 5 meses que não receberam aleitamento materno possuem risco de sete e cinco vezes maiores de morrerem por diarréia e pneumonia, respectivamente, comparados com os que foram submetidos ao aleitamento exclusivo.[8] A ausência de aleitamento materno exclusivo aumentaria o risco de mortalidade infantil por diarréia e pneumonia em duas vezes.[8]

Em 1970 morriam, anualmente, mais de 17 milhões de crianças menores de 5 anos de idade em todo o mundo; este número vem caindo, de maneira não-uniforme, para 14 milhões na década de 1980 e para pouco mais de 10 milhões nos primeiros anos do século XXI.[26,29]

Das 14 milhões de crianças menores de 5 anos que morriam anualmente na década de 1980, a maioria morria por infecção.[26] Diarréias agudas e crônicas foram as causas mais comuns de óbito (aproximadamente 4 milhões), seguindo-se as infecções respiratórias (2,9 milhões). Sarampo, malária e tétano também contribuem com percentual significativo para este elevado número de mortes de crianças anualmente.[26]

Atualmente quase que todas as mortes de crianças ocorrem nos países em desenvolvimento, sendo que metade dos óbitos referidos acontece na África.[29] Do total de 10.263.000 óbitos, 42,5%, no mínimo, foram devidos a infecções[29] – respiratórias, malária, sarampo, HIV/AIDS, pertussis, tétano, sem contar as doenças diarréicas (Quadro 35-1).

A perda biológica e psicossocial representada pelo excessivo número de mortes potencialmente evitáveis na infância é inaceitável. Estratégias urgentes e eficazes precisam ser adotadas pelos países em desenvolvimento para conter os danos produzidos pelo binômio desnutrição-infecção. Nos estudos clássicos de INCAP, observou-se diminuição da retenção nitrogenada de 21% a 45% em uma a duas semanas, em vigência de um processo agudo infeccioso.[49] O crescimento das crianças submetidas a vários agravos dependerá da qualidade da dieta e intervalos entre os processos infecciosos. Qualquer

Quadro 35-1. Principais causas de óbito em crianças de países em desenvolvimento (2002)

Causa	*Número (000)*	*% do Total de óbitos*
Condições perinatais	2.375	23,1
Infecções respiratórias baixas	1.856	18,1
Doenças diarréicas	1.566	15,2
Malária	1.098	10,7
Sarampo	551	5,4
Anomalias congênitas	386	3,8
HIV/AIDS	370	3,6
Pertussis	301	2,9
Tétano	185	1,8
Desnutrição protéico-energética	138	1,3
Outras causas	1.437	14,0
Total	10.263	100

Fonte: http://www.who.int/whr/2003/chapter1/en/index2.html Pesquisa do dia 17/08/2005.[29]

infecção, mesmo desencadeada por imunização com vírus atenuado, pode acarretar balanço nitrogenado negativo, independentemente da sintomatologia e aparecimento de febre.[48] As infecções agudas podem causar diminuição do apetite, acarretando menor ingestão de alimentos, além da perda de nitrogênio e outros nutrientes pela urina.[48] As infecções com acometimento do trato gastrointestinal podem modificar a digestão e absorção de nutrientes. A febre acarreta aumento do metabolismo, além de aumentar a necessidade de macro e micronutrientes.[43]

Dentre as medidas propostas para reduzir a mortalidade infantil nos países em desenvolvimento, destacam-se a melhora das condições socioeconômica e cultural da população e a implantação de diretrizes de saúde voltadas à assistência materno-infantil. Estas diretrizes devem incluir o emprego rotineiro de imunizações contra as doenças infecciosas mais freqüentes na infância, o controle da doença diarréica e das infecções respiratórias, adequada assistência pré-natal e incentivo ao aleitamento materno.[34,37,52] Além disso, devem ser assegurados à gestante e à criança os nutrientes necessários ao crescimento e desenvolvimento infantil. Países da América que se voltaram para estas metas, mesmo sem experimentar um considerável incremento no seu desenvolvimento econômico, obtiveram importante redução na sua mortalidade infantil nos últimos anos (p. ex.: Costa Rica, Panamá, Chile, Cuba, Venezuela).[34] Comprova-se, então, a necessidade do combate simultâneo à desnutrição e à infecção para garantir o direito a vida às crianças dos países em desenvolvimento.

RESPOSTA METABÓLICA DO HOSPEDEIRO À INFECÇÃO

O hospedeiro normalmente se protege contra microrganismos invasores (bactérias, vírus, fungos, protozoários) acionando um amplo espectro de defesas inespecíficas e específicas. A resposta do hospedeiro à infecção tem início com a ativação de macrófagos e monócitos e conseqüente liberação de substâncias endógenas, atualmente denominadas citocinas. A liberação das citocinas é induzida principalmente por produtos tóxicos bacterianos (endotoxina e produtos da parede celular, como ácido teicóico e peptidoglican). A partir da liberação destas substâncias, ocorre ativação do sistema neuroendócrino, com aumento da secreção de diversos hormônios, cuja atuação conjunta com as citocinas em diferentes órgãos induz a uma série de alterações metabólicas que acompanham a fase aguda da doença.[7,24] A resposta metabólica induzida pela liberação de citocinas não é exclusiva da infecção, ocorrendo também em outras situações associadas à reação inflamatória.[55]

A resposta metabólica observada no hospedeiro durante a infecção em geral independe da sua etiologia. No entanto, a intensidade desta resposta relaciona-se com a virulência do agente infeccioso e o estado de imunocompetência do hospedeiro, condição esta que pode estar relacionada com idade, estado nutricional, fatores genéticos e a presença eventual de outras doenças associadas. A nutrição influencia o sistema imunológico assim como o sistema imunológico comprometido influi na ingestão de alimentos e por conseqüência no estado nutricional. Os parâmetros utilizados para aferir o sistema imune são: número e migração de leucócitos, balanço oxidativo, atividades enzimáticas, formação de complemento, produção de anticorpos e liberação de interleucinas.[22] Dependendo da gravidade da infecção e da resposta imune do hospedeiro, as alterações metabólicas decorrentes podem predispor à desnutrição aguda, à síndrome de disfunção de múltiplos órgãos e ao óbito.[12,38]

O número total de alterações metabólicas que ocorrem durante os processos infecciosos é grande. Por conseguinte, para melhor compreensão, agruparemos as respostas em diversas categorias, que incluirão as alterações no metabolismo de proteínas, carboidratos, lipídios, oligoelementos, vitaminas, alterações hidroeletrolíticas, ácido-básicas e hormonais. Como estas respostas são desencadeadas pela ação de citocinas, que parecem orquestrar e coordenar a ativação do sistema de defesa do hospedeiro, revisar-se-á inicialmente a sua participação nas infecções.

Citocinas

Citocinas são proteínas de baixo peso molecular (8.000-30.000), produzidas por uma variedade de células do sistema imune, mais especificamente macrófagos, monócitos e linfócitos, em resposta a um estímulo inflamatório (infecção, trauma etc.).[17,24,55] As citocinas são divididas em várias classes que incluem as interleucinas; fator de necrose tumoral (FNT-α ou caquexina e FNT-β ou linfotoxina); interferon (α, β, δ); fatores estimuladores de colônias; fatores quimiotáticos e citocinas endoteliais.[10] Deste grupo, as citocinas mais envolvidas na resposta metabólica sistêmica à infecção são a interleucina-1 (outrora denominada pirogênio endógeno, mediador leucocitário endógeno), a interleucina 6 e o fator de necrose tumoral (FNT).

A interleucina-1 (IL-1) e o FNT apresentam efeitos biológicos similares e atuam sinergicamente na resposta à infecção.[16] Ambos agem ao nível de diferentes órgãos e sistemas: sistema nervoso central (febre, anorexia, aumento da secreção de ACTH); sistema hematológico (quimiotaxia, secreção de metabólitos do ácido araquidônico, estimulação de PMNs, leucocitose); sistema cardiovascular (alterações da permeabilidade endotelial, vasodilatação local, aumento da atividade pró-coagulante, taquicardia, diminuição da resistência vascular sistêmica, hipotensão); fígado (diminuição da síntese de albumina, aumento da síntese de proteínas da fase aguda, elevação de triglicerídios, seqüestro de ferro e zinco). A IL-1 isoladamente (FNT não tem esta ação) também estimula a produção de linfócitos T e B.[61] Os principais efeitos da liberação de IL-1 e FNT estão sintetizados na Figura 35-1.

A elevação dos níveis de IL-1 e FNT no soro e no líquido cefalorraquidiano tem sido associada com piora do prognóstico de doenças como sepse[14] e meningites bacterianas.[4,40]

ALTERAÇÕES METABÓLICAS

Metabolismo de proteínas e aminoácidos

O processo infeccioso determina interrupção na produção de algumas proteínas, lentificação da produção de outras e transformação de proteínas lábeis em aminoácidos livres.[9] Este grupo de aminoácidos (particularmente alanina e glutamina) origina-se de proteólise que ocorre no nível de musculatura esquelética induzida por IL-1 e FNT. Uma vez liberados, estes aminoácidos entram na circulação e são utilizados pelo fígado como fonte energética (gliconeogênese) e na síntese de proteínas da fase aguda da infecção (haptoglobina, ceruloplasmina, α_1-antitripsina, α_1-ácido globulina, fibrinogênio, C_3 e proteína C reativa).[6,7,9,12,38,47] Na síntese destas proteínas há participação de outra interleucina, a IL-6.

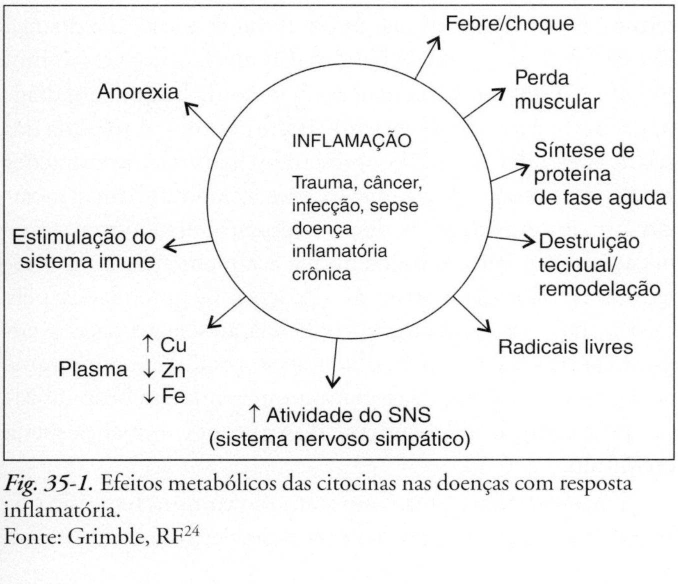

Fig. 35-1. Efeitos metabólicos das citocinas nas doenças com resposta inflamatória.
Fonte: Grimble, RF[24]

Na fase aguda da infecção observam-se mudanças no perfil plasmático de aminoácidos e proteínas. Aminoácidos de cadeia ramificada (valina, leucina e isoleucina) são utilizados pela musculatura esquelética como substrato energético, determinando redução nos seus níveis plasmáticos.[7,38] Os níveis séricos de albumina diminuem em função da redução na sua síntese, aumento de sua degradação e redistribuição para espaços extravasculares.[7]

A maior utilização de aminoácidos no fígado para produção de glicose gera maior quantidade de nitrogênio livre que é eliminado na urina sob a forma de uréia. À perda urinária de nitrogênio podem associar-se perdas por suor, vômitos, diarréia, exsudatos e outras secreções. A associação de ingestão diminuída com perdas aumentadas determina um balanço nitrogenado negativo que permanece até o período de convalescença. Nessa etapa, as proteínas são ressintetizadas e depositadas. A depleção nutricional e a ausência de uma adequada dieta protéica tornam o paciente convalescente muito suscetível a novas infecções até que os depósitos protéicos sejam repostos.

Metabolismo dos carboidratos

A hiperglicemia é uma característica da resposta metabólica do hospedeiro na fase inicial das doenças infecciosas. O aumento da produção de glicose, secundário a um maior requerimento energético durante a infecção, deriva da neoglicogênese hepática que ocorre basicamente às custas de aminoácidos (principalmente alanina) e do lactato reciclado.[6,7,9,12,32,38] A habilidade do organismo em manter uma produção acelerada de glicose é limitada. A hipoglicemia pode então emergir como um problema clínico importante, resultado da disponibilidade diminuída de substratos adequados e/ou da falha da máquina metabólica utilizada na produção de glicose hepática. Esta última situação relaciona-se com as infecções que lesam os hepatócitos (p. ex.: formas graves de hepatite viral, febre amarela).

O recém-nascido apresenta quantidades mínimas de proteína na musculatura esquelética. Desde que o músculo contém a principal reserva de nitrogênio lábil para o fornecimento de aminoácidos que podem ser convertidos em glicose, o neonato não consegue sustentar uma neoglicogênese de longa duração. Justifica-se, desta forma, a maior predisposição do recém-nascido à hipoglicemia durante os processos sépticos. O mesmo raciocínio pode ser aplicado à criança com desnutrição severa que apresenta escassa massa muscular.

Horas após o início de uma infecção febril pode-se detectar alteração na tolerância à glicose. Os valores basais de glicose sanguínea podem estar elevados e a utilização de glicose pelas células, diminuída. Sob estas condições, as ilhotas pancreáticas produzem insulina em excesso, não sendo esta capaz de aumentar a utilização de glicose, lembrando os padrões observados na resistência periférica à insulina.[7,32]

Metabolismo dos lipídios

Numerosas alterações no metabolismo lipídico têm sido documentadas durante infecção; no entanto, estas alterações ainda são pouco compreendidas.[32] Ao contrário do metabolismo de proteínas e carboidratos, as alterações no metabolismo lipídico são menos uniformes e diversos estudos mostram uma extrema variabilidade de resultados.

O agente causal da infecção parece ser fundamental na determinação da resposta metabólica dos lipídios. Nas infecções por vírus e bactérias Gram-positivas, observa-se uma tendência à diminuição transitória dos lipídios plasmáticos. Nas infecções por bactérias Gram-negativas, observam-se aumento nas taxas de triglicerídios séricos como conseqüência de reduzido clareamento (diminuição da atividade da lipase hipoprotéica tecidual) e aumento da produção hepática. Estas alterações são produzidas pelo FNT em resposta à liberação de endotoxina pelas bactérias Gram-negativas.[7]

A cetogênese parece bloqueada durante infecções, em conseqüência das altas taxas de insulina circulante. Catecolaminas, hormônio do crescimento e glucagon aumentam a mobilização de ácidos graxos do tecido adiposo para o fígado, com objetivo de aumentar a produção energética.

Revisão de trabalhos a respeito de desnutrição e perfil de ácidos graxos dos fosfolipídios plasmáticos conclui que as alterações do metabolismo lipídico na DEP não são conseqüência direta da deficiência de ácidos graxos essenciais, mas ação direta e indireta da diminuição dos ácidos graxos poliinsaturados de cadeia longa (LCPUFA).[22] O conteúdo de fosfolipídios plasmáticos apresenta valores menores de ácidos graxos araquidônico (AA) e de docoexanóico (DHA) quando comparados às crianças eutróficas.[22] Vários fatores acarretam a dificuldade de transformação de ácido graxo essencial em LCPUFA como a necessidade de síntese por meio de enzimas limitantes, por exemplo, a enzima γ6-dessaturase; a necessidade de produção de energia, por meio da beta-oxidação das mitocôndrias; e o aumento da peroxidação lipídica, por ação de radicais livres nas membranas celulares. A síntese de LCPUFA n-3 e n-6 está associada à resposta pró e antiinflamatória, com conseqüência direta na qualidade da produção de eicosanóides e leucotrienos.

Metabolismo das vitaminas

Apesar de poucos dados de literatura concernentes a alterações no metabolismo das vitaminas durante infecção, admite-se que a utilização e o metabolismo das mesmas são acelerados nesta situação. São relatados casos de escorbuto, beribéri, pelagra e manifestações clínicas de deficiência de vitamina A, seguindo-se episódios infecciosos. Estas alterações podem ser explicadas por maior utilização de vitaminas nas vias metabólicas, ativadas durante a infecção, por maior perda na urina e por déficit de absorção intestinal nas infecções entéricas.[7,47]

As deficiências vitamínicas alteram as respostas imunes natural e adquirida; as deficiências de vitamina A, B_6, biotina, tiamina e riboflavina estão associadas à redução do timo e redução de linfócitos.[25,27,60] A diminuição dos linfócitos também ocorre nas deficiências de vitamina E, B_{12} e biotina.[5,25,60]

A deficiência de vitamina A acarreta modificação na integridade epitelial e no sistema imunológico, aumentando a prevalência e a gravidade de infecções na infância. A criança desnutrida apresenta deficiência de vários nutrientes, inclusive vitamina A.[54]

Vários estudos associam sarampo com déficit de vitamina A, revelando maior morbidade e mortalidade pela doença associada a baixos níveis de retinol sérico (< 0,7 mmol/l).[30,59] Estes baixos níveis têm sido atribuídos à exaustão dos estoques hepáticos, ou, mesmo quando adequados estoques hepáticos estão presentes, parece haver dificuldade na sua mobilização para atender a demanda aumentada nas infecções.[30]

A suplementação terapêutica com vitamina A tem resultado em redução da morbimortalidade pelo sarampo nos países em desenvolvimento, particularmente em países africanos. A Organização Mundial de Saúde (OMS) preconiza a suplementação rotineira de vitamina A para todas as crianças com sarampo em países onde a deficiência de vitamina A é reconhecidamente um problema e em países onde a taxa de mortalidade por sarampo é superior a 1%. A dose preconizada é de 100.000 UI para crianças menores de 12 meses e de 200.000 UI para aquelas com idade superior a 12 meses. A vitamina A deve ser administrada por via oral no momento do diagnóstico e, novamente, 1 a 4 semanas mais tarde, se sintomas oculares secundários a déficit de vitamina A estiverem presentes.[59]

Butler *et al.*[11] estudaram a relação entre níveis séricos de retinol e gravidade do sarampo durante surto da doença (1989-1990) nos Estados Unidos. Os níveis séricos de retinol foram medidos em 114 crianças menores de 5 anos com diagnóstico comprovado de sarampo neste período. A maioria das crianças estudadas (72%) apresentava baixas concentrações séricas de retinol (< 0,7 mmol/l), que foram também associadas à maior gravidade da doença (pneumonia e outras complicações). Os autores sugerem que a suplementação com vitamina A não seja restrita às situações recomendadas pela OMS, mas que também seja aplicada àquelas situações em que haja risco de maior morbidade e mortalidade por sarampo, como, por exemplo, às crianças que requerem hospitalização pela doença, independente do país onde a doença esteja incidindo.

O efeito da vitamina C no resfriado comum tem sido objeto de vários estudos. A maioria destes estudos não mostra considerável redução na incidência de resfriado comum com a suplementação de vitamina C. No entanto, tem-se observado redução na duração da infecção, bem como diminuição na intensidade de seus sintomas. Do ponto de vista bioquímico, os benefícios com a utilização de vitamina C podem ser explicados com base nas suas propriedades antioxidantes. Nas infecções, os leucócitos ativados liberam compostos, oxidantes lesivos às células. Ao reagir com estes compostos, a vitamina C pode diminuir os efeitos inflamatórios dos mesmos. A dose ideal da vitamina a ser empregada no resfriado comum não tem sido definida nos diversos estudos sobre o assunto. Sabe-se, no entanto, que a oferta derivada de uma dieta normal ou balanceada pode ser insuficiente para as diversas funções celulares.[28]

Metabolismo dos oligoelementos

Durante os processos infecciosos ocorrem alterações nos níveis séricos dos oligoelementos, sendo as mais conhecidas e estudadas as alterações de ferro, zinco e cobre (Quadro 35-2).[22]

A deficiência de oligoelementos (cobre, zinco, selênio) acarreta modificação no sistema enzimático das metaloenzimas (cobre e zinco superóxido dismutase – SOD e selênio-glutationa peroxidase) que são parte integrante dos antioxidantes endógenos.[51] As vitaminas A, E e C possuem fundamental ação como antioxidantes exógenos. O zinco interfere no metabolismo da vitamina A, tanto na absorção, como no transporte e na sua utilização. O zinco tem papel essencial no desenvolvimento e na expressão da função das células B e T.

Estudo, envolvendo crianças desnutridas graves,[51] evidenciou que o nível sérico de zinco foi menor nas crianças com kwashiorkor quando comparado às marasmáticas. A deficiência de zinco deve-se a baixa ingestão, pouca biodisponibilidade, má absorção e aumento das perdas intestinais por processo diarréico. Nas crianças desnutridas, os valores séricos de cobre também estavam alterados, devido à baixa ingestão deste micronutriente.

Quadro 35-2. Oligoelementos e sistema imune

Oligoelementos	*Resultados*
Cobre	Redução na produção de anticorpos
	Altera atividade fagocitária
	Produção IL-2
	Proliferação de célula T
	Deficiência diminui a proliferação de célula T
	Deficiência aumenta o número das células B
	Envolve a função complementar e a integridade de membrana
	Cu-Zn SOD, estrutura de imunoglobulinas
Ferro	Deficiência diminui a atividade citotóxica de fagócito
	Nível plasmático baixo inibe proliferação de Th1
	Nível plasmático alto interferon atividade do IFN-γ
	Formação de radicais de oxigênio
	Componente da metaloenzima
Zinco	Desenvolvimento do timo, função de célula T
	Componente de várias enzimas associadas ao crescimento e desenvolvimento
Selênio	Redução da produção de anticorpos, síntese de citocinas, citotoxicidade mediada por células, proliferação linfocitária
	Componente de enzimas antioxidantes

Fonte: Gershwin *et al.*[22] JID 2000;182(Suppl 1):S108-14.

Ferro

Em todas as infecções (exceto nas hepatites), há uma queda significativa nos níveis plasmáticos de ferro. A hipoferremia na infecção deve-se a diversos fatores:[56,57]

1. Redistribuição do ferro corpóreo total, ou seja, o ferro é seqüestrado em hepatócitos e células do sistema reticuloendotelial (SRE) sob a forma de ferritina e hemossiderina, sendo este seqüestro mediado pela ação de IL-1 e FNT. Admite-se que o seqüestro de ferro para as células do SRE seja um mecanismo de defesa do hospedeiro contra a replicação dos agentes infecciosos que o utilizam como substrato para o seu crescimento.
2. Redução da absorção intestinal de ferro.
3. Presença de febre, que se admite inibir a síntese microbiana de sideróforos e outros metabólitos sintetizados pelas bactérias com objetivo de assimilar ferro.
4. Aumento na concentração sérica de transferrina insaturada, que passa então a competir com os sideróforos pela aquisição de ferro. As alterações no metabolismo do ferro justificam a presença da chamada "anemia da infecção", em que não há indicação para a administração exógena de ferro.

Zinco

Da mesma forma que o ferro, o zinco é seqüestrado do plasma pelos hepatócitos, com conseqüente redução dos seus níveis séricos. O aumento do fluxo plasmático do zinco para o fígado parece mediado pela IL-1 e a razão deste seqüestro não é conhecida com relação às defesas do hospedeiro. Nos hepatócitos, o zinco permanece ligado às metalotioneínas, cuja síntese hepática se encontra acelerada na fase aguda da infecção.[7]

Em estudo randomizado, controlado, duplo cego, envolvendo 300 crianças desnutridas de 6 a 60 meses, a suplementação de 10 mg de sulfato de zinco reduziu significantemente a doença diarréica, a morbidade de doença respiratória, episódios de anemia, infecções dermatológicas, picos febris e vômitos.[35]

A suplementação de zinco diretamente induz a produção de citocinas, principalmente IL-1, IL-6 e TNF-α em células mononucleares no sangue.[19]

Cobre

Concentrações plasmáticas de cobre aumentam em, virtualmente, todas as infecções. Este aumento parece acompanhar o aumento da síntese hepática de ceruloplasmina, uma proteína que liga o cobre no plasma. O aumento plasmático de cobre tende a persistir por mais tempo do que as alterações do zinco e ferro, aparentemente, como resultado da meia-vida plasmática prolongada da ceruloplasmina.[7]

Alterações hidroeletrolíticas e do equilíbrio ácido-básico

As alterações do equilíbrio hidroeletrolítico e ácido-básico observadas em infecções agudas constituem grande parte das emergências médicas na infância. Estas alterações são bastante variáveis, de acordo com a natureza e gravidade da infecção. Com relação à água e volemia, as infecções podem se acompanhar de quadros de desidratação de intensidade variável, podendo chegar ao choque hipovolêmico. Menos freqüentemente, observam-se casos de hiperidratação, em geral associados à secreção inapropriada de hormônio antidiurético (ADH).

Com relação às alterações no equilíbrio ácido-básico, a alcalose respiratória é o distúrbio mais freqüente e precocemente observado nos processos infecciosos. O início da febre é geralmente acompanhado de taquipnéia e conseqüente redução nos níveis plasmáticos de dióxido de carbono (CO_2). A Figura 35-2 representa as principais alterações no equilíbrio ácido-básico, determinadas por diferentes infecções.[7]

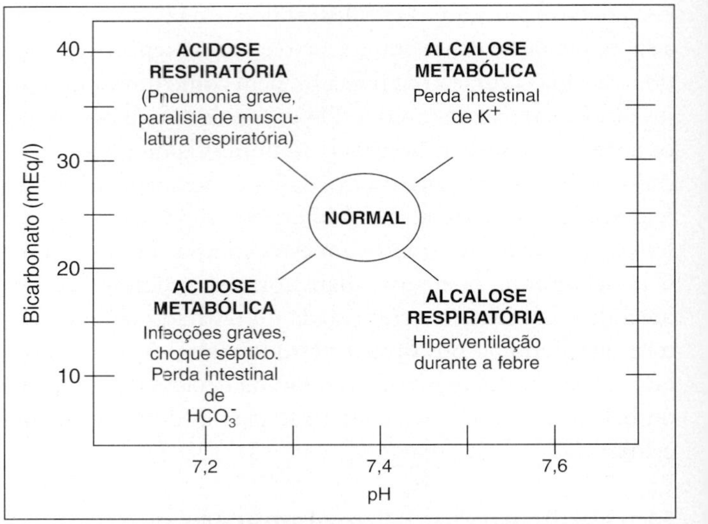

Fig. 35-2. Representação esquemática de vários tipos de distúrbios ácido-básicos que podem ser causados por doenças infecciosas.

Alterações hormonais

As respostas endócrinas à infecção incluem a participação de hipófise, adrenais, tireóide e pâncreas. Além da participação na resposta fisiológica sistêmica à infecção, as funções endócrinas podem também ser comprometidas por processos que resultam em direta destruição ou disfunção de células produtoras de hormônios (p. ex.: necrose hemorrágica das supra-renais na meningococcemia).

A hipófise aumenta a secreção de hormônios como ACTH, estimulada pela interleucina-1. A secreção aumentada de ACTH determina aumento na secreção adrenal de glicose mineralocorticóides. A secreção hipofisária do hormônio do crescimento (GH) também está elevada, participando este hormônio do estímulo hepático à neoglicogênese. O hormônio tireoestimulante (TSH) não responde com secreção aumentada na fase aguda das infecções. No entanto, a sua produção eleva-se no período de convalescença da doença.[7]

O aumento da secreção de cortisol pelas glândulas supra-renais está implicado no aumento da produção hepática de glicose e na síntese protéica. O aumento dos níveis séricos de cortisol é de curta duração na maioria das infecções, e o retorno a níveis normais pode ocorrer abruptamente com o início do declínio da febre. A aldosterona é também secretada em excesso na fase aguda da maioria das infecções, e seu retorno a níveis plasmáticos normais é mais gradual que o do cortisol, só ocorrendo quando termina a resposta febril. O aumento da secreção de aldosterona é responsável pela retenção de sódio e água que acompanha o período febril.[6,7]

A atividade funcional da glândula tireóide está diminuída durante a fase aguda das infecções, e esta lenta resposta é atribuída à insuficiente secreção hipofisária de TSH. Somente após vários dias de progressão da doença, a secreção de hormônios tireoidianos eleva-se, persistindo até o período de convalescença.[7]

A secreção de insulina e glucagon pelas células pancreáticas, hormônios com efeitos antagônicos, encontra-se simultaneamente elevada, constituindo-se num fenômeno típico da infecção. A concentração de glucagon, no entanto, excede a de insulina durante o período febril da infecção. O glucagon, juntamente com catecolaminas, cortisol e hormônio do crescimento, induz a maior produção hepática de glicose para suprir o elevado requerimento energético da fase aguda das infecções. O aumento da secreção de insulina é conseqüência da elevada produção de glicose. As elevadas taxas sanguíneas de insulina impedem a utilização de gordura como fonte energética, através da inibição da cetogênese e da liberação de ácidos graxos livres dos depósitos de gordura. O aumento simultâneo da secreção de insulina e glucagon resulta da estimulação direta das células pancreáticas pela interleucina-1.[6,7]

RAZÕES PELAS QUAIS A DESNUTRIÇÃO PREDISPÕE À INFECÇÃO

Deficiência de nutrientes

A maior utilização dos diversos nutrientes na resposta metabólica do hospedeiro à infecção está bem documentada em vários estudos clínicos e experimentais. Num hospedeiro normal esta resposta é contrabalançada por estímulo ao anabolismo protéico, já que proteínas e aminoácidos, dependendo da gravidade da infecção, são extremamente consumidos. Nas crianças com desnutrição protéico-energética (DPE) observam-se graus variáveis de alterações no metabolismo protéico, que incluem a diminuição dos níveis séricos de albumina e aminoácidos essenciais, aminoacidúria generalizada e redução da atividade de muitas enzimas.[21] Portanto, a criança com DPE apresenta capacidade diminuída de repor seus estoques protéicos consumidos durante a infecção, sendo esta capacidade, mormente, reduzida nas crianças com kwashiorkor. A ausência de reposição protéica adequada traz como conseqüência redução da atividade de diversas enzimas que auxiliam o hospedeiro na manutenção da resistência às infecções. Tornando-se suscetível à infecção, a criança com DPE sofre progressiva redução das suas já depletadas reservas protéicas (sinergismo desnutrição-infecção).

Uma série de estudos nos últimos anos tem procurado demonstrar a influência de micronutrientes (ferro, zinco, cobre, selênio, manganês) e vitaminas (A, E, C, B_6, B_{12}, ácido fólico e betacaroteno) na função imune.[31] Estes estudos têm esbarrado em algumas dificuldades, uma vez que a deficiência isolada de um destes nutrientes é incomum na população humana, ocorrendo freqüentemente associada à desnutrição protéico-energética e/ou de forma combinada com outros micronutrientes. A maioria destes estudos tem sido realizada com animais de experimentação, não sendo sempre possível extrapolar os resultados para seres humanos.

A deficiência de ferro é a deficiência nutricional de maior prevalência no mundo, sendo encontrada em um a dois terços da população da maioria dos países em desenvolvimento.[46] Nos Estados Unidos é também considerada como a deficiência nutricional mais freqüente.[26] Experimentalmente, tem-se demonstrado que a deficiência de ferro diminui a atividade dos fagócitos, reduz a resposta imune celular e a síntese de complemento.[12] Em seres humanos é reconhecida a participação do ferro em diversas reações enzimáticas que podem estar prejudicadas nas situações de deficiência do íon.

O ferro presente em excesso no plasma durante infecção é prejudicial ao hospedeiro (substrato para bactérias),[56] no entanto, o ferro intracelular, particularmente aquele armazenado em tecidos selecionados (SRE, monócitos), parece ser benéfico. Ainda não há dados suficientes na literatura para avaliar a contribuição relativa da suplementação com ferro na redução da morbidade e mortalidade infantil. No entanto, um antigo conceito de que a deficiência de ferro poderia proteger os seres humanos contra infecções não é atualmente aceito. Da mesma forma, não existe qualquer evidência demonstrando que a suplementação com ferro possa predispor a criança às infecções.[21]

Sabe-se que o ferro consiste em potente agente metal oxidante, não devendo ser administrado sob a forma de suplemento em vigência de infecção, principalmente em crianças desnutridas. Assim, a correção da anemia deve ser feita após o controle do processo infeccioso, a partir do 10º dia de antibioticoterapia.

O zinco é um elemento que participa como co-fator para síntese de DNA e RNA e, em alguns pontos, do metabolismo de aminoácidos e proteínas. A deficiência de zinco tem sido associada a déficit de crescimento e desenvolvimento de seres humanos e a pior cicatrização de feridas. As baixas concentrações de zinco observadas na acrodermatite enteropática são freqüentemente associadas a infecções graves.[21]

Maior suscetibilidade à broncopneumonia e sepse bacteriana, especialmente por *E. coli*, tem sido observada em pacientes com deficiência de cobre. Em modelo animal, a redução da atividade bactericida dos granulócitos tem sido atribuída a deficiente atividade do sistema enzimático oxidativo (superóxido dismutase e citocromo oxidase), em que o cobre parece exercer importante função. Em crianças com dietas deficientes em cobre, tem sido documentada neutropenia. No entanto, a real participação do cobre na imunocompetência do hospedeiro ainda não está bem definida.[21]

A deficiência de selênio tem sido associada à imunossupressão generalizada, comprometendo a função de neutrófilos, a produção de anticorpos e a proliferação de linfócitos.[21] Cromo e manganês também parecem participar da manutenção da imunocompetência do hospedeiro, embora ainda não esteja suficientemente claro o seu mecanismo de atuação no sistema de defesa.[21,31]

À vitamina A é atribuída importante função no combate a infecções, sendo inclusive a mesma definida como "vitamina antiinfecciosa". A deficiência de vitamina A tem sido considerada como um fator determinante de diarréia e infecções respiratórias nas crianças dos países pertencentes ao Terceiro Mundo.[50,58] Na Indonésia, programas que incluíram administração maciça de vitamina A mostraram menor morbidade e mortalidade por doenças infecciosas nas regiões onde este esquema foi utilizado, com relação a outras regiões que não o utilizaram.[46]

Na deficiência de vitamina A, muitos aspectos das defesas inespecíficas e específicas são comprometidos em modelos animais, embora os mecanismos envolvidos neste processo ainda não sejam totalmente compreendidos. Sabe-se que a vitamina A tem importante função na manutenção da integridade das mucosas. Na deficiência de vitamina A, as células epiteliais produtoras de muco são substituídas por células produtoras de ceratina. Estas alterações são vistas particularmente na mucosa dos tratos respiratório, gastrointestinal e geniturinário, e no epitélio da córnea e da conjuntiva. Tais alterações parecem permitir maior aderência de bactérias a estes epitélios.[58]

Com relação à vitamina C, sabe-se que crianças com escorbuto são mais suscetíveis a infecções. No entanto, diversos trabalhos têm demonstrado que não há fundamento para administração de altas doses com objetivo de reduzir a incidência de infecções, particularmente, do resfriado comum. A vitamina E também participa da resposta imune, basicamente, às custas das suas propriedades antioxidantes.[31]

Deficiência do sistema imune

A primeira barreira do hospedeiro contra a invasão de agentes infecciosos é representada pela integridade física da pele e de membranas mucosas. Esta barreira encontra-se freqüentemente alterada na criança desnutrida, tornando-a vulnerável à invasão por agentes patogênicos. Um fator que parece ter ação decisiva na quebra da barreira mucosa é a deficiência de IgA secretória, comumente observada em crianças desnutridas. Outros fatores incluem a deficiência de proteínas, vitaminas e zinco, que costuma associar-se a lesões epiteliais, contribuindo para diminuir a resistência do hospedeiro às infecções.[21]

Diversos estudos, nos quais a imunidade de crianças desnutridas foi comparada à de crianças normais, demonstraram que o sistema imune celular (células T) é o mais significativamente comprometido nas crianças desnutridas, estando o grau de comprometimento diretamente relacionado ao grau de desnutrição. Estas crianças são mais suscetíveis a tuberculose, sarampo, herpes simples disseminado, hepatite e infecções por *Pneumocystis carinii*. A resistência do hospedeiro a estas infecções depende da ótima função do sistema imune celular.[21] Neumann *et al.*,[42] ao estudarem a resposta imune em crianças desnutridas, encontraram importante redução da função da imunidade celular manifestada por linfopenia (contagem de linfócitos menor que 1.000/mm^3), diminuição do tamanho das amígdalas, reduzida resposta aos testes cutâneos de hipersensibilidade retardada e reduzida resposta linfocitária *in vitro* à fitoemaglutinina. Resultados semelhantes foram encontrados por Chandra ao avaliar a imunocompetência em crianças desnutridas.[13] Alguns estudos têm sugerido que o defeito na imunidade celular observado na desnutrição deve-se a alterações na produção de hormônios tímicos que vão se refletir na maturação dos linfócitos. Estas alterações têm sido atribuídas à atrofia do timo verificada na desnutrição.[21]

Com relação à imunidade humoral, os estudos têm revelado níveis séricos normais ou elevados de imunoglobulinas.[21,42] Níveis bastante elevados de IgE sérica são relatados em crianças desnutridas, mesmo na ausência de alergia ou infecções parasitárias, possivelmente devido a um desequilíbrio na produção de IgE, habitualmente controlada por células T. A avaliação da resposta após imunização, medida pela produção de anticorpos, tem mostrado resultados variáveis em crianças desnutridas. A produção de anticorpos após administração de toxóide tetânico e diftérico tem sido normal. A resposta à vacina da febre amarela, hepatite e influenza A tem sido considerada deficiente na desnutrição protéico-energética.[21]

Outras alterações no sistema imune incluem diminuição dos níveis séricos do complemento (exceto C4) e redução da atividade bactericida dos polimorfonucleares, que também contribuem para aumentar a suscetibilidade da criança desnutrida às infecções.[21,42]

Nos desnutridos observa-se atividade diminuída de macrófagos e polimorfonucleares, deficiência de produção de IgA secretória e componentes do complemento, principalmente C_3, assim como redução de subpopulações de CD_3 e CD_4.[20]

Estudo com método imunoenzimático para mensurar proteína C reativa (PCR) em desnutridos com e sem infecção mostrou aumento significativo dos valores desta proteína em 54% das crianças desnutridas infectadas.[18] Outros trabalhos obtiveram incremento dos valores de PCR em crianças desnutridas infectadas comparadas com as sem infecção.[3,20,39] Quando se compararam os valores séricos de PCR das crianças desnutridas com eutróficas infectadas, observaram-se valores significantemente menores em crianças desnutridas[3]. A explicação deste fato pode ser dada pelas seguintes razões:

- Produção da PCR hepática comprometida na desnutrição devido à diminuição de proliferação e diferenciação dos hepatócitos por comprometimento das células de Kupffer no agravo nutricional.[33]
- Durante o processo infeccioso aumenta o gasto metabólico por mobilização de aminoácidos provenientes do músculo esquelético e do fígado para produção de proteínas de fase aguda.[23]

A produção de PCR depende diretamente da síntese de citocinas pró-inflamatórias com IL-1, IL-6 e fator de necrose tumoral (TNF). Diminuição da capacidade funcional da IL-6 pode explicar a diminuição de PCR no desnutrido.[2]

Estudo avaliando a produção de citocinas em crianças desnutridas e eutróficas com e sem infecção foi realizado no México.[45] Observou-se que ao se avaliar as células CD4 e CD8 nas crianças desnutridas, a produção de citocinas IL-4 e IL-10 estava aumentada, enquanto a produção de IL-2 e IFN-γ estava reduzida com relação aos valores das crianças eutróficas, eutróficas sem infecção e infectadas. Além disso, nas crianças desnutridas, a capacidade de ativação estava prejudicada, pois as células CD69 e CD25 apresentavam-se em menor número do que nas demais crianças. Este estudo comprova que as crianças desnutridas apresentam alteração da capacidade das células CD4 e CD8 em produzir citocinas IL-2, IFN-γ, IL-4 e IL-10 como resposta a estímulos e prejuízo na capacidade de ativação.

Outro trabalho identificou que os linfócitos $CD4^+$ de criança eutrófica infectada possuem adequada capacidade de diferenciação, sendo que as células $CD4^+$ fração $CD45RO^+$ (memória) elevam-se, enquanto as células $CD4^+$ fração

CD45RA+ (nativo *naive*) diminuem no sangue periférico.[41] Nas crianças desnutridas os linfócitos CD4+ foram incapazes de obter fração celular de memória adequada para combater antígenos externos e providenciar ativação de células *helper* para síntese específica de anticorpos.[41]

ERRADICAÇÃO DO BINÔMIO DESNUTRIÇÃO-INFECÇÃO

A erradicação do binômio desnutrição-infecção inclui um conjunto de medidas, muitas delas além da alçada do médico. No entanto, podemos amenizar o problema e tentar impedir a perpetuação do círculo vicioso criado por este binômio. Para obtermos sucesso neste intento, precisamos estar alertas para o diagnóstico de ambas as situações (desnutrição e infecção), pois quanto mais precoce o seu diagnóstico, menores serão os danos ao hospedeiro e maior será a eficácia das medidas instituídas.

Atualmente, quando nos referimos ao tratamento do paciente infectado, não nos restringimos ao uso de antimicrobianos. O tratamento inclui também uma série de medidas de suporte, entre elas, o suporte nutricional. A oferta de nutrientes a este paciente deve levar em conta as alterações metabólicas induzidas pela infecção. Nas infecções leves, a família deve ser orientada para oferecer ao paciente adequada oferta protéica, evitando-se o uso de dietas líquidas, hipoprotéicas, bastante comum em determinadas culturas. Os pacientes com infecções graves, hospitalizados, devem ser alimentados o mais precocemente possível, seja por via enteral ou parenteral. A nutrição enteral é a via de escolha por apresentar uma série de vantagens sobre a parenteral[32,38] sendo a mais importante delas a manutenção do trofismo da mucosa intestinal. A integridade da mucosa intestinal é um importante mecanismo de defesa do hospedeiro no sentido de evitar a translocação bacteriana, ou seja, a passagem de bactérias da luz intestinal através da parede para a circulação sistêmica.[1]

É importante que o pediatra identifique e trate adequadamente as infecções em crianças desnutridas. No entanto, mais importante ainda é a luta pela prevenção da desnutrição e de infecções. A desnutrição no primeiro ano de vida pode ser drasticamente reduzida pelo incentivo ao aleitamento materno e a maioria das infecções também pode ser evitada pelas propriedades imunológicas do leite materno e com a utilização rotineira de vacinas contra as doenças infecciosas mais comuns na infância.

REFERÊNCIAS BIBLIOGRÁFICAS

1. Alexander JW. Nutrition and translocation. *J Parent Ent Nutr* 1990;14(5):170S-4S.
2. Amesty de VA, Castillo JL, Villaroel M, Nuñez JR, Marcado H, Colmenares Y, et al. Citocinas proinflamatorias y proteína C reativa en niños desnutridos graves infectados y en un grupo control. *Arch Ven Puer Pediatr* 2002;65(3):91-99.
3. Amesty-Valbuena A, Pereira N, Castillo JL, Garcia D, Nuñez JR, Cayama N, et al. Mediadores de inflamación (proteína C reactiva) en el niño com desnutrición proteico-energética y en el niño eutrófico. *Invest Clin* 2004;45(1).
4. Arditi M, Manogue KR, Caplan M, Yogev R. Cerebrospinal fluid cachectin, tumor necrosis factor-α and platelet-activating factor concentrations and severity of bacterial meningitis in children. *J Infect Dis* 1990;162:139-47.
5. Baez-Saldana A, Diaz G, Espinoza B, Ortega E. Biotin deficiency induces changes in subpopulations of spleen lymphocytes in mice. *Am J Clin Nutr* 1998;67:431-7.
6. Beisel WR. Magnitude of the host nutritional responses to infection. *Am J Clin Nutr* 1977;30:1236-47.
7. Beisel WR. Metabolic effects of infection. Progress Food. *Nutr Sci* 1984;8:43-75.
8. Black RE, Morris SS, Bryce J. Where and why area 10 million children dying every year? *Lancet* 2003;361(9376):2226-34.
9. Branchini OAG. Aspectos peculiares do paciente infectado. In: Silvestrini WS, Morais MB. *Diagnóstico e terapêutica dos distúrbios hidroeletrolíticos em pediatria.* São Paulo: Atheneu, 1991. p. 111-4.
10. Branchini OAG. Mediadores da síndrome séptica. In: Carvalho WB, Branchini OAG. *Síndrome séptica em Pediatria.* São Paulo: Lovise, 1993. p. 47-63.
11. Butler JC, Havens P, Sowell AL, et al. Measles severity and serum retinol (vitamin A) concentration among children in the United States. *Pediatrics* 1993;91(6):1176-81.
12. Cerra FB. Hypermetabolism, organ failure and metabolic support. *Surgery* 1987;101(1):1-13.
13. Chandra RK. Immunocompetence in undernutrition. *J Pediatr* 1972;81(6):1194-200.
14. Debets JMH, Kampmeijer R, Van Der Linden MPMH, et al. Plasma tumor necrosis factor and mortality in critically ill septic patients. *Crit Care Med* 1989;17(6):489-94.
15. Decsi T, Koletzko B. Effects of protein-energy malnutrition and human immunodeficiency vírus-1 infection on essential fatty acid metabolism in children. *Nutrition* 2000;16:447-53.
16. Dinarello CA. The biology of interleukin-1 and comparison to tumor necrosis factor. *Immunol Letters* 1987;16:227-32.
17. Dinarello CA. The proinflammatory citokines interleukin-1 and tumor necrosis factor and treatment of the septic shock syndrome. *J Infect Dis* 1991;163:1177-84.
18. Doherty M, Golden M, Raynes J, Griffin G, Mcadam K. Acute phase protein response is impares in severely malnourished children. *Clin Sci* 1993;84:169-75.
19. Driessen C, Hirv K, Rink L, Kirchner H. Induction of cytokines by zinc ions in human peripheral blood mononuclear cells and separated monocytes. *Lymphokine Cytokine Res* 1994;80:S63-72.
20. Ekanen E, Umotong A, Raykundalia C, Catty D. Serum C reactive protein and C3 complement protein levels in severely malnourished. Nigerian children with and without bacterial infections. *Acta Pediatr* 1997;86(12):1317-20.
21. Feigin RD, Stephenson LA. Interaction of infection and nutrition. In: Feigin RD, Cherry JD, Demmler GJ, Kaplan SL. *Textbook of pediatric infectious diseases.* 5th ed. Philadelphia: WB Saunders, 2004. p. 78-100.

22. Gerswin ME, Borchers AT, Keen CL. Phenotypic and functional considerations in the evaluation of immunity in nutritionally compromised hosts. *JID* 2000:182(1):S108-14.
23. Golden MH, Waterlow JC, Picou D. Turnover synthesis and breakdown before and after recovery from protein energy malnutrition. *Clin Sci Mol Med* 1997;53:473-77.
24. Grimble RF. Cytokines: Their relevance to nutrition. *Eur J Clin Nutr* 1989;43:217-30.
25. Grimble RF. Effect of antioxidative vitamins on immune function with clinical applications *Int J Vitam Nutr Res* 1997;67:312-320.
26. Hanson LA, Ashraf R, Carlsson B. The immunologist and the developing world. *Scand J Immunol* 1990;31:127-31.
27. Harbige LS. Nutrition and immunity with emphasis on infection and autoimmune disease. *Nutr Health* 1996;10:285-12.
28. Hemilä H. Vitamin C and the common cold. *Brit J Nutr* 1992;67:3-16.
29. http://www.who.int/whr/2003/chapter1/en/index2.html (Pesquisado dia 17/08/2005).
30. Hussey GD, Klein M. A randomized controlled trial of vitamin A in children with severe measles. *N Engl J Med* 1990;323(3):160-4.
31. Kelleher J. Symposium on micronutrients and the immune response – Vitamin E and the immune response. *Proc Nutr Soc* 1991;50:245-9.
32. Leite HP. Suporte metabólico na síndrome séptica. In: Carvalho WB, Branchini OAG. *Síndrome séptica em pediatria*. São Paulo: Lovise, 1993. p. 277-96.
33. Lyoumi S, Tamion F, Petit J, Déchelotte P, Dauguet C, Scotte M, et al. Induction and modulation of acute-phase response by protein malnutrion in rats: comparative effect of system and localized inflammation on interleukin–6 and acute-phase protein syntesis. *J Nutr* 1998;128:166-74.
34. Macedo CG. Infant mortality in the Americas. *PAHO Bull* 1988;22(3):303-12.
35. Makonnen B, Venter A, Joubert G. A randomized controlled study of the impact of dietary zinc supplementation in the management of children with protein-energy malnutrition in Lesotho.I: mortality and morbidity. *J Trop Pediatr* 2003;49(6):340-52.
36. Mata LJ. Malnutrition-infection interactions in the tropics. *Am J Trop Med Hyg* 1975;24(4):564-74.
37. Mata L. The malnutrition-infection complex and its environment factors. *Proc Nutr Soc* 1979;38:29-9.
38. Moore RS, Cerra FB. Sepsis. In: Fisher JE. *Total parenteral nutrition*. 2nd ed. Boston: Little Brown, 1991. p. 347-65.
39. Morles JF, Forrester T, Hahoor F. Acute phase protein response to infection in severe malnutrition. *Am J Physiol* 1998;275:112-17.
40. Mustafa MM, Lebel MH, Ramilo O, et al. Correlation of interleukin-1α and cachectin concentrations in cerebrospinal fluid and outcome from bacterial meningitis. *J Pediatr* 1989;115(2):208-13.
41. Nájera O, González C, Toledo G, López L, Cortés E, Betancourt M, et al. CD45RA and CD45RO isoforms in infected malnourished and infected well–nourished children. *Clin Exp Immunol* 2001;126:461-65.
42. Neumann CG, Lawlor Jr GJ, Stiehm ER, et al. Immunologic responses in malnourished children. *Am J Clin Nutr* 1975;28:89-104.
43. Powanda M, Beisel WR. Metabolic effects of protein and energy metabolism. *J Nutr* 2002;133:322S-327S.
44. Rice AL, Sacco L, Hyder A, Black RE. Malnutrition as an underlying cause of childhood deaths associated with infectious disease in developing countries. *Bull World Health Organ* 2000;78(10):1207-21. ISSN 0042-9686.
45. Rodríguez L, Gonzáles C, Flores L, Jiménez-Zamudio L, Granel J, Ortiz R. Assessment by flow cytometry of cytokine production in malnourished children. *Clin Diagnosis Lab Immunol* 2005;12(4):502-507.
46. Scrimshaw NS. Nutrition: prospects for the 1990s. *Ann Rev Publ Health* 1990;11:53-68.
47. Scrimshaw NS. Effect of infection on nutrient requirements. *J Parent Ent Nutr* 1991;15(6):589-600.
48. Scrimshaw NS. Historical concepts of interactions, synergism and antagonism between nutrition and infection. *J Nutr* 2003;133:316S-321S.
49. Scrimshaw NS, Wilson D, Bressani R. Infection and kwashiorkor. *J Trop Pediatr* 1960;6:37-43.
50. Sommer A, Katz J, Tarwotjo I. Increased risk of respiratory disease and diarrhoea in children with preexisting mild vitamin A deficiency. *Am J Clin Nutr* 1984;40:1090-5.
51. Thakur S, Gupta N, Kakkar P. Serum copper and zinc concentrations and their relation to superoxide dismutase in severe malnutrition. *Eur J Pediatr* 2004;163:742-744.
52. UNICEF. *The State of the world's children*. Oxford, 1991.
53. UNICEF. *Child mortality statistics* (http://www.childinfo.org/cmr/revis/db2.htm) (accessed Feb 20, 2003).
54. Villamor E, Fawzi WW. Vitamin A supplementation: implications for morbidity and mortality in children. *J Infec Dis* 2000;182(1):S122-33.
55. Wan JMF, Haw MP, Blackburn GL. Symposium on the interaction between nutrition and inflammation. *Proc Nutr Soc* 1989;48:315-35.
56. Weinberg ED. Iron and susceptibility to infectious diseases. *Science* 1974;184:952-6.
57. Weinberg ED. Infection and iron metabolism. *Am J Clin Nutr* 1977;30:1485-90.
58. West CE, Rombout JHWM, Van Der Zijpp AJ, Sijtsma SR. Vitamin A and immune function. *Proc Nutr Soc* 1991;50:251-62.
59. World Health Organization Expand Program on Immunization. Joint WHO/UNICEF statement on retinol for measles. *Wkly Epidemiol Rec* 1987;62:133-4.
60. Zhao Z, Ross AC. Retinoic acid repletion restores the number of leukocytes and their subsets and stimulates natural cytotoxicity in vitamin A deficient rats. *J Nutr* 1995;125:2064-2073.
61. Zimmerman JJ. Current perspectives on molecular pathophysiology and treatment of sepsis. Tópicos de terapia intensiva. In: *Curso de Atualização em Terapia Intensiva da SOPATI*, 5. São Paulo, 1992. p. 55-60.

Capítulo 36

Repercussões Gastrointestinais

Ulisses Fagundes Neto

INTRODUÇÃO

A desnutrição tem sido reconhecida em todo o mundo através dos séculos, mas uma atenção especial a este problema de maior hierarquia do campo da nutrição somente passou a ser dedicada a partir da década de 1930. Isto ocorreu na então denominada Costa do Ouro (atualmente Gana), na África, onde Cicely Williams[1] foi a primeira médica a descrever, em crianças, o quadro clínico do kwashiorkor, relacionando-o a algum grau de deficiência protéica. A partir desta época, kwashiokor passou, assim, a ser considerado uma doença de carência nutricional mais séria. Este conceito difundiu-se de tal maneira no meio das ciências médicas de forma a representar o exemplo mais grave das enfermidades nutricionais, enquanto o marasmo foi totalmente negligenciado, até há bem pouco tempo, como a outra figura extrema da desnutrição. Atualmente, entretanto, aceita-se perfeitamente que o kwashiorkor representa o quadro clínico de desnutrição III mais comumente observado nas zonas rurais, afetando crianças nos primeiros anos de vida. Por outro lado, o marasmo é o tipo mais importante de desnutrição protéico-calórica, associado à diarréia, afligindo lactentes em aleitamento artificial, especialmente observado nos grandes centros urbanos. Aliás, desde os idos de 1920, estavam comprovados, mas pouco divulgados, os riscos do aleitamento artificial como fator predisponente de desnutrição, e, já naquela época, advogava-se a utilização apropriada da melhor fonte protéica provida pela natureza para lactentes, ou seja, o leite humano.[2] Nos tempos atuais, assistimos a uma verdadeira ascensão da desnutrição "tipo" marasmo. Esta situação deve-se, na maioria das vezes, a uma migração maciça das zonas rurais e outros pequenos centros para as grandes cidades. Este fenômeno sociológico está ocorrendo na maioria dos países da América Latina, África e Ásia. Povos nativos, adaptados a determinados padrões culturais de conduta, ao se locomoverem para os grandes centros urbanos, experimentam uma mudança abrupta nos seus hábitos e costumes, sofrendo um quase invariável processo de desintegração de sua organização social, desde que não conseguem absorver os usos de uma sociedade tecnologicamente mais avançada. Assim sendo, estes indivíduos perdem suas tradições básicas, mas ao mesmo tempo não conseguem alcançar os benefícios da sociedade industrializada. Geralmente, estas ondas migratórias são compostas por famílias de baixo poder aquisitivo, com prole numerosa, e que são compelidas a viver em condições miseráveis de promiscuidade e com alto grau de contaminação ambiental. As crianças são precocemente desmamadas, posto que suas mães são obrigadas a desempenhar alguma atividade profissional extradomiciliar, e, em razão do alto custo dos alimentos, freqüentemente estas crianças recebem fórmulas lácteas diluídas. A inexistência de locais adequados para preservação dos alimentos e a elevada taxa de contaminação ambiental predispõem a freqüentes ataques de processos infecciosos, em particular episódios de diarréia, que provocam sérios agravos nutricionais. Processos infecciosos de repetição e alimentação deficiente são fatores que atuam sinergisticamente, acarretando desnutrição protéico-calórica em seus mais variados graus de intensidade.

ASPECTOS FUNDAMENTAIS DO INTESTINO DELGADO NA DESNUTRIÇÃO PROTÉICO-CALÓRICA

Diarréia crônica geralmente está presente em crianças com desnutrição protéico-calórica; diarréia crônica-desnutrição constitui, portanto, um binômio praticamente inseparável. Aliás, sabe-se que a diarréia atua como fator agravante e potencializador da desnutrição, contribuindo significativamente para o aumento da morbidade e da mortalidade.[3]

No mecanismo da diarréia crônica do desnutrido pesam fortemente os fatores disabsortivos. Estes, como responsáveis pela má absorção na desnutrição protéico-calórica, começaram a ser considerados desde as mais precoces investigações sobre o kwashiorkor. Baixa ingestão protéica, acarretando deficiência de aminoácidos essenciais e conseqüente atrofia dos órgãos que normalmente exibem rápida renovação celular e/ou protéica, era a causa básica mais aceita para justificar alterações importantes do trato digestivo.[4] Atualmente, no entanto, admite-se que outros fatores desempenham papel mais importante na fisiopatologia da diarréia crônica em desnutridos. Considera-se que as alterações dos processos fisiológicos digestivo-absortivos representam a somação de efeitos, entre outros, da desnutrição propriamente dita e de modificações na microecologia intestinal.[5]

ASPECTOS MORFOLÓGICOS DA MUCOSA

Na desnutrição protéico-calórica, a parede intestinal torna-se mais fina e a mucosa entérica pode sofrer alterações histológicas com distintos graus de variação. Pode-se afirmar que, de uma maneira geral, no kwashiorkor, as alterações vilositárias, embora significativas, são inespecíficas,[6-8] isto é, na maioria dos casos não caracterizam um quadro anatomopatológico distinto. No entanto, alguns estudos [9,10] mostram alterações profundas semelhantes àquelas descritas na doença celíaca; por exemplo, Stanfield *et al.*[10] observaram atrofia vilositária total em 10% dos casos, enquanto Brunser *et al.*[9] relatam o mesmo achado em cerca de 60% das crianças com kwashiorkor.

Em marasmáticos, os estudos são escassos e relatam resultados controvertidos. Assim é que Creamer *et al.*,[11] em investigações *post mortem,* encontraram alterações importantes, porém inespecíficas, na mucosa intestinal, ao passo que Brunser *et al.*[9] não observaram diferenças com relação à morfologia entérica normal na maioria dos pacientes marasmáticos estudados. Transformação do epitélio, normalmente cilíndrico, para cubóide e diminuição da altura das vilosidades são alterações que também têm sido descritas.[5] Fagundes Neto *et al.*,[12] estudando a morfologia do intestino delgado por biópsia peroral em 22 marasmáticos, encontraram alterações estruturais dos mais variados graus. Os fragmentos de intestino analisados e classificados segundo o protocolo de Schenk e Klipstein[13] apresentaram grande variabilidade de padrões vilositários. Em apenas um caso, encontrou-se padrão vilositário classificado como Grau 0. Outro paciente revelou padrão vilositário dentro dos limites considerados de normalidade na maior extensão dos cortes; somente numa zona bem delimitada observou-se nítida atrofia vilositária. Em quatro casos observou-se alteração Grau I; em 14, Grau II, e em dois, Grau III. Em oito casos as alterações foram consideradas inespecíficas e em 12, no entanto, observou-se um tipo de alteração que consistia em uma nítida diminuição universal do número de vilosidades em comparação com o padrão morfológico normal. As vilosidades mantinham o aspecto em paliçada, porém não de maneira intimamente agrupada como ocorre normalmente; isto é, havia um maior espaçamento intervilositário. A este quadro denominamos "população vilositária diminuída".

Deve-se assinalar, ainda, que, em seis casos, o epitélio intestinal sofreu transformação cubóide, em um, apresentou-se pseudo-estratificado e em 15, manteve-se cilíndrico. Por outro lado, na lâmina própria, o infiltrado inflamatório apresentou variados graus de celularidade; a maioria dos casos evidenciou infiltração de células plasmolinfocitárias e de eosinófilos de moderada intensidade.

Quanto ao processo de renovação epitelial que se avalia, em geral, pelo padrão celular e índice mitótico das criptas, verifica-se que, em animais submetidos à desnutrição, o número de células diminui rapidamente.[14] Hipoplasia das células das criptas foi também comprovada;[15] aliás, este fato é provavelmente decorrente de um efeito inibitório sobre o ciclo geral, provocado pela carência protéica. No kwashiorkor, demonstrou-se que as criptas se encontram alongadas e o índice mitótico próximo do normal,[6,8] ao passo que, em marasmáticos, o índice mitótico está muito baixo, sugerindo uma taxa reduzida de proliferação celular nas criptas.[16]

A título de comentário, vale lembrar que durante muitos anos a desnutrição, por si, foi considerada como a responsável pelas alterações já descritas. Em especial, a presença de vilosidades convolutas, infiltrado celular importante na lâmina própria e alterações da célula epitelial são inespecíficos e provavelmente refletem os meios limitados do intestino em reagir a diferentes *noxas.*[8] Aliás, tal inespecificidade também se revela pelo encontro de alterações morfológicas e infiltração inflamatória da lâmina própria da mucosa entérica em indivíduos normais provenientes de meio socioeconômico baixo. Como estas alterações são, também, comuns em indivíduos que vivem sob más condições higiênicas, conclui-se que a desnutrição não é fator exclusivo diretamente responsável pelas mesmas.[5]

Desta forma, seria mais correto designar o conjunto de alterações registradas na desnutrição sob a designação de enteropatia ambiental, em vez da denominação enteropatia nutricional que, segundo Lindenbaum,[17] limita o significado real do processo em causa.

FUNÇÃO DIGESTIVO-ABSORTIVA

Proteínas

Apesar de se ter constatado aumento da excreção de nitrogênio fecal em desnutridos graves hospitalizados[18] em comparação com crianças normais, a maior parte dos estudos realizados não comprovou má digestão e má absorção de proteínas.[19,20] Entretanto, aumento da perda protéica pelo intestino[21] ou mesmo discreta deficiência digestivo-absortiva de proteínas e/ou aminoácidos podem ocorrer na desnutrição protéico-calórica, particularmente em pacientes com diarréia.[18]

Gorduras

Má absorção de gordura há muito tem sido descrita em crianças desnutridas.[22,23] Deficiência da função pancreática foi constatada em ambos, marasmo e kwashiorkor, com rápida normalização da mesma logo após o início do tratamento.[24] Este fato poderia explicar, em parte, mas não de forma global, a má absorção de gordura. A severidade da esteatorréia está diretamente relacionada com o grau de deficiência protéica do desnutrido. O defeito da absorção, neste caso, envolve o transporte epitelial de triglicerídios e ácidos graxos livres, confirmando que um defeito na atividade lipolítica pancreática não explicaria, por si só, o aumento da excreção fecal de gordura.[18] Tudo faz crer que os processos de reesterificação no enterócito e de transferência da gordura nos linfáticos intestinais estão conservados.

Diante destes fatos, dois possíveis mecanismos podem estar envolvidos na má absorção de gordura:

1. Alterações dos processos intraluminares envolvendo os sais biliares.
2. Alteração da capacidade absortiva do enterócito.

Quanto ao papel dos sais biliares na digestão de gorduras do desnutrido, Schneider e Viteri[25,26] demonstraram que a capacidade de solubilização micelar está diminuída, melhorando, no entanto, com a recuperação nutricional. A diarréia, por outro lado, reduz a concentração de sais biliares, afetando o nível crítico micelar. Mesmo na ausência de diarréia, quando menos de 4 mg de gordura por ml de conteúdo duodenal são solubilizados, observa-se aumento da excreção fecal de gordura. Ao lado disto, a concentração diminuída de sais biliares conjugados no nível do duodeno, em resposta tanto à colecistocinina como à gordura, é um fato constatado em desnutridos.[25,26]

Altas concentrações de ácidos biliares livres no lúmen intestinal devem ser também consideradas como fator coadjuvante no comprometimento da absorção de gorduras. Sabe-se que os sais biliares livres afetam de maneira adversa a função do enterócito[27,28] e podem explicar as alterações morfológicas e funcionais da célula intestinal na desnutrição protéico-calórica acompanhada de diarréia.

MICROFLORA INTESTINAL SOB REGULAÇÃO E "CONTAMINAÇÃO" INTESTINAL

A complexa natureza da população bacteriana do trato digestivo revela-se pela própria variedade de espécies normalmente presentes e pelos diversos fatores que influem em seu desenvolvimento. De maneira geral, aceita-se que, em condições de jejum, estômago, duodeno e jejuno são estéreis ou apresentam escassa microflora, constituída por microrganismos facultativos, predominantemente Gram-positivos. A estes níveis, estreptococos, lactobacilos aeróbios, difteróides e fungos são os maiores constituintes, e sua concentração total é menor do que 10^4 colônias/ml de secreção.[29-32] Baixas concentrações de coliformes (menos de 10^4) no intestino delgado superior também têm sido constatadas por alguns investigadores.[33,34]

A porção terminal do íleo representa uma zona de transição e a microecologia começa a se modificar com o aparecimento de microrganismos Gram-negativos, sobretudo coliformes e bacteróides anaeróbios.[35] A válvula ileocecal atua como uma verdadeira barreira entre a zona que delimita a distribuição da flora microbiana intestinal, isto é, Gram-positiva, predominante no intestino delgado superior, e Gram-negativa no cólon. A partir desta zona, distalmente, o aumento da população de anaeróbios assume particular importância. Bacteróides, lactobacilos anaeróbios e clostrídios são os maiores constituintes da flora colônica em concentrações que variam de 10^8 e 10^{11} colônias/ml, ultrapassando a flora aeróbia, como os coliformes na proporção de 1.000 a 10.000:1.[36]

A flora fecal, habitualmente eliminada, é constituída de bactérias aeróbias e anaeróbias e da concentração bacteriana total, 1.012 bactérias/grama de fezes – as bactérias estritamente anaeróbias representam mais de 90% da flora fecal.[37,38]

O tubo digestivo dispõe de uma série de mecanismos reguladores do equilíbrio de sua microflora, que impede particularmente seu crescimento anormal ou a colonização por bactérias consideradas patogênicas.

Provas que reforçam o antigo conceito da barreira bactericida gástrica foram recentemente obtidas;[39] tais provas mostraram que ação bactericida fundamental depende do ácido clorídrico.[40] Admite-se que pH gástrico elevado permite que bactérias ingeridas sobrevivam e multipliquem-se no estômago.[39]

Conforme demonstraram Drasaret *et al.,*[31] o tráfego da microflora através do tubo digestivo faz-se por ondas que acompanham o bolo alimentar nos períodos digestivos; o peristaltismo intestinal, exercendo efeito de varredura, é, ao que parece, o principal mecanismo de depuração controlador e mantenedor de baixas concentrações bacterianas nas porções superiores do intestino delgado. A nível entérico, sais biliares também atuam de maneira importante, controlando a população bacteriana.[41]

O sistema imunossecretor do intestino, conforme demonstraram trabalhos recentes,[42] é também regulador da flora e exerce atividade na resistência intestinal contra a invasão de patógenos. A IgA secretora é a imunoglobulina predominante em todas as secreções mucosas;[42] possui na sua estrutura, ligada à sua molécula, uma proteína denominada "peça secretora", que lhe confere resistência às enzimas proteolíticas intestinais.[43-45]

A maioria dos mecanismos reguladores da flora bacteriana intestinal está debilitada na desnutrição grave. Acloridria ou hipocloridria gástrica, hipotonia e hipomotilidade intestinal,[46] diminuição da concentração de sais biliares[25,26] e deficiências imunológicas[47,48] foram comprovadas nestes pacientes.

Em decorrência destas alterações, crescimento bacteriano anormalmente elevado tem sido observado no intestino delgado superior.[49-51] Esta proliferação bacteriana anormal torna-se crônica e é considerada como uma das principais causas de má absorção em desnutridos.[33]

Bactérias intestinais, em especial as anaeróbias, atuam sobre os sais biliares primários, desconjugando-os, acarretando diminuição da concentração dos mesmos abaixo da concentração micelar crítica e impedindo a formação da micela mista.[52,53] Como decorrência direta deste efeito das bactérias sobre os sais biliares, ocorre deficiente solubilização das gorduras, assim como elevação da concentração de sais biliares livres no aspirado jejunal.[25,26,54]

As bactérias também possuem a capacidade de atuar sobre os ácidos biliares triidroxilados (ácido cólico) provocando 7-alfa-desidroxilação. Isto resulta em transformação de ácido cólico em desoxicólico, que, por sua vez, possui ação tóxica sobre a mucosa intestinal, interferindo nos processos normais de absorção.

Presença de sais biliares livres e ácidos biliares secundários no líquido jejunal dificulta absorção de gordura, provoca alterações da morfologia intestinal e, inclusive, impede absorção de glicose pelo enterócito.[55]

Proliferação bacteriana no jejuno compete com o hospedeiro na absorção dos açúcares, provocando fermentação dos mesmos e produção de número maior de partículas osmoticamente ativas em porções superiores do intestino, levando a maior perda de água pela mucosa intestinal. Além deste efeito, os microrganismos isolados no aspirado jejunal são capazes de interferir com a absorção da glicose, dificultando o aproveitamento deste açúcar pelo organismo.[56]

ENTEROPATIA NUTRICIONAL – ALTERAÇÕES DO TRATO DIGESTIVO NA DESNUTRIÇÃO MARGINAL SINTOMÁTICA

A introdução de técnicas recentes para investigação do trato gastrointestinal, desenvolvidas durante estas últimas duas décadas, tornou possível o reconhecimento de que nos trópicos, ou melhor, num sentido mais amplo, nos países subdesenvolvidos, há muitos indivíduos assintomáticos que têm uma forma mais leve de doença intestinal.[57,58] Esta pode manifestar-se por anormalidades histológicas mais leves da mucosa jejunal ou alterações nos testes de absorção, ou ambas.[59,17] Este distúrbio foi denominado enteropatia ambiental.

A etiologia desta afecção do intestino delgado parece estar diretamente relacionada a exposições repetidas a um ou vários agentes ambientais, uma vez que enteropatia ambiental principia no início da vida e persiste durante a vida adulta, mas a natureza das lesões é revertida quando o indivíduo imigra para um país industrializado.[60,61]

Enteropatia ambiental deve ser conceituada como um processo sindrômico cuja intensidade pode ser variável, de leve a intensa, afetando crianças provenientes de famílias com baixo nível socioeconômico, vivendo em situação de promiscuidade, com elevada taxa de contaminação ambiental, ausência de saneamento básico, ingestão alimentar deficiente, desmame precoce e que apresentam surtos diarréicos de repetição e/ou diarréia crônica.

Durante o período compreendido entre janeiro de 1974 e agosto de 1980, foram atendidas, no Setor de Gastroenterologia do Departamento de Pediatria da Escola Paulista de Medicina, tanto no nível ambulatorial como no nível hospitalar, 158 crianças portadoras de enteropatia ambiental. Deste total, 66 pacientes foram selecionados por terem sido submetidos a pelo menos dois testes de avaliação da função intestinal, constituindo assim o material do presente relato. A idade média dos pacientes foi de 16,3 ± 12,3 meses, variando de 3 a 49 meses, sendo 39 do sexo masculino e 27 do sexo feminino.

Com o intuito de se determinar qual a possível repercussão dos inúmeros fatores ambientais adversos, todos os pacientes foram submetidos à avaliação do estado nutricional. Para tal, a antropometria foi utilizada, aplicando-se os seguintes índices antropométricos: peso com relação à idade, altura com relação à idade e adequação peso-altura, utilizando-se como padrão a curva média de crescimento de Marcondes.[62] Para interpretação dos resultados obtidos, foram aplicados os critérios de Gómez[63] e Seoane e Latham.[64] Além disso, também foram computados o peso de nascimento e a duração do aleitamento natural.

Os pacientes foram submetidos, em dias alternados, aos seguintes testes de avaliação da função intestinal: teste de absorção da D-xilose, curva de tolerância aos triglicerídios, teste de tolerância aos carboidratos (lactose, sacarose e glicose) e biópsia de intestino delgado. Para a realização destes testes os pacientes permaneceram em jejum por pelo menos 4 horas.

Os valores da D-xilosemia de 1ª e/ou 4ª hora foram comparados com aqueles obtidos em dois grupos de 37 e 22 crianças normais, respectivamente.

A principal queixa dos pacientes era diarréia crônica. A duração média da diarréia foi de 9,2 ± 8,9 meses, variando de 30 dias a 3 anos. Trinta e três (50%) pacientes já tinham sofrido pelo menos uma internação prévia; 13 (19,3%) já tinham sofrido três ou mais internações. Considerando-se o total de 88 internações, 55 (62,5%) foram devidas à diarréia, 26 (29,5%) à pneumonia, cinco (5,7%) à diarréia e pneumonia associadas, uma (1,1%) ao sarampo e uma (1,1%) à suboclusão intestinal por *Ascaris lumbricoides*.

As condições habitacionais eram extremamente precárias, vivendo a maioria das famílias em situação de penúria. O número médio de membros em cada família era de 5,13 ± 2,10, variando de 3 a 11 pessoas.

A maioria das casas, 59 (89,4%), tinha apenas um cômodo, quatro (6,1%) tinham dois e três (4,5%) tinham três ou mais. O número médio de pessoas por cômodo era 4,6. As construções eram de madeira ou barro. As condições de saneamento também eram muito precárias, tendo-se observado que 53% das casas não dispunham de suprimento de água e 65,2% não eram servidas pela rede de esgotos.

A avaliação do estado nutricional dos pacientes, de acordo com a relação peso-idade, seguindo-se os critérios de Gomez,[63] revelou que 63 (95,43%) crianças apresentavam desnutrição. Por outro lado, a aplicação dos critérios de Seoane e Latham[64] permite afirmar que três (4,62%) crianças eram eutróficas; 36 (55,38%) apresentavam desnutrição aguda; 19 (29,24%), desnutrição crônica concorrente, e sete (10,76%), nanismo nutricional.

O peso de nascimento, conhecido em 56 casos, foi em média, de 3.140 ± 448,3 g; apenas quatro crianças pesaram menos de 2.500 g ao nascer. Estes dados atestam que a grande maioria dos pacientes não apresentava desnutrição intra-uterina e, portanto, permitem afirmar que os elevados índices de desnutrição observados resultaram de uma ação adversa e suficientemente intensa do ambiente sobre o indivíduo.

Aleitamento natural, durante períodos de tempo variáveis, foi utilizado em apenas 39 (59,1%) crianças. Sua duração variou de 3 dias a 10 meses, com média de 3,1 ± 2,7 meses; em 70% dos casos, o desmame ocorreu no primeiro trimestre da vida, sendo que, em 52%, o período de aleitamento natural restringiu-se apenas ao primeiro mês.

O teste de absorção revelou valores de 26,23 ± 13,07 mg% e 24,79 ± 9,00 mg% na 1ª e 2ª hora, respectivamente, os quais são significativamente mais baixos que os encontrados em crianças normais (1ª hora: 46,0 ± 13,9 mg% e 2ª hora: 40,7 ± 12,3 mg%, $p < 0,001$). O incremento médio na concentração plasmática dos triglicerídios após a sobrecarga de margarina foi de 40,62 ± 19,40 mg%, o qual se mostrou significativamente inferior àquele observado no grupo-controle (96,54 ± 49,59 mg%, $p < 0,001$).

Os testes de sobrecarga de carboidratos revelaram que 51,3% dos pacientes apresentavam intolerância à lactose; 35,0% à sacarose, e 5% à glicose.

Parasitas intestinais foram encontrados em 25 (37,9%) das crianças. O parasita mais comum foi a *Giardia lamblia,* que foi encontrada em 13 (52,0%) pacientes. Outros agentes também foram encontrados: *Ascaris lumbricoides* em 11 (44,0%), *Trichiuris trichiura* em sete (28%), *Hymenolepis nana* em dois (8%) e *Endolimax nana* em dois (8%).

Biópsia de intestino delgado realizada em 36 pacientes apresentou distintos graus de alteração morfológica. Atrofia vilositária parcial foi o padrão morfológico mais comum, tendo sido observada em 32 (88,9%) dos fragmentos da mucosa intestinal estudados: estrutura intestinal normal (razão altura da vilosidade/altura da cripta) foi encontrada em três (8,3%) casos e atrofia vilositária subtotal, como a que se observa na doença celíaca, foi vista em apenas um (2,8%) paciente. O epitélio mostrava o clássico padrão cilíndrico em 14 (48,9%) biópsias estudadas; transformação cubóide foi vista em cinco (13,9%) casos e um tipo misto de epitélio, isto é, uma combinação de células cilíndricas e cuboidais, foi observado em sete (19,4%) crianças. Com relação ao infiltrado inflamatório na lâmina própria, este se mostrou levemente aumentado em sete (19,4%), moderadamente aumentado em 10 (27,8%) e intensamente aumentado em 19 (52,8%) pacientes. Em dois pacientes observaram-se ovos de *Necator americanus* na lâmina própria e *Giardia lamblia* recobrindo a superfície mucosa, respectivamente.

ENTEROPATIA AMBIENTAL – FATORES FISIOPATOLÓGICOS DO PROCESSO

A interação de fatores sociais, culturais e econômicos determina o início de uma seqüência de eventos que culmina na desnutrição protéico-calórica. Assim, o baixo nível socioeconômico decorrente da reduzida capacidade aquisitiva familiar obriga esses indivíduos a viverem em condições de promiscuidade e com absoluta carência de serviços de saneamento básico. Fatores socioculturais, aliados à necessidade de uma grande parcela de mães exercerem algum tipo de atividade fora do ambiente doméstico, com o objetivo de aumentar o rendimento familiar, são responsáveis pelo abandono da prática do aleitamento natural e pelo desmame precoce. O custo excessivamente elevado dos alimentos e o número relativamente grande de membros em cada família fazem com que a ingestão alimentar seja altamente deficiente tanto do ponto de vista qualitativo como quantitativo. Finalmente, a falta de acesso ao conhecimento das técnicas adequadas de preparo dos alimentos favorece sua contaminação e, conseqüentemente, uma alta incidência de processos infecciosos intestinais.

A atuação concorrente da deficiente ingestão alimentar, desmame precoce e infecções repetidas terá, como efeito final, desnutrição protéico-calórica. Esta, associada ao alto índice de contaminação ambiental, determinará alterações funcionais e morfológicas da mucosa intestinal, resultando em mau aproveitamento dos alimentos e desnutrição, constituindo, desta forma, um ciclo vicioso que necessita ser rompido.

Enteropatia ambiental foi um termo criado para definir aqueles indivíduos que habitam os países que se encontram próximos dos trópicos, constituindo a maioria da população, e que aí vivem em condições pouco condizentes com os padrões mínimos de salubridade exigidos, enfrentando toda sorte de adversidades na luta pela sobrevivência.

Deficiências nutricionais globais e específicas são freqüentemente descritas em crianças provenientes deste universo particular.[65,13] Muita ênfase tem sido dada àquelas crianças que apresentam um quadro florido de desnutrição já deflagrado. Estas crianças representam o que Jeliffe[66] definiu como a parte visível do *iceberg* da desnutrição. A grande maioria da população infantil destas comunidades, no entanto, é constituída pela parte não-visível do *iceberg*, vivendo permanentemente sob risco de mudança de rótulo. Estas crianças constituem o grupo da desnutrição marginal, para o qual devem estar dirigidas todas as atenções através de programas de prevenção criteriosamente elaborados.[23]

Enteropatia ambiental deve ser diferenciada de outra síndrome, o espru tropical, que se manifesta, tipicamente, com diarréia crônica, anemia megaloblástica, má absorção de gordura, xilose e deficiência de vitamina B_{12} e alterações morfológicas inespecíficas da mucosa do intestino delgado,[59] que responde à terapia antimicrobiana, ácido fólico e vitamina B_{12}.

A despeito de algumas semelhanças, há evidências indicadoras de que as duas condições não são relacionadas. Em primeiro lugar, quanto aos grupos etários acometidos, o espru tropical incide quase exclusivamente em adultos, enquanto a maior incidência da enteropatia ambiental é observada em crianças, lactentes e pré-escolares. Em segundo lugar, com relação à distribuição geográfica, a enteropatia ambiental é prevalente em diferentes partes dos trópicos, enquanto o espru tropical não ocorre em todas essas áreas. Finalmente, a enteropatia ambiental tende a se manifestar nos indivíduos que retornam a zonas temperadas, ao contrário do espru tropical, que pode começar anos após o indivíduo ter deixado os trópicos. Por essas razões, o espru tropical é, provavelmente, uma entidade diferente da enteropatia ambiental e de distinta etiologia.[61]

Neste presente levantamento pudemos caracterizar uma série de alterações morfológicas e funcionais do intestino delgado nas crianças estudadas. Estas deficiências digestivo-absortivas observadas, embora inespecíficas, são suficientemente intensas para evidenciar os efeitos nocivos da contaminação ambiental sobre o trato digestivo. A ocorrência direta destas lesões sobre a mucosa intestinal reflete-se num aproveitamento sensivelmente prejudicado dos nutrientes da dieta, o que, em última análise, irá interferir negativamente sobre a curva de crescimento das crianças pertencentes a estas comunidades negligenciadas e desprovidas de assistência sanitária adequada. Nossos resultados estão de pleno acordo com aqueles obtidos em outras áreas do mundo subdesenvolvido. Keusch[67] demonstrou má absorção de D-xilose e lactose em crianças da Tailândia; Lindenbaum *et al.*[60] caracterizaram má absorção de D-xilose e vitamina B_{12} em voluntários adultos no Paquistão. *Além* disso, a morfologia intestinal também evidenciava alterações quando comparada com os padrões de normalidade dos habitantes dos países industrializados; Baker e Matham[59] confirmaram a alta prevalência de uma enteropatia em indivíduos adultos aparentemente sadios, assintomáticos, no Sul da Índia. Esta enteropatia manifesta-se por alterações na biópsia jejunal e má absorção de D-xilose e/ou gordura da dieta.

Finalmente, estas crianças constituem um grupo homogêneo, representativo da maioria da população dos países do Terceiro Mundo, caracterizando uma situação extremamente séria para os órgãos de Saúde Pública, em razão dos altos índices de morbidade e mortalidade, que acarretam custos médico-hospitalares excessivamente elevados e, ao mesmo tempo, geram um considerável número de indivíduos pouco capazes para uma vida futura produtiva em benefício próprio e da sociedade que os abriga.

TRATAMENTO

Admitindo que as medidas preventivas para o controle da síndrome diarréica, embora perfeitamente conhecidas (aleitamento natural, melhoria dos serviços de saneamento básico, diminuição dos níveis de contaminação alimentar etc.), infelizmente não estão ao alcance de toda a população nos países subdesenvolvidos, resta-nos a alternativa de recorrer às medidas terapêuticas para reduzir o impacto da doença na mortalidade infantil.

De um modo geral, o enfoque terapêutico tem os seguintes objetivos:

1. Prevenir ou corrigir a desidratação.
2. Combater o agente causal, numa tentativa de abreviar a duração da diarréia quando possível.
3. Recuperar o estado nutricional, impedindo o agravamento da desnutrição.

Combate à desidratação

O uso de soluções hidroglicossalinas por via oral, especialmente se instituído de maneira precoce, constitui uma arma valiosa no combate à desidratação.[68]

Nas diarréias enterotoxigênicas, ocorre um processo secretor do intestino delgado, associado à má absorção de sódio (Na^+) e água pelas vilosidades intestinais. No entanto, a absorção de Na^+ através de um segundo mecanismo que implica no consumo de energia mantém-se ativa.[69] Este fato explica a utilidade clinicamente comprovada das soluções hidratantes administradas por via oral, em processos diarréicos enterotoxigênicos graves, como deve ocorrer na cólera.[70-73]

A solução hidrante deverá ser preferentemente isotônica ao plasma, contendo fundamentalmente água, sódio e glicose em proporções equimolares, pois nesta condição a absorção é sensivelmente potencializada. Além destas substâncias, deverá conter potássio e idealmente também magnésio e bicarbonato de sódio. A concentração ótima de cada um dos elementos componentes da solução hidratante é ainda tema bastante discutido, principalmente no que diz respeito à proporção de sódio. Ao que tudo indica, no entanto, uma solução hidratante contendo 50 mEq/l de Na^+; 15 mEq/l de K^+, 50 mEq/l de Cl^-, 15 mEq/l de HCO_3^- e 2% de glicose preenche perfeitamente os requisitos, sem provocar riscos de hipernatremia secundária.[74-76]

Na prática, a solução a ser empregada deverá ser escolhida de acordo com uma série de critérios, cuja prioridade vai depender do tipo de caso e principalmente dos recursos disponíveis: aceitabilidade, ausência de contaminação, custo e facilidade de preparo.

Assim, excelentes resultados são obtidos em regiões subdesenvolvidas, no nível de atendimento médico primário, por uma solução preparada com uma caneca de água limpa, um punhado de açúcar e uma pitada de sal.[68] A Organização Mundial de Saúde, por sua vez, recomenda uma solução simples, constituída de cloreto de sódio, 3,5 g; bicarbonato de sódio, 2,5 g; cloreto de potássio, 1,5 g, e 20 g de glicose para 1 litro de água potável.[71]

É recomendada a suspensão total da alimentação por período de tempo necessário e suficiente para que as perdas hidroeletrolíticas sejam repostas; este período de jejum, no entanto, deve situar-se entre 6 a 12 horas, para não agravar a desnutrição.

Durante esta pausa alimentar, o paciente deverá receber a solução hidratante por via oral, oferecida em pequenas quantidades, a curtos intervalos, de tal forma que o déficit de água seja reposto em período de tempo não superior a 6 horas. Evidentemente, as perdas fecais que podem persistir durante o tratamento necessitam reposição concomitante. Em resumo, a oferta hidroeletrolítica deve ser suficiente para suprir as deficiências e cobrir as perdas concorrentes.

A utilização da solução hidratante deverá continuar enquanto o processo diarréico estiver em atividade e o paciente apresentar risco de desidratação.

A eficácia da hidratação oral deve ser continuamente aferida através do volume urinário (constatação de urina clara e micções freqüentes), estado de umidade da boca e choro com lágrimas. Laboratorialmente, é útil a determinação do hematócrito para surpreender hemoconcentração.

Tratamento dietético

A recuperação do estado nutricional deve ser uma preocupação constante no tratamento da síndrome diarréica. É importante frisar que nenhuma solução hidratante consegue suprir por tempo prolongado os requerimentos nutricionais da criança.

De modo geral, a dieta deverá apresentar as seguintes características:

1. Ter boa digestibilidade e ser pobre em resíduos celulósicos.
2. Ser hipofermentativa (pobre em lactose e, de preferência, também em sacarose).
3. Ser hipoalergênica.
4. Ser isenta de bactérias.
5. Proporcionar adequado fornecimento energético e dos principais nutrientes (proteínas, gorduras e hidratos de carbono).

Desde que o leite de vaca é o alimento mais comumente utilizado até 6 meses de idade, justifica-se a tentativa da clássica "realimentação progressiva". A realimentação inicia-se com 20% a 25% do volume habitualmente aceito pela criança, volume este que é gradativamente aumentado, segundo a aceitação e tolerância. Deste modo, estaremos oferecendo inicialmente uma cota reduzida de lactose e de proteína potencialmente alergênica e vamos tateando a tolerância, ao mesmo tempo que se dá oportunidade à regeneração funcional da mucosa. Caso não haja tolerância (reagravamento da diarréia), está indicada a administração de uma fórmula sem lactose e com outro tipo de proteína. De qualquer forma, sempre que possível, seria ideal iniciar a realimentação, utilizando-se leite humano.

Já crianças maiores de 6 meses devem ser realimentadas, preferentemente, com alimentos não-lácteos. A proteína deve ser de fonte animal (carne de gado, ave ou pescado) ou vegetal (soja); o carboidrato deve ser fornecido como glicose ou maltose e sob a forma de amido de cereal (milho, trigo, arroz, mandioca, semolina); a gordura deve ser de origem vegetal, que é mais bem tolerada (soja, milho, girassol, babaçu). O alimento deve ser preparado sob cocção, de modo a aumentar ao máximo sua digestibilidade. Alimentos ricos em celulose são contra-indicados.

PROFILAXIA – ALEITAMENTO NATURAL E FATORES PROTETORES DO LEITE HUMANO

A partir do início deste século, ocorreu um nítido decréscimo da popularidade do aleitamento natural, tanto no que se refere a um número cada vez menor de mães dispostas a amamentar quanto ao início cada vez mais precoce do desmame. Este declínio tem sido particularmente dramático nos países onde a disponibilidade de boas condições nutricionais e saneamento não se estendem à maior parcela da população. Inúmeros estudos[77-79] têm demonstrado que o leite humano, à parte a excelência das suas propriedades nutricionais, confere características protetoras antiinfecciosas, refletindo numa menor taxa de morbidade e mortalidade, quando se utiliza o aleitamento natural em comparação com a prática do aleitamento artificial. As observações de Mata e Urrutica,[80] na Guatemala, constituem uma clara demonstração desta assertiva, mostrando que, enquanto amamentadas com leite humano, crianças expostas a enteropatógenos tais como *Shigella, Salmonella* e *E. coli* enteropatogênica não apresentam sintomatologia de infecção. As altas taxas de infecção que aparecem após o desmame podem ser resultantes da supressão da proteção materna associada simultaneamente a uma ingestão elevada de microrganismos com alimentação e desnutrição.

O leite humano contém inúmeros fatores antiinfecciosos que serão aqui brevemente recordados.

O trato gastrointestinal das crianças em aleitamento natural é enriquecido com lactobacilos, enquanto crianças alimentadas com leite de vaca desenvolvem flora comensal idêntica à de adultos. Esta diferença é atribuída à alta concentração, no leite humano, de um fator de crescimento de *Lactobacillus bifidus*. Em presença do fator de crescimento, o lactobacilo prolifera abundantemente e impede, por meios indiretos, a colonização do trato digestivo pelas enterobactérias.[81]

O leite humano contém de 1 a 6 mg/ml de lactoferrina, assim como também pequenas quantidades de transferrina. Lactoferrina associada a outros fatores do meio ambiente intestinal exerce efeito bacteriostático sobre *E. coli* e *Candida albicans*.[82] Também contém cerca de 3.000 vezes a concentração de lisozima encontrada no leite de vaca, além do que a lisozima humana parece ser mais estável que a bovina. A lisozima associada à IgA provoca lise de *E. coli* e, na presença de peroxidase e ascorbato (que também se encontram no leite humano), tem atividade contra uma grande variedade de bactérias, incluindo estreptococos, pseudomonas e *Salmonella*.[83]

Vários investigadores[77-84] têm notado a presença, no colostro e no leite humano, de leucócitos viáveis e outras células em concentrações variáveis de 0,5 a 10 milhões/ml do colostro. As células compreendem macrófagos, leucócitos polimorfonucleares e linfócitos B e T. Além destes fatores de defesa, o leite humano também possui elevadas concentrações de IgA secretora (50 mg/ml no colostro e 1 mg/ml no leite maduro), que conferem enorme papel de proteção contra vários agentes infecciosos, tais como *Clostridium tetani, Corynebacterium diphteriae, Diplococcus pneumoniae, E. coli, Salmonella* e *Shigella*.

Por todas estas razões, o leite humano, como a natureza o concebeu, deve ser considerado parte dos mecanismos de defesa do lactente contra os agentes agressores no meio ambiente; e a prática do aleitamento natural, ponto fundamental na prevenção das altas taxas de morbidade e mortalidade, provocadas pela desnutrição nos países subdesenvolvidos.

REFERÊNCIAS BIBLIOGRÁFICAS

1. Willlams CD. A special number marking the eightieth year. *Nutr Rev* 1973;31:331-83.
2. Joint FAO/WHO Expert Committee on Nutrition. *World Health Organization*, 1953. n. 72. p. 3-30. (Monograph series, 72.)
3. Serrano CV, Puffer RR. Patterns of mortality in childhood. *PAHO Sc Pub* 1973;262.
4. Béhar M, Tejada C, et al. Desnutrición severa en la infancia. *Rev Col Med* 1956;7:221-78.
5. Viteri FE, Schneider RE. Gastrintestinal alterations in protein-calorie malnutrition. *Med Clin North Am*1974;58:1487-505.
6. Barbezart GO, Bowie MD, Kaschula ROC, Hansen JDL. Studies on the small intestinal mucosa of children with protein-calorie malnutrition. *S A Med J* 1967;41:1031-5.
7. Burman D. The jejunal mucosa in kwashiorkor. *Arch Dis Childh* 1965;40:526-31.
8. Schneider RE, Viteri FE. Morphological aspects of the duodenojejunal mucosa in protein-calorie malnourished children and during recovery. *Am I Clin Nutr* 1972;25:1092-102.
9. Brunser O, Reid A, Monckerbe RGF, et al. Jejunal mucosa in infant malnutrition. *Am J Clin Nutr* 1968;21:976-83.
10. Stanfield JP, Hutt MSR, Tunnicllffe E. Intestinal biopsy in kwashiorkor. *Lancet* 1965;2:519-23.
11. Creamer B, Dutz W, Post C. Small intestine lesion of chronic and marasmus in Iran. *Lancet* 1970;1:18-20.
12. Fagundes Neto U, Wehba J, Patrício FRS, Machado NL. Morphologic and functional study of the small intestine in marasmic patients. *Arq Gastroenterol* 1977;14:241-8.
13. Schenk EA, Kllpstein FA. A protocol of the evaluation of small bowel biopsies. *Am J Clin Nutr* 1972;25:1108-17.
14. Hooper CS, Blair M. The effect of starvation on epithelial renewal in the rat duodenum. *Expu Cell Res* 1958;14:175.
15. Hoper AF, Wannemacher JR RW, McGovern PA. Cell population changes in the intestinal epithelium of the rat following starvation and protein-depletion. *Proc Soc Exptl Biol Med* 1968;128:695-8.
16. Brunser O, Eidelman S, Kllpstein FA. Intestinal morphology of rural Haitians. A comparison between overt tropical sprue and asymptomatic subjects. *Gastroenterology* 1970;58:655-68.
17. Lindenbaum J. Tropical enteropathy. *Gastroenterology* 1973;64:637-52.
18. Viteri FE, Flores JM, Al Varado J, Béhar M. Intestinal malabsorption in malnourished children before and during recovery. Relation between severity of protein deficiency and the malabsorption processo. *Am J Dig Dis* 1973;18:201-11.
19. Holemans K, Lambrechts A. Nitrogen metabolism and fat absorption in malnutrition and in kwashiorkor. *J Nutr* 1955;56:477.
20. Pretorius PJ, De Villlers LS. The effect of protein hydrolysate on initiation of cure and various biochemical indices of recovery in kwashiorkor. *S Afr J Lab Clin Med* 1961;7:108-13.
21. Cohen H, Metz J, Hart D. Protein losing gastroenteropathy in kwashiorkor. *Lancet* 1962;1:52.
22. Oliveira JED, Rolando E. Fat absorption studies in malnourished children. *Am J Clin Nutr* 1964;15:287-92.
23. Waterlow JC, Alleyne GAO. Protein malnutrition in children. Advances in knowledge in the last ten years. *Adv Prot Chem* 1971;25:117-241.
24. Barbezart GO, Hansen JDL. The exocrine pancreas and protein-calorie malnutrition. *Pediatrics* 1968;42:77-92.
25. Schneider RE, Viteri FE. Luminal events of lipid absorption in protein-calorie malnourished children; relationship with nutritional recovery and diarrhea. I-Capacity of the duodenal content to achieve micellar solubilization of lipids. *Am J Clin Nutr* 1974;27:777-87.

26. Schneider RE, Viteri FE. Luminal events of lipid absorption in protein-calorie malnourished children; relationship with nutritional recovery and diarrhea. II-Alterations in bile acid content of duodenal aspirates. *Am J Clin Nutr* 1974;27:788-96.
27. Hofman AF, Poley JR. Role of the acid malabsorption in pathogenesis of diarrhea and steatorrhea in patients with ileal resection. *Gastroenterology* 1972;62:918-34.
28. Pope JL, Parkinson TM, Oslon JA. Action of bile salts on the metabolism and transport of water-soluble nutrients by perfused rat jejunum in vitro. *Biochim Biophys Acta* 1966;130:218-32.
29. Challacombe DN, Richardson JM, Anderson CM. Bacterial microflora of the upper gastrintestinal tract in infants without diarrhoea. *Arch Dis Child* 1974;49:264-69.
30. Donaldson Jr. RM. Normal bacterial populations of the intestine and their relation to intestinal function. *N Engl J Med* 1964;270:938-1056.
31. Drasar BS, Shiner M, Mcleod GM. Studies on the intestinal flora. I. The bacterial flora of the gastrintestinal tract in healthy and achlorhydric persons. *Gastroenterology* 1969;56(1):71-9.
32. Fagundes Neto U, Wehba J, Trabulsi LR, Reis MHL. *Microflora do trato digestivo em crianças sem diarréia.* Anais Congressos Pediátricos, 1975.
33. Donaldson Jr RM, Mcconnell C, Deffner N. Bacteriological studies in clinical and experimental blind loop syndrome. *Gastroenterology* 1967;52:1082.
34. Hamilton JD, Dver NH, Dawson AM, et al. Assessment and significance of bacterial overgrowth in the small bowel. *Quart J Med* 1970;39:265-85.
35. Goldstein F, Wirts CW, Josephs L. Bacterial flora of the small intestine. *Gastroenterology* 1972;42:755-6.
36. Gorbach SL. Studies of intestinal microflora. I - Effects of diets, age and periodic sampling on numbers of fecal microorganism in mano. *Gastroenterology* 1967;57:845-55.
37. Garrod LP. A study of the bactericidal power of the hydrochloric acid and of gastric juice. *St Barth Hosp Rep* 1939;72:145-67.
38. Gorbach SL, Palut AG, Nahas L, (col). Studies of intestinal microflora. II-Microorganisms of the small intestine and their relation to oral and fecal flora. *Gasrroenterology* 1967;53:856-67.
39. Gray JD, Shiner M. Influence of gastric pH on gastric and jejunal flora. *Gut* 1967;8(6):74-81.
40. Gianella RA, Broitman SA, Zamcheck N. Gastric acid barrier to ingested microorganism in man: studies in vivo and in vitro. *Gut* 1972;13:251-6.
41. Floch MH, Gershengoren W, Diamond S, Hersh T. Cholic acid inhibition of intestinal bacteria. *Am J Clin Nutr* 1970;23:8-10.
42. Jones EA. Immunoglobin and the gul. *Gut* 1972;13:825-35.
43. South AM. Enteropathogenic E. coli disease: new development and perspectives. *J Pediatr* 1971;79:1-11.
44. Tomasi Jr TB, Bienenstock J. Secretory immunoglobulins. *Adv Immunol* 1968;9:1-96.
45. Tomasi Jr TB, Czerenninski O. The secretory IgA system. In: Gooo RA, Miesher O, Smith RT. *Immunologic deficiency disease in mano.* Articles Series, 1968. 270 p.
46. James WPT. Sugar absorption and intestinal motility in children when malnourished and afler treatment. *Clin Sci* 1970;39:305-18.
47. Bell RG, Turner J, Gracey M, Suharjono, Sunoto. Serum and small intestine immunoglobulin levels in undernourished children. *Am J Clin Nutr* 1976;29:392-7.
48. Neuman CG, Lawlor CJ, Stiehm ER, et al. Immunologic responses in malnourished children. *Am J Clin Nutr* 1975;28:89-104.
49. Gracey M, Stone OE, Suharjono, Sunoto. Microbial contamination of the gut: another feature of malnutrition. *Am J Clin Nutr* 1973;26:1170-4.
50. Gracey M, Stone OE, Suharjono, Sunoto. Isolation of Candida species from the gastrintestinal tract in malnourished children. *Am J Clin Nutr* 1974;27:345-9.
51. Mata LJ, JIménez F, Coroon M. Gastrintestinal flora of children with protein-calorie malnutrition. *Am J Clin Nutr* 1972;25:1118-26.
52. Drasar BS, Hill MJ. The conjugation of the bile salts by human intestinal bacteria. *Lancet* 1966;1:1237-8.
53. Rosemberg IH, Hardison WG, Bull DM. Abnormal bile salt patterns and intestinal bacterial overgrowth associated with malabsorption. *N Engl J Med* 1967;276:1391-7.
54. Donaldson Jr RM. Studies of the pathogenesis of steatorrhea in the blind loop syndrome. *J Clin Invest* 1965;44:1815-25.
55. Gracey M, Burke V, Oshin A, et al. Bacteria, bile salts, and intestinal monosaccharide malabsorption. *Gut* 1971;12:683-92.
56. Gracey M, Burke V, Thomas JA, Stone OE. Effect of microorganisms isolated from the upper gut of malnourished children on intestinal sugar absorption in vivo. *Am J Clin Nutr* 1975;28:841-5.
57. Gorbach SL. Microflora of the gastrintestinal tract in tropical enteritis: a current appraisal. *Am J Clin Nutr* 1972;25:1127-30.
58. Gracey M. The contaminated small bowel syndrome: pathogenesis, diagnosis, and treatment. *Am J Clin Nutr* 1979;32:234-43.
59. Baker SJ, Matham VI. Tropical enteropathy and tropical sprue. *Am J Clin Nutr* 1972;25:1047-55.
60. Lindenbaum J, Gerson CO, Kent TH. Recovery of small intestinal structure and function after residence in the tropics. 1- Studies in Peace Corps Volunteers. *Ann Int Med* 1971;74:218.
61. Lindembaum J, Harmon JW, Gerson CO. Subclinical malabsorption in developing countries. *Am J Clin Nutr* 1972;25:1056-61.
62. Marques RM, Berquó E, Yunes J, Marcondes E. *Crecimiento de niños brasileños: peso y altura en relación con la edad y el sexo y la influencia de factores socioeconómicos.* Washington, D.C.: Organización Panamericana de la Salud, 1975. (OPAS – Publ. cient., 309.)
63. Gomez F. Desnutrición. *Boi Med Hosp Inf Mex* 1946;3:543-51.
64. Seoane N, Latham MC. Nutritional anthropometry in the identification of malnutrition in childhood. *J Trop Pediatr Environ Child Health* 1971;17:98-104.
65. Larcher VF, Shephero R, Francis OEM, Harries JT. Protracted diarrhoea in infancy. Analysis of 82 cases with particular reference to diagnosis and management. *Arch Dis Child* 1977;52:597-605.
66. Jelliffe DB, Jelliffe EF. Nutrition programs for preschool children. *Am J Clin Nutr* 1972;25:595-605.
67. Keusch GT. Subclinical malabsorption in Thailand. I-Intestinal absorption in Thai children. *Am J Clin Nutr* 1972;25:1062-6.
68. Morley O. *Pediatria no mundo em desenvolvimento.* São Paulo: Paulinas, 1980.

69. Banwell JG, Sherr H. Effect of bacterial enterotoxins on the gastríntestinal tract. *Gastroenterology* 1973;65:467-97.
70. Field M. Regulation of active ion transport in the small intestine. *Ciba Found Symp* 1976;42:109.
71. Pernet AC. *Gastroenteritis na infância*. Rio de Janeiro: Atheneu, 1978.
72. Pierce NF, Sack BR, Mitra RC, Banwell JG, et al. Replacement of water and electrolyte losses in cholera by an oral glucose-electrolyte solution. *Ann Int Med* 1969;70:1173-81.
73. Sack RB. Human diarrheal disease caused by enterotoxigenic E. coli. *Ann Rev Microbiol* 1975;29:335-53.
74. Goel K, Lifshitz F, Kahn E, Teichberg S. Monosaccharide intolerance and soy-protein hipersensitivity in an infant with diarrhea. *J Pediatr* 1978;93:617-9.
75. Nichols BL, Soriano HA. A critique of oral therapy of dehydration due to diarrheal syndromes. *Am J Clin Nutr* 1977;30:1457-72.
76. Sack RB, Pierce NF, Hirschhorn N. The current status of oral therapy in the treatment of acute diarrhea illness. *Am J Clin Nutr* 1978;31:2251-7.
77. Goloman AS. Human milk, leukocytes and immunity. *J Pediatr* 1977;90:167-8.
78. Ogra SS, Ogra PL. Immunologic aspects of human colostrum and milk. I-Distribution characteristics and concentrations of immunoglobulins at different times after the onset of lactation. *J Pediatr* 1978;92:546-9.
79. Ogra SS, Ogra PL. Immunologic aspects of human colostrum and milk. II-Characteristics of lymphocyte reactivity and distribution of E-rosette forming cells at different times after the onset of lactation. *J Pediatr* 1978;92:550-5.
80. Mata LJ, et al. Effect of infection on food intake and the nutritional state: perspective as viewed from the village. *Am J Clin Nutr* 1977;30:1215.
81. Welsh JK, May JT. Anti-infective properties of breast milk. *J Pediatr* 1979;94:1-9.
82. Horowitz S, Lorenzson VW, Olsen WA, Albrecht R, Hong R. Small intestinal disease in T cell deficiency. *J Pediatr* 1974;85:457-62.
83. Redoy V, Bhaskaram C, Raghu-Ramulu N, Jagaoeesan V. Antimicrobial factors in human milk. *Acta Paediatr Scand* 1977;66:229-32.
84. Gothefors L, Olllng S, Winberg J. Breast feeding and biological properties of faecal E. coli strains. *Acta Paediatr Scand* 1975;64:807-12.

Capítulo

37

Alterações Hidroeletrolíticas

Fábio Ancona Lopez
Luis Paul Galiano De La Torre

As funções extraordinariamente complicadas do ser humano dependem da preservação de uma faixa estreita do volume e da composição dos líquidos corporais, porque o ambiente interno do organismo é em grande parte um meio líquido. A preservação do volume e da composição dos líquidos orgânicos é absolutamente vital para o estado circulatório e para o organismo humano. Os compartimentos líquidos não existem como espaços fixos e com composições idênticas, mas, em vez disso, estão em constante intercâmbio mútuo e têm composições nitidamente diferentes. A homeostase refere-se ao equilíbrio dinâmico entre o influxo de água, substâncias inorgânicas e moléculas orgânicas; da sua distribuição entre os compartimentos líquidos do organismo; e do efluxo quase igual dessas substâncias. As alterações que ocorrem no conteúdo de água corporal são reguladas pela integração dos sistemas cardiovascular e renal e moduladas pelo sistema nervoso autônomo e pelo sistema endócrino.

FASE INTRA-UTERINA

Devem ser enfatizadas, inicialmente, as dificuldades com que se defronta aquele que pretende analisar os efeitos da desnutrição intra-uterina (DU) na composição corporal de água e eletrólitos do recém-nascido. Alguns fatores contribuem claramente para esta situação, decorrentes, diretamente, da complexidade de causas determinantes do nascimento de recém-nascidos desnutridos intra-uterinos e, indiretamente, da conceituação errônea que persistiu durante muito tempo, agrupando indistintamente recém-nascidos com DU (pequeno para a idade gestacional, pré-termo e termo: RNTPIG e RNPTPIG) e recém-nascidos de pré-termo (de peso adequado para a idade gestacional: RNPTAIG).[2]

Apesar dos trabalhos iniciais sobre o assunto serem bastante antigos,[1] o estudo experimental sistemático dessa situação iniciou-se praticamente a partir das publicações de Winick,[6] definindo o crescimento celular intra-uterino em ratos e a caracterização do estado nutricional materno. Sua influência no peso ao nascimento foi mais bem estabelecida apenas na última década.[7,8] Além desses aspectos, deve-se assinalar que, durante o trabalho de parto, ocorrem grandes e agudas alterações do metabolismo hidroeletrolítico e ácido-básico, levando a modificações notáveis na distribuição eletrolítica corporal, condicionando grandes dificuldades na interpretação dos achados laboratoriais. Acresce-se a isso o fato de que são exatamente os recém-nascidos de baixo peso, tanto por prematuridade como por DU, os que, normalmente, apresentam maiores intercorrências perinatais, tornando necessário o estudo adequado dos dados, que devem ser analisados com extrema prudência.[2,38]

COMPOSIÇÃO CORPÓREA DE ÁGUA

A água corporal total (ACT) nos estágios precoces do desenvolvimento fetal está presente em grande quantidade, reduzindo-se durante a vida intra-uterina e o primeiro ano de vida. Durante o terceiro mês de vida fetal, a água corporal total (ACT) tem sido estimada em 94% do peso fetal e as proporções dos compartimentos líquidos extracelular e intracelular são respectivamente de 68% e 26%. À medida que a gestação progride, a ACT diminui, e, com 24 semanas de gestação, ela representa 86% do peso corporal e ao chegar ao termo é de aproximadamente 70% a 75%, particularmente, pelo aumento da gordura corporal nas últimas semanas de gestação. Existem também alterações na divisão da água corpórea entre o espaço intra e extracelular durante o desenvolvimento fetal. O espaço extracelular diminui 68% do peso corpóreo na 16ª semana de gestação, para 45% ao final da gestação, enquanto o espaço intracelular aumenta conseqüentemente de 26% para 34% do peso corpóreo durante o mesmo período. A ACT varia inversamente com o conteúdo de gordura corporal, porque a gordura contém pouca quantidade de água, por isso, os neonatos prematuros e com DU têm elevada percentagem de água, pois apresentam escassa gordura corporal.[3]

No 3º mês de vida pós-natal, sua quantidade está próxima ao nível do adulto,[9] cerca de 600 ml/kg de peso, mas ainda continua a sofrer lento decréscimo.

As mudanças na água total são acompanhadas por alterações concomitantes na distribuição entre os espaços intra e extracelular. A água intracelular (IC) tende a aumentar com o crescimento, seja em termos absolutos, por unidade de peso, seja como percentagem do total. Ao termo, seu valor é de 340 ml/kg e aumenta até 470 ml/kg do peso total, até 10 a 16 anos de idade. A diminuição da água total por unidade de peso e o aumento da água intracelular acompanham-se de nítida queda da quantidade de água extracelular, que é cerca de 350 ml/kg de peso ao nascimento.

Essas mudanças decorrem do aumento de gordura (que contém somente 10% a 20% de água) e do aumento da massa muscular, que contém grande quantidade de água intracelular.[2]

Recém-nascidos pequenos para a idade gestacional mostram nítido aumento do volume extracelular, semelhante ao visto em crianças portadoras de DEP, sem edema.[10]

O volume sanguíneo em crianças de termo varia em ampla escala, provavelmente, devido às diferenças no volume da transfusão placentária, estimado, em média, em 47 ml/kg.[11]

Demonstrou-se a existência de perda fluida do compartimento vascular dentro da 1ª hora após o nascimento, chegando a até 25% do volume plasmático inicial.[12] O volume das hemácias diminui 3% após o nascimento, indicando também perda de água celular.

Em RN pequenos para a idade gestacional, que se apresentavam aparentemente bem,[13] encontraram-se volumes plasmático e sanguíneo total comparáveis a RN pré-termo, até a idade de 72 horas. Após esse tempo, havia pequena redução no volume plasmático, permanecendo constante o das hemácias. Demonstraram-se volumes plasmáticos maiores em 6 ou 7 ml/kg em RN pequenos para idade gestacional do que em RN de peso adequado.[14]

SÓDIO E POTÁSSIO

A regulação do equilíbrio do sódio desempenha papel essencial no desenvolvimento fetal, porque, para que ocorra o crescimento normal, é necessária uma retenção progressiva de sódio (1,2 mEq/kg/dia entre a 31ª e a 38ª semana de gestação).[3]

Durante a vida fetal, o conteúdo corporal de sódio (Na), inicialmente baixo, eleva-se rapidamente entre a 13ª e 15ª semana de idade gestacional e mantém-se, até o termo, entre 85 e 100 mEq/kg, em tecidos sem gordura. As concentrações plasmáticas de Na da mãe e do feto são idênticas, em torno de 160 mEq/kg, fato a ser notado, já que o feto apresenta concentrações plasmáticas maiores com relação à maioria dos elementos como potássio (K), magnésio (Mg), cálcio (Ca), fósforo (P), ferro (Fe) e zinco (Zn). Após o nascimento, a quantidade de Na, expressa em mEq/kg de peso corporal, diminui aos poucos, com números médios de 75 mEq/kg ao nascimento, 65 mEq/kg com 1 ano, 60 mEq/kg com 4 anos e 45 mEq/kg por volta dos 12 anos.[15] O Na encontra-se em quatro compartimentos: extracelular, intracelular, transcelular e conjuntivo-ósseo, sendo esta reserva, a do esqueleto, a que é rapidamente mobilizável, para participar da homeostase. Em razão das mudanças de volume, a percentagem de Na corporal situado no espaço extracelular é mais elevada no recém-nascido e no lactente.[16]

A homeostase do sódio no período neonatal está envolvida na manutenção do volume extracelular, mineralização óssea e síntese protéica.

A concentração de Na plasmático de RN normais a termo e RNPIG encontra-se dentro dos limites normais de adultos. Em RN pré-termo, demonstrou-se[17] queda gradual de concentração de Na plasmático nas oito primeiras horas de vida, possivelmente, devido à deficiência de mineralocorticóides e/ou acidose. Estudos de balanço de Na em RN de muito baixo peso[18] demonstraram que, apesar de alta ingestão, havia balanço negativo, com grande natriurese, resultando em hiponatremia nos primeiros dias de vida. Por outro lado, em RN normais, demonstrou-se que as concentrações de Na e K seguem as flutuações dos compartimentos intra e extravasculares, nos primeiros dias de vida, permanecendo constantes.[19,2]

O K é o principal cátion de espaço intracelular e sua concentração é dada por gradiente transcelular mantido pela $Na^{-}K^{+}$ATPase.

O conteúdo do potássio corporal total ao nascimento é estimado em torno de 40 mEq/l. A homeostase do K, em geral, é controlada por mecanismos extra-renais e renais que aumentam ou diminuem a sua concentração plasmática. O RN apresenta valores de K plasmático maiores do que a criança maior, e devido à menor atividade da $Na^{-}K^{+}$ATPase extra-renal. O comportamento do K no RN parece ser, pelo menos nas primeiras 72 horas de vida, diretamente influenciado pelas condições de parto, muito mais do que pelo desenvolvimento intra-uterino. Em 1947, McCance e Widdowson[20] já demonstravam que trabalhos de parto longos e difíceis causavam aumento de catabolismo, crianças nascidas com hipoxia, resultando em maior acidose, mostram altos valores de hidrogênio nas oito primeiras horas de vida, com queda posterior, à medida que a acidose é corrigida. As alterações de Na acompanham, inversamente, as do K.

Recém-nascidos pequenos para a idade gestacional mostram, aos primeiros dias de vida, comportamento do K semelhante ao de crianças portadoras de DEP extra-uterina.

Também em condições fisiológicas, o rim do RN tem menor capacidade de excreção por menor taxa de filtração glomerular e de secreção tubular de K. Do total de K filtrado, 80% são reabsorvidos no túbulo proximal por transporte ativo e 10% na alça de Henle por co-transporte neutro conduzido pela Na-K^+ATPase, que permite o transporte de Na para o sangue na membrana basolateral e esta proporciona o gradiente eletroquímico necessário para o transporte de Na e Cl para a célula pela parte apical, em troca por K.[4]

CÁLCIO, FÓSFORO E MAGNÉSIO

Ca, P e Mg são minerais de grande importância quantitativa e qualitativa no recém-nascido, dada sua participação na estrutura óssea, na contração muscular, na transmissão de impulsos nervosos, na coagulação sanguínea, na síntese protéica, em grande número de reações enzimáticas, na manutenção da permeabilidade capilar, na adesão celular, na integridade das membranas celulares, em reações antígeno-anticorpo, e na fagocitose.[2,38]

Sabe-se que a concentração plasmática de Ca, nas mulheres, é habitualmente mais baixa durante a gestação, apresentando queda até a 30ª semana, elevando-se em seguida, até o parto.[2] Esta queda é relacionada à hipoalbuminemia fisiológica da gravidez, visto que não ocorre alteração do Ca iônico, que passa a representar um percentual maior com relação ao Ca total (57% contra 53% do adulto normal). As concentrações plasmáticas de P e Mg também tendem a apresentar diminuição durante a gestação.[2,39]

As concentrações de Ca, P e Mg no líquido amniótico são mais baixas do que no plasma materno, em função da diluição deste líquido pela urina fetal e da retenção desses minerais pelo feto em crescimento.

Já se demonstrou a transferência placentária de Ca da mãe para o filho, embora a concentração de Ca ionizado seja maior no feto que na mãe, sugerindo um mecanismo de transporte ativo. Mecanismos semelhantes atuam na transferência de P e Mg.[2,40]

Há quase 50 anos, sabe-se que a concentração de Ca no sangue do cordão é mais alta do que no sangue materno (aproximadamente 2 mg/100 ml). Esta diferença corre por conta do Ca ionizado que é, no feto, cerca de 64% do total, contra 57% no plasma materno, embora recentemente tenha sido sugerido que esse fato ocorre por aumento tanto do Ca ligado à proteína como do Ca ionizado.[2,41] Após o nascimento, a concentração de Ca no plasma do recém-nascido cai rapidamente nas primeiras 24 ou 36 horas, dependendo, nas quatro primeiras horas, da correção da acidose metabólica que se estabelece *in utero*, durante o nascimento.[7]

Com a correção final da acidose neonatal e com o estabelecimento dos mecanismos homeostáticos normais, cessa a queda do Ca plasmático em recém-nascidos.[2]

O mecanismo da hipocalcemia do recém-nascido está ligado aos altos níveis de Ca ionizado do feto. Estes níveis levariam à supressão da secreção de paratormônio e estimulação da produção de calcitonina no feto, facilitando o crescimento esquelético. Após o nascimento, interrompendo-se a transferência ativa de Ca por via placentária, o feto teria um hipoparatireoidismo funcional, ou hipercalcitoninemia, levando à hipocalcemia que persistiria por três a quatro dias, até aumento do paratormônio e diminuição da calcitonina.[2,42]

Por outro lado, no ser humano, o comportamento do Ca plasmático no período perinatal mostra variações de sua concentração durante prazo curto, estabilizando-se após cerca de uma semana. Estudando crianças de baixo peso para a idade gestacional, observou-se que não há, nesses casos, nenhuma perturbação da homeostase normal do Ca, e que eventuais alterações decorrem de fatores associados, ligados a idade gestacional ou asfixia neonatal.[43]

A concentração plasmática de P no recém-nascido, ao contrário do que acontece com o Ca, aumenta no período pós-natal, presumivelmente devido ao catabolismo tecidual, visto que é maior, ainda, em situações que favorecem este catabolismo, como atraso no início da alimentação e pré-eclâmpsia.[2]

Esta situação, demonstrada várias vezes, é atribuída por alguns autores à baixa excreção de fosfatos no período pós-natal ou ao hipoparatireoidismo transitório, associado ou não à falta de resposta dos órgãos-alvo do paratormônio.[44]

Os trabalhos relacionados ao metabolismo do Mg, durante a gestação, sugerem que existe transferência ativa desse elemento, da mãe para o filho, embora nem sempre tenha sido encontrada maior concentração no sangue fetal ou de recém-nascidos. As alterações metabólicas que atuam sobre as concentrações de Ca e P também exercem influência na concentração de Mg, embora diferentes trabalhos não consigam repetir os mesmos achados, especialmente, nos estudos de correlação entre os fatores envolvidos. Em seres humanos, demonstrou-se que a primiparidade leva a níveis mais baixos de Mg nos RN, assim como a desnutrição intra-uterina condiciona a mesma situação.[2,45]

Estudos de correlação entre as concentrações de Ca, P e Mg maternos e fetais e dos recém-nascidos mostram que o controle do metabolismo mineral da mãe exerce efeito específico no feto. Neste, observa-se que há algum inter-relacionamento entre os mecanismos que controlam Ca, P e Mg, muito embora eles possam operar, às vezes, por vias aparentemente diferentes.[2,38]

FASE PÓS-NATAL

À medida que a criança cresce, ocorrem mudanças nos compartimentos líquidos do corpo, assim, durante o primeiro ano de vida, há um rápido decréscimo do líquido total do organismo como percentagem do peso corporal: de 75% ao nascer para aproximadamente 70% aos 6 meses e 60% com 1 ano de idade. Posteriormente, a percentagem da ACT decresce gradualmente, até que a criança atinja a puberdade, quando, em meninos, a percentagem é maior, em razão das diferenças do conteúdo de gordura corporal entre meninos e meninas. Depois que a criança atinge os 3 anos de idade, os líquidos intracelulares permanecem em cerca de 35% do peso corporal. Entretanto, o líquido extracelular decresce de 45% do peso corporal ao nascer para 35% aos 6 meses e 27% com 1 ano.[5]

A despeito das diferentes formas sob as quais se apresenta e das diversas etiologias que possa ter, a DEP mostra, do ponto de vista de alterações hidroeletrolíticas, relativa uniformidade nos achados bioquímicos. Assim, há tempo descreveu-se a hipotonicidade do meio interno, a hiper-hidratação do meio intracelular e o encontro de concentrações alteradas dos principais eletrólitos intra e extracelulares, que constituem dados quase sempre presentes, independentemente de fatores etiopatogênicos ou ambientais.[22] Em situações mais graves de DEP, especialmente nos casos que apresentam perdas digestivas prolongadas e má absorção intestinal, esses achados são ainda mais marcantes. Apesar dessa situação, no entanto, não deve ser admitido que o nível de conhecimento atual sobre o metabolismo hidroeletrolítico na DEP esteja próximo de ser completo. As explicações de muitas das alterações encontradas, o seu significado fisiopatológico e a sua importância em termos de mortalidade imediata ainda são objetos de controvérsias.

Entre as causas que contribuem para esta situação, devem ser citadas como mais importantes:[2]

A) A dificuldade no estabelecimento de medidas reais dos espaços corporais, dado que, em situações anormais como a DEP, é admitido que haja alterações importantes na função da membrana celular, levando a erros nessas medidas.
B) A dificuldade no estabelecimento de padrões de referência com relação aos quais devem ser expressos os resultados de concentrações de eletrólitos ou percentagem de água dos tecidos na DEP.
C) Desconhecimento do verdadeiro modo de ação de alguns íons, desde que, pela sua participação em vários sistemas enzimáticos, podem atuar por mecanismos diferentes em cada um deles.
D) A dificuldade técnica da determinação da concentração de eletrólitos, que se encontra em pequena quantidade, pela interferência nas dosagens por meios usuais das proteínas ou de outros eletrólitos presentes em maior concentração.
E) As barreiras éticas que impedem a obtenção de amostras de tecido, *in vivo*, em quantidade suficiente para permitir a dosagem adequada de vários eletrólitos.
F) As intercorrências próprias dos desnutridos, principalmente a diarréia, a desidratação, as alterações de função renal, cardíaca e endócrina, que podem alterar profundamente as quantidades de água e eletrólitos intra e extracelulares.
G) A diversidade do material clínico de estudo do ponto de vista de idade, meio, alimentação habitual e tipo de desnutrição.

MEIO INTERNO E DEP

A água constitui 60% a 90% do peso dos principais tecidos biológicos, o que de *per se* indica sua importância para as estruturas vivas.

O estudo da composição hidroeletrolítica dos tecidos mostra que, com o processo de crescimento e maturação, as quantidades de água e eletrólitos sofrem variações apreciáveis, porém constantes e uniformes, para os mesmos tecidos. Este fenômeno, conhecido há mais de 50 anos como "maturação química" (Moulton, 1923), implica, fundamentalmente, em processo de desidratação tecidual progressiva, acompanhado de aumento intracelular de potássio e diminuição intracelular de sódio e cloro.[2]

As forças importantes responsáveis pelo movimento de água entre os compartimentos corporais são as pressões hidrostática e osmótica. A pressão osmótica é uma força importante no intercâmbio hídrico entre os espaços líquidos intra e extracelulares, sendo que as composições do extracelular e do intracelular são completamente diferentes, atribuíveis em grande parte à bomba de intercâmbio Na-K, que tornam o Na o principal cátion do extracelular e o K o principal cátion do intracelular. As células não toleram altas concentrações de cátions, podendo ser letais.[5]

O fato da manutenção de uma concentração intracelular alta de K e baixa de Na contra gradiente eletroquímico levou à formulação de algumas hipóteses que tentaram explicar o fenômeno. Partindo-se da premissa de que a membrana celular é semipermeável, admitiu-se classicamente[23] a hipótese da existência de um mecanismo de "bomba" iônica ATP-dependente, com a função de bombear Na para o extracelular e K para o intracelular. Nesta situação, admitiu-se que o protoplasma é uma solução diluída de sais e macromoléculas, que a membrana celular é a barreira limitante entre o intra e o extracelular e que a manutenção do equilíbrio está na dependência do fornecimento de quantidade adequada de energia para o funcionamento da bomba iônica de Na e K, teoricamente localizada na membrana celular.

Entre as principais alterações hidroeletrolíticas do desnutrido, devemos citar alguns fatores implicados:[2]

A) Alterações da função cardíaca, caracterizadas por diminuição do débito cardíaco e aumento do tempo de circulação do débito cardíaco e o déficit ponderal.[24]
B) Alterações da função renal, caracterizadas por diminuição do fluxo plasmático renal e da filtração glomerular. Com relação à função tubular, conhece-se o fato de que

desnutridos eliminam urina hipotônica mesmo quando desidratados, apresentando pequena resposta à restrição de água e mesmo à injeção de pitressina.[25]

C) Alterações de função intestinal levando a espoliações hidroeletrolíticas em função da diarréia do tipo hiperosmolar e má absorção apresentada pela maioria dos desnutridos graves.[26,27]

D) Alterações de função endócrina relacionadas principalmente à secreção inadequada de aldosterona e glicocorticóides.[28]

E) Alterações devidas à hipoproteinemia, com diminuição da pressão oncótica e conseqüente retenção hídrica no território extracelular.[29]

À luz dos conhecimentos resumidos até aqui, podemos então caracterizar o desnutrido como um indivíduo que, em termos de composição química de tecidos, sofreu uma involução, como descrevemos a seguir.

ÁGUA

Sabe-se que na DEP há aumento na quantidade de água corporal. Esse aumento foi demonstrado tanto em relação ao espaço extracelular como ao intracelular.

Atribui-se a perda de peso apresentada pelos desnutridos em fases iniciais de tratamento, à perda do excesso de água extracelular. O aumento do volume extracelular associa-se ao aumento do volume plasmático, que é maior em desnutridos, quando relacionado ao peso. Por outro lado, mesmo em desnutridos desidratados, nos quais se demonstrou diminuição de água extracelular, havia ainda aumento da água intracelular. Em espécimes de biópsias musculares, obtidas de pacientes em fase terminal, evidenciou-se grande aumento de água intracelular, sem dúvida, devido à falta quase absoluta da energia oferecida às células e falência dos mecanismos responsáveis pela regulação homeostática.[2,30,31]

SÓDIO

O metabolismo do sódio em DEP foi estudado principalmente sob o aspecto de sua concentração plasmática. Embora alguns trabalhos evidenciem concentração plasmática normal, a maioria dos autores concorda que a hiponatremia é o achado mais habitual. Há trabalhos nos quais se constatou relação significativa entre hiponatremia e prognóstico em curto prazo, especialmente em casos associados a perdas digestivas acentuadas. Nesse sentido, deve-se estabelecer como limite crítico inferior valores de Na plasmático situados entre 120 mEq/l, abaixo dos quais a mortalidade aumenta de modo considerável.[2,32]

Por outro lado, estudos de balanço de Na em desnutridos revelam que, na vigência de DEP, existe balanço positivo, provocando um Na corporal total aumentado, de maneira paralela ao que acontece com a água.[33]

Dosagens efetuadas em material de biópsias musculares mostram grande aumento do Na intracelular em até oito vezes os valores normais, o que não é provocado pela desidratação intracelular, visto que persiste mesmo quando relacionado ao peso seco do tecido.[34] Este aspecto deve ser lembrado na programação da terapêutica de hidratação de desnutridos, especialmente quando se faz necessário o uso de soluções hidratantes por via parenteral. Nessa situação, o uso prolongado de soluções muito concentradas pode levar a acúmulo ainda maior de Na intracelular, com conseqüente insuficiência cardíaca congestiva, causa já apontada como responsável por grande número de óbitos de desnutridos no início do tratamento.[20,35]

POTÁSSIO

O potássio é o eletrólito sobre o qual mais se tem pesquisado em DEP. Tal situação se deve ao fato de ser o K o íon intracelular mais importante.

Em desnutridos, o nível plasmático de K tem sido relacionado como normal ou baixo. Da mesma maneira como acontece com o sódio, demonstrou-se que desnutridos, quando evoluem para óbito, apresentam níveis plasmáticos de K mais baixos do que desnutridos que se recuperam. No entanto, considerando-se a grande diferença de concentração entre o intracelular e o extracelular, sabe-se que a concentração plasmática pode não refletir a situação corporal, não tendo sido demonstrada correlação entre ambas.

O K corporal total foi estudado, desde o início do século, por meio de análise de cadáveres, demonstrando-se diminuição de sua quantidade. Mais recentemente, utilizando-se a medida de isótopos, pode-se concluir que esta diminuição é ainda maior em desnutridos com edema. Analisando-se diferentes tecidos, conclui-se que a maior queda é relacionada ao K muscular, devida à diminuição da capacidade da célula em fixar este íon. O K cerebral também está diminuído na DEP, porém o tecido nervoso é o que sofre menor perda.[2,36]

Estudos de balanço foram utilizados no sentido de estabelecer o grau da deficiência de K. Demonstrou-se que, na maioria dos pacientes, existe grande retenção de K nas fases iniciais de tratamento, e que este balanço, altamente positivo, pode persistir por até mais de 3 semanas após o início da terapêutica. Em casos nos quais não se demonstrou balanço positivo de K no início do tratamento, foi admitida a hipótese de que a capacidade da célula em fixar o íon estivesse saturada, indicando não ter havido depleção anterior. Nesta situação, o balanço só se torna nitidamente positivo a partir do instante em que a recuperação da DEP leva a um ritmo acelerado de síntese tecidual. Estabelecem-se assim dois conceitos distintos: o da deficiência de K, que é função da menor massa tecidual e o da depleção de K, que é função das perdas exageradas eventualmente sofridas pelo desnutrido.[2,30]

REFERÊNCIAS BIBLIOGRÁFICAS

1. Antonio NA. Children Born during the siege of Leningrad in 1942. *J Pediatr* 1947;30:250-9.
2. Nobrega FJ. Distúbios da nutrição. In: Ancona Lopez F. *Hidroelectrolíticas*. Rio de Janeiro: Ed. Revinter, 1989. p. 220-2313.
3. Friss-Hansen B. Water distribution in the foetus and newborn infant. *Acta Paediatr Scand* 1983;305:7-11.
4. Draque CM. Manejo hídrico. In: Kopelman BI, Santos AMN, Goulart AL, Almeida MFB, Miyoshi MH, Guinsbury R. *Diagnóstico e tratamento em neonatologia*. São Paulo: Ed. Atheneu, 2004. p. 291-295.
5. Friss-Hansen B. Body water compartments in children: Changes during growth and related changes in body composition. *Pediatrics* 1983;28:107.
6. Winick M, Noble A. Quantitative change in DNA, RNA and protein during prenatal and postnatal growth in the rat. *Dev Biol* 1965;12:451-66.
7. Krukovski M, Smith JJ. pH and the level of calcium in the blood of fetal and neonatal albino rats. *Biol Neonate* 1976;29:148-61.
8. Niswander K, Jackson EC. Physical characteristics of the gravida and their association with birth weigth and perinatal death. *Am J Obstet Gynecol* 1974;119:306-11.
9. Edelman LS, Haley HB, Shloerb PR, Sheldon DB, Friishansen BJ, Stoll G, et al. Further observation on total body water. Normal values throughout life. *Surg Gynecol Obstet* 1952;95:1-12.
10. Kerpel-Fronius E. Volume and composition of the body fluid compartments in severe infantile malnutrition. *J Pediatr* 1960;56:826-33.
11. Usher R, Shepard M, Lind J. The blood volume of the newborn infant and placental transfusion. *Acta Pediatr* 1963;52:497-512.
12. Cairdner D, Marks J, Roscoe JD, Brettell RO. The fluid shift from the vascular compartment immediately after birth. *Arch Dis Child* 1958;33:489-98.
13. Usher R, Lind J. Blood volume of the newborn premature infant. *Acta Pediatr Scand* 1965;54:419-31.
14. Cassady G. Plasma volume studies in low birth weigth infants. *Pediatrics* 1966;38:1020-27.
15. Payne WW. Biochemical adaptations at birth. In: *Scientific Foundations of Pediatrics*. London: Heinemann, 1974. p. 86.
16. Royer P. Metabolisme du sodium et prenatal et development postnatal. *Arch Fr Pediatr* 1975;32:497-502.
17. Shah PB, Acharya PT. Electrolyte status of full term normal, preterm, and low birth weigth newborn infants. *Indian Pediatr* 1976;8:597-603.
18. Engelke SC, Shah BL, Vasan U, Raye JR. Sodium balance in very low-birth-weigth infantis. *J Pediatr* 1978;93:837-41.
19. Ludmany K. Circulating quantities of sodium, potassium, calcium, inorganic phosphorus and magnesium in serum of healthy newborn infants. *Eur J Pediatr* 1976;124:73-6.
20. Mc Cance RA, Widdowson EM. Normal renal function in the two days of life. *Arch Dis Child* 1947;29:488-96.
21. Forfar JO. Normal and abnormal calcium, phosphorus and magnesium metabolism in the perinatal period. *Clin Endocrinol Metab* 1976;5:123-48.
22. Metcoff J, Frenk S, Gordillo G, Gomez F, Ramos GR, Janeway CA, et al. Intracellular composition and homeostatic mechanism in severe chronic infantile malnutrition. *Pediatrics* 1957;20:317-336.
23. Dean RB. Theories of electrolyte equilibrium in muscle. *Biol Symp* 1941;3:331-348.
24. Alleyne GAO. Cardic function in severely malnourished Jamaican children. *Clin Sci* 1966;30:553-562.
25. Alleyne GAO. The effect of severe protein calorie malnutrition of the renal function of Jamaican children. *Pediatrics* 1967;39:400-411.
26. Bowie MD, Barbezat GO. Carbohydrate absortion in malnourished children. *Am J Clin Nutr* 1967;20:89-93.
27. Fagundes Neto U, Wehba J. Machado N. Morphological and functional small intestine studies in marasmatic patients. *Arq Gastroenterol* 1977;14:241-248.
28. Lurie AO, Jackson WPU. A dosteronuria and the edema of kwashiorkor. *Am J Clin Nutr* 1962;11:115-126.
29. Waterllow JC. Observation on the mechanism of adaptation to low protein intakes. *Lancet* 1968;2:1091-7.
30. Frenk S, Metcoff J, Gomez F, Cravioto J, Antonowics I. Intracellular composition and homeostatic mechanism in severe chronic infantile malnutrition. *Pediatrics* 1957;20:105-120.
31. Brock JF. Dietary protein deficiency. *Ann Int Med* 1966;65:877-899.
32. Garrow JS, Pike M. The long term prognosis of severe infantile malnutrition. *Lancet* 1967;1:1-4.
33. Alleyne GAO. Studies on total body potassium in malnourished infants. Factors affecting potassium repletion. *Br J Nutr* 1970;24:205-212.
34. Metcoff J, Frenk S, Gordillo G, Lopez E. Relations of intracellular ions to metabolite sequences in muscle in kwashiorkor. *Pediatrics* 1957;20:105-120.
35. Wharton BA, Howells GR, Mc Cance RA. Cardiac failure in kwashiorkor. *Lancet* 1967;1:1-4.
36. Waterlow JC, Alleyne GAO. Protein malnutrition in children: advances in kwowlegde in the last ten years. *Adv Prot Chem* 1971;25:117-241.
37. Ancona Lopez F. *Repercussões da desnutrição da gestante no comportamento das proteínas plasmáticas e do cálcio, fósforo e magnésio plasmático e ósseo*. Botucatu, 1979. (Tese de Livre-Docência- Faculade de Medicina de Botucatu).

Capítulo

38

Distúrbios Pulmonares na Desnutrição

Giesela Fleischer Ferrari

PERÍODO INTRA-UTERINO

Período embriônico (1 a 7 semanas) e período pseudocanalicular (5 a 17 semanas)

O desenvolvimento dos pulmões inicia-se na 3ª semana de vida embrionária por uma placa endodérmica do intestino cefálico. O tubo endodérmico divide-se formando os brônquios principais primários.

Até o final da 3ª semana, encontramos dez ramificações à direita e nove à esquerda e 65% a 75% das ramificações brônquiais ocorrem entre a 10ª e 14ª semana embrionária, estando o desenvolvimento bronquial completo na 16ª semana. Esse período de desenvolvimento é denominado de pseudocanalicular. Nesse estágio, o epitélio da porção distal da árvore traqueobrônquica é colunar alto, inicialmente, e baixo no final. O epitélio mostra-se não-diferenciado e o citoplasma é rico em glicogênio, indicando imaturidade das células. O final do período pseudocanalicular evidencia células em mitose e transição para a forma cubóide.[1,2]

Estudos recentes estabeleceram que em embriões humanos a primeira estrutura vascular aparece aproximadamente na 4ª semana de gestação e, no final da 7ª semana, uma rede venosa com conexão com a veia pulmonar central está presente. Na fase pseudocanalicular artérias pulmonares são encontradas em associação a todas as vias aéreas e há início de barreira ar-sangue a partir da 14ª semana de gestação.[3] Estudo usando método histoquímico evidenciou, em embriões humanos, que a continuidade da circulação entre coração e plexo capilar é estabelecida a partir de 38 dias de gestação.[4]

Período canalicular (16 a 26 semanas)

Este período ocorre desde a 16ª semana até aproximadamente a 24ª a 26ª semana embrionária e caracteriza-se pela emergência de bronquíolos respiratórios. À microscopia eletrônica,[5] observam-se, pela primeira vez durante o 6º mês de gestação, células epiteliais alveolares tipos I e II. As células alveolares tipo II (pneumócitos tipo II) são distintas das do tipo I, em função do início do aparecimento de corpúsculos lamelares que são elementos característicos desta célula. Com a progressão da gestação, o número de pneumócitos tipo II e corpúsculos lamelares aumenta. Nesse período também ocorre perda proporcional do mesênquima, que se localiza entre o epitélio, de modo que os septos alveolares já se tornam mais delgados. Uma rica rede sanguínea que acompanha o epitélio é desenvolvida neste período. Entre a 24ª e a 26ª semana observam-se sacos terminais, porém, sem a presença ainda de alvéolos.[1,2]

Período alveolar (período viável)

Aproximadamente entre a 24ª e a 26ª semana de gestação, aparecem os sacos alveolares,[6] porém o pulmão no geral ainda é imaturo. Boyden[7] encontrou em um recém-nascido prematuro (30-32 semanas de gestação) somente rudimentos de alvéolos. Ao nascimento existem aproximadamente 20×10^6 alvéolos e $1{,}5 \times 10^6$ vias aéreas respiratórias.[8]

Os pneumócitos tipo II e tipo I diferenciam-se nesta fase, ocorrendo o desaparecimento do glicogênio em seu citoplasma, com aumento do número de corpúsculos lamelares; o desaparecimento total do glicogênio, à medida que aumenta o número de corpúsculos lamelares, indica a maturação total do pneumócito tipo II.[9] Concomitantemente com a maturação do pneumócito tipo II, aumenta o número de corpúsculos lamelares que sofre o fenômeno de exocitose, sendo secretado para a película extracelular – a interfase fluida – que recobre a superfície alveolar.[2]

Pneumócito tipo II, corpúsculos lamelares e sistema surfactante

Scarpelli *et al.*[10] denominaram de "sistema surfactante" ao material tensoativo da superfície alveolar que impede o colapso alveolar no final da expiração. Por leis físicas, é de se prever que ocorra esvaziamento aéreo dos pequenos alvéolos para os grandes, resultando em áreas de colapso alveolar e áreas de hiperinsuflação. Esse fato, teoricamente previsto, não ocorre na prática em pulmões sãos, em razão da existência desse material tensoativo na superfície alveolar. Von Neergard[11] foi o primeiro cientista a acreditar na existência de alguma película que exerceria uma tensão superficial; porém, somente em 1955, Pattle[12] estabeleceu a presença efetiva do surfactante. Em 1958, iniciaram-se os trabalhos demonstrando a conexão entre as estruturas do pneumócito tipo II e o sistema surfactante,[13] e que o pneumócito tipo II tem função de síntese e secreção do material tensoativo.[14,15]

Os componentes do surfactante pulmonar são sintetizados no retículo endoplasmático do pneumócito tipo II, transportados para o aparelho de Golgi e estocados nos corpúsculos lamelares para depois serem excretados.[16-19] O corpúsculo lamelar migra para a parte apical da célula, e, por exocitose, os componentes do surfactante são secretados simultaneamente para a superfície alveolar.[20] O surfactante, após a sua secreção, sofre várias alterações estruturais no alvéolo. Assim, as estruturas multilamelares recém-secretadas transformam-se em mielina tubular.[21,22] Esta parece ser a precursora imediata da película que recobre a superfície alveolar,[23] e finalmente existem as vesículas uni e multilamelares com pouca ação tensoativa[24,25] (Figs. 38-1, 38-2 e 38-3).

Biossíntese, "turnover" e remoção do sistema surfactante

O surfactante é constituído basicamente por lípides (80% a 90%) e proteínas (10% a 20%).[26] Dentre os lipídios, os fosfolipídios compõem a maior parte do surfactante alveolar, cerca de 80% a 90%, sendo o restante representado principalmente pelo colesterol. Dentre os fosfolipídios, a dipalmitoilfosfatidilcolina (DPF-colina) é o material tensoativo mais importante.

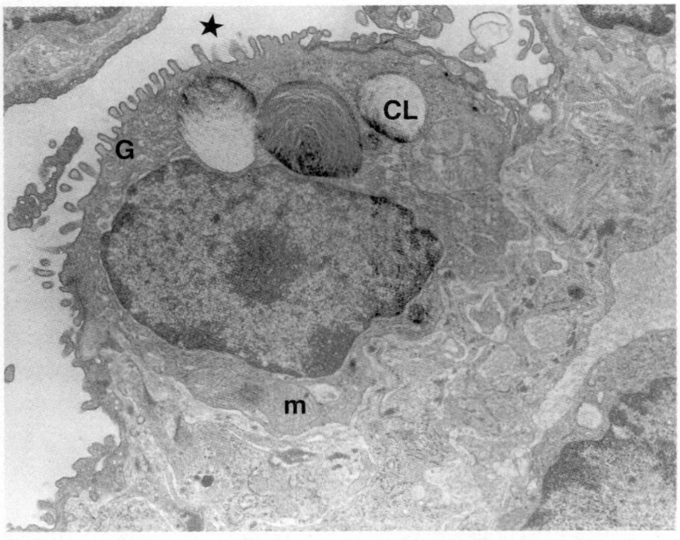

Fig. 38-1. Pneumócito tipo II de rato jovem. A membrana plasmática voltada para a luz alveolar (*) apresenta microvilosidades. No citoplasma, evidenciam-se corpúsculos lamelares (CL), mitocôndria (m), aparelho de Golgi (G) e retículo endoplasmático rugoso distribuído por todo citoplasma (eletromicrografia × 14.700) (Fonte: Fleischer, G. 1980).

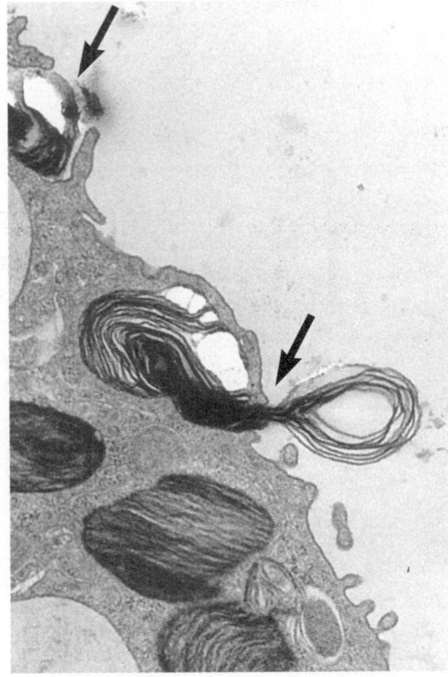

Fig. 38-2. Pneumócito tipo II de rato jovem. Observa-se a liberação do conteúdo osmiofílico do corpúsculo lamelar para a luz alveolar (setas). A membrana plasmática nas proximidades da ocorrência do fenômeno de exocitose mostra-se sem microvilosidades (eletromicrografia × 26.950) (Fonte: Fleischer, G. 1980).

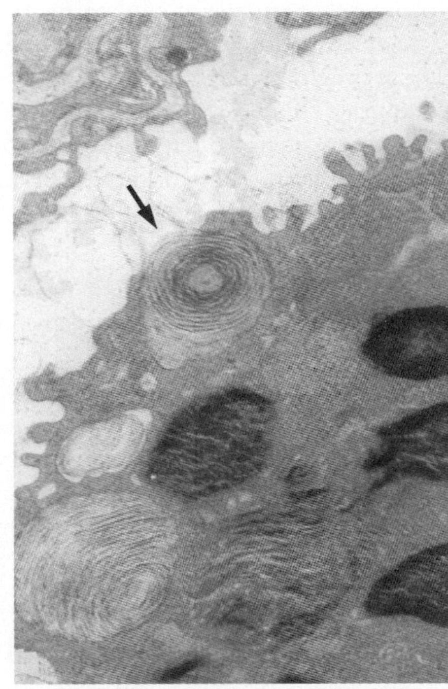

Fig. 38-3. Pneumócito tipo II de rato jovem. Exocitose evidente do corpúsculo lamelar para a luz alveolar (seta) (eletromicrografia × 26.950) (Fonte: Fleischer, G. 1980).

O pulmão incorpora uma variedade de precursores da DPF-colina (palmitato, glicerol, glicose, colina e acetato) e o pneumócito tipo II é a principal célula para a sua síntese. O glicogênio é, provavelmente, a maior fonte de substrato carboidrato para a síntese da DPF-colina.

A fração protéica associada ao surfactante foi sugerida pela primeira vez por King *et al.*[27] Até o momento, foram caracterizados quatro tipos de apoproteínas que parecem influenciar a estrutura, a função e o metabolismo do surfactante pulmonar. Essas apoproteínas são classificadas de acordo com o peso molecular, segundo Possmayer:[28]

- Proteína associada ao surfactante – A (SP-A): a mais abundante.
- Proteína associada ao surfactante – B (SP-B).
- Proteína associada ao surfactante – C (SP-C).
- Proteína associada ao surfactante – D (SP-D).

O *turnover* é muito rápido, sendo a meia-vida do surfactante de 14 horas.[29-31] Existe fluxo contínuo de saída e entrada do surfactante na película alveolar a cada ciclo respiratório. A remoção do surfactante ocorre, provavelmente, sob a forma de pequenas vesículas uni e multilamelares[22,9] por meio de três mecanismos:

1. Reciclagem pelos pneumócitos tipo II através de reincorporação.[32,33]
2. Degradação pelos pneumócitos tipo II e macrófagos alveolares.[34-36]
3. Desvio dos produtos de degradação para outros sistemas através dos movimentos mucociliares da corrente sanguínea e do sistema linfático.

Como a síntese, o *turnover* e a substituição da DPF-colina são processos muito rápidos, alterações na integridade metabólica pulmonar poderão comprometer seriamente o sistema surfactante.

Aparelho de defesa

Muitas estruturas pulmonares participam na defesa do organismo. Tradicionalmente, o aparelho mucociliar e os macrófagos alveolares que oferecem o mecanismo defensor. As células secretoras importantes são as caliciformes, serosas e a célula clara.

As células ciliadas e caliciformes aparecem na traquéia em torno da 13ª semana embrionária; as glândulas submucosas têm secreção evidente entre a 14ª e a 18ª semana de gestação e as células serosas são reconhecidas a partir da 26ª semana, enquanto as células mucosas aparecem anteriormente. As glândulas traqueobrônquicas são em torno de 5.000 a 6.000 ao nascimento, apenas 15% a menos que no adulto.[37]

Os macrófagos alveolares não são observados no pulmão fetal e somente aparecem nos alvéolos após a iniciação da respiração.[2] Os componentes do surfactante parecem, também, ter função importante no sistema de defesa pulmonar. Estudos têm demonstrado que o surfactante estimula a fagocitose do estafilococo[38,39] e do pneumococo[40] pelos macrófagos alveolares. A presença de fosfolipídios na superfície brônquica parece facilitar os movimentos ciliares, com conseqüente eliminação de muco e das partículas inaladas.[41] Alguns autores supõem que o surfactante tem função imunomoduladora sobre os linfócitos alveolares, diminuindo a resposta destes aos estímulos antigênicos, prevenindo desta forma uma reação imunológica excessiva do hospedeiro.[42-44]

Estudos têm evidenciado uma interação multidirecional entre a imunidade materna e imunidade fetal. Durante a gestação ocorre um grande redirecionamento das funções efetoras das células T. Isto tem efeitos diretos no desenvolvimento de respostas específicas de células fetais T e B. Atualmente se sabe que estas respostas específicas das células T e B são induzidas primariamente contra antígenos alimentares e ambientais. Em termos de citocinas, há predominância do fenótipo Th2 durante a gestação, que, entretanto, não exclui o desenvolvimento de imunidade Th1, necessário, por ocasião de infecções. Assim, por ocasião do nascimento, em geral a presença de Th1 é muito tênue.[45]

Maturação e controle do desenvolvimento pulmonar

O pulmão pode ser considerado como exemplo de órgão dormente, isto é, sua função é vital após o nascimento, e não na vida intra-uterina, pois se transforma de inerte, virtualmente exsanguinado, com sacos preenchidos de líquido, em um órgão ricamente perfundido e com capacidade de trocas gasosas em poucos segundos após o nascimento.

Para que exerça tais funções na vida extra-uterina, o pulmão intra-uterino requer energia e nutrientes para crescer, maturar adequadamente e sintetizar os fosfolipídios tensoativos. Por outro lado, a maturação do tecido pulmonar depende da integridade do eixo hipotálamo-hipófise-adrenal que controla a produção de glicocorticóides. Qualquer interferência nesse sistema retarda ou altera a aquisição por parte do pulmão de condições essenciais para a existência extra-uterina.

No controle da ramificação pulmonar, é de grande importância a interação entre mesoderma e endoderma.[46] O mesênquima também contém um "fator de crescimento epitelial" que regula a proliferação do epitélio pulmonar.[47] Estudos recentes do desenvolvimento pulmonar intra-uterino demonstraram que os pneumócitos tipos I e II são de origem endodérmica, e as células primárias intersticiais ou fibroblastos são de origem mesodérmica.[48] Existe uma nítida relação entre a atividade mitótica das células e a presença de glicogênio, no pulmão em desenvolvimento.[49] Como foi mencionado anteriormente, na fase de diferenciação celular, o glicogênio desaparece dos pneumócitos tipos I e II e, especialmente no pneumócito tipo II, esse desaparecimento coincide com a produção dos corpúsculos lamelares.[50]

Por outro lado, o desenvolvimento estrutural como um todo do pulmão fetal e sua diferenciação epitelial em particular podem ser acelerados por injeções de corticosteróides e tiroxina, ocorrendo aumentos dos corpúsculos lamelares e diminuição do glicogênio do pneumócito tipo II.[7,50,51] A administração de esteróides acelera a produção de surfactante, porém diminui o tamanho pulmonar, sugerindo que a maturação pulmonar e a secreção de surfactante ocorrem em prejuízo do crescimento do órgão pulmonar.[52,53] Há indícios de que os efeitos colaterais de corticosteróide antenatal podem ser dose-dependentes de tal forma que idealmente seria melhor aplicar dose única.[54,55]

A decapitação intra-uterina, que resulta em destruição do eixo hipófise-tireóide-adrenal, retarda a citodiferenciação e leva a pulmões grandes com células contendo excesso de quantidade de glicogênio, com lipídios, fosfolipídios e DPF-colina diminuídos.[56,57]

A redução do volume torácico fetal limita o crescimento pulmonar. Isto ocorre, por exemplo, na hérnia diafragmática, em que o número de bifurcações bronquiais está diminuído em ambos os pulmões, porém, mais acentuadamente no local da hérnia.[58] O oligoidrâmnio também pode levar a hipoplasia pulmonar.[59]

Ainda, o filho de mãe diabética freqüentemente apresenta a síndrome do desconforto respiratório idiopática do recém-nascido, que é a manifestação clínica da imaturidade pulmonar. Esta imaturidade se caracteriza pela diminuição dos fosfolipídios tensoativos, especialmente a DPF-colina e em parte o fosfatidilglicerol (PG), que são os maiores componentes do sistema surfactante. Várias hipóteses são aventadas para explicar as alterações metabólicas que ocorrem nestes recém-nascidos:

A) Hiperglicemia letal – diminuição do estímulo para aumentar secreção de corticosteróides impede aceleração normal da diferenciação pulmonar no final da gestação.[60,61]
B) Fetos seriam funcionalmente insulinopênicos – diminuição de glicogênio pulmonar – depressão da biossíntese de DPF-colina.[60]
C) Aumento de insulina *(in vitro)* – aumenta biossíntese de glicogênio – ocorre desvio de precursores carboidratos para a biossíntese de fosfolipídios.[12]
D) Diminuição da incorporação da colina para a formação de lisofosfatidilcolina (LF-colina) que é substância intermediária na formação da DPF-colina.[61]

Em função das várias situações existentes em que ocorrem alterações hormonais ou, então, alterações da disponibilidade de substratos com conseqüente interferência no metabolismo pulmonar, como na desnutrição energético-protéica, podemos encontrar essas duas situações. Vários trabalhos experimentais têm sido realizados nos últimos anos com o intuito de determinar o papel da nutrição no desenvolvimento pulmonar, com especial ênfase na produção do sistema surfactante.

Desnutrição intra-uterina

A desnutrição durante a gestação pode afetar o desenvolvimento fetal pulmonar e, conseqüentemente, alterar o sistema surfactante, prejudicando a função respiratória ao nascimento. Faridy,[62] em trabalho experimental em ratos, estudou o efeito de vários tipos de desnutrição materna sobre os pulmões fetal e de recém-nascidos. O autor estudou cinco grupos, cada qual com dietas diferentes: dieta normal (grupo-controle), restrição alimentar total por quatro dias em diferentes épocas da gestação (3°-7° dia; 9°-13° dia e 17°-21° dia), dieta hipocalórica durante toda a gestação, dieta hipoprotéica (8% caseína) durante toda a gestação e dieta sem gordura durante toda a gestação. Foi observado que os fetos (21° dia de gestação, retirados por cesárea) e recém-nascidos (22° dia, parto normal) dos grupos de mães que receberam restrição alimentar no final da gestação ou dieta hipoprotéica durante toda a gestação sofreram as maiores alterações. Os pulmões eram pequenos, hipocelulares, com diminuição do conteúdo de DPF-colina e conseqüente aumento da tensão superficial dos extratos pulmonares. Entretanto, o conteúdo de DPF-colina e a tensão superficial se normalizaram dentro de algumas horas após o nascimento (4-10 horas), provavelmente como resultado da secreção de corticosteróides em resposta ao estresse sofrido no parto, apesar de que os pulmões se mantinham menores e hipocelulares quando comparados ao grupo-controle.

Sabe-se que uma das vias importantes para a síntese do surfactante é a citidina difosfocolina, na qual a enzima 1-2 diglicerídio-colina fosfotransferase é de vital importância, apresentando atividade máxima antes do nascimento. Hawrylewicz *et al.*[63] observaram que a atividade desta enzima estava diminuída no tecido pulmonar fetal de recém-nascidos provindos de ratas gestantes com privação protéica (10% de caseína), sugerindo que a desnutrição pode realmente influenciar a síntese de fosfolipídios no pulmão em desenvolvimento.

Por outro, lado Srivastava *et al.*[64] verificaram que ratos de três semanas de vida, provindos de mães desnutridas durante toda a gestação, apresentaram ainda nesse período de vida *anabolismo e catabolismo* aumentados no pulmão; porém, o catabolismo era mais evidente quando comparado com o anabolismo. Os autores concluíram que as sínteses protéica e de RNA estavam alteradas nesses animais, além de possuírem alterações no tamanho celular pulmonar.

Qualquer intercorrência no período de divisão celular ou de sua maturação pode resultar em pulmões imaturos nos recém-nascidos. Curle & Adamson[65] investigaram o efeito de privação alimentar (só glicose 2% e água) na rata grávida, a partir do 132º dia de gestação. Esses autores observaram retardo no crescimento pulmonar por inibição de proliferação e diferenciação celular, e, ainda, diminuição no pneumócito tipo II da fosfatase ácida que está envolvida na síntese e secreção de surfactante. Esta enzima também estava diminuída nos macrófagos, podendo ter implicações funcionais, já que ela está envolvida na digestão das bactérias fagocitadas. Entretanto, no período de 5 a 14 dias de vida, os níveis de fosfatase ácida alcançaram os níveis dos animais do grupo-controle, e o número de células aumentou gradualmente até os 14 dias. Nos óbitos dos ratos recém-nascidos, não se evidenciou edema e colapso alveolar. Possivelmente, apesar da diminuição do surfactante, esta não chega a níveis críticos para levar ao colapso alveolar. Isto já foi verificado por Gail *et al.*[66] quando encontraram em ratos jovens submetidos ao jejum diminuição de 40% na DPF-colina do lavado pulmonar quando comparados aos controles, sem alteração concomitante da curva pressão-volume. Esses resultados indicam que não houve alteração da mecânica pulmonar, provavelmente, em função da reserva de surfactante. Acredita-se que a quantidade teórica da película tensoativa necessária para impedir o colapso alveolar é de 0,5 mg.[67] Apesar do não aparecimento de atelectasia e edema nos óbitos de recém-nascidos no experimento de Curle & Adamson,[65] ocorreu retardo geral no crescimento, devido à insuficiência de nutrientes básicos para a síntese protéica e conseqüente diminuição de metabolismo. Por outro lado, a diminuição da atividade da fosfatase ácida nos macrófagos alveolares dos animais desnutridos pode resultar em aumento da suscetibilidade dos recém-nascidos desnutridos às infecções pulmonares.

A tradução clínica típica da deficiência do sistema surfactante é a síndrome de desconforto respiratório idiopática (SDRI) do recém-nascido, verificada especialmente em prematuros. Entretanto, nos recém-nascidos de termo com baixo peso para a idade gestacional, normalmente não se evidencia a síndrome. Provavelmente esses recém-nascidos, apesar de evidências experimentais de imaturidade pulmonar, não desenvolvem a SDRI em função do estresse na vida intra-uterina, que resulta em aceleração da maturação do sistema surfactante, ou, então, o déficit do sistema surfactante não chega a níveis críticos para que se deflagre a síndrome. Entretanto, Obladen[68] descreve um grupo de recém-nascidos de termo com a SDRI, e, neste grupo, uma das seis crianças possuía, como única causa provável para apresentar a síndrome, a desnutrição intra-uterina em função de insuficiência placentária. Por outro lado, são descritos recém-nascidos pré-termo e de baixo peso para a idade gestacional que não apresentam a SDRI por critérios clínicos e análises bioquímicas do aspirado traqueal, porém, apresentam o que Edwards *et al.*[69] denominam de "pulmão imaturo". Esses recém-nascidos apresentam episódios de apnéia com bradicardia e persistência do canal arterial em número significativo, e esses sinais ocorrem mais freqüentemente em desnutridos intra-uterinos do que nos recém-nascidos com peso adequado para a idade gestacional. A displasia broncopulmonar, uma das complicações mais comuns nessas crianças, também foi mais freqüente nos recém-nascidos de muito baixo peso.

É sabido que a desnutrição da gestante leva a alterações pulmonares fetais. O reconhecimento dessa situação na fase de recém-nascidos ainda é difícil em humanos, sendo esta comprovação feita, principalmente, em animais de experimentação, talvez em função da maior disponibilidade de manuseio desses animais, e por ser praticamente impossível a aplicação, nos seres humanos, das técnicas utilizadas.

Recentemente, a importância de adequada nutrição intra-uterina em humanos foi enfatizada em um estudo no qual foram examinadas 912 pessoas com idade de aproximadamente 50 anos que nasceram entre 1943 e 1947, em Amsterdã. As pessoas expostas à desnutrição materna no meio ou no início da gestação no período de 1944-1945 tiveram um aumento na incidência de doenças obstrutivas de vias aéreas na fase adulta, com um *odds ratio* de 1,7 (95% de intervalo de confiança – IC:1,1-2,6), para a desnutrição no meio da gestação e um *odds ratio* de 1,4 nas pessoas expostas à desnutrição no início da gestação. Estes dados apóiam a hipótese de que desnutrição fetal afeta permanentemente a estrutura e a fisiologia das vias aéreas durante períodos críticos de desenvolvimento, que coincidem com os de rápido crescimento.[70]

PERÍODO PÓS-NATAL

Crescimento e diferenciação

O pulmão do recém-nascido tem características próprias. As vias aéreas, os alvéolos e os vasos sangüíneos têm crescimento distinto na vida extra-uterina, sofrendo alterações estruturais importantes.

Vias aéreas

Durante os primeiros meses de vida extra-uterina, ocorre um rápido crescimento em diâmetro e comprimento da traquéia e dos brônquios. Assim, por exemplo, a traquéia possui diâmetro de 4 mm desde o nascimento até 1 mês de vida e 8 mm com 1 ano e meio, e sua área de corte transversal é de 26 mm^2 ao nascimento e aos 6-8 anos é de 79 mm.[2,71,72] O lúmen dos bronquíolos terminais é menor que 0,1 mm ao nascimento, 0,3 mm aos 4 anos e em torno de 0,5 mm aos 18 anos. Após 1 ano de vida, as vias respiratórias crescem mais rápido em comprimento do que em diâmetro. O número de vias respiratórias aumenta de aproximadamente $1,5 \times 10^6$ ao nascimento para 14×10^6 no adulto.[73]

Unidades respiratórias periféricas

Após o nascimento, ocorre aumento do diâmetro ântero-posterior e transtorácico da caixa torácica. Este aumento de tamanho ocorre principalmente pelo aumento em número e tamanho dos bronquíolos respiratórios, ductos alveolares e alvéolos. Os alvéolos, que são de aproximadamente 20×10^6 ao nascimento, aumentam para 300×10^6 em torno de 8 anos de idade. Também ocorre aumento do tamanho do alvéolo, que somente tem 50 μm de diâmetro ao nascimento e aos 6 a 8 anos tem 100 a 200 μm.[72] Deste modo, a área de superfície alveolar aumenta rapidamente de 2,8 m^2 ao nascimento para 32 m^2 com 8 anos e 75 m^2 no adulto.

O aumento do número de alvéolos ocorre por segmentação de alvéolos existentes, divisão dos septos alveolares e ruptura da parede dos bronquíolos terminais, formando novos alvéolos. Devido ao último processo, ocorre diminuição do número destas vias epitelizadas, especialmente após o 1° ano de vida.[74] Segundo Dunnill,[73] aproximadamente 40% do aumento do número de alvéolos ocorre no 1° ano de vida.

Boyden[75] acredita que a fase de maior multiplicação alveolar ocorre nos dois primeiros meses de vida e é seguida por um período de crescimento lento até 4 anos, quando a alveolarização ocorre a partir dos bronquíolos terminais.

Ainda persistem dúvidas de quando realmente cessa a multiplicação alveolar, que, segundo alguns autores, ocorre até os 8 anos[73] e, segundo outros, de 2 a 20 anos.[76-78]

Vários fatores são descritos como capazes de influenciar o desenvolvimento alveolar durante a fase de rápida proliferação:

- Alterações da tensão de oxigênio.
- Níveis das necessidades metabólicas.
- Talvez alguns hormônios.[79]

Células das vias aéreas

No feto humano, existem oito tipos de células epiteliais na superfície das vias aéreas. Uma delas, a célula de Kultschitsky e seus produtos, provavelmente tem importância no pulmão jovem. Em relação às células secretórias, que são de três tipos (claras, caliciformes e serosas), sabe-se que, sob efeito de irritantes ou mesmo infecções, as células clara e serosa são transformadas em células caliciformes. As glândulas submucosas têm seus ductos e sistema tubular completos ao nascimento, mas somente aos 3 anos o número de túbulos presentes é semelhante aos da glândula adulta, embora cada túbulo seja mais simples e menos enovelado.[80] O tamanho glandular é relativamente maior nos primeiros 4 anos de vida, e as secreções das glândulas submucosas do nascimento até vários meses de vida é somente de sulfomucina. Isto não ocorre nas secreções dos adultos, que contêm, além de radicais ácidos sulfatos, ácido siálico. Provavelmente, a sulfomucina sozinha oferece maior proteção para as pequenas vias aéreas.[80]

Músculos bronquiais

Os músculos das pequenas vias aéreas são pouco desenvolvidos nos recém-nascidos, e evidentemente a terapêutica broncodilatadora nestes recém-nascidos ou lactentes pequenos é pouco eficiente.[71]

O desenvolvimento significativo dos músculos ocorre aos 3 a 4 anos.[81] As infecções pulmonares são estímulos para ocorrer constrição brônquica, e, assim, elas podem levar à hipertrofia muscular brônquica.[80]

Alterações do epitélio das vias aéreas

Importante é frisar que, sob alguma agressão, o epitélio das vias aéreas regenera-se e diferencia-se em torno de 2 semanas, porém podem ocorrer seqüelas, tais como: aumento do tamanho glandular, aumento do número de células caliciais e hipertrofia muscular.

Células alveolares

As células alveolares tipos I e II podem estar alteradas devido a vários fatores. Especialmente os pneumócitos tipo II, responsáveis pela produção do surfactante, podem sofrer danos ou alterar o seu metabolismo, de modo que o material tensoativo da superfície alveolar, secretado por estas células, está diminuído. Podemos citar, entre os fatores extrínsecos que alteram o pneumócito tipo II, a hiperoxia, os anestésicos, a hipercapnia, os poluentes (NO_2 e SO_2), o edema pulmonar e as infecções bacterianas pulmonares. Entre os fatores intrínsecos, temos classicamente a prematuridade, e, atualmente, há vários indícios, em trabalhos experimentais, de que a nutrição inadequada altera o metabolismo do pneumócito tipo II.

Ventilação colateral

No recém-nascido, a capacidade da ventilação colateral é pouco eficiente. A ventilação colateral ocorre através dos poros de Kohn, cuja época de aparecimento ainda não está determinada. Por outro lado, as comunicações bronquiolares, que também têm como função a ventilação colateral, foram somente detectadas aos 8 anos[82] e não em crianças menores.[83]

Função pulmonar

Em função do crescimento pulmonar e do aumento do número de alvéolos que ocorrem desde o nascimento, existem trabalhos no sentido de avaliar alguns parâmetros da função pulmonar. A capacidade vital (CV), expressa em litros, é de 0,15 no recém-nascido e aos 10 anos é de 2,20,[71] porém a capacidade vital forçada diminui neste período. A diferença alvéolo-arterial de oxigênio ($D(A\text{-}a)O_2$) respirando ar, e a relação ventilação/perfusão, avaliada pela relação espaço morto/volume corrente (VD/VT) em crianças de 6 a 12 anos, são semelhantes aos valores observados em adultos normais. Entretanto, o *shunt* pulmonar avaliado pela $D(A\text{-}a)O_2$ respirando oxigênio a 100% mostrou valores maiores nas crianças nesta faixa etária do que nos adultos.[84]

Estudos longitudinais oferecem a melhor forma de determinar a relação entre idade e crescimento pulmonar. Assim, estudo longitudinal realizado na Austrália, acompanhando crianças a cada dois anos, selecionadas aos 8 a 10 anos, evidenciou que entre 17 a 19 anos o volume expiratório no primeiro segundo (VEF_1) continuou a aumentar em aproximadamente 200 ml por ano no sexo masculino e 100 ml por ano no sexo feminino.[85]

Desnutrição pós-natal e alterações pulmonares

Em função da alta prevalência da desnutrição energético-protéica (DEP) nos países em desenvolvimento, alguns trabalhos experimentais têm sido realizados no sentido de avaliar o binômio infecção × pulmão e surfactante × desnutrição.

A DEP, assim como deficiências específicas de nutrientes, altera a imunidade celular, ocorrendo diminuição de linfócitos T circulantes, diminuição dos níveis séricos da atividade hormonal tímica e alterações de hipersensibilidade cutânea.[86,87]

Também a imunidade humoral pode sofrer algumas alterações, porém em geral os níveis séricos de IgG, IgM e IgA são normais e somente os níveis de IgE estão elevados. Provavelmente isto ocorre devido à maior incidência de parasitoses nestas crianças e por falha de controle dos linfócitos T sobre a síntese de IgE.[88] Níveis baixos de imunoglobulinas estão presentes, algumas vezes, em crianças abaixo de 2 anos, com marasmo e infecções concomitantes.[89] Entretanto, apesar de que os níveis séricos em geral são normais, a IgA secretória está diminuída em algumas secreções, como, por exemplo, secreções nasofaríngeas.[82,90] Assim, diminuições da imunidade celular e de imunoglobulina secretória (lgA) local podem levar a maior suscetibilidade dos desnutridos a infecções, especialmente pulmonares e entéricas. Por outro lado, quando a desnutrição ocorre nas fases críticas do desenvolvimento imunológico, a depressão da imunidade celular é mais severa e de difícil recuperação. A terapêutica dietética adequada geralmente restitui os linfócitos T em nível de normalidade em alguns dias após a alimentação, porém, nos desnutridos intra-uterinos, os níveis de linfócitos T só se normalizam após meses de alimentação adequada.[87]

Entretanto, a DEP, além de levar às deficiências imunológicas, aparentemente também acarreta alterações morfológicas e bioquímicas pulmonares. Em 1966, Winick & Noble[91] verificaram que a restrição calórica influenciou o padrão de crescimento dos órgãos, e que a recuperação destes, após alimentação adequada, dependia da fase da vida em que ocorreu a desnutrição. Assim, a desnutrição provocada em ratos, a partir do nascimento até 21 dias de vida, acarretou diminuição dos pesos corporal e pulmonar, do conteúdo protéico pulmonar, e de RNA e DNA. A recuperação nutricional realizada em até 133 dias demonstrou que nenhum destes parâmetros chegou aos valores dos animais-controles. Quando a restrição calórica durante 3 semanas ocorreu no rato jovem, todos os parâmetros anteriormente citados também apresentavam valores significativamente menores que os controles, exceto o DNA, que foi igual ao do animal-controle, isto é, não houve redução do número de células. A recuperação nutricional nestes animais, até 133 dias de vida, fez com que o peso, a proteína e a RNA atingissem valores iguais aos dos animais do grupo-controle. Mesmo restrições específicas, como, por exemplo, de ácidos graxos essenciais, fazem com que ocorram alterações dos pneumócitos tipo II, da DPF-colina, tanto no lavado como no tecido pulmonar, de modo que a função tensoativa do sistema surfactante está alterada.[92,93]

Friedman & Rosemberg[94] descreveram um recém-nascido de pré-termo e baixo peso para a idade gestacional que desenvolveu displasia broncopulmonar após membrana hialina. Em função de enterocolites necrosantes recorrentes, recebeu alimentação parenteral sem lipídios. Este recém-nascido evidenciou deficiência de ácidos graxos essenciais no plasma e deficiência de DPF-colina e fosfatidilglicerol no surfactante pulmonar. Após tratamento e recuperação da deficiência de ácidos graxos essenciais, a criança melhorou sensivelmente da doença respiratória, podendo, inclusive, ser extubada.

A sobrecarga lipídica mostra atividade do surfactante nos limites superiores, e os corpúsculos lamelares do pneumócito tipo II aumentam em número e tamanho.[95] Os autores sugerem realmente que a síntese do DPF-colina depende parcialmente da oferta de substratos vindos pela corrente sanguínea. Alguns trabalhos demonstram que também a síntese e o metabolismo protéico estão alterados a nível pulmonar pela desnutrição. Assim, ratos submetidos ao jejum por 3 dias têm síntese protéica pulmonar diminuída[96] e, segundo Thet *et al.*,[97] além da síntese diminuída, ocorre aumento do catabolismo protéico.

Em 1968, Garbagni *et al.*[98] demonstraram que coelhos submetidos a jejum por 4 a 25 dias apresentavam atividade do surfactante diminuída. Posteriormente,[99] demonstrou-se que o conteúdo de fosfolipídios pulmonares estava diminuído, e a tensão superficial pulmonar aumentada em ratos adultos, submetidos ao jejum durante 48 a 64 horas. Estes animais apresentaram pulmões com tendência ao colapso, isto é, houve influência na mecânica pulmonar, provavelmente devida ao desequilíbrio entre produção e remoção do surfactante. Entretanto, Weiss & Jurrus[100] encontraram, no jejum de 3 a 4 dias, tensão superficial aumentada, porém sem alteração da curva pressão-volume, que, em última análise, mede a complacência pulmonar. Rhoades[101] não encontrou nenhuma alteração em relação a composição fosfolipídica, tensão superficial e curva pressão-volume no jejum de 3 a 4 dias. Verificou que ocorreu utilização preferencial de ácidos graxos sobre a glicose para formar os fosfolipídios, aparentemente com o intuito de manter a produção de lipídios pulmonares essenciais, sem afetar a mecânica pulmonar. Fazendo-se experimentos em ratos jovens em jejum durante 3 dias, observou-se que o conteúdo de DPF-colina no tecido pulmonar diminui por célula, mas não por unidade de massa celular, e que havia diminuição do tamanho celular, porém sem alterar o seu número.[102] Gail *et al.*[103] observaram que nestes ratos jovens havia, além de diminuição da DPF-colina no tecido pulmonar, diminuição dos fosfolipídios no lavado pulmonar. Entretanto, Gross *et al.*[104] fazendo o mesmo experimento em coelhos, verificaram que mesmo estando a DPF-colina diminuída no tecido pulmonar, o mesmo não era verificado no lavado pulmonar. A explicação para tal fato é que, apesar de o jejum diminuir a velocidade de síntese lipídica, isto ocorre ao redor de 48-72 horas, e há um lapso entre a síntese lipídica e o seu aparecimento no lavado pulmonar, de modo que, nesse último, após 72 horas, ainda não há alteração. Realmente, a mecânica pulmonar nestes ratos não estava alterada. Isto ocorre talvez porque não houve tempo de alterar a película tensoativa na superfície alveolar ou, então, como foi verificado por Gail *et al.*,[103] a diminuição de DPF-colina no lavado não chega aos limites a partir dos quais ocorre alteração da tensão superficial e, conseqüentemente, alteração da mecânica pulmonar.

Os primeiros trabalhos realizados com DEP lenta e não aguda, como ocorre no jejum, foram os de Sahebjemi *et al.*[105] e Sahebjemi & Vassalo.[106] Ratos adultos submetidos durante 3 semanas a restrição da quantidade alimentar a 1/5 da dieta normalmente ingerida apresentaram alterações da mecânica pulmonar. Além disso, Sahebjemi *et al.*[105] observaram que o conteúdo citoplasmático do pneumócito tipo II diminuiu e que os corpúsculos lamelares apresentaram o seu volume diminuído em relação ao citoplasma. No trabalho realizado por Sahebjemi & Vassalo,[106] observou-se que também à microscopia óptica havia alterações da estrutura pulmonar, ocorrendo alargamento dos espaços aéreos dos animais submetidos a 1/5 da dieta normalmente ingerida durante 10 dias. Nestes dois estudos, os autores sugerem que a DEP influencia a integridade e composição tecidual, havendo depleção do tecido conjuntivo, com conseqüente diminuição da elasticidade tecidual. Além disso, observou-se diminuição da atividade enzímica para síntese de fosfolipídios com conseqüente diminuição do estoque de DPF-colina nos corpúsculos lamelares, fazendo com que estes diminuam seu tamanho. Entretanto, o mesmo não foi observado em ratos jovens submetidos à DEP, oferecendo-se durante 4 semanas ração protéico-calórica carente (1% caseína) na quantidade de 4 g/dia. Os pulmões diminuíram de tamanho e peso e os seus cortes histológicos não evidenciaram alterações (Figs. 38-4 e 38-5). À microscopia eletrônica observou-se realmente diminuição do conteúdo citoplasmático dos pneumócitos tipo II, porém seus corpúsculos lamelares aumentaram de tamanho, especialmente, na 4ª semana de DEP, em relação ao controle, respectivamente (Figs. 38-6 e 38-7).[107] Assim, provavelmente, a secreção do surfactante também está prejudicada, já que o transporte para

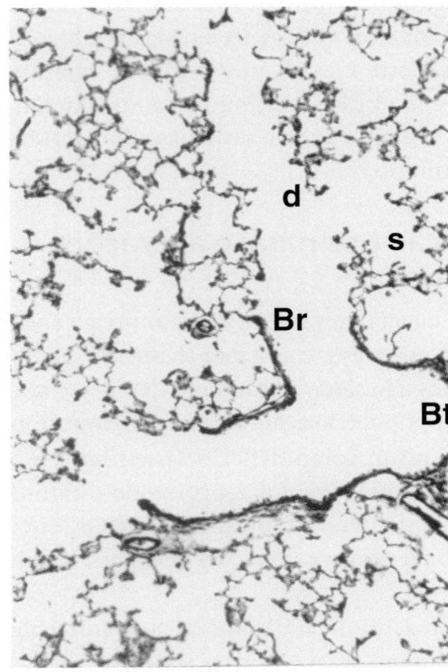

Fig. 38-4. Unidade respiratória distal de rato jovem desnutrido. Bronquíolo terminal (Bt) dividindo-se em bronquíolos respiratórios curtos (Br), ductos (d) e sacos alveolares. Corte histológico semelhante ocorreu nos animais-controles. Fotomicrografia: HE, × 346 (Fonte: Fleischer, G. 1980).

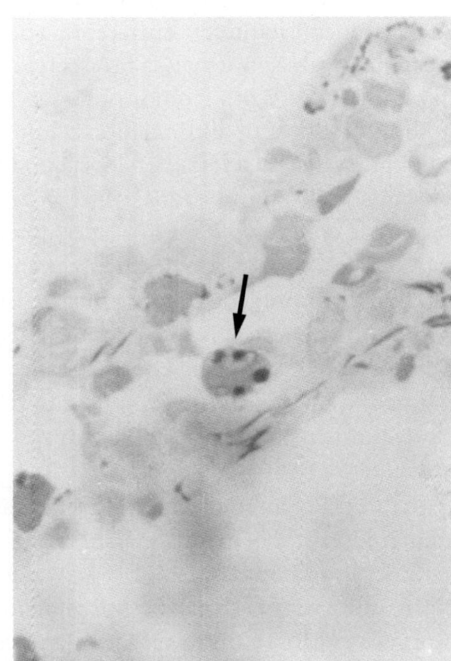

Fig. 38-5. Porção de pulmão em ratos jovens. Pneumócito tipo II, contendo grânulos densos (seta). Tanto nos animais-controles como nos desnutridos, a microscopia óptica foi semelhante. Fotomicrografia: incluso em Epóxi, azul de toluidina, × 3.500 (Fonte: Fleischer, G. 1980).

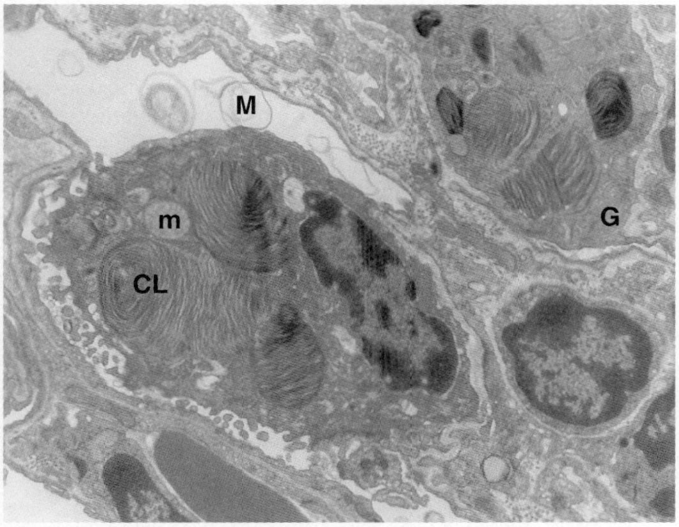

Fig. 38-6. Pneumócito tipo II de rato jovem desnutrido. Predominam os corpúsculos lamelares (CL) de grande tamanho, ocupando porção considerável do citoplasma. Na luz alveolar encontra-se material osmiofílico na forma de mielina tubular (M). Aparelho de Golgi (G); mitocôndria (m). Eletromicrografia: × 14.700 (Fonte: Fleischer, G. 1980).

a superfície alveolar necessita de energia e é realizado por meio de sistema microtubular.[108]

Como vemos, em todos os estudos experimentais de desnutrição, são encontradas alterações bioquímicas e/ou celulares, com ou sem alterações da mecânica pulmonar, que poderiam prejudicar seriamente a ventilação e facilitar infecções pulmonares secundárias. Além disso, quando ocorre infecção bacteriana pulmonar, as bactérias por si só alteram a tensão superficial por interferência na síntese do surfactante.[109-111] Rubin *et al.*[112] evidenciaram, experimentalmente, que o animal desnutrido com septicemia apresentava complicações pulmonares mais evidentes do que o animal-controle, em função de que tanto a desnutrição como a infecção interfere na síntese, estoque e secreção do surfactante.

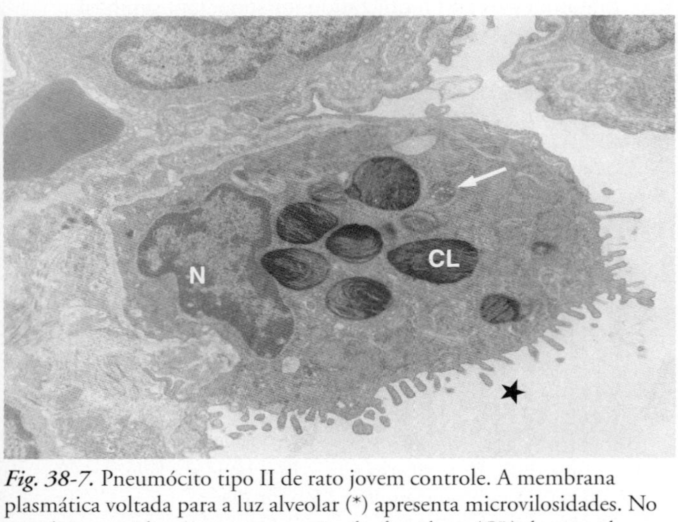

Fig. 38-7. Pneumócito tipo II de rato jovem controle. A membrana plasmática voltada para a luz alveolar (*) apresenta microvilosidades. No citoplasma, evidenciam-se os corpúsculos lamelares (CL) de tamanhos variados, predominando os menores. Núcleo (N), corpo multivesicular (seta). Eletromicrografia: × 14.700 (Fonte: Fleischer, G, 1980).

A infecção bacteriana no sistema alveolar, que freqüentemente ocorre após infecção viral primária, pode ser provavelmente explicada devido a dano no sistema surfactante. Infecções virais podem causar dano no pneumócito tipo II, e subseqüente redução na síntese do surfactante, que por sua vez pode ser responsável pela diminuição do *clearance* bacteriano dependente de macrófagos, promovendo, então, a pneumonia bacteriana.[39]

A deficiência da vitamina A tem sido associada a aumento da morbimortalidade por doenças respiratórias, diarréicas e sarampo. Em 1992, 30 especialistas e pesquisadores confirmaram que até mesmo leve deficiência de vitamina A, sem manifestação de problemas visuais, aumenta a taxa de mortalidade de crianças entre seis meses e seis anos de vida. Assim, é preconizada a suplementação de vitamina A em grupos de risco, em países em desenvolvimento.[113] A maior suscetibilidade a infecção dos tratos respiratório e gastrointestinal pode estar relacionada ao papel da vitamina A na integridade do epitélio e de membranas mucosas e na produção de secreções mucosas, além de alterações na imunidade celular. Assim, dietas com micronutrientes como a vitamina A,[114] selênio[115] e com lipídios[116] são consideradas importantes para o desenvolvimento normal do pulmão.

Trabalhos clínicos estudando a mecânica pulmonar nos lactentes são raros e mais ainda em lactentes desnutridos. Isto se deve, provavelmente, à complexidade do método e à necessidade, em geral, da cooperação do paciente. No Chile, foram estudados 13 lactentes desnutridos com idade menor de 5 meses e observou-se que a distensibilidade pulmonar nesses lactentes foi normal, porém houve aumento da resistência, quando comparados com os lactentes eutróficos.[117]

Estudos da repercussão da desnutrição sobre a estrutura e a função pulmonar são de grande importância clínica. Em muitas situações vividas pelo desnutrido, a terapêutica instituída compreende restrições alimentares, de modo que a oferta calórica e protéica é precária, agravando ainda mais as alterações pulmonares, provavelmente, preexistentes nestas crianças.

Na atualidade existe a terapêutica de reposição de surfactante exógeno que se iniciou com os trabalhos de Fujiwara *et al.*[118] Trabalhos clínicos e experimentais[119,120] já evidenciaram que o curso da síndrome do desconforto respiratório do adulto pode ser modificado por assistência ventilatória e reposição ou ativação da síntese de surfactante. Deste modo, acreditamos que no futuro, talvez, a abordagem terapêutica nas crianças desnutridas com pneumopatias também será mais complexa e eficiente.

Resumindo, os efeitos da desnutrição no pulmão em desenvolvimento podem afetar a estrutura pulmonar de forma permanente, alterando os mecanismos de defesa e a função pulmonar.

REFERÊNCIAS BIBLIOGRÁFICAS

1. Thurlbeck WM. Postnatal growth and development of the lung. *Am Rev Respir Dis* 1975;111:803-44.
2. Kikkawa Y. Morphology and morphologic development of the lung. In: EM. *Pulmonary physiology of the fetus, newborn child.* Philadelphia: Lea & Febiger, 1975. p. 37-60.
3. de Mello DE, Reid LM. Embryonic and early fetal development of human lung vasculature and its functional implications. *Pediatr Dev Pathol* 2000;3:439-49.
4. Hall SM, Hislop AA, Pierce CM, Haworth SG. Prenatal origins of human intrapulmonary arteries: formation and smooth muscle maturation. *Am J Respir Cell Mol boil* 2000;23:194-203.
5. Campiche MA, Gautier A, Hernandez EI, Reymond A. An electron microscope study of the fetal development of human lung. *Pediatrics* 1963;32:976-94.
6. Hislop A, Reid L. Development of the acinus in the human lung. *Thorax* 1974;29:90-4.
7. Boyden EA. The pattern of the terminal air spaces in a premature infant of 30-32 weeks that lived nineteen and a quarter hours. *Am J Anat* 1969;126:31-40.
8. Dunnill MS. Postnatal growth of the lung. *Thorax* 1969;17:329-33.
9. Kikkawa Y, Kaibara M, Motoyama EK, Orzalesi MM, Cook CD. Morphologic development of fetal rabbit lung and its acceleration with cortisol. *Am J Pathol* 1971;64:423-42.
10. EM. *Pulmonary physiology of the fetus, newborn child.* Philadelphia: Lea & Febiger, 1975.
11. Von Neergard K. Neue Auffassungen uber einen Grundbegriff der atemmechanik die Retrakionskraft der Lunge abhangig von der Oberflach enspannung in den Alveolen. *Z Ges Exp Med* 1929;66:373.
12. Pattle RE. Properties, function and origin of the alveolar lining layer. *Nature* 1955;175:1125-6.
13. Woodside GL, Dalton AJ. The ultrastructure of lung tissue from newborn and embryo mice. *J Ultrastruct Res* 1958;2:28-54.
14. Gross I, Smith GJW. Insulin delays the morphologic maturation of fetal rat lung in vitro. *Pediatr Res* 1977;11:515.
15. Mason RJ, Williams MC, Greenleaf RD, Clements JA. Location and properties of type II alveolar cells from rat lung. *Am Rev Respir Dis* 1977;115:1015-26.
16. Adamson VR, Bowden DH. The type 2 cell as progenitor of alveolar epitelial regeneration: a cytodynamic study in mice after exposure to oxygen. *Lab Invest* 1974;30:35-42.
17. Engle MJ, Sanders RL, Longmore WJ. Phospholipid composition and acyltransferase activity of lamellar bodies isolated from rat lung. *Arch Biochem Biophys* 1976;173:586-95.
18. Chevalier G, Collet AJ. In vivo incorporation of choline-3H and galactose-3H in alveolar type II pneumocytes in relation to surfactant synthesis. A quantitative radioautographic study in mouse by electron microscopy. *Anat Rec* 1972;174:289-310.19. Wright JR, Clements JA. Metabolism and turnover of lung surfactant. *Am Rev Respir Dis* 1987;135:426-44.
20. Dobbs LG, Mason RJ, Williams MC, Benson BJ, Sueishi K. Secretion of surfactant by primary cultures of alveolar type II cells isolated from rats. *Biochim Biophys Acta* 1982;713:118-27.
21. Gil J, Reiss OK. Isolation and characterization of lamellar bodies and tubular myelin from rat lung homogenates. *J Cell Biol* 1973;58:152-71.
22. Williams MC. Conversion of lamellar body membranes into tubular myelin in alveoli of fetal rat lungs. *J Cell Biol* 1977;72:260-77.
23. Paul GW, Hassm RJ, Reiss OK. Formation of lung surfactant films from intact lamellar bodies. *Proc Natl Acad Sci USA* 1977;74:3617-20.
24. Magoon MW, Wright JR, Baritussio A, Williams MC, Goerke J. Subfractionation of lung surfactant. Implications for metabolism and surface activity. *Biochim Biophys Acta* 1983;750:18-31.
25. Wright JR, Benson BJ, Williams MC, Goerke J, Clements JA. Protein composition of rabbit alveolar surfactant subfractions. *Biochim Biophys Acta* 1984;791:320-2.
26. King RJ, Clements JA. Surface active materials from dog lung. Composition and physiological correlations. *Am J Physiol* 1972;223:715-26.
27. King RJ, Klass DJ, Gikas EG, Clements JA. Isolation of apoproteins from canine surface active material. *Am J Physiol* 1983;223:714-26.
28. Possmayer F. A proposed nomenclature for pulmonary surfactant-associated proteins. *Am Rev Respir Dis* 1988;138:990-8.
29. Tierney DF, Clements JA, Trahan HJ. Rates of replacement of lecithins and alveolar instability in rat lung. *Am J Physiol* 1967;213:671-6.
30. Spitzer HL, Norman JR. The biosynthesis and turnover of surfactant lecithin and protein. *Arch Intern Med* 1971;217:429-35.
31. Gross NJ, Narine KR. Surfactant subtypes in mice: characterization and quantitation. *J Appl Physiol* 1989;66:342-9.
32. Hallman M, Epstein BL, Gluck L. Analysis of labeling and clearance of lung surfactant phospholipids in rabbit. Evidence of bidirectional surfactant flux between lamellar bodies and alveolar lavage. *J Clin Invest* 1981;68:742-51.
33. Jacobs H, Jobe A, Ikegami M, Conaway D. The significance of reutilization of surfactant phosphatidylcoline. *J Biol Chem* 1983;258:4159-65.
34. Chander A, Reicherter J, Fisher AB. Degradation of dipalmitoyl phosphatidylcholine by isolated rat granular pneumocytes and reutilization for surfactant synthesis. *J Clin Invest* 1987;79:1133-8.
35. Pettenazzo A, Jobe AH, Ikegami M, Seidner S. Clearance of treatment doses of surfactant. Effect of lipid extraction and aggregate sizes. *Biol Neonate* 1988;53:23-31.
36. Rider ED, Ikegami M, Jobe AH. Intrapulmonary catabolism of surfactant saturated phosphotidylcholine in rabbits. *Am J Physiol* 1990;69:1856-62.
37. Thurlbeck WM, Benjamin B, Reid L. Development and distribution of mucoses glands in fetal human trachea. *Brit J Dis Chest* 1961;55:54-64.
38. Laforce FM. Effect of alveolar lining material on phagocytic and bactericidal activity of lung macrophages against Staphylococcus aureus. *J Lab Clin Med* 1976;88:691-9.
39. Oneill SJ, Lespearance E, Klass DJ. Human lung lavage surfactant enhances staphylococal phagocytosis by alveolar macrophages. *Am Rev Respir Dis* 1984;130:1177-9.
40. Coonrod JD. Role of surfactant free fatty acids in antimicrobial defenses. *Eur J Respir Dis* 1987;71(153):209-14.
41. Van Golde LMG, Batenburg JJ, Robertson B. The pulmonary surfactant system: Biochemical aspects and

functional significance. *Physiological Rev* 1988;68:374-455.
42. Ansfield MJ, Kaltreider HB, Benson BJ, Caldwell JL. Immunosuppressive activity of canine pulmonary surface active material. *J Immunol* 1980;122:1062-6.
43. Wilsher MJ, Parker DJ, Haslam PL. Immunosuppression by pulmonary surfactant: mechanism of action. *Thorax* 1990;45:3-8.
44. Richman PS, Batcher S, Catanzaro A. Pulmonary surfactant suppresses the immune lung injury response to inhaled antigen in guinea pigs. *J Lab Clin Med* 1990;116:18-26.
45. Renz H, Herz U. Maturation of the immune system and development of immune responses to allergens. In: Busch A, Carlsen K-H, Zach MS. *Growing up with lung disease: the lung in transition to adult life*. European Respiratory monograph 7, 2002. p. 25-41. (Monograph 19.)
46. Taderera JV. Control of lung differentiation in vitro. *Dev Biol* 1967;16:489-512.
47. Alescio T, Di Michele M. Relationship of epithelial growth to mitotic rate in mouse embryonic lung developing in vitro. *J Embryol Exp Morphol* 1968;19:227-37.
48. Ohare KH, Townes PL. Morphogenesis of albino rat lung: an autoradiographic analysis of the embryological origin of the type I and II pulmonary epithelial cells. *J Morphol* 1970;132:69-82.
49. Sorokin S, Padykula HA, Herman E. Comparative histochemical patterns in developing mammalian lungs. *Dev Biol* 1959;1:125-51.
50. Wang MS, Kotas RV, Avery ME, Thurlbeck WM. Accelerated apperarance of osmiophilic bodies in fetal lungs following steroid injection. *Appl Physiol* 1971;30:362-5.
51. Wu B, Kikkawa Y, Orzalesi MM, Motoyama EK, Kaibara M, Zigas CJ, et al. The effect of thyroxine on the maturation of fetal rabbit lungs. *Biol Neonate* 1973;22:161-8.
52. Kotas RV, Avery ME. Accelerated appearance of pulmonary surfactant in the fetal rabbit. *J Appl Physiol* 1971;30:358-61.
53. Carson SH, Taevsch Jr. HW, Avery ME. Inhibition of lung cell division after hydrocortisone injection into fetal rabbits. *J Appl Physiol* 1973;34:660-3.
54. Doyle LW, Ford GW, Rickards AL, et al. Antenatal corticosteroids and outcome at 14 years of age in children with birth weight less than 1501 grams. *Pediatrics* 2000;106:E2.
55. Kay HH, Bird IM, Coe CL, Dudley DJ. Antenatal steroid treatment and adverse fetal effects: what is the evidence? *J Soc Gynecol Invest* 2000;7:269-278.
56. Blackburn WR, Kelly JS, Dickman PS, Travers H, Lopata MA, Rhoades RA. The role of the pituitary-adrenal-thyroid axes in lung differentiation. II. Biochemical studies of developing lung in anencephalic fetal rats. *Lab Invest* 1973;28:352-60.
57. Blackburn WR, Travers H, Potter DM. The role of the pituitary-adrenal-thyroid axes in lung differentiation. I. Studies of the cytology and physical properties of an encephalic fetal rat lung. *Lab Invest* 1972;26:306-18.
58. Areechon W, Reid L. Hypoplasia of lung with congenital diaphragmatic hernia. *Br Med J* 1963;1:230-3.
59. Fantel AG, Shepard TH. Potter syndrome non real features induced by oligohydramnios. *Am J Dis Child* 1975;129:1346-7.
60. Boutwell WC, Goldman AS. Depressed biochemical lung maturation and steroid uptake in an animal model of infant of diabetic mother (IDM). *Pediatr Res* 1979;13:355.
61. Tyden O, Berne C, Eriksson U. Lung maturation in fetuses of diabetic rats. *Pediatr Res* 1980;14:1192-5.
62. Faridy EE. Effect of maternal malnutrition on surface activity of fetal lungs in rats. *J Appl Physiol* 1975;39:535-40.
63. Hawrylewicz EJ, Kissane JR, Stromska D. Choline phosphotransferase activity in perinatal lung as a function of maternal nutrition. *Fed Proc* 1975;34:934.
64. Srivastava U, Goswami T, Mytien V. Metabolism of protein and ribonucleic acid in organs of the young of undernourished female rats. III. Changes in the lung, cardiac and skeletal muscle. *Nutr Rep Int* 1978;17:267-76.
65. Curle DC, Adamson YR. Retarded development of neonatal rat lung by maternal malnutrition. *J Histochem Cytochem* 1978;26:401-8.
66. Gail OB, Massaro GD, Massaro D. Influence of fasting on the lung. *J Appl Physiol* 1977;42:88-92.
67. Brown ES, Johnson RR, Clements JA. Pulmonary surface tension. *J Appl Physiol* 1959;14:717-20.
68. Obladen M. Factors influencing surfactant composition in the newborn infant. *Eur J Pediatr* 1978;128:129-43.
69. Edwards DK, Jacob J, Gluck L. The immature lung: radiographic appearance, course, and complications. *AJR* 1980;135:659-66.
70. Lopuhaa CE, Roseeboom TJ, Osmond C, Barker DJP, Ravelli ACJ, Bleker OP, et al. Atopy, lung function, obstructive airways disease after prenatal exposure to famine. *Thorax* 2000;55(7):555-61.
71. Engel S. *Lung Structure*. Springfield: Charles C. Thomas, 1962.
72. Fearon B, Halen JS. Tracheal dimensions in the living infant. *Ann Oral Rhinol Laryngol* 1967;76:964.
73. Dunnlll MS. Postnatal growth of the lung. *Thorax* 1962;17:329-33.
74. Emery JL. The postnatal development of the human lung and its implications for lung pathology. *Respiration* 1970;27:Suppl:41-50.
75. Boyden EA. Notes on the development of the lung in infancy and childhood. *Am J Anat* 1967;121:749-61.
76. Emery JL, Mithal A. The number of alveoli in the terminal respiratory unit of man during late intra-uterine life and childhood. *Arch Dis Childh* 1960;35:544-7.
77. Davies G, Reid L. Growth of the alveoli and pulmonary arteries in childhood. *Thorax* 1970;25:669-81.
78. Langston C, Kida K, Reed M, Thurlbeck WM. Human lung growth in late gestation and in the neonate. *Am Rev Respir Dis* 1984;129:607-13.
79. Brody JS, Vaccaro C. Postnatal formation of alveoli: interstitial events and physiologic consequences. *Fed Prod* 1979;38:215-23.
80. Reid L. Influence of the pattern of structural growth of lung on susceptibility to specific infectious diseases in infants and children. *Pediatr Res* 1977;11(3 Pt 2):210-5.
81. Doershuk CF, Fisher BJ, Matthews LW. Pulmonary physiology of the young child. In: *Pulmonary physiology of the fetus, newborn and child*. Philadelphia: Lea & Febiger, 1975. p. 166-82.
82. Lambert HW. Accessory bronchiolealveolar communications. *J Pathol Bacteriol* 1955;70:311-4.
83. Boyden EA. The terminal air sacs and their blood supply in a 37-day infant lung. *Am J Anat* 1965;116:413-27.
84. Santos ML, Fleischer G, Beppu OS, Neves JC, Ratto OR. Diferença alvéolo-arterial de oxigênio (D(A-a)O2), Shunt Pulmonar (Qs/Qt) e relação espaço morto/volume corrente

(VD/VT) em crianças normais. *Rev Ass Med Brasil* 1976;22:121-4.
85. Xuan W, Peat JK, Toelle BG, et al. Lung function growth and its relation to airway hyperresponsiveness and recent wheeze. Results from a longitudinal population study. *Am J Respir Crit Care* 2000;161:1820-4.
86. Chandra RK. Reduced secretory antibody response to live attenuated measles and poliovirus vaccines in mal-nourished children. *Br Med J* 1975;2:583-5.
87. Chandra RK, All SK, Kutty KM, Chandra S. Thymus-dependent T lymphocytes and delayed hipersensitivity in low birth weight infants. *Biol Neonate* 1977;31:15-8.
88. Stiehm ER. Humoral immunity in malnutrition. *Fed Proc* 1980;39:3093-97.
89. Aref GA, El-Din MK, Hassan AJ. Immunoglobulins in kwashiorkor. *J Trop Med Hyg* 1970;73:186-91.
90. Sirisinha S, Suskind R, Edelman R. Secretory and serum IgA in children with protein-calorie malnutrition. *Pediatr* 1975;55:166-70.
91. Winick M, Noble A. Cellular response in rats during malnutrition at various ages. *J Nutr* 1966;89:300-6.
92. Edmonds RH, Beeler DA, Treble DH, Kyriakides EC, Burnell J, Balint JA. Morphological alterations in type II alveolar cells in essential fatty acid deficiency. *Exp Mol Pathol* 1975;23:276-83.
93. Kyriakides EC, Beeler DA, Edmonds RH, Balint JA. Alterations in phosphatidylcholine species and their reversal in pulmonary surfactant during essential fatty-acid deficiency. *Biochem Biophys Acta* 1976;431:399-407.
94. Friedman Z, Rosenberg A. Abnormal lung surfactant related to essential fatty acid deficiency in a neonate. *Pediatrics* 1979;63:855-9.
95. Garbagni R, Tartara D, Carelli E. Lipid localization in the lung after induced lipaemia: an electron microscopic study. *Med Thorac* 1967;24:193-202.
96. Rannels DE, Sahms RH, Watkins CA. Effects of starvation and diabetes on protein synthesis in lung. *Am J Physiol Endocrinol Metab Gastrointest Physiol* 1979;5:E421-8.
97. Thet LA, Delaney MD, Gregorio CA, Massaro D. Protein metabolism by rat lung: influence of fasting, glucose and insulin. *J Appl Physiol Respirat Env Exercise Physiol* 1977;43:463-7.
98. Garbagni R, Coppo F, Grassini G Gardelllno G. Effects of lipids loading and fasting on pulmonary surfactant. *Respiration* 1968;25:458-64.
99. Faridy EE. Effect of food and water deprivation on surface activity of lungs of rats. *J Appl Physiol* 1970;9:493-8.
100. Weiss HS, Jurrus E. Starvation on compliance and surfactant of the rat lung. *Respirat Physiol* 1971;12:123-9.
101. Rhoades RA. Influence of starvation on the lung: effect on glucose and palmitate utilization. *J Appl Physiol* 1975;38:513-6.
102. Gross I, Illc I, Wilson CM, Rooney SA. The influence of postnatal nutritional deprivation on the phospholipid content of developing rat lung. *Biochem Biophys Acta* 1976;441:412-22.
103. Gail OB, Massaro GD, Massaro D. Influence of fasting on the lung. *J Appl Physiol Respirat Environ Exercise Physiol* 1977;42:88-92.
104. Gross I, Wilson CM, Rooney SA. Phosphatidylcholine synthesis in newborn rabbit lung developmental pattern and the influence of nutrition. *Biochem Biophys Acta* 1978;528:190-8.
105. Sahebjemi H, Vassalo CL, Wirman JA. Lung mechanics and ultrastructure in prolonged starvation. *Am Rev Respir Dis* 1978;117:77-83.
106. Sahebjemi H, Vassalo CL. Effects of starvation and refeeding on lung mechanics and morphometry. *Am Rev Respir Dis* 1979;119:443-51.
107. Fleischer G. *Repercussões da desnutricão protéico-calórica sobre a ultra-estrutura dos corpúsculos lamelares do pneumócito tipo II.* Estudo experimental em ratos jovens. São Paulo, 1980. (Tese de Doutoramento – Faculdade de Medicina da Universidade de São Paulo.) 147 p.
108. Johnston JM, Porter JC, Mc Donald PC. The biosynthesis and hormonal regulation of surfactant formation. *Adv Exp Med Biol* 1978;101:327-39.
109. Jalowaysky AA, Giammono ST. The interaction of bacteria with pulmonary surfactant. *Am Rev Respir Dis* 1972;105:236-41.
110. Rose M, Lindberg DAB. Effect of pulmonary pathogens on surfactant. *Dis Chest* 1968;53:541-4.
111. Sutnik AI, Soloff LA. Atelectasis with pneumonia: a pathophysiologic study. *Ann Int Med* 1964;60:39-46.
112. Rubin JW, Clowes GHA, Macnicol MF, Gavin JW. Impaired pulmonary surfactant synthesis in starvation and severe non thoracic sepsis. *Am J Surg* 1972;123:461-7.
113. Vitamina A: uma suspeita confirmada. In: *Situação mundial da infância.* UNICEF, 1993. p. 12.
114. Zachman RD. Role of vitamin A in lung development. *J Nutr* 1995;125(6 Suppl):S1634-8.
115. Kalenga M,Gaultier C, Burri PH. Nutritional aspects of lung development. In: Gautier C, Bourbon JR, Post M, editors. *Lung Development.* New York: Oxford University Press, 1999;347-52.
116. Viscardi RM. Role of fatty acids in lung development. *J Nutr* 1995;125(6 Suppl):S1645-51.
117. Lisboa C, Bancalari E, Back S, Pino J, Ferrffil R. Propiedades mecánicas del pulmón en el lactante desnutrido menor de cinco meses. *Rev Med Chile* 1975;103:7-11.
118. Fujiwara T, Maeta H, Chida S, et al. Artificial surfactant therapy in hyaline membrane disease. *Lancet* 1980;1:55-9.
119. Lachmann B. The effect of ambroxol in newborn and adult animals with surfactant deficiency. In: Cosmi EV, Scar-Pelli EM. *Pulmonary surfactant system.* Amsterdam, New York: Elsevier Science Publishers; New York: Sole distributors for the USA and Canada, Elsevier Science Pub Co, 1983.
120. Lachmann B, Danzmann E. Adult respiratory distress syndrome. In: Robertson B, Van Golde LMC, Baten-Burg JJ. *Pulmonary surfactant.* Amsterdam, New York: Elsevier; New York: Sole distributors for the USA and Canada, Elsevier Science Pub Co, 1984.

Capítulo 39

Desenvolvimento Mental

Fernando José de Nóbrega
Suzana de Souza Queiroz

A desnutrição, quando atinge as fases iniciais da vida, pode afetar o desenvolvimento do sistema nervoso central (SNC), pois é neste período que o encéfalo se encontra na fase de crescimento e de desenvolvimento rápidos. Esta fase inicia-se, de modo geral, após multiplicação neuronal, abrangendo, no homem, desde o fim do 2º trimestre de gestação, estendendo-se, aproximadamente, até o 2º ano de vida. Este é um período no qual ocorre considerável multiplicação de células gliais,[1] mielinização,[2] maturação de diversas enzimas,[3,4] aumento do número de conexões sinápticas, diferenciação das terminações, significando o início do desenvolvimento neuroquímico e funcional do encéfalo.[5-6]

Portanto, não é difícil de se imaginar que danos nesta etapa da vida possam alterar acentuadamente o complexo metabolismo do encéfalo, levando a comprometimentos morfológicos, estruturais e bioquímicos, principalmente em regiões onde os processos neurológicos estão se desenvolvendo mais rapidamente.

DESNUTRIÇÃO INTRA-UTERINA

Os trabalhos experimentais possibilitaram grandes avanços nesta área do conhecimento, entretanto a extrapolação dos resultados encontrados para o homem deverá ser feita cuidadosamente, pois, apesar de os mamíferos apresentarem padrão semelhante, quanto aos estágios do crescimento encefálico, há nítidas diferenças que devem ser consideradas. No rato, o nascimento coincide com o término da multiplicação neuronal, sendo o encéfalo nesta época bastante imaturo, correspondendo, aproximadamente, ao feto humano de 18 semanas.[5]

Não restam dúvidas que muitos dos resultados contraditórios, encontrados na literatura, podem ser devidos a uma série de aspectos que precisam ser considerados, tais como transposição inadequada do modelo experimental para humanos, grau e duração da desnutrição (mais drástica em animais de experimentação); fase em que ocorre a interpretação dos dados experimentais; seleção inadequada, incorporação de recém-nascidos com pesos inferiores a 2.500 g num mesmo grupo, sem levar em consideração as diferenças entre prematuridade e desnutrição intra-uterina; associação de fatores outros, tais como hipoglicemia e hipoxia; persistência de desnutrição no período pós-natal, freqüentemente encontrada em populações de condições socioeconômicas desfavoráveis, acentuando os efeitos da desnutrição pré-natal.

Entretanto, os resultados da literatura levam-nos a acreditar que a desnutrição materna abrevia o período de divisão celular e os seus efeitos podem tornar-se irreversíveis. Isto quer dizer que não há possibilidade de recuperação quanto ao número de células depois de ultrapassado este período, mesmo se alimentação adequada for introduzida posteriormente.[7] Portanto, ao nascimento, o encéfalo encontra-se comprometido, pelo menos, em algum grau.

Apesar do problema da desnutrição intra-uterina ter sensibilizado vários pesquisadores que passaram a desenvolver uma série de trabalhos clínicos e experimentais, muito contribuindo para a soma de conhecimentos atuais, as repercussões da desnutrição, nesta etapa da vida, sobre o desenvolvimento intelectual subseqüente ainda não estão completamente elucidadas.

A condição nutricional da mãe, durante a gestação, tem sido freqüentemente mencionada como importante determinante para o desenvolvimento intelectual da criança. Embora não exista evidência direta entre dieta materna e inteligência posterior, a relação entre baixo peso ao nascimento e desempenho intelectual é bastante conhecida.[8]

Brazelton *et al.*[9] aplicando uma escala de avaliação neurológica do recém-nascido, em populações rurais da Guatemala, constataram que há associação entre a melhor execução dos testes e o peso de nascimento alto, mostrando a relação entre estado nutricional da criança e seu comportamento na fase de recém-nascido.

Da mesma forma, vários trabalhos evidenciam a importância da desnutrição materna no comportamento emocional do recém-nascido. Simonson *et al.*[10] observaram que a desnutrição materna, em ratos, durante a gestação, levava a alterações de comportamento da prole, detectadas pelo maior número de defecações e redução da atividade exploratória. Estas mudanças surgiam precocemente e mantinham-se com a idade, levando os autores a acreditar que os efeitos da desnutrição materna fossem permanentes. Rider & Simonson[11] constataram, em ratos, que dietas carentes em proteínas, instituídas às mães durante a gestação, levavam a aberrações no comportamento dos filhotes, embora o peso corporal não tivesse sido afetado. Déficits calóricos, ao contrário, provocaram redução acentuada no peso corporal, sem repercussões na conduta. Portanto, o peso do animal não prediz, necessariamente, um comportamento normal, e o suprimento adequado de proteínas à mãe é essencial para que muitas alterações de comportamento sejam evitadas.

Os efeitos da desnutrição pré-natal e pós-natal, bem como a associação desses dois períodos, em ratos, foram investigados durante a vida adulta, após um longo período de recuperação nutricional. Os resultados mostraram-se contraditórios: Hsueh *et al.*[12] constataram que os animais desnutridos intra-útero tinham um tempo de reação maior do que os privados durante o período pós-natal, entretanto os maiores tempos foram apresentados pelos duplamente privados. Quanto à emotividade, medida pelo número de defecações, verificaram que os desnutridos durante o período pós-natal não eram tão emotivos quanto aqueles que o foram durante o período pré-natal, o que levou os autores a concluir que a desnutrição intra-uterina foi mais importante, quanto ao aspecto analisado, que a instalada durante a lactação. Os autores também valorizaram o fato de o desenvolvimento físico não seguir paralelamente o mental, pois o primeiro pode ser de alguma forma recuperado com a reintrodução de uma alimentação normal, mas isto não significa que o desenvolvimento mental o acompanhe da mesma maneira. Entretanto, Whatson & Setwart[13] constataram resultados completamente opostos ao trabalho anterior pois, em quatro medidas de interação social, os ratos privados nutricionalmente na fase anterior ao desmame e aqueles que o foram duplamente privados (pré e pós-natal) foram os que apresentaram maiores alterações nos resultados, o mesmo não ocorrendo para os desnutridos intra-útero, o que permitiu a conclusão de que o comportamento social do animal não foi afetado pela privação nutricional materna.

Dos trabalhos, em ratos, que visam investigar experimentalmente os efeitos da desnutrição materna, a maioria procura substituir as mães previamente desnutridas por outras eutróficas que tenham dado à luz na mesma ocasião. Geralmente não há referência de rejeição, por parte das mães, para com os filhos adotivos e este procedimento minimiza os efeitos de alteração de comportamento materno devido à privação nutricional durante a gravidez, mesmo que seja reintroduzida dieta adequada logo ao nascimento. Em ratos, pode-se observar que as mães desnutridas eram muito indiferentes em relação aos seus filhotes, não os reuniam no ninho, assim como não os aqueciam e, além disso, muitas vezes devoravam toda a ninhada.[14] Em ovelhas, submetidas à redução de 35% na oferta alimentar diária, pode-se observar redução do peso ao nascer do cordeiro, sendo que esses se apresentaram mais lentos, com maior dificuldade para se manterem em pé e menor freqüência nas mamadas, em comparação aos seus controles. Além disso, os autores observaram nítido prejuízo na interação mãe-filho, em decorrência de alteração do comportamento materno, de maneira a prejudicar a evolução adequada do comportamento da cria.[15]

Muitos outros fatores estão associados ao problema da desnutrição materna. Nos trabalhos em animais de experimentação, algumas interferências podem ser mais facilmente contornadas. Nos estudos em humanos, no prognóstico do recém-nascido pequeno para a idade gestacional, deve-se levar em conta a causa provável da desnutrição, as patologias associadas e o nível socioeconômico e cultural familiar.[16]

Para as crianças sobreviventes, resultantes do retardamento de crescimento intra-uterino, muitos autores assinalaram seqüelas neurológicas e/ou deficiência mental, principalmente naquelas em que as condições referentes ao microambiente familiar (freqüência de contatos com adultos, estimulação local, gratificações etc.) não são satisfatórias.[16,17]

Além disso, é muito difícil encontrar desnutrição somente no período pré-natal, principalmente nos países subdesenvolvidos e em desenvolvimento, onde a desnutrição pós-natal é encontrada na sua forma mais crónica. Portanto, as seqüelas estabelecidas na fase pré-natal só serão agravadas se a criança sofrer privações nutricionais nos primeiros anos de vida. Winick[18] relatou que crianças com desnutrição do tipo marasmo no primeiro ano de vida apresentavam déficit de 15% no número de células encefálicas, desde que tivessem nascido com peso normal, e redução de 60% quando pesavam 2.000 g ou menos ao nascimento.

A grande importância que vem sendo dada ao baixo peso ao nascimento, conseqüente à desnutrição intra-uterina, resulta de uma série de trabalhos que vêm demonstrando alterações intelectuais nessas crianças.

Estes achados podem nos levar à conclusão de que quanto mais baixo o peso ao nascimento, maior é a probabilidade de alteração de QI.

Babson e Phillips[19] dividiram, ao nascimento, nove pares de gêmeos monozigóticos segundo uma diferença de peso entre si de cerca de 36%. Observaram que aqueles que apresentaram redução no peso continuavam inferiorizados, tanto física como intelectualmente, com persistência destas constatações até a vida adulta. A ansiedade, o interesse e a inteligência dos pais, evidentemente, desempenham importante papel para o alcance do potencial intelectual da criança. Mesmo irmãos estão sujeitos a diferenças de tratamento, pelo próprio fato de uma criança afetada poder receber mais atenção e cuidados ou, inversamente, ser completamente rejeitada pela família. Além disso, a ordem de nascimento e o sexo também podem influenciar na atenção dos pais dedicada à criança. Embora cuidados diferentes possam ser dados a irmãos, o tratamento a eles é mais semelhante comparativamente ao de outras famílias.

Davies,[20] comparando crianças aos 4 anos de idade, observou que as desnutridas apresentavam menor crescimento físico, porém não detectou diferença nos quocientes intelectuais. Stein *et al.*,[21] estudando o desempenho intelectual de homens alistados nas Forças Armadas, cujas mães sofreram privações nutricionais extremas durante o período de 1944-45, em determinadas regiões da Holanda, não verificaram diferenças no desempenho intelectual quando os resultados foram comparados com indivíduos provenientes de regiões não-sitiadas. Portanto, o autor considera que dietas extremamente carentes (o total de caloria por pessoa chegava a ser de 450 kcal/dia, correspondente a 1/4 do mínimo estabelecido como o ideal) durante vários períodos da gestação não levaram a alterações nas crianças sobreviventes. Embora nenhum efeito tivesse sido detectado neste sentido, foi verificada correlação significativa entre classe social dos pais e retardo mental, com desempenho rebaixado em testes intelectuais.

Babson & Henderson,[22] estudando 10 crianças com retardamento do crescimento intra-uterino, observaram média de QI de 103. Acreditam que, não estando associado à asfixia ou a anomalias congênitas, o retardamento do crescimento não chega a ser tão prejudicial para o desempenho intelectual posterior.

Em contraposição, Drillien,[23] comparando gemelares monozigóticos do sexo masculino, observou que o menor gêmeo apresentava quociente intelectual menor. Comparando crianças de termo e pré-termo com pesos adequados e desnutridas, detectou que não havia diferença no quociente intelectual quando cresciam em condições socioeconômicas mais elevadas, havendo diferença entre esses grupos quando pertenciam a famílias de condições socioeconômicas baixas.

Os trabalhos de Fitzhardine & Steven[24] mostraram que os recém-nascidos desnutridos podem apresentar, na sua evolução, alterações neurológicas, menor quociente intelectual e menor rendimento escolar. Acompanhando 96 recém-nascidos de termo e com pesos baixos, observaram paralisia cerebral em 1% dos casos, convulsões em 6%, síndrome de lesão cerebral mínima em 25%, alterações eletroencefalográficas em 59% dos meninos e em 69% das meninas; o quociente intelectual médio dos meninos foi de 95 e das meninas de 101, e 50% dos meninos e 36% das meninas apresentaram baixo rendimento escolar.

Em estudo com crianças em idade escolar, nascidas com peso igual ou inferior a 2.000 g, foi constatada uma prevalência muito alta de desordens do comportamento, principalmente a hiperatividade.[25]

A preocupação com certas seqüelas, decorrentes do baixo peso ao nascer, deve ser, nos dias de hoje, ainda maior, desde que os cuidados neonatais têm melhorado a sobrevida dos recém-nascidos de baixo peso ou de muito baixo peso. Cabe, portanto, aos profissionais de saúde, maior atenção e cuidado com esses recém-nascidos, visando a proporcionar melhor qualidade de vida a estas crianças.

DESNUTRIÇÃO PÓS-NATAL

Atualmente, existe um grande interesse na relação entre desnutrição pós-natal e alterações do comportamento e/ou desenvolvimento intelectual. Diante das diversas constatações sobre as alterações morfológicas e bioquímicas do SNC,[26-30] há forte possibilidade de a desnutrição precoce alterar a capacidade intelectual posterior.

Os resultados para o homem, neste campo de investigação, são bastante controvertidos. A análise das diversas respostas complicam-se a partir do momento que não se pode colocar a desnutrição como causa única das diversas alterações do comportamento, pois à desnutrição estão associados vários outros fatores, que também contribuem para os resultados observados.

O ambiente tem sido apontado como de grande importância, pois crianças acometidas pela desnutrição invariavelmente provêm de condições socioeconômicas precárias, pais com baixa escolaridade, relacionamento familiar inadequado e moradias sem saneamento básico. Enfim, estas crianças vivem num ambiente mais carente do que as do grupo-controle.

Quando se procura utilizar como controles aquelas que convivem no mesmo ambiente, pode-se cair no erro de serem tomadas como padrão de referência crianças desnutridas subclinicamente.

Tem-se demonstrado que a desnutrição pode levar a profunda apatia nos indivíduos acometidos e, desta forma, alterar a relação mãe-filho. Pela própria falta de resposta, estas crianças serão, certamente, menos estimuladas.

Baker-Henningham *et al.*,[29] comparando o comportamento de mães de crianças bem nutridas com mães de crianças desnutridas, observaram que o segundo grupo se apresentou com mais episódios de depressão, baixa auto-estima, alto estresse econômico e ambiente familiar pouco estimulante. Embora não tenha sido detectada correlação entre essas variáveis e tampouco com a condição nutricional da criança, os autores acreditam na necessidade de se ter muita atenção à condição psicossocial materna.

Nóbrega & Campos[30] detectaram, em trabalho desenvolvido em população carente, que o fraco vínculo mãe/filho foi considerado o principal fator para o estabelecimento e a manutenção do quadro de desnutrição da criança. As mães dessas crianças foram estudadas e os autores puderam concluir que eram mulheres com altos índices de depressão, baixa auto-estima, apatia, baixo grau de verbalização e baixo nível intelectual. Uma das mais importantes conclusões dos autores foi que as mães dos desnutridos também tinham sido pouco estimuladas quando crianças, desde que não sabiam brincar, cantar, ou desenvolver jogos lúdicos, perpetuando, desta forma, o quadro com seus próprios filhos. A partir do momento que essas mães foram tratadas na questão da depressão e da baixa auto-estima, foi elaborado um trabalho que visava o ensino de regras de estimulação e de brincadeiras e a resposta foi uma sensível mudança no comportamento da mãe, em relação ao seu filho e, conseqüentemente, no quadro de desnutrição da criança. O mais importante é a referência que essas crianças não voltaram a se desnutrir, isto é, os autores conseguiram o que poucos até então conseguiam: quebrar o terrível e perverso ciclo vicioso da desnutrição.

Em estudo realizado por Chavez *et al.*,[31] numa população rural mexicana, a interação mãe-filho foi observada em dois grupos, sendo que em um deles a mãe foi suplementada durante a gestação e lactação e a criança entre a 12ª e a 16ª semana de vida. Nas crianças do grupo suplementado foi constatado comportamento mais complexo em relação ao do outro. Elas dormiam melhor, eram mais brincalhonas e desobedientes. Este fato sugere que nutrição adequada causa aumento da atividade da criança e a torna mais exigente, aumentando a interação com a sua mãe e estabelecendo um sistema de *feedback*, em troca, modificando o comportamento.

Experimentalmente, em ratos, tem-se conseguido demonstrar que modificações do ambiente na vida precoce têm profundo efeito na determinação de respostas úteis para um animal na sua vida adulta.

Ratos jovens, submetidos à desnutrição do tipo marasmo, apresentavam redução da atividade e tornavam-se agressivos.[32] Ratos de 4 semanas de vida, submetidos à restrição total de proteínas (quadro semelhante ao kwashiorkor), apresentavam diminuição da atividade ao fim da 2ª semana de desnutrição e, progressivamente, apatia acentuada.[33]

Anomalias neurológicas, como apatia e letargia, são os sintomas mais proeminentes da desnutrição grave na primeira infância. No kwashiorkor, a apatia é considerada como um dos principais sinais da doença, sendo o sorriso sugestivo de recuperação.

Muitos trabalhos vêm demonstrando freqüentes alterações do EEG em crianças desnutridas. Entretanto, tanto as alterações específicas como as não-específicas geralmente desaparecem com a recuperação.[34]

A avaliação da capacidade mental e intelectual das crianças desnutridas torna-se dificultada não só pela influência de outros fatores associados à DEP, como assinalado anteriormente, mas também pela falta de padronização nos testes de inteligência e pelas diferenças culturais entre as populações. O ideal seria a readaptação dos testes para os padrões locais, pois um teste aplicado em um país dificilmente será plenamente adequado para outro, principalmente se for em desenvolvimento. Apesar de todos esses problemas, esses estudos podem nos trazer grandes contribuições para o melhor entendimento das repercussões da desnutrição.

Em 1965, Binet & Simon[35] elaboraram a primeira escala métrica de inteligência que, por meio de números, classificava os deficientes mentais em débeis, imbecis e idiotas. Estes autores, na publicação de trabalhos subseqüentes, diziam que uma parcela dos indivíduos deficientes encontrados pertencia a classes socioeconômicas menos privilegiadas; muitas destas crianças não tinham ambiente psicológico favorável e outras eram filhas de imigrantes.

Há diversas classificações e denominações que tentam situar a problemática socioeconômica em relação à deficiência mental. Lewis[36] usou a denominação subcultural. Tarjam & Eisenberg[37] usam o termo retardo "sociocultural", o qual pode ser aplicado a duas categorias de diagnóstico da classe principal de retardo mental de causa incerta (retardo cultural familiar e retardo psicogênico associado à privação ambiental) da classificação da Associação Americana do Deficiente Mental. Segundo estes autores, o Manual de Diagnóstico da Associação Americana de Psiquiatria inclui duas subclasses que podem enquadrar o termo sociocultural, sendo idênticas às acima referidas. Wiserman[38] usou a denominação "desorganização social" como um conjunto de causas de deficiência mental. Desorganização social refere-se à situação na qual os valores aceitos e as normas de comportamento do grupo cultural dominante na comunidade são rejeitados. São freqüentemente encontrados na literatura os termos "privação social" e "privação cultural", com referência a indivíduos da situação socioeconômica desfavorável.[37,39-41] Segundo Tizard,[41] nenhuma destas definições leva em consideração o trauma biomédico na etiologia do retardo mental.

De acordo com variadas classificações e trabalhos, a maioria dos deficientes mentais encontra-se na categoria rotulada como deficiente mental leve. Nesta categoria, freqüentemente não se acha uma causa etiológica definida, mas, muito provavelmente, a situação socioeconômica adversa é um fator importante neste tipo de deficiência.[42-56] Os deficientes com QI entre 50 e 70, em geral, pertencem aos setores da comunidade sujeitos a privações sociais, com distribuição semelhante à da população geral.[47] Há, entretanto, autores de países desenvolvidos que não dão realce aos problemas sociais, acreditando que a deficiência mental leve tenha como causa um fator genético.[57]

Há especialistas do assunto que relatam maior prevalência de deficiência mental na idade escolar, principalmente, à custa do deficiente mental leve.[58] Outros autores dão destaque à maior solicitação intelectual que a escola oferece, fazendo com que o diagnóstico seja mais evidente nesta época. Entretanto, deve-se levar em conta que um grupo grande de deficientes mentais leves, com dificuldades de aprendizado, deixa a escola e, se eles não são encaminhados a escolas especiais, passam a ser menos notados em razão da capacidade de se adaptar ao mercado de trabalho.[59] Há trabalhos realizados nos Estados Unidos[60,61] que reforçam a teoria de que as situações socioeconômicas adversas têm efeito cumulativo na prevalência da deficiência mental leve, tornando-a maior nos adolescentes com idade entre 15 e 19 anos.

Campana *et al.*,[62] estudando o quociente intelectual de escolares de Botucatu, concluíram que a prevalência da deficiência intelectual é:

A) Mais elevada do que as relatadas em países desenvolvidos.
B) Mais elevada na escola onde predominou o *status* socioeconômico mais baixo (periferia).
C) Mais elevada nos escolares de *status* socioeconômico mais baixo em ambas as escolas (periferia e centro).
D) Sem diferença para os sexos nos diferentes *status* socioeconômicos.

Quanto ao QI entre escolares intelectualmente deficientes, observaram, de acordo com a Classificação Internacional de Doenças, predominância dos níveis limiar e discreto, ocorrendo os valores mais baixos na escola onde havia menos escolares de *status* socioeconômico alto. O estudo clínico do deficiente intelectual, no mesmo trabalho, demonstrou ausência de causa orgânica para definir a etiologia e o ambiente familiar adverso, na grande maioria dos casos.

Em 1965, Cravioto & Robles,[63] estudando 20 crianças mexicanas durante o período de recuperação do kwashiorkor em relação a vários aspectos de comportamento (motor, adaptação, linguagem, integração social), observaram que os resultados apresentados por estas crianças eram inferiores aos esperados para a idade. As crianças acometidas pela doença com menos de 6 meses de idade foram as que se mostraram com os maiores comprometimentos e possivelmente com efeitos permanentes no desenvolvimento intelectual. O grupo de Cravioto estendeu seus estudos para crianças de idade escolar da Guatemala.[64] A população apresentando crianças abaixo do percentil 25 de estatura para a idade foi considerada acometida pela desnutrição precoce, sendo elas comparadas com crianças consideradas no ápice do quartil para a altura. Verificaram que as crianças pequenas eram significantemente mais pobres na habilidade de integração intersensorial, significando que a desnutrição compromete o desenvolvimento neurointegrativo.

Fernald e Grantham-McGregor,[65] estudando crianças em idade escolar que apresentavam importante déficit estatural, detectaram aumento dos níveis de cortisol salivar. No desempenho de testes, essas crianças vocalizavam menos, eram mais inibidas, menos atentas e apresentaram aumento dos batimentos cardíacos e da resposta cardiovascular à determinado estresse físico. Os autores consideraram a possibilidade de a desnutrição, estabelecida em idades precoces da vida, prejudicar a função cognitiva e aumentar o risco cardiovascular na vida adulta.

Stock & Smythe,[66] num estudo prospectivo em crianças da África do Sul, mostraram que aquelas desnutridas no início da vida eram menores que as controles; tinham menor circunferência craniana e menor quociente intelectual, mesmo após longo período de observação. Os testes de inteligência foram adaptados para crianças sul-africanas. Apesar de ambos os grupos serem considerados de baixo *status* socioeconômico, o ambiente familiar do grupo-controle era mais favorecido (menor índice de desemprego, conhecimentos educacionais ligeiramente superiores, maior rendimento) e, além disso, as crianças pertencentes a esse grupo permaneciam todo o dia em jardins de infância, onde não só recebiam alimentação adequada e suplementação vitamínica, como também certamente seriam mais estimuladas.

Monckeberg *et al.*,[67] estudando 220 crianças chilenas em idade pré-escolar de classes socioeconômicas baixas, nas quais a desnutrição é prevalente, observaram baixa eficiência mental e motora. Observaram correlação positiva entre retardamento do crescimento e baixa capacidade intelectual, assim como também entre retardo psicomotor e quantidade de proteína animal consumida por criança, o mesmo não sendo observado com calorias. Da mesma forma que para as crianças, os testes aplicados às mães mostraram os mesmos resultados: 77% das mães do local investigado apresentaram QI abaixo de 79, enquanto na população-controle nenhuma apresentou tal resultado. Finalmente, forte correlação foi verificada entre o QI da mãe e o estado nutricional da criança, indicando que desnutrição não só pode produzir baixa capacidade intelectual, como também o déficit pode ser agravado, explicando assim como a desnutrição tende a persistir de uma geração para a outra.

Silva & Nóbrega,[30] estudando mães de crianças desnutridas hospitalizadas, observaram que 43% delas apresentavam avaliação do nível intelectual limítrofe.

Muitos trabalhos têm indicado que o enriquecimento do meio ambiente de populações carentes pode levar a sensível melhora no desenvolvimento subseqüente.[30] Os resultados geralmente demonstram que as crianças estimuladas se desenvolvem melhor e apresentam aumento do QI após períodos de estimulação; porém, quando retornam às condições iniciais, o QI sofre regressão, voltando aos valores inicialmente apresentados. Crianças desnutridas drasticamente na infância, quando colocadas num meio ambiente favorável, podem recuperar satisfatoriamente o peso e a estatura e alcançar níveis de QI que são perfeitamente condizentes com os de crianças-controles. Estas observações são bastante próximas às encontradas experimentalmente, isto é, a estimulação pode melhorar, sob vários aspectos, as alterações de comportamento provocadas pela desnutrição.

Assim, pode-se concluir que a desnutrição pode acarretar alterações neurológicas e intelectuais, porém, certamente, a falta de estímulo nas classes socioeconômicas baixas desempenha papel importante na gênese da deficiência intelectual.

REFERÊNCIAS BIBLIOGRÁFICAS

1. Dobbing J, Sands J. Timing of neuroblast multiplication in developing brain. *Nature* 1970;226:639-40.
2. Dobbing J, Sands J. Vulnerability of the developing brain. IX. The effect of nutrition growth retardation on the timing of the growth spurt. *Biol Neonate* 1971;19:363-78.
3. Adlard BPF, Dobbing J. Vulnerability of developing brain. III. Development of four enzymes in the brains of normal and undernourished rats. *Brain Res* 1971;28:97-107.
4. Adlard BPF, Dobbing J. Vulnerability of developing brain. V. Effects of fetal and postnatal undernutrition on regional brain enzyme activities in three-week old rats. *Pediatr Res* 1972;6:38-42.
5. Morgane PJ, Miller M, Kemper K, Stern W, Forbes W, Hall R, et al. The effects of protein malnutrition on the developing central nervous system in the rat. *Neurosci Biobehav Rev* 1978;2:137-230.
6. Dobbing J, Stewart JL. Vulnerability of developing brain and behaviour. *Br Med Bull* 1974;30:164-8.
7. Winick M, Noble A Cellular response in the rat during malnutrition at various ages. *J Nutr* 1966;89:300-6.
8. Klein RE, Lester BM, Yarbrough C, Habich JP. Cross cultural evaluation symposium. Lipids, malnutrition and developing brain. *Ciba Found Symp* 1971;249-65.
9. Brazelton IB, Ironick E, Lechtig A, Lasky RE, Klein RE. The behavior of nutritionally deprived Guatemala infants. *Dev Med Child Neurol* 1977;19:364-72.
10. Simonson M, Stephan JK, Hauson HM, Chow BF. Open field studies in offspring of underfed mother rats. *J Nutr* 1971;101:331-6.
11. Rider AA, Simonson M. The relationships between maternal diet, birth weight and behaviour of the offspring in the rat. *Nutr Rep Int* 1974;10:19-24.
12. Hsueh AM, Simonson M, Kellum MJ, Chow B. Perinatal undernutrition and the metabolic and behavioural development of the offspring. *Nutr Rep Int* 1973;5:437-45.
13. Whatson I, Stewart JL. Social behaviour of rats following pre and early post natal undernutrition. *Phys Behav* 1978;20.749-53.
14. Tonete SSQ, Nóbrega FJ. Metabolismo (lipídios totais, proteínas e colesterol) do cérebro de ratos jovens e adultos submetidos à desnutrição fetal. Estudo da desnutrição e recuperação nutricional. *J Pediatr* 1978;45:18-30.
15. Dwyer CM, Lawrence AB, Bishop SC, Lewis M. Ewe-lamb bonding behaviours at birth are affected by maternal undernutrition in pregnancy. *Br J Nutr* 2003;89:123-36.
16. Cravioto J, Dellcardier ER, Birch HG. Nutritition growth and neurointegrative development: an experimental and ecologic study. *Pediatrics* 1966;38:319-72.
17. Brazek J. Nutrición, malnutrición y comportamiento. *Bol San Panam* 1978;85:506-29.
18. Winick M. Cellular changes during placental and fetal growth. *Am J Obstet Gynecol* 1971;109:166-76.
19. Babson SG, Phillps DS. Growth and development of twins dissimilar in size at birth. *N Engl J Med* 1973;289:937-40.
20. Davies PA. Perinatal nutrition of infant of very low birth weight and their later progress. In: *Modern problem pediatrics*. Basell: Karger, 1975. p. 119-33.
21. Stein Z, Susser M, Saenger G, Marolla F. Nutrition and mental performance. Prenatal exposure to the dutch famine of 1944-5 seems not relate to performance at age 19. *Science* 1972;178:708-13.
22. Babson SG, Henderson MB. Fetal undergrowth. Relation of head growth to late intellectual performance. *Pediatrics* 1974;53:890-4.
23. Drilllen CM. The small-for-date infant: etiology and prognosis. *Pediatr Clin North Am* 1970;17:9-24.
24. Fitzhardine PM, Steven EM. Small-for-date infant: neurologic and intellectual sequelae. *Pediatrics* 1972;50:50-7.
25. Pharoah PO, Stevenson CJ, Cooke RW, Stevenson RC. Prevalence of behaviour disorders in low birthweight infants. *Arch Dis Child* 1994;70:271-4.
26. Winick M, Rosso P. Head circumference and cellular growth of the brain in normal and marasmic children. *Pediatr* 1969;74:774-8.
27. Benton JW, Moser HW, Dodge PR, Carr S. Modification of the schedule of myelination in the rat by early nutritional deprivation. *Pediatrics* 1964;34:680-90.
28. Geison RL, Waisman HA. Effects of nutritional status on rat brain maturation as measured by lipid composition. *J Nutr* 1970;100:315-24.
29. Baker-Henningham H, Powell C, Walker S, Grantham-Mcgregor S. Mothers of undernourished Jamaican children have poor psychosocial functioning and this is associated with stimulation provided in the home. *Eur J Clin Nutr* 2003;57:786-92.
30. Silva IF, Campo AL, Nóbrega FJ. Avaliação das características psicológicas de mães de desnutridos internados em enfermaria. *Rev Paul Pediatr* 1995;13:6-9.
31. Chavez A, Martinez E, Yaschine T. Nutrition, behavioral development and mother-child interaction in young rural children. *Fed Proc* 1975;34:1574-82.
32. Kfouri JRN, Nóbrega FJ. Metabolismo (lipídios e proteínas), histopatologia do cérebro de ratos recém-nascidos, jovens e adultos submetidos à desnutrição protéico-calórica, tipo marasmo. *J Pediatr* 1977;42:28-39.
33. Ancona Lopez F, Nóbrega FJ. Comportamento do magnésio plasmático e tecidual em desnutrição protéico-calórica experimental. *J Pediatr* 1978;44:83-8.
34. Winick M, Coombs J. Nutrition, environment and behavioral development. *Am Rev Med* 1972;23:149-60.
35. Binet A, Simon L. Mentally defective children. New York: Green Co., 1914. In: Wortis J. Prevention of mental retardation. *Am J Orthopsychit* 1965;35:886-95.
36. Lewis EO. Types of mental deficiency and their social significance. J Ment Sci 1933;79:298. In: Roboz P, Pitt O. Studies on 782 cases of mental deficiency. *Aust Pediatr J* 1968;41:79-85.

37. Tarjan G, Eisenberg L. Algunos conceptos sobre la clasificación del retraso mental en los Estados Unidos de América. *OPAS*, 1972. (Publicacion Científica, 245.)
38. Wiserman S. Education on environment. *J Ment Defic Res* 1968;12:312-16.
39. Suarez M, Nieto Barrera M, Rodriguez SJ. Prevención de la deficiencia mental. *Rev Esp Pediatr* 1969;25:265-309.
40. Tarjan C, Tizard DJ, Rutter ML, Becab MJ, Brook E, De La Cruz F, et al. La clasificación y el retraso mental – questiones surgidas en el seminario. *OPAS, 1972.* (Republicación Científica, 245.)
41. Tizard J. Nota sobre la classificación estadística internacional del retraso mental. *OPAS*, 1972. (Republicación Científica, 245.)
42. Adams M. Social aspects of medical care for the mentally retarded. *N Engl J Med* 1972;286:634-38.
43. Aitken J, Brunton M, Jacobs PA, Price WH, Maccoll K. Chromosome studies on male patient at a mental abnormality hospital. *Clin Genet* 1971;2:338-46.
44. Bierman JM, Connor A, Vaage M, Honzik MP. Pediatricians assessment of the intelligence of two-years old and their mental scores. *Pediatrics* 1964;34:680-90.
45. Drilllen CM, Jameson S, Wilkinson EM. Studies in mental handicap. Part I. Prevalence and distribution by clinical type and severity of defect. *Arch Dis Childh* 1966;41:528-38.
46. Eisenberg L. Possibilities for a preventive psiquiatry. *Pediatrics* 1962;30:815-28.
47. Gripta PC, Virmani V. Analysis of 200 cases of mental retardation. *Neurology* (Bombay) 1968;16:77-80.
48. Guignard F, et al. Problèmes methodologiques posés par l'étude d'un groupe d'enfants atteints de deficience intellectuelle legére. *Neuropsychiat Infant* 1969;17:659-73.
49. Meyer JR. Patterns of family follow-up, a study of children with mental retardation and associated development disorders. *Comm M Health J* 1970;6:393-400.
50. Oppenheumer S, Whitman P, Rutman H, Werrenrath K. Prevalence of mental retardation in a pediatric out patient clinic population. *Pediatrics* 1965;36:922-1298.
51. Poole BD. Mental retardation and maternal and children health programs. *Am J Publ Health* 1965;55:27-32.
52. Richardson LO, Normanly J. Incidence of pseudoretardation in a clinic population. *Am J Dis Child* 1965;109:432-35.
53. Sandy PR. On the causes of Q.I. differences between groups and implication of social policy; human organization. *J Soc Appl Antr* 1972;31:411-24.
54. World Health Organization. The mental subnormal children. *Who*, 1954 (Tecn Inf Ser, 75.)
55. Wortis J. Comentarios sobre la clasificación del retraso mental en la clasificación de enfermedades. *OPAS*, 1972. (Publicación Científica, 245.)
56. Whight SW, Tarjan C, Lippman RW, Perry TL. Etiologic factors in mental deficiency, error of metabolism that lead to mental deficiency. *J Dis Child* 1958;95:540-62.
57. Sukhavera GE. El problema de la clasificación del retraso mental. *OPAS*, 1972. (Publicación Científica 249.) p. 37-42.
58. Conacher DG. Mental retardation in angus country Scotland. *Am J Ment Def* 1969;73:970-80.
59. Trajan G, Elsenberg L. Algunos conceptos sobre la clasificación del retraso mental en los Estados Unidos de América. *OPAS*, 1972. (Publicación Científica 245.) p. 19-23.
60. Lemkan PN, Imre PD. Results of a field epidemiologic study. *Am J Ment Def* 1969;73:145-53.
61. Cruz FF, La Veck GD. Mental retardation. A challenge to physicians. *W Vamed J* 1970;66:145-53.
62. Campana AP, Nóbrega FJ, Moraes S, Yida M. Status socioeconômico e a deficiência intelectual em escolares. *J Pediatr* 1977;43:17-25.
63. Cravioto J, Robles B. Evolution of adaptative and motor behavior during rehabilitation from kwashiorkor. *Am J Orthoped* 1965;35:449-64.
64. Cravioto J, De Licardie E, Birch H. Nutrition, growth and neurointegrative development: an experimental and ecologic study. *Pediatrics* 1966;38:319-70.
65. Fernald LC, Grantham-Mcgregor SM. Stress response in school-age children who have been growth retarded since early childhood. *Am J Clin Nutr* 1998;68:691-8.
66. Stock MB, Smythe PM. The effect of undernutrition during infancy on subsequent brain growth and intellectual development. *S Afr Med J* 1967;41:1027-35.
67. Monckeberg F, Tisler S, Toro S, Gattas V, Vega L. Malnutrition and mental development. *Am J Clin Nutr* 1972;25:766-72.

Capítulo 40

Sistema Nervoso Central

Suzana de Souza Queiroz
Cleide Enoir Petean Trindade
Fernando José de Nóbrega

INTRODUÇÃO

Não há dúvida de que a desnutrição promove alterações estruturais, metabólicas, endócrinas e funcionais em todos os níveis do organismo. Essa afirmativa fundamenta-se em inúmeros trabalhos clínicos e experimentais que, indiscutivelmente, demonstram a ação deletéria da desnutrição.[1-4]

Dentro do panorama desalentador resultante dos efeitos da desnutrição sobre órgãos importantes na atuação e na adaptação do homem à sociedade, como é o caso do encéfalo,[5,6] impõe-se saber se as alterações sobre o sistema nervoso, decorrentes da desnutrição, são permanentes ou se há a possibilidade de recuperação, desde que se atue no sentido de interromper um processo, na maioria das vezes cronicamente estabelecido.

Em anos recentes, cada vez mais surgem trabalhos demonstrando os efeitos da desnutrição em fases precoces da vida, interferindo no crescimento e no desenvolvimento.[7,8] Os estudos, relacionados com esta área, referem-se à caracterização de alterações celulares e bioquímicas e modelos relacionados com mudanças no comportamento.[9]

Na transposição do modelo experimental para humanos, devemos levar em consideração alguns fatores que podem interferir nos resultados. Assim, a desnutrição imposta a animais de experimentação é geralmente mais intensa do que a encontrada em humanos, o que torna as alterações orgânicas mais evidentes. Além desse fator, devemos considerar as diferenças nos períodos de desenvolvimento orgânico, em função das espécies animais,[10] principalmente no que diz respeito ao sistema nervoso central (SNC). Em humanos, soma-se o fato de que a desnutrição deriva de fatores complexos que fazem com que as alterações resultantes se confundam com fatores ambientais e sociais, não somente perpetuando os efeitos da desnutrição, mas ainda dificultando a avaliação das deficiências resultantes da mesma.

A desnutrição fetal tem sido estudada por intermédio de dois modelos experimentais: um deles obtido por restrição materna de proteínas e/ou calorias e outro por intermédio da redução da circulação uterina na rata prenhe, por ligação de um dos ramos da artéria uterina.[11] No segundo modelo, geralmente, verifica-se maior preservação do SNC. Quanto à restrição de proteínas e/ou calorias, há grande variação de modelos, não só em relação às quantidades ofertadas, mas também ao período da gestação em que se inicia a restrição alimentar. Somando-se a estas variáveis, grande parte dos modelos acresce à desnutrição fetal, a desnutrição pós-natal e diferentes períodos de recuperação nutricional.

Para que os efeitos da desnutrição intra-uterina no SNC sejam mais bem compreendidos, algumas considerações sobre o crescimento encefálico tornam-se necessárias. O padrão normal de crescimento do encéfalo envolve três fases principais, as quais podem ser determinadas pelo grau de síntese de DNA:[12] hiperplasia – em que inicialmente o DNA está sendo rapidamente sintetizado, assim como lipídios e proteínas. Este processo resulta numa rápida proliferação celular, permanecendo relativamente constante o tamanho da célula e o conteúdo de lipídios; hiperplasia e hipertrofia – sendo este um período mais tardio, no qual as células ainda se dividem, mas de maneira mais lenta quando se inicia o aumento do tamanho individual das mesmas, conseqüentemente, o grau de síntese de DNA diminui, o tamanho celular e o conteúdo lipídico por célula aumentam, com pouca ou nenhuma mudança no grau de síntese de proteínas ou de lipídios; hipertrofia – neste período não mais se verifica divisão celular e, como conseqüência deste fato, e devido à contínua síntese de proteínas e de lipídios, ocorre aumento no tamanho da célula, com acúmulo muito mais rápido de lipídios.

O encéfalo não é um órgão de crescimento homogêneo, suas diferentes áreas mostram diversos graus de proliferação celular e os vários tipos de células dividem-se em diferentes períodos de tempo.[13] No rato, o cerebelo tem maior velocidade de multiplicação celular em relação às outras regiões no período de aleitamento, aumentando rapidamente o seu conteúdo (8,5 vezes) entre o 6º e o 17º dia de vida, para posteriormente reduzir esta velocidade gradativamente. Nos hemisférios, a multiplicação celular se processa mais lentamente, mas se estende por um período maior, aumentando seu conteúdo 2,5 vezes entre o 6º e o 21º dia de vida. No tronco, o número celular aumenta lentamente entre o 6º e o 14º dia.[14]

Os neurônios do córtex cerebral de ratos formam-se quase que inteiramente durante o desenvolvimento pré-natal, e as glias, no período pós-natal. Há pelo menos três áreas encefálicas nas quais os neurônios migram e proliferam após o nascimento, a saber: camada de células granulares da área denteada do hipocampo,[15] camada granular interna do córtex do cerebelo[16] e camada granular dos lobos olfatórios.[17]

Em contraste com a neurogênese, observa-se gliogênese ativa no período pós-natal com migração da matriz para as zonas marginais. Brizzee *et al.*[18] encontraram aumento progressivo da razão glia:neurônio na camada II do córtex cerebral de ratos, indicando que este aumento resulta do contínuo acréscimo da população glial cortical, sendo que o número de neurônios permanece constante.

Para o homem, os dados são menos completos. Sabe-se que o período de hiperplasia celular termina mais cedo do que na maioria dos outros órgãos, e que a divisão celular ocorre numa velocidade rápida e linear até o nascimento; a partir desse momento, continua mais lentamente, chegando ao máximo aos 8 a 12 meses de idade.[12,19] Entretanto, outros autores consideram que este período se prolonga além do primeiro ano de vida; consideram, ainda, que existem dois picos de síntese de DNA: o primeiro, pré-natal, que reflete a multiplicação de neurônios, que se completa antes do fim do segundo trimestre de gestação; e o segundo, que se estende até os dois anos de vida, reflete a multiplicação de células gliais.[10,20]

Em determinados períodos do crescimento do encéfalo, o órgão é mais suscetível a fatores restritivos do crescimento, podendo resultar em alterações permanentes. Esta fase, caracterizada como a de maior velocidade de crescimento do órgão, inclui o período em que ocorre maior incremento de peso; considerável multiplicação de células gliais,[20] mielinização,[21] maturação de diversas enzimas,[22,23] aumento do número de conexões sinápticas e diferenciação das terminações, significando o início do desenvolvimento neuroquímico e funcional do encéfalo.[24]

As fases rápidas de crescimento e desenvolvimento encefálico são assinaladas como as que se iniciam, de modo geral, depois que ocorreu a multiplicação neuronal. Elas abrangem, no homem, desde o fim do segundo trimestre de gestação, estendendo-se, aproximadamente, até o segundo ano de vida e são comparáveis às três primeiras semanas de vida pós-natal do rato.[24,25]

Outro fato a ser ressaltado quanto ao desenvolvimento rápido encefálico é a existência de variações de espécie para espécie, principalmente em relação aos períodos que antecedem e sucedem o nascimento. No homem, a fase rápida de crescimento abrange os períodos pré e pós-natal, comportamento bastante semelhante ao observado no porco. Em cães, a maior parte da fase rápida de crescimento encefálico é pós-natal, sendo, porém, particularmente acelerada na primeira semana de vida. No rato, é considerada, praticamente, pós-natal, assim como na cobaia, pré-natal.[26]

AMINOÁCIDOS

Os aminoácidos do encéfalo, em condições fisiológicas, apresentam constante influxo, troca e efluxo. Este movimento é feito por intermédio de um sistema de transporte localizado nas membranas das células, sistema esse específico para grupos de aminoácidos reunidos de acordo com suas estruturas.[27] Após a entrada no interior das células, sofrem modificações por meio de processos de transaminação, desaminação, descarboxilação e hidroxilação, formando novos compostos.

Grande quantidade de aminoácidos do encéfalo apresenta relação com o metabolismo da glicose.[28-31] Trabalhos com glicose e aminoácidos marcados com carbono radioativo demonstram uma característica importante no metabolismo da glicose e de aminoácidos, que é a formação de compartimentos metabólicos.[32,33] Segundo este conceito, a glicose seria metabolizada inicialmente no que se denominou de grande compartimento, resultando em compostos intermediários do seu metabolismo, que participam das reações do pequeno compartimento.[34]

O compartimento funcionaria como mecanismo homeostático, protegendo o encéfalo de variações abruptas no nível de glicose. Os compartimentos são desenvolvidos com a idade, não sendo encontrados em animais recém-nascidos.[32,33]

Outra característica importante do encéfalo, em relação a aminoácidos, é a presença da via GABA. Esta via é utilizada para a produção de energia em situação de estresse. Consiste em via alternativa para a oxidação do ácido α-cetoglutárico.[35] Nesta via, o ácido glutâmico é descarboxilado a GABA, e este, em presença de uma transferase, origina o semi-aldeído succínico, que se constitui em um dos compostos intermediários do ciclo do ácido tricarboxílico, entrando no ciclo metabólico da glicose.

Os aminoácidos livres apresentam funções relacionadas com a síntese protéica, produção de energia e de compostos aminados. Acumulam funções importantes como elementos precursores de aminas, com atuação na atividade elétrica cerebral, ou atuando diretamente como neurotransmissores,[36] com atividade inibidora ou excitadora.

Essas características foram definidas, até o presente momento, para alguns aminoácidos, situando-se entre este o ácido glutâmico. Este é encontrado em grande quantidade no sistema nervoso e apresenta ação excitadora na neurotransmissão.[36,37]

O ácido gama-aminobutírico, encontrado quase que exclusivamente no encéfalo de mamíferos, atua como substância transmissora inibidora na função neuromuscular de crustáceos.[38,39]

Em relação à glicina, acredita-se que seja potente neurotransmissor na medula espinhal,[40] sendo, portanto, um neurotransmissor somente nos animais vertebrados, atuando como inibidor.

Mais recentemente, verificou-se que a taurina também apresenta atividade neurotransmissora, tendo sido isolada em vesículas sinápticas.[41,42] Seu mecanismo de ação ainda não está definido, tendo sido considerado, por alguns, como neuroexcitador da função muscular e do sistema nervoso e, por outros, como inibidor.

O triptofano funciona como precursor da serotonina,[43] e a tirosina origina catecolaminas neurotransmissoras, que são a dopamina e a norepinefrina.

Os aminoácidos, através de processos de transaminação, dão origem a compostos intermediários do ciclo do ácido tricarboxílico, entrando na via metabólica da glicose e, conseqüentemente, sendo utilizados para produção de energia.

PROTEÍNAS

Várias classes de proteínas são encontradas no sistema nervoso, sendo algumas específicas desse tecido. Podem ser formadas a partir de dipeptídeos ou a partir de aminoácidos, sendo esta a fonte considerada mais comum. Constituem cerca de 40% do peso seco do tecido nervoso, predominando na substância cinzenta em relação à branca. Por muito tempo, foram consideradas inertes. Atualmente, no entanto, vários trabalhos demonstram que se encontram em estado ativo de catabolismo e anabolismo, sendo os aminoácidos continuamente incorporados e renovados nas proteínas.

O conteúdo protéico do encéfalo de rato aumenta com a idade, de 5% ao nascimento a 10% do peso fresco aos 30 dias. A partir deste momento, a incorporação se faz lentamente. Algumas evidências sugerem que, além de mudanças no conteúdo, ocorrem alterações na composição química de diversas proteínas do encéfalo.[44]

Através de ensaios *in vivo,* demonstrou-se que a velocidade de incorporação de aminoácidos marcados nas proteínas encefálicas é muito maior nos animais jovens do que nos adultos, sendo que nestes a incorporação é acompanhada por um lento *turnover.* De modo geral, a meia-vida dessas substâncias é de cerca de 20 dias, comparada a 3 dias nos animais jovens. Entretanto, seu comportamento não é homogêneo, algumas possuem meia-vida curta, como as fosfoproteínas, e outras são altamente estáveis, como as lipoproteínas, constituintes da mielina. As de metabolismo rápido são as dos microssomas. Além disso, são descritas variações no metabolismo, conforme a área investigada. A incorporação de metionina marcada foi assinalada como sendo a seguinte, em ordem decrescente: substância cinzenta, substância branca e nervo, sendo a substância cinzenta duas vezes mais ativa que a branca, após 24 horas.[45]

Comparados com as frações gliais, os neurônios mantêm grandes concentrações de aminoácidos livres, cerca de três vezes mais. No entanto, a incorporação de uridina 14C-glicose em aminoácidos *in vitro* mostrou maior velocidade de incorporação nas células gliais que nos neurônios, demonstrando maior atividade específica de aminoácidos derivados da glicose, particularmente, nestas células.[44]

Diferenças no grau de *turnover* de proteínas de diversas partes do encéfalo indicam aproximadamente a razão dos elementos celulares e não-celulares. A administração de metionina marcada mostrou a incorporação do isótopo na seguinte ordem decrescente: cerebelo, córtex, ponte, medula e nervo periférico.

LIPÍDIOS ENCEFÁLICOS

O tecido nervoso contém relativamente grande quantidade de lipídios. De modo geral, são lipídios como colesterol, ácidos graxos, fosfolipídios, glicolipídios, além de ésteres que perfazem cerca de 65% do peso seco na substância branca e 30% a 45% na substância cinzenta. As estruturas que mais contribuem para o teor lipídico do encéfalo são as ricas em membranas, isto é, mielina, na substância branca, e neurófilo, na substância cinzenta.[46]

A mielinização inicia-se após a multiplicação de um tipo específico de célula glial, os oligodendrócitos, sendo a sua formação conseqüente à maturação desses elementos gliais particularmente. Os lipídios representam 70% a 75% do peso da mielina no encéfalo humano, e seus principais elementos são colesterol, fosfolipídios e cerebrosídeos, na razão molar 2:2:1, respectivamente.[47]

No organismo jovem há rápida incorporação de precursores da mielina e diminuição da velocidade metabólica após a incorporação. Davison[48] explica este fato pela existência, durante o desenvolvimento, de um compartimento dinâmico e um estável. Desta forma, os precursores estariam num *pool* metabolicamente ativo, localizado provavelmente em frações subcelulares (mitocôndria e microssoma) e que constituem apenas pequena fração dos lipídios totais presentes no órgão. Parte dos lipídios sintetizados passaria do compartimento dinâmico para o relativamente estável (mielina). A incorporação, no encéfalo adulto, é equilibrada por pouco *turnover* e por trocas muito lentas com o compartimento estável.

O incremento da concentração de lipídios, representado pelo aumento progressivo da espessura da bainha de mielina, é conseqüência da redução do conteúdo de água e pode ser encarado como índice de maturidade. Em contraste, o incremento do conteúdo total de lipídios representa o incremento em comprimento e/ou em número de axônios e alongamento das bainhas de mielina existentes e em formação. Com o desenvolvimento do encéfalo, verificam-se alterações no conteúdo e na concentração dos lipídios, sendo que o maior aumento na concentração ocorre na substância branca, certamente devido à acelerada mielinização desta área.[47]

No homem há pouca ou nenhuma alteração da composição lipídica até os primeiros sete meses de gestação, após o qual, na substância cinzenta, os depósitos lipídicos ampliam-se, chegando à composição adulta por volta de 3 meses de idade; por sua vez, a incorporação na substância branca é menos acelerada. Aos 2 anos de idade, 90% dos lipídios totais estão depositados e, por volta dos 10 anos, alcançam-se os valores do adulto.[47,49]

A incorporação de colesterol já é observada aos 2 meses de vida fetal, sendo sua concentração próxima de 2,4%, aumentando para 5,4% a termo, 6,6% aos nove meses de idade e 10,7% quando adulto. Nos estágios iniciais do desenvolvimento, pouco antes de se iniciar a mielinização, já se observam pequenas quantidades de ésteres de colesterol, desmosterol e traços de outros precursores do colesterol.[48]

As modificações lipídicas no encéfalo de rato foram correlacionadas por Wells e Dittmer[50] com as fases de desenvolvimento histológico, ou seja: fase caracterizada pela divisão celular (até o nascimento), crescimento de axônios, dendritos (do nascimento até o 10° dia de vida), mielinização (10° ao 20° dia) e maturação. Portanto, observaram, respectivamente, quantidades significativas de ésteres de esteróides (desmosterol e zimosterol), que desaparecem totalmente ao redor do 6° dia de vida; aumento de gangliosídios correspondentes à segunda fase; incremento de lipídios relacionados com mielinização e, ainda, incorporação lipídica na fase inicial do período de maturação, que continua, a seguir, lentamente.

EFEITOS DA DESNUTRIÇÃO INTRA-UTERINA SOBRE O CRESCIMENTO E O DESENVOLVIMENTO DO SISTEMA NERVOSO CENTRAL

Aminoácidos

A baixa ingestão protéica, calórica ou energético-protéica ou, ainda, dietas nas quais há falta de determinados aminoácidos essenciais levam a profundas modificações orgânicas e metabólicas variadas, especialmente no que se refere à concentração de aminoácidos.[51,52]

No plasma de crianças desnutridas, tem-se evidenciado redução na concentração total de aminoácidos[53,54] e na concentração de aminoácidos essenciais.[53] Em ratos com desnutrição intra-uterina[55] e em ratos com desnutrição pós-natal,[56] também se observou diminuição na concentração de aminoácidos essenciais do plasma. Observa-se aumento da relação entre aminoácidos não-essenciais e essenciais do plasma em crianças desnutridas[57,58] e em macacos.[59]

Vários aminoácidos não-essenciais encontram-se diminuídos no plasma de crianças desnutridas, tendo sido relatadas diminuições nos teores de tirosina, alanina e ácido glutâmico.[53,54,57] Em recém-nascidos de termo, com retardamento de crescimento fetal, pode ocorrer, nas primeiras horas de vida, aumento da relação entre aminoácidos não-essenciais e aminoácidos essenciais.[60]

De modo geral, as alterações relacionam-se com déficit de ingestão de aminoácidos, o que se evidencia pela redução no teor de aminoácidos essenciais; déficit de energia, conseqüente à restrição protéica ou energético-protéica, evidenciada pelas modificações em alguns aminoácidos não-essenciais, resultantes de processos glicogênicos; alterações específicas em determinados aminoácidos, resultantes de deficiências em enzimas que participam do seu metabolismo.

Evidentemente, as repercussões em nível encefálico poderiam simplesmente refletir as alterações plasmáticas que ocorrem nos desnutridos. Entretanto, não se pode esquecer que o nível de aminoácidos no encéfalo depende da passagem destes através da barreira encefálica. Esta é efetuada por meio de transporte ativo e seletivo e não se sabe como se comporta frente a variações no teor de aminoácidos do plasma do desnutrido.

É mais provável que o mecanismo geral relacionado com déficit de aminoácidos essenciais, déficit energético, mobilização de aminoácidos glicogênicos e alterações enzimáticas, processos estes que ocorrem na desnutrição em todos os níveis do organismo, devam estar alterados também no encéfalo e que sejam os responsáveis pelas modificações encontradas nos aminoácidos encefálicos.

Enwonwu e Glover[61] estudaram as alterações cerebrais em ratos, desde 2 até 21 dias de idade, decorrentes de dietas com 5% ou 18% de proteínas, ministradas durante o período gestacional materno e o período de lactação, promovendo, portanto, privação nutricional pré e pós-natal. Os autores observaram aumento significativo da histidina, ácido gama-aminobutírico e redução da metionina em ratos, com 21 dias de idade, com relação aos seus controles. A redução nas concentrações dos aminoácidos alanina, glicina e taurina, que normalmente ocorre em função da idade, não era tão evidente no grupo desnutrido quanto nos controles.

Nesta pesquisa, os resultados analisados referem-se à associação de desnutrição pré e pós-natal, uma vez que os animais foram examinados 2 dias após o nascimento, com persistência da privação nutricional materna. Levando-se em consideração que os processos de desenvolvimento encefálico são muito rápidos nesse período e que, comprovadamente, a restrição nutricional nesta fase, mesmo que por períodos bastante curtos, leva a alterações em vários componentes cerebrais, pode-se concluir que as modificações observadas não esclarecem sobre os efeitos da desnutrição na fase pré-natal.

Em trabalho semelhante, com recuperação nutricional pós-natal após o 21º dia e sacrifício no 70º dia, entre quatro aminoácidos estudados no cérebro, somente o ácido aspártico apresentou teor reduzido.[62]

As alterações de aminoácidos livres do cérebro, em decorrência da desnutrição pré-natal, foram investigadas em ratos recém-nascidos de gestantes submetidas à privação energético-protéica, em diferentes etapas da gestação (fases iniciais, finais ou durante toda a gestação). Foi ainda observado se havia persistência de alterações nos cérebros dos animais examinados quando jovens, após terem sido submetidos à recuperação nutricional, no período pós-natal.[63] Para tanto, foi estabelecida a desnutrição em ratas gestantes na primeira metade, segunda metade e durante toda a gestação, empregando ração com caseína a 1,0%, restringindo a ingestão em cerca de 50% da quantidade diária ingerida pelas gestantes do grupo-controle e, para estas, foi oferecida ração com 21% de proteína e em quantidade *ad libitum*. Para verificar a possibilidade de normalização das alterações encontradas, foi introduzida a recuperação nutricional, no período pós-natal, até o período de desmame (28º dia), quando foram sacrificados. A análise dos aminoácidos dos cérebros dos ratos recém-nascidos mostrou redução significativa do total das concentrações de aminoácidos livres do cérebro de ratos desnutridos durante toda a gestação, não ocorrendo esta variação nos grupos desnutridos na primeira e segunda metades. Este comportamento deve estar relacionado com a diminuição do nitrogênio total essencial e não-essencial da dieta e não com a redução em determinados aminoácidos essenciais, que causariam modificações bem específicas.[57]

Vários aminoácidos, entre os essenciais e os não-essenciais, apresentaram alterações em seus níveis. Estes serão, a seguir, apresentadas.

Ácido aspártico

Este aminoácido teve seus valores reduzidos nos animais desnutridos na segunda metade, bem como durante toda a gestação. O ácido aspártico é um aminoácido glicogênico, que, por processo de transaminação, resulta em oxaloacetato, componente do ciclo do ácido tricarboxílico. Havendo déficit energético, o ácido aspártico pode ser utilizado para produzir compostos intermediários do metabolismo da glicose, o que explicaria a redução dos seus níveis em cérebros de animais desnutridos. Pode-se observar que a alteração se processou em períodos nos quais, pelo maior incremento no peso do feto, a demanda de energia deve ser maior.

Leucina

Os valores foram significativamente menores nos ratos desnutridos na segunda metade e durante a gestação. Como a leucina é um aminoácido essencial, é possível que o seu menor teor seja conseqüente à menor oferta com a dieta, em fases em que a demanda fetal é mais acentuada, como no final da gestação. Este mesmo tipo de alteração foi observado por Kaladhar e Rao[64] em ratos desnutridos após o desmame e sacrificados quando atingiam o peso de 83 gramas.

Tirosina e fenilalanina

Há relação entre o metabolismo da fenilalanina e da tirosina, motivo pelo qual serão estudadas em conjunto. Houve tendência ao aumento da fenilalanina nos cérebros dos animais desnutridos na segunda metade e durante toda a gestação.

Redução na tirosina e aumento de fenilalanina foram observados no tronco cerebral de ratos desnutridos após o desmame[64] e em plasma de crianças com kwashiorkor.[57] A explicação para estas alterações no nível plasmático refere-se à dificuldade na hidroxilação da fenilalanina hidroxilase hepática.[57] Este mecanismo poderia estar ocorrendo também no cérebro, resultando em aumento da fenilalanina e redução da tirosina por menor produção da mesma. A diferença entre a tendência observada ao bloqueio da fenilalanina e comprovada redução da tirosina pode ser explicada segundo os conceitos de Holt *et al.*,[57] nos quais os aminoácidos com outras funções, além da síntese protéica, teriam seus níveis reduzidos em razão da constante demanda para atividades específicas. No caso, a tirosina seria responsável pela formação de catecolaminas cerebrais, importantes na função neurotransmissora.

Os níveis de tirosina que eram baixos nos recém-nascidos desnutridos, durante toda a gestação, persistiram inferiores aos controles após a recuperação nutricional. Como os valores da fenilalanina foram iguais em controles e desnutridos, pôde-se supor que o sistema de fenilalanina hidroxilase estivesse com sua atividade em níveis limítrofes, não suprindo quantidades adequadas para equilibrar maior demanda de tirosina para atuar em processos específicos, como formação de melanina, de hormônio tireoidiano e de aminas cerebrais.

HISTIDINA

Com relação ao aminoácido essencial histidina, somente a desnutrição durante toda a gestação interferiu nos seus níveis, reduzindo sua concentração. A histidina faz parte de dipeptídeos com função neuroexcitadora no sistema nervoso central. Pode-se supor que a sua redução estaria dentro do princípio de que os aminoácidos com funções específicas, além da síntese protéica, seriam mais solicitados, e seus níveis se reduziriam mais facilmente.

Os níveis de histidina, que foram significativamente menores nos cérebros de recém-nascidos desnutridos durante toda a gestação, persistiram em níveis inferiores, mesmo após recuperação nutricional. A persistência implica em que o sistema metabólico da histidina, provavelmente em nível cerebral, não se recuperou. Como a histidina tem função no mecanismo de neurotransmissão, é possível que a maior solicitação, associada a alterações nos mecanismos que interferem no seu metabolismo, façam com que seus níveis não atinjam valores normais no animal jovem recuperado nutricionalmente.

TAURINA

Foi detectado aumento da taurina, apenas nos cérebros de recém-nascidos desnutridos na segunda metade da gestação. Em plasma de crianças com kwashiorkor, esta observação já havia sido feita por Holt *et al.*,[57] que supuseram que processos metabólicos, nos quais a taurina é utilizada como composto intermediário, pudessem estar alterados.

GLICINA

Há tendência a aumento de sua concentração nos cérebros de ratos recém-nascidos desnutridos na segunda metade e durante toda a gestação. Aumento da glicina já foi observado em cérebros de ratos desnutridos após o período de lactância[65] e no plasma de crianças desnutridas.[66] Para Worthington *et al.*,[59] o aumento da glicina deve-se ao fato de que a principal via de utilização da mesma é a síntese protéica, que estaria reduzida na desnutrição.

Os níveis inicialmente elevados por desnutrição fetal passaram a inferiores aos controles na fase de recuperação nutricional.

Valina

Foi observada tendência à redução dos seus valores nos cérebros de animais desnutridos na segunda metade e durante toda a gestação. Também em cérebros de ratos desnutridos após o desmame, bem como em plasma de crianças com kwashiorkor,[53,66] foram observadas concentrações diminuídas desse aminoácido. No cérebro, é possível que seu menor teor decorra da maior utilização para a síntese protéica, não contrabalançada pela adequada oferta com a dieta.

Ácido gama-aminobutírico

Houve tendência à elevação de seus níveis nos cérebros dos recém-nascidos desnutridos durante toda a gestação. Este aminoácido provém do ácido glutâmico por processo de descarboxilação. É possível que a alteração encontrada decorra da maior mobilização deste aminoácido, por meio de via específica (via GABA), encontrada somente no cérebro e utilizada em situações de deficiência de energia.

Observamos que houve inversão no comportamento do ácido gama-aminobutírico. Nos recém-nascidos, seus valores eram superiores aos controles e, nos adultos, os valores estão abaixo dos encontrados em animais que não apresentaram desnutrição. O ácido gama-aminobutírico origina-se a partir do ácido glutâmico, com atuação da enzima glutamato descarboxilase. Já se demonstrou que esta enzima está diminuída no cérebro de animais desnutridos no período de lactância e que se recupera rapidamente com a melhora da quantidade da proteína da dieta. Em animais com desnutrição pré e pós-natal, os níveis dessa enzima estavam reduzidos a partir do 21º dia pós-natal, normalizando sua atividade no 50º dia, mesmo antes da recuperação nutricional.[69] Tudo leva a crer que a enzima tenha possibilidade de se recuperar com ingestão alimentar adequada, sendo pouco provável que a redução nos níveis do ácido gama-aminobutírico ocorra por deficiência dessa enzima.

Arginina

Os níveis de arginina apresentaram tendência à diminuição nos cérebros de recém-nascidos desnutridos durante toda a gestação. Esta alteração já foi observada em plasma de crianças com kwashiorkor por Holt. *et al.*[57] Segundo esses autores, a arginina estaria reduzida porque, além de participar da síntese protéica, é utilizada no ciclo da uréia, havendo maior demanda do aminoácido, que não seria suprido com a alimentação, uma vez que se trata de um aminoácido essencial.

Observando o comportamento dos aminoácidos do cérebro de animais recém-nascidos desnutridos em diferentes etapas da gestação, pode-se concluir que a desnutrição por período prolongado e atingindo toda a duração da gestação promoveu alterações muito próximas às observadas na desnutrição imposta durante a 2ª metade da gestação. Este comportamento só não esteve presente para a tirosina, histidina, ácido gama-aminobutírico e arginina, quando os valores foram semelhantes aos dos desnutridos na primeira metade da gestação e de animais com nutrição adequada durante a gestação. Este comportamento dos desnutridos na segunda metade da gestação, próximo ao observado na desnutrição durante toda a gestação, porém não em grau semelhante, mostra a importância não só da fase em que a desnutrição ocorre, mas também da duração da restrição alimentar. É nesta etapa da vida fetal que ocorre maior crescimento e incorporação do peso de fetos; desta forma, ele será mais suscetível a déficits em aminoácidos essenciais importantes para a síntese protéica, havendo desequilíbrio entre a baixa oferta pela dieta e a maior demanda pela necessidade de incorporação em proteínas. Ainda nesta etapa, as necessidades energéticas devem ser mais elevadas para suprir os processos metabólicos fetais. Desta forma, é possível que ocorram modificações em virtude de processos de neoglicogênese com utilização de determinados aminoácidos, uma vez que há menor oferta de elementos energéticos com a dieta.

Os desnutridos na primeira metade da gestação apresentaram comportamento igual ao dos controles para a maioria dos aminoácidos, mostrando que a desnutrição, em fases iniciais da vida, desde que haja recuperação nutricional, não leva a alterações em aminoácidos cerebrais.

Entre os mecanismos que podem ser aventados para explicar as alterações em aminoácidos, decorrentes da desnutrição, situa-se a hipoglicemia que, freqüentemente, é encontrada em recém-nascidos com desnutrição intra-uterina. As alterações em aminoácidos livres do tecido cerebral de ratos jovens e adultos constam de redução na concentração do ácido glutâmico, alanina, de ácido gama-aminobutírico e elevação nos níveis de ácido aspártico.[67] No trabalho citado, a glicemia foi significativamente mais baixa nos recém-nascidos submetidos à desnutrição durante toda a gestação, mas os valores observados (67 mg/dl) situaram-se em níveis considerados normais, além do que os resultados referentes aos aminoácidos mostraram-se opostos aos observados na hipoglicemia, havendo redução dos níveis do ácido aspártico e aumento do ácido gama-aminobutírico.

A importância das alterações nos aminoácidos, além da menor síntese protéica e da interferência em todos os processos em que ela se faz necessária, reside no fato de as alterações, em alguns aminoácidos, que apresentam funções específicas, poderem trazer sérias repercussões.

Vários aminoácidos participam da neurotransmissão,[68] atuando em vesículas sinápticas como elementos neuroexcitadores. Entre estes, situam-se o ácido gama-aminobutírico e a histidina. Entre os neuroinibidores, encontramos a glicina. A função da taurina ainda é discutível, se neuroexcitadora ou inibidora.[42] Outros aminoácidos funcionam como precursores de aminas cerebrais. A tirosina é hidroxilada à diidroxifenilalanina (DOPA) e, subseqüentemente, é descarboxilada para formar a dopamina. Nos neurônios que utilizam a norepinefrina como elemento neurotransmissor, a dopamina sofre hidroxilação para transformar-se em epinefrina. A síntese de catecolaminas no cérebro varia com a disponibilidade do aminoácido precursor, no caso, a tirosina. A concentração cerebral da serotonina é extremamente sensível às variações da dieta, mais do que qualquer outro neurotransmissor da categoria das monoaminas (norepinefrina, dopamina e serotonina). Conseqüentemente, manipulações em dietas, oferecidas a ratos, permitem alterar drasticamente sua concentração cerebral. É fato conhecido da serotonina encontrar-se aumentada em cérebros de ratos que foram submetidos à desnutrição durante o período intra-uterino e estudados logo ao nascer.[43]

No cérebro dos ratos jovens, após recuperação nutricional, foi constatado[63] que o total das concentrações dos aminoácidos essenciais e dos não-essenciais foi significativamente menor no grupo jovem desnutrido durante toda a gestação e recuperado nutricionalmente no período de lactância, quando comparado ao grupo-controle jovem. Estes resultados mostram que persistem alterações do *pool* dos aminoácidos livres de animais desnutridos na fase fetal, mesmo após haver recuperação nutricional no período de lactância. Esta diferença ocorre em virtude de alguns aminoácidos não terem recuperado seus níveis normais. Este comportamento ocorreu para os seguintes aminoácidos:

Lisina

Houve tendência à redução dos níveis de lisina no cérebro de animais jovens desnutridos durante toda a gestação. Em adultos com kwashiorkor, já se observaram níveis baixos de lisina no plasma e normalização de seus níveis com a recuperação nutricional.[69]

Ornitina

Houve tendência a níveis menores nos animais jovens desnutridos e recuperados nutricionalmente. A ornitina é sintetizada por meio do α-cetoglutarato via ácido glutâmico, sendo esta a via que mantém os aminoácidos relacionados com o ciclo da uréia durante o processo de desnutrição.[57] É possível que as enzimas necessárias para a síntese da ornitina estejam com sua atividade discretamente reduzida, mesmo após a recuperação nutricional.

Observamos que as alterações nos aminoácidos ácido aspártico, leucina, valina, fenilalanina e arginina, encontrados nos recém-nascidos, normalizam-se com a recuperação nutricional na fase pós-natal; entre estes, encontramos a histidina e a tirosina. Outros aminoácidos persistiram com as alterações determinadas pela desnutrição na fase pré-natal; entre estes encontramos a histidina e a tirosina. Outros, como a glicina e o ácido gama-aminobutírico, apresentaram inversão no comportamento, sendo superiores os níveis nos recém-nascidos desnutridos e inferiores nos jovens desnutridos durante toda a gestação, com relação aos seus respectivos controles. Observamos, ainda, tendência à redução nos aminoácidos lisina e ornitina, cujos valores foram normais em recém-nascidos desnutridos.

Em vista desses resultados, pôde-se concluir que, para alguns aminoácidos, o processo foi reversível e, para outros, as possíveis alterações que interferiram no metabolismo destes na fase de recém-nascido persistiram até a idade jovem. Fica-se com a impressão de que o cérebro do animal, se desnutrido na fase pré-natal, não se recupera integralmente, permanecendo com atividade metabólica mais baixa, o que se traduz pelo menor teor em alguns aminoácidos essenciais e, também, em não-essenciais. A redução na atividade metabólica pode ser resultante de alterações em vários processos encefálicos, desde o transporte de aminoácidos através da barreira encefálica, processos de transaminação para produzir outros aminoácidos e intermediários do ciclo do ácido tricarboxílico, bem como deficiente compartimentalização encefálica no que diz respeito aos aminoácidos.

Com o desenvolvimento, ocorrem modificações no *pool* de determinados aminoácidos cerebrais.[61,70,71] Segundo esses autores, aumentam com a idade a concentração do ácido aspártico, ácido glutâmico, ácido gama-aminobutírico e diminuem com a idade as concentrações de taurina, alanina, isoleucina, leucina, tirosina e fenilalanina.

Quando se compara a evolução dos aminoácidos em função da idade, observa-se que alguns aminoácidos, cujos comportamentos no grupo-controle não mostravam diferenças significativas em função da idade, passaram a apresentá-las quando desnutridos. Estes aminoácidos são ácido glutâmico, arginina, glicina, fenilalanina e lisina.

Para outros aminoácidos, como valina, ornitina e histidina, as concentrações foram diferentes quando se comparavam recém-nascidos com controles jovens; esta característica não foi observada quando os animais foram desnutridos. Portanto, a desnutrição interfere no desenvolvimento do *pool* de alguns aminoácidos do cérebro em função da idade, promovendo diferenças ou fazendo com que estas não mais sejam encontradas entre recém-nascidos desnutridos e animais jovens desnutridos durante toda a gestação.

Esta conclusão é reforçada pelo trabalho de Enwonwu e Glover[61] com ratos desnutridos na fase pré e pós-natal, em que se evidenciam aumento acentuado da histidina em função da idade em ratos desnutridos e queda mais discreta que a observada em controles para os aminoácidos glicina, taurina e tirosina.

Com a finalidade de encontrar alguma modificação que possa atuar como indicadora do estado nutricional em humanos, vários autores definiram índices, associando grupos de aminoácidos com afinidades metabólicas ou que se encontravam alterados no plasma de desnutridos. A importância desses índices tem sido defendida por alguns[53,58] e minimizada por outros.[66]

A partir das alterações observadas em plasma de humanos, foi identificada a equivalência dos índices plasmáticos para os aminoácidos do cérebro. A maior parte das relações examinadas mostrou-se significativamente alterada, principalmente, nos cérebros de animais desnutridos durante toda a gestação ou, ainda, nos desnutridos na segunda metade.

As relações entre aminoácidos que se mostravam diminuídos nos grupos desnutridos foram fenilalanina/tirosina, valina/glicina, tirosina/glicina e arginina/ornitina.

As relações alanina/leucina e alanina/aminoácidos ramificados foram significativamente maiores nos grupos desnutridos na segunda metade e durante toda a gestação.

Estes achados confirmam a maior intensidade das alterações em aminoácidos nas fases finais da gestação e durante tempo prolongado, além de evidenciar que as alterações observadas no cérebro de recém-nascidos desnutridos na fase fetal são semelhantes às observadas no plasma de animais desnutridos e humanos.

Foi demonstrado que as relações entre aminoácidos, alterados em animais recém-nascidos desnutridos, normalizaram-se após a recuperação nutricional no período de lactância. Apenas nos animais jovens, desnutridos durante toda a gestação, a relação entre aminoácidos não-essenciais foi significativamente maior com relação aos controles.

DNA

A quantidade de DNA de um órgão reflete o seu número de células, uma vez que o DNA se localiza no núcleo e sua quantidade é constante para as células diplóides de uma dada espécie.[4]

Durante o período intra-uterino, todos os órgãos encontram-se numa fase de hiperplasia. Portanto, fatores restritivos do crescimento, estabelecidos na fase pré-natal, interferem na divisão celular do encéfalo, resultando em prejuízo no número final de células nervosas. Para o rato, desde que durante este período se verifica a multiplicação de neurônios, este tipo específico de célula será afetado e, para o homem, em que a multiplicação glial já se inicia a partir do fim do segundo trimestre gestacional, os dois tipos de células podem estar comprometidos.

Assim, a desnutrição energético-protéica (DEP) materna pode abreviar o período de divisão celular e os seus efeitos podem tornar-se reversíveis somente se a recuperação for iniciada nesta fase. Isto quer dizer que para os neurônios, que têm seu período de multiplicação celular na fase intra-uterina, não haverá possibilidade de recuperação depois de ultrapassado este período. Dobbing[72] considera que o crescimento encefálico é cronologicamente fixado com relação ao tempo e, se esta oportunidade é perdida, muitos dos déficits detectados serão permanentes. Portanto, os danos causados pela desnutrição no SNC dependerão do momento, da duração e da intensidade da mesma

Muitos autores observaram, em vários animais, redução do número de células no encéfalo, face à desnutrição imposta durante a gestação.[73-75]

Koshy *et al.*[76] utilizando timidina marcada, que se incorpora ao DNA, demonstraram a redução deste e, conseqüentemente, do número de neurônios em ratos nascidos após privação protéica materna.

Zamenhof *et al.*[77] produziram desnutrição em ratas em diferentes períodos da gestação, utilizando dieta sem proteína. Os resultados, confirmando trabalho anterior,[78] mostraram redução nos pesos corporal e encefálico e no número de células cerebrais (medido pelo teor de DNA), bem como das proteínas desta região.

Usando a técnica da produção de desnutrição por ligadura de um dos ramos da artéria uterina, Roux *et al.*[56] observaram diminuição do peso corporal e encefálico e do conteúdo de DNA cerebral, sendo que aos 21 dias de vida não foi observada normalização destes parâmetros analisados.

Diminuição no peso do encéfalo, especialmente no cerebelo, foi observada por Chase *et al.*[79] em crianças recém-nascidas com desnutrição intra-uterina; além disso, encontraram redução do DNA, proteínas e frações lipídicas.

Winick[80] assinalou que, em ratos, a desnutrição durante o período intra-uterino levava à redução de 15% das células encefálicas.

O encéfalo, não sendo um órgão de crescimento homogêneo, pode ser afetado, na desnutrição, diferentemente em cada região, de acordo com a velocidade de proliferação celular. Após a administração de timidina tritiada a ratas, a partir do 16º dia da gestação, pôde-se demonstrar claramente que a desnutrição materna interfere diferentemente em cada região do encéfalo. A substância branca e a substância cinzenta dos hemisférios cerebrais são ligeiramente afetadas; áreas adjacentes ao terceiro ventrículo e *subiculum,* moderadamente, e o cerebelo e áreas adjacentes ao ventrículo lateral, acentuadamente.[47] Estes resultados demonstram que a magnitude dos danos causados na divisão celular está relacionada com a velocidade que esta divisão está ocorrendo, no momento em que a carência é imposta.

Ratos submetidos à desnutrição energético-protéica durante todo o período gestacional mostraram-se, aos 28 dias de vida, com déficits significativos do conteúdo de DNA nos hemisférios cerebrais e cerebelo, o mesmo não sendo observado para o tronco cerebral.[81] Os autores encontraram que o déficit nos hemisférios foi de 18% e no cerebelo de 7,7%. No rato, a velocidade de multiplicação celular no período pós-natal é maior no cerebelo que nas outras regiões, e o fato de os animais estarem, nesta fase, em franca recuperação nutricional certamente favoreceu para minimizar os danos causados pela desnutrição materna, nesta região.

A síntese de DNA pode estar diminuída pela menor oferta de substratos (nucleotídeos), pela redução da atividade de enzimas necessárias à síntese, ou pela falta de energia (ATP), necessária para a polimerização. A redução da atividade enzimática pode ser secundária à redução da síntese protéica que ocorre em situação de carência.[82] Sabe-se, por meio de estudos da atividade da enzima DNA-polimerase, que uma das formas de a desnutrição interferir na proliferação celular é a evidente redução do nível de atividade desta enzima.[83]

RNA e proteínas

Em ratos, o RNA total aumenta em todos os órgãos no período de aleitamento. Conseqüentemente, os índices RNA/DNA e proteína/DNA, que nos dão, respectivamente, idéia do tamanho celular e da massa celular funcional, também aumentam progressivamente do nascimento até a fase adulta, sendo a velocidade de acréscimo particularmente mais acelerada entre o 8º e o 15º dia de vida. Conseqüentemente, as alterações observadas quanto a estes parâmetros são mais acentuadas quando a desnutrição ocorre no período pós-natal, quando o encéfalo está em fase de desaceleração da multiplicação celular (hiperplasia e hipertrofia) e aumento do tamanho individual das células (hipertrofia).

Entretanto, vários trabalhos de literatura citam comprometimento tanto do RNA quanto das proteínas, quando a desnutrição se instala no período intra-uterino. Zamenhof *et al*,[77] produzindo desnutrição, por meio de dietas aprotéicas, em ratas, em diferentes períodos gestacionais, verificaram redução das proteínas em todos os períodos examinados, com alterações mais intensas na fase final da gestação.

Zeman[84] não observou a redução do RNA em ratos jovens, estudados com 7, 14 e 21 dias de vida, cujas mães foram submetidas à desnutrição protéica; entretanto, as proteínas mostraram-se diminuídas.

Redução nas proteínas encefálicas foi observada[85] em fetos de ratos submetidos à desnutrição intra-uterina e os resultados foram dependentes do momento e da intensidade da privação nutricional materna (dietas aprotéicas). Aqueles que foram desnutridos num período muito inicial (0-5 dias de gestação) contaram com um período relativamente longo de tempo para a recuperação nutricional. Aos 20 dias, entretanto, os parâmetros analisados (DNA, RNA e proteínas) ainda permaneciam reduzidos; porém, quando os nascimentos eram espontâneos, puderam verificar que a recuperação foi completa. Quando a carência nutricional foi imposta por um período mais prolongado (0-10 dias), os autores observaram aos 16, 18 e 20 dias valores reduzidos de DNA, RNA e proteínas. Os animais que nasceram espontaneamente não apresentaram valores significativamente diferentes dos controles. Os autores acreditam que a normalização dependeu do prolongamento do período gestacional observado neste grupo. O mesmo fato foi observado para o grupo desnutrido durante curto período de tempo, numa fase mais tardia (10-15 dias).

A cobaia apresenta um crescimento encefálico, no período perinatal, mais próximo ao homem. Portanto, também tem sido utilizada como animal de experimentação para o estudo dos efeitos da desnutrição intra-uterina. Van Marthens *et al.*,[74] provocando desnutrição fetal por meio de ligadura de artérias uterinas, verificaram redução acentuada no DNA e no conteúdo total das proteínas. O encéfalo foi afetado de maneira diferente em cada região, déficits significativos foram observados no córtex cerebral e no cerebelo, e o tronco cerebral não foi afetado.

Em ratos submetidos à restrição energético-protéica durante todo o período gestacional, foi constatado[86], ao nascimento, que os filhotes apresentavam redução no conteúdo total das proteínas dos hemisférios cerebrais. Quando os animais foram recuperados nutricionalmente,[87] os déficits observados ao nascimento foram mantidos até adultos, apesar de os animais contarem com todo o período pós-natal para se recuperarem. Tal déficit pode ser em decorrência da diminuição do número de células cerebrais ocasionada por desnutrição instituída na fase gestacional.

Srivastava,[88] impondo dieta carente energético-protéica a ratas durante o período de crescimento, que se prolongou até a prenhez, verificou comprometimento no RNA e proteínas encefálicas da prole ao nascimento. As relações RNA/DNA e proteína/DNA também mostraram-se reduzidas. As observações mencionadas sugerem um metabolismo anormal do RNA e das proteínas. O autor constatou concentrações plasmáticas elevadas de leucina e nucleotídeos, sugerindo um catabolismo aumentado das proteínas e do RNA, em comparação ao anabolismo.

Chase *et al.*,[79] estudando crianças consideradas pequenas para a idade gestacional, observaram alterações no conteúdo das proteínas totais. O maior déficit de DNA no cerebelo deve-se ao fato de a multiplicação celular, durante o período intra-uterino no homem, ocorrer mais rapidamente no cerebelo do que no restante do encéfalo. O maior comprometimento do cerebelo foi também observado na desnutrição intra-uterina em cobaias[6] e na desnutrição pós-natal instituída a ratos.[89]

Myers *et al.* [90] observaram, por meio de ligadura dos vasos sanguíneos da placenta secundária em macacos, aproximadamente no 100º dia de gestação (o período normal de gestação na espécie é de 165 ± 4 dias), acentuada redução no peso e no DNA do cerebelo dos recém-nascidos. O RNA e as proteínas, tanto do cérebro quanto do cerebelo, mostraram-se significativamente diminuídos, porém o tamanho celular (proteína/DNA) manteve-se inalterado.

Lipídios

A desnutrição intra-uterina em cobaias[6] mostrou alterações em lipídios com redução do total de cerebrosídeos, sulfatídeos e colesterol, não havendo recuperação destes após a recuperação nutricional.

Dickerson *et al.*,[73] comparando porcos, com peso inadequado ao nascimento, com prematuros de mesmo peso e com controles, observaram que os desnutridos intra-uterinos se mostraram com encéfalos mais desenvolvidos do que os dos fetos, porém, quando comparados aos controles, os autores verificaram déficits em várias classes de lipídios, como gangliosídeos e colesterol. O colesterol é tomado, usualmente, como medida de mielinização; seu menor conteúdo, no encéfalo e nas diferentes regiões encefálicas, demonstrou que o processo de mielinização nos animais desnutridos não acompanhou a mesma velocidade dos controles. O tronco cerebral mostrou-se como a região mais drasticamente comprometida quanto aos parâmetros analisados. As medidas dos gangliosídeos, que refletem a proliferação dendrítica, pois estão localizados em altas concentrações nos processos dendríticos, mostraram-se com reduções proporcionais ao peso do encéfalo ou regiões.

Chase *et al.*,[79] estudando o encéfalo de crianças pequenas para a idade gestacional, constataram déficits significativos nos lipídios constituintes da mielina, como cerebrosídeos e sulfatídeos, tanto na concentração quanto no conteúdo total. Os autores não detectaram déficits similares quanto ao conteúdo ou à concentração de colesterol e de fosfolipídios. Como a formação dos lipídios da mielina no homem é mais significativa no período pós-natal, os autores acreditam que as alterações observadas para cerebrosídeos e sulfatídeos possam ser reversíveis após o nascimento.

Em ratos submetidos à desnutrição durante vários períodos da gestação (primeira metade, segunda metade e toda a gestação) e posterior recuperação após o nascimento, pôde-se verificar,[81] aos 90 dias de vida, que o grupo desnutrido em todo o período gestacional foi o mais seriamente comprometido, diante da análise dos lipídios totais e colesterol. A recuperação inadequada do conteúdo de lipídios pode ocorrer tanto devido a alterações dos mecanismos responsáveis pela síntese de lipídios, quanto pela própria redução da quantidade de células encefálicas, face à desnutrição imposta em períodos precoces da vida, ou ainda por retardamento na maturação dos sistemas enzimáticos e co-fatores concernentes à mielinização.[91] O mais importante, todavia, é o reconhecimento de que a desnutrição imposta durante a fase intra-uterina agride o produto de tal forma que o torna incapaz de incorporar de maneira adequada os lipídios, mesmo que tenha acesso à alimentação adequada logo ao nascimento e conte com o período do nascimento até a fase adulta para a sua recuperação. Os animais desnutridos na segunda metade gestacional também não conseguiram igualar seus resultados aos dos controles, sendo os que menos incorporam lipídios totais ou colesterol durante o período de desmame até adultos, resultado este observado nos hemisférios cerebrais e cerebelo. O grupo desnutrido na primeira metade gestacional praticamente equiparou seus resultados aos dos controles por acréscimos até maiores que estes, fato também observado nos hemisférios cerebrais e cerebelo. Portanto, o grupo desnutrido na primeira metade da gestação, de modo geral, consegue normalizar o conteúdo lipídico, e os desnutridos na segunda metade e durante toda a gestação não, sugerindo que a recuperação parece ser possível, e a extensão depende de quando a desnutrição foi instituída e de quanto tempo persistiu.

Pode-se concluir, com os resultados pertinentes aos lipídios, somados aos das proteínas, que o grupo desnutrido durante toda a gestação sofreu um processo de acomodação à situação imposta, respondendo de maneira lenta, porém gradativa, até a fase adulta. O comportamento apresentado pelos outros grupos sugere o desequilíbrio das funções celulares, eventualmente apresentando desvios para mais, porém, em detrimento de outros elementos. No grupo desnutrido na segunda metade gestacional, pôde-se perceber nitidamente este aspecto: sua maior incorporação protéica inicial com relação ao grupo-controle, conseguindo manter uma posição razoável até a idade adulta, pode ter acontecido por maior facilidade de incorporação desses elementos em comparação com os lipídios. Por outro lado, com o grupo desnutrido na primeira metade gestacional ocorreu exatamente o contrário. Provavelmente, a condição, de certa forma privilegiada, que foi observada neste grupo, no início da vida pós-natal, com relação ao grupo-controle e a diversas variáveis analisadas (peso corporal, do encéfalo e conteúdo de DNA, RNA e proteínas) tenha favorecido o encéfalo a preferencialmente incorporar lipídios, dada a sua reconhecida importância no desempenho das funções encefálicas, em detrimento de proteínas.

Por sua vez, Yeh[92] submetendo ratos à desnutrição intra-uterina e no período de amamentação observou déficits importantes na concentração da mielina e também na sua composição, envolvendo os lipídios totais, o colesterol, os fosfolipídios e os esfingolipídios, sendo que, quanto a esses componentes, os ratos desnutridos apresentaram, respectivamente, 42%, 54%, 39% e 48% dos teores dos seus respectivos controles. O autor, entretanto, coloca que esses prejuízos detectados nos ratos jovens não foram observados após a recuperação nutricional.

EFEITOS DA DESNUTRIÇÃO PÓS-NATAL SOBRE O CRESCIMENTO E O DESENVOLVIMENTO NO SNC

Muitas evidências estão sendo acumuladas no sentido de demonstrar que carências nutricionais, durante o período fetal e nos primeiros anos de vida, podem propiciar efeitos deletérios sobre a maturação bioquímica e morfológica do organismo. As alterações mais graves são as referentes ao SNC, porque, na maioria das vezes, elas são irreversíveis. Esta situação é tanto mais verdadeira quanto mais precocemente se instala a DEP, e seus efeitos são mais intensos e permanentes quanto mais cedo for iniciado o processo de deficiência nutricional.[93,94]

Crianças marasmáticas realmente se apresentam com redução significativa da circunferência craniana,[95,96] sendo os déficits observados mais acentuados que os das crianças com kwashiorkor.[97] Este fato parece ser verdadeiro também em crianças que não sofrem das formas mais graves de DEP e que certamente formam o contingente mais representativo da desnutrição.

Em estudos realizados em crianças marasmáticas do Chile e da Jamaica,[96,98] pôde-se constatar que os encéfalos se apresentavam drasticamente reduzidos quando comparados com os de crianças que vieram a falecer por infecções agudas ou acidentes, cujos padrões de crescimento enquadravam-se nos critérios americanos. Os pesos de regiões encefálicas, como cérebro, cerebelo e tronco cerebral, também se mostraram acentuadamente diminuídos em crianças marasmáticas.[99]

Chase e Martin,[100] observando crianças 3 a 4 anos após hospitalização por desnutrição no primeiro ano de vida, verificaram que estas apresentavam déficits na estatura, peso corporal e circunferência cefálica, assim como no quociente intelectual. Os autores verificaram que o atraso no crescimento físico e no desenvolvimento mental se correlacionaram com o momento e com a duração da desnutrição no primeiro ano de vida. Este é o período no qual ocorre rápido crescimento encefálico, incluindo divisão celular e mielinização, embora o crescimento continue numa velocidade mais lenta até os 2 anos ou mais, em que praticamente 80% da maturação deste órgão já está completa.

Brown,[101] num estudo realizado em crianças de Kampala, Uganda, que vieram a falecer nos primeiros anos de vida, constatou redução no peso do encéfalo naquelas que faleceram entre o 1° e o 5° ano. Neste trabalho, o autor comparou crianças desnutridas com outras consideradas não-desnutridas da mesma região. No entanto, este último grupo, quando comparado com padrões de referência, também apresentou o peso corporal e o peso encefálico comprometidos, indicando algum grau de nutrição subótima nas duas categorias de crianças de Uganda.

Os conhecimentos acumulados sobre os efeitos da desnutrição infantil no SNC derivam mais das observações que das averiguações experimentais. Em vista disto, é praticamente certo que a desnutrição se correlaciona com a redução da estatura, a circunferência craniana e a capacidade intelectual.[94] Contudo, muitos fatores, como socioeconômicos, genéticos e outros, podem estar associados, dificultando, desta forma, demonstrações mais conclusivas sobre os danos causados pela desnutrição infantil. A maioria das análises experimentais baseia-se na averiguação bioquímica e/ou morfológica do encéfalo de crianças que vieram a falecer de formas graves da DEP, como marasmo e kwashiorkor. Portanto, a investigação com animais de laboratório torna-se fundamental para o melhor esclarecimento deste assunto.

Aminoácidos

Os aminoácidos do cérebro são substâncias metabolicamente ativas, apresentando rápido *turnover*. Vários deles relacionam-se com o metabolismo da glicose, estando, portanto, sujeitos a variações decorrentes de modificações do suprimento energético e de condições nutricionais.

A importância e as funções dos aminoácidos cerebrais, bem como as alterações em aminoácidos livres do cérebro, decorrentes de desnutrição intra-uterina, já foram vistos em capítulo à parte.

Em 1965, Rajalakshmi *et al.*[102] demonstraram a presença de alterações em aminoácidos do cérebro de ratos jovens e adultos em situação de privação nutricional, ocorrendo redução dos teores de ácido gama-aminobutírico, ácido glutâmico, alanina e ácido aspártico. Neste mesmo ano, Mandel e Mark,[103] em ratos com 3 a 4 meses de idade e submetidos a dietas sem proteínas, observaram aumento da histidina, arginina, treonina e serina no cérebro dos ratos submetidos à privação nutricional.

Mourek *et al.*,[104] empregando um modelo experimental diferente para produzir desnutrição, consistindo de privação materna durante 10 a 12 horas diárias entre o 5º e o 10º dia pós-natal e sacrifício no 10º dia, observaram diminuição nas concentrações de ácido glutâmico, ácido gama-aminobutírico, alanina e ácido aspártico.

Estudos relacionados com animais no período neonatal iniciaram-se com Reddy *et al.*[105] Estes autores submeteram ratos, logo após o nascimento, à dieta artificial, cuja composição em aminoácidos era semelhante à da carcaça e do leite de ratas. Forneceram aos recém-nascidos quantidades limitadas da referida dieta, durante 2 dias. Após este período, os animais examinados apresentaram redução do peso corporal e cerebral, bem como elevação da concentração dos aminoácidos essenciais: ácido glutâmico, glutamina, alanina, serina e ácido gama-aminobutírico. Aumentaram também a ornitina, a uréia e a amônia. Para explicar estes resultados, consideraram que na desnutrição devem ocorrer alterações em determinadas enzimas que atuam na conversão dos aminoácidos essenciais em aminoácidos não-essenciais. Neste trabalho, os animais alimentados artificialmente e com restrição da dieta ofertada foram comparados a animais alimentados por suas respectivas mães; portanto, é possível que outros fatores relacionados com a composição da dieta, técnica de aleitamento e inclusive a própria privação materna, como o observado por Plaut e Davis,[106,107] estejam interferindo nos resultados.

Enwonwu e Glover[61] estudaram as alterações cerebrais em ratos desde 2 até 21 dias de idade, decorrentes de dietas com 5% ou 18% de proteínas, ministradas durante o período gestacional e de lactação, promovendo, portanto, privação nutricional pré e pós-natal. Observaram aumento significativo da histidina, ácido gama-aminobutírico e redução da metionina em ratos com 21 dias de idade com relação aos seus controles. A redução nas concentrações dos aminoácidos: alanina, glicina e taurina, que normalmente ocorre em função da idade, não era tão evidente no grupo desnutrido quanto no grupo-controle.

Nesta pesquisa, os resultados referem-se à associação de desnutrição pré e pós-natal, uma vez que os animais foram examinados 2 dias após o nascimento e com persistência de privação nutricional materna.

Em macacos com diferentes idades, submetidos a dietas restritas em quantidade e no total de proteínas, Enwonwu e Worthington[108] observaram redução no teor de ácido glutâmico e aumento da histidina, lisina, fenilalanina e tirosina do cérebro.

Roach *et al.*[62] submeteram ratas à dieta deficiente em proteínas durante a última semana de gestação e em todo o período de lactação. Após o 21º dia pós-natal, os animais provindos destas gestantes foram submetidos à recuperação nutricional e sacrificados com 70 dias. Nestes animais, analisaram o ácido glutâmico, glutamina, ácido aspártico e ácido gama-aminobutírico, bem como a incorporação do ^{14}C da leucina no *pool* desses aminoácidos. Observaram que, dos aminoácidos estudados, apenas o ácido aspártico estava alterado, em função da dieta instituída, havendo redução significativa do seu teor com relação aos controles. Todas as variações observadas ocorriam em função da idade do animal e não da dieta. Apesar dos efeitos terem sido discretos, o padrão de incorporação de radioatividade estava bem alterado no grupo desnutrido, observando-se maior aumento da radioatividade dos ácidos glutâmico e aspártico em função da idade. Todas as alterações observadas desapareceram após a recuperação nutricional, quando os animais foram examinados aos 70 dias de idade.

Katiyar *et al.*,[109] desnutrindo ratos a partir do 6º dia pós-natal e durante o período de lactância, pelo processo de privação materna durante 12 horas diárias, e sacrificando-os a partir do 12º até o 21º dia pós-natal, observaram menores pesos corporal e cerebral e redução na concentração de proteínas, DNA, RNA e do nitrogênio α-amínico nos grupos desnutridos.

Observações em ratos submetidos a restrições protéicas, quando jovens ou adultos, têm evidenciado alterações em alguns aminoácidos. Ratos com 24 dias de idade e submetidos, durante 8 semanas, a dietas isocalóricas e com alto ou baixo teor protéico, mostraram alterações mais pronunciadas quando recebiam dietas com baixo teor protéico; ocorreu aumento nos teores de glicina nos hemisférios cerebrais, de fenilalanina no tronco cerebral e de histidina e metionina nos hemisférios, tronco e cerebelo. No grupo em que as proteínas apresentavam-se elevadas, porém com teor calórico baixo, observaram-se reduções nos teores de glicina nas três partes do encéfalo examinadas, redução de ácido gama-aminobutírico e leucina no tronco cerebral, redução de leucina no cerebelo e de alanina nos hemisférios e tronco cerebral. Após a recuperação nutricional, sacrificados quando adultos, não apresentavam mais alterações quanto aos aminoácidos citados.

Kaladhar e Rao,[64] estudando ratos com peso corporal de 93 g, após o período de lactância, instituíram três tipos de tratamento: dieta com restrição protéica (caseína 1%); dieta com caseína a 22% *ad libitum* e dieta com restrição da quantidade, de modo a mantê-los com pesos semelhantes aos dos animais que receberam dietas com baixo teor protéico. Observaram redução do ácido aspártico, treonina e tirosina apenas no grupo em que a concentração de proteínas da dieta era mais baixa. A alimentação, com quantidades elevadas de proteínas e em quantidades restritas, não determinou modificações significativas nos aminoácidos.

Badger e Tumbleson[110] estudaram aminoácidos encefálicos em porcos, animais que do ponto de vista de sistema nervoso apresentam o período de desenvolvimento rápido na fase perinatal, de modo semelhante ao que ocorre com o encéfalo humano. Utilizaram, contudo, modelo experimental complexo, empregando dietas com diferentes teores de proteínas, iniciadas em várias idades do período pós-natal. A análise dos aminoácidos foi feita separadamente nos hemisférios cerebrais, no tronco e no cerebelo. Concluíram que a idade em que a desnutrição se iniciava era importante na determinação das modificações da concentração de aminoácidos, nas diferentes áreas encefálicas. Trabalhos experimentais estão pondo em evidência a importância da desnutrição em alguns mecanismos que regulam o teor de aminoácidos do encéfalo.

Peng *et al.*[111] estudaram cérebros de ratos adultos submetidos a dietas com composição não-equilibrada em aminoácidos citados como os essenciais, pelo mesmo sistema de transporte. Os autores concluíram que os desequilíbrios entre os aminoácidos de uma dieta promovem, no sistema nervoso, alterações mais intensas que as observadas com a redução equilibrada na quantidade dos mesmos.

Zamenhof *et al.*[52] estudaram a importância da deficiência de alguns aminoácidos essenciais (triptofano, lisina e metionina) durante a gestação e sua interferência no peso materno reduções, no DNA e nas proteínas de placentas e do cérebro de ratos recém-nascidos, com 6 horas de vida. Obtiveram gestantes com menor incremento de peso e recém-nascidos inferiorizados com relação às variáveis estudadas, mostrando a importância da relação equilibrada dos aminoácidos da dieta da gestante para promover o desenvolvimento adequado de seus recém-nascidos.

De maneira geral, os trabalhos que analisaram simultaneamente as alterações decorrentes da desnutrição em aminoácidos do plasma e do encéfalo [65,108,112] são concordes em que, para a maior partes dos aminoácidos, as alterações observadas no plasma são diferentes das observadas no encéfalo. Isto explica porque, no encéfalo, o transporte é feito por meio de carregadores específicos.[27]

Entretanto, a modificação dos valores no plasma, promovida por meio de dietas, poderia interferir no transporte e provavelmente no nível de determinado aminoácido no encéfalo, uma vez que sua variação no plasma pode modificar a captação por meio de mecanismos de competição.[112]

Na realidade, indiretamente, deve haver interferência das alterações, em nível plasmático, nos valores de aminoácidos encefálicos. Todavia, os processos em nível encefálico, tais como a diminuída oferta de aminoácidos essenciais e de elementos energéticos, que propiciam a utilização de aminoácidos glicogênicos, irão interferir nos níveis de aminoácidos do encéfalo, em decorrência da desnutrição.

Não podemos esquecer que há várias enzimas encefálicas que se alteram com a desnutrição e que podem interferir no metabolismo dos aminoácidos.[22,113]

As alterações observadas em aminoácidos livres do encéfalo, resultantes de desnutrição na fase pós-natal, são importantes não só pela possibilidade de interferência na síntese protéica, mas também pelo prejuízo em funções específicas exercidas por determinados aminoácidos que se encontram alterados na desnutrição.

Entre os aminoácidos alterados, vários participam da neurotransmissão, atuando em vesículas sinápticas. São considerados como neuroexcitadores o ácido gama-aminobutírico,[38,39,41] e a histidina.[108] Entre os neuroinibidores encontrados está a glicina.[41] A atividade da taurina como elemento neuroexcitador ou inibidor ainda é discutível.[41,42]

Outros aminoácidos, como a tirosina, funcionam como precursores de aminas encefálicas. A diidroxifenilalanina (DOPA) é hidroxilada e, subseqüentemente, é descarboxilada para formar a dopamina.

DNA

Desnutrição em ratos durante as 3 primeiras semanas de vida parece interferir com o número de células encefálicas, desde que, nesta fase, este órgão ainda se encontre em fase de hiperplasia celular. Há um rápido aumento do conteúdo de DNA do 10º ao 17º dia de vida pós-natal e após este período observa-se uma desaceleração.

Vários trabalhos referem que os danos causados pela desnutrição no período de hiperplasia celular são permanentes.[114] O período de hipertrofia geralmente é caracterizado por normalização do tamanho celular, após período adequado de recuperação.[80]

Enwonwu e Glover,[61] promovendo desnutrição pré e pós-natal em ratos, durante o período de amamentação e examinando os animais em diferentes idades, até 21 dias, observaram que o peso cerebral, os teores dos ácidos nucléicos e das proteínas eram maiores nos animais do grupo-controle e que, para cada idade examinada, o incremento dos elementos citados era menor no grupo desnutrido.

Estudando ratos provindos de mães alimentadas durante a gestação e a lactação com dietas carentes em proteínas ou em ácidos graxos, Karlsson e Svennerholm[115] observaram que, entre 10 e 15 dias de idade, o peso cerebral estava reduzido em ambos os grupos, o mesmo ocorrendo com o teor de DNA e de gangliosídeos. Todos esses valores normalizaram-se após 15 dias de vida. Culley e Lineberger[116] encontraram déficits acentuados no DNA de animais desnutridos até 17 dias de vida pós-natal, e que persistiram mesmo após realimentação até 110 dias. No entanto, aqueles que foram submetidos à restrição alimentar por 6 dias (5º ao 11º) conseguiram recuperar alguma quantidade de DNA durante o período de recuperação, embora os resultados no 110º dia ainda fossem significativamente menores que no grupo-controle.

Os estudos em humanos são bastante limitados, entretanto, os resultados parecem indicar que encéfalos de crianças marasmáticas que morreram de desnutrição no 1º ano de vida pesavam menos, e os tecidos cerebrais apresentavam-se com reduzidos conteúdos de lipídios totais, colesterol e RNA. O teor total de DNA estava proporcionalmente reduzido, indicando diminuição na síntese e retardamento na divisão celular, resultando em um órgão com menor número de células.[96]

Winick[117] assinalou déficit em aproximadamente 15% do número de células encefálicas, em RN que tiveram peso normal ao nascimento, e redução de 60% naqueles que pesaram menos que 2.000 g ao nascimento. O mesmo fato havia sido constatado em ratos,[69] pois a desnutrição instituída no período pós-natal levou à redução de 15%, o mesmo se verificando quando a desnutrição se deu no período pré-natal. No entanto, quando os animais eram duplamente privados, a redução na celularidade chegava a 60%.

Como o encéfalo não é um órgão de crescimento homogêneo, pode ser afetado diferentemente em cada região, pois estas têm graus distintos de proliferação celular.[14] O cerebelo, que apresenta maior velocidade de divisão celular, é comprometido inicialmente e de maneira mais acentuada. O cérebro, onde a divisão celular ocorre mais tardiamente, é afetado menos intensamente. O aumento do conteúdo de DNA no hipocampo, que normalmente ocorre entre o 14º e o 17º dia (que corresponde à migração de neurônios do ventrículo lateral ao hipocampo), também é atrasado pela desnutrição, quando instituída nesta fase. Portanto, os efeitos da carência nutricional são proporcionais à velocidade e ao tipo de crescimento de cada região. O número celular é mais afetado nas regiões onde ocorre divisão celular rápida, como no cerebelo.

Existem poucos dados quanto ao crescimento celular nas várias regiões do encéfalo humano. Sabe-se que a velocidade de divisão celular na fase pós-natal é a mesma, tanto no cérebro quanto no cerebelo, e é interrompida mais ou menos ao mesmo tempo em ambas regiões, isto é, entre 12 a 15 meses de vida.[47]

Além disso, há diferenças quanto ao tipo de célula que se está desenvolvendo. Estudos demonstraram que, em ratos desnutridos nos primeiros 10 dias de vida, somente a divisão glial estava inibida, desde que a divisão neuronal cesse antes do nascimento. Já no cerebelo, observou-se redução da velocidade de divisão celular das células granulares das camadas externa e interna e das células moleculares. Neurônios de regiões abaixo do ventrículo lateral e terceiro ventrículo também mostraram-se com desaceleração na velocidade da divisão celular, o que realmente explicaria a redução do conteúdo de DNA, 5 dias após, na região do hipocampo, pois estas células seriam destinadas a migrar para aquela região.[47]

Neville e Chase,[118] estudando os efeitos da desnutrição imposta a ratos no período de aleitamento, verificaram redução do peso do cerebelo e no conteúdo de DNA e proteínas. Como o *vermis* é a região que tem um desenvolvimento inicial e mais rápido que o hemisfério cerebelar, esta foi a região mais acentuadamente comprometida. A redução do DNA observada representou comprometimento no número de células granulares e da neuroglia, mais do que redução no número de células de Purkinjie, pois estas estão quase totalmente presentes antes do nascimento. Entretanto, sabe-se que o crescimento dendrítico das células de Purkinje praticamente ocorre, a proporções do adulto, entre o 5º e o 28º dia de vida pós-natal e, desta forma, a desnutrição nesta fase pode comprometer este processo.

Dobbing *et al.* [119] desnutrindo ratos durante o período de amamentação, aumentando o número de filhotes para 18, observaram, após a recuperação nutricional até a maturidade, que estes animais possuíam encéfalos menores e com reduzidos número de células e teor de lipídios. O déficit observado no cerebelo quanto ao número de células foi muito mais acentuado que o das outras regiões. Nesta região, constataram redução das camadas moleculares e das granulares, com uma perda desproporcional de células das camadas granulares (ou microneurônios). Entretanto, os autores também detectaram déficits em determinados tipos de neurônios do córtex cerebral como também de células de Purkinje no cerebelo. No córtex cerebral, a distribuição dos neurônios na substância cinzenta foi bimodal, em ambos os grupos, e foi constatada uma redução na densidade de neurônios das camadas mais profundas do córtex, isto é, camadas 14 a 19. Entretanto, este déficit observado é muito pouco significativo em comparação com o comprometimento glial que se verifica nesta fase. A densidade neuroglial mostrou uma distribuição similar em ambos os grupos, e a diminuição observada no grupo desnutrido homogênea em todas as camadas, não se verificando evidências de organização, desta redução, em zonas, como a observada para neurônios. É possível que os referidos neurônios possam dividir-se no período pós-natal ao mesmo tempo que as células granulares do cerebelo.

A redução de células gliais é muito importante, desde que a mielinização, que ocorre no período pós-natal no rato, se inicie após a multiplicação de um tipo específico de célula glial, os oligodendrócitos. Portanto, o comprometimento neste tipo específico de células resultará numa diminuição da mielina,[91] como será visto posteriormente.

Além da multiplicação neuronal e da glia, um fator importante a ser considerado é o crescimento neuronal, como o de axônios e ramificações dendríticas e o estabelecimento de interconexões sinápticas. Na fase pós-natal, a desnutrição promove a redução no número de células gliais, mas se considera que os prejuízos na função encefálica devam ser conseqüentes à redução permanente do desenvolvimento neuronal pós-mitótico.[24]

Patel *et al.*,[120] utilizando como índice de atividade mitótica, durante as 3 primeiras semanas de vida, o grau de incorporação de (^{14}C) timidina no DNA cerebral, observaram que a privação nutricional teve um efeito muito mais pronunciado na marcação (atividade mitótica) do que na deposição do DNA (aquisição de novas células). Evidenciaram também que, em contraste à quantidade de DNA, que não diferiu significativamente do grupo-controle, a formação de (^{14}C) DNA nos desnutridos foi 35% menor ao nascimento, 50% durante o período de 6-14 dias e 30% aos 21 dias. No cerebelo, os autores verificaram que a marcação do DNA foi normal ao nascimento e a queda acentuada só foi constatada aos 10 dias de vida.

O conteúdo de DNA de um órgão reflete o balanço entre o grau de formação de novas células e a perda celular. Observou-se que, na desnutrição instituída no período de aleitamento, o acentuado retardamento da atividade mitótica é parcialmente compensado pela redução da perda celular.

Como já assinalado, vários são os fatores que podem contribuir para a redução da síntese de DNA: menor oferta de substratos (nucleotídeos); redução da atividade de enzimas necessárias à polimerização, sendo esta talvez secundária à própria redução da síntese protéica que ocorre em situação de carência, ou, ainda, pela falta de energia (ATP) necessária para a polimerização.

A enzima DNA-polimerase parece ser essencial para a síntese final do DNA. Brasel e Winick[83] referiram dois picos desta enzima no encéfalo de rato em desenvolvimento, um ocorrendo no período pré-natal, que certamente reflete a multiplicação neuronal, e outro situado entre o 6º e 10º dias de vida pós-natal.

RNA e proteínas

No encéfalo de rato, a síntese de DNA continua até aproximadamente 21 dias de vida pós-natal, após o que as células continuam a acumular proteínas e lipídios. No cerebelo, após contínua síntese de DNA até cerca de 17 dias, a síntese de proteínas regride por um curto espaço de tempo, ocorrendo redução no tamanho individual das células, significando a maturação de grandes células primitivas, que se tornam menores com a idade. O tronco cerebral, entretanto, após o 14º dia apresenta um acentuado aumento da relação proteína/DNA, que representa tanto o aumento do tamanho celular quanto também intensa mielinização e extensão dos processos neuronais de outras regiões do encéfalo ao tronco cerebral.[47]

A concentração de proteínas no encéfalo de rato praticamente duplica seu valor entre o nascimento e a maturidade.[121-123]

As relações RNA/DNA e proteína/DNA dão-nos uma boa idéia da síntese de proteínas e do tamanho celular, respectivamente. Diante de uma privação nutricional, verifica-se redução na relação proteína/DNA. No entanto, ambos os efeitos parecem ser devidos à interferência na síntese de proteínas.

Chase *et al.*,[89] provocando a desnutrição em ratos, do nascimento até 18 dias, por meio de aumento do número da ninhada (controle, 4 filhotes, e desnutrida, 16), observaram que o cérebro dos animais desnutridos foi a região com menos proteínas, com células pequenas e sem alteração no número celular. O cerebelo foi a região mais drasticamente afetada pela desnutrição com relação ao peso, DNA e proteínas, mas o tamanho celular não foi afetado.

Winick [12] referiu que desnutrição de ratos do nascimento até 21 dias levou a déficits de peso, DNA, RNA e proteínas no encéfalo. A posterior realimentação não eliminou as diferenças encontradas. Em animais nos quais a desnutrição foi instituída do 21º ao 42º dia de vida, foram observadas reduções no peso e nas proteínas de todos os órgãos; porém, tanto o pulmão quanto o encéfalo apresentaram-se com conteúdo normal de DNA, e somente o tamanho celular estava comprometido.[80]

Kfouri *et al.*,[124,125] estudando o comportamento do encéfalo face à desnutrição instituída durante o período de aleitamento, observaram redução do conteúdo protéico no cérebro. Após a recuperação nutricional até 2 meses de vida, ocorreu normalização dos déficits anteriormente apresentados.[125] Nos animais desnutridos após o período de desmame (27º ao 33º dia) e que foram recuperados nutricionalmente até o 3º mês de vida, também ocorreu normalização das proteínas cerebrais, provavelmente em conseqüência de completa recuperação nos processos metabólicos celulares, com conseqüente normalização da síntese de proteínas. Os mesmos autores, verificando os efeitos da desnutrição imposta a animais adultos, não constataram diferenças significativas entre os valores das proteínas do grupo desnutrido e do grupo-controle.

Griffin *et al.*[126] verificaram, no cerebelo de ratos desnutridos do nascimento até 21 dias de vida, importantes alterações no metabolismo celular. Déficits nos conteúdos de DNA, RNA e proteínas já podiam ser detectados a partir do 4º dia de carência nutricional e que se acentuavam com o transcorrer do tempo. A relação RNA/DNA também apresentou-se reduzida, em comparação com os animais do grupo-controle, entretanto, ante a recuperação nutricional (17º ao 28º dia), ocorreu inversão dos resultados, isto é, elevação da relação RNA/DNA no grupo desnutrido. O mesmo fato foi observado para proteína/DNA, sugerindo que o aumento na ingestão de nutrientes levou à síntese de proteína.

Mudanças bioquímicas transitórias, refletidas por aumento da relação RNA/DNA, também foram observadas no encéfalo, após um curto período de desnutrição, quando esta foi iniciada a partir do nascimento. Porém, esta alteração desaparece se o processo de desnutrição continua por mais tempo. O aumento da relação RNA/DNA foi observado em vários outros tecidos, sob várias circunstâncias experimentais, além da desnutrição. A verdadeira causa não é conhecida exatamente, mas tem sido descrita sob condições que requerem aumento de síntese de proteína.

A diminuição no conteúdo protéico do encéfalo devido à desnutrição no período de aleitamento tem sido relacionada na literatura como sendo conseqüência de vários processos. Winick[12] acredita que, desde que a desnutrição nesta fase interfere com a divisão celular, o órgão será prejudicado no sentido de conter um número de células reduzido. Como a proteína total representa indiretamente a massa celular total, a redução do conteúdo protéico representaria a redução do componente celular.

As células dos tecidos desnutridos possuem menos energia, aminoácidos, assim como a disponibilidade de outros nutrientes também está prejudicada. Portanto, o metabolismo do RNA ribossomal pode estar alterado ou, de certa maneira, a atividade de transferência do RNA. Conseqüentemente, a síntese de proteínas pode ser comprometida. Rajalakshmi *et al.*[127] sugeriram a possibilidade, na desnutrição, da utilização de aminoácidos com propósitos energéticos. A alteração no *pool* de aminoácidos do encéfalo poderia condicionar alterações na síntese protéica.[105]

Alterações de várias enzimas do encéfalo relacionadas com aminoácidos têm sido referidas.[22,102] A ribonuclease alcalina (RNase), presente no núcleo e no citoplasma da maioria das células dos mamíferos, é de extrema importância no metabolismo do RNA celular. Intracelularmente, pode ser encontrada sob duas formas: ligada a uma proteína inibidora, constituindo a sua maior fração, e a outra pequena, atuante, não ligada a um inibidor, referida como RNase livre. Alguns autores têm observado que, na DEP, esta fração está aumentada em diversos órgãos, inclusive, no encéfalo.[128-130]

O que se verifica é que, nesta circunstância, a menor oferta de aminoácidos levaria à desagregação do perfil de polissomas e estes não sintetizariam proteínas tão bem quanto os intactos; em conseqüência disto, os polissomas estariam mais propensos à atuação da RNase, sendo quebrados mais rapidamente. Portanto, na desnutrição, a síntese de proteína é reduzida por mudanças primárias ou secundárias no metabolismo do RNA. O aumento da RNase aumenta o catabolismo do RNA, e este catabolismo aumentado poderia, posteriormente, reduzir a síntese de proteína. O maior catabolismo do RNA aumentaria os nucleotídeos disponíveis bem como seria o mecanismo acionado para tentativa de aumento de síntese de RNA, embora o resultado final seja a redução do RNA celular, em conseqüência do maior catabolismo observado na desnutrição.

Em crianças desnutridas nos primeiros 2 anos de vida, pode-se constatar reduções nas proteínas encefálicas. Winick e Rosso[95] encontraram reduções nas proteínas que foram proporcionais à redução do perímetro cefálico. Chase *et al*[89] observaram, em crianças desnutridas da Guatemala, déficit no conteúdo total de proteínas, tanto no cerebelo quanto na região referente ao cérebro e ao tronco cerebral.

Outros autores [131-133] acreditam que há tendência à conservação do teor protéico do encéfalo, durante a desnutrição, em função da possível utilização dos produtos de catabolismo protéico, assim como pela utilização de certos aminoácidos resultantes da degradação de proteínas, provenientes de outras partes do organismo.

Lipídios

Estudos histológicos têm demonstrado que o crescimento e o desenvolvimento do encéfalo ocorrem em estágios sucessivos bem definidos: após a proliferação celular, verifica-se o crescimento das células, dos axônios e dos dendritos e, posteriormente, inicia-se a mielinização. Este processo é precedido de proliferação de oligodendrócitos, após o qual as células gliais envolvem os axônios em camadas espirais. Em seguida, ocorre progressivo depósito de lipídios, formando, desta forma, a bainha de mielina.

Os lipídios no SNC são importantes tanto para o crescimento quanto para o desenvolvimento funcional do encéfalo, pois a mielina é o maior componente deste órgão quando adulto, e a mielinização é acompanhada por progressivo aumento da função encefálica.[96]

A mielina aparece em diferentes tempos em várias áreas do SNC, e este tempo varia muito de espécie para espécie. No homem, inicia-se antes do nascimento e continua, de maneira mais significativa, nos primeiros anos de vida.[82] Wells e Dittmer[50] verificaram que o maior aumento dos lipídios totais no encéfalo de rato ocorre entre o 10° e o 20° dia de vida; este aumento continua até aproximadamente 2 meses, ocorrendo menores acréscimos posteriormente.[134]

No encéfalo de ratos, a diminuição do conteúdo de lipídios totais e/ou frações, em conseqüência da desnutrição, durante o período de aleitamento, tem sido relatada, na literatura, como resultado de maior vulnerabilidade encefálica a agressões de etiologias diversas nesta fase da vida.[91] Durante o período em que o encéfalo é mais vulnerável aos agravos nutricionais, podem ocorrer alterações permanentes na sua composição lipídica. Desde que 70% do colesterol e dos sulfatídeos, quase o total de cerebrosídeos e a maior parte do plasmalógeno fosfatidiletanolamina, estão presentes na mielina, estes elementos serão afetados mais drasticamente ante a privação nutricional, principalmente quando esta é instalada na fase em que estão se depositando rapidamente.[135]

Culley e Mertz[121] detectaram em ratos desnutridos do 5° ao 20° dia de vida que as incorporações de colesterol, fosfolipídios e cerebrosídeos foram afetadas em maiores proporções.

Ratos submetidos à desnutrição pré e pós-natal aos 15 dias de vida apresentaram bainhas de mielina menos espessas que as observadas em ratos bem nutridos. No cerebelo, observou-se atraso da maturação, definido por alterações na migração celular.[136]

Kfouri *et al.*,[124,125] desnutrindo ratos durante o período de aleitamento, por meio de separação da mãe, por 5 horas diárias, associada ao aumento do número de filhotes por mãe, verificaram, ao desmame, redução acentuada dos lipídios totais no cérebro, quando comparados com os controles.

A mielinização, refletida pelos conteúdos de fosfolipídios e colesterol, mostrou-se reduzida, nas mesmas proporções que o DNA, em crianças marasmáticas que vieram a falecer no primeiro ano de vida.[95,98] Entretanto, o déficit foi mais acentuado que a própria redução do DNA naquelas que faleceram no segundo ano,[96] significando que também ocorreu redução no tamanho das células. Os autores acreditam que o efeito da desnutrição drástica retarda proporcionalmente a síntese de proteínas e de lipídios. Durante o tempo em que a síntese de DNA está ocorrendo, a de lipídios também é retardada, secundariamente, à síntese de proteínas. Este resultado levaria ao menor número de células de constituição normal. Grande parte da redução celular é glial e, sendo os oligodendrócitos as células mielinizantes, a redução neste tipo específico de células pode ser a causa primária de menor conteúdo de lipídios observado no primeiro ano de vida. A redução na relação lipídio/DNA no segundo ano sugere que as células que permaneceram não foram adequadamente mielinizadas, resultando num órgão com menos células, inadequadamente, constituídas.

Além da redução do número de células mielinizantes que se observa quando a desnutrição é imposta no período de maior crescimento encefálico, comprometendo a mielinização, várias outras causas são freqüentemente citadas na literatura. Acredita-se que os sistemas enzimáticos e co-fatores concernentes à mielinização, vulneráveis nos períodos iniciais da vida, teriam sua vulnerabilidade aumentada pela DEP, podendo, conseqüentemente, ocorrer retardamento na maturação enzimática, com redução da sua atividade.[91,82]

Chase *et al.*[137] também observaram diminuição da velocidade de síntese de sulfatídeos, em conseqüência da redução da enzima sulfoquinase galacto-cerebrosídeo, em ratos desnutridos no período de aleitamento.

Dobbing[138] encontrou, em ratos desnutridos nas primeiras semanas de vida, diminuição na incorporação do colesterol, significando maior labilidade nos processos de incorporação dos constituintes da mielina, no período de maior vulnerabilidade encefálica.

Kfouri *et al.*[124] acreditam que possa ocorrer diminuição do *pool* ativo de lipídios encefálicos, por menos oferta e/ou maior consumo para produção de energia; na deficiência de elementos produtores de energia, como carboidratos, poderia haver utilização dos lipídios encefálicos para esta finalidade.

Fishman *et al.*[139] sugerem que na desnutrição o número de camadas da mielina que envolvem o axônio também é menor.

De modo geral, os trabalhos da literatura não referem normalização do conteúdo lipídico após a recuperação nutricional, desde que a desnutrição tenha ocorrido no período de maior velocidade de crescimento e desenvolvimento do encéfalo. Dobbing,[138] desnutrindo ratos até o desmame e reabilitando-os posteriormente até 35 ou 65 dias de idade, não verificou normalização no conteúdo total do colesterol.

Culley e Lineberger,[116] estudando ratos cujas dietas foram limitadas do 5° ao 20° dia de vida e que foram posteriormente recuperados pela introdução de dieta *ad libitum* até o 110° dia, observaram a recuperação do peso do cérebro e das proteínas; entretanto, os lipídios recuperaram-se apenas parcialmente.

Restringindo a oferta de dietas de ratas para a metade da quantidade ingerida pelo grupo-controle 20 dias antes do acasalamento, restrição esta que prosseguiu durante a gestação e/ou lactação, Walker *et al.*[140] observaram, nos animais provenientes destas mães e que foram posteriormente recuperados até adultos, déficits dos cerebrosídeos, em todos os grupos experimentais.

Bass *et al*,[141] induzindo desnutrição drástica durante as 3 primeiras semanas de vida no rato, não conseguiram obter recuperação nos lipídios da substância branca, após reabilitação nutricional até a idade de 50 dias. Os lipídios da substância branca estavam reduzidos em 60%, em comparação com os controles. Os autores chegaram à conclusão de que a desnutrição prejudicou a habilidade das células gliais de elaborarem mielina durante o período de recuperação.

Karlsson e Svennerholm[115] estudaram ratos provindos de mães alimentadas durante a gestação e a lactação com dietas carentes em proteínas ou ácidos graxos e observaram que entre 10 e 15 dias de idade o peso do cérebro estava reduzido em ambos os grupos com dietas carentes, o mesmo ocorrendo com o teor de DNA e gangliosídeos. Todos esses valores normalizaram-se após 15 dias de vida, com exceção dos cerebrosídeos, que permaneceram reduzidos até a fase adulta. Esses autores concluíram que a redução persistente dos cerebrosídeos sugere alterações permanentes na mielinização e que a carência em proteínas ou ácidos graxos promove efeitos semelhantes.

A recuperação inadequada dos lipídios encefálicos pode ser em decorrência da diminuição da quantidade total de células, principalmente da população oligodendroglial, como assinalado anteriormente. Além disso, a recuperação ocorre numa fase na qual os lipídios estão se incorporando mais lentamente. Eayrs e Levine[142] acreditam que mesmo que a alteração metabólica fosse corrigida, com síntese lipídica normalizada, poderia não ser suficiente para uma completa recuperação.

A desnutrição instituída por aproximadamente um mês a ratos, após o período de aleitamento, também propiciou déficits significativos nos lipídios cerebrais[125] e que não chegaram à completa recuperação mesmo após alimentação normal *ad libitum* até o 32 mês de vida.[142] Da mesma forma, Dobbing e Widdowson[143] encontraram redução de colesterol e fosfolipídios no encéfalo de ratos submetidos à desnutrição pós-aleitamento e Dickerson *et al.*[144] verificaram redução de colesterol no cerebelo e no colesterol inalterado no cérebro.

Estes resultados podem ser explicados por diminuição da oferta de precursores dos constituintes da mielina, tanto por alterações de transporte[131] quanto pela ocorrência de alterações enzimáticas que pudessem interferir nos processos metabólicos relacionados com os lipídios, à semelhança do que ocorre com os aminoácidos.[22,145]

O encéfalo adulto, entretanto, é extremamente resistente a períodos de privação nutricional ou ao jejum prolongado.[147] Mesmo no grupo de animais que chegou a perder 50% no seu peso corporal e em vários órgãos, pôde-se detectar que o peso do encéfalo, assim como a sua composição, mantiveram-se inalterados, tanto para DNA, RNA e proteínas quanto para os lipídios totais. No entanto, puderam-se constatar apenas pequenas alterações na composição de aminoácidos, assim como na incorporação de precursores de lipídios. Sabe-se que, no encéfalo adulto, a incorporação é menor, o metabolismo é reduzido e há poucas trocas entre os compartimentos.[50,72,146]

REFERÊNCIAS BIBLIOGRÁFICAS

1. Bloomfield FH, Olivier MH, Giannoulias CD, Gluckman PD, Harding JE, Challis JR. Brief undernutrition in late-gestation sheep programs the hypothalamic-pituitary-adrenal axis in adult offspring. *Endocrinology* 2003;144:2933-40.
2. Minkowski A, Roux JM, Tordetcaridorit C. Pathophysiologic changes in intrauterine malnutrition. In: Winick, M. *Nutrition and development.* New York: John Wiley & Sons, 1972. p. 45-78.
3. Singh UK, Agarwal KN. Acetylcholinesterase activity in developing rat brain during undernutrition. *Indian J Biochem Biophys* 1990;27:329-31.
4. Winick M. Effects of malnutrition on the maturing central nervous system. *Adv Neurol* 1975;13:193-246.
5. Drilllen CM. The small-for-date infant: etiology and prognosis. *Pediatr Clin North Am* 1970;17:9-24.
6. Chase HP, Dabiere CS, Welch NN, O'Brien D. Intrauterine undernutrition and brain development. *Pediatrics* 1971;47:491-500.
7. Davies PA. Perinatal nutrition of infants of very low-birth-weight and their later progress. *Mod Prob Pediatr* 1975;14:118-33.
8. Cruise MO. A longitudinal study of the growth of low-birth-weight infants. I. Velocity and distance growth, birth to three years. *Pediatrics* 1973;51:620-8.
9. Salas M, Pulido S, Torrero C, Escobar C. Neonatal undernutrition and self-grooming development in the rat: long-term effects. *Physiol Behav* 1991;50:567-72.
10. Dobbing J. Undernutrition and the developing brain: the use of animal models to elucidate the human problem. *Psychiatr Neurol Neuroch* 1971;74:433-42.
11. Wigglesworth JS. Experimental growth retardation in foetal rat. *Path Bact* 1964;88:1-13.
12. Winick M. Cellular growth during normal and abnormal development of the brain. In: Himwich W. *Biochemistry of the developing brain.* New York: Marcel Dekker, 1974. p. 119-225.
13. Winick M. Nutrition and nerve cell growth. *Fed Proc* 1970;29:1510-5.
14. Fish I, Winick M. Effect of malnutrition on regional growth of developing rat brain. *Exp Neurol* 1969;25:534-40.
15. Altman J. Autoradiographic and histological studies of postnatal neurogenesis. II. A longitudinal investigation of the kinetics, migration and transformation of cells incorporating tritiated thymidine in infants rats with special reference to postnatal neurogenesis of some brain regions. *J Comp Neurol* 1966;128:431-74.
16. Miale IL, Sidman RL. An autoradiographic analysis of histogenesis in the mouse cerebellum. *Exp Neurol* 1961;4:277-96.
17. Altman J, Das GD. Autoradiographic and histological studies of postnatal neurogenesis. I. A longitudinal investigation of the kinetics, migration and transformation of cells incorporating tritiated thymidine in neonate rats, with special reference to postnatal neurogenesis in some brain regions. *J Comp Neurol* 1966;126:337-89.
18. Brizzee KR, Vogt J, Kharit Chko X. Postnatal changes in glia/neurons index with a comparison of methods of cell enumeration in the with rat *Prog Brain Res* 1964;4:136-49.
19. Winick, M. Changes in nucleic acid and protein content of the human brain during growth. *Pediatr Res* 1968;2:352-5.
20. Dobbing J, Sands J. Timing of neuroblast multiplication in developing human brain. *Nature* 1970;226:639-40.
21. Dobbing J, Sands J. Vulnerability of developing brain. IX. The effect of nutritional growth retardation on the timing of the brain growth spurt. *Biol Neonate* 1971;19:363-78.
22. Adlard BFP, Dobbing J. Vulnerability of developing brain. III. Development of four enzymes in the brains of normal and undernourished rats. *Brain Res* 1972;28:97-107.
23. Adlard BFP, Dobbing J. Vulnerability of developing brain. V. Effects of fetal and postnatal undernutrition on regional brain enzyme activities in three-week old rats. *Pediatr Res* 1972;6:38-42.
24. Morgane PJ, Miller M, Kemper T, Stern W, Forbes W, Hall R, et al. The effects on protein malnutrition on the developing central nervous system in the rat. *Neurosci Biobehav Rev* 1978;2:137-230.
25. Dobbing J, Smart JL. Vulnerability of developing brain and behaviour. *Br Med Bull* 1974;30:164-8.
26. Davison AN, Dobbing J. The developing brain. In: Davison AN, Dobbing J. *Applied neurochemistry.* Oxford: Blackwell, 1968. p. 253-86.
27. Blasberg R, Lajtha A. Heterogeneity of the mediated transport systems of amino acid uptake in brain. *Brain Res* 1966;1:86-104.
28. Urba R, Gaitonde MK, Richter D. The conversion of glucose carbon into protein in the brain and other organs of the rat. *J Neurochem* 1962;9:465-75.
29. Cremer JE. Amino acid metabolism in rat brain studied with 14C-labelled glucose. *J Neurochem* 1964;11:165-85.

30. Gaitonde MK, Dahl DR, Elllott KAC. Entry of glucose carbon into amino acids of rat brain and liver in vivo after injection of uniformly 14C-labelled glucose. *Biochem J* 1965;94:345-52.
31. Stone NE, Lewis JK, Whisler KE, Brown DJ. Incorporation of carbon from glucose into cerebral aminoacids proteins and lipids, and alterations during recovery from hypoglycemia. *J Neurochem* 1972;19:321-32.
32. Berl S, Lajtha A, Waelsch H. Amino acid and protein metabolism VI. Cerebral compartments of glutamic acid metabolism. *J Neurochem* 1961;7:186-97.
33. Patel AJ, Balász R. Manifestation of metabolic compartmentation during the maturation of the rat brain. *J Neurochem* 1970;17:955-71.
34. Garfinkel D. A simulation study of the metabolism and compartmentation in brain of glutamate, aspartate, the Krebs cycle and related metabolites. *J Biol Chem* 1966;241:3918-29.
35. Sanders AP, Currie WD, Woodhall B. Protection of brain metabolism with glutathione, glutamate, gamma-aminobutyrate and succinate. *Proc Soc Exp Biol Med* 1969;130(3):1021-7.
36. Rathbun WE, Druse MJ. Maternal undernutrition during lactation: effect on amino acids in brain regions of offspring. *J Neurochem* 1985;45:1802-8.
37. Usherwood PNR, Machili P. L-glutamate at insect excitatory nerve-muscle synapses. *Nature* 1968;219:1169-72.
38. Obata K. Gamma-aminobutyric acid in Purkinje cells and motoneurones. *Experientia* 1969;25:1283.
39. Iversen LL, Mitchell JF, Neal MJ, Srinivasan V. The effect of stimulation of inhibitory pathways on the release of endogenous γ-aminobutyric acid from the cat cerebral cortex. *Br J Pharmacol* 1970;38:452-3.
40. Iversen LL, Kelly JS, Michin M, Schon F, Snodgrass SR. Role of amino acids and peptides in synaptic transmission. *Brain Res* 1973;62(2):567-76.
41. Rassin DK, Sturman JA, Gaull GE. Taurine in developing rat brain: subcellular distribution and association with synaptic vesicles of (355) taurine in maternal and neonatal rat brain. *J Neurochem* 1977;28:41-50.
42. Remtulla MA, Katz S, Applegarth DA. Effect on taurine on passive ion transport in rat brain synaptosomes. *Life Sci* 1979;24:1885-92.
43. Rúgulo LMSS. *Efeitos da desnutrição e recuperação nutricional no sistema serotoninérgico e na composição bioquímica encefálica*. São Paulo, 1985. (Tese de Doutoramento. Escola Paulista de Medicina.)
44. Neame KD. Transport, metabolism and pharmacology of amino acids in brain. In: Davison NA, Dobbing J. *Applied Neurochemistry.* Oxford: Blackwell, 1968. p. 119-77.
45. Waelsch H, Lajtha A. Protein metabolism in the nervous system. *Physiol Rev* 1961;41:709-36.
46. Friede RL. Lipids and lipofuscin: I lipids. In: Friede RL. *Topographic brain chemistry.* New York: Academic Press, 1966. p. 401-12.
47. Winick M, Brasel JA, Rosso P. Nutrition and cell growth. In: Winick M. *Nutrition and development.* New York: John Wiley, 1972a. p. 49-97.
48. Davison AN. Lipid metabolism of nervous tissue. In: Davison AN, Dobbing J. *Applied Neurochemistry.* Oxford, Blackwell, 1968. p. 178-221, 253-316.
49. Himwich HE. Early studies of the developing brain. In: Himwich W. *Biochemistry of the developing brain.* New York: Marcel Dekker, 1973. p. 1-53.
50. Wells MA, Dittmer JC. A comprehensive study of the postnatal changes in the concentration of the lipids of developing rat brain *Biochemistry* 1967;6:3169-75.
51. Rabin O, Lefauconn er JM, Chanez C, Bernard G, Bourre JM. Developmental effects of intrauterine growth retardation on cerebral amino acid transport. *Pediatr Res* 1994;35:640-8.
52. Zamenhof S, Hall SM, Grauel L, Marthens E. Deprivation of amino acids and prenatal brain development in rats. *J Nutr* 1974104:1002-7.
53. Arroyave G, Wilson D, Funes C, Béhar M. The free amino acids in blood plasma of children with kwashiorkor and marasmus. *Am J Clin Nutr* 1962;11:517-24.
54. Edozien JC, Obasi ME. Protein and amino acid metabolism in kwashiorkor. *Clin Sci* 1965;29:1-24.
55. Kirsch RE, Saunders SJ, Brock JF. Animal models and human protein-caloric malnutrition. *Am J Clin Nutr* 1968;21:1225-8.
56. Roux JM, Jahchan T. Plasma level of amino acids in the developing young rat after intrauterine growth retardation. *Life Sci* 1974;14:1101-7.
57. Holt LE, Synderman SE, Norton PM, Roitman E, Finch J. The plasma aminogram in kwashiorkor. *Lancet* 1963;2:1343-8.
58. Whitehead RG. Rapid determination of some plasma aminoacids in subclinical kwashiorkor. *Lancet* 1964;1:250-2.
59. Worthington BS, Alvares O, Ahmed S. Progressive effects of protein calorie malnutrition on serum free amino acids in infant and young adult nonhuman primates. *Am J Clin Nutr*1979; 32:517-29.
60. Mestyan J, Soltesz G, Dobak E, Fekete M, Schultz K. The postnatal changes in the circulating free amino acid pool in the newborn infant. IV. The relationship between the changes of the plasma amino acid ratio, α-amino-N, free fatty acid and blood glucose concentration after birth. *Biol Neonate* 1972;21:229-38.
61. Enwonwu CO, Glover V. Alterations in cerebral protein metabolism in the progeny of protein-calorie-deficient rats. *J Nutr* 1973;103:61-73.
62. Roach MK, Corbin J, Pennington W. Effect of undernutrition on amino acid compartmentation in the developing rat brain. *J Neurochem* 1974;22:521-8.
63. Trindade CEP. *Repercussões da desnutrição intra-uterina em aminoácidos livres do cérebro.* Estudo em ratos recém-nascidos e jovens. Botucatu, 1980. (Tese de Livre-Docência – Faculdade de Medicina de Botucatu da Universidade Estadual Paulista "Júlio de Mesquita Filho".)
64. Kaladhar M, Rao NBS. Experimental protein and energy deficiencies: effects on brain free amino acid composition in rats. *Br J Nutr* 1977;38:141-4.
65. Pao SK, Dickerson JWT. Effect of a low protein diet on isoenergetic amounts of a right protein diet in the weaning rat on the free amino acids of the brain. *Nutr Metab* 1975;18:204-16.
66. Ghisolfi J, Charlet F, Ser N, Salvayre R, Thouvenot JP, Duole C. Plasma free amino acids in normal children and in patients with protein-caloric malnutrition: fasting and infection. *Pediatr Res* 1978;12:912-7.
67. Trindade CEP, Nóbrega FJ, Tonete SSQ, Montenegro MR. Lipídios totais, aminoácidos livres e histologia do cérebro de ratos jovens submetidos à hipoglicemia aguda. *J Pediatr* 1978;44:89-94.
68. Johnston MV, Silverstein FS. Development of neurotransmitters. In: Polin PA, FoxWW. *Fetal and neonatal*

physiology. v. 2. Philadelphia: W.B. Saunders Company, 1992. p. 1519-25.

69. Smith SR, Pozefsky T, Chhetri MK. Nitrogen and amino acid metabolism in adults with protein-calorie malnutrition. *Metabolism* 1974;23:603-18.
70. Agrawal HC, Davis JM, Hinwich WA. Postnatal changes in free amino acid pool of rat brain. *J Neurochem* 1966;13:607-15.
71. Davis JM, Himwich WA, Pederson VC. Hypoglycemia and developmental changes in free amino acids of rat brain. *J Appl Physiol* 1970;29:219-22.
72. Dobbing J. Vulnerable periods in developing brain. In: Davison AN, Dobbing J. *Applied neurochemistry.* Oxford, Blackwell, 1968. p. 287-316.
73. Dickerson JWT, Merat A, Widdowson EM. Intrauterine growth retardation in the pig III. The chemical structure of the brain. *Biol Neonate* 1971;19:354-62.
74. Van Marthens E, Harel S, Zamenhof S. Experimental intrauterine growth retardation. A new animal model for the study of altered brain development *Biol Neonate* 1975;26:221-31.
75. Prasad VV. Maternal protein deficiency in rat: effects on central nervous system gangliosides and their catabolizing enzymes in the offspring. *Lipids* 1991;26:553-6.
76. Koshy TS, Sara VR, King TL, Lazarus L. The influence of protein restriction imposed at various stages of pregnancy on fetal and placental development. *Growth* 1975;39:497-506.
77. Zamenhof S, Van Marthens E, Granel L. DNA (cell number) and protein in neonatal rat brain: alteration by timing of maternal dietary protein restriction. *J Nutr* 1971;101:1265-70.
78. Zeman FJ. Effects of protein deficiency during gestation on postnatal cellular development in the young rat. *J Nutr* 1970;100:530-8.
79. Chase HP, Welch NN, Dabiere CS, Casan NS, Butterfield LJ. Alterations in human brain biochemistry following intrauterine growth retardation. *Pediatrics* 1972;50:403-11.
80. Winick M. Malnutrition and brain development. *J.Pediatr* 1969;74:667-79.
81. Tonete SSQ. *Avaliação ponderal e bioquímica da evolução de regiões encefálicas de ratos jovens e adultos submetidos à desnutrição intra-uterina.* São Paulo, 1980. (Tese de Doutoramento - Instituto de Ciências Biomédicas da Universidade de São Paulo.)
82. Winick M, Rosso P, Brasel JA. Malnutrition and cellular growth in the brain: existence of critical periods. In: Clba Foundation Symposium. *Lipids, malnutrition and developing brain.* Amsterdam: Elsevier, Excerpta Medica, 1972b. p. 199-211.
83. Brasel JA, Winick M. Maternal nutrition and prenatal growth. Experimental studies of effects of maternal undernutrition on fetal and placental growth. *Arch Dis Child* 1972;47:479-85.
84. Zeman FJ. Effect on the young rat of maternal protein restriction. *J Nutr* 1967;93:167-73.
85. Van Marthens E, Shimomaye SY. In utero fetal and placental development following maternal protein repletion in rats. *J Nutr* 1978;108:959-66.
86. Tonete SSQ, Coelho CAR, Nóbrega FJ. Desnutrição fetal experimental em ratos: efeitos sobre o peso corporal, o peso cerebral, o teor de lipídeos totais, proteínas e colesterol no cérebro. *J Pediatr* 1978;44:213-21.
87. Tonete SSQ, Nóbrega FJ. Metabolismo (lipídeos totais, proteínas e colesterol) do cérebro de ratos jovens e adultos, submetidos à desnutrição fetal: estudo na desnutrição e na recuperação nutricional. *J Pediatr* 1978;45:18-30.
88. Srivastava U. Maternal dietary deficiency and content of nucleic acids and proteins in organs of neonatal progeny. *Nutr Rep Int* 1978;18:447-52.
89. Chase HP, Llndsley JR. WFB, O'brien D. Undernutrition and cerebellar development. *Nature* 1969;221:554-5.
90. Myers RE, Hill DE, Holt AB, Scott RE, Mellits ED, Cheek DB. Fetal growth retardation produced by experimental placental insufficiency in the Rhesus monkey. *Biol Neonate* 1971;18:379-94.
91. Davison AN, Dobbing J. Myelination as a vulnerable period in brain development. *Br Med Bull* 1966;22:40-4.
92. Yeh YY. Maternal dietary restriction causes myelin and lipid deficits in the brain of offspring. *J Neurosci Res* 1988;19:357-63.
93. Kfouri JRN, Trindade CEP, Nóbrega FJ, Tonete SSQ, Montenegro MRG. Metabolismo (lipídeos e proteínas) e histopatologia do cérebro de ratos recém-nascidos, jovens e adultos, submetidos à desnutrição energético-protéica, tipo marasmo. *J Pediatr* 1977b;42:28-39.
94. Ivanovic DM, Leiva BP, Perez HT, Inzunza NB, Almagià AF, Toro TD, et al. Long-term effects of severe undernutrition during the first year of life on brain development and learning in Chilean high-school graduates. *Nutrition* 2000;16:1056-63.
95. Winick M, Rosso P. Head circumference and intellectual growth of the brain in normal and marasmic children. *J Pediatr* 1969a;74:774-8.
96. Rosso P, Hormazábal J, Winick M. Changes in brain weight, cholesterol, phospholipid and DNA content in marasmic children. *Am J Clin Nutr* 1970;23:1275-9.
97. Graham G, Morales E. Studies in infantile malnutrition. I. Nature of the problems in Peru. *J Nutr* 1963;79:479-87.
98. Winick M, Rosso P. The effect of severe early malnutrition on cellular growth of the human brain. *Pediatr Res* 1969b;3:181-4.
99. Winick M, Rosso P, Waterlow J. Cellular growth of cerebrum, cerebellum and brain stem in normal and marasmic children. *Exp Neurol* 1970;26:393-400.
100. Chase HP, Martin HP. Undernutrition and child development *N Engl J Med* 1970;282:933-9.
101. Brown RE. Decreased brain weight in malnutrition and its implications. *East Afr Med J* 1965;42:584-93.
102. Rajalakshmi R, Govindarajan KR, Ramakrishnan CV. Effect of dietary protein content on virtual discrimination learning and brain biochemistry in the albino rat. *J Neurochem* 1965;12:261-71.
103. Mandel P, Mark. The influence of nitrogen deprivation on free amino acids in rat brain. *J Neurochem* 1965;12:987-92.
104. Mourek J, Agrawal HC, Davis JM, Hinwich WA. The effects of short-term starvation on amino acid content in rat brain during ontogeny. *Brain Res* 1970;19:229.
105. Reddy BS, Pleasants JR, Wostmann BS. Effect of protein-calorie restriction on brain amino acid pool in neonatal rats. *Proc Soc Exp Biol Med* 1971;136:949-52.
106. Plaut SM, Davis JM. Effects of mother-litter separation on survival, growth and brain amino acids levels. *Phys Behav* 1972;8:43-51.
107. Plaut SM, Davis JM. Early weaning in the rat: effects on whole brain RNA and free amino acids. *J Camp Phys Psycol* 1973;84:313-8.
108. Enwonwu CO, Worthington BS. Accumulation of histidine, 3-methyl-histidine, and homocarnosine in the brains of

protein-calorie deficient monkeys. *J Neurochem* 1973;21:799-807.

109. Katyiar GP, Agarwal KN, Nagchaudhuri J. Free amino and nucleic acids changes in brain tissue of the preweaning malnourished rats. *Indian Pediatr* 1975;12:629-33.
110. Badger TM, Tumbleson ME. Protein-calorie malnutrition in young miniature swine: brain free amino acids. *J Nutr* 1974;104:1329-38.
111. Peng Y, Gubin J, Harper AE, Vavich MG, Kemmerer AR. Food intake regulation: amino acid toxicity and changes in rat brain and plasma amino acids. *J Nutr* 1973;103:608-17.
112. Fernstrom JD, Faller DV. Neutral amino acids in the brain: changes in response to food ingestion. *J Neurochem* 1978;30:1531-8.
113. Rajalakshmi R, Parameswaran M, Ramakrishnan CV. Effects of different levels of dietary protein on brain glutamate dehydrogenase and decarboxylase in young albino rats. *J Neurochem* 1974;23:123-7.
114. Conboy VB, Santer RM, Swift GL. Effects of prenatal undernutrition on prevertebral sympathetic neurons in the rat: a morphological and fluorescence histochemical study. *J Anat* 1987;154:47-53.
115. Karlsson I, Svennerholm L. Biochemical development of rat forebrain in severe protein and essential fatty acid deficiencies. *J Neurochem* 1978;31:657-62.
116. Culley WJ, Llneberger RO. Effect of undernutrition on the size and composition of the rat brain. *J Nutr* 1968;96:375-81.
117. Winick M. Cellular changes during placental and fetal growth. *Am J Obstet Gynecol* 1971;109:166-76.
118. Neville HE, Chase HP. Undernutrition and cerebellar development. *Exp Neurol* 1971;33:485-97.
119. Dobbing J, Hopewell JW, Liynch A. Vulnerability of developing brain. VII. Permanent deficit of neurons in cerebral and cerebellar cortex following early mild undernutriton. *Exp Neurol* 1971;32:439-47.
120. Patel AJ, Balázs R, Johnson AL. Effect of undernutrition on cell formation in the rat brain. *J Neurochem* 1973;20:1151-65.
121. Culley WJ, Mertz ET. Effect of restricted food intake on growth composition of preweaning rat brain. *Proc Soc Exp Biol Med* 1965;118:233-5.
122. Bennett EL, Rosezweig MR, Krech D, Ohlander A, Morimoto H. Colinesterase activity and protein content of rat brain. *J Neurochem* 1961;6:210-8.
123. Bass NH, Netsky MG, Yung E. Microchemical studies of postnatal development of rat cerebrum. I. Migration and differentiation of cells. *Neurology* 1969;19:258-68.
124. Kfouri JRN. *Metabolismo (lipídios e proteínas) e histopatologia do cérebro de ratos recém-nascidos, jovens e adultos.* Estudos na desnutrição e recuperação nutricional. Botucatu, SP, 1973. (Tese de Doutoramento – Faculdade de Ciências Médicas e Biológicas de Botucatu.)
125. Kfouri JRN. Metabolismo (lipídios e proteínas) e histopatologia do cérebro de ratos recém-nascidos, jovens e adultos, submetidos à desnutrição protéico-calórica (tipo marasmo) e recuperação nutricional. *J Pediatr* 1977a;42:19-39.
126. Griffin WST, Woodward DJ, Chandra R. Malnutrition and brain development; cerebellar weight, DNA, RNA, proteins, and histological correlation. *J Neurochem* 1977;28:1269-79.
127. Rajalakshmi R, Pillai KR, Ramakrishman CV. Effects of different supplements to low protein and poor quality protein diets on performance and brain enzymes in the albino rat. *J Neurochem* 1969;16:599-606.
128. Velasco EG, Rosso P, Brasel J, Winick M. Activity of alkaline RNase in placentas of malnourished women. *Am J Obstet Gynecol* 1975;123:637-9.
129. Rosso P, Winick M. Effects of early undernutrition and subsequent re-feeding on alkaline ribonuclease activity of rat cerebrum and *liver. J Nutr* 1975;105:1104-10.
130. Nóbrega FJ, Tonete SSQ, Sartor MEA, Curi PR. Estudo experimental do crescimento placentário na desnutrição protéico-calórica. *J Pediatr* 1979;46:82-92.
131. Davison AN, Dobbing J. Metabolic stability of the body constituents. *Nature* 1961;191:884-8.
132. Munro HV. General aspects of the regulation of protein metabolism. In: Munro HV. *Mammalian protein metabolism.* New York: Academic Press, 1964.
133. Dallman PR, Spirito RA. Brain response to protein undernutrition: mechanism of preferential protein retention. *J Clin Investig* 1972;51:2175-80.
134. Freysz L, Nussbaum JL, Bieth R, Manoel P. Les phospholipidies du cerveau de rat an cours de la croissance post natale. *Bull Soc Clin Biol* 1963;45:1019-29.
135. Dickerson JWT, Pao SK. Effects on brain free amino acids of low-and-high-protein diets given in amounts of equal energy value to weaning rats. *Proc Nutr Soc* 1973;32:6A-7A.
136. Winick M. *Nutrition pre and postnatal development.* New York, Plenum Press, 1979.
137. Chase HP, Dorsey J, McKhann GM. The effect of malnutrition on the synthesis of a myelin lipid. *Pediatrics* 1967;40:551-9.
138. Dobbing J. The influence of early nutrition on the development and brain myelination of the brain. *Proc R Soc Biol* 1964;159:503.
139. Fishman MA, Madayastha P, Prensky AL. The effect of undernutrition on the developing of myelin in the rat central nervous system. *Lipids* 1971;6:458-65.
140. Walker R, Culley W, Mertz. E. Effect of prenatal and postnatal feed restriction on DNA, cerebroside and ganglioside, content of adult, rat brain. *Fed Proc* 1970;29:495.
141. Bass NH, Netsky MG, Yung E. Effects of neonatal malnutrition on developing cerebrum. I. Microchemical and histology study of cellular differentiation in the rat. *Arch Neurol* 1970;23:289-302.
142. Eayrs JT, Levine S. Influence of thyroidectomy and subsequent replacement therapy upon conditioned avoidance learning in the rat. *J Endocrin* 1963;25:505-13.
143. Dobbing J, Widdowson EM. The effect of undernutrition and subsequent rehabilitation on myelination of rat brain as measured by its composition. *Brain* 1965,88:357-66.
144. Dickerson JWT, Hughes PCR, Mc Anult PA. The growth and development of rats given a low protein diet. *Brit J Nutr* 1972;27:527-36.
145. Swaiman KF. The effect of food deprivation and refeeding on brain enzyme activity in immature rat brain. *Brain Res* 1972;43:296-8.
146. Stewart RJC, Merat A, Dickerson WT. Effect of a low protein diet in mother rats on the structure of the brains of the offspring. *Biol Neonate* 1974;25:125-34.

Capítulo 41

Renais

João Tomas de Abreu Carvalhaes

INTRODUÇÃO

Todas as células do organismo, em maior ou menor intensidade, sofrem alterações provocadas pela desnutrição energético-protética. O resultado final desta agressão aos diversos órgãos irá depender de vários fatores:

A) Da época da vida em que a desnutrição se inicia.
B) Da duração e do grau de desnutrição.
C) Do tipo de desnutrição predominante (protéica e/ou calórica).
D) Da natureza e da gravidade de outras deficiências nutricionais associadas.
E) Da presença de outras complicações (infecções, por exemplo).

Existem poucos trabalhos experimentais e clínicos estudando as modificações morfológicas e funcionais do rim durante a desnutrição energético-protética (DPE). É importante salientar a dificuldade na diferenciação das alterações decorrentes da ação deletéria direta da desnutrição sobre o rim – alterações patológicas do órgão – daquelas que representam adaptação renal frente à agressão nutricional – resposta fisiológica do rim. Admite-se, no entanto, que o comprometimento da função renal seja reversível após a correção do estado nutricional.

ALTERAÇÕES NO CRESCIMENTO E COMPOSIÇÃO

A influência da desnutrição sobre o crescimento e peso do rim tem sido relatada por vários autores em trabalhos experimentais[1-4] e em material obtido de autópsias na espécie humana.[5] Grave comprometimento do órgão freqüentemente acompanha a carência nutricional, e sua recuperação total, após alimentação adequada, irá depender da época do início da agressão.

Winick e Noble,[2] estudando em ratos a resposta da célula durante a desnutrição, dividiram o crescimento em três fases cronológicas:

1. **Fase de hiperplasia:** o crescimento faz-se através de divisão celular apenas com o aumento proporcional do peso do órgão e seu conteúdo de proteína e DNA.
2. **Fase de hiperplasia e hipertrofia:** a proliferação celular continua, mas, em menor ritmo, observando-se o aumento concomitante do volume da célula. Nesta fase, o DNA aumenta mais lentamente com relação ao acréscimo de proteína e peso.
3. **Fase de hipertrofia:** o crescimento é devido inteiramente ao aumento do tamanho da célula, demonstrado pela contínua incorporação de proteína. A divisão celular cessa completamente, não ocorrendo, portanto, acréscimo no conteúdo de DNA do órgão.

Esta separação em fases de crescimento adquire grande importância para a compreensão do dano provocado pela desnutrição sobre os diversos tecidos. Dependendo da época da vida em que o déficit nutricional se instala, há produção de efeitos finais diferentes no mesmo órgão. Assim, a desnutrição, acontecendo durante a primeira ou segunda fases de crescimento renal, leva à diminuição permanente do número normal de células e, portanto, do peso. Por outro lado, caso esta se apresente na última fase de crescimento, na qual se observa apenas hipertrofia celular, as seqüelas renais serão reversíveis através de alimentação adequada. Este fato foi claramente demonstrado em ratos por Winik e Noble.[2]

Embora dados semelhantes aos obtidos experimentalmente não existam no homem, evidências clínicas sugerem que a recuperação na espécie humana também se realiza da mesma forma. Como o período de cada fase de crescimento é variável de um órgão para outro, alguns tecidos podem mostrar comprometimento mais acentuado.

Segundo Widdowson *et al.*,[6] as células renais no homem dividem-se rapidamente entre a 14ª e a 25ª semana de vida intra-uterina. Esta fase de hiperplasia celular continua em menor velocidade nas 10 últimas semanas de gestação, quando, concomitantemente, há aumento no seu tamanho; por ocasião do nascimento, o rim possui cerca de 80% do número de células presentes no adulto, mas estas praticamente já atingiram seu volume. Em recém-nascidos de baixo peso, estes autores encontram menor número de células, sem diminuição do seu tamanho. Estas observações coincidem com estudos experimentais.[2,7] Se os resultados verificados em ratos puderem ser extrapolados para o homem, então é provável que ocorra redução irreversível no número de células do rim e de outros órgãos em crianças que sofrem desnutrição intra-uterina ou durante os primeiros meses de vida pós-natal. Recuperação completa seria observada em crianças maiores e adultos desnutridos.

DISTÚRBIOS DA NUTRIÇÃO

Klahr, Morrison e Alleyne,[5,8] examinando o tamanho do rim em autópsias de crianças com idade inferior a 2 anos, concluíram que, apesar do peso do órgão aumentar com a idade, este acréscimo era menor, quanto mais intenso o déficit de peso corporal. No entanto, a relação peso do rim/peso corpóreo mostrou-se elevada, indicando que durante a desnutrição outros tecidos sofreriam maior depleção que o rim (Quadro 40-1). Na análise da composição renal não notaram diferenças significativas no conteúdo de água, proteína, gordura, DNA e RNA, embora a tendência à quantidade menor de DNA tenha sido constatada em crianças abaixo de 6 meses de idade, portadoras de desnutrição grave. Diminuição da concentração de potássio e magnésio no rim foi encontrada, mas em proporção menor que na fibra muscular (Quadro 40-2).

Experimentalmente, em ratos,[1,2] demonstrou-se que a redução de peso acompanhou-se de menor conteúdo renal de proteína total e RNA. No grupo de ratos desnutridos precocemente, durante as duas primeiras fases de crescimento celular, observou-se também a diminuição acentuada de DNA, em conseqüência do comprometimento do número de células do órgão.

ALTERAÇÕES HISTOPATOLÓGICAS

Poucas alterações histopatológicas são encontradas no rim de crianças desnutridas. Este fato pode ser devido ao menor comprometimento do órgão frente aos efeitos de desnutrição.

Naeye[9] descreve diminuição da massa de tecido glomerular, com área média de glomérulo de 66% com relação aos valores normais. Vários trabalhos relatam o encontro de congestão discreta e edema das células epiteliais da cápsula de Bowman. Hialinização parcial ou total do glomérulo é geralmente observada na desnutrição.[10-12] Presença de calcificações no córtex renal tem sido referida. Estas alterações não são específicas, ocorrendo também em crianças falecidas por outras causas não relacionadas com a desnutrição.

Infiltrado de gordura nas células dos túbulos contornados é lesão freqüente no kwashiorkor. Pode ser de grau leve em alguns casos ou muito intenso em outros, com evidência ocasional da lise celular. Outras alterações encontradas nos túbulos renais, como edema e vacuolização das células do túbulo proximal e dilatação do túbulo distal, têm sido atribuídas a distúrbios eletrolíticos presentes no desnutrido.[10-14]

FUNÇÃO RENAL

No estudo da desnutrição infantil, são freqüentes as referências a alterações do metabolismo de água e eletrólitos, tais como o aumento da água corporal total, aumento do volume extracelular, hiponatremia, hipopotassemia, hipotonicidade plasmática e, sobretudo, edema. Embora pareça evidente a participação dos rins na manutenção ou no desencadeamento destas alterações, existem poucos relatos a respeito da função renal do desnutrido, sendo crença geral, inclusive, que, nesta situação, os rins seriam funcionalmente normais. Tal conclusão, muito provavelmente, baseia-se no fato de que os desnutridos mostram urina aparentemente normal, sem substâncias como proteína e glicose e nem células como leucócitos e hemácias, apesar de alguns autores referirem a existência de aminoacidúria na DPE. Além disso, estes pacientes geralmente não têm características que denotem a diminuição da função renal, isto é, não apresen-

Quadro 41-1. Peso do rim e relação peso/peso corpóreo em 200 crianças

	> 90¹ *peso do rim*		*80-89¹* *peso do rim*		*< 80¹* *peso do rim*	
Idade (meses)	*g*	*% p.c*	*g*	*% p.c*	*g*	*% p.c*
0-5	21,3 ± 1,1	0,53 ± 0,03	18,2 ± 1,9	0,47 ± 0,03	17,0 ± 1,7	0,55 ± 0
6-11	28,7 ± 1,1	0,43 ± 0,03	26,5 ± 2,6	0,40 ± 0,03	22,7 ± 1,6²	0,45 ± 0,12
> 12	35,3 ± 3,8	0,37 ± 0,03	34,5 ± 3,0	0,41 ± 0,03	30,4 ± 1,6	0,46 ± 0,02²

p.c. = peso corpóreo; g = gramas.
¹Peso corpóreo como percentagem do peso esperado para a estatura.
²Valores significantes.
Fonte: Morrison & Alleyne, 1976.

Quadro 40-2. Concentração de eletrólitos no rim e no músculo

Tecido	*Potássio (mEq/g de N)*		*Magnésio (mEq/g de N)*	
	DEP	*Normal*	*DEP*	*Normal*
Rim	2,0 + 0,4	2,5	0,42 + 0,07	0,50
Músculo	1,7 + 0,4	3,0	0,33 + 0,01	0,69

DPE + Desnutrição energético-protéica.
Fonte: Klahr & Alleyne, 1973.

tam níveis sanguíneos elevados de uréia, creatinina ou outras substâncias que se acumulam na insuficiência renal.

Todavia, estas evidências negativas não permitem excluir a possibilidade de que não existam anormalidades do funcionamento renal ou de que, pelo menos, surjam adaptações deste funcionamento no sentido de manter a homeostase do indivíduo desnutrido.

Assim sendo, alguns autores[1,15] encontraram diminuição da filtração glomerular e do fluxo plasmático renal em crianças e adultos com DPE.

Alleyne,[15] inclusive, constatou aumento destes parâmetros quando procedeu a recuperação nutricional. Vários mecanismos podem ser aventados para explicar estas alterações. Se aceitamos que, teoricamente, o ritmo de filtração glomerular (RFG) é dado pelo balanço existente entre as pressões hidrostática (PH) e oncótica (PO) atuantes no capilar glomerular, teremos que: $RFG = (k \times A) \times PH - (PIC + PO)$, onde k é a constante de filtração da membrana glomerular, A é a superfície do glomérulo disponível à filtração e PIC é a pressão intracapsular. Portanto, eventuais alterações em quaisquer destas grandezas podem acarretar alterações na filtração glomerular.

Como na desnutrição têm sido referidos menores níveis de pressão arterial sistêmica[16,17] e como a pressão hidrostática exercida no capilar glomerular é reflexo daquela pressão, este poderia ser um fator a determinar menor filtração glomerular. Por outro lado, não conseguimos explicar como alterações na PO do desnutrido poderiam interferir na medida do RFG. Isto porque nem sempre os indivíduos desnutridos apresentam concentração plasmática de albumina diminuída; além do que, nestes mesmos indivíduos, conforme já referido, não se evidencia perda de proteínas pela urina. Também não encontramos dados a respeito do comportamento da pressão intracapsular na desnutrição. É possível admitir, todavia, um aumento de volume e da pressão na luz tubular em oposição à filtração. A menor reabsorção proximal de sódio e água poderia ser conseqüente à menor pressão oncótica no capilar peritubular ou ao menor substrato energético disponível às mitocôndrias, que, sabidamente, existem em grande quantidade no nível dos túbulos contornados proximais.

Também tem sido descrita a diminuição do tamanho dos rins de crianças desnutridas e do tamanho dos glomérulos de animais submetidos à desnutrição experimental.[10] Tendo em vistas estas constatações, a menor filtração glomerular verificada no desnutrido poderia ser imputada a uma menor área disponível à filtração.

É necessário ressaltar que a medida da filtração glomerular em crianças desnutridas deve ser feita utilizando-se substâncias exógenas (insulina, por exemplo), pois tanto a uréia como a creatinina podem sofrer influência da menor ingestão protética, da perda de massa muscular e da reutilização da uréia na tentativa de manter positivo o balanço nitrogenado.[10-20]

A existência de edema pressupõe, sempre, retenção de sal e água. Portanto, nas situações em que podem ocorrer edema, e entre elas está a desnutrição, haverá sempre menor excreção de sódio e água com relação à ingestão. Isso não significa que todo desnutrido apresente edema. Tudo vai depender da intensidade da desnutrição e da quantidade de sal ingerida. Estudos realizados em pacientes desnutridos não-edemaciados e que receberam dieta contendo 170 mEq de cloreto de sódio mostraram balanço positivo de sódio de 400 mEq e ganho de peso de 2.800 g em 5 dias. Após a recuperação nutricional, e sob as mesmas condições, o balanço positivo de sódio foi de 150 mEq e o ganho de peso, 1.200 g. Assim, fica evidente a menor capacidade do desnutrido em suportar sobrecarga salina, capacidade esta que se restabelece ou melhora à medida que ocorre melhor nutrição.

Como já foi visto, independente da concentração plasmática de albumina, o desnutrido pode apresentar menor filtração glomerular por menor pressão arterial e, também, por menor débito cardíaco, essa, talvez, a razão desta pressão arterial diminuída. Desses eventos, haveria mais estímulo do sistema renina-angiotensina com conseqüente hiperaldosteronismo que, por sua vez, levaria à maior reabsorção de sal e água. Outro fator que poderia concorrer para o estado de hiperaldosteronismo, à semelhança do que ocorre na síndrome nefrótica,[21] seria uma possível menor reabsorção proximal de sódio, a qual acarretaria em maior concentração de sódio ao nível da mácula densa.

No desnutrido, pode haver também defeito na capacidade de concentração de urina. Tanto é assim que, em grande número de crianças com desnutrição, podem-se encontrar poliúria e nictúria. Estudos realizados em indivíduos desnutridos evidenciaram que a osmolaridade urinária não excede 600 mOsm após 14 horas de restrição hídrica.[22] Essa menor capacidade de concentrar urina pode ser atribuída à menor tonicidade na medula renal, hipotonicidade esta conseqüente a menores concentrações de sódio e, principalmente, de uréia.[23]

O hormônio antidiurético (HAD) poderia também ser responsável pela poliúria verificada no desnutrido. Estudos feitos por Klahr e Alleyne[5] mostraram que indivíduos com desnutrição energético-protética apresentam resposta normal à administração de pitressina, bem como têm capacidade de secreção HAD endógeno. Este estudo revelou também a integridade dos osmorreceptores dos desnutridos. Assim, é possível que determinadas substâncias metabolizadas pelo desnutrido como, por exemplo, a ferritina, possam atuar em nível do eixo hipotalâmico-hipofisário levando à secreção inadequada do HAD.

Sabe-se ainda que, normalmente, existe equilíbrio dinâmico entre a produção e a excreção de íons hidrogênio (H^+) e que os rins aumentam sua secreção em vigência de acidose. Na desnutrição grave, a produção de ácido pode estar diminuída, talvez porque os aminoácidos disponíveis sejam incorporados às proteínas e não degradados. Assim sendo, crianças desnutridas não-portadoras de gastroenterocolites e infecções em geral não têm evidências de acidose. Entretanto, tem-se constatado que tais crianças não suportam sobrecarga ácida, demonstrando, portanto, a pequena capacidade funcional de seu rim em excretar excessos de H^+, fato verificado tanto na excreção do íon amônio ($NH4^+$) como na acidez titulável (AT). Embora em desnutridos não tenham sido demonstrados níveis diminuídos de glutamina, bem como da amoniogênese, é possível que a neoglicogênese renal, esta sim comprovadamente diminuída na desnutrição, possa interferir na produção renal da amônia. Em contraposição, a AT não aumenta com a acidose e a sua formação depende da capacidade dos rins em acidificar a urina e da disponibilidade de tampões. Na desnutrição, como a acidificação urinária não está alterada, há diminuição da quantidade de tampões, o que realmente ocorre, principalmente, com relação aos fosfatos.[23]

Apesar da constatação destes vários desvios da função renal verificada na desnutrição, achamos que mais estudos, ainda, devam ser realizados, principalmente se utilizando metodologias atuais, como a microperfusão, visando a estabelecer se ocorre somente adaptação funcional ou se realmente há patologia renal na desnutrição primária, pois os estudos de *clearances* nem sempre são satisfatórios.

INFECÇÃO NO TRATO URINÁRIO

A criança desnutrida apresenta maior suscetibilidade frente aos agentes infecciosos. Estes processos infecciosos, por sua vez, podem levar ao agravo ou à manutenção do estado de desnutrição do hospedeiro.

As infecções do trato gastrointestinal e do aparelho respiratório estão entre as causas mais freqüentes de óbitos em desnutridos. Pouco interesse tem sido dedicado em conhecer a incidência de processos bacterianos no trato urinário neste grupo de pacientes e os dados existentes são controvertidos.

Campbell[11] relata em 15% de autópsias realizadas em crianças portadoras de desnutrição o encontro de abscesso renal e pielonefrite. Por outro lado, Stirling[14] observou em 71% do seu material de necropsia lesões renais diversas, sendo a pielonefrite a mais comum.

Trabalhos feitos em crianças desnutridas, através de exame de sedimento e/ou cultura de urina, mostram uma incidência bastante variável de infecção do trato urinário (Quadro 40-3). Este fato se deve aos critérios utilizados para a confirmação do processo, à diversidade dos pacientes estudados quanto ao grau de desnutrição, idade, sexo e presença ou não de septicemia.

No entanto, a maioria dos autores menciona maior incidência de bacteriúria em desnutridos, principalmente em lactentes com idade inferior a 1 ano. O aumento na freqüência relaciona-se com o grau de desnutrição, isto é, quanto mais acentuado é o déficit ponderal, maior a incidência de infecção do trato urinário.[24,25]

Estes processos infecciosos geralmente são provocados por bactérias Gram-negativas intestinais, não diferindo, portanto, da etiologia observada em crianças normais. O quadro clínico pode ser assintomático, inclusive não acompanhado de leucocitúria.

Uma percentagem maior de anormalidades funcionais e/ou anatômicas do trato urinário em desnutridos foi encontrada por Zamar *et al.*[25,26] Estas alterações consistiam geralmente de refluxo vesicoureteral e resíduo pós-miccional. Porém, estas características não têm sido confirmadas por outros autores.[27]

A IgA secretória na urina em pacientes desnutridos com infecção urinária não mostrou aumento significativo. Os níveis na urina deste anticorpo nestas crianças foram normais, tanto no grupo infectado como naquele com desnutrição energético-protéica apenas.[24]

Podemos concluir que é necessário dedicar maior atenção na possibilidade de infecção no trato urinário em crianças desnutridas, principalmente em menores de 1 ano de idade, já que esta pode passar inadvertida quando a sintomatologia é inespecífica ou ausente. A urocultura é exame obrigatório

Quadro 40-3. Incidência de infecção do trato urinário em crianças com desnutrição energético-protéica

Autores	*País*	*Nº de crianças*	*% de ITU*
Pino (1996)	Chile	75	22,7
Zamar (1967)	Argentina	150	20,0
Philips (1968)	Uganda	75	20,0
Lubetkine (1971)	Argentina	73	12,0
Buchanan (1971)	Áfica do Sul	75	4,0
Buchanan (1971)	África do Sul	30	30,0
Brooke (1973)	Jamaica	95	9,0
Freyre (1973)	Peru	200	6,0
Nagi (1977)	Iraque	100	15,0
Bodaghi (1978)	Irã	348	8,6

ITU = Infecção do trato urinário.

para a confirmação do diagnóstico. O tratamento deve-se basear na antibioticoterapia e na correção do déficit nutricional.

Uremia e desnutrição

Já está bem estabelecido que na insuficiência renal, seja aguda ou crônica, ocorre perda de peso ou ganho ponderal inadequado, principalmente se acomete indivíduos em fase de crescimento. Esta deficiência ponderal pode ser resultante da deficiência periférica à insulina com conseqüente hiperinsulinismo e neoglicogênese, da diminuição do hormônio do crescimento, da incidência de hiperadrenocorticismo, da deficiência da atividade ou da síntese enzimática, da acidose metabólica e da presença de toxinas urêmicas.[28,29]

Na insuficiência renal, é freqüente a existência de desnutrição e, desde que a maioria das alterações descritas acima é também observada na desnutrição primária, é possível que o déficit ponderal verificado em indivíduos urêmicos seja secundário à desnutrição e não decorrente de uremia *per se*.[30-35]

A despeito do diagnóstico e do tratamento precoces, a mortalidade de crianças com uremia continua elevada. O grave estado catabólico que acompanha estes casos independe de sua etiologia, é caracterizado por intenso consumo protéico e por neoglicogênese, cuja finalidade é suprir energeticamente o organismo. Estes processos são responsáveis por balanço nitrogenado negativo, hiperpotassemia, hiperfosfatemia, hipermagnesemia e piora de outros desvios metabólicos, tais como os dos equilíbrios hídrico e ácido-básico.[36]

Vem sendo observação corrente que, se revertermos o catabolismo com ingestão nutricional adequada, a gravidade do quadro urêmico agudo poderá ser minimizada. Entretanto, em adulto, a quantificação das necessidades protéicas mínimas para a manutenção do balanço nitrogenado na uremia ainda é desconhecida, existindo estimativas de que os valores variam entre 0,2 g e 0,7 g por quilograma de peso corporal por dia.[32,37-39] Nas crianças, estima-se que a necessidade protéica mínima estaria em torno de 1 g por quilograma de peso corporal, associada à maior quantidade calórica por quilograma. Também a caracterização da desnutrição não está bem estabelecida. A medida do balanço nitrogenado *per se* não é indicador real do estado nutricional, uma vez que a necessidade de nitrogênio varia conforme o grau de depleção protética.[40] Assim sendo, o balanço total pode não refletir alterações específicas em determinados órgãos ou sistemas enzimáticos e, se grandes deficiências de proteínas podem ser detectadas clinicamente, indícios de pequenas depleções são menos perceptíveis; daí, o grande interesse que existe a respeito da caracterização bioquímica da desnutrição na uremia. A baixa concentração plasmática de albumina e transferrina, considerada como índice de desnutrição, ocorre com freqüência na uremia, principalmente, quando crônica. Alteração da síntese e da degradação de albumina e, ainda, desequilíbrio entre a proteína dos espaços inter e extravasculares têm sido encontrados. Todavia, estas alterações podem ser observadas tanto na uréia quanto na desnutrição de qualquer etiologia.[41-47]

Outra comprovação do metabolismo protético alterado na uremia é a inadequada concentração de aminoácidos no plasma, principalmente de metionina, fenilalanina e da tirosina.[32,43,48] Assim, verifica-se que a relação entre tirosina e fenilalanina está diminuída no plasma e em linfócitos de indivíduos urêmicos, sugerindo alterações de enzimas fenilalanina-hidroxilase. Estes fatos determinam menor produção de tirosina ou de triptofano, o que pode ocasionar desvio metabólico com formação de produtos indólicos.[49]

Os baixos níveis de histidina, que é constituinte importante da hemoglobina, e os altos níveis de seus dois metabólitos (1 e 3 metil-histidina) podem também ter implicação clínica. Sua adição a dietas que contenham aminoácidos essenciais ou a dietas hipoprotéicas aumenta não só a incorporação de vários aminoácidos à hemoglobina, como fazem com que aumentem os níveis circulantes de transferrina, ferro, volume de glóbulos vermelhos e diminuam o de reticulócitos.[29] Além disso, verifica-se que o acúmulo de 3-metil-histidina, componente normal de actinomiosina, pode ser índice do catabolismo das proteínas musculares na uremia.[38,50,51] Em estudo realizado por Matsumoto *et al.*,[52] foram encontradas grandes quantidades de 3-metil-histidina e outras substâncias guanidínicas em cérebros de coelhos submetidos à insuficiência renal. Estes autores sugerem que tais alterações podem estar associadas à gênese da encefalopatia urêmica.

Apesar dos vários dados referentes às alterações protéicas na uremia, sabe-se muito pouco sobre a relação entre os níveis plasmáticos de aminoácidos e os seus mais variados *pools* intracelulares, da mesma forma que se desconhece os efeitos de certos aminoácidos, de suas deficiências ou de seus aumentos, em vários sistemas enzimáticos.

Por fim, a partir destes achados, vários estudos foram realizados no sentido de promover uma melhor nutrição em pacientes com uremia aguda ou crônica. Assim, alguns pesquisadores verificaram que, em determinados casos de insuficiência renal aguda, o tratamento dialítico pode até mesmo ser evitado com a administração de aminoácidos essenciais e histidina. Abel *et al.*[53,54] apresentaram resultados que corroboram estes achados, observando que a administração de aminoácidos determina a diminuição dos níveis séricos de potássio, fosfato e magnésio, sugerindo, então, a possibilidade de que o aminoácido ofertado aos urêmicos seja utilizado para síntese protéica. Kleinknecht *et al.*[55] constataram menor ganho de peso nos ratos urêmicos em comparação com ratos do grupo-controle que ingeriam a mesma dieta. Estes autores sugerem que as necessidades protéicas estão aumentadas na uremia, provavelmente, em decorrência do hipercatabolismo existente nessa atuação, e enfatizam a necessidade de se estabelecer nutrição adequada em pacientes com insuficiência renal, aguda ou crônica.

Capítulo 42

Alterações Hormonais na Desnutrição

Cristiane Kochi

INTRODUÇÃO

A desnutrição energético-protéica (DEP) pode ocorrer em qualquer fase da vida. No entanto, é resultante de causas que, primariamente, ocorrem durante a vida intra-uterina e nos três primeiros anos de vida, comprometendo o crescimento e o desenvolvimento adequados.

As conseqüências da DEP em crianças envolvem aumento do risco de morbimortalidade, atraso no desenvolvimento motor e mental, diminuição da capacidade do trabalho e baixa estatura.

Nas situações de agravo importante, o sistema endócrino auxilia na manutenção da homeostasia, podendo, porém, aumentar o desequilíbrio metabólico existente durante o estresse.

O sistema endócrino também sofre alterações secundárias à desnutrição, sendo que, na presença de infecções agudas, essas alterações são mais pronunciadas.

Neste capítulo vamos descrever as principais alterações hormonais observadas na desnutrição. Na Figura 42-1, está resumida a secreção dos hormônios hipofisários aqui abordados.

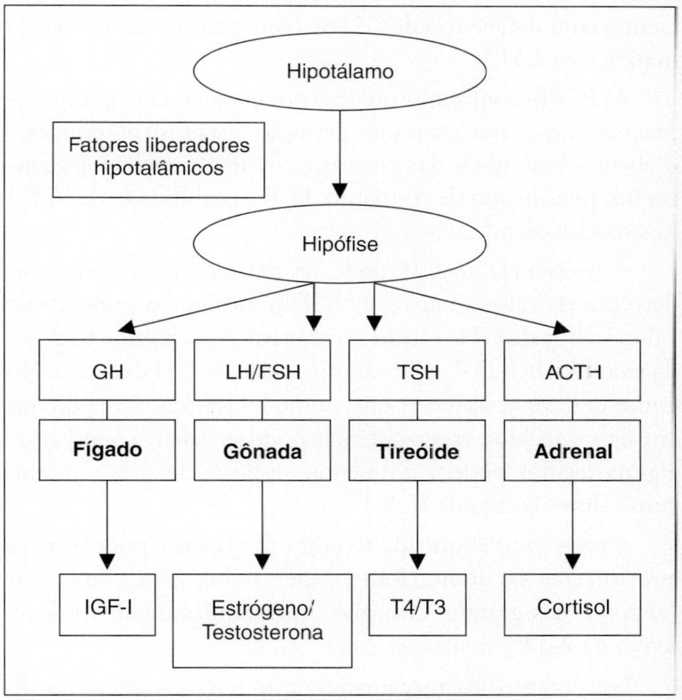

Fig. 42-1. Esquema de secreção dos hormônios hipofisários.

EIXO GH-IGF-I

O hormônio de crescimento humano é produzido como uma proteína de cadeia única, com 191 aminoácidos e com peso molecular de 22 kd. Normalmente, 75% do GH produzido pela hipófise é da forma madura de 22 kd.

A secreção do GH é pulsátil, e seu controle é feito por dois peptídeos hipotalâmicos, de ação antagônica: hormônio liberador de GH (GHRH), que estimula a secreção do GH e a somatostatina, que a inibe. A regulação da secreção desses dois peptídeos não é completamente conhecida. Muitos neurotransmissores e neuropeptídeos estão envolvidos na regulação da liberação desses fatores hipotalâmicos: serotonina, histamina, norepinefrina, dopamina, acetilcolina, ácido gama-aminobutírico, hormônio liberador da tireotrofina, peptídeo vasoativo, gastrina, neurotensina, substância P, calcitonina, neuropeptídeo Y, vasopressina, hormônio liberador de corticotrofina. Esses fatores, associados a estresse, sono, hemorragia, jejum, hipoglicemia e exercício influenciam a secreção do GH.[1]

Após sua secreção pela hipófise, o GH circula na corrente sanguínea ligado a proteínas carreadoras (GHBP), e vai-se ligar em seu receptor hepático, estimulando a síntese e a secreção dos fatores de crescimento, denominados fatores de crescimento semelhantes à insulina (IGF).

Os valores da IGF-I são mais dependentes do GH que a IGF-II, e parecem refletir melhor as diferenças súbitas dos padrões de secreção do GH. Além disso, os valores de IGF-I são influenciados pela idade, pelo grau de maturação sexual e pelo estado nutricional.[1]

As IGFs circulam no sangue carreadas por proteínas (IGFBPs), que aumentam sua meia-vida plasmática e as transportam às células-alvo, modulando sua interação com seus receptores.[2-5]

Atualmente, já foram identificadas seis IGFBPS, sendo que a IGFBP3 é a proteína carreadora predominante e é GH-dependente. Está ligada a cerca de 75% do total de IGF-I, primariamente como parte de um complexo ternário de 150 kd. Seus valores séricos estarão diminuídos em pacientes com deficiência de GH ou com quadros de resistência hepática ao GH.[1]

As IGFBPs sofrem proteólise por enzimas em algumas situações como, por exemplo, gestação, estados catabólicos e diabetes. A atividade das proteases circulantes pode representar um mecanismo de regulação da disponibilidade da IGF-I nos tecidos-alvo.[6]

A resistência ao GH pode ser definida quando houver detecção de valores baixos de IGF-I, mesmo na presença de valores altos de GH. Outra característica é a menor resposta da secreção de IGF-I após administração de GH exógeno. No entanto, deve-se observar que, como o GH tem ações diretas em alguns tecidos, essa resistência pode ser seletiva, sendo que alguns tecidos podem apresentar resposta ao GH, mesmo com valores baixos de IGF-I.[7]

A resistência adquirida ao GH é freqüente e pode ocorrer em situações de desnutrição e hipercatabolismo, como, por exemplo, nas grandes cirurgias, nos grandes queimados, na sepse, na AIDS, no câncer etc.

No entanto, os mecanismos que levam à alteração do eixo GH/IGF-I são diferentes nessas situações.

Tanto a oferta protéica quanto a calórica são importantes na regulação da IGF-I, e ambas são necessárias para retomar os valores normais de IGF-I após um período de jejum.[8]

A qualidade da oferta protéica, ou seja, da quantidade de aminoácidos essenciais na dieta, também é importante na determinação dos valores de IGF-I.[9]

Na desnutrição, observam-se a diminuição da capacidade ligadora do GH, com o seu receptor hepático, e diminuição dos valores da GHBP e da IGF-I.[10] Estudos demonstraram que a concentração do RNA mensageiro do receptor do GH no fígado também está reduzida na deprivação energético-protéica, sendo que retorna ao normal com a alimentação.[11]

Já a restrição protéica isolada leva à diminuição dos valores de IGF-I, mas mantendo a capacidade ligadora do GH ao seu receptor normal e valores altos de GH circulante, sugerindo um defeito pós-receptor.[12,13]

A deficiência protéica leva à alteração da expressão do gene da IGF-I ao nível pré-translacional, sendo observado que os valores do RNA mensageiro da IGF-I estão diminuídos no fígado e em outros tecidos, como rins, músculos, intestino e cérebro.[10]

Apesar de se saber que os valores de insulina estão diminuídos na desnutrição e que a insulina é um potente regulador da expressão do gene da IGF-I, a deficiência protéica por si só leva à alteração da IGF-I, independente da insulina.[14]

Na desnutrição também ocorre um aumento do *clearance* da IGF-I, que poderia ser explicado pelo fato de, nesses casos, a IGF-I ligar-se principalmente às proteínas de baixo peso molecular que são rapidamente removidas da circulação, como no caso da IGFBP-1, cujos valores estão aumentados em até quatro a seis vezes na desnutrição. Já a IGFBP-3 tem sua concentração diminuída em até 50%.[10]

Os micronutrientes também são importantes na regulação da IGF-I. Na deficiência de zinco, há menor concentração de RNA mensageiro da IGF-I no fígado e diminuição na concentração de IGF-I sérica. Esse dado poderia ser explicado por vários fatores: na deficiência de zinco, há menor secreção de GH, pode haver uma resistência hepática ao GH, com redução dos receptores hepáticos do GH e da GHBP, e, em ratos, também ocorre resistência à IGF-I.[10] O GH tem níveis mais elevados no kwashiorkor que no marasmo.[15]

A redução dos valores de IGF-I é mais acentuada no marasmo que no kwashiorkor. Quanto à IGFBP-3, seus valores são normais no kwashiorkor e reduzidos no marasmo, provavelmente devidos à maior atividade proteolítica da IGFBP-3 nessa última situação. No kwashiorkor a atividade proteolítica está diminuída por ação de aflatoxinas.[15]

Outro fator importante no hipercatabolismo é a ativação do eixo hipotálamo-hipófise-adrenal, com secreção aumentada do cortisol. O hipercortisolismo leva à proteólise muscular e interfere no eixo somatotrófico, causando um quadro de resistência ao GH por *down-regulation* da expressão do gene de seus receptores hepáticos.[10]

Na recuperação nutricional, há elevação dos valores de IGF-I logo após ganho ponderal de 10%, sendo esse período menor que o observado na recuperação de pacientes com anorexia nervosa.[16]

EIXO CORTICOTRÓFICO

O cortisol é liberado pelas glândulas adrenais após estímulo pelo hormônio adrenocorticotrófico (ACTH) (Fig. 42-1).

Em situações de estresse, há estímulo para aumentar a secreção de ACTH e cortisol. Estudos mostram que esse aumento do cortisol é semelhante tanto no marasmo quanto no kwashiorkor.[17]

O aumento do cortisol parece ser principalmente secundário a um aumento de secreção hipofisária de ACTH, uma vez que não há aumento de resposta do ACTH ao teste com CRH.

O aumento do cortisol estimula a neoglicogênese hepática, diminui a secreção de insulina como também aumenta a resistência periférica à sua ação; favorece a captação de aminoácidos pelo fígado, a proteólise muscular e a modulação das respostas imune e inflamatórias.

EIXO TIREOTRÓFICO

Os hormônios tireoidianos (T3 e T4) são secretados pela glândula tireóide e circulam no sangue carreados por proteínas transportadoras (globulina ligadora dos hormônios tireoidianos-TBG, albumina e pré-albumina-TBPA), mas estão em equilíbrio com suas frações livres. É o hormônio livre que vai entrar na célula e ligar-se a receptores específicos no núcleo, desencadeando a ação hormonal. Dentro da célula, o T4 é convertido em T3 pela 5'-deiodinase, sugerindo que o T3 seja o hormônio ativo. Cerca de 40% da tiroxina derivada da secreção tireoidiana é deiodinada nos tecidos periféricos, principalmente fígado e rins, no componente ativo T3. Somente 20% a 30% do T3 é secretado pela tireóide. A 5'-deiodinase I converte T4 em T3 e o T3r em 3,3'-T2 e a 5-deiodinase II converte T4 em T3r e o T3 em 3,3'-T2. A atividade diminuída da 5'-deiodinase I resulta em decréscimo da formação de T3 (Fig. 42-2).

A resposta tireoidiana ao estresse é caracterizada pela "síndrome do eutireoidiano doente", que apresenta baixa concentração sérica de T3, níveis de tiroxina (T4) baixos ou

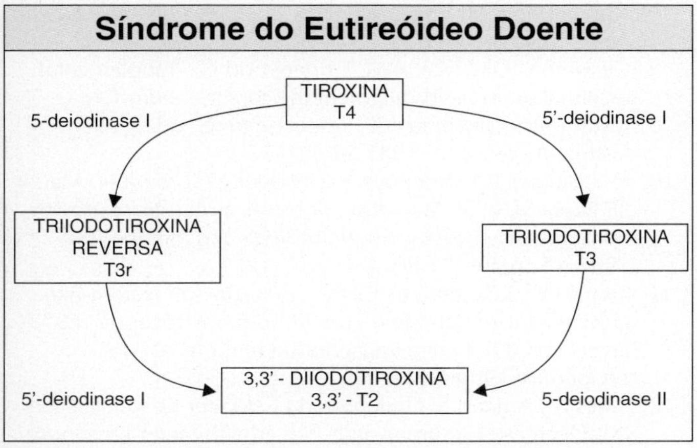

Fig. 42-2. Esquema mostrando a inibição da 5'-deiodinase I na síntese dos hormônios tireóideos que caracteriza a síndrome do eutireoidiano doente.

normais, mas com T4 livre normal, elevação do T3 reverso (T3r) e concentrações de TSH normais. Os níveis de T3r são mantidos elevados por estímulo do cortisol, betabloqueadores ou por diminuição de sua depuração. O quadro difere do hipotireoidismo primário, no qual a concentração de T3 pode ser normal ou baixa, a de T4 diminuída e a de TSH elevado.

A fração livre do T4 está dentro dos limites da normalidade. Isto pode representar uma resposta adaptativa do organismo ao estresse para conservar energia, com conseqüente redução da taxa metabólica e da termogênese.

A diminuição dos valores de T4 é semelhante no kwashiorkor e no marasmo. Estudos do tamanho da glândula através de cintilografia mostraram que o seu peso médio era maior quando comparado com o grupo-controle normal.[18]

Na desnutrição também se observa diminuição da resposta do TSH ao estímulo com TRH (hormônio liberador de tireotrofina) e, em casos mais graves, redução das proteínas transportadoras.[19]

Em estudo avaliando a TBPA em pacientes desnutridos, mostrou-se que essa proteína era capaz de distinguir os diferentes grupos de desnutridos, sendo os menores valores encontrados no kwashiorkor. Foi mais sensível que outros parâmetros antropométricos no diagnóstico precoce de desnutrição leve. Tem correlação com peso corporal, circunferência braquial e área muscular do braço.[20]

EIXO GONADOTRÓFICO

Na desnutrição, há diminuição da secreção de gonadotrofinas, podendo levar ao atraso puberal, amenorréia ou oligomenorréia. Se a amenorréia for prolongada, pode levar à osteopenia ou à osteoporose.

A perda de tecido gorduroso após a restrição alimentar tem sido associada a redução da leptina e secreção anormal de peptídeos implicados no controle alimentar (neuropeptídeo Y, melanocortina e hormônio liberador de corticotrofina, entre outros). Essa diminuição da leptina poderia ser o mecanismo principal na redução da secreção das gonadotrofinas. Com a recuperação de peso e massa gorda, o eixo gonadotrófico volta ao normal.[21]

Além disso, há alteração dos valores da proteína transportadora dos esteróides sexuais (SHBG), com aumento de seus valores, principalmente no kwashiorkor, de natureza multifatorial.[22]

PÂNCREAS ENDÓCRINO

Na desnutrição, há redução dos valores de glicemia e insulinemia de jejum, com menor relação insulina/glicose. Após o teste oral de tolerância à glicose, observa-se o aumento dos valores de glicemia, porém apenas nos pacientes com marasmo, e o aumento dos valores de insulina, sendo esse aumento menor que o observado em pessoas eutróficas.[23]

A menor secreção pancreática de insulina pode estar associada à deficiência de potássio, sendo essa associação já relatada anteriormente em pacientes desnutridos graves. No entanto, na desnutrição moderada também há redução do potássio intracelular, levando à menor secreção de primeira fase de insulina. Portanto, a reposição adequada de potássio pode melhorar a secreção de insulina.[24] Além disso, estudos em ratos mostraram que a desnutrição desde o nascimento até a vida adulta levou à redução da expressão do gene da insulina e do metabolismo oxidativo da glicose.[25]

As crianças desnutridas, principalmente no primeiro ano de vida, podem cursar com quadro de resistência insulínica e intolerância à glicose na vida adulta, independente do peso de nascimento. Esse perfil metabólico piora à medida que há ganho de peso excessivo. Portanto, deve-se monitorar essas crianças para que não se tornem adultos obesos.[26]

Outra alteração do metabolismo dos carboidratos associada à desnutrição é o chamado *diabetes mellitus* (DM) modulado pela desnutrição, antigamente descrito como *diabetes mellitus* por deficiência protéica. Seu quadro clínico é semelhante ao DM tipo I, mas se desenvolve em pacientes com história de desnutrição crônica na infância. Apesar da hiperglicemia grave, a cetonemia e a cetonúria raramente ocorrem. Os pacientes são extremamente magros e necessitam de altas doses de insulina (geralmente maiores que 2 unidades/kg/dia). Mesmo quando bem controlados, eles mantêm o baixo peso. Infecções de pele, de tecido conjuntivo e tuberculose pulmonar são freqüentes, enquanto as complicações micro e macrovasculares são raras, mesmo após seguimento a longo prazo. A ausência de cetonemia/cetonúria em pacientes emagrecidos, apesar da grave hiperglicemia, é a principal característica desse tipo de DM.[27] Na atual classificação de DM da Academia Americana de Diabetes, não consta esse tipo de DM, sendo uma forma rara de apresentação.

OUTROS HORMÔNIOS

Leptina

A leptina é um hormônio protéico identificado recentemente que é sintetizado e secretado pelo tecido adiposo, e que tem papel importante na regulação da ingestão alimentar e no gasto energético. A leptina tem correlação positiva com o índice de massa corporal, prega tricipital, IGF-I e IGFBP-3 e tem correlação negativa com GH e cortisol.[28]

Seus valores estão diminuídos tanto no marasmo quanto no kwashiorkor, após recuperação de 10% do peso, já se observa a elevação da leptina.[16]

Na desnutrição, a leptina pode ser um mediador importante da perda de peso e da redução da ingestão alimentar.[29]

Grelina

A grelina é um hormônio secretado pelo estômago vazio e que tem como ação estimular a ingestão alimentar. É um dos secretagogos endógenos do GH. Nos quadros de estresse, seus valores estão reduzidos, principalmente na fase mais tardia. Essa menor disponibilidade parece ser um dos fatores responsáveis pela inadequada estimulação da liberação do GH pelos somatotrofos na fase crônica do estresse.

Está aumentada na anorexia nervosa e diminuída na síndrome do intestino curto, sugerindo que a secreção de grelina pela parede intestinal seja importante contribuinte da quantidade total de grelina circulante.[30,31]

REFERÊNCIAS BIBLIOGRÁFICAS

1. Reiter OE, Rosenfeld RG. Normal and aberrant growth. In: Wilson JD, Foster DW, Kronenberg HM, Larsen PR. *Williams textbook of endocrinology.* 9th ed. Philadelphia: W.B. Saunders Company, 1998. p. 1427-1507.
2. Rosenfeld RG, Lamson G, Pham H, et al. Insulin-like growth factor binding proteins. *Recent Prog Horm Res* 1990;46:99-163.
3. Lamson G, Giudice L, Rosenfeld RG. The insulin-like growth factor binding proteins: structural and molecular relationship. *Growth factors* 1991;5:19-28.
4. Rechler MM. Insulin-like growth factor binding proteins. *Vitamins Hormones* 1993;47:1-114.
5. Jones JI, Clemmons DR. Insulin-like growth factors and their binding proteins: biologic actions. *Endocr Rev* 1995;16:3-34.
6. Holly JMP, Maile LA, Whellams EJ. Insulin-like growth factor binding protein proteases in vivo. *J Endocrinol Invest* 1998;21:93-100.
7. Ross RJM, Jenkins RC. Definition of growth hormone resistance. *J Endocrinol Invest* 1998;21:2-5.
8. Isley WL, Underwood LE, Clemmons DR. Changes in plasma somatomedin-C in response to ingestion of diets with variable protein and energy content. *J Parenter Enteral Nutr* 1984;8:407-11.
9. Clemmons DR, Seek MM, Underwood LE. Supplemental essential aminoacids augment the somatomedin-C/ insulin-like growth factor I response to refeeding after fasting. *Metabolism* 1985;34:391-5.
10. Ketelslegers JM, Beauloye V, Defalque D, Brandt N, Maiter D, Maes M, et al. Starvation or sepsis as causes of growth hormone insensitivity. *Endocrinology and metabolism* 1997;4(Suppl B):71-80.
11. Straus DS, Takemoto CD. Effect of fasting on insulin-like growth factor-i (igf-i) and growth hormone receptor mRNA levels and IGF-I gene transcription in rat liver. *Mol Endocrinol* 1990;4:91-100.
12. Maes M, Amand Y, Underwood LE, Maiter D, Ketelslegers JM. Decreased serum insulin-like growth factor I response to growth hormone in hypophysectomized rats fed a low protein diet: evidence for a postreceptor defect. *Acta Endocrinol* 1988;117:320-6.

13. Thissen JP, Triest S, Underwood LE, Maes M, Ketelslegers JM. Divergent responses of serum insulin-like growth factor-I and liver growth hormone (GH) receptors to exogenous GH in protein-restricted rats. *Endocrinology* 1990;126:908-13.
14. Maiter D, Fliesen T, Underwood LE, Maes M, Gerard G, Davenport ML, et al. Dietary protein restriction decreases insulin-like growth factor I independent of insulin and liver growth hormone binding, 1989. *Endocrinology* 1989;124:2604-11.
15. Zamboni G, Dufillot D, Antoniazzi F, Valentini R, Gendrei D Tato L. Growth hormone-binding proteins and insulin-like growth factor-binding proteins in protein-energy malnutrition, before and after nutritional rehabilitation. *Pediatr Res* 1996;39(3):410-4.
16. Palacio AC, Perez-Bravo F, Santos JL, Schlesinger L, Monckeberg F. Leptin levels and IGF-binding proteins in malnourished children: effect of weight gain. *Nutrition* 2002;18(1):17-9.
17. Laditan AA. Hormonal changes in severely malnourished children. *Afr J Med Sci* 1983;12(3-4):125-32.
18. Orbak Z, Akin Y, Varoglu E, Tan H. Serum thyroid hormone and thyroid gland weight measurements in protein-energy malnutrition. *J Pediatr Endocrinol Metab* 1998;11(6):719-24.
19. Douyon L, Schteingart DE. Effect of obesity and starvation on thyroid hormone, growth hormone, and cortisol secretion. *Endocrinol metab Clin North Am* 2002;31(1):173-89.
20. Ogunshina SO, Hussain MA. Plasma thyroxine binding prealbumin as an index of mild protein-energy malnutrition in Nigerian children. *Am J Clin Nutr* 1980;33(4):794-800.
21. Munoz MT, Argente J. Anorexia nervosa in female adolescents: endocrine and bone mineral density disturbances. *Eur J Endocrinol* 2002;147(3):275-86.
22. Pascal N, Amouzou EK, Sanni A, Namour F, Abdelmouttaleb I, Vidailhet M, et al. Serum concentrations of sex hormone binding globulin are elevated in kwashiorkor and anorexia nervosa but not in marasmus. *Am J Clin Nutr* 2002;76(1):239-44.
23. Das BK, Ramesh J, Agarwal JK, Mishra OP, Bhatt RP. Blood sugar and serum insulin response in protein-energy malnutrition. *J Trop Pediatr* 1998;44(3):139-41.
24. Karasalihoglu S, Bi M, Oner N, Celtik C, Pala O. Intraerythrocytic potassium levels and early insulin release in children with moderate malnutrition. *J Trop Pediatr* 2003;49(5):305-7.
25. Martin MA, Fernandez E, Pascuol-Leone AM, Escriva F, Alvarez C. Protein caloric restriction has opposite effects on glucose metabolism and insulin gene expression in fetal and adult rat endocrine pancreas. *Am J Physiol Endocrinol Metab* 2004;286(4):E542-50.
26. Gonzalez-Barranco J, Rios-Torres JM, Castillo-Martinez L, Lopez-Alvarenga JC, Aguilar-Salinas CA, Bouchard C, et al. Effect of malnutrition during the first year of life in adult plasma insulin and glucose tolerance. *Metabolism* 2003;52(8):1005-11.
27. Samal KC, Kanungo A, Sanjeevi CB. Clinicoepidemiological and biochemical profile of malnutrition-modulated diabetes mellitus. *Ann N Y Acad Sci* 2002;958:131-7.
28. Kilic M, Taskin E, Ustundag B, Aygun AD. The evaluation of serum leptin level and other hormonal parameters in children with severe malnutrition. *Clin Biochem* 2004;37(5):382-7.
29. Stapleton PP, Barden CB, McCarter MD, Mackrell PJ, Freeman TA, Naama HA, et al. Serum leptin levels in acute protein deprivation. *J Parenter Enteral Nutr* 2003;27(2):132-6.
30. Krsek M, Rosicka M, Haluzik M, Svobodova J, Kotrlikova E, Justova V, et al. Plasma ghrelin levels in patients with short bowel syndrome. *Endocr Res* 2002;28(1-2):27-33.
31. Krsek M, Rosicka M, Papezova H, Krizova J, Kotrlikova E, Haluzik M, et al. Plasma ghrelin levels and malnutrition: a comparison of two etiologies. *Eat Weight Disord* 2003;8(3):207-11.

Parte

VII

Anemias Carenciais

Capítulo 43

Anemia Carencial Ferropriva

Marco Antonio de Almeida Torres

INTRODUÇÃO

A deficiência de ferro, levando à anemia carencial ferropriva – pela sua elevada prevalência, com repercussões sobre crescimento e desenvolvimento, resistência às infecções e associação com a mortalidade em menores de dois anos – é considerada como um dos principais problemas de saúde pública, sendo a deficiência nutricional mais comum em todo o mundo.[1]

A anemia carencial ferropriva tem distribuição universal. Estima-se que 25% da população mundial seja atingida pela carência de ferro e os grupos populacionais mais atingidos são as crianças de 4 a 24 meses de idade, os escolares, as adolescentes do sexo feminino, as gestantes e as nutrizes.[2-4]

Durante a Reunião Mundial de Cúpula em Favor da Infância, realizada em Nova York, em 1992, presidentes e chefes de estado de mais de 170 países, entre eles o Brasil, aprovaram a Declaração Mundial sobre Sobrevivência, Proteção e Desenvolvimento da Criança, estabelecendo o combate à anemia nutricional ferropriva como uma das prioridades de nutrição na área de saúde e a proposta de redução em 30% até o ano 2000.[5] Na Conferência Internacional em Nutrição FAO/OMS,[6] realizada em Roma, em 1992, delegados de 160 países, inclusive do Brasil, reforçaram o compromisso de reduzir a prevalência da anemia carencial ferropriva, apesar de a desnutrição energético-protéica continuar sendo o principal problema nutricional. No Brasil, a redução da deficiência de ferro foi incluída entre as prioridades da Política Nacional de Alimentação com a meta de reduzir em um terço a prevalência de anemia em pré-escolares e escolares, até o ano 2003. Entretanto, nem o compromisso internacional, nem a responsabilidade com a saúde da população conseguiram sensibilizar as autoridades brasileiras para assumir, efetivamente, a luta contra a deficiência de ferro e a anemia ferropriva em nosso país.

DEFINIÇÃO

Anemia é a diminuição do número de hemácias circulantes no organismo e caracterizada quando os valores da hemoglobina atingem valores inferiores ao estabelecido pelos padrões de referência para idade e sexo.

A deficiência de ferro pode ser definida como uma condição na qual o suprimento de ferro absorvido é insuficiente para a síntese da hemoglobina e outros compostos dependentes deste metal.

ETIOLOGIA

Em 93% dos casos, a anemia é causada por deficiência de ferro. Mesmo nas sociedades mais desenvolvidas, a carência de ferro é a principal deficiência nutricional encontrada.

Enquanto, nos países industrializados, a prevalência de anemia é relativamente baixa, nos chamados países em desenvolvimento, ela é altamente prevalente, devido a inúmeros fatores que se associam, favorecendo a instalação desta carência. A incidência de anemia será tanto maior quanto maior for a necessidade de ferro no organismo. Assim, entende-se que lactentes e pré-escolares, em função de seu rápido crescimento, sejam o grupo populacional de maior risco.[7]

Nos países em desenvolvimento, existem fatores associados à gênese da anemia ferropriva não encontrados nos países desenvolvidos. Eles seriam as principais conseqüências da falta de prioridade da maioria dos governos, desses países, pelas áreas sociais, representadas pela carência de saneamento básico e injusta distribuição da renda. Entre eles, o baixo nível socioeconômico, o abandono da prática do aleitamento materno, a desnutrição energético-protéica, a prematuridade, a desnutrição intra-uterina, as infecções, a elevada morbidade apresentada pelas crianças, a oferta de dietas pobres em ferro e o fraco vínculo mãe/filho, entre outros.[8]

Merece destaque a ocorrência de dietas pobres em ferro. Como regra, o abandono da prática do aleitamento materno e sua substituição pelo leite de vaca, mantido quase exclusivamente até próximo dos dois anos de idade, responde pela baixa oferta do mineral e pela instalação da anemia carencial ferropriva.

PREVALÊNCIA

A anemia carencial ferropriva afeta 43% dos pré-escolares em todo o mundo, principalmente nos países em desenvolvimento, que apresentam prevalências quatro vezes maiores que as encontradas nos países desenvolvidos.[2]

Em encontro ocorrido em Buenos Aires, em 1992, foram apresentadas informações de diferentes estudos de oito países da América do Sul (Argentina, Bolívia, Brasil, Chile, Equador, Paraguai, Peru e Uruguai): a prevalência de anemia em gestantes variou de 13% a 61% e em pré-escolares, de 18% a 45%.[9]

No Brasil, principalmente na faixa etária de menores de 2 anos, a proporção de anêmicos situa-se entre 50% e 83,5%. Nesta faixa etária, o principal determinante da quantidade de ferro no organismo é nutricional. É um período em que há elevada velocidade de crescimento associada à baixa ingestão dietética deste elemento. A sua prevalência está relacionada com a região geográfica e os fatores socioeconômicos.[10]

Na cidade de São Paulo, a prevalência vem aumentando. Em 1974, a anemia estava presente em 22,7% das crianças com idades compreendidas entre 6 e 60 meses. Em 1984, outro estudo registrou 35,6% de anêmicos, e as maiores prevalências foram encontradas entre os 6 e 11 meses, 53,7%, e entre 12 e 24 meses, 58,1%.[11,12]

A maioria dos autores cita o abandono da prática do aleitamento materno como a principal causa da anemia em menores de 6 meses. O leite materno, que é fonte de ferro de alta biodisponibilidade, hoje, não atinge a média de 2 meses.[13] O leite materno é precocemente substituído pelo leite de vaca integral, deficiente do oligoelemento e causador de microemorragias no trato gastrointestinal. Dietas deficientes em ferro foram encontradas em 48% das crianças menores de 5 anos, sendo ainda mais freqüente nos dois primeiros anos de vida.

As Unidades Básicas de Saúde (UBS) prestam serviços no atendimento à parcela da população mais carente do ponto de vista socioeconômico e, portanto, a mais vulnerável aos agravos nutricionais.

No estado de São Paulo, 59,1% das crianças com idades compreendidas entre 6 e 23 meses, atendidas dentro da demanda espontânea das Unidades Básicas de Saúde, apresentaram dosagens de hemoglobina inferiores a 11,0 g/dl e, em 25,1%, valores inferiores a 9,5 g/dl. No Recife, este percentual chega a 84,8%, na faixa etária de 6 a 11 meses e 82,0%, na de 12 a 23 meses de idade.[14]

ASPECTOS DO METABOLISMO DO FERRO – ABSORÇÃO, ARMAZENAMENTO E BIODISPONIBILIDADE – FISIOPATOLOGIA DA ANEMIA CARENCIAL FERROPRIVA

O ferro é encontrado em todas as células do organismo. O conteúdo médio de ferro no organismo do recém-nascido é de 70 a 75 mg/kg e no adulto de 3 a 5 gramas. Os compostos de ferro existentes no nosso corpo são agrupados em duas categorias:

- Os compostos essenciais com funções metabólicas e enzimáticas (hemoglobina, mioglobina, citocromo-oxidases, transferases, catalases etc.) correspondem a 80% do ferro total.
- Os compostos associados ao armazenamento (mioglobina, ferritina e hemossiderina) correspondem a 20% do ferro total.

Quase todo o ferro do soro – que corresponde a apenas 1% do ferro corporal – encontra-se ligado a uma proteína transportadora – a transferrina –, cuja função principal é a de transportar o ferro liberado no catabolismo da hemoglobina, ou absorvido no intestino, para a medula óssea, onde será utilizado na síntese da hemoglobina.

Nas membranas de quase todas as células do corpo existem receptores de transferrina, cada um podendo ligar-se a duas moléculas da proteína. Se uma célula necessita de ferro, ela produz mais moléculas receptoras de transferrina e, assim, consegue captar mais ferro em circulação.

O ferro é armazenado por meio da ferritina e hemossiderina. Um terço dos depósitos encontra-se no fígado, um terço na medula óssea e o restante no baço e outros tecidos.

Em condições normais, o organismo consegue conservar e reutilizar o ferro absorvido e o proveniente da destruição da hemoglobina. A vida média das hemácias é 120 dias, quando são retiradas da circulação, e a molécula de ferro liberada vai ser reutilizada na síntese de nova hemácia. Uma pequena quantidade é perdida diariamente (1 a 2 mg/dia) pela urina, transpiração, fezes, descamação da pele e corte de unhas e cabelos. O total dessas perdas chega a 0,9 mg/dia.

O ferro proveniente da dieta apresenta-se em duas formas – heme e não-heme, que são absorvidos por mecanismos diferentes. A proporção de ferro heme nos tecidos humanos é de aproximadamente 40%. Os restantes 60% são compostos por ferro não-heme, proveniente de produtos vegetais.

A absorção do ferro não-heme pode ser facilitada ou inibida por vários fatores. Os dois principais facilitadores são a presença de ácidos orgânicos, como o cítrico e o málico e, especialmente, o ascórbico e de proteínas de origem animal na refeição. Por outro lado, alguns nutrientes ou medicamentos podem inibir a absorção do ferro não-heme: fosfato de cálcio, fitatos, quelatos, polifenóis, antiácidos, entre outros.

A percentagem de ferro absorvido em uma refeição decresce à medida que aumenta a oferta de ferro. Foi detectado que a quantidade de ferro não-heme absorvida diminuía de 18% para 6,4%, quando a quantidade de ferro na refeição aumentava de 1,53 para 5,72 mg. Este fato evidencia a existência de mecanismos reguladores da absorção do ferro não-heme na mucosa intestinal. Por outro lado, 20% do ferro heme seria absorvido se a refeição tivesse uma quantidade total de ferro entre 0,28 e 4,48 mg, sugerindo que o ferro heme é menos afetado pelo controle da mucosa intestinal. Assim, a absorção de ferro está muito relacionada com o *status* de ferro individual. A absorção é tanto maior quanto menores forem os estoques de ferro do organismo, diminuindo à medida que estes estoques aumentam.[15]

RECOMENDAÇÕES DIETÉTICAS

No lactente de termo alimentado exclusivamente com o leite materno, as reservas de ferro são suficientes para manter os níveis de hemoglobinas dentro de padrões satisfatórios durante os três primeiros meses de vida.[16]

Dos 6 meses aos 3 anos, o RDA, em 1989, recomendou uma ingestão de 10 mg/dia, aproximadamente 1 mg/kg/dia, quantidade considerada adequada para crianças sadias nesta faixa etária.

O Comitê de Nutrição da Academia Americana de Pediatria recomenda a ingestão suplementar de 1 mg/kg/dia até um máximo de 15 mg/dia, a partir dos 2 meses de idade. Recém-nascidos prematuros e de baixo peso necessitam uma suplementação de 2 mg/kg/dia, iniciada antes dos 2 meses de vida. Tanto para recém-nascidos de termo como para os nascidos com peso insuficiente, a ingestão diária de ferro não deve exceder a 15 mg/dia.[17]

O Comitê de Nutrologia da Sociedade Brasileira de Pediatria normatizou a suplementação profilática de ferro para crianças menores de 2 anos com as seguintes recomendações:

- Recém-nascidos de termo, de peso adequado para a idade gestacional:
  - em aleitamento materno: 1 mg/kg/dia a partir do 6° mês, ou a partir do desmame, até os 2 anos de idade. Ou, doses semanais de 45 mg, exceto para crianças que recebam alimentos fortificados.
- Prematuros e recém-nascidos de baixo peso:
  - 2 mg/kg/dia a partir do 30° dia de vida, durante dois meses. Após, seguir o mesmo esquema proposto para recém-nascidos de termo com peso adequado para a idade gestacional.[18]

DEFICIÊNCIA DE FERRO NO ORGANISMO

Foram identificados três estágios na instalação da deficiência de ferro. No primeiro estágio – a depleção de ferro – ocorre quando o aporte de ferro é incapaz de suprir as necessidades. Produz, inicialmente, redução dos depósitos, que se caracteriza por diminuição da ferritina sérica abaixo de 12 µg/l, sem alterações funcionais.

Se o balanço negativo continua, instala-se a segunda fase – a eritropoiese ferrodeficiente –, caracterizada por diminuição do ferro sérico, da saturação da transferrina abaixo de 16% e elevação da protoporfirina eritrocitária livre. Nesta fase, pode ocorrer a diminuição da capacidade de trabalho.

No terceiro estágio – a anemia por deficiência de ferro –, a hemoglobina situa-se abaixo dos padrões para idade e sexo. Caracteriza-se pelo aparecimento da microcitose e da hipocromia.

A ocorrência da depleção de ferro nos estágios iniciais é substancialmente maior que a da anemia propriamente dita.[19] A OPA/OMS estima que para cada pessoa com anemia exista, ao menos, mais uma com deficiência de ferro. Assim, em uma população com 50% de crianças com anemia – como é o caso do Brasil –, 100%, de fato, são deficientes em ferro.

DIAGNÓSTICO DA ANEMIA

A definição operacional de anemia, em termos dos níveis de hemoglobina, foi estabelecida pela Organização Mundial da Saúde,[20] adotando o nível de 11,0 g/dl para crianças menores de 6 anos.

A dosagem da hemoglobina é considerada o exame de escolha para o diagnóstico da anemia em estudos populacionais. É um exame fácil de realizar, requer amostra de sangue reduzida. Apresenta baixa sensibilidade, condição que melhora em situações em que se encontram elevadas as prevalências de deficiência de ferro. Sua principal limitação é a necessidade de considerar as variações fisiológicas que ocorrem com a idade, sexo, gravidez e altitude. Entretanto, identifica somente o último estágio da depleção de ferro no organismo, ficando, portanto, grande parte da população, com deficiência deste mineral, sem diagnóstico.

Índices diminuídos de hematócrito, volume corpuscular médio (VCM), hemoglobina corpuscular média (HCM) e concentração da hemoglobina corpuscular média (CHCM) em crianças com anemia reforçam o diagnóstico da anemia.[20]

O nível do ferro sérico reflete o equilíbrio entre o ferro absorvido, o utilizado na síntese da hemoglobina, o liberado pela destruição das hemácias e o tamanho das reservas de ferro. Altera-se somente depois de esgotadas as reservas e sofre, após os 3 anos de idade, pronunciada flutuação diurna, com altos valores pela manhã e menores à noite. Valores inferiores a 50 mg/dl são indicadores de deficiência de ferro.

A ferritina sérica é encontrada sobretudo no citoplasma das células hepáticas e reticuloendoteliais. Presente em pequenas quantidades no soro, reflete as reservas corporais de ferro. Para todas as idades, os níveis de ferritina inferiores a 10 mg/ml indicam depleção dos estoques de ferro.

SINAIS CLÍNICOS E CONSEQÜÊNCIAS DA ANEMIA

As conseqüências da deficiência de ferro são normalmente descritas como resultantes da redução dos níveis de hemoglobina. Entretanto, alguns sintomas podem aparecer antes da instalação da anemia, entre eles, a redução da capacidade de trabalho e da atividade física. Em crianças, a deficiência de ferro está relacionada com apatia, diminuição da atenção e da capacidade de aprendizado.[21-23]

A presença de anemia ou, simplesmente, a deficiência de ferro relacionam-se com a integridade estrutural e funcional de diversos órgãos e sistemas, uma vez que o ferro é componente essencial de várias enzimas.

A ferrodeficiência causa, entre outros sinais e sintomas, a dificuldade em manter a temperatura corporal em níveis normais, em ambientes frios, e parece ser causada por um funcionamento inadequado da tireóide.

O ferro é essencial para a integridade funcional do tecido linfóide, portanto, é de se esperar que sua deficiência leve a alterações na resposta imunitária. Entretanto, a relação entre a presença de infecções e a deficiência de ferro não está bem esclarecida.[24]

Foi relatado que a ocorrência de hemoglobina inferior a 10,0 g/dl diminui a resposta imunológica às infecções. Alguns autores relatam que a deficiência de ferro inibe a taxa de crescimento de bactérias e parasitas, ou seja, o organismo defende-se, negando nutrientes ao crescimento dos invasores – a chamada "imunidade nutricional". Ou seja, as infecções e inflamações causam alterações no metabolismo do ferro, levando à diminuição da eritropoiese.[25,26]

A literatura refere que a administração excessiva de ferro ou transfusões sanguíneas podem propiciar o desenvolvimento de infecções.[27]

A maior freqüência na deficiência de ferro ocorre entre os 6 e 24 meses de idade – período de acelerado crescimento do cérebro e desdobramento e fundamentação dos processos mentais e motores.

Demonstrou-se que crianças menores de 2 anos, com anemia ferropriva, apresentam retardo no desenvolvimento psicomotor (DNPM), comparadas com não-anêmicas. Em muitos estudos, a simples presença de anemia é suficiente para a manifestação do retardamento, mas quanto maior a gravidade, maior o déficit do DNPM. As áreas mais afetadas são a linguagem e o equilíbrio. A administração de ferro é suficiente para reverter a deficiência. A maioria dos estudos demonstrou que os déficits psicomotores persistem pelo menos 3 meses depois da correção hematológica.[28]

Em dois estudos, lactentes foram reavaliados entre 60 e 66 meses de idade. Nesta faixa etária, o repertório de provas psicológicas é muito mais amplo, com melhor capacidade de prever o desempenho futuro. As provas de inteligência, coordenação psicomotora, motricidade, linguagem e habilidades escolares mostraram valores inferiores nas crianças que tiveram anemia quando lactentes. Outro estudo mostrou a presença de imaturidade neurológica que foi significantemente mais prevalente em criança com anemia anterior. Confirmadas as hipóteses de que a anemia em lactentes deixa seqüelas em longo prazo, difíceis de reverter, torna-se, ainda, mais importante a prevenção da deficiência de ferro durante o primeiro ano de vida.[29]

TRATAMENTO MEDICAMENTOSO

O tratamento medicamentoso visa a corrigir a deficiência de ferro e a repor os depósitos de ferro nos tecidos.

Para recuperar o déficit de ferro utiliza-se terapia com sais ferrosos ou férricos, preferencialmente por via oral. Os sais ferrosos são absorvidos mais rapidamente, produzem mais efeitos colaterais e são mais baratos. A sua absorção é maior quando administrados 1 hora antes das refeições.

Os sais férricos apresentam absorção mais lenta e quase não dão efeitos colaterais gastrointestinais. Podem ser ingeridos em jejum ou durante as refeições.

Para a recuperação da anemia ferropriva na infância é sugerida a dosagem de 3 mg/kg/dia, divididos em duas a três doses. Os principais efeitos colaterais observados são dor epigástrica, constipação intestinal, náuseas e vômitos, diarréia e dentes escurecidos em tratamentos prolongados.

É recomendada a associação do ferro ao ácido ascórbico sob a forma de medicamento ou sucos de frutas cítricas para melhorar a absorção do ferro.

A resposta ao tratamento é rápida e a duração do tratamento dependerá da intensidade do quadro. O aumento dos reticulócitos atinge seu grau máximo entre o quinto e décimo dia após o início do tratamento. Na terceira semana, já se observa um incremento significativo da hemoglobina.

Depois da recuperação dos níveis de hemoglobina, é recomendada a manutenção do tratamento por mais 4 a 8 semanas, a fim de repor as reservas de ferro no organismo.

Não recomendamos a utilização do ferro intramuscular e a transfusão sanguínea somente deverá ser indicada quando os níveis de hemoglobina situarem-se abaixo de 5 g/dl.[8]

FORMAS DE INTERVENÇÃO NA PROFILAXIA DA ANEMIA FERROPRIVA

No Brasil, pouco, ou nada, fez-se para reverter os alarmantes índices de anemia e deficiência de ferro. Algumas das causas dessa inoperância são:

- A falta de compromisso de nossos governantes e dirigentes com esta questão.
- A falência do sistema público de saúde que, num país do terceiro mundo, possui uma visão curativa e ignora ações de promoção de saúde, principalmente na área materno-infantil.
- O radicalismo dos técnicos responsáveis pela formulação de programas, que acreditam que a única verdade é a sua e a de seu grupo de influência, em detrimento da saúde e do futuro de milhões de crianças.
- Alguns autores, embora reconheçam a maior responsabilidade do setor público na resolução do problema, questionam se a classe médica e, principalmente, os pediatras, não teriam alguma responsabilidade em permitir que a carência de ferro chegasse a tamanha dimensão.[27,28]

Como passo inicial para o estabelecimento de um programa de combate às carências nutricionais é necessário um diagnóstico adequado da situação alimentar e nutricional, verificando a extensão e a gravidade das deficiências nutricionais encontradas. Também, uma análise da dieta-padrão da população em estudo para detectar a magnitude do déficit dos micronutrientes com relação aos níveis de consumo recomendados. Finalmente, estudar a distribuição do problema segundo sexo, idade, condição socioeconômica, ou regiões geográficas.[29]

As alternativas para solucionar as deficiências de micronutrientes são, basicamente, a:

- Suplementação medicamentosa.
- Fortificação de alimentos.
- Educação nutricional.

Existem quatro componentes que são necessários para a manutenção de qualquer estratégia ou combinações de estratégias. O primeiro, consiste em criar consciência da existência de um problema que afeta o bem-estar geral e a importância da participação, principalmente da comunidade, para analisar as causas dentro de seu ambiente. O segundo componente, baseado na análise e na tomada de consciência, é o conhecimento das alternativas factíveis existentes para o controle e o alívio do problema, a fim de escolher a combinação mais apropriada. O terceiro, uma vez definido o programa, é a capacitação da comunidade para permitir que ela execute e avalie a intervenção, quer dizer, para que passe a ser parte da ação. Por último, uma vez que se demonstrou que o programa é efetivo, deve-se criar uma demanda para a sua continuação até que o problema se resolva, por exemplo, garantindo os recursos humanos técnicos e financeiros necessários para a manutenção do programa.[30,31]

SUPLEMENTAÇÃO MEDICAMENTOSA

A suplementação medicamentosa é a mais tradicional proposta de intervenção para o combate à carência de ferro conhecida. Recomendada para prematuros e crianças nascidas com baixo peso para a idade gestacional a partir do primeiro mês de vida até a criança completar 2 anos e para crianças nascidas com peso superior a 2.500 g no período de desmame: dos 4 aos 24 meses. Utiliza-se, normalmente, soluções de sulfato ferroso em doses profiláticas (1 a 2 mg/kg/dia) até 10 mg/dia.[32,33]

Utilizamos, em duas UBS do município de São Paulo, dentro de sua demanda espontânea, a profilaxia medicamentosa em 620 crianças de 4 a 36 meses de idade. As crianças eram submetidas a uma dosagem de hemoglobina e as mães recebiam um vidro de sulfato ferroso com a orientação de administrar 10 gotas por dia – equivalentes a 12 mg de ferro elementar – durante um mês. Decorrido este prazo, deveriam retornar à UBS para saber o resultado do exame anterior e submeterem-se a uma nova avaliação da hemoglobina. No exame inicial, a anemia estava presente em 38,4% das crianças examinadas e as maiores prevalências foram encontradas entre 12 e 23 meses (50,4%) e entre os 6 e 11 meses (40,4%).

Surpreendentes foram às constatações de que apenas 46,6% das mães retornaram espontaneamente para a segunda avaliação, sendo que o percentual de retorno de mães de crianças sem anemia (52,4%) foi superior ao encontrado entre as mães de crianças com anemia (37,4%). Além disso, entre as que retornaram, apenas 54,3% haviam administrado corretamente o medicamento aos seus filhos. Os 45,7% restantes "esqueciam" de dar o sulfato ferroso diariamente e, em muitos casos, nem sequer haviam iniciado a administração do fármaco. No grupo das mães que administraram corretamente o medicamento aos seus filhos, a anemia caiu de 48,4% para 28,1%, enquanto naquelas que não o fizeram esta redução foi de 56,8% para 43,1%. Concluíram que a suplementação medicamentosa mostrou-se eficaz em termos de elevação dos níveis da hemoglobina das crianças avaliadas. Entretanto, a baixa aderência da população e o "esquecimento" das mães em oferecer diariamente o fármaco às crianças impediram a obtenção de melhores resultados.

Os resultados deste estudo revelaram uma situação, no mínimo, preocupante, em que se reclamava a adoção de medidas urgentes e eficazes para o controle da carência de ferro sob pena de prejuízos irreversíveis para as gerações atual e futura.[34]

Em Israel, uma proposta de suplementação medicamentosa por um período de 9 meses obteve aderência de apenas 26% das mães, apesar de respostas hematológicas com incrementos estatisticamente significantes.[35] O mesmo aconteceu com australianos, com aderência de 12%.[36] Na Fundação de Assistência à Infância de Santo André (FAISA), um dos melhores e mais eficientes serviços de atenção à saúde da criança no Brasil, obteve-se aderência de apenas 45%.[37]

A baixa aderência fez com que alguns autores passassem a utilizar a suplementação medicamentosa "supervisionada" ou administração do fármaco por pessoas externas à família – os agentes de saúde, com aderência de 88,4% e incrementos hematológicos superiores com este tipo de ação.

Nova tentativa vem sendo feita utilizando-se administração intermitente – uma a duas vezes por semana – de fármacos às populações de risco. Vários estudos têm demonstrado que esse tipo de intervenção é tão eficaz como a suplementação diária.

No Brasil, realizou-se um estudo acompanhando 1.015 crianças em seus domicílios, por um período de 6 meses, subdivididas em dois grupos. O grupo de intervenção foi composto por 432 crianças de 4 a 59 meses que receberam durante 6 meses dose semanal de sulfato ferroso calculada em função da idade, variando entre 30 e 80 mg/dose. O medicamento era administrado pela mãe. O controle da eficácia foi feito pela dosagem da hemoglobina nos momentos anteriores ao início da intervenção e após 6 meses de suplementação. O grupo controle foi composto de 583 crianças, também submetidas às avaliações hematológicas "antes e depois" e não receberam as doses de sulfato ferroso semanal, como administradas ao grupo de intervenção. As mães foram informadas do resultado das hemoglobinas e encaminhadas aos postos de saúde para tratamento, quando necessário. Durante o período do experimento, 46,4% das crianças deste grupo tomaram algum tipo de medicamento à base de ferro.[15]

Antes de se iniciar a intervenção, a anemia estava presente em 52,1% das crianças do grupo-controle e 42,8% no de intervenção. Ao final do estudo, este percentual reduziu-se a 28,6% e 18,5%, respectivamente.

A adesão plena (tomou todas as doses ou deixou de tomar uma ou duas doses semanais) ocorreu em 38,4% das crianças que apresentaram anemia no momento inicial e em 30,8% nas não-anêmicas. A elevação dos níveis de hemoglobina foi tanto maior quanto maior o nível de adesão.

Concluiu-se que o tratamento semanal foi eficaz para prevenir a anemia, porém não esteve associado à elevação da hemoglobina e o uso do suplemento por tempo adequado (adesão plena e parcial) foi de 62% no grupo de intervenção. Entre as crianças anêmicas do grupo-controle, 69% procuraram os serviços de saúde e utilizaram suplemento de ferro.

Em 1999 foi publicado o relatório final do trabalho de um grupo de expertos – *Efficacy of Intermittent Iron Suplementation in the control of iron deficiency anaemia in Developing Countries: an analysis of experience* – encomendado pelo governo do Canadá. O relatório foi baseado na análise de 22 estudos envolvendo aproximadamente 6.100 pessoas em todo o mundo (gestantes, adolescentes, escolares e pré-escolares).[38] Concluíram que:

- Tanto a suplementação de ferro diária quanto a semanal foram eficientes. A semanal parece ser menos efetiva que a diária, exceto quando ocorre uma boa supervisão da administração do fármaco.
- A suplementação semanal pode ser particularmente desvantajosa durante a gravidez e em populações com elevadas prevalências de anemia.

USO DA PANELA DE FERRO NA COCÇÃO DOS ALIMENTOS

Até o final da primeira metade deste século era bastante freqüente a utilização da panela de ferro para a cocção dos alimentos, principalmente quando se utilizava o fogão à lenha nas cidades do interior. O advento do fogão a gás e o uso das panelas de alumínio – muito mais baratas – fizeram com que a população praticamente abandonasse esse hábito. Entretanto, a volta de sua utilização no preparo de alimentos, para crianças menores de 2 anos, vem sendo fortemente defendida nos últimos anos.

Foi avaliado o conteúdo de ferro – analisado por espectrofotometria de absorção atômica – na dieta de lactentes cozida em panela de ferro e em de alumínio preparada no próprio domicílio, por mães voluntárias de baixo nível socioeconômico. O conteúdo de ferro na dieta cozida em panela de ferro foi 12 vezes maior que a cozida em panela de alumínio para a papa de vegetais; 13 vezes, para a papa de fubá e 44 vezes para o leite fervido na panela de ferro. Concluíram que o aporte diário de ferro oferecido por este tipo de cocção seria totalmente suficiente para suprir as necessidades de ferro do lactente. Outro estudo semelhante foi feito com prematuros sadios com idades compreendidas entre 4 e 12 meses de idade de famílias de baixo nível socioeconômico. O grupo de estudo foi composto por 22 crianças, cuja alimentação foi cozida em panelas de ferro, e o grupo-controle, por 23 crianças que utilizaram panelas de alumínio. Ambos os grupos receberam uma suplementação medicamentosa de 2 mg/kg/dia de ferro elementar dos 15 dias aos 12 meses. Ao completar um ano de idade o grupo alimentado com alimentos cozidos em panela de ferro possuía média de hemoglobina superior (11,6 ± 1,6 g/dl contra 10,3 ± 2,0 g/dl). A presença de anemia foi observada em 36,4% das crianças que utilizaram a panela de ferro e de 73,9% naquelas que utilizaram a panela de alumínio. Concluíram que o ferro acrescido nos alimentos pela panela de ferro é biodisponível, embora insuficiente para satisfazer as elevadas necessidades de ferro desses dois grupos de crianças prematuras.[39,40]

Outro estudo comparou o cozimento dos alimentos em panelas de ferro ou alumínio avaliadas por alteração da hemoglobina, ganho de peso e estatura em crianças de famílias etíopes, por um período de 12 meses. O estudo randomizado foi realizado em 407 crianças, selecionando apenas uma criança por domicílio. Realizou-se, ainda, estudo de laboratório para verificar a quantidade total e a biodisponibilidade do ferro oferecido pela dieta das famílias estudadas. No grupo que utilizou a panela de ferro, o incremento da hemoglobina encontrado foi de 1,7 ± 1,5 g/dl, contra 0,4 ± 1,0 g/dl, no grupo que utilizou a panela de alumínio. A média das diferenças entre o peso e a estatura ajustadas entre os dois grupos foi de 0,6 cm e 100 g a mais naquelas que utilizaram a panela de ferro. O estudo de laboratório encontrou tanto uma quantidade total quanto maior biodisponibilidade de ferro nos alimentos cozidos em panela de ferro. Concluiu-se que as crianças alimentadas com alimentos cozidos em panelas de ferro apresentam menos anemia e apresentam melhor crescimento e sugerem sua utilização em países subdesenvolvidos, como método de prevenir a anemia por deficiência de ferro.[41]

FORTIFICAÇÃO DE ALIMENTOS

A fortificação de alimentos é outra alternativa de intervenção, recomendada principalmente para localidades onde se encontram elevadas prevalências, como é o caso do Brasil. Pode ser utilizada para toda a população, ou em grupos populacionais específicos, sem exigir, necessariamente, a cooperação do beneficiário.[42,43,44]

É uma forma fácil, segura, barata e efetiva, a curto e médio prazos, para solucionar o problema da deficiência de micronutrientes. Cada país deve determinar, em função dos seus hábitos alimentares e da gravidade do problema, qual ou quais os alimentos que se devem fortificar.

Para a escolha dos alimentos, alguns critérios devem estar presentes:

- O alimento deve ser consumido por toda a população.
- Deve existir pequena variação no consumo *per capita* durante a semana.
- Não devem ocorrer alterações nas características organolépticas e de aceitabilidade do produto.
- O nutriente deve estar biodisponível no alimento.
- Ser economicamente viável.
- Que exista uma segurança razoável frente ao risco de ingestão excessiva.

Outro componente fundamental em programa de fortificação de alimentos é a avaliação tanto da eficiência operacional do programa – da produção ao consumo – como do impacto sobre as condições hematológicas da população-alvo.

UTILIZAÇÃO DAS FÓRMULAS LÁCTEAS FORTIFICADAS

Nos últimos 20 anos, o aparecimento dos leites modificados – as chamadas "fórmulas lácteas" – eliminaram uma série de inconvenientes da utilização do leite de vaca na alimentação de menores de 1 ano. O leite de vaca apresenta pequena concentração e baixa biodisponibilidade de ferro, além de provocar perdas sanguíneas significativas pelo trato gastrointestinal. Estas duas situações contribuem para o aumento da ocorrência de carência de ferro nessa população. Como conseqüência, deve ser cada vez menor a indicação do uso do leite de vaca nesta faixa etária, com o suporte da recomendação das principais academias e sociedades responsáveis pela saúde da criança, recomendando a fortificação das fórmulas infantis como forma de reduzir a prevalência da anemia ferropriva e suas seqüelas durante o primeiro ano de vida.[45,46]

A efetividade das fórmulas lácteas fortificadas na prevenção da anemia ferropriva depende da regularidade do consumo, da quantidade e da biodisponibilidade do ferro utilizado na fortificação.

Foram acompanhadas 100 crianças que aos 6 meses de idade eram alimentadas com leite de vaca. Substituiu-se por fórmula láctea fortificada dos 6 aos 18 meses. Aos 18 meses, essas crianças voltaram ao leite de vaca até os 24 meses. Compararam-se os resultados com um grupo-controle que utilizou o leite de vaca durante todo o período do estudo. Antes da substituição do leite, não havia diferença hematológica entre os dois grupos. Aos 12 meses de idade, 31% das crianças alimentadas com leite de vaca apresentavam anemia contra 3% no grupo de intervenção. Aos 18 meses esses valores eram 33% e 2%, respectivamente, e aos 24 meses nenhuma das crianças do grupo de intervenção apresentava anemia contra 26% do grupo sem intervenção. Concluiu-se pela pequena possibilidade de crianças alimentadas com estas fórmulas desenvolverem a deficiência de ferro.[47]

Em 1994, estudamos a eficácia da utilização de fórmula láctea fortificada com 9 mg de ferro sob a forma de sulfato ferroso e 65 mg de vitamina C por 100 g de pó, por um período de 6 meses, em 107 crianças de 13 creches de três municípios da Grande São Paulo. Nas creches foi feita a simples substituição do leite em pó integral, oferecido, anteriormente, pelo fortificado. Não houve modificação nos cardápios oferecidos, nem qualquer tipo de orientação sobre o preparo e melhor aproveitamento dos alimentos. A criança recebia entre 2 a 3 mamadeiras/dia. Antes de iniciar a intervenção, a anemia estava presente em 66,4% das crianças. Ao final dos 6 meses, este percentual reduziu-se a 20,6%.[48]

Outro estudo com a utilização de fórmula láctea fortificada em 100 crianças até a idade de 18 meses verificou que apenas 2% das crianças apresentavam anemia nessa idade com redução dos danos ao desenvolvimento psicomotor encontrados no primeiro ano de vida.[49]

Numerosos estudos permitem concluir que não existe risco de sobrecarga de ferro a partir de dietas fortificadas em pessoas normais. A regulação e o eventual bloqueio da absorção intestinal de ferro, quando os depósitos são altos, também se aplicam ao ferro proveniente de alimentos fortificados.

FORTIFICAÇÃO DO LEITE DE VACA

A partir das orientações do Comitê de Nutrição da Sociedade Americana de Pediatria, a utilização do leite de vaca na alimentação de crianças menores de 1 ano sofreu reduções significantes em, praticamente, todo o mundo. Apenas em alguns países da América Latina, inclusive, o Brasil, por questões culturais e talvez, econômicas, grande parte da população ainda prefira utilizar o leite de vaca, pasteurizado ou não, na alimentação dos lactentes. Em função desta realidade, foi necessário implementar estudos para viabilizar esta alternativa de combate à carência de ferro.

No Chile, pesquisadores acompanharam um grupo de 388 crianças sadias alimentadas, a partir dos 3 meses de idade, com leite em pó desnatado, fortificado com 15 mg/100 g de sulfato ferroso, comparado com um grupo-controle alimentado com o mesmo leite sem fortificação. Foram feitas avaliações hematológicas aos 9 e 15 meses. Concluiu-se que, embora o leite fortificado melhore significantemente a nutrição de ferro do lactente, não consegue prevenir totalmente a deficiência do mineral. Supõe-se que isto se deva à baixa biodisponibilidade do ferro adicionado aos leites não-modificados.[50,51]

A adição da vitamina C melhorou significantemente a biodisponibilidade do ferro agregado ao leite. Estudo utilizou leite fortificado com 15 mg de ferro (sulfato) e 100 mg de ácido ascórbico por 100 g de pó. Acompanharam-se 86 crianças sadias, que foram seguidas dos 3 aos 12 meses de idade. Compararam-se os resultados com um grupo-controle de 104 crianças que receberam o leite sem fortificação. No final do estudo, a anemia estava presente em 34% das crianças do grupo-controle e em 0% das do grupo de intervenção. O resultado mostrou que o produto apresentou excelente tolerância e poderia ser utilizado para erradicar a anemia ferropriva em lactentes.[52]

Em recente estudo, verificou-se a eficácia da utilização do leite em pó integral fortificado com ferro e vitamina C por um período de 6 meses, em 228 crianças com idades compreendidas entre 6 e 24 meses, matriculadas em UBS. Antes da intervenção, as crianças foram submetidas à avaliação clínica e antropométrica e à coleta de sangue para dosagem da hemoglobina. A partir daí, passaram a receber o leite fortificado com 9 mg de ferro e 65 mg de vitamina C por 100 g de pó (preparada, cada mamadeira de 250 ml oferecia 3 mg de ferro e 13,6 mg de vitamina C).

Cada componente da amostra passou a receber o leite fortificado nas seguintes quantidades: 4 kg/mês para os menores e 2 kg/mês aos maiores de 1 ano, quantidade que permitia a ingestão diária de 3 a 4 mamadeiras de 250 ml/dia. As mães somente foram orientadas quanto ao preparo das mamadeiras na concentração correta.

Todas as crianças foram submetidas a mais duas avaliações clínicas, nutricionais e hematológicas, 3 e 6 meses após o início da intervenção.

Na primeira avaliação, a anemia estava presente em 72,8% das crianças. Ao final dos 6 meses de uso do leite fortificado, este percentual reduziu-se a 18%.

O impacto do uso do leite em pó fortificado sobre a condição hematológica das crianças acompanhadas revelou que pequenas quantidades de ferro/dia são capazes de recuperar e prevenir a anemia em menores de 2 anos. Ingestão suplementar diária entre 6 e 12 mg/Fe elementar/dia (2 a 4 mamadeiras de 250 ml), por período de 6 meses, foi suficiente para reduzir significativamente a carência de ferro na população estudada.[53]

Em um grupo de 39 crianças – as que tiveram as piores evoluções durante os 6 meses do estudo –, a suplementação com o leite fortificado foi prorrogada por mais 3 meses. Para estas crianças, as prevalências de anemia reduziram-se de 79,5%, na primeira avaliação, para 2,6%, ao final dos 9 meses.

A utilização do leite fortificado por um período de 9 meses conseguiu controlar a anemia, eliminando a deficiência de ferro nas crianças acompanhadas. Esta afirmação é baseada nos resultados do estudo da profilaxia medicamentosa que demonstrou que apenas 3% das anemias na faixa etária estudada não são ferropênicas.[54]

Estudamos, ainda, a possibilidade de utilização do ferro aminoácido quelato na fortificação do leite fluido. Em 1993, acompanhamos crianças com idade compreendida entre 6 e 48 meses que receberam, diariamente, um litro de leite pasteurizado. Inicialmente, foi testada, durante um ano, a fortificação de um litro de leite, com 3 mg de ferro aminoácido quelato. Os resultados foram animadores, embora inferiores aos encontrados com a utilização de 6 mg de sulfato ferroso no leite em pó.[55]

Em 1996, iniciaram-se estudos sobre a fortificação do leite fluido com 12 mg/litro de ferro, utilizando um novo tipo de sulfato ferroso estabilizado e microencapsulado com lecitina de soja (SFE-171). O produto foi testado em 28 voluntários adultos, com *status* de ferro normais, cada um recebendo 3 mg em 250 ml de leite. A média de absorção foi de 10,2 ± 4,7%. Concluiu-se pela elevada biodisponibilidade do produto e sua possibilidade de ser uma das propostas para solucionar a deficiência de ferro na população.

Recentemente, a literatura tem registrado estudos demonstrando a interação entre o ferro e a vitamina A na recuperação da anemia carencial ferropriva. Existem estudos demonstrando a associação entre o *status* de vitamina A e o *status* de ferro ou o hematológico, bem como tem sido descrito que a suplementação com vitamina A leva concomitantemente ao aumento no *status* de ferro.[56]

Em estudos recentes, crianças e gestantes com anemia foram suplementadas tanto com vitamina A quanto com ferro, isoladamente, ou combinados por um período de 2 meses. Em ambos os estudos, os parâmetros hematológicos responderam às três formas de tratamento, mas as melhores respostas foram observadas no grupo que tomou ferro e vitamina A associados.[57]

A interação entre o *status* de vitamina A e o de ferro pode ter implicações em programas de intervenção com ferro, principalmente em áreas onde a deficiência de vitamina A seja também bastante prevalente.[58,59]

FORTIFICAÇÃO DA FARINHA DE MILHO E DA FARINHA DE TRIGO

O consumo de farinha de milho pré-cozida na Venezuela, segundo pesquisas nacionais, é de 89,0% a 96,0 g por pessoa/dia. Ela representa aproximadamente 20% do aporte energético total da dieta e 50% do aporte calórico proveniente dos cereais. A farinha de milho pré-cozida é, principalmente, consumida na forma de arepa, um pão arredondado. Os menores percentuais de adequação dietética com relação às necessidades foram encontrados associados à vitamina A, vitaminas do complexo B e ferro. A partir de fevereiro de 1993, toda a farinha de milho pré-cozida, fabricada na Venezuela, está sendo fortificada com vitamina A, tiamina, riboflavina, niacina e ferro, como fumarato ferroso, na quantidade média de 50 mg/kg. Por outro lado, o consumo médio diário de farinha de trigo é de 54 g/pessoa/dia, sob a forma de pães e massas, principalmente o que representa 23% do aporte calórico dos cereais, e 10% do aporte calórico da dieta. Sua fortificação tornou-se obrigatória a partir de agosto de 1993, também com tiamina, niacina, riboflavina e ferro (fumarato ferroso – 20 mg/kg), somente para a fabricação de pães.[60]

Estes dois produtos perfazem 45% do total da energia consumida diariamente pela população de baixo nível socioeconômico, que representa 80% de toda a população da Venezuela. Estudo preliminar realizado em 1994 com 307 crianças de 7, 11 e 15 anos mostrou que a prevalência de anemia diminuiu de 19%, em 1992, para 10%, em 1994.[61]

No Chile, a fortificação da farinha de trigo com 30 mg de ferro elementar/kg na forma de sulfato ferroso ocorre desde 1967. Em uma avaliação realizada em 1986, demonstrou-se que 87% das panificações da Grande Santiago fortificam adequadamente a farinha de trigo; a quantidade média de ferro no pão é de 2,6 mg/kg; a biodisponibilidade do ferro no pão é de 10%. Houve diminuição da prevalência de anemia em escolares e adolescentes, embora entre os lactentes e pré-escolares não houvesse alterações na prevalência devido ao pequeno consumo de pão e massas nessa faixa etária.[62]

UTILIZAÇÃO DO FERRO HEME NA FORTIFICAÇÃO DE BISCOITOS

Este tipo de intervenção foi testado em 1992 em 16 crianças de 2 a 4 anos em creche pública no estado do Piauí. Utilizaram sangue bovino e os biscoitos oferecidos tinham concentração de 3% de hemoglobina bovina. A cada criança foram oferecidos cinco biscoitos/dia, com 4 mg de ferro elemento, por período de 3 meses. Antes da intervenção, a anemia estava presente em 75% das crianças, que apresentavam média de hemoglobina igual a 9,4 ± 2,6 g/dl. Ao final do experimento, nenhuma criança apresentou anemia e a média da hemoglobina subiu para 13,2 ± 0,2 g/dl.[63]

Utilizaram-se, ainda, os biscoitos fortificados para avaliar o efeito no *status* intelectual de pré-escolares. Foram acompanhadas 53 crianças que receberam biscoitos fortificados com ferro heme durante 6 a 8 semanas comparadas com outro grupo de 55 que não receberam a suplementação. Aplicaram testes de aprendizado e inteligência, antes e depois da intervenção. Encontraram significante incremento nos *scores* dos testes no grupo que recebeu a suplementação férrica. Concluíram que a administração de biscoitos fortificados com ferro heme pode melhorar o desempenho intelectual em pré-escolares.[64]

FORTIFICAÇÃO DA ÁGUA DESTINADA AO CONSUMO HUMANO

Outros tipos de intervenção vêm sendo testadas com relativo sucesso por vários pesquisadores. Em 1991, estudaram a viabilidade da fortificação da água destinada ao consumo humano em residências e creches. Obtiveram os melhores resultados utilizando o sulfato ferroso e o ferro EDTA. Em 1993, estudaram este tipo de intervenção, em crianças de 2 a 6 anos em uma creche. Antes e depois da intervenção, avaliou-se a hemoglobina e a ferritina sérica das crianças. Por um período de 8 meses – cinco dias da semana, fortificaram a água dos potes de barro destinada ao consumo agregando a esta água sulfato ferroso cristalizado na dosagem de 20 mg/litro, preparada diariamente. A média da hemoglobina aumentou de 10,6 para 13,0 g/dl e a ferritina sérica de 13,7 para 25,6 μg/litro, provando a viabilidade e eficácia da intervenção.[65,66]

EDUCAÇÃO NUTRICIONAL

A Educação Nutricional é, em longo prazo, a melhor estratégia para a prevenção da carência de ferro e de outros nutrientes.

Suas ações visariam ao combate das duas principais causas das deficiências nutricionais: a ignorância da população sobre o assunto e a monotonia da dieta. Existem, basicamente, duas formas de combater a deficiência de ferro com estratégias educacionais:

- O aumento do consumo de alimentos ricos em ferro. Envolve, algumas vezes, alterações do hábito alimentar de grupos populacionais e/ou a melhora no poder aquisitivo da população – dois fatores muito difíceis de superar. A biodisponibilidade do ferro em alimentos de origem animal, principalmente das carnes, é muito maior e melhor para a recuperação deste tipo de deficiência. O aumento do consumo de carnes pode prevenir o aparecimento de anemia em menores de um ano. O aumento no consumo de vegetais folhosos de cor verde-escura auxilia na recuperação da deficiência, embora por si só não seja capaz de preveni-la, devido à sua baixa biodisponibilidade.
- O aumento do potencial de biodisponibilidade do ferro ingerido. É mais factível e existem alternativas para aumentar a ingestão de fatores que promovam a absorção (carnes e vitamina C) ou reduzir o consumo de fatores inibidores (taninos, oxalatos, fitatos).[67,68]
- A identificação de alimentos ricos em vitamina C na região e a possibilidade de estimular o seu consumo.
- Estimular as práticas domésticas de utilização de ácido fítico (fermentação e germinação).
- Esclarecer as populações sobre os prejuízos do consumo de chás e café na absorção de ferro.
- Incrementar o uso de sucos e refrescos de frutas ricas em vitamina C.
- Estimular a criação de pequenos animais domésticos como galinhas, porcos e coelhos, para aumentar a ingestão de carnes e, conseqüentemente, a oferta de ferro na dieta.

REFERÊNCIAS BIBLIOGRÁFICAS

1. Demayer EM. *Preventing and controling iron deficiency anaemia through primary care.* Ginebra, OMS, 1989.
2. World Health Organization. Nutritional Anemias. Geneve: *WHO Technical Report,* 1975. n. 503.
3. Cook JB, Alvarado J. Nutritional deficiency and anaemia in Latin America in a collaborative study. *Blood* 1971;38:591-7.
4. Yip R. The epidemiology of childhood iron deficiency: evidence for improving iron nutrition among US children. In: *Brain, Behaviour and iron in the Infant Diet.* Virginia, USA: John Dobbing, Springer-Verlag, 1992. p. 27-39
5. Gueri M. Estrategias de la Organización Panamericana de la Salud sobre micronutrientes. In: *Tercer Taller Regional sobre deficiencias de Vitamina A y otros Micronutrienter en América Latina y el Caribe.* USAID, 1993.
6. FAO / OMS. *Final report of the International Conference on Nutrition.* FAO / OMS, Rome, 1992.
7. Dallman PR. Iron deficiency and related nutritional anemias. In: Nathan D, Osky FA. *Hematology of infancy and childhood.* Pennsylvania: W.B. Saunders Company, 1992. p. 413-44,
8. Braga JAP, Fisberg M. Anemias carenciais. In: Nóbrega FJ. *Distúrbios da Nutrição.* Rio de Janeiro: Revinter Ed., 1998. p. 287-95.
9. Gueri M. Deficiencia de hierro en América Latina y el Caribe. In: *Tercer Taller Regional sobre deficiencias de Vitamina A y otros Micronutrientes en América Latina y el Caribe.* USAID, 1993b.
10. Guerra CCC. Carência de ferro. *Boletim Soc Bras Hemat* 1988;10:88-91.
11. Monteiro CA. *Saúde e nutrição das crianças de São Paulo: Diagnóstico, contrastes sociais e tendências.* São Paulo: L. Hucitec / Ed. USP, 1988.
12. Sigulem DM, Tudisco ES, Goldberg P, Athaide MMM, Vaisman E. Anemia Ferropriva em crianças no município de São Paulo. *Rev Saúde Publ* 1978;12:168-78.
13. São Paulo. Secretaria de Estado da Saúde. *Centro de referência de saúde da mulher, nutrição, alimentação e desenvolvimento infantil.* Núcleo de Nutrição, Alimentação e Desenvolvimento Infantil – Sistema de Vigilância Alimentar e Nutricional. São Paulo, 1999. (dados inéditos).
14. Torres MAA, Sato K, Souza Queiroz S. Anemia em crianças menores de dois anos atendidas nas unidades básicas de saúde no Estado de São Paulo, Brasil. *Rev Saúde Pública* 1994a;28(4):290-4.
15. Brunken GS. *Avaliação da eficácia de suplementação semanal no controle da anemia em pré-escolares.* São Paulo, Tese de Doutoramento – Faculdade de Saúde Pública, Universidade de São Paulo, 1999.
16. Dahro M, Gunning D, Olson JA. Variation in liver concentration of iron and Vitamin A as a function of age in young American children dying of the sudden infant death syndrome as well as of other causes. *Int J Vit Nutr Res* 1983;53:13-8.
17. American Academy of Pediatrics. Committee on Nutrition. – Iron fortification of infant formulas. *Pediatrics* 1999;104:119-23.
18. Comitê de Nutrologia Pediátrica. Preconização da profilaxia de ferro em lactentes. *Atualidades SBP* 1995;4(15):12.
19. Herbart V. Recommended dietary intakes (RDI) of iron in humans. *Am J Clin Nutr* 1987;45:679-86.
20. World Health Organization. Nutritional Anemias. *Report of a WHO Scientific Group.* Technical Report Series n. 405. Geneve, 1968.
21. Steckel A. *El hierro en la alimentación del lactante y del niño.* Nestlé Nutrition, 1984.
22. International Committee for Standartization in Hematology. Standard techniques for measurement of red cell and plasma volume. *Br J Haematol* 1973;25:801.
23. Rivera FA, Tomás WK. Efecto de la anemia ferropriva en el lactante sobre el desarrollo psicológico del escolar. *Rev Chil Pediatr* 1996;57(4):141-7.
24. Walter T, Olivares M, Pizarro R, Muñoz C. Iron, anemia and infection. *Nutr Rev* 1997;55:111-24.
25. Srikantia SG, Prasad JS, Bhaskaran C, Krrishnamacha-Ri KAVR. Anaemia and immune response. *Lancet* 1976;7973:1307-9.
26. Weinberg ED. Iron and susceptibility to infectious disease. *Science* 1974;184:952-6.

27. Devincenzi MU, Ribeiro LC, Sigulem DM. Suplementação de ferro na infância. *Diagnóstico & Tratamento* 1999;4(1):49-52.
28. Eden AN, Mir MA. Iron deficiency in 1 to 3-year-old children. A pediatric failure? *Arch Pediatr Adolesc Med* 1997;151(10):986-8.
29. Freire WB. Strategies of Pan American Health Organization / World Health Organization for control of iron deficiency in Latin America. *Nutr Rev* 1997;55:183-8.
30. Vega-Franco L. Deficiencia de hierro en la infancia: manifestaciones clínicas, tratamiento y prevención. Parte II. *Bol Med Hosp Inf Mex* 1989;46:690-5.
31. Underwood BA. Estrategias a largo plazo para el controle de las deficiencias de micronutrientes. In: *Tercer Taller Regional sobre deficiencias de Vitaminas A y otros Micronutrientes en América Latina y el Caribe.* USAID, 1993.
32. American Academy of Pediatrics. Committee on Nutrition: Iron Supplementation for infants. *Pediatrics* 1976;58(5):765-8.
33. Dallman PR, Siiemes MA, Stekel A. Iron deficiency in infancy and childhood. *Am J Clin Nutr* 1980;33:86-118.
34. Torres MAA, Sato K, Souza Queiroz S. Terapêutica com doses profiláticas de sulfato ferroso, como medida de intervenção no combate à carência de ferro, em crianças atendidas em unidades básicas de saúde. *Rev Saúde Pública* 1994b;28(6):410-5.
35. Pati H, Adler B, Hurvitz J, Tamir D, Freier S. Use of iron supplementation in infancy: a field trial. *WHO Bull* 1987;65(1):87-94.
36. Kruske SG, Ruben AR, Brewster DR. An iron treatment in an aboriginal community: improving non-adherence. *J Paediatr Child Health* 1999;35(2):153-8.
37. Szarfarc SC, Berg G, Santos ALS, Souza SB, Monteiro CA. Prevenção de anemia no primeiro ano de vida em centros de saúde do município de Santo André, São Paulo. *J Pediatr* 1996;72(5):329-34.
38. Beaton GH, McCabe GP. *Efficacy of Intermittent Iron Supplementation in the Control of Iron Deficiency Anaemia in Developing Countries. An Analysis of Experience to Date.* 1999. 137 p.
39. Borigato1 EVM, Martinez FE. Conteúdo de ferro na dieta do lactente cozida em panela de ferro. *J pediatr* 1995;71(2):67-71.
40. Borigato EV, Martinez FE. Iron nutritional status is improved in Brazilian preterm infants fed food cooked in iron pots. J Nutr 1998;128(5):855-9.
41. Adish AA, Esrey SA, Gyorkos TW, Jean Baptiste J, Rojhani A. Effect of consumption of food cooked in iron potson iron status and growth of young children: a randomised trial. *Lancet* 1999;353(9154):690-1.
42. Cook JD, Reusser ME. Iron fortification: an update. *Am J Clin Nutr* 1983;38:468-59.
43. Olivares M, Walter T, Steckel A. Prevention of iron deficiency by milk fortification. *Acta paediatr Scand* 1989;361:109-13.
44. Macphail AP, Bothwell TH. Fortification of the diet as a strategy for preventing iron deficiency. *Acta Paediatr Scand* 1989;361:114-24.
45. Oski FA, Stockman JA. Anemia due to inadequated iron sources of poor iron utilization. *Ped Clin N Amer* 1980;27(2):237-41.
46. Woodruff CW, Clark JL. The role of fresh milk in iron deficiency anemia. *Am J Dis Child* 1972;124:18-23.
47. Daly A, MacDonald A, Aukett A, Williams J. Prevention of anaemia in inner city toddlers by an iron supplemented cows' milk formula. *Arch Dis Child* 1996;75(1):9-16.
48. Torres MAA, Sato K, Lobo NF, Queiroz SS. O leite fortificado no controle da anemia carencial ferropriva, em crianças matriculadas nas creches municipais da Grande São Paulo. *Boletim* 1994(c);XVI(166):221-7.
49. Williams J, Wolf A, Daly A, Macdonald A, Aukett A, Booth IW. Iron supplemented formula related to reduction in psychomotor decline in infants from inner city areas: randomised study. *B M J* 1999;18(7185):693-7.
50. Stekel A, Olivares M, Pizarro F, Chadud P, Cayazzo M, Lopes I, et al. Prevención de la carencia de hierro en lactantes, mediante la fortificación de la leche. 1. Estudio sobre el terreno de una leche semidescremada. *Arch Latinoam Nutr* 1986;36(4):654-61.
51. Stekel A, Olivares M, Pizarro F, Chadud P, Cayazzo M. Prevention of iron deficiency by milk fortification. II A field trial with a full-fat acidified milk. *Am J Clin Nutr* 1988;47:265-9.
52. Hertrampf E, Olivares M, Walter T, Pizarro FA, Heresi G. Anemia Ferropriva en el lactante: erradicación con leche fortificada con hierro. *Rev Méd Chile* 1990;118(12):1330-7
53. Torres MAA, Sato K, Souza Queiroz S. O leite em pó fortificado com ferro e vitamina C como medida de intervenção no combate à anemia carencial ferropriva em crianças atendidas em Unidade Básica de Saúde. *Arch Latinoam Nutr* 1996(a);46(2):239-45.
54. Torres MAA, Sato K, Lobo NF, Souza Queiroz S. Efeito do uso de leite fortificado com ferro e vitamina C sobre os níveis de hemoglobina e condição nutricional de crianças menores de 2 anos. *Rev Saúde Pública* 1995;29(4):301-7.
55. Torres MAA, Lobo NF, Sato K, Souza Queiros S. Fortificação do leite fluido na prevenção e tratamento da anemia carencial ferropriva em crianças menores de 4 anos. *Rev Saúde Pública* 1996b;30(4):350-7.
56. Gotelli CA, Gotelli MJ, Boccio JR, Zubillaga MB, Caro RA, Garcia Del Rio H, et al. Bioavailability of microencapsulated ferrous sulfate in milk studies in human beings. *Acta Physiol Pharmacol Latinoam* 1996;47(4):239-45.
57. Rapetti MC, Donato H, Galvagni A, Lubovitsky M. Correction of iron deficiency with an iron fortified fluid whole cow's milk in children: results of a pilot study. *J Pediatr Hematol Oncol* 1997;19(3):192-6.
58. West CE, Roodenburg AJC. Role of vitamin A in iron metabolism. *Voeding* 1992;53:201-205.
59. Wolde-Gebriel Z, West CE, Gebru H, Tadesse AS, Fisseha T, Gabre P, et al. Interrelationship between vitamin A, iodine, and iron status in schoolchildren in Shoa region, Central Ethiopia. *British Journal of Nutrition* 1993;70:593-607.
60. Chaves JF. Baseamento técnico para un compromiso político: Enriquecimiento de la harina de maiz precocida y de la harina de trigo en Venezuela. In: *Tercer Taller Regional sobre deficiencias de Vitamina A y otros Micronutrientes en América Latina y el Caribe.* Buenos Aires: USAID, 1993.
61. Layrisse M, Chaves JF, Boch V, Tropper E, Bastardo B, Gonzalez E. Early response to the effect of iron fortification in the Venezuelan population. *Am J Clin Nutr* 1996;64:903-7.
62. Pena G, Pizarro F, Hertrampt E. Dietary value of iron contained in children bread. *Rev Med Chile* 1991;119(7):753-7.

63. Nogueira NN, Colli C, Cozzolino SMF. Controle da anemia ferropriva em pré-escolares por meio da fortificação de alimento com concentrado de hemoglobina bovina: estudo preliminar. *Cad Saúde Pública* 1992;8(4):459-65.

64. Salinas-Pelagro JE, Vega-Dienstmaier JM, Rojas-Oblitas M. Effecto de las galletas fortificadas con hierro heme sobre el estado intelectual en preescolares. *Rev Neurol* 1998;27(157):400-4.

65. Dutra de Oliveira JE. *El água de bebida como vehículo del hierro para el control de la anemia in: Tercer Taller Regional sobre deficiencias de Vitamina A y otros Micronutriente en América Latina y el Caribe.* USAID, 1993.

66. Ferreira JF, Aranda RA, Bianchi MLP, Desai ID, Oliveira JED. Utilização da água potável como veículo de nutrientes: estudos experimentais com ferro. *Arch Latinoam Nutr* 1991;41(3):400-8.

67. Engelmann MD, Sandstrom B, Michaelsen KF. Meat intake and iron status in late infancy: an intervention study. *J Pediatr Gastroenterol Nutr* 1998;26:26-33.

68. Pee S, West CE, Karyadi D, Hautvastuj GAJ. Can increased vegetable consumption improve iron status? *Food Nutr Bull* 1996;17:34-6.

Capítulo

44

Anemia Megaloblástica

Josefina Aparecida Pellegrini Braga
Danilo Turcato Ivankovich

INTRODUÇÃO

O termo anemia megaloblástica define um grupo de doenças com particularidades morfológicas em medula óssea, e similaridades na expressão clínica.[1]

As alterações morfológicas são decorrentes de síntese inadequada de ácido desoxirribonucléico (DNA), cujo alentecimento provoca assincronismo na maturação celular.[2]

Embora a anemia ocasionada pelo comprometimento do setor eritróide seja a manifestação clínica mais freqüente, podem ocorrer trombocitopenia e neutropenia, tendo como expressão um quadro de pancitopenia. A anemia é tipicamente macrocítica, mas nem sempre esta alteração está presente.[3]

Dentre as causas mais freqüentes, encontra-se a deficiência de ácido fólico e/ou vitamina B12 (cobalamina), mas ocorre também devido a variado grupo de desordens medulares refratárias ao tratamento usual com reposição vitamínica[3] (ver Quadro 44-1). Apesar do uso habitual de testes terapêuticos, o estudo diagnóstico pode definir a melhor conduta terapêutica, além de permitir a descoberta precoce de causas associadas.[3]

Tanto o ácido fólico quanto a vitamina B12 são importantes para a manutenção da hematopoiese, sendo que o folato desempenha importante papel no desenvolvimento normal do feto e a vitamina B12 na manutenção da mielina.[1]

ACIDO FÓLICO

O ácido fólico é uma vitamina hidrossolúvel encontrada em grande variedade de alimentos, como fígado bovino, espinafre, feijão, brócolis, alface, suco de laranja, ovo, carnes, leite. O leite materno possui quantidades adequadas de ácido fólico para o lactente, mas a suplementação deve ser considerada em prematuros e pacientes em uso de leite de cabra não-fortificado.[1]

A necessidade diária de folato, na idade de 11 a 14 anos, recomendada pelo Conselho Nacional de Ciências dos Estados Unidos, é 150 µg. A partir dessa idade, as recomendações são de 200 µg para homens e 180 µg para mulheres; 400 µg para gestantes e 260 a 280 µg para lactantes.[5,8]

O folato participa de reações enzimáticas na síntese de RNA e DNA, além de estar envolvido como co-fator na formação da metionina[1] (ver Fig. 44-1).

O folato da dieta é absorvido no duodeno e no jejuno proximal, onde é hidrolisado dentro do lúmen intestinal para monoglutamilfolato, que é transportado para o sistema portal, entrando na circulação sob a forma de 5-metil-tetraidrofolato. É excretado principalmente através da urina[1,7] (ver Fig. 44-2).

A deficiência de folato pode desenvolver-se mais rapidamente que a de vitamina B12, porque as perdas são proporcionalmente maiores com relação aos estoques, podendo surgir em cerca de cinco meses após o início de dieta deficiente.[6]

Para maiores detalhes, sugerimos consultar capítulo específico.

VITAMINA B12

A vitamina B12 é obtida exclusivamente de fontes nutricionais, sendo fontes ricas os alimentos de origem animal, como carne, fígado, leite e ovos.[1]

A ingestão diária recomendada é 2 µg para adolescentes e adultos, 2,2 µg durante gravidez e 2,6 µg durante lactação (RDA, 1989).[8]

Participa como coenzima em duas reações importantes: através da metilcobalamina, atuando na metilação da homocisteína em metionina pelo tetraidrofolato (metil THF), e através da adenosilcobalamina, atuando na conversão de metilmalonil CoA em succinil CoA[1] (ver Fig. 44-1).

Quadro 44-1. Causas de anemia megaloblástica[3-4]

Deficiência adquirida de vitamina B12	– Dietas vegetarianas restritas – Anemia perniciosa (adultos, etiologia autoimune) – Gastrectomia – Doenças pancreáticas – Síndrome alça intestinal cega – Anastomoses ou outras condições com estase intestinal – Doenças do íleo
Erros inatos na absorção e transporte de vitamina B12	– Deficiência do fator intrínseco – Defeito no transporte pelos enterócitos (Sd Imerslund-Gräsbeck) – Deficiência de transcobalamina II (TCII)
Erros inatos na utilização de vitamina B12	– Acidúria metilmalônica – Deficiência de metilmalonil CoA mutase – Deficiência de adenosilcobalamina – Deficiência de metilcobalamina
Deficiência adquirida de ácido fólico	– Dieta pobre em folato – Uso de drogas citotóxicas ou antifolato (fenitoína, metotrexato, pirimetamina, trimetoprim, primidona, Ara-C) – Doenças crônicas: anemias hemolíticas, doença de Crohn, artrite reumatóide, HIV – Neoplasias: carcinoma, linfoma, mieloma – Diálise
Erros inatos do transporte e metabolismo do ácido fólico	– Má absorção hereditária de folato – Deficiência de metilenotetraidrofolato redutase (MTHFR) – Deficiência de glutamato forminotransferase

A vitamina B12 proveniente da dieta liga-se ao fator intrínseco (FI) produzido pelas células parietais no estômago. Esta ligação pode ser precedida por ligação a outra proteína (R-binder). O complexo B12-FI permite absorção no íleo terminal; após absorção, a vitamina B12 liga-se a proteínas transportadoras – as transcobalaminas (TC I e TC II), sendo a TC II responsável pela maior fixação e liberação para os tecidos e a medula óssea[1,4] (ver Figura 44-2).

Em indivíduo adulto, os estoques hepáticos de vitamina B12 são de 3 a 5 mg, o que garante o fornecimento adequado por 2 anos ou mais, após uma gastrectomia.[6]

Para maiores detalhes, sugerimos consultar capítulo específico.

DIAGNÓSTICO CLÍNICO

O quadro clínico normalmente é insidioso; além dos sintomas decorrentes da anemia, o paciente pode apresentar irritabilida-

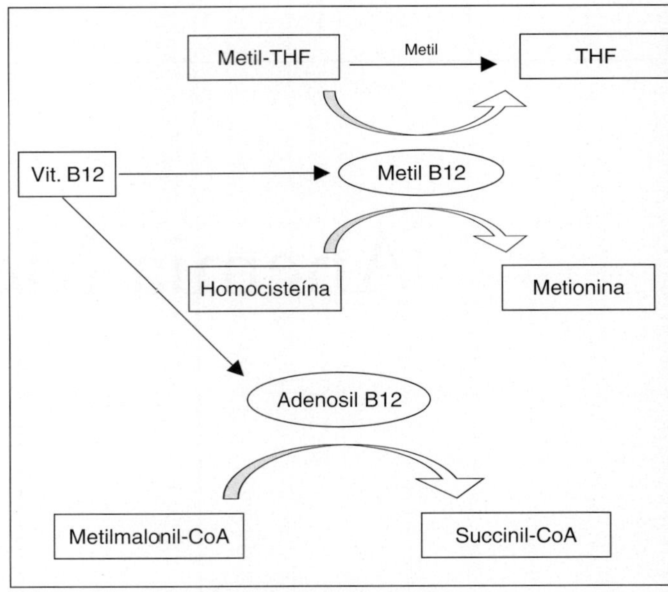

Fig. 44-1. Funções da vitamina B12.

de e anorexia. Apesar de plaquetopenia poder ocorrer, é pouco comum a presença de manifestações hemorrágicas.

Nos quadros de deficiência de vitamina B12, o quadro clínico clássico apresenta fraqueza, dor na língua e parestesias. Ocorre quadro de degeneração subaguda da medula espinhal, com presença de parestesia progressiva, seguida de distúrbios motores, hiporreflexia, podendo chegar ao coma.[1,6]

DIAGNÓSTICO LABORATORIAL

O diagnóstico laboratorial das anemias megaloblásticas tem evoluído nos últimos anos, e com os testes atuais diagnosticam-se muito mais casos do que se acreditava existir.[3]

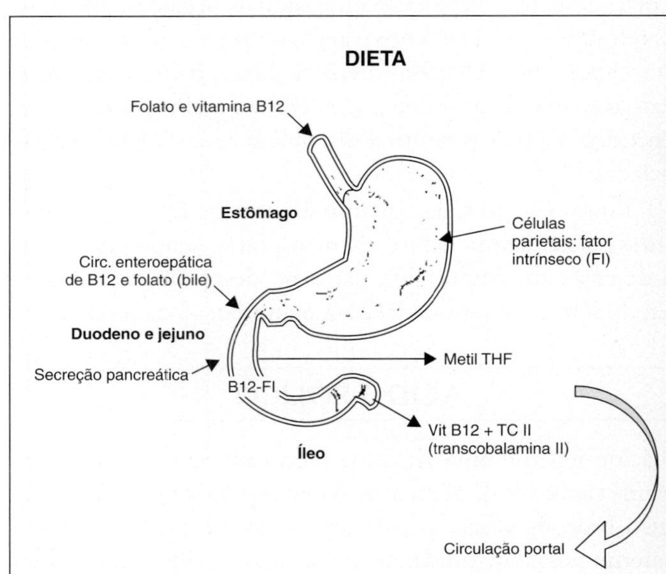

Fig. 44-2. Metabolismo da vitamina B12.

No hemograma encontramos anemia macrocítica (VCM > 110-140 fl), além da possibilidade de neutropenia e/ou plaquetopenia. Lembrar sempre dos diagnósticos diferenciais de anemia macrocítica, como síndromes mielodisplásicas, aplasias, leucemias, alcoolismo, hepatopatias, hipotireoidismo e condições fisiológicas (neonatal e gravidez).[9]

No esfregaço periférico teremos macrocitose, neutrófilos grandes com núcleo hipersegmentado (cinco ou mais lóbulos). Os reticulócitos não apresentam aumento esperado pelo grau de anemia.[1,9]

As alterações hematológicas são as mesmas para a deficiência de vitamina B12 e ácido fólico. Devemos lembrar a possibilidade de ocorrer quadro destas deficiências sem a presença de alterações hematológicas.[6]

A medula óssea geralmente se encontra hipercelular, com hiperplasia eritróide e alterações megaloblásticas. Na série granulocítica ocorre a presença de metamielócitos gigantes com vacuolização citoplasmática e os megacariócitos com núcleos multilobulados.[1]

Além de análise morfológica, a medula óssea pode ser utilizada para teste de supressão com deoxiuridina. A incubação das células com esta substância suprime a incorporação de timidina, e na anemia megaloblástica não se observa esta supressão. Permite diagnóstico precoce e diferenciação entre deficiência de folato ou B12, mas como inconveniente necessita punção de medula óssea e está disponível em poucos centros.[9]

A desidrogenase láctica (DHL), bilirrubinas e ferro sérico podem estar aumentados nas anemias megaloblásticas.[9]

O teste de Schilling é usado para avaliar a absorção intestinal de vitamina B12 e disponibilidade de fator intrínseco. Consiste na administração de vitamina B12 marcada radioativamente, por via oral, com posterior medição da excreção urinária. O indivíduo normal excreta de 10% a 35% da dose administrada, enquanto pacientes com absorção deficiente excretam menos de 3%.[1]

As dosagens séricas de vitamina B12 e folato representaram importante avanço na investigação diagnóstica. É necessário solicitar ambas as dosagens, pois níveis baixos de B12 podem estar presentes na deficiência de vitamina B12 ou de folato. Erros inatos do metabolismo das cobalaminas podem ocorrer com níveis séricos normais de B12.[6]

Dosagens de metabólitos foram desenvolvidas para aprimorar o diagnóstico cada vez mais específico e precoce. Observou-se que nos pacientes com deficiência de B12 ocorre aumento dos níveis sanguíneos de ácido metilmalônico e hemocisteína, enquanto na deficiência de folato é comum o aumento da hemocisteína, mas menos de 1% tem aumento de ácido metilmalônico. Além disso, a hemocisteína normaliza-se apenas quando recebido o elemento deficiente. Estes metabólitos alteram-se antes dos níveis séricos de vitamina B12.[6]

A dosagem sérica de ácido metilmalônico tem substituído a dosagem em urina de 24 h, pela maior facilidade técnica e resultados mais fidedignos.

Além do diagnóstico, a detecção precoce do nível de hemocisteína é importante por sua possível associação como fator de risco para a doença vascular aterosclerótica.[6]

No Quadro 44-2 temos os principais exames para diferenciar o déficit de folato ou B12.

TRATAMENTO

Estabelecer o diagnóstico etiológico correto é importante, pois o tratamento da deficiência de vitamina B12, se realizado apenas com administração de folato, pode resultar em melhora hematológica, porém com progressivo dano neurológico (ver Quadro 44-3).

Alguns pacientes com deficiência de vitamina B12 requerem tratamento de manutenção por toda a vida. Cuidado com a possível ocorrência de hipocalemia após dose elevada de vitamina B12 em paciente severamente anêmico.[11]

Na resposta à terapia com vitamina B12, os reticulócitos iniciam aumento em 3 a 4 dias após início do tratamento, com aumento máximo em 6 a 8 dias. A medula óssea apresenta alteração após 6 horas, sendo normalizada em 72 horas. Os níveis de hemoglobina devem aumentar 1 g/dl/semana. A

Quadro 44-2. Exames laboratoriais na deficiência de vitamina B12 e/ou ácido fólico[9]

Teste	*Deficiência de B12*	*Deficiência de folato*
Vitamina B12 sérica:	Reduzido	Usualmente normal (200 a 800 pg/ml)
Folato sérico	Normal ou aumentado	Reduzido (< 3 mg/ml)
Dosagem urinária de FIGLU (ácido forminoglutâmico)	< 2 mg/hora	> 3,5 mg/hora
Folato eritrocitário	Reduzido	Reduzido
Acido metilmalônico sérico	Aumentado	Normal (≤ 0,4 μmol/l)
Homocisteína plasmática (nl – 5 – 14 μmol/l)	Aumento ++	Aumento +
Supressão deoxiuridina	Anormal	Anormal
	Correção com ácido fólico	Correção com folato
	Correção parcial com B12	Não corrige com B12

Quadro 44-3. Terapêutica medicamentosa na deficiência de folato e/ou vitamina B12[10,11]

	Folato	*Vitamina B12*
Composição	Ácido fólico	Hidroxicobalamina
Via de administração	Oral	Intramuscular
Dose inicial	5-10 mg/dia por 4 semanas	1.000 µg/dia por uma semana
Manutenção	100-200 µg/dia	1.000 µg 1×/1-3 meses

contagem de leucócitos e plaquetas tende a normalizar após 7 dias. O quadro neurológico inicia melhora em 48 horas, lactentes recuperam desenvolvimento em meses, seqüelas permanentes podem ocorrer.[10,11]

Os níveis de folato são restaurados com 5 a 10 mg de folato, via oral, dados diariamente. A duração da manutenção do ácido fólico ainda não está bem definida, dependerá da etiologia da deficiência, podendo ser administrado por tempo indefinido. A resposta clínica e hematológica é rápida, em 1 a 2 dias o apetite melhora e a medula óssea inicia recuperação, em 2 a 6 semanas os níveis de hemoglobina voltam ao normal.

Nos quadros de deficiência nutricional é fundamental uma orientação adequada, e em situações de risco é indicada a profilaxia.

FALHA NA RESPOSTA

Pode ser devido a diagnóstico incorreto, ou porque possa haver associação com outra anemia, por exemplo, anemia ferropriva, infecção/inflamação, neoplasia.

PROFILAXIA

O ácido fólico deve ser dado para os pacientes portadores de anemias hemolíticas, em regime de diálise crônica, também para mulheres grávidas e naquelas que desejam engravidar, a fim de prevenir a ocorrência de defeito do tubo neural no feto.

REFERÊNCIAS BIBLIOGRÁFICAS

1. Whitehead VM, Rosemblatt DS, Cooper BA. Megaloblastic anemia. In: Nathan DG, Orkin SH. *Hematology of infancy and childhood.* 5th ed. Pennsylvania: W.B. Saunders Company, 1998. p. 385-422
2. Costa MGG, Ferreira CF. Anemias carenciais. In: Nóbrega JF. *Clínica pediátrica.* Rio de Janeiro: Guanabara Koogan, 1987.
3. Beck WD. Diagnosis of megaloblastic anemia. *Annual Reviews Medicine* 1991;42:311-22.
4. Rosemblatt DS, Whitehead VM. Cobalamin and folate deficiency: acquired and hereditary disorders in children. *Seminars in Hematology* 1999;36(1):19-34.
5. Rothenberg SP. Increasing the dietary intake of folate: pros and cons. *Seminars in Hematology* 1999;36(1):65-74.
6. Wickramasinghe SN. The wide spectrum and unresolved issues of megaloblastic anemia. *Seminars in Hematology* 1999;36(1):3-18.
7. Perry J, Chanarin J. Intestinal absorption and reduced folate compounds in man. *British Journal Haematology* 1970;18:329.
8. National Research Council. *Recommended dietary allowances.* 10th ed. Washington, DC: National Academy Press, 1989.
9. Zittoun J, Zittoun R. Modern clinical testing strategies in cobalamin and folate deficiency. *Seminars in Hematology* 1999;36(1):35-46.
10. Hoffbrand AV, Pettit JE. Anemia Megaloblastic. In: Hoffbrand AV, Pettit JE. *Essential haematology.* 3rd ed. London: Blackwell Scientific Publication, 1994. p. 53-73.
11. Braga JAP, Sbrigui R. Anemia megaloblástica. In: Carvalho ES, Carvalho WB. *Terapêutica e prática pediátrica.* 2ª ed. São Paulo: Atheneu, 2000. p. 741-744.
12. Rosemblatt DS, Whitehead VM. Cobalamin and folate deficiency: acquired and hereditary disorders in children. *Seminars in Hematology* 1999;36(1):19-34.

Parte VIII

Hipovitaminoses

Capítulo 45

Vitamina A

Luis Paul Galiano De La Torre

INTRODUÇÃO

A vitamina A é um micronutriente que desempenha um papel essencial nos numerosos processos do desenvolvimento, do crescimento e funcionais.

Na história da vitamina A observa-se que a cegueira noturna já era descrita pela primeira vez no Egito, cerca de 1500 a.C., mas não sendo associada à deficiência nutricional. Hipócrates orientava para seu tratamento a aplicação tópica com fígado tostado ou frito, assim como seu consumo.[26]

Foi identificada como fator lipossolúvel, em 1913, por Mc Colum e Davis, seguida de uma série de experiências que levaram ao estabelecimento da sua estrutura química, por Karrer, em 1931, e sua síntese por Isler e von Dorp, em 1947.[1,13,17]

Antes mesmo da descoberta da vitamina A, a xeroftalmia e a cegueira noturna já haviam sido descritas em 1865 (Gama Lobo) e 1883 (Hilário Gouvêa), respectivamente, atribuindo-se a elas erros de alimentação.[1]

A vitamina A leva essa denominação por ser a primeira vitamina lipossolúvel identificada a integrar a categoria de fator essencial do organismo.

A vitamina A pode ser fornecida pelos alimentos sob duas formas: a pró-vitamina (precursores), através dos pigmentos carotenóides encontrados em vegetais que se transformaram em vitamina A no organismo, e a pré-formada – retinol (pronta para ser usada pelo organismo) –, existente nos alimentos de origem animal.[1,17]

A deficiência de vitamina A (hipoavitaminose A) é uma doença nutricional grave e é a causa mais freqüente de cegueira prevenível entre crianças; além das alterações oculares (xeroftalmia) que podem levar à cegueira, os sinais clínicos desta deficiência estão quase sempre acompanhados de manifestações de deficiência energético-protéica, e assim contribuindo para o aumento de doenças infecciosas e elevando a morbimortalidade.[9]

PROPRIEDADES FÍSICAS E QUÍMICAS – NOMENCLATURA

O termo vitamina A é usado quando nos referimos a todos os componentes que possuem atividade biológica de vitamina A (retinol, retinal, diidrorretinol). De acordo com a União Internacional de Química Pura e Aplicada, atualmente a vitamina A é designada genericamente de "retinol".[13]

A vitamina A é um álcool altamente insaturado (retinol[1]), que contém em sua estrutura um anel carboxílico de seis membros e uma cadeia lateral com 11 carbonos; dos seus isômeros apenas 2 têm importância prática: o retinol "trans", que é a forma biologicamente mais ativa, e o isômero de configuração cis (retinol "cis"), que tem atividade biológica no ciclo visual (síntese da rodopsina). A vitamina A é encontrada também na forma de diidrorretinol (retinol[2]), diferindo quimicamente de retinol[1] por uma dupla ligação no anel carboxílico e fisiologicamente por apresentar 40% da sua atividade biológica. A estrutura alcoólica da vitamina A pode reagir com ácidos graxos, formando ésteres de ácidos graxos (retinil ésteres), e oxidar-se a aldeído (retinal) e ácido retinóico.[1,13,17]

A vitamina A pode também se derivar de certos carotenóides (pró-vitaminas), que são largamente distribuídos no reino vegetal. Os mais importantes precursores carotenóides (pró-vitamina A) são os alfa, beta e gamacarotenos[15,16] (Fig. 45-1).

A especificidade estrutural para uma molécula mostrar atividade de vitamina A é muito limitado; em geral, qualquer alteração molecular, exceto no átomo de carbono terminal (C9), reduz bastante o poder de promover o crescimento. Por isso, embora existam inúmeros carotenóides na natureza, poucos se comportam como precursores de vitamina A no organismo animal.[1,2]

O anel da beta-ionona é responsável pela atividade de vitamina A. Assim, o betacaroteno é o carotenóide com maior atividade de pró-vitamina A, pois possui em sua estrutura

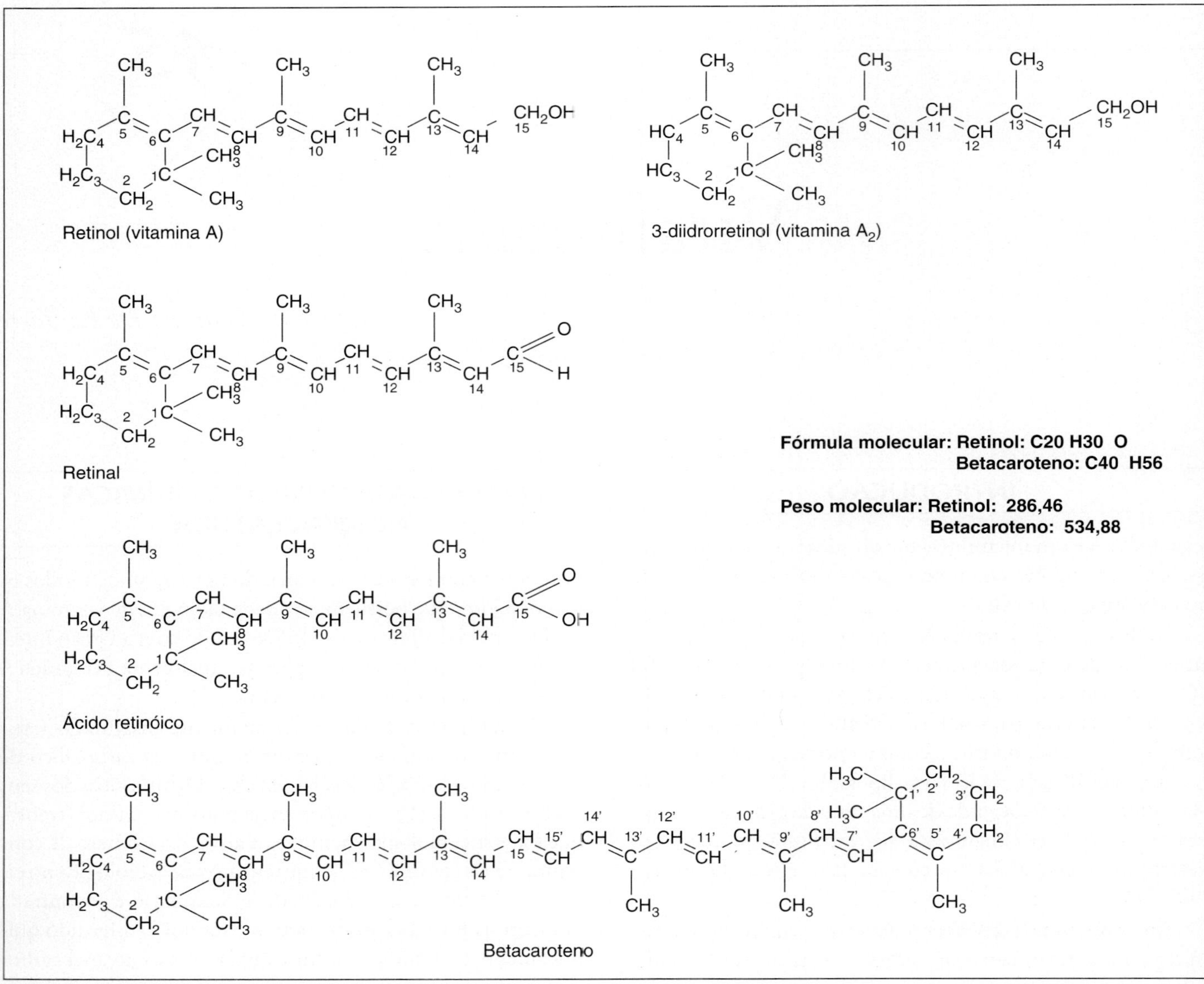

Fig. 45-1. Compostos com atividade da vitamina A.

dois anéis de beta-ionona. Apesar disso, a conversão máxima que apresenta em vitamina A é de cerca de 50%.

Como estruturalmente a vitamina A é a metade de uma molécula de betacaroteno, os carotenóides que possuem uma metade de betacaroteno inalterado têm também atividade de pró-vitamina. Por isso, a alfa e o gamacaroteno são também pró-vitaminas A, embora com atividade de aproximadamente metade daquela do betacaroteno (conversão de cerca de 25%). Assim, 1 μg de retinol equivale a 1/6 de betacaroteno e a 1/12 dos demais carotenóides. Então, 1 μg de betacaroteno corresponde a 0,167 μg de retinol.

Por meio de estudos, verificou-se que, além de conversão incompleta no organismo, os carotenóides também possuem absorção intestinal variável, considerada como a terça parte da quantidade ingerida. Associando a baixa conversão com a baixa absorção, chegaremos à atividade de vitamina A que apresenta o betacaroteno.[3]

A atividade de vitamina A nos alimentos, até pouco tempo, era expressa apenas em UI (unidades internacionais); atualmente já encontramos tabelas de composição de alimentos que indicam a quantidade de vitamina A em equivalentes de retinol (ER).[1,5,17]

As conversões de UI para gramas estão referidas a seguir:

- 1 UI = 0,3 μg de retinol.
- 1 UI = 0,6 μg de betacaroteno.
- 1 UI = 1,2 μg de outros carotenóides com atividade de vitamina A.
- 1 ER = 1 μg de retinol (3,33 UI de retinol).
- 1 ER = 6 μg de betacaroteno.

- 1 ER = 12 µg de outros carotenóides com atividade de vitamina A.
- 1 ER = 3,33 UI de atividade de vitamina A a partir do retinol.
- 1 ER = 10 UI de atividade de vitamina A a partir de betacaroteno.

METABOLISMO E FUNÇÕES

Inicialmente ocorre uma liberação enzimática de vitamina A e dos carotenóides de suas combinações protéicas, sendo, então, levados à luz intestinal pela gordura dietética.[1]

Os ésteres de vitamina A, quando atingem o lúmen do intestino delgado, sofrem uma hidrólise por enzimas lipolíticas, sendo importante a presença de sais biliares e colesterol para a formação de micelas que solubilizam a vitamina A e o betacaroteno. O retinol resultante da hidrólise penetra no interior das células da mucosa intestinal, onde é reesterificado com ácidos graxos de cadeia longa, principalmente o palmítico, sendo transportado como componente dos quilomícrons pelo sistema linfático para os rins, músculos e especialmente para o fígado. Do retinol absorvido, 80% a 90% são depositados no fígado, nas células de Kupffer, principalmente na forma de éster (retinil). Do fígado, o retinil é mobilizado para atender as necessidades dos tecidos, sendo hidrolisado a retinol. No momento da mobilização do fígado, o retinol é acoplado à proteína fixadora de retinol (RBP) e viaja para os tecidos determinados em complexo com as pré-albuminas séricas[1,12,14] (Fig. 45-2).

Os carotenóides, de modo diferente da absorção do retinol, apresentam absorção de somente um terço de betacaroteno e outros carotenóides, sendo que sua absorção se encontra na dependência da presença da bile e a conversão do caroteno em retinol é realizada na parede do intestino delgado, sendo influenciada pela ingestão de gorduras e proteínas da dieta.[26] O caroteno só é biologicamente ativo quando transformado em retinol.

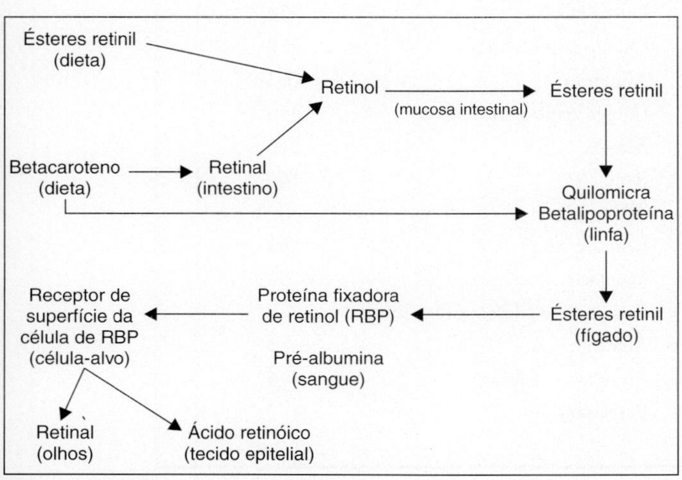

Fig. 45-2. Metabolismo da vitamina A.

A absorção, o transporte e o armazenamento da vitamina A podem-se alterar na presença de patologias como pancreatite, cirrose biliar, colecistite calculosa (com oclusão das vias biliares), doença celíaca, diarréia crônica, fibrose cística e parasitoses intestinais.[14]

A vitamina A desempenha funções relevantes no organismo, atuando no crescimento, no desenvolvimento do osso e no processo visual, pois é o cromóforo de todos os pigmentos visuais conhecidos. Ela é importante na integridade estrutural e funcional dos tecidos epiteliais e apresenta participação expressiva na função imunológica. Estudos mais recentes vêm mostrando que a vitamina A age como antioxidante exógeno.[21,25]

FONTES ALIMENTARES E REQUERIMENTOS NUTRICIONAIS

Os alimentos de origem animal são considerados as melhores fontes de vitamina A pré-formada. Nos alimentos vegetais encontramos apenas os precursores desta vitamina na forma de caroteno, e o betacaroteno, que é o mais largamente distribuído nestes alimentos, é, dos pigmentos carotenóides, o que maior atividade biológica apresenta.[1,13]

As principais fontes de vitamina A pré-formada (retinol), pronta para ser usada pelo organismo, é encontrada nos alimentos de origem animal: leite integral e seus derivados (creme de leite, manteiga e queijos); vísceras (principalmente o fígado) e gema de ovos. O leite parcial ou totalmente desnatado deixa de ser fonte de vitamina A, pois sendo lipossolúvel acompanha conseqüentemente a gordura extraída.

Quanto às pró-vitaminas A (precursores), são encontradas nos vegetais sob a forma de carotenóides, que se converteram no organismo em vitamina A. Em geral, as frutas, legumes amarelos e alaranjados e vegetais verde-escuros são ricos em carotenóides: cenoura, abóbora (principalmente madura), batata-doce amarela, milho amarelo, couve, caruru, salsa, acelga, espinafre, chicória, manga, mamão, goiaba-vermelha, cajá e caju maduro etc.[1,14,18]

O colorido acentuado do vegetal não indica necessariamente sua riqueza em precursores de vitamina A, já que a maioria dos carotenóides encontrados na natureza não são biologicamente ativos. Por exemplo, o tomate de intensa coloração vermelha, não é fonte de vitamina A, pois seu carotenóide predominante é o licopeno, que não tem atividade de vitamina A.

Alguns frutos de palmeira e seus óleos também são muito ricos em precursores de vitamina A, como o dendê, buriti, pequi, pupunha e tucumã. A maioria dos óleos vegetais comestíveis não são fontes de caroteno. O óleo de dendê e o de buriti são encontrados principalmente no nordeste do país, mas o seu consumo pela população local não é abundante. Vale ressaltar que a margarina e outros substitutos da manteiga devem, pela legislação bromotológica, ser fortificados com retinol e/ou betacaroteno (15.000 a 50.000 UI de vitamina A/kg)[1,7,18] (Quadro 45-1).

DEFICIÊNCIA DE VITAMINA A

A deficiência de vitamina A é definida, de acordo com a OMS, como "a existência de reservas tissulares reduzidas e de níveis baixos de vitamina A no soro, que podem ser conseqüência de uma dieta deficiente, prolongada e dar origem a graves lesões clínico-oculares".[1,7]

A deficiência de vitamina A é considerada como uma das mais importantes deficiências nutricionais do mundo subdesenvolvido. A OMS calcula que 5 a 10 milhões de crianças por ano apresentem manifestações clínicas e subclínicas, e 127 milhões de crianças menores de 5 anos têm risco de deficiência de vitamina A, podendo resultar entre 250.000 a 500.000 novos casos de cegueira irreversível a cada ano.[22]

Os dados da literatura nacional relacionados com a deficiência de vitamina A demonstraram altas prevalências em praticamente todas as regiões, sendo que a xeroftalmia atinge níveis alarmantes de prevalência no semi-árido nordestino. O mesmo foi detectado em bolsões de pobreza de Minas Gerais, Rio de Janeiro e São Paulo, além de áreas da Região Norte.[23]

No estado de São Paulo, vários trabalhos realizados mostraram alta prevalência de carência de vitamina A, tanto do ponto de vista dietético, como bioquímico. Entretanto, os levantamentos clínicos revelaram, segundo os critérios propostos pela OMS, que a xeroftalmia não é problema de saúde pública para a região.[14,18]

CAUSAS DA DEFICIÊNCIA

A deficiência de vitamina A pode ser causada por:

- Falta de amamentação ou desmame precoce: o leite materno é rico em vitamina A e é o alimento ideal para crianças até seis meses de idade.
- Baixa ingestão de vitamina A recomendada na dieta das mulheres grávidas e das mães que amamentam.
- Consumo insuficiente de alimentos que contêm gordura: o organismo humano necessita de uma quantidade de gordura proveniente dos alimentos para manter as diversas funções essenciais ao seu bom funcionamento, uma delas é permitir a absorção de algumas vitaminas lipossolúveis (A, D, E e K).
- Patologias que cursam com má absorção intestinal.
- Infecções freqüentes: as patologias infecciosas nas crianças provocam uma diminuição do apetite, levando-as a ingerir menos alimentos; além disso, a infecção faz com que as necessidades orgânicas de vitamina A sejam mais altas, levando à redução dos estoques no organismo e desencadeando ou agravando o estado nutricional.[18,19]

Quadro 45-1. Valores de vitamina A em 100 g de determinado alimento

Alimentos	*ER(μg)*	*Alimentos*	*ER(μg)*
Óleo de dendê (industrializado)	45.920	Agrião	370
Fígado (qualquer animal)	8.551	Abóbora	350
Buriti	6.000	Leite em pó	270
Cenoura	1.100	Queijo (tipo Minas)	270
Margarina	924	Almeirão	263
Gema de ovo	816	Queijo (tipo prato)	240
Mostarda	700	Manga	210
Manteiga	672	Rim	146
Couve	650	Alface	87
Salsa	607	Leite de vaca	38
Espinafre	585	Mamão	37
Ovo de galinha	530	Leite em pó (desengordurado)	6
Caruru	530	Abacaxi	5
Folha de beterraba	525	Boi (carne magra)	4
Mariscos	430	Beterraba	2
Creme de leite	370		

Fonte: Roncada *et al.*, 1998.[1]

ASPECTOS CLÍNICOS

Período pré-patológico

É um período em que os fatores do agente, do hospedeiro e do meio estão interagindo. A interação de todos os fatores de meio está em equilíbrio dinâmico e o grau de saúde do hospedeiro nada mais é que a resultante de todas estas forças, formando um ecossistema. Quando se rompe este equilíbrio, levando assim a uma situação desfavorável ao hospedeiro, dizemos que estamos na fase pré-patológica da doença.[1]

A vitamina A, agindo pela carência, leva a um estado carencial; porém, sendo vitamina de depósito, pequenas quantidades em excesso da necessidade diária são armazenadas no fígado, sendo, assim, nem sempre a ausência na dieta desta vitamina implica carência.[1,17]

A faixa etária pediátrica de maior vulnerabilidade para a deficiência de vitamina A, identificada na literatura, é a pré-escolar, com relação aos lactentes. A ocorrência de cegueira é mais prevalente no grupo etário de 4 a 5 anos.[23]

A absorção intestinal é de grande importância, pois tanto este nutriente quanto o seu precursor exigem, para a sua absorção, condições iguais às exigidas para a absorção de gorduras (presença de ácidos biliares).

Os hábitos alimentares individuais e familiares e a sua disponibilidade com relação a alimentos fontes de vitamina A poderão influenciar na gênese dessa carência, mas parece que o desconhecimento dos alimentos ricos em vitamina A ou em seu precursor, junto com o desconhecimento da sua importância, são na grande maioria importantes fatores da deficiência vitamínica.[1,15]

Período patológico

Existe uma *fase subclínica* em que não há alterações, provavelmente pela diminuição progressiva das reservas hepáticas decorrentes de uma absorção deficiente a longo prazo, e, quando essas reservas atingem um nível crítico, aparecem as primeiras alterações anatômicas que não estão relacionadas com os níveis sanguíneos de vitamina A.[1]

As reservas hepáticas de vitamina A acumulam-se durante o terceiro trimestre da gestação, chegando às reservas de retinol hepático entre 20 a 40 μg/g de fígado no lactente a termo, em populações bem nutridas, e 10 a 20 μg/g em condições de uma desnutrição materna.[19]

Uma concentração hepática de 20 μg/g é adequada para sustentar o crescimento e o desenvolvimento normal durante o período neonatal. Em países desenvolvidos, a ingestão de vitamina A via leite materno – fórmula infantil – alimento complementar nutritivo é geralmente suficiente para manter os níveis adequados na concentração hepática.[19,20]

Com relação à fase clínica, temos as seguintes alterações:

Alterações cutâneas

- *Xerose cutânea:* a pele é seca, com aspecto escamoso, acomete geralmente os membros, sendo mais freqüente nos inferiores. A especificidade desta alteração é baixa, já que existem também outros fatores que podem causar secura da pele.[1,17]
- *Hiperceratose folicular:* caracteriza-se à palpação por uma pele áspera, lembrando pele arrepiada ou "pele de galinha". Causa intumescimento no nível dos folículos pilosos, pela secreção deficiente de material oleoso, característico do folículo, provocando assim um acúmulo de células descamadas no folículo, levando ao intumescimento.[1]

Alterações oculares

As lesões oculares desenvolvem-se de maneira insidiosa e progressiva, inicialmente afetando a região posterior do globo ocular (cegueira noturna) para posteriormente evoluírem para xerose conjuntival e de córnea, seguidas de ulceração e necrose (ceratomalacia).

- *Cegueira noturna (nictalopia):* é a alteração ocular mais precoce da deficiência de vitamina A, em que a criança não consegue boa adaptação visual em ambientes pouco iluminados. O pigmento visual dos bastonetes, rodopsina, é constituído de vitamina A (aldeído) ligada a uma proteína, a opsina. A incidência de luz nos bastonetes divide a rodopsina em seus componentes, liberando, assim, energia para a transmissão dos impulsos nervosos da sensação luminosa. Em seguida, há uma ressíntese do pigmento, que é tanto mais lenta, quanto menor a quantidade de vitamina A disponível.[1,9]
  A cegueira noturna é uma advertência de que conseqüências mais perigosas da deficiência desta vitamina podem-se seguir até a cegueira total.
- *Xerose conjuntival:* onde a conjuntiva torna-se seca e perde seu brilho, tornando os reflexos luminosos difusos e de pequena intensidade, e é freqüentemente encontrada nas porções nasal e temporal do globo ocular (Fig. 45-3).[1,9]
- *Manchas de* Bitot: freqüentemente encontrada na parte exposta da conjuntiva ocular (bulbar). São placas acinzentadas de aparência espumosa, mais freqüentemente localizadas na região nasal da conjuntiva. Sob estas placas existe uma área de xerose (Fig. 45-4).[1,15,17]
- *Xerose corneal:* como na conjuntiva, a córnea apresenta-se também seca e perde seu brilho, assumindo aspecto granular, que se evidencia ao incidir-se um feixe de luz; observamos um reflexo luminoso difuso em vez de puntiforme.[1,15]
- *Ulceração da córnea:* onde existe destruição do epitélio e do estroma corneal. As úlceras sem perfuração são reversí-

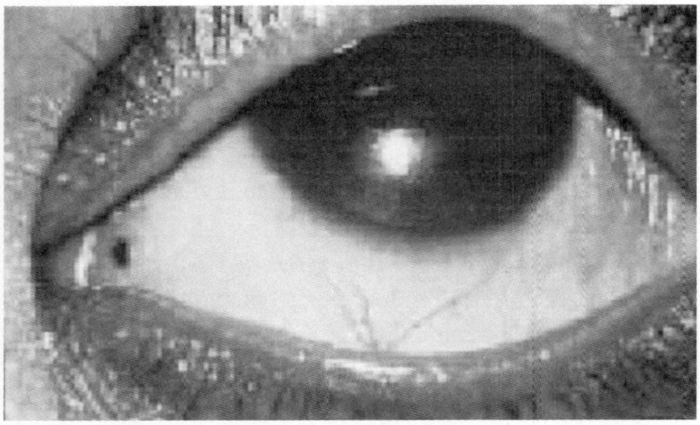

Fig. 45-3. Xerose *conjuntival.*

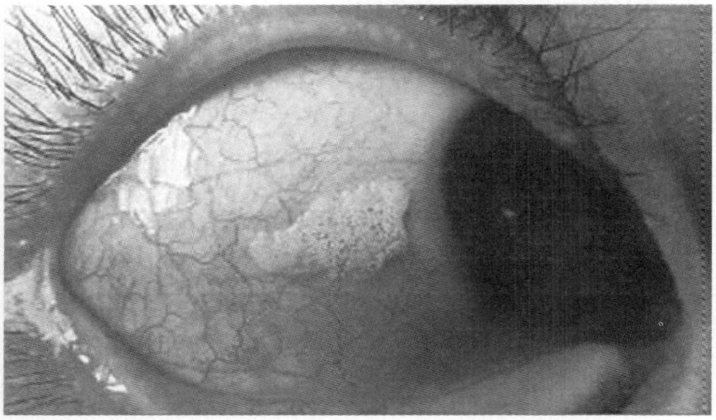

Fig. 45-4. Manchas de *Bitot.*

veis, mediante a terapêutica com vitamina A, mas ficam seqüelas pela formação de uma cicatriz esbranquiçada conhecida como leucoma. Existindo perfuração, provocará cegueira.

- *Ceratomalacia:* a ulceração progressiva da córnea provoca necrose e destruição do globo ocular. Esta lesão leva à cegueira irreversível (Fig. 45-5).[1,15,17]

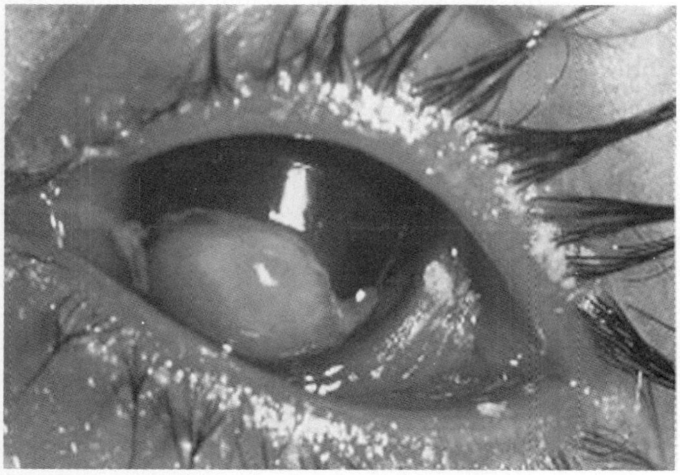

Fig. 45-5. Ceratomlacia.

CRITÉRIOS PARA O DIAGNÓSTICO

Os critérios para o diagnóstico da deficiência de vitamina A podem ser dietéticos, clínicos e bioquímicos.

O critério do consumo alimentar vai depender da ingestão média familiar de alimentos, segundo as necessidades dietéticas diárias recomendadas pela RDA em sua revisão de 1989 e recentemente pelas recomendações do *Institute of Medicine of the National Academies, Food and Nutrition Board*, de 2004, descritos nos Quadros 45-2 e 45-3.

Com relação aos *critérios bioquímicos,* a OMS preconiza como ponto de corte valores de retinol plasmáticos menores que 0,7 μmol (20 μg/dl). No entanto, com níveis inferiores a 1,05 μmol (30 μg/dl) de retinol, admite-se que já ocorra um comprometimento marginal do depósito hepático; assim, nesse momento, não são verificadas as manifestações clinicas clássicas da deficiência, mas já ocorrem alterações do sistema imune e de reação tecidual que atingem especialmente o epitélio respiratório.[24,25]

Quadro 45-2. Recomendações dietéticas de vitamina A (RDA, 1989)

Estágio de vida	*Idade*	*Recomendação (retinol)*
Bebês	0 a 1 ano	375 ug
	1 a 3 anos	400 ug
Crianças	4 a 6 anos	500 ug
	7 a 10 anos	700 ug
Homens	> 11 anos	1.000 ug
Mulheres	> 11 anos	1.000 ug
Gestantes		800 ug
Lactantes	Primeiros 6 meses	1.300 ug
	Segundos 6 meses	1.200 ug

Quadro 45-3. Recomendações nutricionais de vitamina A (retinol) Institute of Medicine of the National Academies, Food and Nutrition Board. (DRI, 2004)

	Idade	*ug/dia*
Lactentes	0 a 6 meses	400
	7 a 12 meses	500
Crianças	1 a 3 anos	300
	4 a 8 anos	400
	9 a 13 anos	600
Homens	> 14 anos	900
Mulheres	> 14 anos	700
	Gravidez < 18 anos	750
	Gravidez > 18 anos	770
	Lactação < 18 anos	1.200
	Lactação > 18 anos	1.300

A OMS *definiu* pontos de corte para caracterizar como problema de saúde publica a deficiência de vitamina A (em crianças acima de 1 ano), por média dos seguintes critérios do retinol sérico:[9,18]

- *Leve:* dados inferiores a 20 μg/dl em mais de 10% da população.
- *Moderado:* quando dados inferiores a 20 μg/dl atingirem entre 10% a 20% da população.
- *Grave:* quando dados inferiores a 20 μg/dl atingirem mais de 20% da população.

Finalmente, os *critérios clínicos* referem-se a alterações cutâneas (xerose de pele, hiperceratose folicular) e a alterações oculares (cegueira noturna, xerose conjuntival, mancha de Bitot, xerose corneal, ulceração de córnea, ceratomalacia).

A OMS também definiu uma série de indicadores clínicos para as lesões oculares que caracterizam a deficiência de vitamina A como problema de saúde pública em crianças de 6 a 71 meses de idade e que podem ou não estar associados com os níveis baixos de retinol sérico:

- Cegueira noturna: prevalência > 1%.
- Manchas de Bitot: prevalência > 0,5%.
- Xerose corneal, ulceração corneal, ceratomalacia: prevalência > 0,01%.
- Cicatrizes corneais: prevalência > 0,05%.

PROFILAXIA

Desde 1994 o Ministério da Saúde vem atuando em ações de intervenção visando à eliminação da deficiência de vitamina A no Brasil.

Na tentativa de evitar que, por volta dos 4 a 6 meses de vida, as crianças evoluam com deficiência de vitamina A, algumas medidas são importantes, como um adequado acompanhamento médico no pré-natal, parto e puerpério, especialmente com relação à educação nutricional, incentivo ao parto normal e aleitamento materno. O monitoramento da alimentação da lactante é importante, não só para a saúde da nutriz, mas também para a do lactente, que recebe a maior parte do suprimento de suas necessidades para a formação de reservas adequadas de retinol, neste momento da vida. Desta forma, o período de lactação é mais importante que o da gestação, para a formação das reservas.[18]

A Sociedade Brasileira de Pediatria recomenda a suplementação de vitamina A em todos os recém-nascidos de termo com 2.000 UI/dia a partir dos 21 dias de vida até os 18 meses de idade; e nos prematuros com 4.000 UI/dia a partir dos 15 dias de vida até os 18 meses de idade.

A proposta do Ministério da Saúde é promover a alimentação saudável, incentivando o consumo de alimentos ricos em vitamina A, e, de forma complementar, instituir o programa de suplementação da vitamina com megadoses em regiões consideradas de risco. No início, as megadoses (cápsulas gelatinosas) eram oferecidas apenas para crianças de 6 a 59 meses das regiões consideradas endêmicas. Desde 2001, o programa foi ampliado para o atendimento a mulheres no pós-parto imediato e assim garantir a adequação das reservas corporais maternas; desta forma, o aporte de vitamina A, através do leite materno, tem a quantidade necessária da vitamina para as crianças menores de 6 meses que estão sendo amamentadas.[1,16,18]

As megadoses são oferecidas da seguinte maneira:

- *Crianças de 6 a 12 meses:* 100.000 UI a cada 6 meses.
- *Crianças de 12 a 59 meses:* 200.000 UI a cada 6 meses.
- *Lactantes nas 6 primeiras semanas pós-parto:* 200.000 UI por um período de 2 dias (total 400.000 UI).

O conteúdo das cápsulas de vitamina A vem na forma de óleo para ser espremido na boca e o recebimento é registrado no cartão de vacinas. Para as mulheres é feita no pós-parto imediato, ainda nas maternidades, antes da alta hospitalar.

TERAPÊUTICA DA XEROFTALMIA

Os esquemas de tratamento aplicam-se a todas as fases de xeroftalmia ativa. A força tarefa da OMS/IVACG/UNICEF recomenda o seguinte esquema:[6,10]

1. Para crianças de 1 a 6 anos de idade.
   Primeira dose de 200.000 UI, no diagnóstico.
   Segunda dose de 200.000 UI, no dia seguinte.
   Terceira dose de 200.000 UI, 4 semanas mais tarde.
2. Para crianças de 6 a 12 meses, ou qualquer idade, desde que pesem menos de 8 kg; aplicar o esquema 1 utilizando a metade da dose, ou seja, 100.000 UI; e, em caso de crianças de 0 a 6 meses de idade, oferecer 50.000 UI por dose.
3. Mulheres em idade fértil, grávidas ou não: no caso de cegueira noturna ou manchas de Bitot dar 10.000 UI de vitamina A por dia durante 2 semanas.

Quando houver lesões na córnea, deve-se levar em consideração o efeito teratogênico das altas doses de vitamina A.

Recomenda-se atualmente o uso de vitamina A na forma hidromiscível injetável para os casos em que o paciente apresente vômitos persistentes ou diarréia profusa. Não se orienta o uso da forma oleosa quando injetada, já que a liberação da vitamina é muito lenta, o que prejudicaria o tratamento.

Vale lembrar para que o tratamento seja iniciado imediatamente após o diagnóstico, qualquer que seja a forma clínica, e, em casos de lesões agudas da córnea, sempre que possível, deve ser feito o tratamento com internação hospitalar.[1,18,24]

BIBLIOGRAFIA

Allen LH, Haskell M. Vitamin A requirements of infants under six months of age. *Food Nutr Bull* 2001;22:214-234.

Bion FM, Teixeira GSMF. Estudo Químico-Fisiológico das vitaminas. In: Chaves N. *Nutrição básica e aplicada.* Rio de Janeiro: Guanabara, 1985. p. 95-99.

Departamento de Nutrição da S.B.P. *Temas de Nutrição em Pediatria.* Ed. Nestlé, 2001. p. 18-31.

Franco G. *Tabela de composição pumice dos alimentos: vitamin A.* Rio de Janeiro; Ed. Athenaeum, 1989. p. 5-12.

Fundação IBGE. *Tabelas de composição dos alimentos.* Rio de Janeiro, 1977.

Krause MV, Mahan LK. *Alimentos, nutrição & dietoterapia: vitaminas lipossolúveis.* São Paulo: Ed. Roca, 1998. p. 78-84.

Ministério da Saúde do Brasil. Coordenação Geral da Política de Alimentação e Nutrição-CGPAN. *Hipovitaminose A*, 2005.

National Research Council. *Recommended dietary allowances.* 10th ed. Washington: National Academy Press, 1989.

Olson J. 1992 at water lecture: The irresistible fascination of carotenoids and vitamin A. *Am J Clin Nutr* 1993;57:883.

Olson J. Vitamin A. In. Shils M, Olson J, Shike M. *Modern nutrition in health and disease.* 8th ed. Philadelphia: Lea & Febiger, 1994. p. 287-307.

Olson JA, Gunning D, Tilton R. The distribution of vitamin A in human liver. *Am J Clin Nutr* 1979;32:2500-7.

Olson JA, Gunning DB, Tilton RA. Liver concentrations of vitamin A and carotenoids, as a function of age and other parameters, of American Children who died of various causes. *Am J Clin Nutr* 1984;73:333-340.

Passmore R, Nicol BM, Nayara M. *Manual das necessidades nutricionais humanas.* Rio de Janeiro: Ed Atheneu, 1986.

Pitt GAJ. Vitamina A. In: Isler O. *Carotenoids.* Germany: Birkhauser V. B., 1971. p. 717-1742.

Ramalho RA, Flores H, Saunders C. Hipovitaminose A no Brasil: um problema de saúde pública. *Pan Am J Public Healt* 2002;121:117-21.

Reunión Conjunta OMS/UNICEF/IVACG, Yakarta, 1980. *Prevención y tratamiento de la carencia de vitamina A y de la xeroftalmia.* Ginebra: OMS, 1982.

Reunión de la OPS sobre Hipoavitaminosis A en las Américas, Washington D.L.,1968. *OPAS*, 1970.

Reunión Mixta OMS/FAO. *Reunión sobre nutrición-informe 41.* Roma, 1965.

Roncada JM, Wilson D. Vitamina A. In: Nóbrega FJ. *Distúrbios da nutrição.* Rio de Janeiro: Revinter, 1998. p. 303-311.

Roncada MJ. Inquérito entre migrantes atendidos pela Central de Triagem e Encaminhamento, na capital do Estado de São Paulo, Brasil. III. Aspectos alimentares. *Rev Saúde Públic* 1975;9:507-14.

Sommer A. *Guia práctico para la detención, prevención y tratamiento de la xeroftalmia.* Ginebra: OMS, 1978.

Stephensen CB. Vitamin A, infection and immune function. *Am Rev Nutr* 2001;21:167-92.

Sundaresan PR. Recent advances in the metabolism of vitamin A. *J of Scientific & Industrial Research* 1972;31(12):581-592.

West KP. Extent of vitamin A deficiency among preschool children and women of reproductive age. *J Nutr* 2002;132:s2857-66.

WHO. Indicator for assessing vitamin A deficiency and their application in monitoring and evaluating intervention programmes. Geneve: *WHO*, 1996.

WHO/UNICEF/IVACG. *Vitamin A supplements: A guide to their use in the treatment and prevention of vitamin A, deficiency and xerophthalmia.* 2nd ed. Geneve: WHO, 1988.

Capítulo 46

Tiamina

Heitor Pons Leite
Silvana Gomes Benzecry

A tiamina ou vitamina B1 foi uma das primeiras vitaminas identificadas, tendo sua estrutura elucidada e sintetizada em 1936. Sua molécula constitui-se de estrutura pirimidínica unida por um anel tiazol por um grupo metileno (Fig. 46-1). Está presente no organismo sob as formas livre e fosforilada. As formas fosforiladas de tiamina são o monofosfato de tiamina (MFT), o trifosfato de tiamina (TFT), e o pirofosfato de tiamina (PFT), este último correspondente a 80% do total no organismo. As diferentes formas podem converter-se entre si.[1]

FUNÇÕES METABÓLICAS

A tiamina atua como coenzima em várias etapas de descarboxilação no metabolismo intermediário que são importantes para a produção de energia, em especial no metabolismo de carboidratos. Em ligação com o fósforo, sob a forma de (PFT), atua na decarboxilação oxidativa do piruvato, alfacetoglutarato e alfacetoácidos derivados dos aminoácidos de cadeia ramificada,

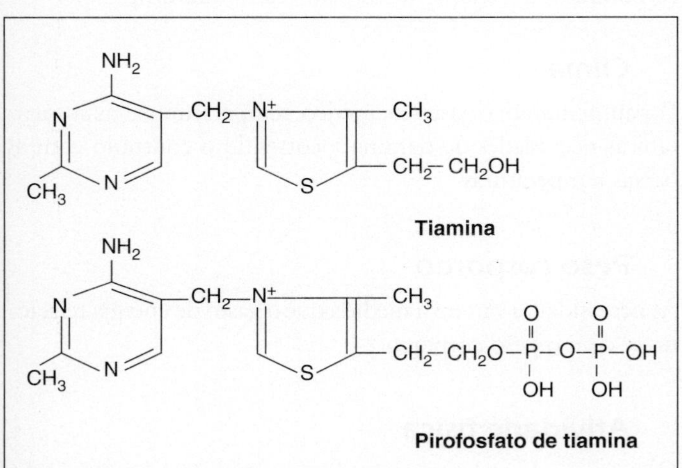

Fig. 46-1. Estrutura da molécula de tiamina.

produzindo, entre outros, acetil coenzima A e succinil coenzima A, componentes do metabolismo de carboidratos (ciclo de Krebs) e de gorduras. Participa das etapas iniciais da produção de ácidos graxos e auxilia na conversão de carboidratos em gordura para armazenar energia. O PFT também serve como coenzima para a transcetolase, enzima essencial na via das pentoses do metabolismo glicídico, que resulta na formação de ribose, necessária para a formação de RNA e de NADPH para a produção de ácidos graxos. Na fase inicial da deficiência de tiamina, há diminuição da atividade da transcetolase, razão que torna sua medida nos eritrócitos um bom método para avaliar o estado nutricional em tiamina.

Sendo fator essencial para a conversão do piruvato, a partir da glicose, em acetil coenzima A para entrada no ciclo de Krebs, o déficit de tiamina causa alterações do metabolismo intermediário que culminam com a formação de ácido lático e acidose metabólica.

É provável que a tiamina, na forma TFT, possa ter um papel específico na transmissão de impulsos nervosos e na síntese de alguns neurotransmissores como acetilcolina, catecolaminas e serotoninas.[1]

ABSORÇÃO E METABOLISMO

A absorção da tiamina ocorre no intestino delgado, principalmente em duodeno e jejuno. Quando sua concentração intraluminal é baixa, a absorção é por processo ativo; em altas concentrações, a difusão é passiva, o que representa a menor parte da absorção de tiamina. O conteúdo total de tiamina do adulto é estimado em aproximadamente 30 mg, sendo a meia-vida biológica de 9 a 18 dias.[2] Todos os tecidos, especialmente o fígado, fazem a captação e fosforilação da tiamina para as formas di e trifosfato. Cerca de 20% a 30% da tiamina pode ligar-se às proteínas plasmáticas para a fosforilação hepática. A que não se liga às proteínas plasmáticas é filtrada pelos glomérulos e excretada pela urina sem reabsorção tubular. A absorção é inibida pela presença de álcool, chá e café e aumentada pela vitamina C. Seu *turnover* é elevado, não havendo reservas significativas no organismo. Como os estoques das vitaminas hidrossolúveis são muito pequenos, a oferta insuficiente pode levar ao risco de deficiência em curto prazo. Sinais de deficiência ocorrem em 25 a 30 dias após dieta isenta de tiamina.[3] O transporte faz-se pelo sangue, nos eritrócitos e no plasma.[3]

ANÁLISE

Para a avaliação das concentrações plasmáticas, eritrocitárias, em outros tecidos e em alimentos, o método baseado em HPLC *(high performance liquid chromatography)* é o que permite melhor avaliação quantitativa de tiamina e seus fosfoésteres.[4-6]

ESTADOS DE CARÊNCIA

Originalmente chamada de beribéri ou doença do Ceilão, a doença causada pela carência de tiamina ficou conhecida como um espectro de alterações decorrente do uso de dietas constituídas basicamente de arroz sem casca ou farinha de trigo refinada, alcoolismo e certos modismos alimentares.[7] A carência franca é rara atualmente, contudo, há relatos de estados de carência marginal de tiamina em alguns grupos populacionais.[2] Esta pode manifestar-se por sintomas tão vagos como fadiga, irritabilidade e falta de concentração, fraqueza e por vezes parestesia de membros inferiores. São situações freqüentemente acompanhadas por carência marginal de tiamina e que necessitam de suplementação: gravidez e amamentação, grandes esforços físicos; consumo elevado de álcool; grande ingestão de hidratos de carbono; certas doenças (disenteria, diarréia, câncer, náuseas, vômitos, doenças hepáticas, infecções e hipertireoidismo).[7]

As duas principais apresentações clínicas da carência de tiamina são o beribéri e a encefalopatia de Wernicke com psicose de Korsakoff. O beribéri é classificado em três tipos: seco – uma polineuropatia com perda de massa muscular, relacionada com deficiência menos importante e mais prolongada; úmido, que cursa com edema, anorexia, fraqueza muscular, confusão mental; e finalmente insuficiência cardíaca, e o beribéri infantil. Este último ocorre em crianças de 2 e 3 meses de idade e amamentadas por mães carentes em tiamina. Pode apresentar-se sob as formas cardíaca (mais comum), afônica ou pseudomeningítica – com vômitos, nistagmo, movimentos involuntários das extremidades e convulsões acompanhados de um exame de líquor normal, ou com uma combinação destas[3]. Na forma aguda, pode haver rápida progressão da doença e morte por insuficiência cardíaca. Em crianças maiores, as manifestações iniciais são inapetência, vômitos, adinamia, palidez e hipotonia muscular.[7]

A síndrome de Wernicke-Korsakoff, relacionada com a deficiência aguda, é causada por ingestão inadequada, diminuição da absorção e aumento das necessidades. Embora esteja associada ao alcoolismo, a síndrome encontra-se também em outros quadros que cursam com carência de tiamina e, ocasionalmente, em pessoas que fazem jejum ou sofrem de vômitos crônicos. Uma minoria de alcoólatras crônicos é acometida pela doença, apenas os que têm alteração genética na transcetolase. A encefalopatia cursa com oftalmoplegia, confusão, diminuição do nível de consciência e perda de memória. Esta última seqüela, descrita por Korsakoff, é irreversível quando há demora no tratamento. Em pacientes com sintomas iniciais da encefalopatia de Wernicke, em quadro de vômitos e desidratação, a injeção intravenosa de glicose hipertônica pode precipitar ou agravar a síndrome, uma vez que a oferta de carboidratos aumenta a necessidade de tiamina.[7]

Foi descrita uma síndrome autossômica recessiva rara, definida por anemia megaloblástica, diabetes melito e surdez neurossensorial, responsiva ao tratamento com tiamina. Esta doença cursa também com arritmias cardíacas, causadas por anomalias estruturais congênitas do coração. Recentemente foi identificado um gen do código genético de um transportador de tiamina, o SLC19A2, cuja mutação estaria possivelmente envolvida com a gênese desta doença.[8]

A acidose láctica congênita integra um grupo de erros inatos do metabolismo, caracterizados por retardo do desenvolvimento neurológico, cuja causa principal seria a deficiência do complexo piruvato-desidrogenase. A administração de altas doses de tiamina melhora a acidose láctica.[2]

A seguir, serão relacionados os fatores que afetam as necessidades de tiamina.

Composição da dieta

As necessidades de tiamina são proporcionais à quantidade de carboidratos e à relação de ingestão carboidrato/lipídio.

Clima

Por aumentaram o gasto energético, temperaturas altas aumentam as necessiades de tiamina, ocorrendo o contrário com as baixas temperaturas.

Peso corpóreo

As necessidades variam à medida que o gasto de energia relaciona-se com o peso corpóreo.

Atividade física

O aumento do consumo energético conseqüente ao incremento da atividade física aumenta a necessidade de tiamina. Embora um grupo de *experts* da FAO/WHO (1967) postule não ser necessário mudar a relação tiamina/calorias em situações de grande atividade física, considera-se que um grande aumento da atividade física pode precipitar os sintomas de deficiência em pessoas com ingestão inadequada de tiamina.[7]

Idade

As recomendações de tiamina aumentam conforme a faixa etária, sugerindo-se que a relação de ingestão tiamina/calorias seja maior em pessoas de mais idade.

Estresse metabólico

As necessidades de vitaminas devem ser valorizadas nos pacientes em estresse metabólico, situação na qual o aumento de consumo devido ao hipermetabolismo, a redução da absorção intestinal, a oferta insuficiente, a perda de micronutrientes hidrossolúveis (diarréia, sonda, fístula, diálise), o uso de medicamentos e, em uma fase posterior, o anabolismo, aumentam a probabilidade de desenvolver o estado de carência[9]. Neste contexto, tem destaque a carência aguda de tiamina, que pode ser precipitada durante a realimentação de pacientes graves e desnutridos, principalmente quando recebem dietas com alto teor de carboidratos.

Em 1989, o *Center for Diseases Control* relatou três casos fatais de deficiência aguda em pacientes recebendo nutrição parenteral[10] e, em 1997, outros três casos de deficiência de tiamina foram relatados, seguidos de rápida reversão após administração endovenosa de tiamina.[11] Ambos os relatos ocorreram em períodos de falta de estoque de soluções parenterais de vitaminas que contêm tiamina. Mais recentemente foram relatados em Israel 11 casos de encefalopatia grave, sendo dois deles fatais, em lactentes alimentados exclusivamente com fórmula de soja que não continha vitamina B1.[12-14]

Em estudos feitos em pacientes adultos internados em unidade de cuidados intensivos, observou-se a redução progressiva dos níveis de tiamina ao longo da primeira semana de internação. Todos os pacientes estavam recebendo suplemento vitamínico com tiamina por via parenteral ou dieta enteral com quantidades normalmente recomendadas de tiamina, o que sugere que o aumento das necessidades durante o estresse metabólico não seria coberto pela oferta segundo as recomendações habituais.[15] Em um único estudo pediátrico desenvolvido em 80 crianças que estavam internadas em unidade de cuidados intensivos por mais de duas semanas, 12,5% apresentaram deficiência bioquímica de tiamina.[16] Entretanto, o grupo de pacientes era heterogêneo com relação às doenças e à oferta de tiamina e, em sua maioria, constituído por crianças eutróficas.

As soluções de nutrição parenteral e as fórmulas enterais, quando ofertadas em volumes plenos, têm quantidades suficientes para satisfazer as necessidades diárias de vitaminas de pessoas normais, eutróficas e sem estresse metabólico. Contudo, ignora-se se a oferta de tiamina seria suficiente para manter os marcadores bioquímicos normais de pacientes em estado grave, situação na qual interagem vários fatores que podem precipitar ou agravar a carência de micronutrientes. Por exemplo, o uso de furosemida em pacientes com insuficiência cardíaca[17] e o uso de técnicas de substituição renal como a hemodiálise[18] estão associados à carência de tiamina.

Outro grupo de pacientes em que o risco de carência deve ser considerado é o das crianças cardiopatas desnutridas, pela ingestão deficiente desta vitamina na alimentação. Um estudo em crianças cardiopatas mostrou que 18% delas tinham deficiência de tiamina[19] e outro, em um grupo de crianças com insuficiência cardíaca congestiva, melhorou na fração de ejeção do ventrículo esquerdo após a suplementação de tiamina.[20] Tais estudos sugerem que a suplementação farmacológica de tiamina deve ser considerada em pacientes desnutridos e nos cardiopatas em uso de diuréticos.

BIODISPONIBILIDADE

A tiamina presente na dieta pode ser destruída por substâncias que ocorrem naturalmente nos alimentos, ou por ação microbiana. As recomendações de tiamina não levam em consideração tais fatores antitiamina presentes na dieta que, em algumas situações, podem alterar a biodisponibilidade da vitamina. Os polifenóis (cafeína e ácido tânico, presentes no chá, café, repolho vermelho, cereais, sementes oleaginosas), os sulfitos (utilizados no processamento de alimentos) e os flavonóides (quercetina e rutina, presentes em frutas, vegetais e trigo sarraceno) são antagonistas da tiamina. A tiaminase, presente no peixe cru, pode predispor à deficiência clínica de tiamina em regiões onde a principal fonte da vitamina seja este alimento. Este efeito foi suprimido pela suplementação de tiamina (10 mg/dia). O fato de que a dieta habitual destas populações contém 1 mg de tiamina sugere que o consumo regular de substâncias de efeito tiaminolítico pode predispor à deficiência, mesmo quando a ingestão de tiamina atende às recomendações habituais.[7]

A vitamina C impede a precipitação da tiamina pelos taninos, efeito contrário ao causado por altas concentrações de cálcio e magnésio. A precipitação reduz a absorção intestinal da vitamina. Os ácidos ascórbico, tartárico e cítrico existentes em muitos vegetais e frutas diminuem tal precipitação e aumentam a biodisponibilidade de tiamina. Para minimizar este efeito negativo dos fatores antagonistas da tiamina na sua absorção recomendam-se:[21]

- Retardar a ingestão de chá ou alimentos contendo taninos após as refeições.
- Ingerir frutas com alto teor de ácido ascórbico junto às refeições.
- Aquecer produtos contendo tiaminolíticos antes do consumo.

Quadro 46-1. DRI de tiamina: ingestão recomendada de tiamina (mg/dia)

Estágio da vida	*EAR**	*RDA*
Lactentes		
0-6 meses	–	0,2
7-12 meses	–	0,3
Crianças		
1-3 anos	0,4	0,5
4-8 anos	0,5	0,6
Homens		
9-13 anos	0,7	0,9
14-70 anos	1,0	1,2
> 70 anos	1,0	1,2
Mulheres		
9-13 anos	0,7	0,9
14-18 anos	0,9	1,0
> 19 anos	0,9	1,0
Gestação e lactação	1,2	1,4

Fontes: Institute of Medicine,[2] Cozzolino SM.[22]

RECOMENDAÇÕES

As recomendações, mostradas no Quadro 46-1, dependem da faixa etária e da ingestão calórica. Pacientes sob estresse metabólico ou com síndrome de má absorção intestinal necessitariam, em teoria, de quantidades maiores, porém, como ocorre com os demais micronutrientes, embora as necessidades estejam aumentadas durante o estresse, não há consenso sobre quantidades suplementares. A recomendação diária por via endovenosa para crianças é 1,2 mg/kg e 0,35 mg/kg em neonatos prematuros.

Como é armazenada em pequena escala, para se evitar a carência à tiamina deve ser ofertada diariamente.

FONTES ALIMENTARES

São consideradas fontes de tiamina as leveduras, os cereais integrais, especialmente o germe, as carnes magras (suína, presunto cozido), batata, massas, legumes, feijão e soja. Os tecidos animas ricos em tiamina são o fígado, o rim, o cérebro e o coração. Derivados do leite, frutas e vegetais, embora não sejam muito ricos em tiamina, quando consumidos em quantidade tornam-se fonte significativa dessa vitamina. A concentração média no leite humano, que é de 20 μg/l nos primeiros 28 dias pós-parto e depois 200 μg/l,[23] depende da ingestão pela dieta materna; a suplementação de nutrizes com estado nutricional normal em tiamina não aumenta as concentrações no leite. O teor de tiamina do leite de vaca integral varia de 0,38 a 0,44 mg/l ou 56,7 a 65,7 μg/100 kcal; quase não é alterado pela pasteurização e diminui com a fervura.[24] Nas fórmulas lácteas pediátricas a concentração mínima permitida pelo Codex Alimentarius é 0,04 mg/100 kcal, variando nas fórmulas disponíveis de 0,06 a 0,17 mg/100 kcal. Os cereais para alimentação infantil são enriquecidos com tiamina, contendo em média 1,6 mg por 100 g. No Quadro 46-2 são mostrados os teores de tiamina de algumas fórmulas lácteas modificadas para lactentes e dietas pediátricas para nutrição enteral. O Quadro 46-3 mostra o conteúdo médio de tiamina em alguns alimentos.

A margem de segurança para a administração oral é grande, considerando-se os raros relatados de reações de hipersensibilidade após doses orais extremamente elevadas (na faixa de 5-10 g). Pode haver reações de hipersensibilidade após injeções com tiamina em pacientes com história de reações alérgicas. Na administração por via parenteral, a dose que produziu estas reações variou de 5 a 100 mg.[7]

Quadro 46-2. Teor de tiamina nas fórmulas lácteas e dietas enterais pediátricas

Fórmula láctea/dieta para nutrição enteral	*Tiamina (mg/100kcal)*
Pre Nan, Nan 1, NanSoy, NanAR, Nan sem lactose	0,07
Nestogeno plus, Nestogeno com soja, Alfaré	
Nestogeno 2, Nestogeno com soja, Nan 2	0,15
Aptamil 1, Aptamil 2, Aptamil Soja 1, Aptamil Soja 2	0,06
Bebelac 2, Pregomin	
Aptamil Bebelac 1, Neocate	0,08
Aptamil Pré	0,17
Peptamen Junior	0,24
Nutren Junior	0,24
Nutrini, Nutrini Energy, Nutrini Multifiber	0,15
Tentrini, Tentrini Energy, Tentrini Multifiber	0,15
Tentrini Low Energy Multifiber	0,20
Pediasure	0,25

Quadro 46-3. Conteúdo médio de tiamina em alguns alimentos (mg/100 g)

Cereais		*Frutas*	
Trigo		Maçã	0,04
Grão integral	0,41	Damasco	0,04
Refinado	0,13	Banana	0,05
Arroz		Pinhá	0,09
Integral	0,33	Figo	0,04
Branco	0,16	Uva	0,06
Parboilizado	0,22	Limão	0,04
Milho	0,18	Manga	0,05
Aveia	0,63	Laranja	0,08
Sorgo	0,15	Pêra	0,02
Massas	0,13	Abacaxi	0,08
Pão branco	0,46	Abacate	0,11
		Suco de laranja	0,1
		Caju	0,46

Quadro 46-3. Conteúdo médio de tiamina em alguns alimentos (mg/100 g) *(Cont.)*

Cereais		*Frutas*	
Leguminosas, nozes, sementes/raízes:			
Feijão	0,46-0,63	Mandioca	
Grão-de-bico	0,40	Fresca	0,06
Amendoim (não-torrado)	0,84	Farinhá	0
Lentilha	0,50	Batata	0,1
Ervilha	0,72	Batata-doce	0,1
Soja		Inhame	0,09
Semente seca	1,03		
Farinha integral	0,77		
Pistache	0,78		
Castanha-do-pará	0,1		
Amêndoa	0,13		
Verduras		**Carnes**	
Brócolis	0,10	Bife (magro)	0,07
Repolho	0,06	Bife de fígado cozido	0,21
Cenoura	0,06	Porco (médio)	0,42
Folha de mandioca	0,16	Pato	0,10
Couve-flor	0,11	Truta	0,09
Pimenta	0,07	Vitela	0,13
Tomate	0,06	Frango cozido	0,07
Espinafre	0,11	Presunto cozido	0,7
Outros produtos		**Lácteos**	
Levedura (cerveja)	15,6	Queijo	0,02-0,06
Leite humano	0,01	Leite	0,04
Ovos	0,12		

Fonte: FAO 1964. Food Composition Tables (minerals and vitamins) for international use.[7]

REFERÊNCIAS BIBLIOGRÁFICAS

1. Bettendorff L. Thiamine in excitable tissue; reflection on a non-cofactor role. *Metab Brain Dis* 1994;9;183-209.
2. Ziegler EE, Filer Jr LJ. *Conocimientos actuales sobre nutrición.* 7a. ed. Washington, D.C.: OPS/OMS, 1997. 731 p. (Publicación científica n. 565).
3. Food and Nutrition Board, Institute of Medicine. National Academy of Sciences. Dietary Reference Intakes for Thiamin, Riboflavin, Niacin, Vitamin B6, Folate, Vitamin B12, Pantothenic Acid, Biotin, and Choline. Washington DC. *The National Academy of Sciences.* URL: http//www.nap.edu
4. Warnock LG, Prudhomme CR, Wagner C. The determination of thiamin pyrophosphate in blood and other tissues and its correlation with erythrocyte transketolase activity. *J Nutr* 1978;108:421-7.
5. Baines M, Davies G. The evaluation of erythrocyte thiamin diphosphate as an indicator of thiamin status in man and its comparison with erythrocyte transketolase activity measurements. *Ann Clin Biochem* 1988;25:698-705.
6. Baines M. Improved HPLC determination of thiamin diphosphate in erythrocytes. *Clin Chim Acta* 1985;153:43-8.
7. Thiamine deficiency and its prevention and control in major emergencies. Geneva: *World Health Organization*, 1999. (document WHO/NHD/99.13). Disponível em http://www.who.int/publications/en/
8. Lorber A, Gazit AZ, Khoury A, et al. Cardiac manifestations in thiamine-responsive megaloblastic anemia syndrome. *Pediatr Cardiol* 2003;24:476-481.
9. Shenkin A, Alwood MC. Trace elements in adult intravenous nutrition. In: Rombeau JL, Rolandelli RH, editors. *Clinical nutrition volume II: Parenteral nutrition.* 3rd ed. Philadelphia: WB Saunders Company, 2000.
10. CDC. Deaths associated with thiamine-deficient parenteral nutrition. *MMWR* 1989;38:43-6.
11. CDC. Lactic acidosis traced to thiamine deficiency related to nation wide shortage of multivitamins for total parenteral nutrition – United Satates, 1997. *MMWR* 1997;46:523-8.
12. Siegel-Itzkovich J. Police in Israel launch investigation into deaths of babies given formula milk. *BMJ* 2003;327:1128.
13. Siegel-Itzkovich. Baby milk manufacturers agree out of court settlement. *BMJ* 2004;329:310.
14. Fattal-Valevski A, Kesler A, Sela BA, Nitzan-Kaluski D, Rotstein M, et al. Outbreak of life-threatening thiamine deficiency in infants in Israel caused by a defective soy-based formula. *Pediatrics* 2005;15(2):e233-8.
15. McConachie I, Haskew A. Thiamine status after major trauma. *Intensive Care Med* 1988;14:628-31.
16. Seear M, Lockittch G, Jacobson B, et al. Thiamine, riboflavin, and pyridoxine deficiencies in a population of critically ill children. *J Pediatr* 1992;121:533-8.
17. Zenuk C, Healey J, Donnelly J, Vaillancourt R, Almalki Y, Smith S. Thiamine deficiency in congestive heart failure patients receiving long term furosemide therapy. *Can J Clin Pharmacol* 2003;10:184-8.
18. Berger MM, Shenkin A, Revelly JP, Roberts E, Cayeux MC, Baines M, et al. Copper, selenium, zinc, and thiamine balances during continuous venovenous hemodiafiltration in critically ill patients. *Am J Clin Nutr* 2004;80:410-6.
19. Shamir R, Ovdi D, Abramovitch, et al. Thiamine deficiency in children with congenital heart disease before and after corrective surgery. *JPEN* 2000;24:154-58.
20. Shimon I, Almog S, Vered Z, at el. Improved left ventricular function after thiamine supplementation in patients with congestive heart failure receiving long-term furosemide therapy. *Am J Med* 1995,98:485-490.
21. Vimokesant S, Kunjara S, Rungruangsak K, Nakornchai S, Panijpan B. Beriberi caused by antithiamine factors in food and its prevention. *Ann NY Acad Sci* 1982;378:123-136.
22. Cozolino SMF. Vitamina B1 (Tiamina). In: Cozolino SMF, editor. *Em biodisponibilidade de nutrientes.* São Paulo: Manole, 2005. p. 321-32.
23. Picciano MF. Appendix: Representative values for constituents of human milk. *Pediart Clin North Am* 2001;48:263-72.
24. Fomon SJ. B Vitamins and Choline. In: Craven L, editors. *Nutrition of normal infants.* St. Louis: Mosby-Year Book, 1993. p. 424-442.

Capítulo 47

Niacina e Riboflavina

Domingos Palma
Marina Borelli Barbosa

As vitaminas são substâncias essenciais para a manutenção dos processos metabólicos em condições fisiológicas adequadas. Apresentam as seguintes características:

- Não são substâncias sintetizadas pelo organismo, porém algumas vitaminas podem ser sintetizadas pela flora bacteriana saprófita intestinal.
- Sua origem é principalmente dietética (alimentos animais ou vegetais) e, se sintetizadas pela flora intestinal, comportam-se como as vitaminas de origem alimentar logo após sua absorção intestinal.
- Podem ter estruturas químicas diferentes, mas comportam-se de forma similar e têm a mesma função.
- Algumas vezes necessitam de precursores que são transformados em substâncias fisiologicamente ativas pelo organismo.
- O mecanismo de ação principal é o papel de coenzima.
- Podem ser classificadas de acordo com as características de solubilidade em hidrossolúveis (solúveis em água) ou lipossolúveis (solúveis em lipídios).[1]

As vitaminas do complexo B possuem características comuns, como a hidrossolubilidade, a distribuição alimentar mais freqüente no fígado e na levedura de cerveja seca e participam como coenzimas de várias reações metabólicas do organismo. Sua deficiência pode provocar manifestações clínicas comuns como a perda de apetite (anorexia), parada/diminuição do ritmo do crescimento, perda do controle muscular, polineurite (inflamação das fibras nervosas). São vitaminas que, geralmente, não são armazenadas em quantidades apreciáveis e são excretadas na urina quando ingeridas em excesso. Sendo assim, a reposição pela dieta deve ser diária para evitar a depleção e o prejuízo nas funções fisiológicas intermediadas por estas vitaminas.[1,2,3]

O complexo B é constituído pelas seguintes vitaminas: tiamina (B1), riboflavina (B2), ácido nicotínico ou niacina (B3), piridoxina (B6), ácido pantotênico (B5), biotina (B7), ácido fólico (B9), cianocobalamina (B12), colina, inositol e ácido paraminobenzóico.[1] Na infância, as deficiências que são mais freqüentemente encontradas são relacionadas com tiamina, riboflavina, niacina, ácido fólico, piridoxina, cianocobalamina e, mais recentemente, a deficiência de biotina devido ao uso de nutrição parenteral prolongado.[4]

RIBOFLAVINA (VITAMINA B2)

A riboflavina é uma vitamina hidrossolúvel, fotossensível, estável ao calor e à oxidação e aos ácidos.

Esta vitamina sob forma livre consiste em uma base fraca, normalmente isolada ou sintetizada, como um sólido amorfo laranja-amarelado. Sua absorção ocorre na porção proximal do intestino delgado após fosforilação e através de um sistema de transporte saturável, que é rápido e proporcional à dose. No indivíduo, parte da riboflavina circulante no plasma está fracamente ligada à albumina. A conversão da riboflavina em coenzimas ocorre no interior do citoplasma das células da maioria dos tecidos, principalmente do intestino delgado, fígado, coração e rins. Como pequena quantidade de riboflavina é armazenada, a excreção urinária desta vitamina expressa a ingestão alimentar e outros eventos catabólicos e fotodegradativos.[2]

FUNÇÕES

A riboflavina é uma vitamina que faz parte das flavoproteínas que participam do metabolismo intermediário, particularmente dos processos de óxido-redução celulares. Estas flavoproteínas são a flavina-mononucleotídeo (FMN) e a flavina-adenosinadinucleotídeo (FAD), que são carreadoras de hidrogênio, transferindo-o de enzimas que contêm niacina (NADH) até o sistema ferrocitocromodo, onde H_2 + O forma H_2O. Portanto, a riboflavina é uma coenzima essencial para liberação de energia dentro da célula, relacionada com a descarboxilação oxidativa dos alfacetoácidos, sendo importante no metabolismo de carboidratos.[1,2,5]

Esta vitamina exerce também papel fundamental no processo de multiplicação celular, sendo essencial nos processos de cicatrização e crescimento. Também tem importância na mobilização do ferro e na formação de glóbulos vermelhos, na produção de corticosteróides e na atividade reguladora de enzimas da tireóide.[2,8]

NOVAS DESCOBERTAS SOBRE A VITAMINA

A riboflavina (vitamina B2) tem papel na mobilização do ferro e pode estar envolvida na catarata, em que os níveis de glutationa são baixos e a riboflavina é importante para esta enzima, a glutationa redutase.[8]

FONTES ALIMENTARES

Pequenas quantidades de riboflavina, como coenzimas digestíveis, ocorrem na maioria de tecidos vegetais e animais.

As fontes são ovos, carnes magras, vísceras, como fígado e rim, língua de vaca, leite, vegetais de folha verde, como almeirão, alface, repolho, espinafre, couve, brócolis, pães e cereais enriquecidos ou no pão branco enriquecido.

Perdas ocorrem durante o cozimento devido à lixiviação para água das flavinas termostáveis e sensíveis à luz, quando esta água é desprezada, levando à perda entre 30% a 40%. Outro processo que pode ocasionar perda desta vitamina é o utilizado em bancos de leite humano, que determina perdas significativas no leite materno.[2,4]

DEFICIÊNCIA

A deficiência desta vitamina, geralmente, ocorre em combinação com a deficiência de outras vitaminas hidrossolúveis.

Esta deficiência caracteriza-se por dor de garganta, hiperemia e edema de membranas das mucosas faríngea e oral, queilose (inflamação labial), estomatite angular (fissuras do ângulo da boca), glossite e lábios que se tornam vermelhos e brilhantes com desprendimento variável de epitélio. Podem ocorrer também manifestações oculares, prurido, fadiga e tensão muscular, dermatite seborréica e anemia normocrômica normocítica associada a citoplasia eritrocitária pura da medula óssea.

A queilose é freqüente na deficiência de riboflavina, mas não exclusivamente, pois pode apresentar-se no déficit de vitamina B6 (piridoxina).

Na deficiência de riboflavina, tem sido observada a ocorrência de um tipo específico de glossite, em que a língua fica com uma cor magenta, com crescimento e achatamento das pontas das papilas gustativas.

A deficiência isolada desta vitamina é mais rara, sendo comum encontrá-la concomitantemente com outras deficiências nos estados de desnutrição. Pacientes com má absorção apresentam risco maior de deficiência de vitamina B2.[1,2,5]

O diagnóstico é feito pela clínica sugestiva e quando possível pode ser confirmado pela dosagem da excreção urinária da vitamina.[5,7] A deficiência de vitamina B2 pode ser determinada pela redução da *glutation-redutase* do eritrócito.[2]

CAUSAS DA DEFICIÊNCIA

A principal causa da deficiência é a ingestão alimentar inadequada devida à disponibilidade limitada do alimento, bem como do armazenamento ou processamento deficiente. Os indivíduos anoréticos dificilmente ingerem quantidade adequada de riboflavina, como também de outros nutrientes. Por ser o leite importante alimento fonte desta vitamina, na intolerância à lactose, em que seu consumo deve ser evitado, pode levar à inadequada ingestão de riboflavina. A má absorção desta vitamina pode ser conseqüente à doença celíaca, espru tropical, malignidade ou ressecção do intestino delgado e obstruções biliar ou gastrointestinal. A absorção deficiente pode ocorrer também em conseqüência de distúrbios que aumentam a mobilidade e reduzem o tempo de passagem gastrointestinal, como diarréia, enterite infecciosa e síndrome do cólon irritável. Na desnutrição protéico-calórica geralmente se associa à diminuição da absorção e da utilização da riboflavina.[2]

No lactente, a causa mais comum de deficiência de riboflavina é a fototerapia utilizada para o tratamento da hiperbilirrubinemia.[6]

A excreção aumentada de riboflavina ocorre em pacientes catabólicos com perda de nitrogênio.

A deficiência grave de riboflavina pode também afetar a conversão da vitamina B6 em sua coenzima e a conversão de triptofano em niacina.[2]

PREVENÇÃO E TRATAMENTO

Os sinais clínicos de deficiência em adulto podem ser prevenidos com a ingestão de riboflavina acima de 0,4 mg/1.000 kcal, porém pode ser necessário acima de 0,5 mg/1.000 kcal para a manutenção das reservas teciduais em adultos e crianças, como demonstrado pela excreção urinária, pela riboflavina do eritrócito e pela glutationa redutase eritrocitária. A recomendação atual de riboflavina é de 0,6 mg/1.000 kcal para indivíduos de todas as idades.[2]

Segundo o Codex *Alimentarius* (FAO/WHO), as fórmulas infantis devem ter, no mínimo, 60 μg de riboflavina por 100 kcal.[6]

O tratamento é realizado através da administração de riboflavina na dose diária de 1 a 3 mg por via oral.[5] A correção da dieta também faz parte do tratamento.[2,5]

NIACINA (VITAMINA B3)

Esta vitamina apresenta-se em duas formas: a niacina ou o ácido nicotínico e a niacinamida ou nicotinamida. São compostos muito estáveis. Também são absorvidos no intestino delgado e apresentam estocagem limitada no fígado.

De 15% a 30% da niacina absorvida são encontrados ligados à proteína e este complexo vitamínico-protéico é captado pelos tecidos. O seqüestramento metabólico, em que a niacina e a nicotinamida são convertidas em NAD, é o responsável pela retenção destas vitaminas. Como o metabolismo da niacina é um processo saturável, a taxa de ingestão de niacina e nicotinamida afeta suas concentrações plasmáticas.[3]

FUNÇÕES

A niacina é uma coenzima que participa do metabolismo energético, fazendo parte de dois sistemas enzimáticos: NAD (nicotinamida-adenosina-dinucleotídeo) e NADP (nicotinamida-adenosina-dinucleotídeo-fosfato), que são sistemas de enzimas que participam do transporte de H transferindo-o do material oxidável até as flavoproteínas. Portanto, a niacina é indispensável nos processos de transformação e liberação de energia e na síntese de carboidratos, lipídios e proteínas.[1,3]

As NADP desidrogenases estão envolvidas preferencialmente em reações anabólicas, como a síntese de ácidos graxos e colesterol. A NAD é utilizada em reações catabólicas para transferir a energia livre potencial armazenada em macronutrientes (carboidratos, lipídios e proteínas) à NADH, que é então utilizada para formar ATP.[3]

FONTES ALIMENTARES

A niacina e a niacinamida podem vir diretamente da alimentação como vitaminas ou serem formadas no organismo por um precursor: o triptofano, que é um aminoácido essencial (não sintetizado pelo organismo).[1,3]

Carnes, principalmente as carnes vermelhas e as vísceras, (como o fígado), leite, ovos, peixe, legumes, grãos de cereais, levedura, batata, ervilha, milho e derivados farináceos do trigo integral (pão, flocos). O leite e o ovo contêm pequena quantidade de niacina, porém são fontes importantes de triptofano. A carne vermelha é considerada a melhor fonte de equivalentes de niacina devido à niacina pré-formada e ao triptofano.

O café contém alcalóide, a trigonelina, que na presença de calor e ácido pode formar ácido nicotínico. Esta reação ocorre durante a tostagem do grão, determinando um aumento de 30 vezes o conteúdo de niacina.[3]

Por meio de um processo que ocorre no fígado e na luz intestinal, sob a ação da flora bacteriana, 60 mg de triptofano produzem 1 mg de niacina. No ser humano, a principal utilização do triptofano é na biossíntese protéica. A quantidade de triptofano convertida à niacina depende do consumo alimentar e de fatores hormonais. Se ocorrer deficiência de triptofano e niacina, o triptofano será utilizado primariamente para manter a síntese protéica, e não para restabelecer as reservas de niacina.[3]

Desta forma, pode-se ter carência de niacina por dietas pobres em triptofano, como as dietas que têm o milho como elemento básico e que é um cereal pobre em triptofano.[3]

DEFICIÊNCIA

A deficiência de niacina provoca um quadro grave, conhecido por pelagra, que pode estar associada a déficit de vitamina B1 (beribéri) e de vitamina B2 (alterações orais).

A pelagra caracteriza-se por apresentar os sintomas conhecidos por 3D: diarréia, dermatite e demência. A dermatite pigmentosa escamosa caracteriza-se por erupção pigmentada em áreas expostas à luz solar, geralmente acompanhada por glossite e algum grau de anemia. O início do quadro é inespecífico e consiste em anorexia, apatia, irritabilidade, fraqueza e, às vezes, diarréia. A dermatite tem início com eritema simétrico nas áreas expostas à luz solar, evoluindo para lesões vesicobolhosas ou para lesões descamantes, que podem ficar hiperpigmentadas, ou lesões ulceradas cobertas por crostas. A língua apresenta-se edemaciada e os lábios secos e fissurados. A demência acontece tardiamente, nesta deficiência.[1,3,5]

A biotransformação do triptofano em ácido nicotínico requer diversas vitaminas e minerais, como a vitamina B6 e o cobre. Desta forma, dietas deficientes nestes nutrientes podem predispor o indivíduo à pelagra. A vitamina B6, por exemplo, está envolvida em etapas do catabolismo do triptofano e aumenta a produção de seus metabólitos. A deficiência de cobre, que é necessário à conversão de triptofano a N-formilquinurrenina, pode bloquear a síntese de niacina. A deficiência de riboflavina, que é necessária na biotransformação do triptofano, pode levar ao desenvolvimento de alguns dos mesmos sintomas da deficiência da niacina (estomatite, queilose e língua áspera).[3]

Vale ressaltar que o diagnóstico deve ser feito pela história clínica e pelo exame físico, não sendo necessária a solicitação de exames laboratoriais, já que a presença de lesões dermatológicas típicas da pelagra com outros sintomas, como diarréia, apatia, irritabilidade, fraqueza, glossite, são suficientes para a determinação do quadro clínico.[5,7]

TRATAMENTO

O tratamento é realizado pela correção da dieta com alimentos ricos em niacina ou triptofano e pela administração de 50 a 100 mg de niacina. O ácido nicotínico em altas doses pode causar vasodilatação, sensação de formigamento, hiperemia de pele e cefaléia pulsátil.[5]

NOVAS DESCOBERTAS SOBRE A VITAMINA

A niacina como agente farmacológico é anti-hiperlipidêmica em grandes doses (1 a 3 g/dia), pois reduz as lipoproteínas de muito baixa densidade (VLDL), como também aumenta as lipoproteínas de alta densidade (HDL), enquanto reduz concomitantemente as lipoproteínas de baixa densidade (LDL). A utilização de niacina pode resultar em uma regressão das placas ateroscleróticas.[3,9-11]

Dentre todos os medicamentos disponíveis no mercado para o tratamento das dislipidemias, a niacina é o mais potente com relação ao incremento das concentrações de HDL-colesterol, que é em torno de 30%. O uso da niacina também reduz em 40% os valores de VLDL-colesterol e em 20% os valores de LDL-colesterol. Porém, é necessário observar o aparecimento dos efeitos colaterais, como rubor facial, dispepsia, hiperuricemia, hiperglicemia e hepatotoxicidade, o que pode restringir seu uso na prática médica. Mas, o uso do ácido nicotínico tem contra-indicação em pacientes com síndrome metabólica, pois pode precipitar diabetes e dificultar o controle da hiperglicemia. No início, deve-se administrar a dose de 100 mg duas vezes ao dia e aumentar até a dose de 2 g duas vezes ao dia.[9,10]

Na literatura mais recente, o uso da niacina tem sido discutido no tratamento de cefaléias tensionais. A niacina, por ser um eficiente vasodilatador periférico, interrompe o desenvolvimento dos sintomas de cefaléias tensionais pela vasodilatação dos vasos intracranianos e aumenta o metabolismo energético dentro dos músculos esqueléticos, através do aumento do fluxo sanguíneo e da oxigenação nestes.[12] Os estudos sugerem também o benefício do uso de niacina como profilaxia para estas dores de cabeça quando administrada por via oral diariamente.[12]

INDICAÇÃO DA PRESCRIÇÃO DE VITAMINAS

A indicação para prescrição de vitaminas na infância deve ser feita para os quadros de carências vitamínicas e em algumas situações específicas, como as síndromes de má absorção, os recém-nascidos prematuros e/ou de baixo peso ao nascer, nos estados dependentes da vitamina como a piridoxina (vitamina B6) e na nutrição parenteral (Quadros 47-1 e 47-2).[7,13]

Quadro 47-1. Níveis recomendados para ingestão individual de vitaminas do complexo B (RDA e AI) por *Food and Nutrition Board, National Academy of Sciences. Institute of Medicine, 1998*[14]

Grupo de estágio de vida	*Riboflavina (mg/dia)*	*Niacina (mg/dia)*
Bebês		
0 a 5 meses	0,3*	2,0*
6 a 11 meses	0,4*	3,0*
Crianças		
1 a 3 anos	0,5	6,0
4 a 8 anos	0,6	8,0
Masculino		
9 a 13 anos	0,9	12,0
14 a 18 anos	1,3	16,0
Feminino		
9 a 13 anos	0,9	12,0
14 a 18 anos	1,0	14,0
Gravidez (todas idades)	1,4	18,0
Lactação (todas idades)	1,6	17,0

Nota: Esta tabela apresenta as Recomendações Nutricionais (RDAs) em negrito e as Ingestões Adequadas (AI) em tipo comum seguido de asterisco (*). As RDAs e AIs podem ser ambas utilizadas como objetivos para ingestão individual. As RDAs são estabelecidas para atingir as necessidades de quase todos os indivíduos (97% a 98%) em um grupo. Para bebês saudáveis amamentados no peito, a AI é a ingestão média. Acredita-se que a AI para outros grupos de estágio de vida cubra suas necessidades, mas a ausência de dados ou incerteza destes impede a especificação clara desta cobertura.

Quadro 47-2. Necessidades médias estimadas (EAR) de vitaminas do complexo B por *Food and Nutrition Board, National Academy of Sciences. Institute of Medicine, 1998*[15]

Grupo de estágio de vida	*Riboflavina (mg/dia)*	*Niacina (mg/dia)*
Crianças		
1 a 3 anos	0,4	5,0
4 a 8 anos	0,5	6,0
Masculino		
9 a 13 anos	0,8	9,0
14 a 18 anos	1,1	12,0
Feminino		
9 a 13 anos	0,8	9,0
14 a 18 anos	0,9	11,0
Gravidez (todas as idades)	1,2	14,0
Lactação (todas as idades)	1,3	13,0

Nota: Esta tabela apresenta as Necessidades Médias Estimadas (EARs) que podem ser utilizadas para avaliar adequação da ingestão de uma população, sendo baseada nos cálculos das Recomendações Nutricionais (RDAs) para indivíduos.

REFERÊNCIAS BIBLIOGRÁFICAS

1. Douglas CR. Necessidades vitamínicas. In: Douglas CR. *Tratado de fisiologia aplicada à nutrição.* São Paulo: Robe Editorial, 2002. p. 111-134.
2. McCormick DB. Riboflavina. In: Shils ME; Olson JA; Shike M; Ross AC. *Tratado de nutrição moderna na saúde e na doença.* v. I. São Paulo: Manole, 2003. p. 417-426.
3. Cervantes-Lauren D, McElvaney G, Moss J, Niacina. In: Shils ME, Olson JA, Shike M, Ross AC. *Tratado de nutrição moderna na saúde e na doença.* v. I. São Paulo: Manole, 2003. p. 427-438.
4. Bricarello LP, Goulart RMM. O papel das vitaminas em lactentes e crianças. *Pediatr Mod* 1999;35(10):797-807.
5. Leão E, Starling ALP. Vitaminas e Minerais. In: Leão E, Viana MB, Corrêa EJ, Mota JAC. *Pediatria Ambulatorial.* Belo Horizonte: Coopmed, 1998. p. 179-191.
6. Euclydes MP. Necessidades e recomendações nutricionais. In: Euclydes MP. *Nutrição do lactente: base científica para uma alimentação adequada.* Viçosa: (Produzido pela própria autora), 2000. p. 199-218.
7. Ferraz IS. Uso e abuso de vitaminas. In: Ricco RG, Del Ciampo LA, Almeida CAN. *Puericultura: princípios e práticas: atenção integral à saúde da criança.* São Paulo: Atheneu, 2000. p. 143-154.
8. Dokkum WV. O consumo ideal de vitaminas. In: De Angelis RC. *Importância de alimentos vegetais na proteção da saúde: fisiologia da nutrição protetora e preventiva de enfermidades degenerativas.* São Paulo: Atheneu, 2001. p. 247-252.
9. Batista MC, Ribeiro AB. Dislipidemias. *Rev Bras Med* 2003;60(7):443-456.
10. Armaganijan D. Importância dos triglicérides e da lipoproteína de alta densidade na doença arterial coronária. *Rev Bras Med* 2003;60(6):351-355.
11. Wild S, Byrne CD. The role of treatment to increase HDL-cholesterol and decrease triglyceride concentrations in prevention of coronary heart disease in Type 2 diabetes. *Diabetic Medicine* 2004;21:8-11.
12. Prousky J, Seely D. The treatment of migranies and tension-type headaches with intravenous and oral niacin (nicotinic acid): systematic review of the literature. *Nutrition Journal* 2005;4:3.
13. Allen L, Shrimpton R. The International Research on Infant Supplementation Study: Implications for Programs and Further Research. *J Nutr* 2005;135:666S-669S.
14. *Dietary Reference Intakes for Thiamin, Riboflavin, Niacin, Vitamin B6, Folate, Vitamin B12, Pantothenic Acid, Biotin, and Choline (1998).* Food and Nutrition Board, National Academy of Sciences, 2004. http://www.nap.edu. (Acesso em maio de 2005).

Capítulo

48

Biotina

Fernanda Luisa Ceragioli Oliveira
Thiago Sacchetto de Andrade

INTRODUÇÃO

A biotina, vitamina B7 ou vitamina H, é uma vitamina hidrossolúvel, membro das vitaminas do complexo B, com atuação essencial nas funções celulares e no crescimento do organismo de todos os mamíferos, pois possui papel essencial nas reações de carboxilação.[1,2,3]

A biotina foi descoberta a partir de experimentos, há mais de 70 anos, que revelaram a necessidade de mamíferos por nutrientes presentes em vários alimentos, em especial o fígado, que é capaz de tratar queda de cabelos, dermatites graves, sinais neurológicos e disfunção muscular em ratos que foram alimentados com proteína da clara do ovo. Explica-se a sintomatologia por presença da ligação muito específica e estrita (Ka = 10^{15} mol/l) da biotina com a avidina, glicoproteína presente na clara do ovo. A avidina dietética presente na clara de ovos não-cozidos, sendo resistente a proteases pancreáticas, liga-se à biotina dietética impedindo assim a sua absorção. A avidina alimentar, quando submetida ao processo de cocção, torna-se incapaz de interferir na absorção intestinal da biotina.[3,4,5]

Na literatura atual, as características da biotina são bem estabelecidas, como metabolismo, e sua participação na catálise enzimática (Fig. 48-1).[1]

A estrutura química da biotina é representada por meio de um composto biocíclico, onde um dos anéis apresenta grupamento uréico e o anel tetraidrotifeno contém enxofre e uma cadeia lateral de ácido valérico.[4]

A biotina, por ser uma vitamina hidrossolúvel carregada negativamente em pH fisiológico devido à presença do grupo carboxila, necessita de um mecanismo de transporte específico para cruzar a membrana biológica, onde serão manifestadas suas funções.[1]

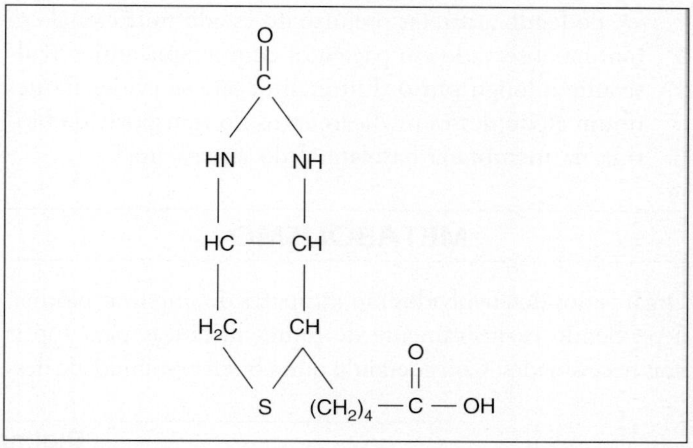

Fig. 48-1. Estrutura química da biotina

ABSORÇÃO E TRANSPORTE DA BIOTINA

A absorção da biotina envolve processos múltiplos, incluindo o transporte por membrana de borda em escova, passando por dentro do enterócito e transporte pela membrana basolateral. Sistema mediado por carreador sódio, ATP e temperatura dependentes na membrana de borda em escova, capaz de transportar a biotina contra gradiente de concentração.[6-8] Entretanto, nos casos em que as concentrações são mais elevadas (farmacológicas), predomina a difusão.[4] O transporte por meio da membrana basolateral, a saída da biotina do enterócito humano, envolve um processo mediado por carreador eletrogênico, porém sódio-independente, que não consegue transportar a biotina contra o gradiente de concentração.[6,7,8]

Trabalhos concluíram que o transporte da biotina ocorre na parte proximal do intestino delgado, diminuindo na parte distal. Segundo McMahon R. J., a máxima absorção da biotina ocorre no jejuno, é substancialmente maior que no íleo e notadamente mais alta que no colón proximal.[16] Além disso, a biotina sintetizada pela microflora intestinal não pode contribuir de maneira considerável com a quantidade de biotina absorvida, provavelmente pela localização ou pela forma em que a biotina bacteriana se apresenta disponível.[4]

Estes processos de absorção e transporte da biotina podem ser inibidos por alguns fatores, como:

1. Avidina, proteína presente na clara de ovos, liga-se à biotina dietética, impedindo assim sua absorção; porém, a avidina, quando submetida ao processo de cocção, torna-se susceptível para a digestão e incapaz de interferir na absorção intestinal da biotina.[5]
2. Drogas anticonvulsivantes (carbamazepina – Tegretol® e primidone – Mysoline®) inibem o transporte da biotina na membrana de borda em escova de maneira competitiva; podendo acarretar prejuízo do estado nutricional em biotina observado em pacientes com terapia anticonvulsivante a longo prazo. Entretanto, não se evidencia nenhum efeito desses medicamentos no transporte da biotina na membrana basolateral do enterócito.[8]

METABOLISMO

Organismos desenvolvidos são incapazes de sintetizar biotina, dependendo exclusivamente de fontes dietéticas para suprir suas necessidades. Considerando que a biodisponibilidade desta vitamina na natureza é baixa, a homeostase celular torna-se tênue. Os mamíferos desenvolveram um ciclo (Fig. 48-2) capaz de suprir suas necessidades e utilização.[9,10]

A biotina atua como coenzima envolvida em 5 carboxilases biotina-dependentes: piruvato carboxilase (PC), propionil-CoA carboxilase (PCC), metilcrotonil-CoA carboxilase (MCC) e duas formas de acetil-CoA carboxilase (ACC-1 e ACC-2). As três primeiras localizam-se na mitocôndria, a ACC-1 no citoplasma da célula e a ACC-2 em ambos. Essas enzimas são ativadas quando unidas à biotina e estão envolvidas na gliconeogênese, síntese de ácidos graxos e catabolismo de aminoácidos, desempenhando importante função na manutenção da homeostase metabólica. Outra enzima importante no ciclo da biotina é a biotinidase, por ser responsável pela reutilização da biotina liberada a partir da biocitina, que são peptídeos biotinalados e proteína proveniente da dieta.[9,10,11,12]

A enzima piruvato carboxilase (PC) atua na gliconeogênese, no fígado e no rim, transformando o piruvato em oxalacetato, tendo conseqüentemente função essencial na síntese de glicose. Deficiência de PC pode levar à redução da atividade de PC no plasma, acidose lática, retardo mental e atraso no desenvolvimento (Fig. 48-2).[9,10]

A propionil-CoA carboxilase (PCC) participa do metabolismo de aminoácidos de cadeia ramificada, ácidos graxos de cadeia longa e colesterol, transformando propionil-CoA em metilmalonil-CoA. A deficiência desta enzima pode desencadear alteração metabólica denominada acidemia pro-

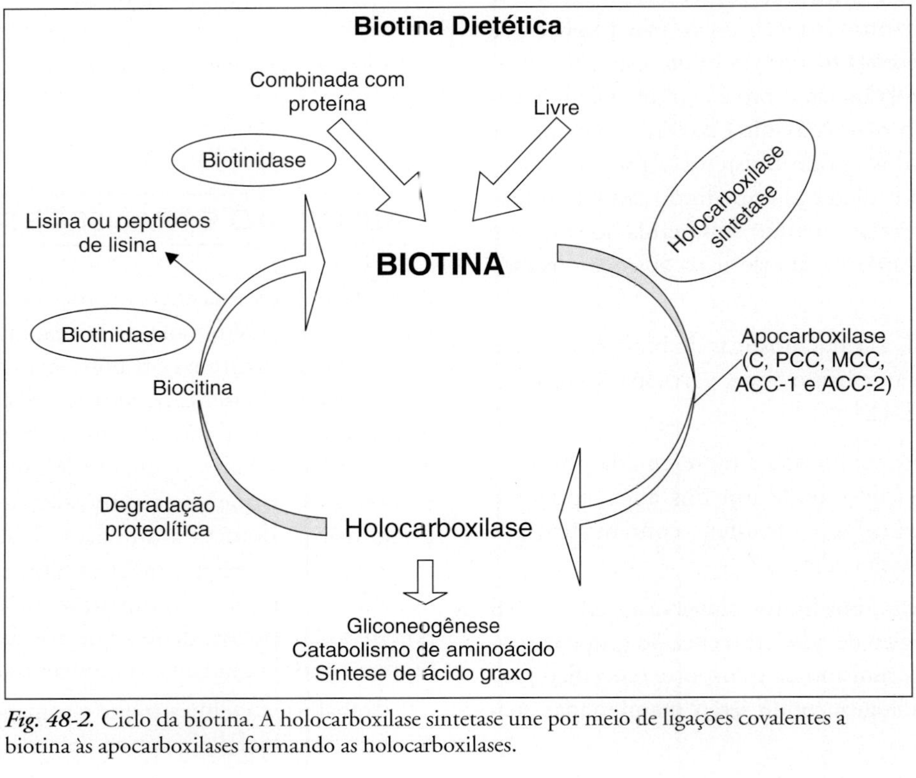

Fig. 48-2. Ciclo da biotina. A holocarboxilase sintetase une por meio de ligações covalentes a biotina às apocarboxilases formando as holocarboxilases.

piônica que cursa com vômitos, letargia, acidose lática, cetoacidose e hipotonia.[9,10]

A enzima metilcrotonil-CoA carboxilase (MCC) está envolvida no catabolismo de leucina convertendo 3-metilcrotonil-CoA em 3-metilglutaconil-CoA. Segundo a literatura, a deficiência de MCC parece ser a acidúria orgânica mais freqüente na América do Norte (1:50.000 nascidos vivos). As manifestações clínicas e bioquímicas dessa doença incluem convulsões, hipotonia, acidemia orgânica e urina com alto teor de ácido 3-hidroxivalérico e 3-metilcrotonilglicina.[9,10]

A enzima acetil-CoA carboxilase (ACC) catalisa a carboxilação de acetil-CoA, formando malonil-CoA, essencial para a síntese de ácidos graxos, regulação da lipogênese e β-oxidação. A ACC-1 atua preferencialmente no fígado e rins, enquanto a ACC-2 principalmente no coração e músculo esquelético; diferenciando-se uma da outra por participarem da síntese e do catabolismo de ácidos graxos no músculo, respectivamente.[9,10]

FONTES ALIMENTARES E RECOMENDAÇÕES DIETÉTICAS

Enquanto controvérsias ainda persistem com relação à importância da síntese endógena de biotina, os mamíferos devem suprir suas necessidades (Quadro 48-1) a partir de fontes alimentares.

Na maior parte dos alimentos naturais, a biotina está ligada à proteína. As maiores concentrações desta vitamina são encontradas em vísceras, como fígado e rim, embora possua quantidade baixa quando comparada com a maioria das outras vitaminas hidrossolúveis. Outras fontes, porém com menores quantidades, são leite materno, gema de ovo, carne vermelha, peixe, cereais, nozes, soja, frutas, hortaliças e leveduras (Quadro 48-2). Entretanto, a biodisponibilidade desta vitamina pode variar de maneira significante, sendo de 100% em grãos de milho e inferior a 5% no trigo. Devem-se considerar as condições do trato gastrointestinal e fatores pouco compreendidos que interferem na disponibilidade.[1,4,13,14,15]

Quadro 48-1. Recomendações dietéticas para biotina segundo *Food and Nutrition Board, National Academy of Sciences – Institute of Medicine. Dietary Reference Intake*, 2000

Grupos	*Biotina (μg/dia) AI*
Lactentes	
0-6 meses	5
7-12 meses	6
Crianças	
1-3 anos	8
4-8 anos	12
Homens e mulheres	
9-13 anos	20
14-18 anos	25
> 19 anos	30
Gestantes	
≤ 18 anos	30
19-50 anos	30
Lactantes	
≤ 18 anos	35
19-50 anos	35

DEFICIÊNCIA E TRATAMENTO

A deficiência de biotina é caracterizada por redução da atividade das carboxilases dependentes de biotina; demonstrada claramente em pacientes submetidos à nutrição parenteral, sem suplementação de biotina, ou em pessoas com ingestão prolongada de grandes quantidades de clara de ovo crua. Outras circunstâncias, como diálise, enfermidades gastrointestinais e alcoolismo, também podem acarretar a deficiência dessa vitamina.[4,10,16]

Estudos clínicos recentes evidenciaram que a deficiência marginal (assintomática) de biotina pode-se desenvolver em situações como gestação, desnutrição energético-protéica e longo período de terapia com anticonvulsivantes. A deficiência pode causar diminuição da proliferação celular, desenvolvimento fetal anormal e prejudicar a função imunológica. O diagnóstico precoce, confirmado a partir da excreção urinária reduzida de biotina e aumento da excreção urinária de ácido 3-hidroxiisovalérico, torna-se essencial para prevenção de

Quadro 48-2. Conteúdo de biotina de alguns alimentos (De Marshall, MW, 1987– *Nutrition Today* 22:26)

Alimentos	*Variações (μg/100g)*
Germe de trigo	22-38
Farinha de aveia	22-31
Farelo de trigo	22,4-25,5
Leite integral	1,6-2,4
Leite instantâneo	16-24
Ovo inteiro	Cozido
Gema	Crua
Fígado de boi	96
Fígado de galinha	170-210
Carne bovina	Outros
Aves	10-11,3
Peixes e mariscos	3-24
Vegetais	0,2-4,1
Frutas	0,2-2
Amêndoas cruas	18
Amendoim torrado	34
Chocolate	32
Melado	9
Levedura, cerveja	200

malformações fetais, uma vez que esta deficiência é teratogênica.[4,17,18,19]

A redução na atividade de biotinidase impede a liberação de biotina dietética ou o seu reaproveitamento após degradação proteolítica, resultando assim em deficiência secundária de biotina.

A deficiência primária de biotinidase consiste em erro inato do metabolismo e apresenta as seguintes manifestações clínicas: dermatites, ataxia, crise convulsiva, retardo mental, atraso no desenvolvimento psicomotor e susceptibilidade a infecções, quadro clínico compatível com a forma tardia de deficiência múltipla de carboxilase. Estudo realizado no Paraná observou uma prevalência de 1:125.000 nascidos vivos para a deficiência total de biotinidase neste estado. Importante ressaltar ainda que nestes pacientes o mecanismo de absorção intestinal de biotina permanece inalterado, respondendo de maneira satisfatória ao tratamento com suplementação de biotina diariamente (5 a 20 mg/dia) quando administrado precocemente.[9,10,20]

COMENTÁRIO FINAL

Embora o papel da biotina no metabolismo celular tenha sido descoberto há décadas, somente agora foram conhecidas suas múltiplas funções e versatilidade como coenzima no metabolismo. Estudos futuros com relação ao possível efeito na regulação da expressão gênica, desenvolvimento fetal, câncer e função imunológica serão fundamentais para uma melhor compreensão.[9,10,16]

REFERÊNCIAS BIBLIOGRÁFICAS

1. McMahon RJ. Biotin in metabolism and molecular biology. *Ann Rev Nutr* 2002;22:221-39.
2. Borchardt T, Ka-yung NG. Biotin transport in human intestinal epithelial cell line (Caco-2). *Life Sciences* 1993;53(14):1121-1127.
3. Vannucchi H, Junior AAJ. Vitaminas hidrossolúveis. In: *Ciências nutricionais*. São Paulo: Sarvier Editora, 2000. p. 191-207.
4. Mock DM. Biotin. In: *Tratado de nutrição moderna na saúde e na doença*. São Paulo: Manole Editora, 2003. p. 489-497.
5. Said HM. Biotin: the forgotten vitamin. *Am J Clin Nutr* 2002;75:179-80.
6. Said HM, Redha R, Nylander W. Biotin transport in the human intestine: site of maximum transport and effect of pH. *Gastroenterology* 1998;95:1312-7.
7. Said HM, Redha R, Nylander W. Biotin transport in basolateral membrane vesicles of human intestine. *Gastroenterology* 1998;94:1157-63.
8. Said HM, Redha R, Nylander W. Biotin transport in the human intestine: inhibition by anticonvulsant drugs. *Am J Clin Nutr* 1989;49:127-31.
9. Alvarez DP, Vargas RSS, Río ALD. Biotin in metabolism and its relationship to human disease. *Archives of Medical Research* 2002;33:439-447.
10. Meléndez RR. Importancia del metabolism de la biotina. *La Revista da Investigación Clínica* 2000;52(2):194-99.
11. Hymes J, Wolf B. Human biotinidase isn't just for recycling biotin. *J Nutr* 1999;129:485S-489S.
12. Hymes J, Wolf B. Biotinidase and its roles in biotin metabolism. *Clinica Chimica Acta* 1996;255:1-11.
13. Ferrini MT, Borges VC, Marco D, Aguiar JE, Bottoni A, Waitzberg D. Vitaminas. In: *Nutrição oral, enteral e parenteral na prática clínica*. São Paulo: Atheneu Editora, 2000. p. 95-115.
14. Narins DMC. Vitaminas. In: *Krause – Alimentos, nutrição e dietoterapia*. São Paulo: Roca Editora, 1998. p. 77-122.
15. Mock DM, Mock NI, Stratton SL. Concentrations of bioitin metabolites in human milk. *The Journal of Pediatrics* 1997;131(3):456-58.
16. Melendez RR, Zempleni J. Regulation of gene expression by biotin. *Journal of Nutrition Biochemistry* 2003;14:680-90.
17. Mock DM, Henrich CL, Carnell N, Mock NI. Indicators of marginal biotin deficiency and repletion in human: validation of 3-hydroxyisovaleric acid excretion and a leucine challenge. *Am J Clin Nutr* 2002;76:1061-8.
18. Mock DM, Quirk JG, MocK NI. Marginal biotin deficiency during normal pregnancy. *Am J Clin Nutr* 2002;75:295-9.
19. Mock DM, Shell CLH, Carnell N, Stumbo P, Mock NI. 3-Hydroxypropionic acid and methylcitric acid are not reliable indicators of marginal biotin deficiency in human. *J Nutr* 2004;134:317-320.
20. Pinto ALR, Raymond KM, Bruck I, Antoniuk SA. Estudo de prevalência em recém-nascidos por deficiência de biotinidase. *Rev Saúde Pública* 1998;32(2):148-52.

Capítulo 49

Vitamina B6 – Piridoxina

Luiz Anderson Lopes

A piridoxina (B6) pertence ao grupo das vitaminas do complexo B, é hidrossolúvel e participa do metabolismo de aminoácidos, hidratos de carbono e lipídios. Participa, também, de reações para a formação da hemoglobina.

A deficiência de piridoxina afeta o crescimento e a maturação do sistema nervoso central (SNC), na criança e, no adulto, pode desencadear o aparecimento de irritação e inflamação dos nervos periféricos (neurites periféricas).

A deficiência isolada de vitamina B6 é relativamente rara; as subclínicas, menos intensas, são mais comumente observadas e, geralmente, estão associadas a deficiências de outras vitaminas, especialmente as hidrossolúveis.

Além das carências dietéticas, as causas de hipovitaminose relacionadas com a piridoxina podem ser observadas, por exemplo, durante a terapêutica utilizando a isoniazida (iatrogênica).

Erros inatos do metabolismo podem desencadear modificações quanto à utilização da piridoxina, desencadeando sinais de carência, apesar da oferta da vitamina.

Os sinais clínicos de deficiência crônica de piridoxina são a estomatite, a queilite angular, a glossite, o aumento da irritabilidade, aparecimento de quadros de depressão e de confusão mental, adormecimento e sensação de formigamento nas mãos e pés.

A denominação da vitamina B6 faz referência a uma série de compostos que inclui o piridoxal, a piridoxamina e a piridoxina que estão presentes em diversos alimentos, sendo encontradas em maior concentração em carnes e miúdos (fígado, rim, coração), legumes, cereais (farelo de trigo, germe de trigo), levedo de cerveja, melão, repolho, melado, leite e ovo. As quantidades encontradas podem ser modificadas pela cocção dos alimentos.[1]

Administrado por via oral ou por meio da dieta, a piridoxina é rapidamente absorvida no sistema digestório, principalmente no jejuno.

A maior concentração plasmática (pico) é atingida em até 1,25 hora após a ingestão.

O piridoxal fosfato, forma ativa da vitamina, liga-se totalmente às proteínas plasmáticas; pode atravessar a placenta e chegar ao feto e é secretada no leite materno, não existindo contra-indicação de seu uso terapêutico durante a gravidez e a amamentação.[2]

A vitamina B6 é armazenada, principalmente, no fígado e, em menores quantidades, nos músculos e no cérebro, estima-se sua meia-vida de eliminação em 15 a 20 dias.

Passa por metabolização hepática, sendo transformada em ácido 4-piridóxico que será eliminado pelo sistema urinário e pode ser removida durante e por hemodiálise.

A piridoxina e dois outros compostos relacionados, o piridoxal e a piridoxamina, irão formar o grupo denominado vitamina B6, sendo observada a interconversão orgânica destes compostos.

Nos eritrócitos, a piridoxina é convertida em fosfato de piridoxal, que age como coenzima em diversas funções metabólicas relacionadas com os macronutrientes.

Quanto ao metabolismo de proteínas, irá participar das reações de conversões de triptofano a ácido nicotínico e da metionina a cisteína, e também de diversas reações (descarboxilação, desaminação, transaminação, transulfuração, entre outras) de outros aminoácidos.

Quanto ao metabolismo de carboidratos, participa da quebra do glicogênio para a formação da glicose-1-fosfato.

No sistema nervoso central, participa da síntese do GABA e também de outras aminas cerebrais (serotonina, norepinefrina e dopamina). Nos nervos periféricos, aumenta a conversão da levodopa em dopamina, e apresenta atividade minimizando os sinais da doença de Parkinson. Em doses de 80 a 400 mg/dia aumenta a degradação hepática do fenobarbital. Participa ainda da redução dos níveis séricos da fenitoína. Estes distúrbios podem desencadear retardo mental grave;

em lactentes, a deficiência de vitamina B6 pode causar convulsões.

Participa também da síntese de ácidos graxos poliinsaturados e fosfolipídios e está associada ao aparecimento de doenças cardiovasculares.[3]

Suas atividades metabólicas são antagonizadas pela isoniazida, ciclosserina, cloranfenicol, hidralazina, penicilamina e imunossupressores.

Por apresentarem efeitos positivos sobre as reações metabólicas descritas, são indicadas para a profilaxia e o tratamento em casos de intoxicação por ciclosserina, hidralazina e penicilamina (que são substâncias potencialmente agressivas ao sistema nervoso) e na prevenção da neurite periférica induzida por isoniazida.

Participa de outras reações ainda não demonstradas cientificamente, influenciando a diminuição dos sintomas característicos da tensão pré-menstrual, a hiperoxalúria tipo I, a hiperemese gravídica, a diminuição dos sintomas relacionados com a síndrome do túnel carpiano, a discinesia desencadeada por alguns tratamentos psiquiátricos (psicoses) e os casos de anemia sideroblástica idiopática. São investigadas algumas ações relacionadas com o processo de envelhecimento e em algumas doenças crônicas degenerativas com a participação da homocisteína.[4]

A piridoxina, como outras vitaminas hidrossolúveis, produz poucos efeitos colaterais em função da capacidade de excreção renal dos excessos. Diminuição dos níveis séricos de ácido fólico sérico, cefaléia, convulsões seguindo administração intravenosa de altas doses da vitamina, aumento das enzimas hepáticas, aparecimento de reações alérgicas cutâneas, náusea, parestesia e neuropatia sensorial, são sintomas relacionados.

Foram observados casos de ataxia e neuropatia sensorial com o uso contínuo de vitamina B6 em doses que variaram de 50 a 2.000 mg.

O uso de doses elevadas de vitamina B6 (500 a 3.000 vezes a quantidade diária recomendada – QDR), algumas vezes utilizadas para o tratamento da síndrome do túnel do carpo ou da tensão pré-menstrual, pode causar lesão nervosa grave e comprometimento medular grave, com dificuldade do controle da marcha e manutenção da posição ortostática. A recuperação é lenta e pode persistir alguma dificuldade para a deambulação, de modo permanente, após a interrupção do uso de suplementos de vitamina B6.

Foi demonstrado que altas doses de vitamina B6 (200 mg/dia por mais de 30 dias) administradas durante o período gestacional podem desencadear síndrome de dependência à piridoxina no recém-nascido, além de aumentar a incidência de convulsão neonatal; na dependência do estado nutricional da gestante[5] são possíveis a ocorrência de comprometimento do crescimento neuronal e corporal descritas experimentalmente,[6,7] contudo, evidências sugerem que o uso das doses recomendadas é seguro durante a gravidez (categoria de risco para a gestação: A e C – dose superior à recomendação dietética permitida).

Após o parto, o uso de vitamina B6 pode inibir a liberação da prolactina e, assim, diminuir o volume de leite materno produzido.

Outras doenças, como a displasia mamária[8] e atividades de trabalho, como aquelas em que os indivíduos estão mais expostos a contaminantes ambientais, tais como o sulfeto de carbono,[9] têm melhora significante com o uso de suplementos de vitamina B6.

RECOMENDAÇÕES DIETÉTICAS DIÁRIAS DE VITAMINA B6

Crianças	
1-3 anos:	0,9 mg
4-6 anos:	1,3 mg
7-10 anos:	1,6 mg
Adultos	
Homens:	1,7-2 mg
Mulheres:	1,4-1,6 mg

Pode ser observada ardência no local de injeção após administração por via intramuscular ou subcutânea.

USO PROFILÁTICO

Uso de medicamentos que podem desencadear neurite periférica:
25-50 mg/dia

Gravidez e lactação:
1,5-2,5 mg/dia

Uso terapêutico

Síndrome de dependência a piridoxina

Lactentes:	2-15 mg/dia
Crianças e adultos:	10-250 mg/dia

Neurite periférica iatrogênica

Crianças e adultos:	50-200 mg/dia

Deficiência de vitamina B6

Crianças:	5-25 mg/dia, por 3 semanas, seguidos de 1,5-2,5 mg/dia
Adultos:	10-20 mg/dia, por 3 semanas

Observações:

Recomenda-se o uso de dose suplementar de 5 mg/dia nos casos de insuficiência renal crônica e de 10 mg/dia para indivíduos submetidos à hemodiálise.

Formas de apresentação farmacêutica

Brasil:

Cloridrato de piridoxina:

- Comprimidos: 40 mg, 50 mg, 100 mg, 200 mg, 300 mg.
- Comprimidos revestidos: 40 mg.

Outros países:

Cloridrato de piridoxina:

- Comprimidos: 20 mg, 25 mg, 50 mg, 100 mg, 250 mg, 500 mg.
- Comprimidos de liberação lenta: 20 mg, 100 mg.
- Injetável: 100 mg/ml.

O cloridrato de piridoxina tem peso molecular de 205,6.

É manipulado na forma de pó de aspecto cristalino, podendo apresentar cristais brancos ou quase brancos; é solúvel em água, pouco solúvel em álcool e insolúvel em éter.

A solução aquosa (5%) tem pH entre 2,4 e 3,0, é fotossensível, devendo, por este motivo, ser armazenado em recipientes herméticos e protegido da luz.

Na forma injetável é solúvel em soro glicosado (5%), em cloreto de sódio (0,9%) e devem ser mantidas em temperaturas de até 30°C.

Sais de ferro; soluções alcalinas e agentes oxidantes não-compatíveis com o cloridrato de piridoxina.

CONCLUSÕES

É rara a deficiência dietética de vitamina B6, ocorrendo geralmente em associação a deficiências de outras vitaminas do complexo B, sendo descritas com mais freqüência em indivíduos com doença hepática e alcoólatras, ambos na forma crônica.

Os sintomas mais atribuídos à falta de vitamina B6 são a queilose, a glossite, a dermatite seborréica, a estomatite, o aumento da irritabilidade, a parestesia em membros e pode chegar a desencadear confusão mental e convulsões.

O uso profilático e terapêutico da vitamina B6 tem demonstrado bons resultados e a doença causada pela carência desta vitamina, bom prognóstico.

REFERÊNCIAS BIBLIOGRÁFICAS

1. Carvalho PRN, Silva MG, Parra EB. Efeito da cocção sobre teores de tiamina, riboflavina, piridoxina, niacina e ferro em macarrão enriquecido tipo espaguete / Effect of cooking on the amount of thiamin, riboflavin, pyrodoxine, niacin and iron in enriched spaghetti. *Colet Inst Tecnol Alim* 1997;27(1/2):57-60.
2. Pita Rdríguez G, Pineda D, Martín I, Monterrey Gutiérrez P, Serrano SG, Macías Mato C. Ingesta de macronutrientes y vitaminas en embarazadas durante un año / Ingesta of macronutrients and vitamins in pregnant women during a year. *Rev Cuba Salud Públ* 2003;29(3):75-80.
3. Chueire CAG, Silva SMCS. O impacto das vitaminas do complexo B sobre a homocisteína na incidência das doenças cardiovasculares / The impact of the complex B vitamins on homocysteine in the incidence of cardiovascular disease. *Mundo Saúde* 2001;25(2):156-67.
4. D'eramo JL, Finkelstein AE, Fridman O. Hiperhomocist(e)inemia / Hyperhomocyst(e)inemia. *Acta Bioquim Clin Latinoam* 1999;33(1):5-26.
5. Tovar AR, Torres N, Halhali A, Bourges H. Riboflavin and pyridoxine status in a group of pregnant Mexican women. *Arch Med Res* 1996;27(2):195-200.
6. Chaverri G, Proverbio F. Efecto de la dieta materna deficiente en vitamina B6 sobre el desarrollo del nervio óptico de ratas lactantes / Effect of maternal diet deficient in vitamin B6 on the development of the optic nerve of suckling rats. *Acta Cient Venez* 1986;37(4):420-5.
7. Chaverri G, Proverbio F. Efecto de la dieta materna deficiente en vitamina B6 sobre el crecimiento de ratas lactantes / Effect of feeding rat dams with a B6 vitamin deficient diet on the growth of their pups. *Acta Cient Venez* 1985;36(2):163-7.
8. Matias M. Displasias mamárias: terapêutica vitamínica com a associação A + B + B6 / Mammary dysplasia: vitamin therapy with an A + E + B6 combination. *J bras Ginec* 1987;97(10):559-63.
9. Nascimento ES, Midio AF. Exposição ocupacional ao sulfeto de carbono e hipovitaminose B6 / The occupational exposure to carbon disulphide and the hypovitaminosis B6. *Rev Bras Saúde Ocup* 1984;12(46):17-24.

Capítulo

50

Vitamina B12 – Cobalamina

Josefina Aparecida Pellegrini Braga
Teresa Negreira Navarro Barbosa

INTRODUÇÃO

A primeira metade do século XX foi a era da identificação de todas as vitaminas conhecidas hoje. Quando o ácido fólico foi identificado, recebeu também a denominação de vitamina B10 e B11, designações que foram abandonadas após a identificação do ácido pteroilglutâmico. A vitamina seguinte, e última a ser identificada, passou a ser a vitamina B12, isolada em 1948.[1,2]

Combe foi o primeiro a descrever, em 1824, uma anemia mortal devida a um transtorno digestivo desconhecido.[3] Esta anemia seguiu irrecuperável até o descobrimento, em 1926, por Minot e Murphy, da cura mediante ingestão de grandes quantidades de fígado, o que lhes rendeu um Prêmio Nobel.[1]

Apenas do ponto de vista retrospectivo foi possível diferenciar a vitamina B12 do ácido fólico, ao identificar um fator extrínseco adicional na gênese da anemia perniciosa.[1]

A vitamina B12, ou cobalamina, é uma vitamina hidrossolúvel, que forma cristais vermelhos, cuja estrutura consiste de um anel corrínico, formado por quatro pirróis, com um átomo de cobalto no centro, o que originou o termo cobalamina[1,4] (Fig. 50-1). O anel corrínico é parecido com o anel porfirínico da hemoglobina, diferenciando-se deste pelo caráter assimétrico das uniões entre os grupos pirrólicos e pelo cobalto central em vez do ferro. Seu nome sistemático é cianuro de alfa (5,6-dimetilbenzimidazolil) cobamida. O termo vitamina B12 engloba todas as cobamidas ativas no homem, sendo que duas dessas cobamidas são enzimaticamente ativas: metilcobalamina e 5'-deoxiadenosina cobalamina (Vanucci, 1998). A cianocobalamina e a hidroxicobalamina são formas não-fisiológicas da cobalamina, que, no organismo, transformam-se nas formas ativas da vitamina. Cianocobalamina é a forma mais estável, sendo o composto produzido comercialmente a partir da fermentação bacteriana.[5] Hidroxicobalamina é a forma da vitamina que predomina nos alimentos.

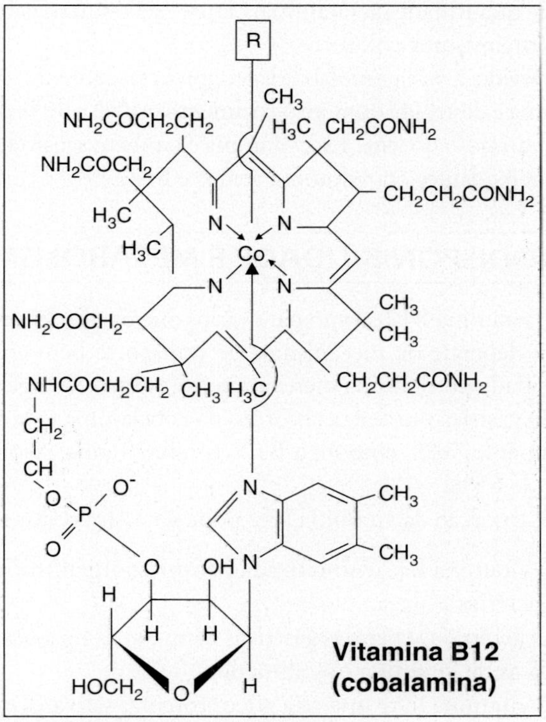

Fig. 50-1. Fórmula estrutural da vitamina B12.

Embora a cobalamina seja essencial para o metabolismo geral, a medula óssea, o sistema nervoso e os órgãos do sistema digestório apresentam os maiores requerimentos. A cobalamina atua como co-fator no metabolismo celular. Dentre outras funções, participa da transferência de grupos metil na síntese dos ácidos nucléicos, atua na formação da porção heme da hemoglobina, maturação dos glóbulos vermelhos e na formação da mielina no sistema nervoso.[5]

FONTES DIETÉTICAS

Todas as vitaminas B12 da natureza são produzidas por microrganismos (bactérias, fungos e algas). Nos seres humanos a vitamina é adquirida com o consumo de produtos animais, em que procede basicamente pela ingestão de microorganismos por animais, uma vez que eles possuem pouca capacidade intestinal de síntese da vitamina.[1] As fontes alimentares são as carnes e outros produtos protéicos animais, como aves, alguns frutos do mar, como ostras e mexilhões, peixes, gema dos ovos e em menor grau o leite e determinados queijos[6] (Quadro 50-1). As maiores concentrações de vitamina B12 (> 10 μg/100 g de peso fresco) encontram-se nas vísceras, como fígado, rins e coração.[6] São encontradas também no levedo de cerveja.

Alimentos vegetais só apresentarão a vitamina se estiverem contaminados por microorganismos. As fezes contêm grande quantidade da vitamina, já que esta é sintetizada pelos microorganismos colônicos.[1,7]

Devido à sua termolabilidade, aproximadamente 70% da vitamina é destruída durante o cozimento e 40% a 90% durante a pasteurização do leite. Esta vitamina é também sensível à luz, a agentes oxidantes ou redutores, ácidos e bases.[5,8]

BIODISPONIBILIDADE E METABOLISMO

Para a vitamina B12, como para vários outros nutrientes, a absorção depende de mecanismos de transporte bem como da quantidade de vitamina oferecida ao intestino. Na vigência de função gástrica normal, a absorção da cobalamina é de aproximadamente 50%, embora a B12 cristalina tenha absorção ao redor de 65%.

A absorção da vitamina B12 pode ser assim resumida:[5,7]

- A vitamina B12 é sintetizada por microorganismos como bactérias e algas.
- O ácido e as enzimas gástricas rompem as ligações peptídicas da vitamina nos alimentos.
- A vitamina livre une-se a glicoproteínas salivares e gástricas e ao fator intrínseco (FI) secretado pelas células parietais.

Quadro 50-1. Conteúdo de vitamina B12 em alguns alimentos[6]

Alimento	*μg/100g*
Fígado bovino	111
Ostras	35
Carne bovina	2-3
Caranguejo	9
Peixes	1,3-9
Leite em pó integral	3,2
Gema de ovo	3,1
Queijo prato	1,5
Carne de frango	0,3

- O complexo B12/FI em presença de cálcio iônico livre liga-se a receptores específicos das células ileais, sendo absorvido.
- A absorção dietética é de 1,5 a 2 μg por refeição, devido à limitada capacidade dos receptores.
- Adicionalmente, a circulação enteroepática recicla a vitamina excretando-a com o FI pela bile, com posterior reabsorção.
- 1% a 3% de qualquer administração oral da vitamina são absorvidos por difusão passiva, independente da presença do FI.
- A cobalamina circula ligada às proteínas de liberação transcobalamina I e II e à proteína de estoque haptocorrina.
- A entrada nas células ocorre por endocitose.
- As formas predominantes da vitamina no plasma e nos tecidos são metilcobalamina, adenosilcobalamina e hidroxicobalamina.
- No lisossoma ocorre digestão do transportador com liberação da cobalamina para a célula.
- É estocada no fígado e em menor proporção nos rins. Os estoques são adequados por mais de 5 anos.
- Excreção predominantemente urinária.

No organismo humano ocorre síntese colônica de cobalamina, porém esta não é aproveitada devido à sua localização distal ao sítio fisiológico de absorção.[9]

NECESSIDADES DIÁRIAS

A vitamina B12 é abundante na dieta média dos não-vegetarianos (3 a 9 μg/dia), de forma que os depósitos orgânicos tendem a aumentar durante a vida.[1]

As necessidades diárias de vitamina B12 são de 0,3 μg para lactentes até 6 meses de idade; 0,5 μg de 7 a 12 meses de idade; 0,7 μg para crianças de 1 a 3 anos de idade; 1,0 μg nas de 4 a 6 anos de idade e 1,4 μg nas de 7 a 9 anos de idade. A recomendação para adolescentes e adultos é de 2,0 μg. Para gestantes, as recomendações diárias são de 2,2 μg e para lactantes, 2,6 μg.[10]

Embora a elevada ingestão de folatos possa mascarar as manifestações hematológicas da deficiência de vitamina B12, não há evidências que apóiem a necessidade de mudanças nas recomendações da vitamina com base nos níveis de folato.

Controvérsias sobre o efeito de megadoses de vitamina C, acima de 500 mg/dia, na biodisponibilidade da vitamina B12, devem ser lembradas. A vitamina C possui potente ação redutora, podendo converter parte da cobalamina em análogos não-utilizáveis pelo organismo, bem como, na presença de ferro, destruir o fator intrínseco devido à formação de radicais livres.[1,11] Esta relação, contudo, não tem sido confirmada em outros estudos recentes.[10,12]

CAUSAS DA DEFICIÊNCIA

Alguns grupos populacionais apresentam risco para a instalação da deficiência de vitamina B12, como os vegetarianos, quer consumam dietas isentas ou com limitação de produtos derivados de animais.[9,13] Lactentes que recebem leite materno de mães vegetarianas ou com anemia perniciosa poderão desenvolver deficiência, precocemente, já nos primeiros quatro a seis meses de vida, devido aos pequenos estoques ao nascimento.[14,15,16]

Fatores que podem contribuir para a instalação da deficiência incluem diminuição da acidez gástrica, como a gastrite atrófica, presente em aproximadamente 25% dos idosos; doenças que levem à má absorção intestinal, como doença celíaca, doença de Crohn e enteropatia da AIDS e ressecções cirúrgicas.[2,17-19] No último caso, a retirada do íleo terminal, cuja extensão é variável conforme a idade, torna-se uma indicação para a reposição constante de vitamina B12, uma vez que não ocorre adaptação jejunal para sua absorção.[18]

Dentre os defeitos congênitos do metabolismo da cobalamina encontra-se a deficiência de transcobalamina II, de herança autossômica recessiva, que evolui com anemia megaloblástica precoce na infância. Ocorre severa deficiência tissular da vitamina, podendo evoluir com seqüelas no sistema nervoso central.[20]

Em adultos, uma condição não pouco freqüente é o alcoolismo, levando à absorção deficiente e ao aumento de utilização e excreção vitamina.[21]

A condição patológica mais importante na gênese da má absorção de vitamina B12, embora pouco freqüente, é, contudo, a anemia perniciosa, uma doença auto-imune na qual são produzidos anticorpos contra as células parietais, ou contra o próprio FI, o que leva à falta de produção do FI.[7]

Como a deficiência de vitamina B12 pode ser subestimada na população geral, em parte pela dificuldade diagnóstica, crianças de grupos de risco devem ser acompanhadas.[9,17]

No Quadro 50-2 estão as causas mais freqüentes de diminuição dietética da absorção de vitamina B12, cuja existência deve levantar a suspeita da deficiência.

Quadro 50-2. Causas de diminuição dietética de vitamina B12

Causa	*Mecanismo da deficiência*
Vegetarianismo	Falta de B12 na dieta
Diminuição da secreção ácida gástrica	Falha na digestão protéica
Anemia perniciosa	Ausência do fator intrínseco
Gastrectomia	Ausência do fator intrínseco
Inibidores da bomba de prótons ou antagonistas H_2	Deficiência mucosa ou dos receptores
Gastrite atrófica	Perda das células parietais
Ressecção ileal/intestino curto	Absorção inadequada
Enteropatias (Crohn, doença celíaca)	Absorção inadequada
Infecções intestinais	Competição dos patógenos pela cobalamina dietética
Enteropatia da *Aids*	Absorção inadequada
Insuficiência pancreática	Falha na digestão protéica (falta de proteases)
Esclerose múltipla	Absorção inadequada

QUADRO CLÍNICO

Desde que os estoques de vitamina B12 sejam adequados por mais de cinco anos, a deficiência, geralmente, é resultante de uma diminuição prolongada na absorção intestinal. Pacientes com dieta pobre em vitamina B12 costumam desenvolver lentamente a deficiência, em 5 a 30 anos, não só pelos estoques adquiridos, mas também pela eficiência da circulação entero-hepática. Mesmo em situações de depleção de estoques, com mínima excreção biliar, foi demonstrado que a porcentagem de vitamina reabsorvida eleva-se até reabsorção de quase 100%.[5,22]

A instalação da deficiência de cobalamina ocorre em quatro estágios:

1. **Estágio I:** depleção sérica – ocorre diminuição da vitamina B12 sérica unida à transcobalamina II – holotranscobalamina II).
2. **Estágio II:** depleção celular – diminuição dos estoques (diminuição de holo-haptocorrina) e diminuição da vitamina B12 eritrocitária.
3. **Estágio III:** deficiência bioquímica – função bioquímica inadequada, com diminuição da síntese de DNA (visto pelo aumento dos lóbulos nucleares dos polimorfonucleares), elevação da homocisteína e ácido metilmalônico.
4. **Estágio IV:** deficiência clínica – manifestações clínicas.

É relatado na literatura que a demora na instalação da deficiência de vitamina B12 em crianças e adultos desnutridos de países do terceiro mundo, que também são vegetarianos, seria em parte devida a pouca higiene. A contaminação das mãos com fezes, sem higiene posterior, bem como o hábito de sucção dos dedos pelas crianças levariam à boca destes indivíduos vitamina B12 excretada pelas fezes.[1]

Fazem parte do quadro clínico da deficiência: anemia megaloblástica, diminuição da imunidade, anorexia, irritabilidade, glossite, úlceras bucais, lesões esofagianas e gástricas com predisposição para câncer de esôfago, diarréia, parestesias, transtornos psiquiátricos, neuropatia desmielinizante central e periférica.[16,18] Manifestações neuropsiquiátricas na ausência de anemia podem ser observadas predominantemente em idosos.[23,24]

DIAGNÓSTICO LABORATORIAL

Laboratorialmente, a deficiência de vitamina B12 apresenta-se com anemia macrocítica, polimorfonucleares hipersegmentados, podendo ocorrer leucopenia e/ou trombocitopenia. Esses achados não diferem dos encontrados na deficiência de folato.[25] Para melhor elucidação diagnóstica, deverão ser realizados exames específicos.

A avaliação dos níveis séricos totais de cobalamina é um indicador relativamente tardio da deficiência, uma vez que aproximadamente 80% da vitamina sérica encontra-se unida à holo-haptocorrina, que é um indicador tardio. Devido ao fato de a transcobalamina II depletar em poucos dias após a interrupção na absorção da vitamina B12, o melhor teste para avaliar precocemente o balanço negativo é a dosagem da holotranscobalamina II (holoTCII).[1,22]

A holotranscobalamina II é a proteína circulante que libera a vitamina B12 para as células que sintetizam DNA. É produzida nos enterócitos ileais e tem vida média sérica de seis minutos. Desta forma, seus valores diminuem após uma semana da interrupção do aporte de vitamina B12, enquanto a vitamina B12 sérica total (principalmente sob a forma de holo-haptocorrina) diminui apenas após 2 a 4 meses de deficiência. Portanto, a dosagem da holoTC II é o exame indicado para diagnóstico precoce da deficiência.[1]

Elevação plasmática da homocisteína e do ácido metilmalônico são indicadores mais sensíveis da deficiência, sendo o último mais específico.[7,26]

O teste de Schilling mede a capacidade de absorção de vitamina B12 utilizando vitamina radioativa. Detecta a absorção deficiente em casos como a anemia perniciosa ou doenças que acometem o íleo. O teste não equivale à análise de deficiência de vitamina B12, havendo necessidade de interpretação adequada dos resultados.[1]

TRATAMENTO

Quando a deficiência for devida à ingestão insuficiente de vitamina B12, uma dieta adequada e a administração de 1 μg VO são indicados.

Quando as manifestações clínicas já estiverem presentes, inicia-se com 1.000 μg IM diariamente por 3 a 7 dias. Desde que várias causas de deficiência de vitamina B12 são de evolução crônica, é freqüente a manutenção ininterrupta da terapia. A dose de manutenção pode ser administrada por via IM cada 1 a 3 meses[27] (ver maiores detalhes do diagnóstico e tratamento no capítulo Anemias Megaloblásticas).

PREVENÇÃO DA DEFICIÊNCIA

- Observar grupos de risco.
- Uma dieta balanceada, com fontes protéicas animais, é a melhor forma de prevenção na infância.
- Fortificação alimentar.

A indicação da fortificação de farinhas com vitamina B12 ainda é alvo de discussões na literatura.[28-32] Como a prevalência da deficiência de vitamina B12 é provavelmente maior que a estimada, devida em parte à dificuldade nos meios de diagnóstico precoce, grupos mais vulneráveis como crianças e idosos seriam beneficiados com a medida.[24,28,31]

Alguns alimentos atualmente comercializados são fortificados com vitamina B12. Dentre eles incluem-se leites à base de soja e cereais matinais, com impacto positivo quando consumidos, principalmente, para os vegetarianos.[32]

- Suplementação:
  Crianças filhas de mães vegetarianas devem receber suplementação medicamentosa com base nas necessidades diárias, desde o nascimento.[33]

  Pacientes submetidos à gastrectomia total e nos submetidos à ressecção ileal.[27]

TOXICIDADE

Não são conhecidos efeitos tóxicos da cobalamina.[33]

REFERÊNCIAS BIBLIOGRÁFICAS

1. Herbert V. Vitamina B-12. In: Ziegler EE, Filer Jr LJ. *Conocimientos actuales sobre nutrición.* OPAS/ Instituto Internacional de Ciencias de la Vida. Publicação científica. n. 565. 7ª ed. Washington (DC): OPAS, 1997. p. 202-17.
2. Weir DG, Scott JM. VITAMIN B_{12} "Cobalamin". In: Shils ME, Olson JA, Shike M, Ross AC. *Modern nutrition in health and disease.* 9ª ed. Baltimore: Williams & Wilkins; 1998. p. 447-58.
3. Combe JS. History of a case of anaemia. *Trans Med Chirurg Soc Edinburgh* 1824;1:194-204.
4. Williams SR. *Fundamentos de nutrição e dietoterapia.* 6ª ed. Porto Alegre: Artes Médicas, 1997.
5. Mahan LK, Arlin MT. Folate (Folic Acid, Folacin or Pteroylmonoglutamate). In: *Krause's food, nutrition & diet therapy.* 8ª ed. Philadelphia: W.B. Saunders Company, 1992. p. 96-7.
6. Philippi ST. *Tabela de composição de alimentos: suporte para decisão nutricional.* 2ª ed. São Paulo: Coronário, 2002.
7. FAO/WHO. *Human vitamin and mineral requirements.* Report of a joint FAO/WHO expert consultation. Bangkok, Thailand. Rome: Food and Nutrition Division of the United Nations Food and Agriculture Organization, 2002.
8. Vanucci H, Jordão JRAA. Vitaminas hidrossolúveis. In: Oliveira JED, Marchini JS. *Ciências nutricionais.* 1ª ed. São Paulo: Sarvier; 1998. p. 191-207.
9. Johnston PK. Nutritional implications of vegetarian diets. In: Shils ME, Olson JA, Shike M, Ross AC. *Modern nutrition in health and disease.* 9ª ed. Baltimore: Williams & Wilkins, 1998. p. 1755-67.
10. National Research Council. *Recommended dietary allowances.* 10ª ed. Washington (DC): National Academy of Science Press, 1989.

11. Herbert V. Vitamin C supplements and disease: counterpoint [editorial]. *J Am Coll Nutr* 1995;14:112-13.
12. Simon JA, Hudes ES. Relation of serum ascorbic acid to serum vitamin B12, serum ferritin, and kidney stones in US adults. *Arch Intern Med* 1999;159(6):619-24.
13. Herrmann W, Schorr H, Obeid R, Geisel J. Vitamin B-12 status, particularly holotranscobalamin II and metylmalonic acid concentrations, and hyperhomocysteinemia in vegetarians. *Am J Clin Nutr* 2003;78(1):131-6.
14. Specker BL, Miller D, Norman EJ, Greene H, Haynes KC. Increased urinary methylmalonic acid excretion in breast-fed infants of vegetarian mothers and identification of an acceptable dietary source of vitamin B_{12}. *Am J Clin Nutr* 1988;47(1):89-92.
15. Kuhne T, Bubl R, Baumgartner R. Maternal vegan diet causing a serious infantile neurological disorder due to vitamin B_{12} deficiency. *Eur J Pediatr* 1991;150:205-8.
16. Braga JAP, Fisberg M. Anemia megaloblástica. In: Nóbrega FJ. *Distúrbios da nutrição.* São Paulo: Revinter, 1998. p. 296-9.
17. Swain R. An update of vitamin B-12 metabolism and deficiency states. *J Fam Pract* 1995;41(6):595-600.
18. Chan MF, Klein S. Short-bowel syndrome. In: Rombeau JL, Rolandelli RH. *Clinical nutrition: enteral and tube feeding.* 3ª ed. Philadelphia: W.B. Saunders Company, 1997. p. 575-87.
19. Maire F, Beaugerie L, Cohen M, Deschamps A, Cosnes J, Capeau J, et al. Factors associated with hyperhomocysteinemia in Crohn's disease. *Gastroenterol Clin Biol* 2001;25(8-9):745-8.
20. Thomas PK, Hoffbrand AV, Smith IS. Neurological involvement in hereditary transcobalamin II deficiency. *Neurol Neurosurg. Psychiatr* 1982;45:74-9.
21. Scarlett JD, Read H, O'dea K. Protein-bound cobalamin absorption declines in the elderly. *Am J Hematol* 1992;39:79-82.
22. Herbert V. Staging vitamin B-12 (cobalamin) status in vegetarians. *Am J Clin Nutr* 1994;59(5 suppl):1213S-22S.
23. Lindenbaum JEB, Healton EB, Savage DG, Brust JCM, Garrett TJ, Podell FR, et al. Neuropsychiatric disorders caused by cobalamin deficiency in the absence of anemia or macrocytosis. *N Engl J Med* 1988;318:1720-8.
24. Dharmarajan TS, Norkus EP. Approaches to vitamin B_{12} deficiency: early treatment may prevent devastating complications. *Postgrad Med* 2001;110(1):99-105.
25. Rosenblatt DS, Whitehead VM. Cobalamin and folate deficiency: acquired and hereditary disorders in children. *Semin Hematol* 1999;36(1):19-34.
26. Monsen ALB, Ueland PM. Homocysteine and methylmalonic acid in diagnosis and risk assessment from infancy to adolescence. *Am J Clin Nutr* 2003;78(1):7-12.
27. Hoffbrand AV, Pettit JE. Anemia megaloblastic. In: *Essential haematology.* 3ª ed. London: Blackwell Scientific Publication, 1994. p. 53-73.
28. Ray JG, Cole DEC, Boss SC. An Ontario-wide study of vitamin B12, serum folate, and red cell folate levels in relation to plasma homocysteine: is a preventable public health issue on the rise? *Clin Biochem* 2000;33(5):337-43.
29. Quinlivan EP, McPartin J, McNutlty H, Ward M, Strain JJ, Weir DG, et al. Importance of both folic acid and vitamin B12 in reduction of vascular disease. *Lancet* 2001;359:227-8.
30. Hirsch S, de la Maza P, Barrera G, Gatas V, Petermann M, Bunout D. The Chilean flour folic acid fortification program reduces serum homocysteine levels and masks vitamin B-12 deficiency in elderly people. *J Nutr* 2002;32(2):289-9.
31. Allen LH. B vitamins: proposed fortification levels for complementary foods for young children. *J Nutr* 2003;133(9):3000S-7S.
32. Mills JL, Von Kohorn I, Conley MR, Zeller JA, Cox C, Williamson RE, et al. Low vitamin B-12 concentrations in patients without anemia: the effect of folic acid fortification of grain. *Am J Clin Nutr* 2003;77:1474-7.
33. McNulty H, Eaton-Evans J, Cran G, Woulahan G, Boreham C, Savage JM, et al. Nutrient intakes and impact of fortified breakfast cereals in schoolchildren. *Arch Dis Child* 1996;75:474-81.
34. Institute of Medicine. Food and Nutritional Board. *Dietary reference intakes for Thiamin, Riboflavin, Niacin, Vitamin B6, Folate, Vitamin B12, Pantothenic acid, Biotin, and Choline.* Washington (DC): National Academy Press, 1998.

Capítulo 51

Vitamina C – Ácido Ascórbico

Ennio Leão

O escorbuto é doença provocada pela carência prolongada de ácido ascórbico ou vitamina C. Tendo em vista o período etário em que incide, costuma-se falar em escorbuto do adulto e escorbuto infantil ou doença de Möller-Barlow. No adulto, as manifestações clínicas mais evidentes constam de fenômenos hemorrágicos, principalmente, cutaneomucosos. Na criança, embora existam as manifestações anteriores, uma de suas estruturas em crescimento – o esqueleto – é particularmente sensível à deficiência da vitamina, tornando predominante a sintomatologia dolorosa óssea.

Embora rara na atualidade, a doença pode ser encontrada associada à desnutrição energético-protéica na infância, em idosos vivendo em condições marginais ou, ainda, em indivíduos submetidos a dietas restritivas. Essa possível raridade tem levado ao desconhecimento da doença por parte de muitos e originado várias publicações chamando a atenção para esse fato. Em caso fatal de escorbuto infantil, recentemente publicado[1], os autores comentam sobre a limitada informação que tinham da doença, tendo sido admitida a violência doméstica como a causa do quadro. Outros casos da carência vitamínica em adultos têm sido publicados,[2,3] com pacientes chegando aos Postos de Atendimento de Urgência, cujos diagnósticos são muitas vezes retardados, em vista do desconhecimento da doença.

HISTÓRICO

O escorbuto é uma das mais antigas doenças carenciais conhecidas. Sua primeira descrição foi feita por ocasião das Cruzadas, em torno de 1218 a 1250, embora sua existência tenha sido comprovada já na Idade da Pedra, através de achados em ossos fósseis. Nos papiros de Ebers (1550 a.C.), do antigo Egito, assim como nas obras de Hipócrates (460 a 337 a.C.) e de Galeno (131 a 201d.C.), existem referências que tornam reconhecível a doença. Foi, porém, nos séculos XV a XVIII, época das longas viagens marítimas, que o escorbuto surgiu em toda a plenitude nas tripulações, sendo clássica a sua descrição feita em *Os Lusíadas,* de Camões.

Glisson, em 1650, relatou lesões escorbúticas em crianças, considerando-as, porém, como complicação do raquitismo.

Embora várias teorias procurassem explicar a doença, e já existissem referências à falta de determinados alimentos como sua causa, foi James Lind, em 1753, quem confirmou essa relação. Em seu *Treatise of Scurvy* citou a experiência feita com 12 marujos portadores de escorbuto, os quais dividiu em seis grupos de dois, havendo recuperação rápida apenas daqueles que haviam feito uso de laranja e limão. Esta, aliás, talvez tenha sido a primeira experiência com grupo-controle registrada na medicina.

Möller, em 1859, descreveu a doença em crianças e assinalou os fenômenos hemorrágicos, considerando o quadro como forma de raquitismo de evolução aguda.

Barlow, em 1883, demonstrou que os sintomas do chamado raquitismo agudo eram na verdade escorbúticos e que a base anatômica do acometimento dos membros era a hemorragia subperióstica. Fez referência aos alimentos com propriedades terapêuticas e sugeriu a substituição do termo raquitismo agudo por escorbuto infantil, em vista de tratar-se da mesma doença do adulto, apenas com sintomatologia predominantemente óssea.

Com a produção experimental do escorbuto em cobaias, por Holst e Frölich, incentivou-se a pesquisa em torno da substância contida nos alimentos, que prevenia ou curava a doença. O grupo de Zilva relacionou a propriedade antiescorbútica com a capacidade redutora da substância, pois com sua oxidação perdia-se aquela propriedade. Szent-Giörgyi, em 1928, conseguiu isolar das supra-renais, do repolho e da laranja, o ácido hexurônico, elemento fortemente redutor, que Waugh e King, em 1932, confirmaram tratar-se do princípio antiescorbútico ou vitamina C.

ETIOPATOGENIA

O ácido ascórbico ou vitamina C é sintetizado pelos vegetais e pela quase totalidade dos animais. O homem, outros primatas, a cobaia e mais algumas poucas espécies são incapazes de sintetizá-lo e necessitam, portanto, recebê-lo com a dieta. A incapacidade de síntese deve-se à ausência congênita da enzima L-gulonolactona oxidase, que confere ao escorbuto a possibilidade de ser também considerado uma doença metabólica congênita, a "hipoascorbemia". Quando a oferta da vitamina C é baixa ou nula, instala-se uma deficiência que, sendo prolongada, leva ao aparecimento das manifestações clínicas do escorbuto.

Estudos experimentais em humanos mostraram que o tempo necessário para a doença se manifestar, após o início da carência, varia de pouco menos de 3 até 5 ou 6 meses, dependendo da reserva vitamínica anterior, do tipo de dieta e das necessidades individuais. Se a mãe recebeu quantidades satisfatórias de ácido ascórbico durante a gravidez, a criança nasce com reservas adequadas da vitamina e, mesmo com dieta carente, o escorbuto só vai surgir, em geral, após o 5º ou 6º mês de vida.

Lactentes alimentados ao seio estão protegidos, pois o leite humano fornece quantidades suficientes da vitamina, desde que a nutriz tenha dieta equilibrada. Já o leite de vaca contém pequenas quantidades, que se tornam ainda menores pelos processos de esterilização, fazendo com que a alimentação artificial, exclusivamente láctea, seja um fator predisponente à instalação da doença.

Embora questionado por alguns, há relatos de que, quando altas doses da vitamina são administradas por tempo prolongado, sua interrupção brusca, ainda que o indivíduo esteja em dieta normal, pode ser seguida pelo aparecimento do escorbuto. A doença já foi relatada também em crianças recebendo profilaxia correta, mas nascidas de mães que haviam feito uso de grandes doses da vitamina durante a gravidez. Essa situação de dependência é excepcional, mas deve ser lembrada, devido ao emprego indiscriminado, e quase sempre desnecessário, que vem sendo feito de doses elevadas da vitamina C.

O ácido ascórbico é substância fortemente redutora e estável em solução ácida; o pH alcalino, o aquecimento, a exposição ao ar e à luz, a presença de metais, principalmente cobre e ferro, são fatores que facilitam sua oxidação. O ácido desidroascórbico ainda guarda propriedades terapêuticas, mas sua oxidação leva a compostos sem atividade antiescorbútica. O ácido ascórbico é rapidamente absorvido pelo tubo gastrointestinal e os maiores níveis plasmáticos são atingidos cerca de 4 horas após a administração oral. A eficiência de absorção reduz-se à proporção que se elevam as doses ingeridas: 75% para 1 g, 40% para uma dose de 3 g.[4] O ácido ascórbico distribui-se a todos os tecidos e embora encontrado em maior concentração em determinados órgãos, não há prova de que algum sirva de depósito. É certo, porém, que o organismo dispõe de reservas mobilizáveis da vitamina. Sua excreção é renal, existindo um limiar, que se situa numa concentração plasmática da vitamina em torno de 1,4 mg%. As maiores fontes de ácido ascórbico são os alimentos de origem vegetal, particularmente frutas e hortaliças verdes. Podem ser consideradas como boas fontes: acerola, caju, goiaba, laranja, limão, mamão, manga, tomate, pimentão, salsa. A utilização simultânea de vários alimentos com teores menores da vitamina pode também suprir as necessidades diárias de ácido ascórbico.

Devido às suas propriedades redutoras, a vitamina C participa em vários processos metabólicos. No caso específico do escorbuto, sua importância está ligada ao papel que desempenha na produção do colágeno. Ela é necessária para a hidroxilação da prolina e da lisina, condição indispensável à formação de colágeno normal. A maior parte das alterações verificadas no escorbuto são explicadas por distúrbios da formação do colágeno.

A porção orgânica da matriz óssea, ou osteóide, sintetizada pelos osteoblastos, é formada em sua maior parte por fibras colágenas, envolvidas por pequena quantidade de substância fundamental amorfa. Na ausência de vitamina C, o osteóide não é produzido, ou é produzido escassa e imperfeitamente. Embora continue a haver deposição fosfocálcica, as alterações do osteóide impedem a transformação em tecido ósseo, prejudicando, assim, o processo de ossificação normal.

As manifestações hemorrágicas do escorbuto são atribuídas a defeito da substância intercelular, com aumento da permeabilidade e fragilidade dos vasos de pequeno calibre. No escorbuto experimental humano, Hodges *et al.*[5] não encontraram explicação para os fenômenos hemorrágicos: a coagulação sanguínea era normal e as estruturas vasculares, tanto a microscópica óptica quanto a eletrônica, não apresentavam alterações.

É de se esperar a presença de anemia no escorbuto. Além da participação do ácido ascórbico na hematopoiese, soma-se a possível perda sanguínea em decorrência dos fenômenos hemorrágicos. Contudo, anemia apreciável não foi encontrada em adultos submetidos ao escorbuto experimental.

À formação deficiente de colágeno estão ligadas a cicatrização retardada de feridas e alterações do ligamento que mantém o dente no alvéolo, facilitando sua queda.

Relata-se maior suscetibilidade às infecções em portadores de escorbuto. Por outro lado, processos infecciosos agudos, acarretando maior consumo da vitamina, podem precipitar a doença que estava latente.

PATOLOGIA

As lesões histológicas características do escorbuto infantil são encontradas nos locais de ossificação endocondral. A maturação dos condrócitos prossegue até a fase de calcificação, mas há dificuldade de conversão em osso pela deficiência do osteóide. Acumula-se, assim, material calcificado na linha de calcificação provisória, que se torna espessa e irregular, mais frágil e sede freqüente de fraturas micro e/ou macroscópicas. A região vizinha, em direção à diáfise, apresenta-se porótica, pela formação escassa e imperfeita de tecido ósseo. Pode haver completo desaparecimento das trabéculas ósseas e substituição da medula óssea normal da região por tecido conjuntivo de aspecto embrionário, sendo freqüente a presença de focos hemorrágicos. A osteogênese perióstica também está bloqueada, resultando em cortical fina e porótica. A fraca adesão do periósteo facilita o aparecimento de hemorragias subperiósticas, o que não acontece junto à placa de crescimento, em que a forte adesão perióstica explica a raridade de hemorragia intra-articular. Resumindo, os achados histológicos constam de grande quantidade de matriz hialina calcificada, presença de fenômenos hemorrágicos e escassez de osteoblastos, osteóide e tecido ósseo.[6]

CLÍNICA

O início da doença é geralmente insidioso: a criança apresenta irritabilidade intensa e chora ao ser manipulada, sem que se perceba uma localização dolorosa definida. A hipersensibilidade dolorosa evidencia-se, a seguir, nos membros e com maior freqüência nos inferiores, em cujos ossos são mais acentuadas as lesões escorbúticas. Vem daí a clássica descrição dos fenômenos dolorosos iniciais observados pela mãe durante a troca de fraldas. Em alguns casos, o início pode ser agudo (de onde vem a antiga denominação de raquitismo agudo que era dada ao escorbuto), com a criança apresentando, subitamente, dor e impotência funcional em um ou mais membros. Outras vezes, atividades motoras já desenvolvidas, tais como sentar, ficar de pé e andar, deixam de ser exercidas pela criança, repentinamente. Traumas, às vezes insignificantes, desencadeiam esse início agudo.

Os fenômenos dolorosos são produzidos pelas hemorragias subperiósticas, pelas fraturas micro ou macroscópicas das regiões radiológicas da linha densa e zona de rarefação ou por deslizamento epifisário.

Com a evolução da doença, podem surgir tumefações na superfície cutânea, em correspondência com as hemorragias subperiósticas, localizadas em geral ao longo da diáfise dos ossos longos, próximas às grandes articulações, principalmente joelhos e tornozelos. Dependendo da extensão ou da confluência das tumefações, os locais atingidos apresentam-se com aspecto edematoso generalizado. A partir daí, a criança sente dor às menores manobras, e é característica sua face apreensiva, chorando à simples aproximação das pessoas, quase pedindo que não lhe toquem, tal a dor que sente ao mínimo contato ou movimento. Aparecem, então, as posições de defesa e as pseudoparalisias. As posições assumidas pelo doente guardam relação com o acometimento ósseo e são estabelecidas com a finalidade de conforto, para evitar a dor. Em determinados casos, a imobilidade é tamanha que chega a simular paralisia do membro afetado, de onde vem o termo pseudoparalisia. Várias posições de conforto podem ser assumidas e uma, muito sugestiva, quando acompanhada de dor à movimentação, é a chamada posição de rã ou batráquio: os membros inferiores afastados da linha média, imóveis, em rotação externa pronunciada, com os joelhos semifletidos e as articulações coxofemorais também semifletidas e em abdução.

No tórax, nas junções costocondrais, podem ser vistas tumefações ou angulações escalonadas, resultantes de subluxação da porção cartilaginosa das costelas e que vão constituir o rosário costal (Fig. 51-1). Por sua freqüência e fácil evidenciação, é um dado importante para a suspeita diagnóstica, mas de difícil distinção do que se produz em decorrência do raquitismo. O desnutrido, mesmo sem carência vitamínica, pode também apresentar rosário costal, mas, aqui, conseqüente à diminuição de massa muscular, gordura e tecido subcutâneo e não por alteração óssea.

Hematomas ou sangramentos gengivais são comuns, porém mais evidenciáveis após a erupção dentária (Fig. 51-2). No escorbuto experimental humano, as alterações gengivais não foram observadas em indivíduos sem dentes e mostraram-se acentuadas apenas nos que eram portadores de gengivite, anteriormente.[7] Na pele, a tendência hemorrágica da doença manifesta-se através da presença de púrpuras, petéquias e equimoses, sendo muitas vezes positiva a prova de Rumpel-Leede ou do garrote. A hiperceratose folicular, notadamente a de base hemorrágica, que para alguns autores seria uma das primeiras manifestações clínicas do escorbuto, é mais comum no adulto e na criança maior. A palidez cutaneomucosa não se constitui propriamente em sinal de doença, refletindo apenas a presença de anemia. Embora não verificada no escorbuto experimental do adulto, na criança, a anemia é freqüente, seja produzida por fatores ligados à própria doença, seja, em nosso meio, devida à associação de outras carências e parasitoses. Hematúria, principalmente microscópica, é comum. Hemorragias em outros locais são menos observadas, merecendo referência, contudo, as orbitárias, que são a causa de exoftalmia e são importantes pelo diagnóstico diferencial que exigem com processos tumorais.

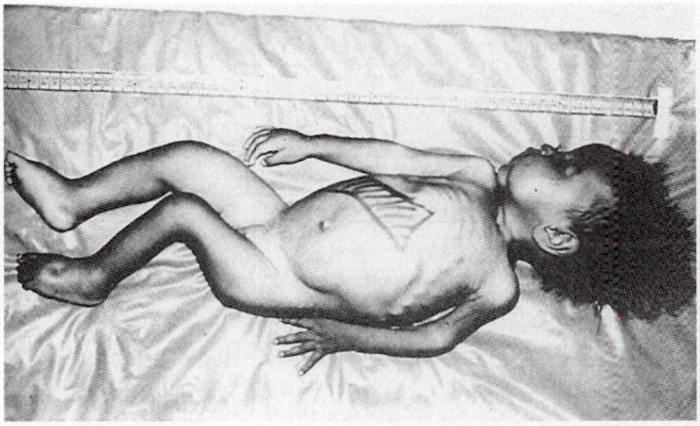

Fig. 51-1. Rosário costal no escorbuto. Tumefação na coxa direita, em correspondência com hemorragia subperióstica. Edema relacionado com a desnutrição energético-protéica associada.

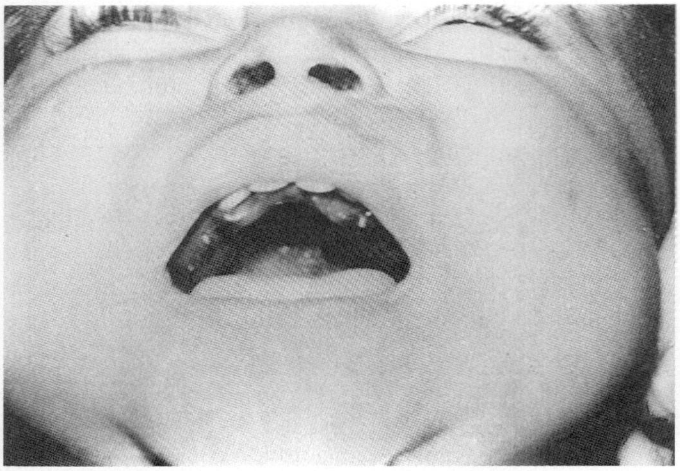

Fig. 51-2. Hematomas gengivais.

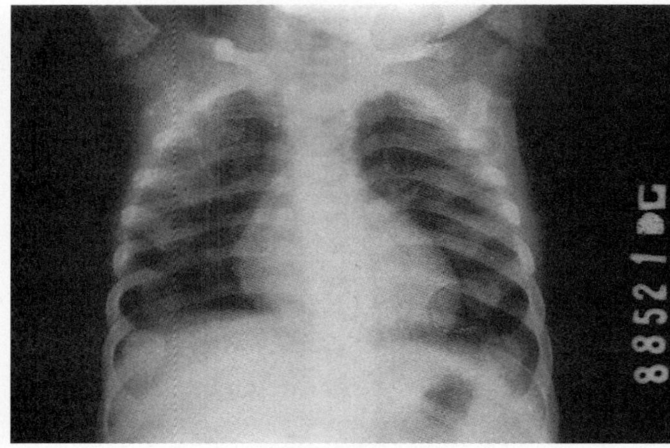

Fig. 51-3. Rosário costal radiológico no escorbuto.

Independente de processo infeccioso concomitante, o portador de escorbuto pode apresentar febre, em geral pouco elevada e irregular, sem que se tenha uma explicação convincente para seu aparecimento. A presença de edema relacionado diretamente ao escorbuto é relatada na literatura. Sua avaliação, em crianças de nosso meio, é prejudicada pela associação, praticamente constante, entre desnutrição energético-protéica e escorbuto. Xerose conjuntival, ceratoconjuntivite seca e xerostomia, componentes da síndrome de Sjögren, foram observadas no escorbuto experimental humano.

EXAME RADIOLÓGICO DOS OSSOS

O exame radiológico dos ossos longos é de importância fundamental no diagnóstico do escorbuto. A radiografia do tórax, revelando a presença de rosário costal, constitui-se em bom elemento de triagem (Fig. 51-3). Excluídas algumas osteocondrodisplasias, cujos quadros clínicos são facilmente identificáveis, a presença de rosário costal radiológico deve, em nosso meio, sempre levantar a suspeita de raquitismo ou escorbuto. O rosário costal clínico do desnutrido não tem, em nossa experiência, expressão radiológica.[8]

As alterações radiológicas produzidas pelo escorbuto (representadas na Fig. 51-4) devem ser procuradas nos ossos longos e constam de:

1. Osteopenia resultante de formação deficiente da matriz óssea e que confere aspecto vítreo ao osso.
2. Cortical óssea afilada.
3. Linha densa, branca ou de Fraenkel: linha de calcificação provisória, com deposição fosfocálcica exagerada.
4. Núcleo epifisário com linha periférica densa e rarefação central ou sinal do anel de Wimberger.
5. Sinal do ângulo que corresponde à fase inicial da zona de rarefação e apresenta-se como área de maior transparência, em forma triangular ou de fenda na região da metáfise.
6. Zona de rarefação ou hipodensa ou escorbútica: apresenta-se como linha ou faixa de maior transparência entre a linha densa, à qual corre paralela, e a diáfise. Através dela, produzem-se as separações ou deslizamentos epifisários.
7. Esporões laterais de Pelkan: prolongamentos da linha densa, que ultrapassam o contorno da diáfise.
8. Separações ou deslizamentos epifisários que se revelam pela perda do alinhamento normal entre o núcleo de ossificação epifisário e a diáfise.
9. Hemorragias subperiósticas: visíveis apenas quando se inicia o processo de cura, através da formação de nova camada de osso a partir do periósteo elevado pelo hema-

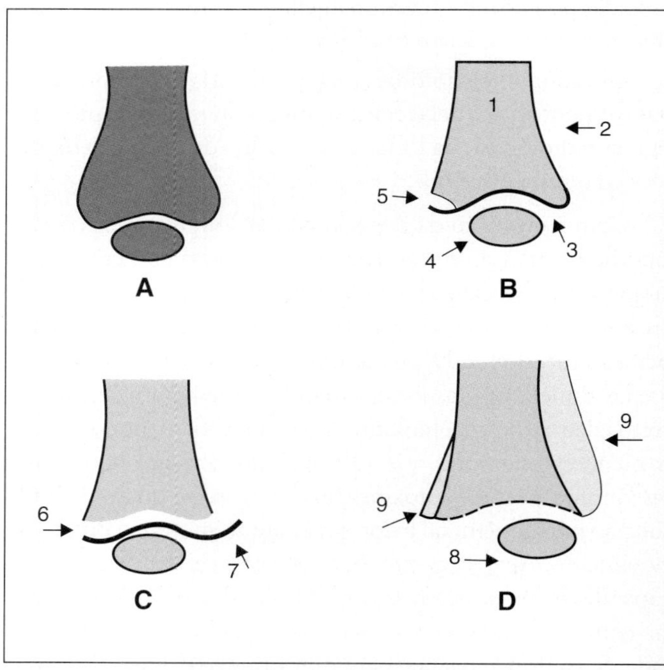

Fig. 51-4. Alterações radiológicas no escorbuto. Representação esquemática, adaptada de Evans Jr[9]. A. Osso normal. B, C e D. Escorbuto. Os números correspondem à descrição no texto. Na Figura D, procurou-se representar uma linha densa fraturada.

toma. Observam-se desde imagens estreitas, triangulares até o clássico aspecto em clava ou haltere, resultante de hemorragia volumosa (Figs. 51-5 a 51-8).

As lesões ósseas iniciais do escorbuto, isto é, osteopenia, cortical afilada e, em menor grau, discreto reforço da linha de calcificação provisória e esboço do sinal de Wimberger, podem ser encontradas em outras situações, principalmente na desnutrição. Como os portadores de escorbuto são, praticamente, na totalidade dos casos, portadores também de desnutrição energético-protéica, é preciso cautela para não se interpretar um quadro radiológico ósseo de desnutrição como de escorbuto inicial.

DIAGNÓSTICO

O motivo da consulta, a história alimentar, a idade da criança, o quadro clínico e o exame radiológico dos ossos longos são os elementos que vão contribuir para a realização do diagnóstico do escorbuto.

O motivo da consulta, na maioria dos casos, prende-se a dores ósseas ou incapacidade funcional dos membros.

A história alimentar, desde que confiável, é dado importante. Na ausência de processos disabsortivos, a ingestão regular de alimentos ricos em ácido ascórbico (ou de medicamentos que o contenham) é argumento ponderável contra o diagnóstico de escorbuto. O aleitamento natural, desde que a mãe tenha ingestão adequada da vitamina, é fator impediente da doença, ao passo que a alimentação artificial exclusiva-

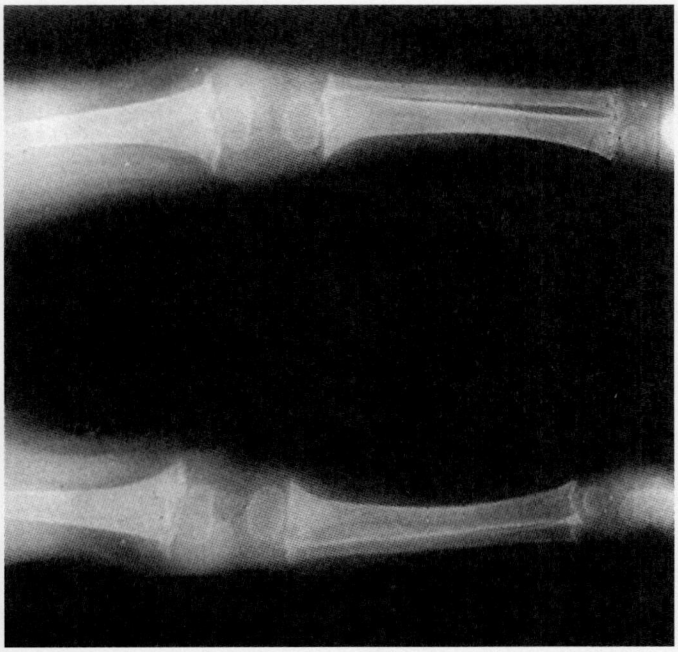

Fig. 51-5. Radiografia dos membros inferiores. Podem ser observados: osteoporose, linha densa, cortical afilada, sinal do anel de Wimberger, sinal do ângulo, zona de rarefação no fêmur direito, esporões de Pelkan e moderado deslizamento do núcleo epifisário do fêmur direito.

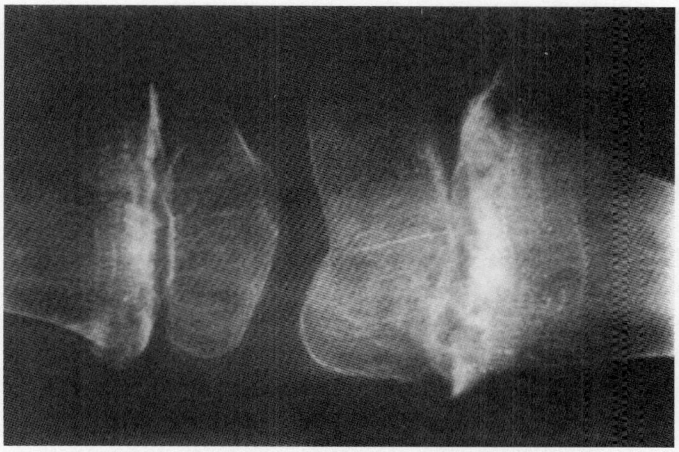

Fig. 51-6. Radiografia do joelho. Observar osteopenia, linha densa irregular, esporões de Pelkan e sinal do ângulo.

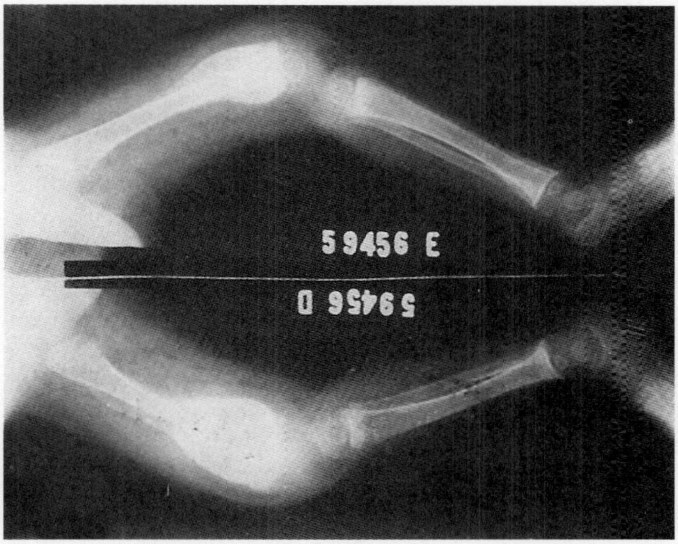

Fig. 51-7. Radiografia efetuada após início do tratamento. Verificar início de formação óssea nas extremidades inferiores dos fêmures e tíbia esquerda, locais onde havia se processado a hemorragia.

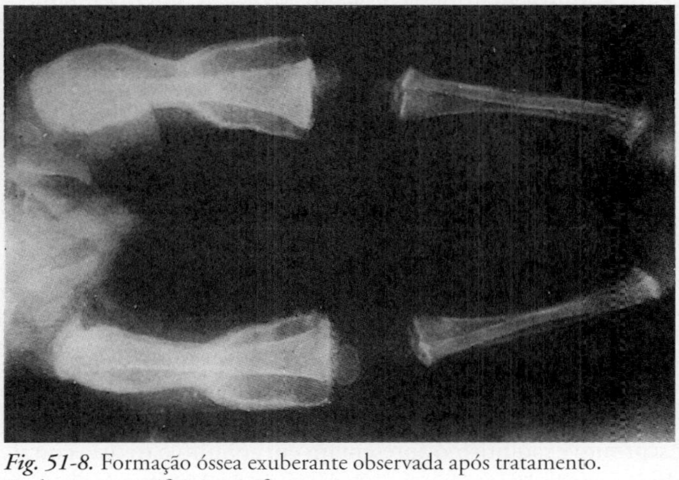

Fig. 51-8. Formação óssea exuberante observada após tratamento. Deslizamento epifisário nos fêmures.

mente láctea, sem complementação de ácido ascórbico, é fator predisponente.

As crianças mais atingidas pelo escorbuto têm em torno de 5 meses a 2 anos de idade. Nas maiores, seu aparecimento está, em geral, associado a situações especiais, como dietas restritivas prolongadas ou presença de retardo mental grave.

Em 54 casos de escorbuto, pudemos observar como sinais e sintomas mais comuns, por ordem de freqüência: irritabilidade e sensibilidade dolorosa aumentada (100%), rosário costal clínico (94%), palidez (70%), alterações gengivais (65%), posições de defesa/pseudoparalisias (59%), tumefações cutâneas (59%), hemorragias cutâneas (22%), febre (19%).

O exame radiológico dos ossos longos, revelando as alterações produzidas pelo escorbuto, reforçará o diagnóstico, corroborado, após o início do tratamento, pelo encontro da formação de novo osso nos locais em que houve hemorragia subperióstica.

O teste do garrote ou de Rumpel-Leede avalia clinicamente a fragilidade capilar. É inespecífico, e, embora freqüentemente positivo no escorbuto, não o é em todos os casos.

Provas laboratoriais revelando valores normais da vitamina excluiriam o escorbuto, ao passo que valores baixos, embora sejam encontrados na doença, poderiam refletir apenas ingestão insuficiente e momentânea de ácido ascórbico. A determinação do ácido ascórbico pode ser feita no plasma ou soro, no sangue total e na camada de leucócitos e plaquetas do sangue centrifugado. A concentração plasmática estaria mais relacionada com a ingestão recente da vitamina, considerando-se mais apropriada a determinação na camada de leucócitos e plaquetas, que refletiria, até certo ponto, a concentração tecidual.

Indicariam bom estado nutricional, com relação ao ácido ascórbico, valores acima de 0,6 mg% no plasma, acima de 1 mg% no sangue total e superior a 20 mg% na camada de leucócitos/plaquetas. Valores abaixo de 0,2 mg% no plasma e menores que 7 mg% nos leucócitos/plaquetas indicariam ingestão deficiente da vitamina. A avaliação pode ser feita também através da eliminação urinária de ácido ascórbico. Do mesmo modo que para o plasma, informa apenas sobre a ingestão recente. Podem ser executados os testes de sobrecarga, que se baseiam no princípio de que o organismo estando saturado, grande percentagem de uma dose-teste da vitamina será encontrada na urina, no período de 3 a 5 horas após a administração.

A fosfatase alcalina está baixa no escorbuto, mas como este resultado pode ser encontrado em outras situações, inclusive na desnutrição energético-protéica, deixa de ter valor diagnóstico.

DIAGNÓSTICO DIFERENCIAL

Escorbuto e raquitismo apresentam em comum o rosário costal clínico e radiológico. Sinais e sintomas próprios de cada doença e a determinação sanguínea de cálcio, fósforo e fosfatase alcalina permitem a diferenciação. No raquitismo estão ausentes os fenômenos hemorrágicos, a dor só vai existir nos locais de fraturas, mas a hipotonia muscular, se acentuada, pode levar o doente a assumir a posição de batráquio. Radiologicamente, as duas entidades não se confundem: no raquitismo, existe deficiência do processo de mineralização óssea, estando preservada a formação de osteóide, justamente o contrário do que acontece no escorbuto. Como é necessária a mineralização para se manifestarem os sinais radiológicos do escorbuto, se houver raquitismo eles não se evidenciarão. No raquitismo, além da desmineralização óssea generalizada, faltará a linha de calcificação provisória: a extremidade do osso torna-se irregular (imagem em pente) e o núcleo epifisário pouco nítido ou mesmo totalmente apagado. Outros mecanismos levam à formação de duplo contorno periosteal e alargamento metafisário, com depressão central (imagem em taça). As radiografias de raquitismo em fase inicial de cura podem-se prestar à confusão com escorbuto, pelo aspecto produzido pela mineralização da linha de calcificação provisória na metáfise e no núcleo epifisário; a história de tratamento anterior será esclarecedora.[9]

A síndrome da criança espancada deve ser lembrada no diagnóstico diferencial. Nela, ao lado de equimoses ou hematomas percebidos no exame físico, o estudo radiológico dos ossos vai mostrar, em geral, evidências de traumas recentes numa região e de antigos em outras e ausência de lesões escorbúticas.

Ainda, no diagnóstico diferencial, merecem ser citadas a artrite e a osteomielite agudas e a pseudoparalisia da sífilis congênita precoce (em lactentes jovens). A pseudoparalisia escorbútica pode simular doenças neurológicas que cursam com a paralisia flácida. Há algum tempo, o diagnóstico diferencial mais importante era com a poliomielite, algumas crianças chegando a ser internadas em isolamentos destinados ao tratamento de poliomielite.

Doenças hematológicas como leucemias, púrpuras e outras distinguem-se através de exames laboratoriais e radiografia dos ossos longos.

Alterações radiológicas ósseas semelhantes às do escorbuto foram descritas na deficiência de cobre. Nesta, além do cobre plasmático baixo, há anemia e leucopenia com neutropenia.[10]

Como foi comentado anteriormente, é possível a confusão entre os aspectos radiológicos iniciais de escorbuto com os da desnutrição energético-protéica avançada. Nesses casos, a constatação do rosário costal radiológico sugere a presença de escorbuto ou de raquitismo.[8]

TRATAMENTO

O escorbuto pode ser curado pela administração de alimentos com maior teor de ácido ascórbico. Já tivemos oportunidade de ver crianças melhorando apenas com a dieta comum das enfermarias, enquanto se confirmava o diagnóstico. As doses diárias de ácido ascórbico preconizadas para o tratamento variam de 100 a 1.000 mg. Temos usado 300 a 500 mg por dia, via oral, geralmente por 3 a 4 semanas, passando para doses profiláticas logo que se constata a cura clínica e radiológica. O fracionamento da dose terapêutica diária evita que se ultrapasse o limiar de excreção renal da vitamina. A via parenteral é limitada aos casos de impossibilidade da via oral ou quando, por outras indicações, o doente está em uso de fluidoterapia venosa.

Nas doses mencionadas, o ácido ascórbico é bem tolerado. Doses elevadas por tempo prolongado não são totalmente isentas de risco, já tendo sido descritos, entre outros, os seguintes efeitos adversos: aumento do oxalato urinário com possibilidade de formação de cálculos, precipitação de crises na anemia falciforme e a instalação de escorbuto após a suspensão brusca da vitamina.

Raramente é necessário o emprego de medidas ortopédicas. Graves deslocamentos epifisários com fenômenos dolorosos acentuados podem, às vezes, exigir imobilização do membro afetado, com a finalidade de aliviar o doente e facilitar seu manuseio.

EVOLUÇÃO E PROGNÓSTICO

Com o tratamento, a dor desaparece em poucos dias e, em torno da segunda semana, a criança já vai apresentando movimentação espontânea, não-dolorosa, dos locais atingidos pelas pseudoparalisias. As hemorragias cessam nos primeiros dias, podendo persistir um pouco mais a hematúria microscópica. Em poucos dias também cessa a febre, quando não está ligada a processo infeccioso. As tumefações correspondentes às hemorragias subperiósticas, dependendo de sua extensão, levam mais tempo, às vezes, meses, para desaparecer. As alterações radiológicas evidenciam sinais de evolução para a cura em torno da segunda semana de tratamento. É excepcional a ocorrência de seqüelas ósseas. A remodelação integral dos ossos, mesmo naqueles casos com lesões epifisárias mais sérias, é a regra, embora possa ser demorada.

O escorbuto, isoladamente, tem bom prognóstico. A desnutrição e os processos infecciosos podem alterar sua evolução, retardando a cura ou mesmo levando a óbito.

PROFILAXIA

Deve ser feita de preferência através da alimentação. A dose diária de 10 mg de ácido ascórbico é suficiente para impedir o aparecimento do escorbuto, mas, como tal quantidade pode não ser adequada para manter a saturação tecidual e a plena funcionalidade orgânica, recomendam-se doses profiláticas superiores. Segundo recomendações atuais de órgãos oficiais,[11] a ingestão diária adequada para lactentes seria de 40-50 mg. Há um aumento progressivo com a idade, atingindo 90 mg para adultos e 120 mg para nutrizes. Fumantes devem receber um acréscimo de 35 mg por dia. Alguns autores têm questionado essas doses, recomendando para adultos, 100-120 mg/dia e outros, 200 mg/dia.[12] Essas novas recomendações conceituaram, ainda, o limite de ingestão de um nutriente. Essa dose seria o máximo diário a ser ingerido, possivelmente sem risco para o indivíduo. Não é a dose diária recomendada e não a substitui, mas é um alerta, um limite que não deverá ser ultrapassado em condições normais, quando houver indicação para o uso de doses mais elevadas. Não se refere a tratamento, mas procura evitar excessos, principalmente na atualidade, quando se observa, com freqüência, o uso de suplementos nutricionais medicamentosos e de alimentos enriquecidos e fortificados, concomitantemente a uma dieta normal. Para a vitamina C, os limites superiores de ingestão diária situam-se em 400 mg para crianças de 1 a 3 anos de idade (para lactentes até 1 ano, ainda não foram estabelecidos). Para crianças de 4 a 8 anos, 650 mg; 9 a 13 anos, 1.200 mg; 14 a 18 anos, 1.800 mg e para 19 anos e idades superiores, 2 g. Alguns estudiosos preferem limitar essa dose superior em 1 g por dia.

A utilização de doses maiores da vitamina C na prevenção de infecções, especialmente respiratórias, em indivíduos normais e com dieta equilibrada, deve aguardar maiores estudos.

REFERÊNCIAS BIBLIOGRÁFICAS

1. Mimasaka S, Funayama M, Adachi N, et al. A fatal case of infantile scurvy. *Int J Legal Med* 2000;114:122-4.
2. Pimentel L. Scurvy: historical review and current diagnostic approach. *Am J Emerg Med* 2003;21:328-32.
3. Perret JL, Lagauche D, Favier C, et al. Scorbut en soins intensifs malgré un apport vitaminique. *Presse Médicale* 2004;33(3):170-1.
4. Combs Jr GF. *The Vitamins. Fundamental aspects in nutrition and health.* 2nd ed. California: Academic Press, 1999.
5. Hodges RE, Baker EM, Hood J, Sauberlich HE, March SE. Experimental scurvy in man. *Am J Clin Nutr* 1969;22:535-48.
6. Lemos C. Fisiopatologia das doenças ósseas metabólicas. *J Br Cir* 1962;1:174-204.
7. Hodges RE, Hood J, Canham JE, Sauberlich HE, Baker EM. Clinical manifestations of ascorbic acid deficiency in man *Am J Clin Nutr* 1971;24:432-43.
8. Leão E. *Contribuição ao estudo do escorbuto na criança.* Belo Horizonte: Fac Med. UFMG, 1979. (Tese de Doutorado).
9. Evans Jr WA. Periosteal lesions in scurvy. *Am J Roentgenol* 1945;53:147-56.
10. Graham CC, Cordano A. Copper depletion and deficiency in the malnourished infant. *Bul J Johns Hopkins Hosp* 1969;124:139-50.
11. Dietary Reference Intakes. *Vitamins.* In: http://www.nap.edu.2001
12. Higdon J. *An evidence-based approach to vitamins and minerals.* New York: Thieme Medical Publishers, 2003.

Capítulo

52

Ácido Fólico

Josefina Aparecida Pellegrini Braga
Teresa Negreira Navarro Barbosa

INTRODUÇÃO

O ácido fólico, ou ácido pteroilglutâmico, também conhecido como vitamina B9 ou folacina, é uma vitamina hidrossolúvel pertencente ao complexo B. Seu nome deriva do latim *folia*, devido à sua presença nas folhas de espinafre, de onde foi isolado pela primeira vez. O quadro clínico da deficiência de ácido fólico foi identificado inicialmente por Lucy Wills, do Hospital Royal Free, de Londres, em gestantes indianas que apresentavam anemia macrocítica tropical que regredia com uma dieta de fígado cru e leveduras.[1,2]

Os termos ácido fólico e folato, embora intercambiáveis, merecem esclarecimento. Folato é o nome genérico para designar um grupo de substâncias com estrutura química, atividade biológica e propriedades nutricionais similares às do ácido pteroilglutâmico, presentes naturalmente nos alimentos (Fig. 52-1).[1,3] O ácido fólico é a forma da vitamina totalmente oxidada a monoglutamato, utilizada em suplementos dietéticos e alimentos fortificados.[3,4]

O folato é indispensável a inúmeras reações metabólicas. A principal característica funcional das coenzimas do folato é aceitar ou doar um carbono (para utilização nas vias metabólicas). A oxidação e a redução são necessárias para a regulação do metabolismo normal do folato, desta forma chamado de metabolismo de um carbono.[5] O folato exerce função de co-enzima na síntese dos ácidos nucléicos (DNA e RNA) sendo fundamental para a divisão celular. Atua na conversão dos aminoácidos: serina em glicina, histidina em ácido glutâmico e homocisteína em metionina.[6] É essencial na formação medular e na maturação dos glóbulos vermelhos e brancos agindo como carreador de um carbono na formação do heme.[4]

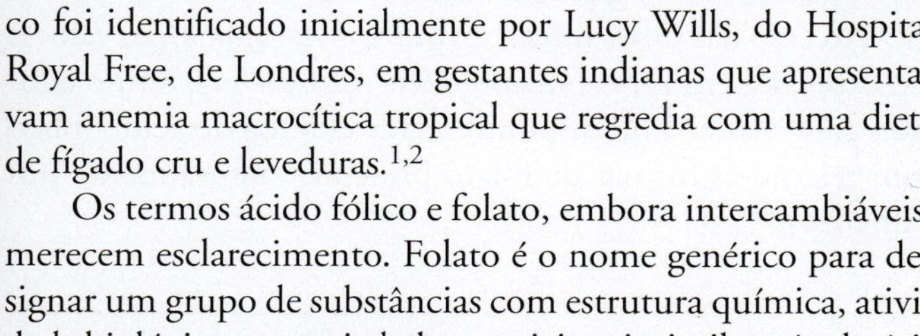

Fig. 52-1. Fórmula estrutural do ácido pteroilglutâmico

A co-dependência da metionina na síntese da vitamina B12, doando um radical metila, fornece uma justificativa bioquímica para o encontro das mesmas anormalidades hematológicas nas deficiências de folato e vitamina B12.[5]

FONTES DIETÉTICAS

Os folatos são sintetizados por plantas superiores e microorganismos e existem em diversas formas que diferem quanto a seu estado de oxidação. A maioria dos folatos de ocorrência natural é de poliglutamatos, sendo 75% a 90% na forma de heptaglutamato, que são formas reduzidas e lábeis de folato facilmente oxidadas.[1,2,4]

Embora em pequenas quantidades, existem em ampla variedade de alimentos, principalmente nos vegetais de folhas verdes, carnes e vísceras, leveduras, frutas cítricas, nozes e leite de vaca (Quadro 52-1).[6] São boas fontes de ácido fólico o espinafre, o brócolis, a couve de Bruxelas, o milho, o feijão, a lentilha, os cereais integrais e os ovos.[4] O fígado, excepcionalmente, apresenta alta concentração de folato. O leite de cabra *in natura* é deficiente na vitamina.[2]

O leite materno contém ao redor de 25 a 50 µg de folato por litro e presumivelmente fornece uma quantidade suficiente para o lactente.[7-9] No entanto, tem sido observado que nutrizes que receberam suplementação de ácido fólico durante a gestação e período pós-parto apresentam, após quatro a doze semanas de amamentação, níveis plasmáticos mais elevados da vitamina com relação às que não receberam.[9,10]

Quadro 52-1. Conteúdo de folato em alguns alimentos[6]

Alimento	*μg/100g*
Fígado bovino	219,7
Carne (boi, frango)	4-9
Peixe	4,12
Gema de ovo	146
Leite em pó integral	37
Queijos	7-18
Feijão	394
Amendoim	240
Espinafre	194
Escarola	142
Brócolis	71
Ervilhas	65
Farinha de trigo integral	44
Laranja	30
Abobrinha	25

Pouco se conhece a respeito de interações nutricionais que afetam a biodisponibilidade do folato. A ação mutuamente inibidora do folato e zinco tem sido estudada, porém, até o momento, não há evidências desta interação.[11]

A colheita, processamento e estocagem dos alimentos, bem como a preparação caseira, levam a perdas substanciais da vitamina. Uma característica nutricional marcante do folato é a sua termolabilidade, tornando de suma importância o preparo dos alimentos que o contêm. A fervura, por exemplo, pode destruir de 50% a 95% do folato tanto de fontes vegetais como animais.[3,4,12]

BIODISPONIBILIDADE E METABOLISMO

A biodisponibilidade do folato nas fontes alimentares é de 37% a 72%, com exceção das leveduras onde, apesar de presente em quantidade significante, a biodisponibilidade é de 10%.[2] Já nos alimentos fortificados com ácido fólico e nos suplementos, são alcançados valores próximos a 100%.[13]

A absorção do folato pode ser assim resumida:[1]

- Os poliglutamatos sofrem hidrólise pela folil conjugase pancreática e, na borda em escova, por uma pteroilglutamato hidrolase.
- A absorção intestinal ocorre na forma de monoglutamato, pela união a um receptor de membrana.
- A circulação enteroepática fornece monoglutamato adicional para absorção.
- O transporte intestinal de monoglutamil folato ocorre por processo saturável mediado por um transportador, que atua tanto nos monoglutamatos oxidados quanto reduzidos.
- O transporte é ótimo em pH entre 5 e 6.
- No interior das células, há conversão a poliglutamato.
- A excreção é predominantemente renal, e em menor proporção pelo suor, saliva e bile.
- Nos estoques, fundamentalmente hepáticos, encontra-se na forma de metiltetraidrofolato (pteroilglutamato).

O transporte pode ocorrer também por difusão simples, que predomina nas situações com pH luminar alcalino ou em concentrações farmacológicas de folato.

NECESSIDADES DIÁRIAS

As necessidades diárias recomendadas de folato, segundo o Conselho Nacional de Ciências dos Estados Unidos, estimadas para uma absorção de folato dietético de 50%[14] são 25 μg para lactentes até 6 meses de idade; 35 μg de 6 a 12 meses de idade; 50 μg para crianças de 1 a 3 anos de idade; 75 μg de 4 a 6 anos de idade e 100 μg de 7 a 10 anos de idade; 150 μg de 11 a 14 anos de idade. A partir dessa idade, as recomendações são de 200 μg para homens e 180 μg para mulheres; 400 μg para gestantes e 260 a 280 μg para lactantes.

No caso das DRIs *(dietary requirement intakes)*, os valores são expressos em DFE *(dietary folate equivalents)*, termo adotado para ajustar a biodisponibilidade elevada do ácido fólico com relação às formas de folato presentes naturalmente nos alimentos.[13]

CAUSAS DA DEFICIÊNCIA

A deficiência é causada principalmente por uma dieta inadequada. Na infância, pode ocorrer em prematuros,[15] em lactentes alimentados com leite de cabra *in natura* ou pelo consumo de alimentos excessivamente cozidos.[7,16] Síndromes de má absorção intestinal também propiciam a instalação da deficiência.

Existem alguns grupos de risco para a instalação da deficiência, como as crianças portadoras de anemias hemolíticas e indivíduos portadores de infecção pelo HIV, devido às necessidades aumentadas. Pacientes que utilizam drogas anticonvulsivantes, como fenitoína, barbitúricos ou carbamazepina, aumentam o metabolismo da vitamina, apresentam níveis reduzidos de ácido fólico, tanto sérico quanto eritrocitário, em até 90% dos casos.[17] Outros medicamentos também podem diminuir os níveis da vitamina como sulfassalazina (diminui absorção), trimetoprim, cloranfenicol (interfere com a maturação dos glóbulos vermelhos) ou metotrexate.[18] São também condições que aumentam as necessidades de folato o alcoolismo, situações de aumento da multiplicação celular como câncer e doenças hepáticas.[19,20]

A deficiência de folato tem sido implicada no desenvolvimento de certos tipos de câncer, como o colorretal e a leucemia, doenças vasculares oclusivas e defeitos congênitos.[1,5]

Evidências recentes apontam uma associação entre a diminuição de folato e o baixo peso de nascimento.[21]

QUADRO CLÍNICO

As manifestações clínicas da deficiência de ácido fólico só se tornam evidentes quando os estoques diminuem a menos de 10% (Lee, 1998). Dentre elas, destacam-se a anemia megaloblástica, úlceras bucais e na faringe, perda de apetite, apatia e diarréia.[7]

A deficiência de ácido fólico na gestante, em especial, representa um período de risco para anemia, bem como aumenta em até 10 vezes a probabilidade de fetos com defeito do tubo neural (DTN), como mielocele, espinha bífida e anencefalia, cuja incidência em nosso meio é estimada em 0,83 a 1,87/1.000 nascimentos.[22]

DIAGNÓSTICO LABORATORIAL

Na deficiência de ácido fólico, o hemograma apresenta anemia do tipo macrocítica, podendo ocorrer leucopenia e/ou trombocitopenia, ainda os leucócitos polimorfonucleares apresentam hipersegmentação.

Cabe ressaltar que esses achados também são observados na deficiência de vitamina B12. Assim, o diagnóstico laboratorial deve-se basear em exames com maior especificidade, os quais se encontram descritos no capítulo Anemias Megaloblásticas.

TRATAMENTO

O tratamento visa a corrigir a deficiência, melhorar a dieta mediante o aumento da ingestão de folato e melhora da doença subjacente, quando houver. Na maioria dos pacientes obtém-se uma ótima resposta com 100 a 200 μg de ácido fólico por dia, embora seja habitual prescrever 1 a 5 mg por dia. A resposta clínica e hematológica ocorre em 1 a 2 dias, sendo que o tempo de duração do tratamento dependerá da etiologia.[7]

PREVENÇÃO DA DEFICIÊNCIA

As medidas de profilaxia medicamentosa e fortificação alimentar, associadas ao aumento de consumo de folatos na dieta, têm demonstrado redução de 50% a 80% nos casos de recém-nascidos com DTN, tornando-se, desta forma, as primeiras malformações congênitas passíveis de prevenção pela dieta.[23]

Orientação nutricional

Tendo em vista as perdas de folato durante seu estoque e preparo, recomenda-se que os vegetais e frutas sejam servidos crus sempre que possível. Quando necessitarem cozimento, devem ser fervidos num mínimo de água ou cozidos a vapor ou sob pressão. O armazenamento deve ser feito em refrigerador.[24]

Apesar de esta ser a maneira recomendada para prevenir o quadro de deficiência da vitamina na população de um modo geral, a dificuldade de incorporação de folato pelo organismo em quantidades mais elevadas fez com que fossem estabelecidas as recomendações abaixo, visando assegurar aporte suficiente para os grupos de maior risco.[25]

Suplementação

Como o desenvolvimento do tubo neural ocorre nas primeiras quatro semanas de gestação, organizações como a Academia Americana de Pediatria, o *U. S. Public Health Service* (USPHS) e o CDC, de Atlantas[26] desde 1992, recomendam que todas as mulheres em idade fértil consumam 400 μg/dia de ácido fólico com o objetivo de prevenção de DTN. Para mulheres que tiveram previamente um filho com DTN (risco de recorrência de 3%), bem como para as que apresentam diabete tipo I, parente próximo com DTN ou que utilizam anticonvulsivantes como o ácido valpróico ou carbamazepina (as três últimas com risco de até 1%), é recomendada a ingestão de quatro mg de ácido fólico ao dia, iniciando no mínimo um mês antes da concepção e continuando durante o primeiro trimestre (período periconcepcional). A indicação é devida ao fechamento do tubo neural ocorrer durante as primeiras 4 semanas de gestação.[23]

Fortificação alimentar

Estudos em vários países têm comprovado a redução das taxas de DNT após o início de medidas preventivas, sendo a fortificação alimentar com ácido fólico a medida de impacto populacional.

Em 1998 teve início, nos Estados Unidos, a fortificação de cereais e farinhas com 140 μg de ácido fólico por 100 g de farinha ou cereal, estimando alcançar 1/4 das necessidades diárias. No estudo de Framingham sobre risco cardiovascular, após o início da fortificação foi observado aumento nos níveis de folato eritrocitário de 38%. Estes valores equivalem a uma prevalência de indivíduos com deficiência de folato eritrocitário de 1,9%, com relação a 4,9% para os não-expostos à fortificação.[27]

No Brasil, a Agência Nacional de Vigilância Sanitária (ANVISA) emitiu a resolução nº 344 de 13 de dezembro de 2002, publicada no DOU em 18 de dezembro de 2002 que estipula o prazo de 18 meses, em caráter obrigatório, para as empresas fortificarem as farinhas de trigo e milho com 150 μg de ácido fólico por 100 g de farinha, além da fortificação com ferro.[28]

TOXICIDADE

Não é conhecida a toxicidade do ácido fólico, contudo, altas doses podem corrigir a anemia da deficiência de vitamina B12 não alterando a evolução clínica da neuropatia dessa carência. Este fato foi determinante do limite superior tolerável (UL) de 1.000 μg/dia para o ácido fólico sintético.[29]

Doses excessivas de ácido fólico (> 100 vezes as recomendações diárias) podem desencadear convulsões em pacientes que recebem fenitoína, devido à competição na absorção intestinal.[14]

REFERÊNCIAS BIBLIOGRÁFICAS

1. Selhub J, Rosenberg IH. Ácido fólico. In: Ziegler EE, Filer Jr LJ. *Conocimientos actuales sobre nutrición. OPAS / Instituto Internacional de Ciencias de la vida.* 7ª ed. Washington D.C.: OPS, 1997. p. 218. (Publicação científica 565).
2. Lee GR. Fatores nutricionais na produção e função dos eritrócitos. In: Lee GR, Bithell TC, Foerster J, Athens JW, Lukens JN. *Wintrobe: Hematologia Clínica.* São Paulo: Manole, 1998. p. 166.
3. Brouwer IA. Folic acid, folate and homocysteine: human intervention studies. *Eur J Obstet Reprodut Biol* 2000;92:183-84. [editorial].
4. Mahan LK, Arlin MT. Folate (Folic Acid, Folacin or Pteroylmonoglutamate). In: *Krause's food, nutrition & diet therapy.* 8th ed. Philadelphia: W.B. Saunders Company, 1992. p. 93.
5. Bailey LB, Jesse FG. Folate metabolism and requirements. *J Nutr* 1999;129:779-82.
6. Philippi ST. *Tabela de composição de alimentos: suporte para decisão nutricional.* 2ª ed. São Paulo: Coronário, 2002.
7. Braga JAP, Fisberg M. Ácido fólico. In: Nóbrega FJ. *Distúrbios da nutrição.* Revinter: Rio de Janeiro, 1998. p. 338.
8. Matoth Y, Pinkas A. Studies on folic acid in infancy. III. Folates in breast-fed infants and their mothers. *Am J Clin Nutr* 1965;16:356-9.
9. Donangelo CM, Trugo NMF, Koury JC, Barreto MI, Freitas LA. Estado nutricional y composición de la leche materna en Hierro, Zinc, Folato y Vitamina B12 de madres de nivel socioeconómico de Rio de Janeiro. *Rev Chil Nutr* 1989;17(1Suppl):19-24.
10. Keizer SE, Gibson RS, O´Connor DL. Postpartum folic acid supplementation of adolescents: impact on maternal folate and zinc status and milk composition. *Am J Clin Nutr* 1995;62(2):377-84.
11. Gregory III JF. Case study: folate bioavailability. Bioavailability of nutrients and other bioactive components from dietary supplements. *J Nutr* 2001;131:1376S-1382S.
12. Williams SR. *Fundamentos de nutrição e dietoterapia.* 6ª ed. Porto Alegre: Artes Médicas, 1997.
13. Yates AA. National nutrition and public health policies: issues related to bioavailability of nutrients when developing dietary reference intakes. *J Nutr* 2001;131:1331S-13334S.
14. National Research Council. *Recommended dietary allowances.* 10th ed. Washington, D.C.: National Academy Press, 1989.
15. Zuppa AA, Florio MG, Maragliano G, Maggio L, Rossodivita AA, Girlando P, et al. Nutritional needs of the preterm infant after hospital discharge. *Minerva Pediatr* 1997;49(3):79-88.
16. Mckillop DJ, Pentieva K, Daly D, Mcpartlin JM, Hughes J, Strain JJ, et al. The effect of different cooking methods on folate retention in various foods that are amongst the major contributors to folate intake in the UK diet. *Br J Nutr* 2002;88:681-88.
17. Morrell MJ. Folic acid and epilepsy. *Epilepsy Currents* 2002;2(2):31-34.
18. Castle WB. Megaloblastic anemia. *Postgrad Med* 1978;64(4):117-23.
19. Barrios MF. Papel del ácido fólico en la etiología de las anemias megaloblásticas. *Rev Cubana Hematol Inmunol Hemoter* 1997;13(2):77-89.
20. Stickel F, Hoehn B, Schuppan D, Seitz HK. Review article: nutritional therapy in alcoholic liver disease. *Aliment Pharmacol Ther* 2003;18(4):357-73.
21. O'Scholl TO, Hediger ML, Schall JI, Khoo CS, Fischer RL. Dietary and serum folate: their influence on the outcome of pregnancy. *Am J Clin Nutr* 1996;63:520-25.
22. Ogata AJN, Camano L, Brunoni D. Perinatal factors associated with neural tube defects (anencephaly, spina bifida and encephalocele). *Rev Paul Med* 1992;147-51.
23. Committee on Genetics. Folic acid for the prevention of neural tube defects. *Pediatrics* 1999;104(2):325-7.
24. Dang J, Arcot J, Shrestha A. Folate retention in selected processed legumes. *Food Chemistry* 2000;68:295-98.
25. Cuskelly GH, McNulthy H, Scott JM. Effect of increasing dietary folate on red-cell folate: implications for prevention of neural tube defects. *Lancet* 1996;347(9002):657-59.
26. Centers for Disease Control and Prevention. Recommendations for the use of folic acid to reduce the number of cases of spina bifida and other neural tube defects. *MMWR* 1992;41:1-8.
27. Choumenkovitch SF, Jackes PF, Nadeau MR, Wilson PWF, Rosenberg IH, Selhub J. Folic acid fortification increases red blood cell folate concentrations in the Framingham study. *J Nutr* 2001;131:3277-80.
28. Agência Nacional de Vigilância Sanitária. Resolução RDC n. 344, de 13 de dezembro de 2002. Diário Oficial da União de 18/12/2002. Disponível em: http://www.anvisa.gov.br/legis/resol/2002/344_02rdc.htm
29. Food And Nutritional Board – Institute of Medicine. *Dietary reference intakes for Thiamin, Riboflavin, Niacin, Vitamin B6, Folate, Vitamin B12, Pantothenic acid, Biotin, and Choline.* National Academy Press, 1998.

Capítulo 53

Vitamina D

Luiz Anderson Lopes
Michael Holick

Evidências clínicas demonstram que a vitamina D é mais bem classificada como hormônio, pelas suas ações sobre o metabolismo ósseo, hepático, intestinal, renal e das paratireóides.

Desde a antiguidade são referidas situações de doença incapacitantes, associadas a deformidades ósseas conhecidas como raquitismo.

Posteriormente foi citado o aumento da incidência destas doenças entre crianças e adolescentes mantidos em situações ambientais inadequadas, nas quais não eram expostas ao sol; ao lado das manifestações ósseas, também fraqueza muscular estava presente entre os sinais clínicos da condição.[1,2]

Durante a revolução industrial, a doença assumiu características endêmicas.

Atribui-se a Smadecki[3] a identificação do fator de risco representado pela não-exposição ao sol. Este autor observou que crianças residentes nas regiões mais populosas de Varsóvia apresentavam raquitismo, enquanto aquelas residentes no campo, no mesmo país, praticamente não conheciam a doença. Com base nestes achados, passou a indicar a exposição da pele aos raios solares como meio de prevenção e tratamento desta doença.

Outros autores confirmaram os achados iniciais e confirmaram a importância da exposição ao sol como mecanismo necessário para a produção de um fator cutâneo, ainda não conhecido, que prevenia e tratava a condição.

Cerca de 100 anos após as primeiras observações, Mellanby[4] relata que animais de experimentação submetidos a dietas restritivas desenvolviam sinais de raquitismo; estes animais quando recebiam óleo de fígado de bacalhau, apresentavam melhora acentuada e cura da condição desencadeada pelo déficit nutricional.

Com isto, a suplementação alimentar com diferentes formas da vitamina D foram utilizadas, no intuito de prevenir o raquitismo.

Hoje, todo o leite comercializado na América do Norte é enriquecido com vitamina D2 ou D; com isto, observou-se a erradicação quase completa do raquitismo naquele país e em outros que adotam as mesmas medidas profiláticas.

Contudo, tal prática não exclui a necessidade de exposição à luz solar. Observações realizadas em submarinistas mantidos longe da luz solar por prolongados períodos de tempo revelaram que, mesmo quando suplementados com maciças doses de vitamina D, os mesmos apresentaram graus variados de osteopenia.

A vitamina D é vital para que o organismo utilize o cálcio da dieta, favorecendo a absorção deste mineral e o metabolismo ósseo, influindo na manutenção de níveis séricos adequados de cálcio e de fósforo e favorecendo a mineralização do tecido ósseo. Outra atividade reconhecida está associada à capacidade de estimular a atividade de osteoclastos que participam ativamente no processo de remodelação óssea.

Presente na pele, ou administrada por via oral, a vitamina D deverá passar por duas etapas metabólicas para atingir sua forma ativa.

Quando a pele é exposta à luz solar de comprimento de onda entre 290 e 315 nm, a parte de energia absorvida encontra o 7-desidrocolesterol (provitamina D3) que está presente na membrana celular.[5,6]

A pele clara apresenta maior capacidade de conversão e produção da vitamina D3; contudo, mesmo após longos períodos de exposição ao sol, pode não ocorrer produção excessiva desta vitamina em razão da existência de mecanismos controladores que podem incluir o desvio metabólico e a produção de outros subprodutos, como o lumisterol e o taquisterol. Esta modificação fotoquímica da pró-vitamina D3 pode limitar a sua produção cutânea em cerca de 10 a 15% do total de 7-desidrocolesterol, e assim evitar casos de intoxicação por esta vitamina.

Uma vez produzida na pele, a vitamina D3 segue em direção aos capilares sanguíneos, onde são carreados pela circulação e ligados a uma proteína carreadora.

A exposição crônica aos raios solares pode induzir a modificações significativas na pele (ressecamento, queimaduras e aumento do risco de câncer cutâneo). Assim, para a prevenção das lesões citadas, recomenda-se o uso de filtros solares com altos fatores de proteção (acima de 8); ao mesmo tempo, promove maior proteção contra lesões cutâneas provocadas pela irradiação solar; os filtros solares bloqueiam a capacidade de transformação da 7-desidrocolesterol em pré-vitamina D_3.[7]

Com a idade, diminui de modo importante a capacidade de transformação/absorção da vitamina D3. Estima-se que uma pessoa idosa, de mesma etnia de outra com cerca de 20 anos, quando exposta à mesma quantidade de irradiação solar, venha a produzir apenas 20% a 35% da quantidade de pré-vitamina D3; este decréscimo está associado a importante queda na quantidade de 7-desidrocolesterol, que guarda relação de proporcionalidade com a idade.

São fatores que também podem modificar a produção cutânea de vitamina D3: a quantidade de melanina presente, o uso de bloqueadores solares, a latitude, a estação do ano, a hora do dia e a área exposta ao sol.

A deficiência de vitamina D pode estar associada também ao aumento de lesões e à diminuição da capacidade de responder a estímulos auto-iminues, contribuindo para o aumento da intensidade dos sintomas característicos de situações como a artrite reumatóide e o lúpus eritematoso. Nestas doenças, a intolerância à exposição solar referida pelos portadores da doença pode representar mecanismo de agravo da condição desencadeante.

Trabalhos têm demonstrado a capacidade de tratamento de doses elevadas de vitamina D para situações importantes, como certos tipos de neoplasias malignas; quando esta medicação apresenta resultados terapêuticos semelhantes aos antineoplásicos habituais e tem a vantagem de não contar com os efeitos secundários dos quimioterápicos.

De particular interesse para a criança e o adolescente é a relação da vitamina D com o metabolismo ósseo, com vistas à prevenção da osteopenia e da osteoporose na vida adulta.

Existe uma variedade de fatores etiológicos relacionados com a osteoporose, e incluem a menor ingestão de cálcio, o hiperparatireoidismo, hipertireoidismo, a idade, a ingestão de cafeína, o sedentarismo, entre outras.

Em crianças, a carência de vitamina D pode induzir a modificação da articulação condrocostal, denominada colar raquítico; esta alteração costuma cursar com deformidades do membro inferior e menor ingestão de leite e derivados.

A utilização de alimentos suplementados ou de vitamina D por via oral pode reverter a situação, embora as deformidades possam vir a não se corrigir.

Em especial, aqueles lactentes intolerantes ao leite de vaca, em uso de fórmula à base de soja, devem ser monitorados quanto ao aparecimento de lesões sugestivas da carência.

São sinais precoces de hipovitaminose D, causadora de raquitismo, importante para recém-nascidos prematuros, que apresentam tendência a tetania hipocalcêmica, conseqüente à baixa concentração do cálcio sanguíneo. Estão incluídos também o alargamento da fontanela e o craniotabe, conseqüente à desmineralização dos ossos chatos do crânio, que vão sofrer modificação determinada pela pressão do tecido encefálico. Descreve-se que a palpação da caixa craniana é semelhante àquela percebida quando se toca uma bolinha de pingue-pongue.

Além destes, sinais precoces também são notados nos locais onde existe maior atividade óssea (absorção/remodelação); como conseqüência, aparecem o rosário raquítico já descrito, o espessamento periósteo, o sulco de Harrison, o *genu valgo* ou *genu varum,* a hiperextensibilidade articular, a hiperexcitabilidade muscular, o atraso da erupção dentária; ao exame radiológico, podem ser confirmados os achados clínicos, sendo notado o alargamento das junções epifisiometafisárias, o aumento da espessura do periósteo, o atraso da maturação, a perda da definição das epífises, a osteopenia e, algumas vezes, os sinais de fraturas pregressas.

Uma das maneiras de se prevenir a ocorrência de raquitismo é a ingestão de quantidades adequadas de vitamina D ou tomá-la na forma de suplementos.

A exposição regular ao sol garante, em países como o Brasil, a produção adequada de vitamina D em cidades onde a poluição não representa fator negativo.

Lactentes são orientados para utilizar os suplementos desta vitamina na dose de 400 UI/dia, por via oral.

CONCLUSÕES

A vitamina D representa importante fator para a promoção da saúde como um todo, e a óssea em particular.

As medidas preventivas devem ser cuidadosamente observadas com vistas a suplementação medicamentosa dos pacientes de risco e adequada exposição solar.

Existe a recomendação do uso de doses profiláticas de vitamina D por via oral, que deverão ser mantidas durante os dois primeiros anos de vida da criança.

REFERÊNCIAS BIBLIOGRÁFICAS

1. Fraser D, Scriver CR. Hereditary rickets and osteomalacia associated with abnormalities in vitamin D metabolism (calciopenic Rickets) or phosphate homeostasis (phosphotemic rickets). In: De Groot LJ. *Endocrinology.* New York: Grune& Stratton, 1989. p. 1080-4.

2. Holick MF. Vitamin D: biosynthesis, metabolism and mode of action. In: De Groot LJ. *Endocrinology*. New York: Grune & Stratton, 1989. p. 902-926.

3. Smadecki J. On the curse of rickets. *Nature* 1939;143:121.

4. Mellanby T. The part played by an "ancessory factor". In: The production of experimental rickets. *J Physiol* 1918;52:11-14.

5. Holick MF, Mac Laughlin JA, Clark MB, Holick SA, Potts JT, Anderson RR, et al. Photosynthesis of previtamin D_3 in human skin and the physiologic consequences. *Science* 1980;210:203-5.

6. Tian XQ, Chen TC, Matsuoka LY, Wortsman J, Holick MF. Kinetic and thermodynamic studies of the conversion of previtamin D_3 in human skin. *J Biol Chem* 1993;268:1488-92.

7. Matsuoka LY, Ide L, Wortsman J, MacLaughlin JA, Holick MF. Sunsreens suppress cutaneous vitamin D_3 synthesis. *J Clin Endocrinol Metab* 1987;64:1165-8.

Capítulo 54

Vitamina E

Conceição Aparecida de Mattos Segre

GENERALIDADES

Os tocoferóis, um grupo de oito compostos químicos relacionados, são genericamente englobados sob a denominação de vitamina E. Quatro deles são tocoferóis (alfa, beta, gama e delta) e quatro são tocotrienóis. O alfatocoferol é o isômero mais abundante e potente, e corresponde a mais de 90% da vitamina E encontrada nos tecidos animais. A vitamina E é encontrada nos alimentos sob a forma de RRR-α-tocoferol, conhecido também como *d*-α-tocoferol, O gamatocoferol é a forma predominante no óleo de soja e possui 10% a 20% da atividade do composto alfa.

A principal ação da vitamina E é ser agente antioxidante.[1,2]

BIOQUÍMICA E METABOLISMO

A vitamina E é lipossolúvel, instável aos raios ultravioleta e aos álcalis e estável ao calor e aos ácidos. É prontamente oxidada pelo oxigênio, ferro e ácidos graxos.[3] Para ser absorvida, a vitamina originária da dieta (sob a forma de ésteres do tocoferol) deve ser hidrolisada. Esta hidrólise necessita da presença de esterases pancreáticas e ácidos biliares. Depois de processada, a vitamina E é solubilizada em micelas pelos ácidos biliares, sendo então absorvida por difusão passiva, o que ocorre, principalmente, na porção média do jejuno. O tocoferol é transportado em quilomicra e por lipoproteínas de baixa densidade, através dos linfáticos, para os tecidos como fígado, tecido adiposo e músculos. O fígado, contudo, é o responsável pelo controle e liberação do RRR-α-tocoferol. Finalmente é metabolizado até compostos hidrossolúveis e excretado pela bile, principalmente, ou pela urina, em menor quantidade.[1-3] As preparações farmacológicas mais comumente usadas contêm os isômeros *d* e *l*, sob a forma de acetato de *dl*-α-tocoferol (vitamina E sintética), cuja atividade corresponde a 75% da forma *d* pura. Para fins práticos, as preparações comerciais foram padronizadas em unidades internacionais, de modo que uma unidade internacional (UI) corresponde à atividade de 1 mg de acetato de *dl*-α-tocoferol. A UI é uma unidade de medida que exprime a quantidade de vitamina ativa. Contudo, descobriu-se que há diversas formas de vitamina E e que cada uma delas possui uma atividade diversa. As equivalências são as seguintes:[4]

1 mg de vitamina E sintética (acetato de *dl*-α-tocoferol) = 1 UI

1 mg de vitamina E natural (*d*-α-tocoferol) = 1 alfa-TE ou 1 TE (tocoferol equivalente)

1 UI = 0,67 TE

1,49 UI = 1 TE

1 mg de *dl*-α-tocoferol = 1,1 UI

1 mg de β-tocoferol = 0,4 TE

1 mg de γ-tocoferol = 0,2 TE

Para evitar confusões, contudo, é sempre conveniente se reportar apenas à UI.

FUNÇÕES

A vitamina E age, principalmente, como antioxidante biológico que inibe a peroxidação dos ácidos graxos poliinsaturados presentes nas camadas lipídicas das membranas celulares, incluindo as células sanguíneas.[2]

NECESSIDADES

As necessidades de vitamina E dependem da ingestão de ácidos graxos poliinsaturados da dieta, de modo que a uma dieta com altas concentrações destes ácidos correspondem maiores necessidades de vitamina E. Como a peroxidação das membranas pode ser catalisada pelo ferro, a adição deste elemento à dieta também vai exigir maiores quantidades de vitamina E[1]. Admite-se que as necessidades do recém-nascido de termo, em alimentação enteral com leite humano, sejam de 3 mg/dia de *d*-α-tocoferol, ou, aproximadamente, 4,5 UI/dia. Para o recém-nascido de pré-termo, possivelmente, as necessidades sejam maiores, em função da absorção limitada de gorduras e de estoques baixos. As fórmulas para prematuros fornecem, em geral, 0,7 UI de vitamina E/100 kcal.[5] Sugere-se que esses recém-nascidos recebam um suplemento por via oral de 5 a 25 UI/dia de vitamina E. O leite humano de mãe de recém-nascido de termo fornece 2,4 UI de vitamina E/L[5]. Crianças alimentadas com leite materno até o desmame apresentam níveis plasmáticos de vitamina E semelhantes aos dos adultos.[5]

DEFICIÊNCIA

A deficiência de vitamina E é definida pela relação plasmática vitamina E/lipídios totais (mg/g) inferior a 0,8.[6]

O marcador mais precoce de deficiência de vitamina E é a hemólise de glóbulos vermelhos pela ação de radicais peróxido, o que pode ser verificado antes mesmo da presença clínica de anemia. Os quadros mais graves, contudo, acham-se ligados aos danos oxidativos ao sistema nervoso periférico.[6] Em situações de má absorção crônica, como na colestase crônica, na fibrose cística foi descrita uma síndrome neuromuscular, caracterizada por degeneração do trato espinocelular, neuropatia periférica e miopatia progressiva.[6-7] A deficiência crônica também foi associada à deposição ceróide na retina e a anomalias do potencial evocado visual.[7]

TOXICIDADE

Em adultos, os efeitos tóxicos de altas doses de vitamina E incluem tendência a hemorragias, por supressão dos fatores de coagulação dependentes de vitamina K, e diminuição da agregação plaquetária. Estes quadros não são muito bem definidos na infância.[6]

USO DA VITAMINA E NO PERÍODO NEONATAL

O Comitê do Feto e Recém-Nascido da Academia Americana de Pediatria recomenda que a faixa de normalidade para os níveis séricos de tocoferol se situe entre 1 e 2 mg/dl no recém-nascido.[8]

Os recém-nascidos pré-termo nascem com baixas reservas de vitamina E. Além disso, apresentam absorção de gorduras limitadas, com o que freqüentemente se tornam deficientes em vitamina E. Se a sua dieta contiver uma alta proporção de ácidos graxos poliinsaturados (como em algumas fórmulas lácteas) e, ainda mais, se esse recém-nascido pré-termo estiver recebendo um suplemento de ferro, poderão aparecer anemia hemolítica, trombocitose e edema.[9] Por outro lado, se o pré-termo for alimentado com leite humano, particularmente se for o da mãe, tem-se verificado que os níveis séricos de vitamina E são adequados.[10] Assim, a suplementação de rotina para esses recém-nascidos é controvertida, sendo recomendada a monitoração dos níveis séricos.

A vitamina E tem sido indicada na prevenção da retinopatia da prematuridade, ou mesmo para melhorar a gravidade de lesões já estabelecidas, porém, seu uso ainda é controvertido.[8]

Em 1984, o *Centers for Disease Control* (CDC)[11] relatou, em prematuros que recebiam um preparado de vitamina E, o E-ferol, quadros graves de lesão pulmonar, trombocitopenia, insuficiência hepática, ascite e insuficiência renal causando óbito em vários casos. Embora não tenha ficado completamente esclarecido se o quadro foi devido à toxicidade do tocoferol, a emulsificadores da fórmula ou à contaminação, a Academia Americana de Pediatria, a partir daí, considera as doses farmacológicas de vitamina E experimentais, não devendo ser usadas rotineiramente em crianças com peso inferior a 1.500 g.[12]

Tem sido demonstrado que os níveis séricos superiores a 5 mg/dl aumentaram o risco de sepse e de enterocolite necrosante.[8,13] Alguns autores usaram a vitamina E na tentativa de prevenir a hemorragia intracraniana no recém-nascido pré-termo.[14] Outros, contudo, verificaram até mesmo aumento da gravidade do quadro.[15] Outro uso seria na prevenção da broncodisplasia pulmonar, mas também, aqui, não há dados que suportem claramente essa indicação.[16]

Recente trabalho de metanálise[17] concluiu que o suplemento de vitamina E em pré-termo reduz o risco de hemorragia intracraniana, mas aumenta o de sepse; em recém-nascidos de muito baixo peso aumenta o risco de sepse e reduz o de retinopatia grave da prematuridade e de cegueira. Não há evidências que apóiem o uso rotineiro de altas doses intravenosas de vitamina E que possam elevar os níveis séricos de tocoferol acima de 3,5 mg/dl.[17]

REFERÊNCIAS BIBLIOGRÁFICAS

1. Greer FR, Zachman RD. Neonatal vitamin metabolism: fat soluble. In: Cowett RM, editor. *Principles of perinatal-neonatal*. Metabolism 2nd ed. New York: Springer-Verlag, 1998. p. 943-75.
2. Casanova LD. Vitaminas. Importância, fontes e necessidades perinatais. In: Segre CAM, editor. *Perinatologia. Fundamentos e prática*. São Paulo: Sarvier, 2002. p. 444-54.
3. Barness LA. Nutrition and nutritional disorders. In: Behrman RE, Kliegman RM, Nelson WE, Vaughan VC. *Nelson's textbook of pediatrics*. 14th ed. Philadephia: W.B. Saunders, 1992. p. 105-46.
4. *Vitamina E*. Disponível em URL www.albanesi.it/Alimentazione/vitamina E tocoferolo.htm. (Captado em 27/04/04).
5. Moran JR, Greene HL. Vitamin requirements. In Polin RA, Fox WW, editors. *Fetal and neonatal physiology*.2nd ed. Philadelphia: W.B. Saunders, 1998. p. 344-53.

6. Johnson L. Vitamin E nutrition in the fetus and newborn. In: Polin RA, Fox WW, editors. *Fetal and neonatal physiology.*2nd ed. Philadelphia: W.B. Saunders, 1998. p. 425-42.
7. Guggenheim MA, Rigel SP, Silverman A, Grabert BE. Progressive neuromuscular disease in children with chronic cholestasis and vitamin E deficiency: diagnosis and treatment with alpha-tocopherol. *J Pediatr* 1982;100:51-8.
8. Brion LP, Bell EF, Raghuveer TS, Soghier L. What is the appropriate intravenous dose of vitamin E for very low birth weight infants? *J Perinatol* 2004;24:205-7.
9. Luchtman-Jones L, Schwartz AL, Wilson DB. Hematologic problems in the fetus and neonate. In Fanaroff AA, Martin RJ, editors. *Neonatal-Perinatal medicine.*7th ed. St Louis: Mosby, 2002. p. 1183-254.
10. Ghebremeskel K, Burns L, Costelo EK, Burden TJ, Harbige L, Thomas B, et al. Plasma vitamin A and E in preterm babies fed on breast milk or formula with or without long-chain polyunsaturated fatty acids. *Int J Vitam Nutr Res* 1999;69:83-91.
11. Centers for Disease Control. Unusual syndrome with fatalities among premature infants: association with a new intravenous product. *MMWR* 1984;33:198-9.
12. American Academy of Pediatrics Committee on Fetus and Newborn. Vitamin E and the prevention of retinopathy of prematurity. *Pediatrics* 1985;76:315-6.
13. Bell EF. Upper limit of vitamin E in infant formulas. *J Nutr* 1989;119(12 Suppl):1829-31.
14. Sinha S, Davies J, Toner N, Bogle S, Chiswick M. Vitamin E supplementation reduces frequency of periventricular hemorrage in very preterm babies. *Lancet* 1987;1:466-71.
15. Roberts RJ, Knight ME. Pharmacology of vitamin in the newborn. *Clin Perinatol* 1987;14:843-55.
16. American Academy of Pediatrics. The American College of Obstetricians and Gynecologists. *Guidelines for perinatal care.* 5th ed. Elk Grove Village: American Academy of Pediatrics, 2002.
17. Brion LP, Bell EF, Raghuveer TS. Vitamin E supplementation for prevention of morbidity and mortality in preterm infants. *Cochrane Database Syst Rev* 2003;(4):CD003665.

Capítulo

55

Vitamina K

Conceição Aparecida de Mattos Segre

GENERALIDADES

A denominação vitamina K refere-se a um grupo de naftoquinonas com atividade biológica semelhante e que desempenha papel importante na coagulação normal. Assim, temos a vitamina K1, fitonadiona ou filoquinona, largamente encontrada na natureza em vegetais de folhas verdes, soja, alfafa, tomate, fígado e porco. O leite humano contém, em média, 15 μg/l, o leite de vaca, 60 μg/l e as fórmulas lácteas, de 50 μg/l a 60 μg/l.

A vitamina K2, ou menaquinona, é oriunda da produção endógena das enterobactérias.

A vitamina K3 é sintética, considerada de pouca importância em nutrição humana e chamada de menadiona.[1-3]

BIOQUÍMICA E METABOLISMO

Os compostos naturais são lipossolúveis. São compostos estáveis ao calor e a agentes redutores. Apresentam labilidade aos agentes oxidantes, ácidos fortes, álcalis e à luz.[1]

Necessitam, para sua absorção, de ácidos biliares e enzimas pancreáticas. Os ácidos graxos poliinsaturados da dieta, bem como grandes doses de vitamina A, interferem na sua absorção. Seguindo-se à absorção, a vitamina K é transportada por meio de quilomicra para o fígado, rins, pele, coração e músculos. O transporte placentário ocorre em quantidades ínfimas.[4]

FUNÇÕES

A vitamina K atua no processo normal de coagulação por meio de sua participação na síntese das formas ativas dos assim chamados "fatores dependentes da vitamina K", que são: fator II (protrombina), fator VII, fator IX, fator X e as proteínas C, S e Z e M.[2] Essas proteínas têm uma característica única, que é a presença comum do ácido gamacarboxiglutâmico.[5]

Depois de absorvida pelo organismo, a vitamina K é reduzida a hidroxiquinona na presença de NADH ou NADPH. Posteriormente é oxidada a vitamina K2,3 epóxido e atua como co-fator junto à alfacarboxilase na carboxilação de radicais de ácido glutâmico a ácido carboxiglutâmico, criando, com isso, sítios de ligação para o cálcio nessas proteínas. Quando esse processo não se completa, formam-se proteínas de vitamina K dependentes imaturas. A dosagem dessas proteínas imaturas representa um método muito sensível e pode ser usado para a detecção precoce da deficiência vitamínica.[6]

A vitamina K, originariamente reconhecida como fator imprescindível para a coagulação normal do sangue, recentemente vem recebendo atenção pelo papel que desempenha no metabolismo ósseo, pois atua como uma coenzima para a ação da glutamato carboxilase, que faz a mediação da conversão do glutamato em gamacarboxiglutamato (Gla). Os resíduos Gla atraem os íons cálcio e os incorporam em cristais de hidroxiapatita. Há, pelo menos, três proteínas Gla associadas ao tecido ósseo, das quais, a mais abundante e mais conhecida é a osteocalcina, que é incorporada à matriz óssea durante sua formação.[7] Estudos atuais demonstram que a pouca ingestão de vitamina K está associada à baixa densidade mineral óssea ou aumento de fraturas.[7]

NECESSIDADES

As necessidades diárias estimadas são de 5 μg/dia a partir de 1 semana até os 3 anos de vida.[1,2]

No período neonatal imediato, o Comitê de Nutrição da Academia Americana de Pediatria recomenda a administração de 0,5 a 1,0 mg de vitamina K1 por via parenteral, com o qual se faz a profilaxia da doença hemorrágica do recém-nascido. Esta administração deve ser feita no dia do nascimento.[8]

DEFICIÊNCIA

A deficiência de vitamina K ocorre muito mais rapidamente do que com relação a outras vitaminas lipossolúveis. Na criança maior, é geralmente devida a fatores que afetam a absorção (ou utilização) de gorduras, ou a fatores que limitam sua síntese no intestino, como, por exemplo, o uso prolongado de antibióticos.[9]

Clinicamente, encontram-se fenômenos hemorrágicos e a característica laboratorial é a presença de hipoprotrombinemia. A diminuição da atividade do fator VII é um indicador sensível para a deficiência marginal, podendo-se verificar antes mesmo que haja aumento do tempo de protrombina. O tratamento é feito com vitamina K 1,5 mg/dia, via IM.[10]

TOXICIDADE

A vitamina K3 é tóxica para o recém-nascido, principalmente para o pré-termo, produzindo hemólise, hiperbilirrubinemia e até mesmo *Kernicterus*, não sendo recomendado seu uso no período neonatal.[3]

VITAMINA K NO PERÍODO NEONATAL

Os níveis séricos da vitamina K1 em sangue do cordão são significativamente mais baixos que os níveis maternos.[4]

Entre 48 e 72 horas de vida, o recém-nascido apresenta, normalmente, uma queda discreta dos fatores de coagulação, dependentes da vitamina K (II, VII, IX e X), com volta gradual aos níveis normais entre o 7º e o 10º dia de vida. Essa queda se deve, provavelmente, à imaturidade hepática do próprio recém-nascido e à ausência de bactérias da flora intestinal.[10]

As hemorragias que ocorrem por deficiência de vitamina K no recém-nascido podem-se apresentar sob a forma de três síndromes clínicas: precoce, "clássica" e tardia.[2-3,11]

A forma "clássica", conhecida como doença hemorrágica do recém-nascido, é conseqüente à deficiência transitória de vitamina K que, acentuando-se (principalmente em recém-nascidos pré-termo), poderá determinar o aparecimento de sangramento entre o 2º e o 5º dia de vida. Como o leite humano é uma fonte pobre em vitamina K e a lactação leva alguns dias para se estabelecer, a quantidade de vitamina K ingerida pelo recém-nascido é imprevisível, nesse período, se a criança for alimentada exclusivamente ao seio materno.[10] É caracterizada por perdas sanguíneas do trato gastrointestinal (melena) ou pelo coto umbilical, por via cutânea, nasal, hematúria, ou como resultado da circuncisão.[2-3] Mais raramente, pode ocorrer hemorragia intracraniana. O tempo de protrombina acha-se prolongado e os níveis de protrombina, fatores VII, IX e X, estão significativamente diminuídos. O tempo de sangramento, o fibrogênio, os fatores V e VIII, as plaquetas, a fragilidade capilar e a retração do coágulo estão normais para o grau de maturidade.[3]

A administração de vitamina K1, logo após o nascimento, previne a queda dos fatores K-dependentes no recém-nascido de termo, mas nem sempre no pré-termo.[10] Estima-se que a incidência da doença em recém-nascidos de termo, sadios, que não receberam a vitamina K1, profilaticamente, seja da ordem de 0,25% a 1,7%.[8] Quando a doença aparece, seu tratamento pode ser feito com a administração de vitamina K1 na dose de 1 a 5 mg em infusão intravenosa. Os fenômenos hemorrágicos cessam em poucas horas.[10]

A forma conhecida como doença hemorrágica precoce pode ocorrer já nas primeiras 24 horas de vida.[3] É forma grave de deficiência de fatores dependentes da vitamina K e pode ocorrer em recém-nascidos de mães que receberam o tratamento anticonvulsivante com fenobarbital ou fenitoína, bem como nos casos em que a mãe recebeu warfarina ou tuberculostáticos. A hemorragia intracraniana é freqüente, podendo ocorrer, ainda, hemorragias intratorácicas, intra-abdominais e cefalematomas. Essa forma implica, pela sua gravidade, em risco de morte. Nem sempre se previne pela administração da vitamina K, e sua terapêutica inclui a aplicação de plasma fresco, 20 ml/kg.[10]

A forma tardia aparece entre 2 e 12 semanas de vida e ocorre em crianças alimentadas exclusivamente com leite materno,[8] e sua freqüência é da ordem de 4,4 a 7,2 por 100.000 nascimentos. Pode também ocorrer em crianças com defeitos de absorção intestinal (icterícia colestática, fibrose cística).[8] O quadro clínico é grave, incluindo hemorragia intracraniana em mais de 50% dos casos.[3] O uso profilático de vitamina K previne seu aparecimento, com raras exceções daqueles casos de má absorção.

A administração oral de vitamina K no período neonatal imediato tem-se mostrado eficaz na profilaxia da doença hemorrágica clássica do recém-nascido;[8,12] contudo, há relatos de ressurgimento da doença tardia em crianças que receberam profilaxia oral, mesmo com doses repetidas.[8,13] Como se tratam de casos graves, a profilaxia com vitamina K parenteral é reforçada.[8]

VITAMINA K E CÂNCER NA INFÂNCIA

Relatos de Golding *et al.*[14] tentaram demonstrar uma associação entre a administração profilática de vitamina K e o aumento de incidência de câncer na infância.

O Comitê de Feto e Recém-Nascido da Academia Americana de Pediatria, em 2003, descarta de maneira cabal a existência de tal associação.[8]

RECOMENDAÇÕES DA ACADEMIA AMERICANA DE PEDIATRIA

Administrar vitamina K1 em todos os recém-nascidos, como dose única, por via intramuscular, de 0,5 a 1 mg.

Pesquisas adicionais devem ser conduzidas sobre a eficácia, segurança, biodisponibilidade e dosagens adequadas de formulações de vitamina K oral para prevenir a doença hemorrágica tardia do recém-nascido.

Os profissionais da saúde devem esclarecer às famílias sobre os riscos da doença hemorrágica tardia do recém-nascido associada à profilaxia inadequada pela vitamina K de uso oral, particularmente nos alimentados exclusivamente com leite materno.

REFERÊNCIAS BIBLIOGRÁFICAS

1. Barness LA. Nutrition and nutritional disorders. In: Behrman RE, Kliegman RM, Nelson WE, Vaughan VC. *Nelson's textbook of pediatrics*. 14th ed. Philadephia: W.B. Saunders, 1992. p. 105-46.
2. Casanova LD. Vitaminas. Importância, fontes e necessidades perinatais. In: Segre CAM. *Perinatologia. Fundamentos e prática*. São Paulo: Sarvier, 2002. p. 444-54.
3. Andrew M, Brooker LA. Hemostatic disorders in newborns. In: Polin RA, Fox WW (editors). *Fetal and neonatal physiology*. 2nd ed. Philadelphia: W.B. Saunders company, 1998. p. 1803-33.
4. Greer FR. Vitamin metabolism and requirements in the micropremie. *Clin Perinatol* 2000;27:95-118.
5. Corrigan JJ Jr. The vitamin K-dependent proteins. *Adv Pediatr* 1981;28:57-74.
6. Figueiredo RCP, Norton RC, Lamounier JA, Leão E. Doença hemorrágica do recém-nascido na forma tardia: descrição de casos. *J Pediatr* (Rio J) 1998;74:67-70.
7. Bugel S. Vitamin K and bone health. *Proc Nutr Soc* 2003;62:839-43.
8. Committee on Fetus and Newborn. Controversies concerning vitamin K and the newborn. Policy statement. *Pediatrics* 2003;112:191-2.
9. Mijares ME, Nagy E, Guerrero B, Piñango A, Luisa C. La vitamina K: bioquímica, función y deficiencia: revisión. *Invest Clin* 1998;39:213-29.
10. Lane PA, Hathaway WE. Vitamin K in infancy. *J Pediatr* 1985;106:351-5.
11. Manco-Johnson MJ. Hemostasis. In: Rudolph CD, Rudolph AM, Hostyetter MK, Lister G, Siegel NJ (editors). *Rudolphs's pediatrics*. 21st ed. New York: McGraw Hill, 2002. p. 1567-76.
12. Arteaga-Vizcaíno M, Espinoza Holguín M, Torres Guerra E, Diez Ewald M, Quintero J, Vizcaíno G et al. Efecto de la vitamina K oral y intramuscular sobre los factores II, VII, IX, X y PIVKA II en el recién nacido hasta los 60 días de edad: relación con la alimentación. *Rev Med Chile* 2001;129:1121-9.
13. Cornelisson M, Von Kries R, Loughnan P, Schubiger G. Prevention of vitamin K deficiency bleeding: efficacy of different multiple oral dose schedules of vitamin K. *Eur J Pediatr* 1997;156:126-30.
14. Golding J, Greenwood R, Birmingham K, Mott M. Childhood cancer, intramuscular vitamin K and pethidine given during labour. *BMJ* 1992;305:341-6.

Capítulo 56

Deficiência de Micronutrientes – Zinco e Selênio

Roseli Oselka Saccardo Sarni
Emílio Lopes Júnior

ZINCO

Funções biológicas

O zinco é o elemento-traço mais abundante do compartimento intracelular e está envolvido em diversas funções catalíticas, estruturais e reguladoras. O zinco é componente estrutural e funcional de membranas celulares;[1] atua na síntese e na estabilização de DNA, RNA e ribossomos e está ligado a vários fatores de transcrição, além de estabilizar complexos hormônio-receptores.[2]

Deficiência humana

Depleção nutricional em zinco é um problema de saúde publica que pode comprometer o crescimento, a função imune e o desenvolvimento motor e cognitivo das populações acometidas.[3]

As lesões de pele, anorexia e diarréia são os sinais clínicos mais prevalentes na deficiência marginal em zinco. A deficiência grave em zinco é marcada por grave disfunção imune, infecções freqüentes, diarréia, alopecia, distúrbios mentais e diminuição da espermatogênese. A acrodermatite enteropática e o uso de nutrição parenteral total sem suplementação de zinco são exemplos de deficiência grave em zinco com manifestações clínicas marcantes. O comprometimento marginal do estado nutricional em zinco pode apresentar-se unicamente com déficit de crescimento.[3]

Fontes e recomendações

Carnes, fígado, ovos e frutos do mar são considerados boas fontes de zinco em virtude da ausência relativa de compostos que inibem a absorção de zinco e a presença de certos aminoácidos que melhoram sua solubilidade. Cisteína e metionina aumentam a absorção do zinco ao formarem complexos estáveis com o metal.[4]

Grãos integrais são ricos em zinco porém, em forma menos biodisponível. O conteúdo de ácido fítico (hexafosfato de mioinositol) dos alimentos vegetais explica, pelo menos em parte, a mais baixa disponibilidade de zinco desses alimentos.

As recomendações de zinco propostas pelo *Institute of Medicine* são: 2 mg/dia (0 a 6 meses); 3 mg/dia (7 a 12 meses); 3 mg/dia (1 a 3 anos); 5 mg/dia (4 a 8 anos); 8 mg/dia (meninos e meninas de 9 a 13 anos); 11 mg/dia (meninos de 14 a 18 anos) e 9 mg/dia (meninas de 14 a 18 anos).

Metabolismo e avaliação do estado nutricional em zinco

A regulação homeostática do zinco dá-se por modulação da absorção e da excreção do metal.[5] Desta forma, a avaliação da ingestão de zinco como dado isolado não fornece informações sobre o estado nutricional em zinco. Os dados sobre a ingestão devem ser combinados com informações clínicas, antropométricas e bioquímicas.[6]

Segundo Golden,[7] quando a ingestão de determinado nutriente é insuficiente, as reservas funcionais são mobilizadas e sua concentração tecidual declina, seguindo-se uma disfunção biológica específica ligada a esse nutriente. A reserva funcional de zinco, por outro lado, não parece estar disponível quando a ingestão é insuficiente. A conservação do zinco tecidual dá-se por ajuste nas taxas de crescimento e excreção. Alterações bioquímicas ou clínicas marcantes não são observadas nestas condições. Quando a deficiência em zinco é mais grave, alterações bioquímicas ocorrem em curto espaço de tempo, o balanço em zinco torna-se negativo e existe perda corporal deste.[8]

A abordagem laboratorial do estado nutricional em zinco é dificultada pela ausência de um marcador adequadamente sensível e específico. Diversos testes laboratoriais têm sido propostos e envolvem medição de índices estáticos (concentrações tecidual de zinco ou de enzimas que o contenham) e índices funcionais (funções fisiológicas dependentes de zinco).

O zinco sérico ou plasmático pode ser usado em avaliações populacionais. Por outro lado, a interpretação de valores individuais deve levar em conta situações clínicas em que a concentração de zinco no plasma sofre alteração independente do seu estado nutricional. Assim, o zinco plasmático não diminui frente a alterações na ingestão de zinco a não ser que sua concentração na dieta atinja valores extremamente baixos (5 a 6 mg/dia) e a homeostasia não possa ser estabelecida.[8] Outros estados metabólicos que alteram as concentrações plasmáticas de zinco são estresse, infecção,[9] período pós-prandial precoce, jejum prolongado[10] e estado hormonal.[11] Adotam-se, como ponte de corte para a identificação de deficiência, valores $\leq$ 70 mgZn/dl.[6]

A concentração de zinco eritrocitário, em geral incorporado à anidrase carbônica,[12] não reflete mudanças recentes nos estoques corporais de zinco.[13,14] Segundo Agget, Favier,[15] o zinco eritrocitário é útil na avaliação das alterações crônicas do estado em zinco. Em crianças, as concentrações de zinco eritrocitário são normalmente baixas (18,7 $\pm$ 6,1 µg/gHb; 1 a 6 meses) e aumentam gradativamente com a idade até atingir os níveis encontrados em adultos entre 7 e 15 anos (42,2 $\pm$ 5,6 µg/gHb).[13]

Suplementação

A suplementação de zinco pode ser benéfica em algumas situações: crianças recebendo dietas pobres em produtos animais e baseada em cereais e legumes com grande quantidade de fitatos; crianças desnutridas graves; episódios recorrentes de diarréia ou diarréia persistente. A suplementação pode ser justificável por curtos períodos em condições especiais de vulnerabilidade como na gestação. Em crianças desnutridas, utilizam-se 1 a 2 mg/kg/dia (máximo de 20 mg/dia).[16]

SELÊNIO

Funções biológicas

O selênio exerce seus efeitos biológicos por meio de diversas selenoproteínas, atuando no organismo como agente antioxidante; no metabolismo hormonal; em reações de óxido-redução; na reprodução e no sistema imune.[17] O Quadro 56-1 mostra as principais selenoproteínas identificadas e suas respectivas funções biológicas.

Quadro 56-1. Principais selenoproteínas e funções biológicas

Selenoproteína	Função
Família da glutationa peroxidase (GPx)	Catabolizam peróxido de hidrogênio e hidroperóxidos derivados de ácidos graxos
Tiorredoxina redutase	Regenera o ácido ascórbico a partir do ácido hidroascórbico.
Selenoproteína P	Proteção hepática contra injúria oxidante
Iodotironina desiodase (IDI)	Catalisa a formação de T4 a partir de T3
Selenoproteína da cápsula do espermatozóide	Estabiliza o flagelo do espermatozóide

Deficiência humana

Exemplos de doenças associadas à deficiência em selênio são raros. Entretanto, foram observadas, em certas regiões da China, doenças nas quais a deficiência de selênio parece ser condição subjacente fundamental: doença de Keshan, miocardiopatia juvenil;[18] e doença de Kashin-Beck, osteoartrite endêmica caracterizada por degeneração necrótica dos condrócitos.[19]

A deficiência em selênio também pode estar presente em diversas condições que envolvem estresse oxidativo, tais como as que ocorrem em recém-nascidos: broncodisplasia pulmonar, retinopatia de prematuridade, enterocolite necrosante, persistência do ducto arterioso e lesões neurológicas.[20]

A prevenção de doenças cardiovasculares crônicas e de diversos tipos de tumores tem sido associada à ingestão elevada de selênio, segundo estudos epidemiológicos de suplementação.[21] Entretanto, ainda não há justificativa para a modificação das recomendações de selênio com base nesses achados.[21,22]

Estudos mais recentes mostram que, em condições de deficiência de selênio, ocorrem alterações genotípicas de certos agentes infecciosos alterando sua virulência: miocardiotoxicidade em infecções por *Coxsackievirus*;[23] progressão mais rápida para aids nas infecções por HIV; aumento na incidência de infecções por *Influenza*.

Fontes e recomendações

A quantidade de selênio em cereais e grãos é dependente do conteúdo deste solo. A variação do selênio é menor nas fontes animais pela sua tendência ao controle homeostático em diferentes condições de exposição. O metabolismo das plantas parece não ser dependente do selênio.[19]

As fontes alimentares mais ricas em selênio são vísceras e frutos do mar, seguidos por carnes musculares, cereais e grãos.

O selênio entra na cadeia alimentar através dos vegetais que o incorporam em compostos que geralmente contêm enxofre. Assim, o selênio nas plantas está na forma de selenometionina e, em menor extensão, selenocisteína e outros análogos dos aminoácidos sulfurados.

Com relação ao leite humano, observa-se conteúdo de selênio maior no colostro e diminuição com a progressão da lactação.[24]

Colostro:	26 μg/l (0-5 dias)
Leite de transição:	18 μg/l (6-21dias)
Leite maduro:	15 μg/l (1-3 meses)
Lactação tardia:	17 μg/l (mais de 5 meses)

As recomendações (*adequate intake*) propostas pelo *Institute of Medicine* são: 15 μg/dia (0 a 6 meses); 20 μg/dia (7 a 12 meses); 20 μg/dia (1 a 3 anos); 30 μg/dia (4 a 8 anos); 40 μg/dia (9 a 13 anos) e 55 μg/dia (14 a 18 anos).

Metabolismo e avaliação do estado nutricional em selênio

A sua absorção intestinal não sofre controle homeostático e não é influenciada por seu estado nutricional ou por sua quantidade na dieta. O transporte extracelular não é bem conhecido e não se sabe qual o seu papel na homeostasia do selênio. As vias excretoras, principalmente a via urinária, parecem ter papel central neste controle. Quando a ingestão está elevada, formas voláteis de selênio são exaladas e a via respiratória torna-se uma importante via de excreção.[25]

A concentração sanguínea de selênio tem sido amplamente usada como seu marcador do estado nutricional e identifica alterações agudas, tanto do seu estado corporal quanto da sua ingestão. Entretanto, não reflete o estado nutricional em selênio quando a quantidade na dieta está elevada. O selênio eritrocitário, por outro lado, pode ser útil na avaliação de alterações a longo prazo, considerando-se que a vida média do eritrócito é de cerca de 120 dias.

O selênio da dieta, principalmente na forma associada à metionina (vegetais) e selenocisteínas (animal), uma vez no plasma, é incorporado à hemoglobina e albumina de forma inespecífica no lugar da metionina. Assim, a real avaliação do estado nutricional em selênio deveria refletir a quantidade de selênio disponível para a atividade funcional de selenoproteínas. Desta forma, medidas da atividade enzimatica de selenoproteínas individuais são mais úteis do que a avaliação do selênio total.[26]

A atividade da enzima glutationa peroxidase aumenta com a elevação da concentração sanguínea de selênio até atingir um ponto máximo, platô, quando a concentração sanguínea de selênio é de cerca de 1,27 μmol/l. Assim, a avaliação da atividade dessa enzima assume importância na monitoração da resposta frente a suplementação.

Outros potenciais marcadores bioquímicos do estado corporal em selênio são: excreção urinária de selênio; concentração de selênio em unhas e cabelos; glutationa peroxidase plaquetária (Quadro 56-2).

Suplementação

WHO, 1996 definia a necessidade de selênio com base nas menores quantidades ingeridas capazes de prevenir doença de Keshan (cardiomiopatia endêmica juvenil). Atualmente, segundo as DRIs, o critério utilizado para definir a necessidade em selênio baseia-se na ingestão de selênio capaz de maximizar a atividade da glutationa peroxidase plasmática. Entretanto, vale ressaltar que baixas atividades da GPx podem ser compensadas por outros componentes do sistema antioxidante tais como vitamina E e C.

Em nutrição parenteral recomenda-se a administração de 1 a 2 μg/kg/dia.

Quadro 56-2. Avaliação do estado nutricional em selênio

Local	*Vantagens*	*Desvantagens*	*Valores de referência*
Sangue	Alterações agudas da ingestão e do estado corporal	A absorção do selênio não sofre controle homeostático e o selênio sérico não reflete o estado nutricional quando a quantidade de selênio na dieta está elevada	Valores de corte estimados para máxima atividade da GPx: > 1,00-1,20 μmol/l
Cabelos e unhas	Alterações crônicas do estado corporal	O uso de xampus contendo selênio altera os resultados. Depende do conteúdo de selenometionina da dieta	
Eritrócito	Alterações crônicas do estado corporal		
Excreção urinária	Correlação com selênio sanguíneo e ingestão de selênio	Afetado pela diluição e pelo conteúdo de selênio da refeição precedente	A ingestão total é estimada como 2× a excreção urinária
GPx-plaquetas	Alterações agudas da ingestão e do estado corporal	Depende da forma química do selênio utilizada	Aumento da atividade da enzima ocorre 1 a 2 semanas após o início da suplementação
GPx-plasma	Avaliação do estado nutricional em populações com deficiência em selênio	Correlação positiva com o Se sérico até a GPx atingir um platô	

REFERÊNCIAS BIBLIOGRÁFICAS

1. Bettger WJ, Fish TJ, O'Dell BL. Effects of copper and zinc status of rats on erythrocyte stability and superoxide dismutase activity. *Proc Soc Exp Biol Med* 1978;158:279-82.
2. Berg JM, Shi Y. The galvanization of biology: a growing appreciation for the roles of zinc. *Science* 1996;271:1081-5.
3. Black MM. Zinc deficiency and child development. *Am J Clin Nutr* 1998 (Suppl);464S-9S.
4. House WA, Van Campen DR, Welch RM. Kinetics of zinc metabolism: variation with diet, genetic and diseases. *Nutr Res* 1997;17:65-76.
5. Fung EB, Ritchie LD, Woodhouse LR. Zinc absorption in women during pregnancy and lactation: a longitudinal study. *Am J Clin Nutr* 1997;66:80-8.
6. Gibson RS, Ferguson EL. Assessment of dietary zinc in a population. *Am J Clin Nutr* 1998 (Suppl):430S-4S.
7. Golden MHN. The diagnosis of zinc deficiency. In: Mills CF (Ed.). *Zinc in human biology*. London: Springer-Verlag, 1989. p. 323-333.
8. King JC. Assessment of zinc status. *J Nutr* 1990;120:1474-79.
9. Solomons NW, Élson CO, Perakek RS, Jacob R, Sandstead HH, Rosenberg IH. Leukocytic endogenous mediator (LEM) in Crohn's disease. *Infect Immunol* 1978;22:637-639.
10. Henry RW, Elmes ME. Plasma zinc in acute starvation. *Br Med J* 1975;4:625-626.
11. Cousins RJ, Leinart AS. Tissue-specific regulation of zinc metabolism and metallothione in genes by interleukin 1. *FASEB J* 1988;2:2884-2890.
12. Hambidge M. Biomarkers of Trace Mineral Intake and Status. *J Nutr* 2003;133:948S-955S.
13. Gibson RS. *Principles of nutritional assessment*. New York: Oxford University Press, 1990. 546p.
14. Ruz M, Cavan KR, Betteger W, Gibson RS. Erythrocyte, membranes, neutrophil and platelets as biopsy material for the assessment of zinc status in humans. *British Journal of Nutrition* 1992;68:515-527.
15. Agget PJ, Favier A. Minerals. Zinc. *Int J Vitamin Nutr Res* 1993;63(4):301-307.
16. Allen LH. Zinc and micronutrient supplements for children. *Al J Clin Nutr* 1998;68(Suppl):495S-8S.
17. Rayman MP. The importance of selenium to human health. *Lancet* 2000;356:233-241.
18. Keshan Disease Research Group. Epidemiologic studies on the etiologic relationship of selenium and Keshan Disease. *Chin Med J* 1979;92:477-482.
19. Allender E. Micronutrients deficiencies and health. *Scand J Rheum* 1994;23:1-6.
20. Gathwala G, Yadav OP. Selenium in the neonate. *Indian J Pediatr* 2002;69(5):443-6.
21. Thomson CD. Assessment of requirements for selenium and adequacy of selenium status: a review. *Eur J Clin Nutr* 2004;58:391-402.
22. Burk RF. Selenium, an antioxidant nutrient. *Nutr Clin Care* 2002 Mar-Apr;5(2):75-9.
23. Jackson MJ, Broome CS, McArdle F. Marginal dietary selenium intakes in the UK: are there functional consequences? *J Nutr* 2003 May;133(5 Suppl 1):1557S-9S.
24. Dorea JG. Selenium and breast-feeding. *Br J Nutr* 2002 Nov;88(5):443-61.
25. Nève J. Methods in determination of selenium states. *J Trace Elem Eletrolytes Health Dis* 1991;5:1-17.
26. Standing Committee on the Evaluation of Dietaty Reference Intakes of the Food and Nutrition Board, Institute of Medicine, the National Academies and Health Canada. *Dietary Reference Intakes for Vitamin C, Vitamin E, Selenium and Carotenoids*. Washington, DC: National Academy Press, 2000.

Parte

IX

Déficit de Crescimento

Capítulo 57

Crescimento – Aspectos Gerais

Luiz Anderson Lopes

O crescimento dos seres vivos é um processo contínuo, porém não constante, caracterizado pelo aumento linear das estruturas e tecidos que compõem o indivíduo, resultante da interação de fatores genéticos, ambientais, constitucionais, emocionais e nutricionais.

Nos distúrbios do crescimento, as etiologias mesclam-se e interagem de forma tão imbricada que indicar apenas um agravo como sendo o responsável pela situação torna-se difícil.

Assim, considera-se que o patrimônio genético de cada um contenha as informação que irão orientar o crescimento, definindo o denominado "potencial de crescimento"; diversos outros fatores têm a capacidade de modular a expressão destas mensagens, seja de modo direto (desnutrição energético-protéica, agravos físicos e químicos, doenças) ou de modo indireto (privação psicossocial; o fraco vínculo mãe-filho, tabus alimentares, entre outros).

Seguindo o potencial de crescimento, os seres vivos apresentam variações na velocidade de crescimento, não apenas pôndero-estatural como também de órgãos e/ou sistemas, que caracterizam as chamadas *fases do crescimento,* que incluem fases de ganho rápido (período intra-útero; dois primeiros anos de vida; e puberdade). Entre os 2 anos e o início da puberdade, os ganhos são mais constantes e de menor amplitude, de modo que os agravos deverão ocorrer por maior tempo para implicar em modificações do padrão esperado.

Entre as fases de crescimento rápido, nenhum período compara-se ao gestacional, quando as mudanças antropométricas acontecem em velocidade exponencial, envolvendo não apenas a hiperplasia e a hipertrofia celulares, mas também a diferenciação e a especialização das mesmas.

A antropometria ao nascimento reflete as condições encontradas intra-útero, que podem ter sido favoráveis ou desfavoráveis ao processo de crescimento.

Com base no peso e na estatura, podem-se caracterizar não apenas o estado nutricional do indivíduo como também as condições de vida intra-útero e, quando analisados em conjunto, até mesmo o estado de saúde da comunidade onde vive.[1-11]

Diversos autores têm mostrado as repercussões dos agravos de ordem nutricional sobre o crescimento intra-útero em humanos[12-18] e em animais de experimentação.[19-24]

Estas características do crescimento intra-uterino são de importância para a interpretação das medidas antropométricas por ocasião do nascimento e guardam relação com o crescimento pós-natal.[25,26]

Recém-nascidos (RN) que apresentem comprometimento proporcional de peso e estatura (RN simétrico) com valores abaixo dos esperados caracterizam desnutrição intra-uterina crônica; aqueles que apresentam comprometimento ponderal mais intenso que o estatural (RN assimétrico) caracterizam desnutrição intra-uterina no último trimestre de gravidez. Embora ambas as situações representem agravos ao crescimento, cada uma delas representa uma situação específica no que diz respeito à evolução pós-natal.

Considera-se que a antropometria de nascimento, quando associada à diminuição do peso e da estatura, pode ser considerada como fator negativo para o processo de crescimento.

Nos dois primeiros anos após o nascimento, o crescimento ainda ocorre de modo intenso, mas com diminuição gradativa da velocidade de crescimento; portanto, embora os ganhos sejam suficientes para ser considerada como fase de crescimento rápido, o que estará ocorrendo no período será a desaceleração do processo.

Espera-se que durante o primeiro ano de vida o peso de nascimento duplique até o 4º ou 5º mês de vida, e triplique até o final deste período; estima-se que o ganho de peso diário durante o primeiro trimestre seja de 25 a 30 g; no segundo trimestre, cerca de 20 g/dia; no terceiro trimestre, cerca de 12 g/dia; e no último trimestre cerca de 8 g/dia.

A estatura de nascimento deverá aumentar cerca de 50% (algo em torno de 25 cm) até o final do primeiro ano.

O perímetro cefálico, outra medida importante neste período, deverá aumentar em cerca de 12 cm durante o primeiro ano, sendo esperado que durante o primeiro trimestre ocorram aumentos da ordem de 2 cm ao mês; durante o segundo trimestre, cerca de 1 cm ao mês; e, durante o segundo semestre de vida, cerca de 0,5 cm ao mês.

Ao final do segundo ano de vida, espera-se que o peso tenha chegado a 12.300 a 12.700 g, para os meninos e 11.800 a 12.000 g, para as meninas. A estatura deverá ter aumentado em até 12,8 cm.

Interessante notar que a diminuição da velocidade de crescimento observada a partir dos 18 meses de vida, fisiologicamente, irá implicar em diminuição das necessidades nutricionais.

Os familiares deverão ser orientados quanto a esta característica, pois é comum observarmos o início de distúrbios alimentares, justamente nesta fase, decorrentes da insistência dos pais para que o menor venha a consumir maiores volumes de alimentos durante as refeições, ou ao hábito de oferecer pequenos lanches, leite ou aqueles alimentos mais facilmente aceitos pelos filhos, como forma de complementar, ou até substituir, as refeições e, com isto, atingir as quantidades erroneamente idealizadas pelos mesmos.

Após os dois anos de idade, a velocidade de crescimento tornar-se-á mais estável e ocorrem gradientes menores quando comparada aos valores anteriormente observados.

Durante a fase pré-escolar e escolar os ganhos se mantêm regulares e as meninas tendem a ser maiores que os meninos de mesma idade, até o início do estirão pubertário. Uma das características que pode estar associada a esta observação é o ritmo de maturação do organismo, que é mais acelerado para as meninas.

Próximo ao final do período escolar, início da adolescência, o acompanhamento da velocidade de crescimento irá mostrar um aumento do ganho ponderal que antecede o estirão pubertário e é chamado de fase de repleção. A interpretação desta observação define a necessidade de meninos e meninas acumularem tecido adiposo a ser utilizado durante o processo de estirão pubertário.

Atualmente, por questões estéticas e sociais, os adolescentes ao perceberem o aumento de peso, voluntariamente reduzem a ingestão alimentar como forma de manter o padrão de beleza vigente. Contudo, o menor ganho de peso, nesta fase, pode comprometer o crescimento durante a puberdade.

Com a adolescência e mais precisamente com o início da puberdade, espera-se novo aumento do ritmo de crescimento, que perdura até o fim deste período com o início da vida adulta.

O início do estirão pubertário guarda mais relação com o grau de maturação orgânica que com a idade cronológica de cada indivíduo.

Em meninas, logo no início da puberdade, com a telarca (estadio puberal de Tanner: MII, PII), já pode ser observada a aceleração da velocidade de crescimento; em meninos, esta aceleração irá demorar um pouco mais, sendo observado o aumento do crescimento estatural nos estádios GII/III de Tanner.

Estes períodos de incrementos pôndero-estaturais intensos determinam fases nas quais o organismo se apresenta mais vulnerável aos chamados fatores de crescimento.

Contudo, ainda não se conhece como os períodos de crescimento se distribuem ao longo da vida, em cada espécie e individualmente.[27] Admite-se a correlação entre os dados familiares (início da diferenciação; idade da menarca; maturação precoce ou tardia) e o ritmo de crescimento observado entre os filhos destas.

Como o índice de correlação entre a estatura dos pais e das crianças mostrou-se menor que o esperado, os demais fatores que interferem sobre o crescimento, principalmente as características alimentares,[28,29] passam a assumir maior importância dentro da etiologia dos distúrbios do crescimento.

Deste modo, dentre as características do crescimento, torna-se de interesse o conhecimento sobre a influência destes fatores.

Não apenas a estatura final como também toda a cronologia dos eventos relacionados com o processo de crescimento (atraso na erupção dentária, atraso puberal, atraso na maturação sexual e no desenvolvimento psicomotor, além de menor ritmo de crescimento)[30-36] podem ser alteradas por situações de carência nutricional ou afetiva.

A influência dos fatores que poderão modificar a expressão do potencial genético para o crescimento será proporcional à intensidade e à duração do agravo e à fase do crescimento em que incidir.

O fator *ambiental*, representado pelos agentes físicos (clima, altitude, insolação, nível de ruídos, irradiações ionizantes, entre outros), químicos (poluentes, fumo, drogas, entre outros) e biológicos (agentes infecciosos, parasitários, entre outros), que poderão entrar em contato com o organismo e desencadear comprometimentos na expressão da informação genética. São grandes as possibilidades de ocorrência destas exposições e, de igual número, os processos fisiopatológicos envolvidos.

Quando os fatores ambientais (condições de higiene, exposição a contaminantes, variações de altitude, luz e temperatura), e socioeconômicos incidem de forma diferente para os indivíduos de uma mesma comunidade, observa-se maior variação antropométrica entre os indivíduos.

Os fatores *orgânicos* compreendem não apenas aqueles decorrentes de processos patológicos característicos, afetando um sistema da economia em particular e o organismo como um todo (herdado geneticamente ou resultante de alguma modificação/mutação genética específica), como também as respostas orgânicas e as tentativas de adaptação aos fatores ambientais.

Os fatores *hormonais* apresentam grande influência sobre o crescimento, sendo os mediadores das informações genéticas, ambientais e psicológicas, traduzindo a interação destes fatores sobre o crescimento.

A função promotora do crescimento desencadeada pelo *hormônio do crescimento* é mediada por substâncias semelhantes à insulina (*insulin growth factor* – IGF) chamadas de somatomedinas. Estes compostos são produzidos, preferencialmente, no fígado, de onde são carreados por proteínas de alto peso molecular (*insulin growth factor binding protein* – IGFBP-1 e 3) e relacionam-se com o estado nutricional do indivíduo, apresentando-se em níveis mais baixos nos desnutridos.[37]

Chacra *et al.*[38] descreveram que a secreção hormonal pode estar comprometida de forma variada nos casos de desnutrição energético-protéica primária (distúrbios na fase de secreção e/ou síntese hormonal, diminuição no transporte ou modificações dos sítios de ação periféricos). Estes mesmos autores referem que as anormalidades metabólicas encontradas em indivíduos desnutridos na fase pós-natal, são revertidas com a correção alimentar.

Trabalhos experimentais têm mostrado que a deficiência de, praticamente, cada um dos nutrientes pode causar repercussões sobre o ganho pôndero-estatural.

Resultados experimentais mostram alterações como baixo peso e menor comprimento corporal ao nascimento, diminuição do número de filhotes por ninhada e aumento dos casos de abortos espontâneos, diminuição do peso cerebral e do perímetro cefálico,[39-44] todos associados à desnutrição durante o período gestacional.

Nesta condição, adequar a dieta após o nascimento se mostrou suficiente para reverter o comprometimento pôndero-estatural e de outras variáveis na fase adulta.

Neste aspecto, não apenas o ganho de peso durante o período gestacional deverá ser valorizado, também a qualidade e a quantidade dos alimentos consumidos poderá comprometer o processo de crescimento.

Ademowore, Courey, Kime,[45] acompanhando ratas gestantes alimentadas com dietas balanceadas e de maior valor biológico, descrevem que, nestas, o ganho ponderal foi regular mas os filhotes foram maiores.

Turner,[46] estudando ratas gestantes submetidas à restrição protéica, descreve menor número de filhotes por ninhada, além de maior dificuldade em terminar o período gestacional, maior número de abortos e de reabsorção fetal.

Tonete *et al.*[21,47] descreveram diferentes repercussões na dependência da fase gestacional em que ocorreu a desnutrição. Menores repercussões foram notadas quando a desnutrição foi imposta às ratas durante a primeira metade da gestação, em comparação com aquelas decorrentes da desnutrição na segunda metade ou durante toda a gestação.

Também as matrizes (ratas) apresentam modificações comportamentais em decorrência da desnutrição imposta, ocorrendo aumento da agressividade, diminuição da secreção láctea, diminuição dos cuidados com a prole (limpeza, aquecimento e proteção) chegando ao aumento da prevalência de canibalismo.

O prognóstico do crescimento fica ainda mais reservado quando a situação de retardo do crescimento intra-uterino associa-se a graus variados de alterações alimentares no período pós-natal.

Em humanos, Dagniele *et al.*,[32] Dagniele, Van Staveren, Hautvast,[35] estudando crianças holandesas de 4 a 18 meses de idade, cujos pais seguiam dieta macrobiótica, descreveram diminuição pôndero-estatural significante para aquelas cujos alimentos de transição seguiam orientação macrobiótica. Quando o tempo de observação foi corrigido para 1 ano, o déficit ponderal chegou a 29,5% e o estatural a 20,9%.

Em termos absolutos, estas crianças cujos pais adotaram a dieta macrobiótica deixaram de ganhar 1.300 g e de crescer 3,5 cm, no espaço corrigido de um ano.

Lopes *et al.*,[48] estudando a ingestão alimentar de crianças de baixa estatura (abaixo do percentil 3) ou em zona de vigilância do crescimento (entre os percentis 3 e 10), descreveram que 87% das crianças em atendimento ambulatorial apresentavam erro alimentar quantitativo e/ou qualitativo associado ao déficit de crescimento.

Ao analisar a dieta consumida por estas crianças, estes autores descrevem maior proporção de proteínas e menor consumo de energia, situação inadequada para a promoção do crescimento e, do ponto de vista metabólico, causador de sobrecarga para diversos sistemas. Contudo, ao estudar a dieta consumida pelas mães destas crianças, descreve-se que esta se aproximava da proporção de macronutrientes recomendada.

Esta observação reflete a existência de tabus alimentares no que se refere à tentativa de se promover o crescimento, baseado na valorização dos alimentos fontes de proteínas em detrimento dos demais.

Outro ponto de interesse para a discussão de fatores que interferem no crescimento guarda relação com a prática de esportes e a existência de atividades extra-escolares que comprometam a manutenção de horários das refeições.

Entre crianças residentes nas grandes cidades, as limitações representadas pela diminuição do espaço físico nas residências e áreas de lazer têm implicado em maior procura de atividades físicas em academias e escolas especializadas. Por vezes, a carga horária destinada a aulas de extensão (música, línguas, entre outras), esportes específicos com rotinas de treinamento para competição (futebol, tênis, dança, entre outros) dificultam, quando não impossibilitam a manutenção dos horários destinados às refeições.

Estas crianças apresentam agenda de atividades semelhantes a adultos muito ocupados, e este aspecto representa agravo para o crescimento.

Outro dado relacionado com a dieta consumida diz respeito aos hábitos alimentares e à seletividade que são influenciados por propagandas definidas por razões de mercado e, quando não-adequados, segundo as necessidades, podem comprometer não apenas o crescimento como também a promoção da vida saudável.

Em adolescentes, alguns alimentos são evitados devido à associação a fases específicas da vida. Como exemplo, o consumo de leite e derivados é menor que o recomendado e esta característica, associada à menor prática de esportes e à não-exposição ao sol, pode comprometer, além do crescimento, também, a formação óssea, representando maior risco de aparecimento de osteopenia e osteoporose quando adultos.

Em comunidades em que os fatores de crescimento citados são mais homogêneos e favoráveis à expressão de todo o potencial de crescimento, as variações biométricas entre os indivíduos tendem a ser menores e as medidas irão expressar mais variações específicas.

A melhora das condições de saúde, socioeconômicas, nutricionais e a erradicação de doenças estão relacionadas à aceleração secular do crescimento; em meninas, esta característica está associada à ocorrência da menarca em idades mais precoces do que a observada em gerações anteriores.[49,50]

Estas características podem explicar também o fato de indivíduos vivendo em condições menos favoráveis observarem que seus filhos, e principalmente seus netos, apresentam estatura maior do que aquela de seus descendentes.

Contudo, esta característica deve ser limitada pelo potencial de crescimento que irá se relacionar com as condições biológicas limites para o crescimento. Deste modo, pode-se entender como indivíduos com gerações sucessivas e residentes em países desenvolvidos não estarem apresentando mais esta aceleração do crescimento.

Pode-se então depreender que a informação para o crescimento (potencial) parece ficar latente durante situações ambientais inadequadas e que, uma vez recuperadas, pode ser o agente limitador do crescimento máximo esperado.

CONCLUSÕES

O ritmo de crescimento é o melhor indicador da adequação do processo de crescimento. Também irá refletir a influência dos diversos fatores de crescimento envolvidos.

As condições de nascimento representam importante correlação com o crescimento pós-natal e devem ser analisadas em conjunto com os dados familiares no sentido de orientar as recomendações a serem efetuadas.

Quadro 57-1. Peso (gramas) de crianças e adolescentes de 2 a 12 anos, segundo a idade (meses) e gênero. Comparação entre dados descritos pelas referências de 1977 e de 2000 para o percentil 50

Masculino			*Feminino*		
Idade	*1977*	*2000*	*Idade*	*1977*	*2000*
24 m	12,3	12,7	24 m	11,8	12,0
36 m	14,6	14,4	36,5 m	14,1	13,9
48 m	16,7	16,3	48,5 m	16,0	15,9
60 m	18,7	18,5	60,5 m	17,7	18,0
72 m	20,7	20,8	72,5 m	19,5	20,3
84 m	22,9	23,2	84,5 m	21,8	22,9
96 m	25,3	25,7	96,5 m	24,8	25,7
108 m	28,1	28,7	108,5 m	28,5	29,1
120 m	31,4	32,1	120,5 m	32,5	33,1
132 m	35,3	36,1	132,5 m	37,3	37,4
144 m	39,8	40,7	144,5 m	41,5	41,8

Fonte: www.cdc.gov/nchs/data/nhanes/growcharts/wtage.txt

As fases de crescimento rápido representam os períodos nos quais os agravos podem provocar maiores repercussões, em geral diminuindo as chances de se atingir o potencial de crescimento.

Os erros alimentares estão associados, em grande parte das situações definidas, como distúrbios do crescimento (baixa estatura; zona de vigilância do crescimento para a baixa estatura; e obesidade) e devem ser diagnosticados e orientados de forma precoce (Quadro 57-1).

REFERÊNCIAS BIBLIOGRÁFICAS

1. Waterlow JC. Classification and definition of protein-calorie malnutrition. *Br Med J* 1972;3:566-69.
2. Monteiro CA. Critérios antropométricos no diagnóstico da desnutrição em programas de assistência à crianças. *Rev Saúde Públ* 1984;18:209-17.
3. Harrison GG. Height-Weight tables *Ann Intern Med* 1985;103(6 pt 2): 989-994.
4. Tanner JM, Davies PSW. Clinical longitudinal standards for height and height velocity for North American children. *J Pediatr* 1985;107(3):317-29.
5. Mora JO. A new method for estimating a standardized prevalence of child malnutrition from anthropometric indicators. *Bull World Health Organ* 1989;67(2):133-142.
6. Durnin JVGA. Aspects of anthropometric evaluation of malnutrition in childhood. *Acta Paediatr Scand Suppl* 1991;374:89-94.
7. Sheng HP, Muthappa PB, Wong WW, Schsnler RJ. Pitfalls of body assessments in premature infants by anthropometry. *Biol Neonates* 1993;64:279-286.
8. Gorstein J, Sullivan K, Yip R, Onis M, Trowbridge F, Fajans P, Clugston G. Issues in the assessment of nutritional status using anthropometry. *Bull World Health Organ* 1994;72(2):273-83.

9. Liestol K, Rosenberg M. Height, weight and menarcheal age of schoolgirls in Oslo – an update. *Ann Hum Biol* 1995;22(3):199-205.
10. Lean MEJ, Han TS, Deurenberg P. Predicting body composition by densitometry from simple anthropometric measurements. *Am J Clin Nutr* 1996;63:4-14.
11. Freedman DS, Srinivasan SR, Valdez RA, Williamson DF, Berenson GS. Secular increases in the relative weight and adiposity among children over two decades: The Bogalusa heart study. *Pediatrics* 1997;99(3):420-6.
12. Koops BL. Neurologic sequelae in infants with intrauterine growth retardation. *J Reprod Med* 1978;21(6):343-51.
13. Abel EL. Smoking during pregnancy: A review of effects on growth and development of offspring. *Hum Biol* 1980;52(4):593-625.
14. Low JA, Galbraith RS, Muir D, Killen H, Pater B, Karchmar J. Intrauterine growth retardation: A study of long-term morbidity. *Am J Obstet Gynecol* 1982;142:670-7.
15. Wilcox AJ. Intrauterine growth retardation: beyond birthweight criteria. *Early Hum Dev* 1983;8:189-93.
16. Kramer MS. Intrauterine growth and gestational duration determinants. *Pediatrics* 1987;80(4):502-34.
17. Miller HC, Jekel JF. Malnutrition and growth retardation in newborn infants. *Pediatrics* 1989;83(3):443-4.
18. Nóbrega FJ, Brasil ALD, Vítolo MR, Ancona Lopez F, Lopes LA. Influência do peso ao nascimento e de variáveis maternas na determinação da estatura em crianças. *J Pediatr* 1991;67(5/6):163-7.
19. Tonete SSQ, Coelho CAR, Nóbrega FJ. Desnutrição fetal experimental em ratos: Efeitos sobre o peso corporal, o peso cerebral, o teor de lipídios totais, proteínas e colesterol no cérebro. *J Pediatr* (Rio de J.). 1978;44(4):213-21.
20. Nóbrega FJ, Tonete SSQ, Sartor MEA, Cury PR. Estudo experimental do crescimento placentário na desnutrição protéico-calórica. *J Pediatr* 1979;46(2):82-92.
21. Tonete SSQ, Nóbrega FJ, Curi PR, Trindade CEP, Sartor MEA. Desnutrição durante vários períodos da gestação em ratos: I. Estudo do peso corporal e de regiões encefálicas dos produtos de concepção quando jovens e adultos. *Rev Paul Pediatr* 1982;1:49-53.
22. Trindade CEP, Nóbrega FJ, Tonete SSQ, Sartor MEA, Curi PR. Repercussão da desnutrição da gestante em diferentes etapas da gestação, sobre aminoácidos livres do cérebro de ratos recém-nascidos. *Rev Paul Pediatr* 1983;1(3):52-7.
23. Tonete SSQ, Moura ECV, Sartor MEA, Trindade CEP, Curi PR. Balanço nitrogenado de ratas gestantes e não gestantes submetidas a diferentes períodos de desnutrição protéico-calórica. *J Pediatr* (Rio de J.). 1987;63(5/6):235-46.
24. Woodall SM, Breier BH, Johnston BM, Gluckman PD. A model of intrauterine growth retardation caused by chronic maternal undernutrition in the rat: effect on the somatotrophic axis and postnatal growth. *J Endocrinol* 1996;150:231-242.
25. Roberts DF. Genetics of growth. *Br Med Bull* 1981;37(3):239-46.
26. Martins AM. Genética do crescimento. *ARS CVRANDI* 1993;26:32-36.
27. Penrose LS. *Cariologia.* 1954;6(Suppl):521.
28. Mueller WH, Malina RM. Genetic and environmental influences on growth of Philadelphia Black and White schoolchildren. *Ann Hum Biol* 1980;7(5):441-48.
29. Mueller WH, Pollitt E. The Bacon Chow study: Genetic analysis of physical growth in assessment of energy-protein malnutrition. *Am J Phys Anthropol* 1983;17:11-17.
30. Kulin HE, Bwibo N, Mutie D, Santier S J. The effect of chronic childhood malnutrition on pubertal growth and development. *Am J Clin Nutr* 1982;36:527-36.
31. Preece MA, Law CM, Davies PSW. The growth of children with chronic paediatric disease. *Baillières Clin Endocrinol Met* 1986;15(3):453-77.
32. Dagnelie PC, van Staveren WA, van Klaveren JD, Burema J. Do children on macrobiotic diets show catch-up growth? *Eur J Clin Nutr* 1988;42:1007-16.
33. Harrison GA & Schmitt LH. Variability in stature growth. *Ann Hum Biol* 1989;16(1):45-1.
34. Moëll C. Chronic nonendocrine disease with growth impairment; is growth hormone of therapeutic value? *Acta Paediatr Scand Suppl* 1989;362:69-71.
35. Dagnelie PC, van Staveren WA, Hautvast JGJA .Stunting and Nutrient Deficiencies in Children on Alternative Diets. *Acta Paediatr Scand Suppl* 1991;374:111-8.
36. Wells JCK, Davies PSW.Diet and behavioural activity in 12-week-old infants. *Ann Hum Biol* 1995;22(3):207-15.
37. Ekström TJ, Nyströn A, Tally M, Schofield PN, Engström W. Growth at the cellular level. *Acta Paediatr Scand Suppl* 1991;377:35-9.
38. Chacra AR, Maciel RMB, Verreschi ITN, Lima MC. Repercussões endocrinológicas da desnutrição protéico-calórica. In: Nóbrega FJ. *Desnutrição intra-uterina e pós-natal.* São Paulo: Panamed, 1976. p. 385-93.
39. Caldwell DF, Churchil JA. Learning ability in the progeny of rats administered a protein-deficient diet during the second half of gestation. *Neurology* 1967;17:95-99.
40. Zeman FJ. Effect on the young rat of maternal protein restriction. *J Nutr* 1967;93:167-173.
41. Chase HP, Dabiere CS, Welch NN, O'Brien D. Intrauterine undernutrition and brain development. *Pediatrics* 1971;47:491-500.
42. Zamenhof S, van Marthens EM, Granela LA. A prenatal cerebral development: effect of restrict diet, reversal by growth hormone. *Science* 1971;174:945-55.
43. Roeder LM, Chow BF. Maternal undernutrition and its long term effects on the offspring. *Am J Clin Nutr* 1972;25:812-21.
44. Naeye RI, Blanc W, Paul C. Effects of maternal nutrition on the human fetus. *Pediatrics* 1973;52:494-503.
45. Ademowore AS, Courey NG, Kime JS. Relationship of maternal nutrition and weight gain to newborn birth weight. *Obstet Gynecol* 1972;39:460-4.
46. Turner MR. Perinatal mortality, growth and survival to weaning in offspring of rats reared on diets moderately deficient in protein. *Br J Nutr* 1973;29:139-146.
47. Tonete SSQ, Nóbrega FJ, Sartor MEA, Trindade CEP, Lopez FA, Curi PR. Desnutrição durante vários períodos da gestação em ratos: II. Estudos conteúdos de DNA, RNA e proteínas de regiões encefálicas dos produtos da concepção, estudados quando jovens e adultos. *Rev Paul Pediatr* 1982;1:49-53.
48. Lopes LA, Azevedo TCG, Vitalle MSS, Torre LPG, Moraes DEB, Fisberg M. Deficiência do crescimento: características antropométricas de crianças e de seus pais, em atendimento ambulatorial. *Rev Paul Pediatr* 1993;10(39):115-23.
49. Lee PA, Guo SS, Kulin HE. Age of puberty: Data from the United States of America. *APMIS* 2001;109:81-9.
50. Sichieri R, Taddei JAAC, Everhart JE. Influence of Parental Height and Sociodemographic Factors on Adolescent Height in Brazil. *J Adolesc Health* 2000;26:414-19.

Capítulo 58

Definição e Classificação Clínica

Luiz Anderson Lopes
Maria Sylvia de Souza Vitalle

O ritmo de crescimento a ser considerado como adequado para a idade e o sexo de cada indivíduo é estimado segundo dados de avaliação antropométrica sistematizada, respeitando preceitos rigorosos que incluem o controle de, idealmente, todas variáveis relacionadas com o processo de crescimento, descritas no capítulo anterior.

São elegíveis, para compor a população de referência, indivíduos que não apresentem nenhum fator interferente (agravo) que possa comprometer a mensagem genética (potencial de crescimento), e, por conseguinte, modificar não apenas a estatura final, mas também as fases do crescimento.[1]

As modificações quanto ao que seria esperado/adequado para cada indivíduo são particularmente difíceis de se estabelecerem, pois não se dispõe de instrumento que nos permita estabelecer o potencial de crescimento e, por relação, definir modificações que se apresentam como diferentes.

Os dados descritos como esperados (curvas de crescimento)[1] devem ser analisados com cuidado quando confrontados com os dos indivíduos em avaliação, pois, descrevem dados populacionais médios, sendo que em alguns casos, os que fogem ao esperado (acima ou abaixo dos limites estabelecidos) podem não estar associados à condição de doença.

O exame clínico completo deve ser detalhado para que o diagnóstico da condição não perca especificidade.[2,3]

Devido à diversidade étnica (estatura, peso, fases e velocidades de crescimento), as curvas de crescimento são específicas para a população estudada. A necessidade de se considerarem as situações problemas e a possibilidade da troca de informações entre as diversas regiões estabeleceu a curva de referência do *National Center of Health and Statistics (NCHS)*[1] para o acompanhamento do crescimento, sendo referendada pelas autoridades nacionais.

Os limites de normalidade para o fenômeno crescimento incluem os indivíduos cujas variáveis antropométricas (peso; estatura; perímetro cefálico, entre outras) estejam localizadas dentro do intervalo igual a menos 2 desvios-padrão e mais 2 desvios-padrão com relação à média. Atualmente, referido como menos ou mais 2 escores Z.[4]

Define-se o escore Z como sendo a relação entre o valor da variável (V) medida subtraindo-se a média (M) esperada (segundo a idade e o gênero), dividindo este resultado pelo desvio-padrão (D). A fórmula matemática para este cálculo é:

$$\text{Escore Z} = \frac{V - M}{D}$$

Os valores medidos podem estar localizados acima ou abaixo dos limites descritos; as situações além destes extremos representam maiores possibilidades de ocorrer em função de doenças ou condições que irão prejudicar a saúde.

As estaturas, especificamente aquelas que estão acima de 2 desvios-padrão, são denominadas de alta estatura (AE) e aquelas abaixo de 2 desvios-padrão, denominadas baixa estatura (BE).

Estes limites definidos em escores Z guardam relação com as linhas de percentis descritas em diversos gráficos, de modo que o percentil 3 (P3) e o 97 (P97) descrevem o intervalo aceito como esperado, segundo a idade e gênero.

Contudo, existem regiões deste gráfico que representam situações nas quais a estatura ainda não está/foi muito comprometida, para mais ou para menos, mas que podem configurar um problema no futuro.

O intervalo entre os percentis 90 (P90) e 97 (P97) caracteriza a condição denominada zona de vigilância para a alta estatura (ZVAE); por aproximação, em escores Z encontraríamos o intervalo entre +1,5 e +2.

No outro extremo, o intervalo entre os percentis 10 (P10) e 3 (P3) caracteriza a condição denominada zona de vigilância para a baixa estatura (ZVBE); por aproximação, encontraríamos o intervalo entre –1,5 e –2 escores Z.

Considerando-se os distúrbios do crescimento, é importante salientar que, durante avaliação longitudinal sistematizada de qualquer das medidas antropométricas, a diminuição do ritmo ou a parada do ganho representam condição igual ou mais importante do que as descritas anteriormente (BE; AE; ZVBE; e ZVAE).[5]

Não é necessário que as medidas obtidas atinjam os valores definidos como limites (+2 ou −2 escores Z) para se iniciar a investigação de condições/fatores relacionados. Nos casos em que houver diminuição do ganho esperado, suficiente para alterar a curva de crescimento do indivíduo (linha que representa os valores medidos) e vir a diferir daquelas imediatamente acima e abaixo da mesma (canal de crescimento), já se pode passar a considerar ser suficiente para indicar a necessidade de avaliação mais específica.

Contudo, não apenas uma medida em um momento (coorte) deve ser valorizada (a não ser quando localizadas além dos limites descritos).

Para lactentes, em função de a velocidade de crescimento ser grande, os reflexos de um agravo podem ser demonstrados/detectados de modo mais precoce.

Durante o primeiro ano de vida, consultas mensais são preconizadas, enquanto após os doze meses, os retornos podem ser espaçados, agendando-se consultas a cada 2 meses; nestas consultas, devem ser realizadas medidas antropométricas, com especial atenção às técnicas que devem ser rigorosas.

Defende-se que o intervalo mínimo para que se possa valorizar os dados de antropometria seja de 4 meses,[2] quando as crianças estiverem acima de 2 anos.

Para as menores, o intervalo passa a ser mensal. Com relação ao peso, por exemplo, principalmente para aqueles menores de 6 meses, podemos considerar o ganho diário, definido como a diferença entre o peso medido (Pm) e o peso anterior (Pa) dividido pelo número de dias (t) entre as duas medidas, segundo a seguinte fórmula:

$$\text{Ganho de peso diário} = \frac{P(m) - P(a)}{t}$$

Espera-se que no primeiro trimestre o ganho ponderal esteja entre 25 e 30 g/dia; no segundo trimestre, espera-se ganhos da ordem de 20 g/dia; no terceiro trimestre, cerca de 12 g/dia; e no quarto trimestre cerca de 8 g/dia.[3]

Para a estatura, os dados quando coletados de modo sistemático permitem o cálculo da velocidade de crescimento (VC), definida pelo ganho ocorrido no intervalo de tempo e calculada com base na medida atual (M) da qual se subtrai a medida anterior (Ma) e divide-se pelo tempo decorrido (t) entre as duas medidas. A fórmula matemática para este cálculo é:

$$VC = \frac{M - Ma}{t}$$

A determinação da velocidade de crescimento é a ferramenta mais adequada para o acompanhamento do processo e para a detecção precoce de distúrbios que podem estar associados ao crescimento.

De acordo com a fase do crescimento em que a criança se encontra (lactente; pré-escolar; escolar) ou durante as fases do estirão pubertário, as medidas antropométricas[6] podem modificar de modo importante, conforme descrito no capítulo anterior.

Desta forma, o resultado de um agravo ao processo de crescimento vai depender da fase do crescimento, da intensidade e do tempo que permanecer atuando. Estes dados são de importância na avaliação da etiologia da situação encontrada.

As crianças em zona de vigilância do crescimento (ZVC) apresentam menores possibilidades de apresentar distúrbios patológicos associados ou determinantes do menor crescimento, quando comparadas àquelas de baixa estatura. Contudo, a avaliação antropométrica sistemática dessas crianças proporcionará subsídios para a intervenção adequada e precoce, ou indicar a necessidade de investigação laboratorial mais detalhada, quando, expressando diminuição da velocidade de crescimento, ocorrer a retificação do traçado, como o secundário à desnutrição primária ou outro processo patológico.[7]

Nos casos em que o comprometimento estatural é mais acentuado, caracterizando a baixa estatura, existe classificação clínica, na maior parte das vezes didática, pois as etiologias se mesclam, sendo difícil a realização de um diagnóstico único, relacionado com o déficit de crescimento.

Com base nos indicadores P/E e E/I a Organização Mundial de Saúde propõe a seguinte classificação do estado nutricional, segundo o escore Z, que define a relação entre o valor da medida que foi observada (MO), menos a média esperada segundo a idade e o gênero (MEIG), dividido pelo desvio-padrão esperado para aquela faixa etária (DPI)[19] (Quadro 58-1).

A classificação clínica dos distúrbios associados ao déficit de crescimento baseia-se nas características antropométricas da criança ou do adolescente e nas características familiares dos mesmos, associadas aos resultados de exames subsidiários indicados em cada uma das condições.

Com base nestes dados, podem-se definir as seguintes situações:

BE FAMILIAR

BE de causa familiar define um grupo de crianças cuja estatura é igual ou menor que −2 escores Z (abaixo do percentil 5) de

Quadro 58-1

Indicador	$-2 \leq$ escore $Z < -1$	$-3 \leq$ escore $Z < -2$
Peso/Estatura	DEP leve	DEP moderada
Estatura/Idade	BE leve	BE moderada

acordo com o gênero e esperado para a idade, mas guarda proporcionalidade com a estatura dos familiares. A velocidade de crescimento está adequada segundo a faixa de percentil para a estatura e a maturação orgânica medida por meio da idade óssea encontra-se compatível com a idade cronológica. Estas crianças costumam descrever a curva de crescimento paralela aos limites de normalidade (percentil 3).[1]

Não ocorre atraso da maturação sexual durante a adolescência, considerando-se que o ritmo de crescimento seja adequado, mas com incrementos menores do que para aqueles de estatura adequada.

Embora a baixa estatura familiar tenha componente relacionável com a estatura dos pais, esta correlação não deve ser valorizada, pois pode implicar em atrasos no processo de investigação da condição.

Os pais destas crianças, por apresentarem déficit de estatura, costumam atribuir a condição de seus filhos às suas próprias e assim costumam retardar a consulta. Por vezes, alguns diagnósticos e mesmo orientações poderiam resultar em melhor aproveitamento do potencial de crescimento.

Erros alimentares, dietas inadequadas, falta de horários, prática de esportes sem a necessária orientação, algumas infecções subclínicas, por exemplo, são situações que se associam muito freqüentemente a esta condição.[8,9]

Como o índice de correlação entre a estatura dos pais e a das crianças é pequeno,[10] fórmulas que procuram estimar a estatura final do indivíduo com base em características dos pais devem ser evitadas. Os dados fornecidos com este cálculo admitem variações muito amplas e, por vezes, ao confirmarem as expectativas familiares, podem desencadear componente emocional negativo, desencadeado pela informação.

Contudo, é necessário manter observação criteriosa para o diagnóstico da condição, de modo que a realização de medidas seriadas e o acompanhamento da velocidade de crescimento são a principal ferramenta para o diagnóstico dos distúrbios do crescimento.

Nestes casos, a antropometria ao nascimento pode ser significativa. Encontra-se maior prevalência de baixo peso de nascimento entre as crianças com déficit de crescimento, de modo que a condição associada ao menor crescimento intrauterino detectada ao nascimento pode ser considerada como fator de risco para o déficit de crescimento.

BE CONSTITUCIONAL OU ATRASO CONSTITUCIONAL DO CRESCIMENTO

Para algumas crianças e adolescentes, a velocidade de crescimento estatural pode ser menor que a esperada, em determinados períodos, desencadeando déficit de crescimento e fazendo com que a mesma seja considerada em zona de vigilância do crescimento (ZVC) ou até mesmo caracterizar BE. Para estas, o início do estirão pubertário deverá ocorrer em idade posterior à esperada e, prolongando-se, também, por período além da idade esperada, possibilitar a recuperação de valores normais e a definição de estatura final normal.

Esta condição é caracterizada pelo atraso da maturação orgânica, mas não está associada ao comprometimento do crescimento intra-uterino.

Encontra-se atraso da idade óssea que está compatível com a idade estatural e a história clínica revela que o padrão de crescimento entre os familiares apresenta a mesma característica, principalmente o materno, que é muito próximo ao exibido pela criança.

Embora as expectativas de recuperação do crescimento e da estatura final normal sejam consideradas boas, devem-se realizar a avaliação e a orientação criteriosas das condições orgânicas (infecção subclínica, déficit de absorção, hipotireoidismo, atividade física, entre outras) e ambientais (erros alimentares, exposição a alérgenos, poluição, contaminantes ambientais, entre outros) para que se possa garantir esta resposta. Alguns autores têm considerado que parte destes indivíduos não atinge a estatura-alvo calculada a partir de fórmulas que levam em consideração a estatura dos pais, situação já comentada anteriormente.

Estas condições de crescimento têm sido recebidas em algumas acepções na literatura (variante normal do crescimento, baixa estatura temporária, entre outros), mas definem essencialmente crianças com estatura abaixo da esperada, com potencial para a recuperação de valores adequados, sem que se possa identificar uma causa definida.

BE SECUNDÁRIA

Devido à característica multicausalidade e às inúmeras inter-relações entre os fatores de crescimento, quase todos os distúrbios que comprometem a saúde do organismo podem, potencialmente, afetar o crescimento na dependência de três fatores já citados (intensidade e duração do agravo e a fase do crescimento em que ocorreu). Assim, com finalidade didática, apresenta-se uma classificação com base nos agravos predominantes, lembrando-se de que nestas situações algumas condições habitualmente se mesclam.

BE SECUNDÁRIA À DOENÇA GENÉTICA

O crescimento é orientado por características genéticas que, embora herdadas, apresentam-se de modo característico em cada um dos filhos (potencial de crescimento) e relacionam-se não apenas com a estatura final de cada indivíduo como também com a cronologia das fases do crescimento (crescimento rápido, início da puberdade, maturação orgânica, entre outras). Estas informações genéticas podem ser modificadas por diversas condições já citadas, e irão coordenar o crescimento, de modo mais efetivo, após o segundo ano de vida.[11]

Neste ponto, deve-se notar que a estatura dos pais não condena a criança a situação semelhante, a não ser em casos aos quais se aliam fatores socioeconômicos desfavoráveis, que contribuem para maiores índices de correlação entre a estatura dos pais e a de seus filhos.[12]

Em algumas situações, os erros genéticos estão associados a dismorfismos que possibilitam o diagnóstico da condição e a definição do padrão de crescimento esperado. Estas características definem síndromes genéticas específicas, como as de Silver-Russel, Seckel, Turner, Noonan e Down, entre outras.

É interessante notar que cada uma delas exibe padrão de crescimento próprio, mas a maioria das síndromes genéticas cursa com déficit de crescimento de maior ou menor intensidade.

As características clínicas de cada uma destas situações não serão aqui desenvolvidas, mas é importante salientar que, para a classificação destas condições, outros segmentos corporais (perímetro cefálico, envergadura, segmentos inferior e superior, palma, dedo, entre outros) e medidas (distância intercantal, intermamilar, entre outras) devem ser considerados.

BE SECUNDÁRIA AO DISTÚRBIO NUTRICIONAL

Os agravos nutricionais, qualitativos ou quantitativos, são as condições mais associadas aos distúrbios do crescimento (BE ou zona de vigilância do crescimento).[3]

Estes agravos podem ser primário ou secundário e estão na dependência de tabus e crendices que interferem na dieta oferecida às crianças.

Tem-se observado que na tentativa de promover o crescimento de seus filhos, mães têm oferecido dietas que aliam alto teor protéico e a menor valor energético; nesta situação, por interferência da própria criança, que já se mostra senhora de seus hábitos alimentares, as carências de fibras, as vitaminas e os oligoelementos acentuam o erro encontrado em cerca de 87% das crianças com déficit do crescimento.[3]

O interessante deste comportamento alimentar é que, ao estudar-se o consumo alimentar materno ou de outros familiares da criança em questão, observou-se que estes indivíduos consumiam dietas mais equilibradas e serviam a seus filhos o que achavam ser benéficos a estes.[6]

Por vezes, a influência dos erros alimentares sobre o crescimento tem início antes do nascimento da criança, e são decorrentes de carências primárias maternas ou de condições (insuficiência uteroplacentária, hipertensão materna crônica, diabetes tipo I) que comprometa a nutrição fetal durante o período gestacional.[7]

Os recém-nascidos de baixo peso ou aqueles pequenos para a idade gestacional (denominados simétricos) tendem a crescer com velocidade inferior àquela esperada, mas mantêm o canal de crescimento paralelo aos percentis mais inferiores da normalidade. Esta característica é em muito agravada se graus variados de desnutrição continuarem a ocorrer durante o período pós-natal.[8,9]

Os recém-nascidos chamados de assimétricos, cuja causa principal do atraso do crescimento intra-uterino é a doença hipertensiva própria da gravidez, costumam recuperar o peso por volta do sexto mês de vida e a estatura, quando comprometida, por volta do 18º mês.

Posteriormente, hábitos alimentares inadequados podem comprometer o ganho pôndero-estatural por restringir a oferta de macro e micronutrientes, conforme já considerado anteriormente.

Dietas especiais, como a vegetariana estrita ou a macrobiótica, podem induzir o déficit do crescimento já no período da alimentação de transição e apresentarem comprometimentos suficientes para serem definidas como inadequadas para lactentes. As carências decorrentes delas podem ser multifatoriais e cursar junto à anemia carencial, que representa causa adicional para o comprometimento do crescimento.[17]

Observando o ganho ponderal, nota-se que, antecedendo o estirão de crescimento pubertário, ocorre período de ganho ponderal denominado fase de repleção. Este ganho representa a reserva de energia a ser utilizada durante o crescimento acelerado da puberdade. Hoje, por questões sociais, principalmente meninas, que se percebem ganhando peso, voluntariamente reduzem a ingestão alimentar, de modo que o resultado final pode comprometer a aceleração do crescimento em estatura que deverá acontecer.

A melhora do padrão alimentar tem mostrado correlação positiva com o crescimento de indivíduos de uma sociedade que, migrando de condições menos favoráveis e encontrando melhores condições ambientais e nutricionais, apresentam crescimento mais adequado; contudo, entre os seus descendentes, aqueles que irão apresentar maiores incrementos estarão na segunda geração após aquela que encontrou a situação mais favorável.

Situação contrária é descrita quando indivíduos encontram ambientes desfavoráveis e o déficit de crescimento é a representação desta condição.

Embora mais incidente entre os indivíduos de baixa renda econômica, o déficit de crescimento de causa nutricional pode incidir também entre aqueles de classes mais favorecidas; entre estes, os agravos são representados por modismos, seletividade, dinâmica familiar (trabalho dos pais, preferências alimentares, fatores culturais e dificuldade dos familiares em estabelecerem limites).

Tem-se observado que, ao lado dos erros alimentares, ocorre a não-observância de horários decorrentes de fatores como falta de supervisão por parte dos familiares, horário escolar, grande número de atividades (aulas particulares, esportes, dança, entre outras) em conjunto com o que, por vezes, compromete hábitos alimentares saudáveis.

BAIXA ESTATURA SECUNDÁRIA À DOENÇA ENDÓCRINA

Já tendo considerado o potencial genético para o crescimento, um dos fatores associados aos distúrbios do crescimento diz respeito à homeostasia do sistema hormonal.

Todos os hormônios podem interferir com o processo de crescimento, sendo que aqueles mais freqüentemente envolvidos são hormônio do crescimento (GH), hormônios tireoidianos, insulina, corticosteróide e vitamina D.

A secreção destes hormônios pode ser modificada por situações de estresse (físico ou psicológico), distúrbios do sono, alimentação inadequada, modificações dietéticas ou metabólicas, de modo que os efeitos desencadeados por uma das condições acabam sendo seguidos por modificações nos demais sistemas, desencadeando efeito sinérgico e potencializado o agravo.

Embora durante as consultas médicas para investigação do déficit do crescimento, a maior parte dos familiares questione a necessidade de se utilizar hormônio do crescimento (quando não solicitam) para promover o efeito desejado, os casos para os quais a indicação realmente procede são restritos. Técnicas específicas podem facilitar a identificação de situações específicas relacionadas com a secreção e a ação deste hormônio, como a dosagem de somatomedinas, a influência da sensibilidade dos receptores periféricos, que podem não responder ao estímulo representado pelo hormônio e desencadear síndromes específicas.

Os neurotransmissores hipotalâmicos relacionados com o processo de secreção deste hormônio também têm sido mais bem estudados e representam vias de expressão para distúrbios como a síndrome da privação psicossocial, situação em que ocorre a diminuição ou a parada do crescimento desencadeadas por condições inadequadas do ponto de vista social e/ou psicológicas associadas a menor secreção tanto do hormônio do crescimento quanto de somatomedinas. Uma vez afastada a criança do agravo, ocorre a recuperação da velocidade de crescimento (notando-se em alguns casos o denominado crescimento rápido – *catchup growth*) e a normalização dos níveis hormonais.

Outra situação descrita associa o déficit de crescimento aos níveis adequados de hormônio do crescimento; esta situação é denominada síndrome do hormônio do crescimento biologicamente inativo, está ligada a alterações dos receptores periféricos do hormônio.

Também o hipotireoidismo (congênito ou adquirido) irá afetar o ritmo de crescimento e associar outros sinais clínicos à condição. Quanto mais precoce o diagnóstico e tratada a condição, mais adequadamente o crescimento será restabelecido e a condição adequada. Em algumas situações, o diagnóstico da doença pode ficar particularmente difícil, mas o atraso do crescimento deve ser sempre considerado como um indicador da condição.

Durante a gestação, o crescimento intra-uterino é potencialmente modificado pela secreção de insulina pelo feto em resposta à oferta de glicose através das trocas uteroplacentárias. Pode-se, deste modo, comprometer o crescimento durante o período gestacional decorrente de condições que interfiram no equilíbrio do metabolismo de glicose (diabetes gestacional, desnutrição materna crônica, por exemplo); embora os níveis glicêmicos de gestantes portadoras de diabetes insulinodependente *(tipo I)* possam estar elevados, as vasculopatias decorrentes do processo crônico irão comprometer a nutrição fetal de modo a diminuir, proporcionalmente, o ritmo do crescimento intra-uterino desencadeando graus diferentes de comprometimento.

As síndromes associadas ao excesso de secreção dos hormônios da supra-renal, bem como a utilização de medicamentos contendo costicosteróides, podem acelerar a maturação orgânica e com isto comprometer a estatura final. O grau de comprometimento está diretamente relacionado com a duração da terapia, a potência do medicamento e a condição orgânica desencadeante.

BE ASSOCIADA À DOENÇA GASTROINTESTINAL

As doenças gastrointestinais podem afetar o crescimento por meio das carências nutricionais desencadeadas pelo comprometimento do processo absortivo (hepatopatias, atresia de vias biliares, síndrome do intestino curto, entre outras), associado ao processo infeccioso (diarréia crônica, parasitoses intestinais crônicas, entre outras) ou mesmo doença genética (doença celíaca, fibrose cística, entre outros) em que o agravo nutricional irá agir sinergicamente à condição.

Deste modo, além do tratamento da condição desencadeante, a correta orientação dietética, tendo em vista as necessidades de cada situação, pode ser considerada uma das características mais importantes para o êxito terapêutico, no qual a manutenção do crescimento é um dos indicadores de sucesso.

Em algumas situações em que ocorra a associação entre duas doenças de características diferentes, doença celíaca e diabetes juvenil, por exemplo, a orientação dietética a ser realizada pode comprometer sobremaneira a estabilização terapêutica do paciente, pois a restrição alimentar indicada por uma das condições (retirada dos alimentos fonte de glúten, neste exemplo) pode implicar em modificações na clínica da segunda condição (melhora da absorção com melhora do estado nutricional e elevação conseqüente dos níveis glicêmicos, necessitando de maiores doses de insulina) que podem ser observadas pelos familiares como um indicador de piora da situação, não-segmento das orientações nutricionais e, portanto, manutenção do fator negativo para o crescimento.

O pediatra ou o hebiatra devem estar atentos para estas interações com os familiares. Mais uma vez, o déficit de crescimento notado será proporcional à intensidade do processo, à duração do mesmo e à fase de crescimento em que ocorre.

BE SECUNDÁRIA ÀS DOENÇA RESPIRATÓRIA

As causas do déficit de crescimento associadas às doenças respiratórias incluem diversas situações que podem comprometer os vários segmentos deste aparelho.

A obstrução mecânica das vias aéreas superiores, como a que ocorre na hipertrofia de adenóide, pode comprometer o crescimento, por mecanismos que envolvem a diminuição da oxigenação tecidual, a diminuição dos níveis de hormônio do crescimento que são secretados (associada à síndrome da apnéia do sono) e o gasto energético desencadeado pelo estresse e pela atividade muscular associados.

Doenças de etiologia alérgica, como a asma e a rinite, podem comprometer o crescimento na dependência da intensidade dos sintomas, da terapêutica utilizada, do grau de comprometimento da aceitação alimentar e dos gastos energéticos com esforço extra e por interação metabólica com os níveis de hormônio de crescimento secretados que, mesmo em situações não tão graves, podem estar comprometidos.

As doenças de caráter infeccioso podem associar as características anteriormente citadas a gastos energéticos aumentados em função do agente etiológico/gravidade envolvido e do consumo das reservas da criança/adolescente; em algumas etiologias, como a tuberculose, por exemplo, a intensa diminuição do apetite acentua a velocidade de progressão da doença e podem comprometer ainda mais o crescimento.

Nestes casos, a interação dos mecanismos desencadeantes, como a hipóxia crônica (pneumopatia de repetição bronquiectasias, fibrose cística), a alteração da secreção do hormônio do crescimento (apnéia do sono, asma), a secreção de catecolaminas e costicosteróides (estresse infeccioso), os distúrbios nutricionais e mesmo a terapêutica indicada para a situação poderão comprometer de modo sinérgico o processo de crescimento.

BE SECUNDÁRIA À DOENÇA CARDIOVASCULAR

Associada, ou não, a doenças do aparelho respiratório, as doenças cardiovasculares podem comprometer o crescimento por mecanismos semelhantes àqueles descritos anteriormente (anoxia e má perfusão tecidual, anorexia, inapetência, distúrbios metabólicos, modificações na secreção hormonal, entre outras).

A intensidade do processo associada ao grau de restrição da movimentação imposta pela condição de base e conseqüente diminuição da eficiência hemodinâmica e da perfusão tecidual podem comprometer os mecanismos de nutrição tecidual desencadeando, entre outros processos, a diminuição do ritmo de crescimento. Aliada a esta característica, a estase vascular com o aparecimento de edema pode dificultar os mecanismos de absorção intestinal, agravando o processo de desnutrição.

As cardiopatias, quando bem equilibradas ou corrigidas com êxito, podem representar menores dificuldades para o processo de crescimento; o indivíduo acometido pela condição pode, por sua vez, apresentar menor comprometimento dos indicadores de crescimento, quando comparados aos índices esperados, segundo o gênero e a idade.

BE ASSOCIADA ÀS DOENÇA RENAL

As nefropatias representam importantes agravos para a saúde do indivíduo; geralmente associadas a intensas limitações orgânicas, restrições alimentares e peculiaridades metabólicas, por vezes, o processo de crescimento irá representar todas estas condições, com diminuição proporcional à gravidade da doença.

Em lactentes, o menor ganho ponderal pode ser um sinal indicador de infecção do trato urinário, sem que outros sinais e sintomas possam ser diagnosticados; geralmente, estes indivíduos apresentam comprometimento da ingestão ou recusa alimentar que, associados a maiores gastos energéticos decorrentes do processo infeccioso, irão contribuir para o menor ganho ponderal.

Situações mais graves, associadas a diferentes graus de insuficiência da função renal, comprometem de modo mais intenso os indicadores antropométricos.

Quando de modo agudo, as doenças podem provocar aumento do peso, devido à presença de edema decorrente do comprometimento da regulação hidroeletrolítica. Também existe menor capacidade metabólica envolvendo proteínas, de modo que dietas restritivas acompanham a orientação terapêutica medicamentosa, geralmente associada ao uso de costicosteróides. Estas duas características comprometem de forma sinérgica o processo de crescimento; a primeira, por diminuir o substrato para a formação de hormônios e outras substâncias envolvidas com o crescimento, a segunda, em função do potencial efeito sobre a maturação orgânica, acelerando o fechamento das cartilagens de crescimento. A estes efeitos estão acrescidos o aumento das necessidades energéticas e a inapetência decorrente da infecção.

Esta condição poderá se manter e passar a ser considerada como crônica.

Quando crônicas, as doenças renais costumam comprometer não apenas o ganho ponderal como também estatural, proporcionalmente à intensidade do processo e à fase de crescimento em que ocorre.

Algumas das terapêuticas disponíveis e descritas na literatura, como a utilização de hormônios (do crescimento) e a eritropoetina, por exemplo, visam a melhorar o perfil metabólico (diminuir o catabolismo e corrigir a anemia, por exemplo), e, como reflexo, podem-se observar melhoras nos indicadores antropométricos.

BE SECUNDÁRIA ÀS DOENÇAS DO TECIDO ÓSSEO E MUSCULAR

A saúde do sistema musculoesquelético interfere de modo direto na estatura final de um indivíduo; deformidades, assimetrias e má postura podem, ao comprometer o correto posicionamento corporal, impedir o indivíduo a atingir a estatura real.

Existem doenças de caráter genético que representam importante fator limitador do crescimento e, geralmente, estão associadas a deformidades que caracterizam a condição (acondroplasia, osteogênese imperfeita, entre outras).

Outras situações são decorrentes de má postura e podem agravar a situação preexistente (baixa estatura familiar, por exemplo), ou comprometer o ritmo de crescimento esperado (báscula de bacia, escoliose juvenil, fraturas comprometendo a cartilagem de crescimento, entre outras).

O aumento de peso pode, ao provocar sobrecarga para o sistema musculoesquelético que se deforma (*genu* valgo, pés planos e má postura) diminui a estatura medida. Nestes casos, a orientação alimentar visando a perda de peso e a adequada orientação da prática de atividade física para a correção da postura são suficientes para promover a recuperação de alguns centímetros.

Outras doenças que comprometem os tecidos muscular e articular (artrite reumatóide) modificam a postura, desencadeada muitas vezes por posição antálgica, e comprometem o correto posicionamento de membros que diminuem a tomada da medida e, conseqüentemente, a estatura final.

BE SECUNDÁRIA À DOENÇA ALÉRGICA

Muitas situações associam o déficit de crescimento por processos alérgicos a diversas sintomatologias. Por muito tempo o comprometimento do crescimento observado entre indivíduos portadores destas doenças esteve atribuído ao comprometimento da função respiratória (associado à intensidade do processo) ou ao uso de drogas que interferiam no processo de maturação orgânica (corticosteróides), acelerando a fusão da cartilagem de crescimento e limitando a expressão do potencial.

Contudo, dados recentes demonstram que o comprometimento do crescimento está associado a menor secreção do hormônio do crescimento, que pode ser decorrente da interferência de mediadores da resposta alérgica.

Assim, poderia ser explicado o comprometimento do crescimento definido em indivíduos portadores de condição alérgica, oligossintomáticos.

Contudo, nestes casos, fica difícil estabelecer indicadores de correlação pela dificuldade em se definir o potencial de crescimento em cada um dos casos.

BE SECUNDÁRIA ÀS DOENÇAS METABÓLICAS

Doenças associadas a erros inatos do metabolismo, envolvendo carboidratos, lipídios ou aminoácidos estão relacionadas com o crescimento deficiente por mecanismos diretamente desencadeados pelo metabolismo alterado, pelo comprometimento da homeostasia e de tecidos específicos (mucopolissacaridoses, lipidoses, aminoacidopatias, entre outras), como os pulmões, sistema nervoso central e fígado, sendo agravadas pelos distúrbios nutricionais associados.

Outro problema diz respeito ao diagnóstico que, por vezes, pode ocorrer quando as repercussões já estão adiantadas e o comprometimento do crescimento instalado (fenilcetonúria, por exemplo).

Por outro lado, a dificuldade e o custo de dietas especiais que atendam as restrições impostas pela condição dificultam adequar a oferta de nutrientes às necessidades específicas de cada situação.

Como conseqüência, as características tornam-se sinérgicas e o comprometimento do ganho pôndero-estatural, bem como a modificação de algum outro parâmetro antropométrico, são a expressão desta interação.

É importante considerar estas doenças, sempre que o ritmo de crescimento mostrar menores ganhos do que os esperados, e outras condições mais freqüentes ou peculiares (modificação do cheiro do suor, urina ou hálito) estiverem presentes.

BE SECUNDÁRIA À DOENÇA DO SISTEMA NERVOSO CENTRAL

O sistema nervoso central mantém importante papel no processo de crescimento devido à integração de regiões específicas (hipotálamo, hipocampo, entre outros) e ao controle da secreção hormonal, com o controle motor, sua relação com a percepção e resposta aos estímulos do meio ambiente.

Deste modo, podem-se entender os mecanismos envolvidos em situações como a paralisia cerebral (anóxia perinatal), doenças neurodegenerativas (metabólicas ou genéticas) e as seqüelas de infecciosos ou traumáticos. É importante ressaltar a influência da adequação nutricional como agente modificador do déficit de crescimento esperado.

Por vezes, atribui-se, à medicação utilizada (anticonvulsivantes, por exemplo), o papel positivo no comprometimento do crescimento; esta interação pode ocorrer por modificação dos sítios de controle da secreção hormonal.

CONCLUSÃO

Potencialmente, todas as doenças orgânicas podem vir a acometer o processo de crescimento. A repercussão será proporcional à intensidade e à duração do processo e irá depender da fase de crescimento em que incide.

Contudo, ainda não se pode definir, com precisão, quais seriam as características antropométricas de um indivíduo adulto.

Deste modo, a correlação entre o esperado e o observado pode não refletir o seu potencial genético, embora os indicadores utilizados não identifiquem esta diferença.

O conhecimento das características das curvas para se calcular os índices de adequação é fundamental para o diagnóstico adequado; este conhecimento deverá ser acrescido da história familiar e da velocidade de crescimento que vêm sendo observadas.

REFERÊNCIAS BIBLIOGRÁFICAS

1. National Center for Healthy Statistics. *Growth charts.* Rockville, Maryland National Center for Health Statistics. http://www.cdc.gov/nchs/growthcharts
2. Gorstein J, Sullivan K, Yip R, Onis M, Trowbridge F, Fajans P, et al. Issues in the assessment of nutritional status using anthropometry. *Bull World Health Organ* 1994;72(2):273-83.
3. Frisancho AR. *Anthropometric standards for the assessment of growth and nutritional status.* The University of Michigan Press, 1993. 189p.
4. WHO. World Health Organization. *Physical status: the use and interpretation of anthropometry.* Report of a WHO expert committee. Technical report series 854. Geneva, 1985.
5. Cusminsky M, Lejarraga H, Mercer R, Maetell M, Fescina R. *Manual de crecimiento y desarrollo del niño.* 2ª ed. Organización Panamericana de la salud. Washington, D.C.: Organización Mundial de la Salud, 1993. 226p.
6. Organização Pan-Americana da Saúde. *Vigilância do crescimento e do desenvolvimento da criança.* Curso integrado de saúde materno-infantil. Caderno técnico nº 18. Washington, D.C. 1991. 60p.
7. World Health Organization. *WHO Expert Committee on Physical Status: The use and interpretation of anthropometry.* WHO technical Report Series 854 – Geneve, 1995. 452 p.
8. Lifshitz F, Moses-Hinch N, Lifshitz JZ. How to measure children's nutrition. In: Lifshitz F, Moses-Hinch N, Lifshitz JZ, ed. *Children's Nutrition.* Boston: Jones and Bartlett Publishers, 1991. p. 111.
9. Lopes LA, Azevedo TCG, Vitalle MSS, Torre LPG, Moraes DEB, Fisberg M. Deficiência do crescimento: características antropométricas de crianças e de seus pais, em atendimento ambulatorial. *Rev Paul Pediatr* 1993;10(39):115-23.
10. Nóbrega FJ, Spínola-Castro AM. Distúrbios do crescimento: conceito e classificação. In: Nóbrega FJ. *Clínica pediátrica.* Rio de Janeiro: Guanabara Koogan, 1987.
11. Ranke MB, Aronson AS. Adult height in children with contitutional short stature. *Acta Pediatritr Scand* 1991;(Suppl 362):27-31.
12. Golden MHN. The nature of nutritional deficiency in relation to growth failure and poverty. *Acta Paediatr Scand* 1991;(Suppl 374):95-110.
13. Crane JP, Kopta MM. Comparative newborn anthropometric data in symmetric versus asymmetric intrauterine growth retardation. *Am J Obst Gynecol* 1980;138:518-22.
14. Low JA, Galbraith RS, Muir D, Killen H, Pater B, Karchmar J. Intrauterine growth retardation: A study of long-term morbidity. *Am J Obstet Gynecol* 1982;142:670-7.
15. Nóbrega FJ, Brasil ALD, Vítolo MR, Ancona Lopez F, Lopes LA. Influência do peso ao nascimento e de variáveis maternas na determinação da estatura em crianças. *J Pediatr* 1991;67(5/6):163-7.
16. Dagnelie PC, van Staveren WA, Hautvast JGJA. Stunting and nutrient deficiencies in children on alternative diets. *Acta Paediatr Scand Suppl* 1991;374:111-8.
17. Martins AM. Genética do crescimento. *ARS CVRANDI* 1993;26:32-36.
18. Mueller WH, Malina RM. Genetic and environmental influences on growth of Philadelphia Black and White schoolchildren. *Ann Hum Biol* 1980;7(5):441-48.
19. Preece MA, Law CM, Davies PSW. The growth of children with chronic paediatric disease. *Baillières Clin Endocrinol Met* 1986;15(3):453-77.

Capítulo

59

Atendimento Interprofissional

Luiz Anderson Lopes
Christianne Freitas Lima Nascimento
Daniella Maia Mazzaferro

O processo de crescimento, quando acompanhado de forma sistemática e adequada para a idade, expressa informações relevantes quanto à saúde do indivíduo e, seguindo padrões socioculturais vigentes (muitas vezes idealizados), pode dar origem a preocupações de ordem física ou emocional, tanto para a criança/adolescente quanto para seus familiares; os distúrbios do crescimento, particularmente aqueles que cursam com déficits pôndero-estaturais, são queixas freqüentes em consultórios.

Nestas condições, os diagnósticos etiológicos podem envolver diversos sistemas do organismo, sendo pouco comum encontrar causas isoladas. Deste modo, a participação de especialistas em cada uma das áreas envolvidas faz-se necessária para promover o atendimento global à condição e, muitas vezes, estender também aos familiares.

Em nosso meio, prevalecem os fatores constitucionais e/ou familiares associados à menor estatura, não sendo diagnosticada a condição orgânica determinante do déficit de crescimento; as demais condições de doença associadas ao déficit de crescimento (genéticas, hormonais e secundárias a outras condições orgânicas) são diagnosticadas em menor freqüência.[1-3]

Por apresentar diversos fatores envolvidos com a condição, os déficits de crescimento implicam em diferentes níveis de ansiedade e expectativas, tanto para o indivíduo portador da condição quanto para os seus familiares, sendo que estes aspectos devem ser incluídos na programação do atendimento a ser oferecido.

O aspecto social da estatura representa um dos principais motivos da procura pela assistência e intervenção médicas, e gera expectativas que se associam, em grande parte, a iatrogenias de menor ou maior gravidade, decorrente do uso de medicamentos na tentativa de se atender ao padrão idealizado de se aumentar alguns centímetros.

Outras vezes, a idéia corrente de que certos exercícios físicos, de concepção puramente associativa, venham a promover o processo de crescimento, impõe aos indivíduos em crescimento carga de trabalho muito aumentada, de modo que pode ter efeito antagônico ao buscado, principalmente quando não-orientado, segundo características individuais.

Os agravos de ordem nutricional, principalmente em países em desenvolvimento e também naqueles que passam por processo de transição nutricional, apresentam elevada prevalência entre os casos de déficit de crescimento. Em nossa experiência, detectamos déficit alimentar (qualitativos/quantitativos) em 87% dos casos avaliados.[4]

Deste modo, não apenas a intervenção com a finalidade de definir o diagnóstico etiológico do déficit de crescimento, como também planejar a intervenção a ser realizada, deve incluir a atuação interdisciplinar de profissionais com treinamento específico para o atendimento e que tragam para o grupo envolvido dados de relevância de cada um dos casos.

ATENDIMENTO INTERDISCIPLINAR

O atendimento interdisciplinar nos casos de déficit do crescimento mostra-se cada vez mais adequado, tanto para as crianças/adolescentes quanto para os profissionais envolvidos. Deste modo, aspectos característicos de cada área são abordados de forma objetiva e abrangente, possibilitando a discussão dos pontos em conjunto, promovendo assim maior integração durante as fases de diagnóstico e planejamento da intervenção.

Para maior êxito neste tipo de atendimento, é necessário que a equipe de especialistas apresente/desenvolva afinidades, coordenando as atividades entre seus integrantes e a identificação com os problemas relacionados com o crescimento, de modo que não se fragmente o atendimento.

É necessário esforço contínuo no sentido de manter atualizados e reciclados os conhecimentos e os diagnósticos e evitar procedimentos desnecessários que poderão aumentar a ansiedade e as expectativas já características da condição. Temos salientado a importância da realização de exame clínico rigoroso (anamnese, antropometria e exame físico) para a avaliação dos distúrbios do crescimento e orientado a realização de exames subsidiários após análise criteriosa dos achados. A investigação laboratorial padronizada e abrangente, realizada como rotina de investigação, não se justifica, devendo ser orientados apenas os exames necessários para o esclarecimento de condição definida por exame clínico e dados coletados, pelos demais especialistas, após a discussão em conjunto.

A equipe idealmente definida para atuar no ambulatório de distúrbios do crescimento deverá ser composta por assistente social, nutricionista, pediatra e psicóloga e dispor de orientação, intervenção de dentistas, fonoaudiólogos, pedagogos, professores de educação física e outros especialistas que se fizerem necessários, configurando o grupo de apoio à condição.

Em função dos diversos fatores associados à condição, deve-se buscar a definição de um forte vínculo com a criança/adolescente e seus familiares, evitando-se assim a limitação do atendimento, em cada uma das fases. Para tanto, pode-se procurar definir, por critérios próprios, um dos profissionais da equipe para promover a maior integração entre os clientes e seus familiares com a equipe interdisciplinar, se responsabilizando pela transmissão das orientações a serem desenvolvidas.

Neste aspecto, já durante a primeira consulta, é imprescindível que as informações, quanto à forma de atendimento e quanto ao tempo necessário para que o diagnóstico seja concluído, bem como os exames a serem solicitados, sejam apresentadas de maneira clara e com linguagem adequada, para que possa ser definida, pelos familiares, a possibilidade de permanência no programa de atendimento.

O tempo necessário para a conclusão diagnóstica será definido pela condição desencadeante, em função dos recursos diagnósticos e laboratoriais; na maior parte dos casos de déficit de crescimento, o período mínimo de observação deverá ser o suficiente para a definição da velocidade de crescimento.

ATRIBUIÇÕES DAS ESPECIALIDADES

Assistente social

Espera-se deste profissional não apenas o delineamento de atividades que possam determinar os agravos socioeconômicos e culturais envolvendo as crianças/adolescentes e seu contexto social, como também a definição de recursos ou fontes de referência para os possíveis atendimentos que se fizerem necessários, sendo ressaltados os dados referentes a:

- *Situação econômica:* dados referentes a renda familiar (forma de captação e tipo de trabalho), determinação do chefe da família e como os recursos são distribuídos entre os membros desta.
- *Composição familiar:* número de pessoas na residência, grau de parentesco, função/contribuição de cada um dos integrantes, escolaridade, faixa etária, credo, posição do cliente dentro da estrutura familiar e o ambiente físico do qual compartilha.
- *Situação da família dentro da comunidade:* procura-se definir o perfil socioeconômico e cultural dos integrantes da família, as possíveis repercussões sobre o crescimento da criança/adolescente e os recursos disponíveis para o acompanhamento e tratamento da condição.

Pediatra

O pediatra irá responsabilizar-se pela elaboração do diagnóstico das condições orgânicas associadas ao crescimento deficiente e, em grande parte dos casos, será o responsável pela transmissão dos resultados dos exames e do diagnóstico para o cliente e seus familiares.

Os critérios para o diagnóstico das condições determinantes ou associadas ao déficit de crescimento serão baseados, em sua maioria, em critérios antropométricos e clínicos. Durante a realização da história clínica, a idade que o menor ganho pôndero-estatural começou a ser identificado, o tempo decorrido entre a sensibilização e a procura por avaliação específica são dados importantes para se avaliar a mobilização dos familiares para o problema. Procura-se, nesta fase, estabelecer a existência de qualquer diagnóstico anterior ou tratamento já efetuado, para se compor os dados relevantes quanto ao crescimento.

A verificação de dados de história, que possibilitem a avaliação do crescimento intra-uterino (existência de agravos; ganho de peso e altura maternos), associados aos dados de antropometria ao nascimento devem ser observados com rigor nesta fase.

A presença de doenças em períodos posteriores ao nascimento deve ser relacionada às fases do crescimento em que ocorreram, bem como sua duração e intensidade.

A tomada das medidas antropométricas do cliente e de seus familiares, bem como dados de maturação dos pais (início da puberdade, compleição, peso e altura, doenças de caráter hereditário e o padrão de crescimento) são importantes para o diagnóstico etiológico da condição. Estas medidas e informações deverão ser obtidas de forma rigorosa, obedecendo as normas descritas para cada uma delas, e repetidas em tempos determinados e suficientes para se definir a velocidade de crescimento.

Devem-se realizar:

- Avaliação da estatura: para os menores de 2 anos de idade e para aqueles que ainda não se mantenham na posição ortostática, deve-se avaliar o comprimento, medido com o cliente deitado; para os maiores de 2 anos e para aqueles que se mantenham em pé, preconiza-se a medida da altura.
- Peso: para lactentes, preconiza-se o uso de balança adequada, previamente zerada; para os maiores, preconiza-se o uso da balança de adultos, sempre obtida por técnica adequada.
- Envergadura: para ser determinada a relação envergadura/estatura.
- Segmentos corporais: segmento inferior (SI) e superior (SS) e a relação SS/SI.
- Perímetro cefálico.
- Relação palma/dedo.

Outras medidas poderão ser obtidas para que se esclareça o diagnóstico antropométrico pretendido, o que implica em treinamento do pediatra para reconhecer a condição desencadeante e aplicar a técnica adequada de medida.

Neste ponto, durante a anamnese, deve-se ficar atento para transtornos da alimentação que denotem déficit ou modificação do apetite que possam ser indicativos de carências subclínicas (uso de aditivos alimentares; excesso nos condimentos, entre outros) além de sinais clínicos associados à condição, dados estes que deverão ser discutidos nas reuniões interdisciplinares.

É fundamental comparar os resultados com a evolução do próprio indivíduo, com os dados de referência escolhidos e as características familiares.

Como exame subsidiário, para crianças maiores de 2 anos, deverá ser incluída avaliação da idade óssea (a ser solicitada durante a primeira consulta) e a determinação do pH urinário.

Os demais exames subsidiários deverão ser orientados com base nos resultados da avaliação clínica.

Durante as consultas de retorno, até que se estabeleça o diagnóstico e proposta a intervenção, os dados de evolução e os respectivos ganhos deverão ser observados pela repetição do exame clínico e das medidas antropométricas.

Psicólogos

A baixa estatura, um aspecto do crescimento e do desenvolvimento, ao ser relacionada com a desnutrição e os distúrbios nutricionais, emerge como um fator complexo e multicarencial. Neste sentido, como sugerem alguns estudiosos dessa área, o processo de crescimento liga-se a fatores hormonais, nutricionais, genéticos, ambientais, sociais, psicológicos e familiares.

A criança é um ser com potencial para crescer e desenvolver-se, porém necessita de um ambiente adequado para amadurecer todas as suas potencialidades genéticas. A existência de uma família que promova as necessidades biológicas e afetivas é uma condição básica para o crescimento e o desenvolvimento normais. Famílias com conflitos parentais e mães mais estressadas psicologicamente influenciam as condições de saúde da criança.[5]

Dentro desta perspectiva, não podemos deixar de valorizar o papel dos pais. O bebê, no início de sua vida, é um ser completamente indefeso e dependente, que só com a existência de um ambiente facilitador, que amplie suas potencialidades e sirva de modelo de relacionamentos posteriores, irá conseguir sua individuação.[6]

Em estudo de Altemeier *et al.*[7] foram acompanhadas, prospectivamente, gestantes até o nascimento das crianças. Após o nascimento, 15 crianças foram diagnosticadas como portadoras de "falhas para crescer" e 86 selecionadas como controles. Os autores realizaram entrevistas com todas as mães e constataram que os fatores estressantes gestacionais se associaram significantemente ao grupo com atraso de crescimento. Tais fatores eram o número de discussões, separação dos pais das crianças e reconciliações com seus familiares. O estudo observou uma associação significante com o desemprego paterno durante a gestação, denotando que essas famílias já tinham dificuldades financeiras nessa ocasião. No estudo de Falcone[8], ao agrupar os conflitos conjugais, a falta de apoio familiar e a separação do parceiro, ocorridos durante a gestação, observou-se que esses estavam relacionados significantemente com o déficit de crescimento. Assim, o desamparo emocional sentido pelas mães pode ter prejudicado a sensibilidade materna com relação ao filho durante a gestação, o que pode ter-se expandido até o nascimento.

O crescimento e o desenvolvimento da criança dependem das características e dos comportamentos da própria criança e da mãe, em que o comportamento de um influenciará no do outro. A criança bem nutrida é mais ativa e explora melhor o ambiente, tendo maior habilidade social e emocional, obtendo maior interação com seus pais e conseqüentemente recebendo mais alimentos. A mãe que se preocupa com a alimentação adequada da criança tende a promover-lhe situações psicológicas mais estimulantes. Mães que demonstram comportamentos disfuncionais durante a alimentação também o são em outras situações. Desta forma, a melhor interação entre a criança e a mãe resulta em melhor estado nutricional.

Para Nóbrega e Campos[9] a baixa estatura resulta da ausência de afeto materno, além da privação alimentar no início da vida da criança. À medida que a criança é privada de afeto, podem surgir dificuldades relacionadas com a alimentação, que se intensificam, comprometendo a estatura. Por trás da dificuldade de expressar afeto ao filho, sabemos que há uma variedade de causas: a história materna com seus próprios pais, a saúde mental materna, as relações familiares marcadas por sofrimento e frustrações, as dificuldades socioeconômicas, as insatisfações pessoais e conjugais, entre outras.

A mãe e o filho também devem ser entendidos como parte de uma família. Alguns estudos fazem referência à dinâmica familiar na gênese do distúrbio de crescimento, como o de Drotar[10] que conclui que as influências familiares no estado nutricional da criança não se restringem somente aos efeitos da disponibilidade dos alimentos, mas aos modelos de relacionamentos familiares, como as crises e as desorganizações presentes entre os membros familiares. Assim, o padrão disfuncional de relacionamento familiar leva a dificuldades alimentares e conflitos na hora da alimentação, o que pode resultar em ingestão calórica inadequada. Refere-se à qualidade da interação materna que é, sem dúvida, muito importante quando se fala do crescimento da criança, mas que ela não se dá no vácuo, e sofre influência direta do contexto familiar que se agrava com a pobreza. Assim, este autor afirma que os conflitos familiares, bem como o apoio emocional recebido de seus familiares (esposo e pais), influenciarão na qualidade da sensibilidade materna, podendo agir negativa ou positivamente no crescimento da criança.

Falcone,[8] em seu estudo, conclui que a estrutura psíquica materna e a qualidade do suporte emocional representado pela família são fatores importantes e estão relacionados com o comprometimento estatural de escolares de baixa renda na cidade de São Paulo. No que se refere à relação mãe/filho, sugere que no período de lactente, a ausência do convívio da mãe com a criança indicou tendência à associação com déficit de crescimento. A análise dos sentimentos de insatisfação conjugal e as atitudes passivas apresentadas pelos cuidadores das crianças revelaram que no contexto atual esses fatores se mostram associados aos déficits de crescimento.

A partir do que foi descrito para o tratamento de crianças com distúrbios de crescimento, torna-se fundamental conhecer a relação mãe/filho, a saúde mental da mãe e os recursos cognitivos da criança.

ATRIBUIÇÕES DO PSICÓLOGO

Após o atendimento clínico, com diagnóstico de baixa estatura de causa nutricional, e antes do atendimento nutricional, mãe e criança são encaminhadas à psicóloga.

São realizados, em média, quatro encontros com a finalidade de avaliar o vínculo mãe/filho, a saúde mental materna e o desenvolvimento da criança ou suas funções cognitivas. No último encontro é feita a devolutiva à dupla mãe/criança.

Por meio de instrumento de avaliação de vínculo[9] são coletados dados referentes à história materna: seu relacionamento com os próprios pais e sua infância, gestação e pós-parto, sua vida no plano pessoal, conjugal, familiar e profissional. Aplica-se, à mãe, Questionário de Auto-informação (SRQ), instrumento de triagem de distúrbios mentais, que identifica distúrbios não-psicóticos na comunidade.[11] Pesquisam-se também dados referentes à criança, seu desenvolvimento, aprendizagem e comportamento. O pai, em geral, é solicitado a participar, porém não é comum comparecer ao atendimento psicológico.

Utiliza-se o Teste de Desenvolvimento Denver[12] com as crianças até 5 anos de idade, para conhecer seu desenvolvimento nas áreas de linguagem, motora e social-pessoal e o teste de nível intelectual WISC[13] com as crianças maiores, avaliando suas funções cognitivas.

Por meio das entrevistas e atividades com a criança, é possível conhecer o vínculo mãe/filho estabelecido, o estado emocional materno e o desenvolvimento psicomotor e recursos cognitivos da criança. Quando os dados obtidos não são suficientes para o diagnóstico, outros recursos são utilizados com ambos. Entre eles, utilização de testes projetivos com a criança, encaminhamentos para profissionais da equipe de apoio e/ou novas entrevistas.

Elaborado o diagnóstico e discutido com a equipe, o procedimento seguinte é a intervenção, que na área psicológica se faz por meio de orientações. Estas se referem aos problemas encontrados durante os encontros com a mãe e a criança, que possam interferir no crescimento e no desenvolvimento da criança. Entre eles, podem ser citados a falta de estimulação, que gera empobrecimento cognitivo e afetivo da criança, a superproteção e os conflitos emocionais maternos que interferem no relacionamento com o filho. Caso verifique necessidade de tratamento por outros profissionais, mãe e/ou criança são encaminhadas. Algumas mães são sensibilizadas a realizar tratamento psicológico ou psiquiátrico, realizados em centros especializados.

Em nossa experiência, muitas mães, vítimas de violência doméstica e/ou com problemas relacionados com a pensão alimentícia para os filhos e/ou economicamente muito carentes são atendidas pela assistente social, muitas vezes, em conjunto com a psicóloga, que as orienta e encaminha-as para os recursos existentes na comunidade ou fora dela. Quando necessário, os demais filhos também deverão ser encaminhados. Há preocupação em acolhê-las e encaminhá-las para serviços de proteção e atenção à mulher.

NUTRICIONISTA

Durante a primeira consulta, pediatra e nutricionista devem realizar a antropometria e estabelecer o diagnóstico da condição nutricional. Para a definição do estado nutricional, deverão ser acrescidos os dados de exame físico e de ingestão alimentar.

Deixa-se para aplicar os inquéritos de investigação do consumo alimentar na segunda consulta, com vistas a não interferir na observação dos aspectos psicológicos associados à condição e decorrentes de informações dirigidas à mãe/cliente.

O atendimento nutricional deverá ser realizado com a presença da mãe (ou responsável) e da criança.

São necessários, em média, quatro atendimentos de nutrição, com a finalidade de avaliar a adesão ao tratamento e se as propostas de intervenção foram seguidas.

São realizados inquérito de freqüência de consumo de alimentos e recordatório habitual de consumo de alimentos.[14,15] A avaliação dos inquéritos é realizada de acordo com a adequação da pirâmide alimentar infantil.[16,17] Esses instrumentos são muito importantes para conhecimento dos hábitos alimentares da criança e da família, embora, subjetivos, pois dependem das informações passadas pela mãe e pela criança e não resultante de observação direta.

A presença de outros familiares ou informações coletadas junto aos cuidadores da criança/adolescente deverão ser solicitadas, em alguns casos, no intuito de verificarmos se as mudanças propostas estão sendo feitas pela família, pois a adesão ao tratamento depende, principalmente, da família do cliente.

Outra questão importante são os atendimentos em conjunto tanto com o pediatra quanto com a psicóloga, pois conseguimos verificar, na maioria das vezes, quais as implicações das orientações sobre o tratamento e as melhoras/ajustes possíveis.

O trabalho de educação nutricional é contínuo, e, muitas vezes, o seguimento do tratamento acontece por meio de conversas e propostas lúdicas com a criança e sua mãe, para que ambas compreendam o que significa alimentação saudável.

Grupo de apoio

Durante as discussões do grupo interdisciplinar se pretende maior habilitação dos profissionais envolvidos com o diagnóstico e o tratamento dos distúrbios do crescimento, além da definição de critérios que venham a favorecer o prognóstico da condição diagnosticada. Com este objetivo, pode vir a ser necessária a participação de outros profissionais, de outras especialidades, sendo desejável que esta intervenção seja realizada no mesmo nível da desenvolvida pelo grupo, possibilitando, assim, a discussão dos pontos relevantes da análise realizada bem como a intervenção proposta.

Pela freqüência com que os problemas são referidos, faz-se necessária a correta orientação de especialistas para a prática de esportes (professores de educação física), na dificuldade escolar (pedagogos e psicopedagogos) e nos sistemas que apresentem sinais de doença, mas que podem ser modificados pelas observações dos outros profissionais envolvidos.

Fluxo de atendimento

Para que as atividades possam ser executadas de forma coordenada, alguns aspectos do atendimento poderão ser definidos para que os dados coletados não se modifiquem pelas observações dos profissionais envolvidos.

O fluxograma, apresentado a seguir, e o cronograma de atendimento deverão ser suficientes para absorver os casos novos, bem como os retornos, facilitando o ingresso das situações definidas como prioridades, sem manter, contudo, um perfil imutável.

Durante o atendimento inicial (triagem) quando os pacientes são encaminhados ou iniciam a avaliação, o pediatra e o nutricionista deverão confirmar a situação do crescimento que deu origem à queixa por meio da antropometria; os exames definidos pela história e os habituais (idade óssea e urina) deverão ser solicitados, bem como o preenchimento do inquérito alimentar definido pelo grupo.

A seguir o cliente e seus familiares deverão ser encaminhados para a avaliação psicológica; este contato visa a diminuir a influência das orientações/observações realizadas pelo pediatra e pelo nutricionista, que poderiam modificar os dados a serem coletados pela psicóloga.

Durante a primeira consulta, todos os dados antropométricos deverão ser repetidos; agora, incluindo os familiares e os resultados dos exames avaliados. Deve-se realizar exame físico rigoroso quando se formular a hipótese diagnóstica inicial e os exames subsidiários que se fizerem necessários forem completados. Nesta ocasião, a nutricionista deverá recolher os formulários do inquérito alimentar, confirmar os dados anotados (mãe e criança) e proceder as orientações necessárias. A seguir, o cliente deverá ser encaminhado para a psicóloga, que deverá realizar os testes/avaliações necessárias, e iniciar a orientação/encaminhamento específica.

No segundo retorno, o cliente deverá ser encaminhado para a assistente social para as definições e encaminhamentos possíveis e necessários, enquanto os demais profissionais envolvidos repetem as avaliações com vistas à definição da evolução apresentada.

Para os clientes portadores de baixa estatura ($BE < -2\ Z$), e aqueles com idade inferior a 2 anos, preconizam-se retornos a cada 2 meses, até que o diagnóstico definitivo seja definido. Para aqueles com estatura em zona de vigilância do crescimento para baixa estatura ($-2\ z < ZVC < -1{,}5\ Z$) os retornos podem ser ampliados para 6 meses, desde que não ocorram diminuição ou parada do crescimento, diagnosticadas pela velocidade de crescimento calculada.

No Quadro 59-1, apresenta-se o fluxograma discutido.

Quadro 59-1. Fluxograma de atendimento no déficit de crescimento

Pacientes encaminhados	
Pediatras	
(Peso; estatura; padrão de crescimento)	
Confirmado BE ou ZVC	*Não confirmado BE ou ZVC*
Agendamento da primeira consulta	Alta ou encaminhamento a outro
Solicitar Rx e idade óssea	Ambulatório
Solicitar inquérito alimentar	
Encaminhar avaliação psicológica	
Primeira consulta	
Pediatra	*Exame físico completo*
	Antropometria
	Interpretação dos exames solicitados
	Velocidade de crescimento
	Hipótese diagnóstica inicial
	Agendar retorno
	BE: 2 meses
	ZVC-BE: 6 meses
Nutricionista	*Anamnese alimentar*
	Inquérito alimentar (recebe e confere as informações)
	Orientação nutricional
	Educação nutricional
	Marcar retornos
Psicólogas	*Segunda entrevista psicológica*
	Aplicação dos testes
	Marcar retornos
Retornos	
Pediatra	*Antropometria*
	Interpretação dos exames solicitados
	Diagnosticar intercorrências
	Determinação da velocidade de crescimento
	Confirmar diagnóstico inicial
	Receber e interpretar os pareceres das demais especialidades
	Agendar retornos
Nutricionista	*Orientação nutricional*
	Educação nutricional
	Marcar retornos
Assistente social	*Anamnese socioeconômica*
	Auxílio/orientações
Grupo de apoio	Parecer e discussão das observações/condutas junto ao grupo

REFERÊNCIAS BIBLIOGRÁFICAS

1. Vitalle MSS, Lopes LA, Moraes DEB, de La Torre LPG, Azevedo TCG, Andrade TM, et al. Diagnóstico da baixa estatura. *Ars Cvrandi* 1993;26:42-46.
2. Porto MAS, Mariz CNG, Mello ALS, Brasil RMC, Santos, GLM, Castilho C, et al. Etiologia da baixa estatura na infância. *Clin Pediatr* 1986;10:52-4.
3. Colli AS, Carvalheiro CA, Lima IN, Taku IM, Saito MI, Paro MJ, et al. Atendimento de adolescentes. In: Setian N, Colli AS, Marcondes E. *Adolescência*. São Paulo: Sarvier, 1979. p. 99-106.
4. Lopes LA, Vitalle MSS, Azevedo TCG, de La Torre LPFG, Moraes DEB, Fisberg M. Deficiência do crescimento. Características antropométricas de crianças e de seus pais, em atendimento ambulatorial. *Rev Paul Pediatr* 1992;10:119-23.
5. Drotar D. Relating parent and family functioning to the psychological adjustment of children with chronic health conditions: what have we learned? What do we need to know? *J Pediatr Psychol* 1997;22(3):329-44.
6. Stern DN. *O mundo interpessoal do bebê: uma visão a partir da psicanálise e da psicologia do desenvolvimento.* Porto Alegre: Artes Médicas, 1992.
7. Altemeier WA, O'Connor SM, Sherrod KB, Vietze PM. Prospective study of antecedents for monorganic failure to thrive. *J Pediatr* 1985;106:360-365.
8. Falcone VM. Disfunção familiar e baixa estatura em escolares da rede pública de ensino de São Paulo: estudo de caso-controle. *Tese de Mestrado, Universidade Federal de São Paulo.* Escola Paulista de Medicina. Programa de Pós-Graduação em Nutrição, 2002.
9. Nóbrega FJ, Campos ALR, Nascimento CFL. *Distúrbios nutricionais e fraco vínculo mãe e filho.* 2ed. Rio de Janeiro: Revinter, 2000.
10. Drotar D. The family context of nonorganic failure to thrive. *American Journal of Orthopsychiatry* 1991;61(1):23-34.
11. World Health Organization. *A User's Guide to the Self Reporting Questionnaire* (SRQ), WHO/MNH/PSF/98.1. WHO, Geneva, 1994.
12. Frankenburg KW, Dodds J, Archer P, Bresnick B et al., 1990. *Denver II: Technical Manual and Training Manual.* Denver: Denver Developmental Materials Inc.
13. WISC Frankenburg WK, Dodds J, Archer P, Shapiro H, Bresnick B. The Denver II: a major revision and restandardization of the Denver Developmental Screening Test. *Pediatrics* 1992;89:91-97.
14. Salvo VLMA, Gimeno SGA. Reprodutibilidade e validade de questionário de freqüência de consumo de alimentos. *Rev Saúde Pública* 2002;36(4):505-12.
15. Colucci ACA, Philippi ST, Slater B. Desenvolvimento de um questionário de freqüência alimentar para avaliação do consumo alimentar de crianças de 2 a 5 anos de idade. *Rev Bras Epidemiol* 2004;7(4):393-401.
16. Philippi ST, Ribeiro LC, Latterza AR, Cruz ATR. Pirâmide alimentar adaptada: guia para escolha dos alimentos. *Rev Nutr* 1999;12(1):65-80.
17. Philippi ST, Fisberg RM, Cruz ATR, Colucci ACA. Pirâmide alimentar infantil. In: *Anais do 5º Congresso Nacional da Sociedade Brasileira de Alimentação e Nutrição,* 1999; São Paulo. São Paulo: Sociedade Brasileira de Alimentação e Nutrição, 1999. p. 186.

Capítulo 60

Tratamento

Luiz Anderson Lopes
Maria Sylvia de Souza Vitalle

O déficit de crescimento, de etiologia multifatorial, deve ser avaliado e tratado tendo em vista as características antropométricas coletadas, o perfil psicológico das crianças e de seus familiares acrescidos segundo os resultados dos exames laboratoriais que se fizerem necessários.

Deste modo, procura-se iniciar de modo mais precoce a investigação etiológica do processo e dar início ao tratamento adequado.

Observando crianças atendidas em ambulatório da especialidade, nota-se que a média de idade das crianças que iniciam o processo de investigação está próxima aos 7 anos. Contudo, ao se investigar a idade em que o déficit de crescimento havia sido percebido, a média de idade foi de 4 anos (idade em que as mães são sensibilizadas pelo contato com outras crianças colegas de seus filhos na pré-escola).

Esta sensibilização nem sempre é acompanhada pela procura por avaliação da situação devido à crendice popular de que, pais de menor estatura deverão ter filhos também de menor estatura.

Esta assertiva apenas posterga a correta orientação de distúrbios que, por vezes, estão presentes também na história dos pais e, ao se repetirem para os seus filhos, acabam acentuando/desencadeando o déficit de crescimento.

Nos casos diagnosticados como déficit de crescimento de causa familiar, não temos doença orgânica a ser tratada; contudo, devido aos aspectos psicológicos associados, caracteriza-se a baixa estatura (E/I menor que –2 escores Z) como sendo uma doença social.

Temos preconizado retornos bimestrais para o controle da velocidade de crescimento, até que seja definido o diagnóstico suspeitado, além da orientação alimentar e do apoio psicológico aos clientes e a seus familiares. Interessante notar que a maior parte das crianças, maiores de 7 anos, quando perguntadas sobre o motivo de terem sido trazidas à consulta em ambulatório de crescimento, não conheciam a razão; contudo, suas mães não apenas referiam o motivo como citavam o tipo de tratamento esperado, na maior parte das vezes não-indicado para a condição diagnosticada. Estas características definem a ansiedade que a condição desencadeia entre os familiares e o grau de expectativas depositadas no tratamento.

Nos casos diagnosticados como atraso constitucional do crescimento, a condição "déficit de crescimento" é transitória e apresenta bom prognóstico. É necessária a correção de distúrbios nutricionais e a orientação familiar no sentido de diminuir as expectativas e ansiedades geradas pela condição. Com certa freqüência, a mesma característica de crescimento pode ser identificada em um dos pais, de modo que a abordagem e a orientação ficam mais fáceis. Mais uma vez a correção dos distúrbios alimentares e o suporte psicológico são necessários para se obter adesão às recomendações.

Deve-se evitar a realização de previsão da estatura final, pois, além de não proporcionar estimativas seguras, pode vir a desencadear/reforçar ansiedades nos familiares ao confrontarem as suas expectativas com os resultados estimados.

Nos casos diagnosticados como diminuição da velocidade ou parada do crescimento, toda a atenção deverá ser dirigida ao diagnóstico da condição desencadeadora. A investigação dos fatores associados deverá ser acompanhada pela orientação da conduta nutricional e de outras medidas de manutenção mesmo antes da definição da terapêutica medicamentosa específica, com a finalidade de encurtar o período de recuperação e minimizar as repercussões sobre o crescimento.

Em nossa experiência, o retardo do crescimento intra-uterino (RCIU) pode ser apontado como fator de risco para o déficit de crescimento, principalmente quando associado à desnutrição materna crônica. Deste modo, a prevenção do déficit de crescimento deverá ser iniciado ainda no período gestacional, por meio da correta orientação nutricional materna e do acompanhamento do crescimento intra-uterino.

O tratamento a ser preconizado irá depender da situação diagnosticada.

Nos casos em que o déficit de crescimento seja secundário, doenças diferentes podem comprometer o ritmo de crescimento de forma direta (primária) ou indireta (secundária), sempre na dependência da intensidade e da duração do agravo, bem como da fase de crescimento em que incide.

Ao ser planejada a intervenção terapêutica dessas situações e com adequada orientação da criança e de seus familiares, o crescimento deverá representar esta recuperação/evolução e poderá ser utilizado como indicador de sucesso.

Por vezes, para os casos associados à diminuição do ritmo de crescimento e, conseqüentemente, da expectativa da estatura final da criança, a utilização de técnicas adequadas de investigação, diagnóstico precoce da condição e correta orientação nutricional, mesmo nos casos de doenças genéticas, orgânicas ou ambientais, tem melhorado o prognóstico destas condições.

Cada doença com potencial de comprometimento do ritmo de crescimento exige tratamento específico mais bem definido pelos textos das referidas especialidades e por pessoal treinado para a função específica.

Deste modo, limitar-nos-emos a comentar aspectos associados à recomendação nutricional a ser preconizada.

Em nosso meio, a maioria dos casos associados ao déficit de crescimento está associada a graus variados de desnutrição energético-protéica ou erros alimentares (já citados anteriormente).

A estes, somam-se erros relacionados com os hábitos alimentares e com a inexistência de horários que poderão alterar as características metabólicas de cada indivíduo e, assim, comprometer ainda mais o crescimento.

Por vezes, crianças submetidas a dietas alternativas têm demonstrado comprometimento do crescimento, o que é atribuído a carências subclínicas.[1]

Situações específicas como a anemia, carências vitamínicas e de micronutrientes (principalmente o zinco, cobre e selênio) podem associar o déficit de crescimento a menor ingestão alimentar, que irá dificultar a correção alimentar.

Parte das crianças atendidas apresentam restrição quanto ao volume de alimentos ingeridos, de modo que pode ser necessário aumentar a densidade energética dos alimentos.

Outras vezes, o erro alimentar diagnosticado deverá ser corrigido após intervalo longo de tempo, pois envolve a mudança de hábitos familiares; nesta circunstância, admite-se a utilização de suplemento vitamínico e mineral por intervalo de tempo curto e suficiente para promover a mudança preconizada.

Uma vez realizado o diagnóstico do erro alimentar, pode-se programar a utilização deste medicamento e explicado aos familiares que a função do suplemento é temporária e não visa à correção de situações freqüentemente citadas como a seletividade, a inapetência e o erro alimentar.

Alguns autores têm demonstrado efeito positivo de dietas com modificação da composição de macronutrientes no tratamento de situação de déficit de crescimento. Efeitos experimentais positivos sobre a secreção de alguns hormônios envolvidos no processo de crescimento são descritos. Contudo, estes dados não foram confirmados quando estas dietas foram utilizadas por crianças de menor estatura, com avaliação normal do processo de secreção do hormônio de crescimento.[2]

Outro aspecto que vem sendo relacionado com o ritmo adequado de crescimento é a manutenção do ritmo circadiano de produção hormonal, ressaltando a importância da manutenção do período de sono e de sua arquitetura.[3]

Com relação aos distúrbios do crescimento associados a modificações da arquitetura do sono, temos observado crianças portadoras de obstrução respiratória crônica (associada ou não à síndrome da apnéia do sono).

Para estas, o tratamento cirúrgico demonstrou ser suficiente para promover a melhora do estado nutricional de forma rápida, e, após apenas 4 meses da cirurgia, o crescimento em estatura diferiu de modo significante daquele observado em seus pares não-operados; o crescimento neste período foi suficiente para caracterizar a fase de crescimento rápido *(catchup growth)*.

Deste modo, postergar o tratamento cirúrgico, quando condições definidas para a indicação do mesmo estiverem presentes, apenas irá comprometer ainda mais o crescimento, além da saúde da criança portadora da doença.

Outros dados relacionados com o padrão de sono alterado aliam atividades por período além do esperado para o início do sono regular (programas de TV; uso do computador ou jogos eletrônicos conectados pela internet) com o acordar antes de cumprido o tempo ideal de sono (início das aulas, ou atividades correlatas), o que é incompatível com o desempenho esperado e pode prejudicar o crescimento.

Por outro lado, situações em que o período de sono excede o regular (mais de 8 horas) modificam o padrão metabólico desencadeado pelo maior período de jejum. Esta situação pode também ser indicativa de alteração emocional (depressão, dificuldade de adaptação) que pode ser independente do déficit do crescimento, mas pode acentuar a condição.[4-6]

Em algumas situações, quando os familiares são esclarecidos sobre a situação de seus filhos, quando é afastada a possibilidade da existência de doença associada ao déficit de crescimento encontrado e são descritas as perspectivas negativas de um tratamento inadequado, ocorre melhora do ponto de vista emocional, o que valoriza e facilita a observação das recomendações alimentares realizadas.

Contudo, é freqüente a necessidade de terapêutica psicológica e apoio emocional para que se observe melhora da dinâmica familiar com reflexo positivo sobre o crescimento.

CONCLUSÃO

Na maior parte dos casos de déficit de crescimento, o diagnóstico da condição guarda relação com características familiares e o tratamento destas situações envolve a orientação nutricional adequada e o apoio psicológico ao indivíduo e aos seus familiares.

Para aqueles que associam as causas orgânicas ao déficit de crescimento, a correta orientação da condição de doença deve ser acompanhada pela orientação nutricional e pelo apoio emocional ao indivíduo e aos seus familiares.

REFERÊNCIAS BIBLIOGRÁFICAS

1. Dagnelie PC, Van Staveren WA, Hautvast JGJA. Stunting and nutrient deficiencies in children on alternative diets. *Acta Paediatr Scand* 1991;374(Suppl):111-8.
2. Loche S, Carta D, Muntoni AC, Corda R, Pintor C. Oral administration of arginine enhances the growth hormone response to growth hormone realeasing hormone in short children. *Acta Paediatr* 1993;82:883-4.
3. Kerrigan JR, Martha Jr PM, Veldhuis JD, Blizzard RM, Rogol AD. Altered growth hormone secretory dynamics in prepubertal males with constitutional delay of growth. *Pediatr Res* 1993;33(3):278-83.
4. Underwood LE. The social cost of being short: societal perceptions and biases. *Acta Paediatr Scand* 1991;377(Suppl):3-8.
5. Kelnar CJH. Pride and prejudice – stature in perspective. *Acta Paediatr Scand* 1990;370(Suppl):5-15.
6. Siegel PT, Clopper R, Stabler B. Psycological impact of significantly short stature. *Acta Paediatr Scand* 1991;377(Suppl):14-18.

Capítulo 61

Prognóstico

Luiz Anderson Lopes

Os resultados de trabalhos envolvendo indivíduos com déficit de crescimento têm possibilitado o conhecimento de aspectos fisiopatológicos e características terapêuticas que melhoraram o prognóstico desta condição.

Deste modo, ao lado de terapêuticas medicamentosas definidas segundo a condição desencadeante, as orientações dietéticas e o apoio psicológico adequado têm sido mais bem utilizados e, em conjunto, têm oferecido aos indivíduos mais chances de expressar todo o seu potencial genético.

Contudo, o êxito terapêutico a ser considerado está relacionado com as expectativas de crescimento que cada um dos indivíduos apresenta, de modo que, do ponto de vista médico, atenção especial deve ser destinada no sentido de identificar esta característica.

Em função do modelo corporal socialmente definido, meninas têm-se mostrado mais ansiosas, quanto à questão referente à estatura final, que meninos. Por esta característica, deve-se procurar apoio emocional adequado, quando as projeções, com base na velocidade de crescimento, não preencherem as expectativas definidas.

Para aquelas crianças definidas como em zona de vigilância do crescimento para baixa estatura (E/I entre os percentis 3 e 10),[1] o prognóstico pode ser considerado bom, desde que a correção de distúrbios alimentares e emocionais possa ser contornada de maneira mais efetiva e precoce.

Nestes casos, quando a maturação orgânica estiver menor que a esperada (idade óssea menor que idade cronológica em até 2 desvios-padrão, segundo idade e gênero), espera-se que venha a ocorrer melhor adequação da estatura final, quando comparadas com aqueles indivíduos com a maturação esperada para a idade cronológica.

A melhora da evolução apresentada por estes indivíduos pode estar relacionada com a diminuição das expectativas e das ansiedades desencadeadas pela condição em função do esclarecimento desta e das características evolutivas esperadas, tanto para a criança/adolescente quanto para seus familiares. Para estes, a orientação psicológica tem sido de importância.[2,3]

Nos casos em que a velocidade de crescimento vem apresentando diminuição dos ganhos pôndero-estaturais, o prognóstico estará diretamente relacionado à condição desencadeante.

Importante notar e valorizar os dados relacionados com o ritmo de crescimento, principalmente entre lactentes, a intervalo de tempo adequado à idade e à doença (caso exista), visando-se detectar as alterações do processo da forma mais precoce possível. A demora na identificação da condição e início do tratamento adequado irão comprometer o prognóstico de forma proporcional.

Interessante notar que muitos dos diagnósticos de alterações do crescimento entre lactentes são atribuídos às dificuldades relacionadas com a fase de transição alimentar; outras situações de doença, não tão graves como a infecção do trato urinário, podem desencadear, como sinal principal, apenas menor ganho de peso que, perdurando por maior intervalo de tempo, acaba por comprometer também a estatura, sendo fundamental a identificação precoce da condição para que se possa reforçar o prognóstico positivo.

Os indivíduos com diagnóstico de atraso constitucional do crescimento apresentam uma condição que deverá ser corrigida no futuro de forma mais adequada, sendo admitida como uma forma variante do crescimento, sem grandes repercussões futuras e, portanto, com prognóstico favorável.

Talvez esta consideração sobre a condição tenha sido acompanhada com menos cuidado sobre os possíveis agravos associados, como os erros alimentares; falta de limites quanto aos horários das refeições e aspectos emocionais referentes ao crescimento, tanto por parte do pediatra quanto do próprio indivíduo e de seus familiares.

Comparando a estatura final de indivíduos que apresentavam déficit de crescimento com a maturação orgânica mais lenta (maturadores tardios), pode-se descrever que existe diferença entre a estatura final do indivíduo e aquela calculada a partir da altura dos pais (estatura-alvo).

Assim, estes dados reforçam a importância da correta orientação alimentar e do suporte nutricional adequado para que se melhore o prognóstico da condição e as chances de ser atingido o potencial de crescimento.

Para aqueles indivíduos em que a estatura medida estiver abaixo do 3° percentil com relação à esperada para a idade e o gênero (E/I > -2 escores Z) e os pais identificados como portadores de baixa estatura familiar, deve-se evitar a condição, anteriormente descrita, de que admitir que a estatura medida é definida exclusivamente pela altura dos pais, acaba por atrasar a investigação de causas associadas e, assim, comprometer o prognóstico.

Por vezes, agravos ao crescimento, identificados durante a história clínica dos pais (tabus alimentares, dietas indevidas, ansiedades, condições ambientais inadequadas), continuam presentes para o indivíduo portador do déficit do crescimento. Uma vez corrigida a situação, aumentam as chances de se garantir melhor expressão do potencial genético.

Em países desenvolvidos, cujas etiologias para os distúrbios do crescimento diferem das descritas em nosso meio, tem-se discutido a utilização de hormônio de crescimento recombinante para o tratamento daquelas crianças que apresentam grave comprometimento estatural, baixa velocidade de crescimento sem sinais de déficit de secreção do hormônio (testes de secreção dentro de valores adequados), mesmo que, com esta terapêutica, o ganho estatural seja pequeno.[4]

Em nosso meio, discutem-se os aspectos éticos relacionados com a aplicação deste procedimento em função dos altos custos ainda existentes, com as dificuldades econômicas da população e com os possíveis efeitos adversos decorrentes dela.[4,5] Admite-se a utilização de terapêutica com hormônio do crescimento quando, durante avaliação do déficit do crescimento, for diagnosticado o comprometimento da secreção do mesmo.[6]

Contudo, em função do aprimoramento das técnicas de produção do medicamento, a definição da fisiologia e a melhor forma de administração, assim como a melhora das características farmacocinéticas da substância, podem reduzir a discussão apenas sobre a indicação terapêutica quanto aos efeitos adversos descritos (diabetes, hipertensão intracraniana, modificação do metabolismo de lipídios, linfossarcoma)[7] e com isto melhorar ainda mais o prognóstico da condição.

As crianças/adolescentes portadoras de baixa estatura secundária a distúrbios genéticos podem apresentar melhora do prognóstico com a utilização de terapêutica específica, mas o prognóstico destas condições, no que se refere ao crescimento, é reservado.

As crianças portadoras de síndrome de Turner apresentam características fenotípicas entre as quais a baixa estatura está incluída. Os resultados positivos sobre o crescimento promovidos pela terapêutica com hormônio do crescimento não são unânimes, de modo que o prognóstico ainda é reservado.

As crianças portadoras de osteocondrodisplasias,[8] grupo de doenças ósseas com expressão fenotípica heterogênea, baixa estatura e assimetrias do sistema osteomuscular, apresentarão resultados positivos (aumento da velocidade de crescimento durante o primeiro ano de tratamento com normalização dos níveis de somatomedinas) quando tratadas com hormônio do crescimento recombinante.

Na síndrome de Prader-Willi[8] podem-se diagnosticar secreção diminuída do hormônio de crescimento durante o sono e baixos níveis de somatomedinas com resposta normal ou diminuída aos testes de estímulo à secreção do hormônio do crescimento. A suplementação com o hormônio de crescimento implicou em aumento estatural e melhor prognóstico quanto ao crescimento.

Na síndrome de Noonan, observam-se baixa estatura grave, menor velocidade de crescimento, atraso da maturação orgânica e outras alterações fenotípicas; a utilização de hormônio do crescimento aumentou o ganho estatural durante o período de tratamento, melhorando o prognóstico da condição que, quando não tratada, apresenta-se bastante reservado.

Para as crianças que apresentam baixa estatura secundária a doença endócrina, o prognóstico da condição irá depender da etiologia da condição, do início do tratamento e efetividade das orientações.

O déficit de crescimento associado à menor secreção do hormônio de crescimento apresenta bom prognóstico a partir do início do tratamento específico. A suplementação alimentar com zinco para estes pacientes tem sido descrita como sinérgica ao efeito hormonal, melhorando o prognóstico.

As condições relacionadas com a insensibilidade dos tecidos periféricos ao hormônio de crescimento ainda apresentam prognóstico reservado quanto ao tratamento.

O hipotireoidismo, congênito ou adquirido, representa agravo importante ao processo de crescimento. O êxito terapêutico e as menores repercussões sobre o organismo como um todo e da estatura e peso, em particular, dependerão da idade em que o diagnóstico for realizado. Aqueles diagnosticados e tratados de forma adequada apresentam bom prognóstico quanto ao crescimento, contudo, o atraso no reconhecimento da condição, por vezes já demonstrado pela diminuição da velocidade de crescimento, tornam o prognóstico reservado.

As síndromes associadas à secreção hormonal excessiva (gigantismo, Cushing, entre outras) modificam o ritmo de crescimento e a maturação orgânica, de modo que predispõem ao aparecimento de assimetrias dos segmentos corporais, e assim comprometem o prognóstico do crescimento.

As demais doenças de caráter hormonal tendem a apresentar as mesmas considerações quanto ao prognóstico.

Nos casos de doenças como a fibrose cística (forma mais leve) e a doença celíaca, as crianças apresentam melhora do prognóstico com relação ao estado nutricional e ao crescimento; em especial, a partir da adequação e da suplementação nutricionais, que reforçam os efeitos positivos da terapêutica específica.

As crianças com déficit do crescimento têm o comprometimento da função hepática[9] multifatorial. Nesta condição, foi demonstrada a diminuição da secreção de somatomedinas, fator fundamental para a manutenção da velocidade de crescimento, para a melhora da dieta oferecida, quando adequada à condição, e podem minimizar as repercussões sobre o crescimento. O prognóstico da condição é reservado na maior parte dos casos.

As crianças portadoras de insuficiência renal crônica, submetidas à diálise, respondem à correta orientação alimentar, mas o prognóstico do crescimento nesta condição é reservado. Comparadas a estas, aquelas que foram transplantadas apresentaram melhor evolução pôndero-estatural, mas não foram consideradas significantes.[10]

Experimentalmente, ratos urêmicos tratados com hormônio do crescimento apresentaram melhor ingestão alimentar e maior velocidade de crescimento.[5] Tratamento semelhante realizado em número pequeno de crianças mostrou resultados semelhantes.

Nas crianças portadoras de asma, doença de Still ou em corticoterapia,[10] o uso de hormônio de crescimento não foi suficiente para promover o crescimento e, assim, o prognóstico nestas condições é reservado.

O comprometimento do crescimento associado à artrite reumatóide apresenta um pequeno percentual das crianças doentes com melhora dos indicadores antropométricos, mas estes resultados são questionáveis; nesta população também tem sido demonstrada a carência de micronutrientes, como o cobre e o selênio, e estes achados podem vir a favorecer o prognóstico do crescimento da condição que ainda se mantém reservada.

A situação de déficit de crescimento associa-se a erros alimentares, quantitativos e qualitativos, em elevada proporção.

O crescimento esperado para aquelas crianças nascidas com retardo do crescimento intra-uterino conseqüente a desnutrição materna crônica, que apresentam ao nascimento comprometimento proporcional de peso e do comprimento (simétricos), apresenta-se reservado. Embora possa ser demonstrado um ritmo de crescimento pós-natal considerado adequado, este tende a manter a posição junto aos percentis mais inferiores das curvas de referência.

Quando à condição gestacional desfavorável somarem-se graus variados de desnutrição pós-natal, é certo que a velocidade de crescimento irá ser ainda mais comprometida, caracterizando mau prognóstico para o crescimento.

Para os recém-nascidos com retardo do crescimento intra-uterino, cujo peso de nascimento mostre maior comprometimento que o comprimento (assimétricos), o prognóstico é favorável, desde que se estabeleça uma alimentação adequada. Espera-se a recuperação ponderal até o 6º mês de vida e de comprimento, quando existente, até o 18º.

Para os lactentes que recebem dietas alternativas (vegetariana restrita e/ou macrobiótica) com restrição da oferta de alimentos de adequado valor biológico, as repercussões sobre o ganho pôndero-estatural são precoces e o prognóstico bastante reservado.

Para os desnutridos que foram recuperados, existe a ressalva referente às condições gestacionais, de modo que, inexistindo o agravo intra-útero, o prognóstico pode ser considerado reservado, dependendo da manutenção da dieta adequada, da modificação dos hábitos alimentares e das medidas que visem a melhora das condições ambientais.

Para os escolares, cuja alimentação mostre inadequação dos hábitos alimentares, a melhora do padrão de crescimento guarda relação com as correções efetivamente alcançadas e com o período de tempo em que o agravo alimentar esteve atuando.

Para aqueles pré-adolescentes que voluntariamente diminuem a ingestão alimentar em função da imagem corporal socialmente valorizada, tem-se demonstrado a diminuição da velocidade de crescimento durante o estirão pubertário. Após a manutenção desta característica, por intervalo de tempo suficiente, a recuperação fica prejudicada e o prognóstico reservado.

Para os adolescentes maturadores tardios, o prognóstico quanto ao crescimento é favorável, desde que sejam corrigidos os agravos associados.

CONCLUSÕES

O prognóstico do déficit de crescimento está sendo melhorado em função do diagnóstico precoce, da adequação das terapêuticas medicamentosa, nutricional e psicológica e dos diagnósticos de baixa estatura e de vigilância do crescimento para a baixa estatura.

Estes recursos têm oferecido a crianças e adolescentes, bem como a seus familiares e aos pediatras que os assistem, chances de minimizar os efeitos deletérios e assim diminuir os efeitos sobre o processo de crescimento.

Algumas situações especiais, citadas no texto, ainda configuram desafio adicional às terapêuticas disponíveis e, assim, o comprometimento do crescimento passa a ser considerado, simultaneamente, o reflexo da situação e o indicador do ritmo de comprometimento.

É fundamental para a melhora do prognóstico que o diagnóstico seja precoce, que as medidas preventivas sejam efetivas e o acompanhamento do crescimento, sistemático.

REFERÊNCIAS BIBLIOGRÁFICAS

1. http://www.cdc.gov/nchs/growthcharts
2. Kelnar CJH. Pride and prejudice: stature in perspective. *Acta Paediatr Scand* 1990;370(Suppl):5-15.
3. Westphal O. Is short stature a psychosocial handcap? *Acta Paediatr Scand* 1989;362(Suppl):24-6.
4. Ivarsson SA. Can growth hormone treatment increase final height in constitutional short stature? *Acta Paediatr Scand* 1989;362(Suppl);56-62.
5. Bischofberger E, Dahlstrim G. Ethical aspects on growth hormone therapy. *Acta Paediatr Scand* 1989;362(Suppl):14-17.
6. Underwood LE, Rieser PA. Is it ethical to treat healthy short children with growth hormone? *Acta Paediatr Scand* 1989;362(Suppl):18-23.
7. Gustafsson J. Possible metabolic side effects of high dose growth hormone treatment. *Acta Paediatr* 1989;362(Suppl):50-5.
8. Nilsson KO. What is the value of growth hormone treatment in short stature in short children with specified syndrome? *Acta Paediatr Scand* 1989;362(Suppl):61-68.
9. Moll C. Chronic non endocrine diseases with growth impairment; is the growth hormone of therapeutic value? *Acta Paediatr Scand* 1989;362(Suppl):69-71.
10. Rigden SPA, Rees L, Chantler C. Growth and endocrine function in children with chronic renal failure. *Acta Paediatr Scand* 1990;370(Suppl):20-6.

Parte

X

Obesidade

Capítulo 62

Obesidade na Infância e Adolescência

Maria Arlete Meil Schimith Escrivão
José Augusto de Aguiar Carrazedo Taddei

INTRODUÇÃO

A obesidade, definida como distúrbio do metabolismo energético, é doença crônica, complexa, de etiologia multifatorial. O seu desenvolvimento ocorre pela associação de fatores genéticos, ambientais e comportamentais.[1]

A obesidade não é fenômeno recente na história da humanidade, entretanto, nunca havia atingido proporções epidêmicas como atualmente se observa.[2] Modificações nos hábitos alimentares, com maior consumo de alimentos industrializados, *fast foods*, com alta densidade energética[3] e o estilo de vida mais sedentário, explicam este fato.[4]

O aumento na prevalência de obesidade é observado nos países desenvolvidos e também naqueles em desenvolvimento, incluindo crianças, adolescentes e adultos.[5,6]

A *International Obesity Task Force* estima que cerca de 10% da população mundial, na faixa etária de 5 a 17 anos, está com excesso de peso e 1/4 deste percentual de crianças e adolescentes já apresenta obesidade. Esta média global reflete ampla variação dos valores de prevalência do excesso de peso entre as diversas regiões do mundo, sendo bem abaixo de 10% na África e Ásia e acima de 20% nas Américas e na Europa.[7]

O perfil antropométrico-nutricional da população brasileira também mudou nas últimas três décadas, observando-se elevação da prevalência de sobrepeso e obesidade e declínio do déficit de peso.[8,9]

Estudos que analisaram a tendência de sobrepeso no Brasil e nos Estados Unidos, no período de 1970 a 2000, mostram que a cada ano ocorreu um adicional de 0,5% na prevalência de sobrepeso na população de crianças e adolescentes de 6 a 18 anos.[10]

No Brasil, entre 1974 e 1997, a prevalência de sobrepeso e obesidade na faixa etária de 6 a 17 anos mais do que triplicou, aumentando de 4,1% para 13,9%.[10]

REFERÊNCIAS BIBLIOGRÁFICAS

1. Pérez BF, Albala BC. Aspectos genéticos de la obesidad humana. *Rev Chil* 2000;27(Suppl 1):113-20.
2. World Health Organization Obesity. *Preventing and managing the global epidemic.* Geneva: WHO, 1998. 276 pp.
3. Bray GA, Popkin BM. Dietary fat intake does affect obesity. *Am J Clin Nutr* 1998; 68:1157-73.
4. Hernandez B, Gortmaker S L, Colditz GA, et al. Association of obesity with physical activity, television programs and other forms of video viewing among children in Mexico City. *Int J Obes* 1999;23:845-54.
5. Pan American Health Organization. *Obesity and poverty: A new public health challenge.* Washington, DC: PAHO, 2000. 124 pp.
6. Stettler N. Comment: The global epidemic of childhood obesity: is there a role for the paediatrician? *Obesity Reviews* 2004;5(Suppl 1):1-3.
7. International Obesity Task Force data, based on population-weighted estimates from published and unpublished surveys, 1990-2002 using IOTF-recommended cut-offs for overweight and obesity. [http://www.iotf.org].
8. Pesquisa de Orçamentos Familiares 2002-2003. *Análise da disponibilidade domiciliar de alimentos e do estado nutricional no Brasil.* Ministério da Saúde. Instituto Brasileiro de Geografia e Estatística. Ministério do Planejamento, Orçamento e Gestão. Rio de Janeiro, 2004.
9. Taddei JAAC, Colugnati FAB, Rodrigues EM. Transição nutricional em menores de cinco anos: evidências dos inquéritos antropométricas brasileiros. In: Cardoso AL, Lopes LA, Taddei JAAC, coordenadores. *Tópicos atuais em nutrição pediátrica.* São Paulo: Editora Atheneu, 2004. p. 11-43.
10. Wang Y, Monteiro C, Popkin BM. Trends of obesity and underweight in older children and adolescents in the United States, Brazil, China, and Russia. *Am J Clin Nutr* 2002;75:971-7.

Capítulo

63

Fisiopatologia da Obesidade

Maria Arlete Meil Schimith Escrivão
Fábio Ancona Lopez

Nos últimos anos houve grande avanço nas pesquisas relacionadas com a elucidação da fisiopatologia da obesidade. A aplicação de técnicas de genética molecular em modelos animais, especialmente roedores, propiciou o conhecimento de importantes componentes que participam da homeostase energética.

Entre os elementos conhecidos, que participam da regulação do peso corporal, alguns agem preferencialmente na ingestão alimentar, outros no dispêndio energético e ainda existem aqueles que atuam nos dois mecanismos ou modulam estas ações.

Embora seja muito simplista reduzirem comportamento tão complexo como a alimentação em uma série de interações moleculares, pesquisas têm identificado "sinalizadores" que controlam a ingestão alimentar e são críticos para o equilíbrio energético.

INSULINA E LEPTINA

Entre outros componentes que participam da informação, ao sistema nervoso central, do grau de adiposidade do organismo, a insulina e a leptina têm papel de destaque neste processo.[1] Secretadas em proporção ao conteúdo de gordura corporal, agem no hipotálamo ativando vias efetoras catabólicas, formadas pelo CART (transcrito regulado por cocaína e anfetamina) e POMC (pró-opiomelanocortina), resultando em efeito anorexígeno. Por outro lado, inibem as vias efetoras anabólicas NPY/AgRP (neuropeptídeo Y/proteína relacionada ao gene agouti), com ações orexígenas. O resultado final é a diminuição da ingestão alimentar. Como estas vias têm efeitos opostos no balanço energético, em última análise determinam os estoques de energia, sob a forma de gordura.

A leptina tem sido amplamente estudada por seu papel regulador do apetite e do armazenamento de gordura corporal.[2]

A leptina é uma proteína com 167 aminoácidos, codificada pelo gene ob, inicialmente isolada em camundongos e secretada pelos adipócitos. Sua secreção é sensível tanto ao balanço energético quanto à quantidade de massa gorda. Age pela ativação dos seus receptores situados no plexo coróide e no hipotálamo, inibindo a ingestão alimentar e estimulando o gasto energético.[3]

Dois tipos de mutações foram identificados em camundongos obesos, relacionadas à leptina. Camundongos obesos mutantes ob/ob, que produzem leptina biologicamente não-ativa, ingerem quantidades excessivas de alimentos e ganham peso exageradamente e camundongos obesos mutantes db/db, que produzem leptina normal, mas com defeito no seu receptor, apresentam as mesmas características dos primeiros, pois são resistentes aos efeitos da leptina.[4] A administração de leptina reverte rapidamente a obesidade nos camundongos ob/ob, pela diminuição da ingestão alimentar e aumento do gasto energético, mas o mesmo não ocorre nos mutantes db/db.

As pesquisas em humanos, comparando obesos e não-obesos (adultos e crianças), demonstram que os obesos têm níveis séricos aumentados de leptina e estes aumentos estão positivamente relacionados com a massa de tecido adiposo.[5] Estas respostas sugerem diminuição da sensibilidade à leptina, nos obesos. Apesar dos intensos estudos em humanos, a deficiência de leptina por mutação genética foi identificada, até agora, apenas em raros casos de obesidade.

Algumas hipóteses têm sido aventadas para explicar a resistência à leptina em indivíduos obesos.[6] Um mecanismo potencial apresenta menor capacidade de a leptina circulante ter acesso ao fluido intersticial cerebral para ligar-se aos seus receptores, pela disfunção no transporte da leptina através das células endoteliais, na barreira hematencefálica. O encontro, em obesos e não em indivíduos magros, de níveis mais baixos de leptina no líquido cefalorraquidiano em comparação com o plasma, é consistente com esta possibilidade.

Outra causa que poderia explicar a resistência à leptina está relacionada com a inibição da transmissão do sinal da leptina ao seu receptor, dada pelo supressor de sinalização de citocina-3 (SOCS-3). Provavelmente, a leptina deve desencadear várias respostas neuronais integradas até ocorrerem diminuição da ingestão alimentar e modificações no balanço energético e, falhas em qualquer ponto deste circuito, podem manifestar-se como resistência à leptina.

NEUROPEPTÍDEOS OREXÍGENOS E ANOREXÍGENOS

O comportamento alimentar é uma complexa interação de numerosos processos, onde estão incluídas as informações sensoriais (aspecto, aroma e sabor do alimento) e suas integrações junto ao sistema nervoso central, particularmente, o hipotálamo. As informações sensoriais interagindo com sinais fisiológicos internos relacionados com os nutrientes e o estado energético do organismo determinam o início e o término das refeições, a freqüência, assim como o tamanho e a composição delas.[7]

Grande número de neuropeptídeos envolvidos na regulação da ingestão alimentar já foram identificados e, provavelmente, muitos outros ainda serão descobertos.[8]

Entre os já conhecidos, o neuropeptídeo Y (NPY) é um dos mais potentes estimuladores da ingestão alimentar dentro do sistema nervoso central. Injeções de NPY nos ventrículos cerebrais ou diretamente no hipotálamo de ratos estimulam a ingestão alimentar e diminuem a energia dissipada, induzindo simultaneamente enzimas lipogênicas no fígado e tecido adiposo branco. Conseqüentemente, administrações contínuas ou repetidas levam rapidamente à obesidade. A secreção do NPY no hipotálamo aumenta com a depleção dos estoques de gordura corporal e ou a reduzida sinalização dada ao cérebro, pela leptina. Por outro lado, a leptina inibe sua secreção.[1]

O NPY é liberado pelos neurônios do núcleo arqueado e aumenta em situações associadas ao jejum ou à hipoglicemia. A insulina parece também ser responsável pelas variações na secreção do NPY. A administração central de insulina, em ratos, invariavelmente diminui os níveis de RNA mensageiro do NPY, no núcleo arqueado, enquanto a diminuição da insulina aumenta seus níveis.[1,9]

O NPY, entretanto, parece não ser o único fator de controle da ingestão alimentar, o que ficou evidenciado a partir da observação de que ratos deficientes em NPY não apresentavam alterações no comportamento alimentar.[10]

Existem outros peptídeos também envolvidos na regulação da ingestão alimentar. Entre os que promovem o aumento da ingestão alimentar, estão o MCH (hormônio concentrador de melanina); as orexinas A e B e a AGRP (proteína relacionada com o gene agouti), que é antagonista dos receptores MC3 e MC4 (melanocortina 3 e 4).

A AGRP causa hiperfagia após administração intracerebroventricular ou quando é expressa transgenicamente. Embora o NPY seja descrito como o mais potente orexígeno, os seus efeitos têm menor duração quando comparados com aqueles da AGRP.[1]

Entre os neuropeptídeos anorexígenos, que promovem balanço energético negativo e cujas sínteses são estimuladas pelo aumento dos sinais de adiposidade no sistema nervoso central, estão o α-MSH (hormônio melanócito estimulante); CRH (hormônio liberador de corticotrofina); TRH (hormônio liberador de tireotrofina); CART (transcrito regulado por cocaína e anfetamina) e a IL-1 β (Interleucina-1 β).[1]

As melanocortinas, como o α-MSH, são peptídeos derivados da pró-opiomelanocortina (POMC), de grande importância na homeostase energética.[11] O papel da melanocortina no controle de energia surgiu inicialmente após o isolamento de genes que codificam os receptores MC3 e MC4 e a demonstração de que eles são expressos primariamente no cérebro. Após esta descoberta, observou-se que agonistas sintéticos destes receptores suprimiam a ingestão alimentar, enquanto antagonistas tinham efeito contrário. Camundongos com ausência do receptor MC4 (por deleção genética) são hiperfágicos e muito obesos, indicando o papel limitante dos receptores MC4 com relação à ingestão alimentar e à quantidade de gordura corporal. Estes achados são extensivos para humanos com mutações no receptor MC4.[12]

COLECISTOCININA (CCK)

A colecistocinina é estimulada pelo consumo alimentar, principalmente de proteínas e gorduras. Liberada pelas células da mucosa duodenal, vai ativar os receptores CCK-A na região pilórica do estômago, que envia o sinal, via vagal aferente, para o trato solitário e daí para o núcleo paraventricular e região ventromedial do hipotálamo, diminuindo a ingestão alimentar.[6]

A CCK está implicada no efeito da saciação (término da refeição) e provavelmente no início da saciedade (período sem fome entre as refeições).

GRELINA

A grelina é um peptídeo produzido predominantemente no estômago, que age na regulação da ingestão alimentar.[13,14]

As concentrações plasmáticas de grelina aumentam gradualmente antes das refeições e diminuem imediatamente após estas.[15,16]

A grelina estimula a expressão do neuropeptídeo Y e da AgRP, no hipotálamo, aumentando a ingestão alimentar.[17,18]

Administração de grelina em camundongos gera balanço energético positivo com aumento da adiposidade, devido ao aumento do apetite e à redução da oxidação de gordura.[19,20]

Os níveis plasmáticos de grelina encontram-se mais baixos em obesos do que em indivíduos magros.[21] Porém, na síndrome de Prader-Willi, eles estão elevados, o que pode contribuir para severa hiperfagia e obesidade associadas a esta síndrome.[22]

Pacientes com anorexia nervosa exibem níveis plasmáticos mais altos de grelina quando comparados com controles normais.[23]

Geralmente, os níveis plasmáticos de grelina estão negativamente correlacionados com IMC, massa gorda e níveis plasmáticos de insulina, glicose e leptina.[21,24]

TECIDO ADIPOSO COMO ÓRGÃO ENDÓCRINO

O tecido adiposo não é apenas um órgão de depósito de triglicerídios, mas também local de síntese de substâncias com importantes papéis na regulação da ingestão alimentar, do gasto energético e de uma série de processos metabólicos. Entre estas substâncias estão incluídas, além da leptina, a IL-6, MCP-1 *(macrophages and monocyte chemoattractant protein)*, adiponectina, adipsina e ASP *(acylation stimulating protein)*, resistina, proteínas do sistema renina-angiotensina (SRA), o PAI-1 *(plasminogen activator inhibitor)* e TNF-α.[25]

O aumento da prevalência de obesidade e de suas conseqüências metabólicas adversas justifica o grande interesse em se conhecer a função endócrina do tecido adiposo. A obesidade, particularmente com depósitos viscerais de gordura, está associada a resistência insulínica, hiperglicemia, dislipidemia, hipertensão e estados pró-trombóticos e pró-inflamatórios.

ADIPONECTINA

A adiponectina é produzida por adipócitos diferenciados, sendo considerada a mais abundante proteína do tecido adiposo.[26] O gene da adiponectina humana está localizado no cromossoma 3q27 e codifica um polipeptídio com 244 aminoácidos.[27]

Estudos clínicos mostram diminuição dos níveis de adiponectina em humanos obesos quando comparados com indivíduos magros.[28,29]

Estudo realizado em 439 crianças e adolescentes obesos verificou que os níveis de adiponectina diminuíam com o aumento do grau de obesidade e os valores mais baixos de adiponectina foram observados nos indivíduos com os graus mais altos de resistência insulínica.[30]

Os níveis plasmáticos de adiponectina diminuem antes do início da obesidade e resistência insulínica, em primatas não-humanos, sugerindo que a hipoadiponectinemia contribui para a patogênese destas condições.[31]

Camundongos com deficiência de adiponectina desenvolvem prematuramente intolerância à glicose, resistência insulínica, aumento sérico dos ácidos graxos não-esterificados e proliferação da musculatura lisa dos vasos.[32,33]

Vários mecanismos têm sido descritos para explicar os efeitos metabólicos da adiponectina.[34,35] No fígado, aumenta a sensibilidade insulínica, diminui o afluxo de ácidos graxos não-esterificados, aumenta a oxidação de ácidos graxos e reduz a produção da glicose hepática. No músculo, a adiponectina estimula a utilização da glicose e a oxidação de ácidos graxos. Na parede vascular, inibe a adesão de monócitos, a transformação de macrófagos em células espumosas e diminui a proliferação de células da musculatura lisa. Também aumenta a produção de ácido nítrico nas células endoteliais e estimula a angiogênese.

Considerando todas estas ações, pode-se dizer que a adiponectina é um hormônio, derivado dos adipócitos, com efeito antidiabético, antiaterogênico e antiinflamatório.

Evidências adicionais para o papel da adiponectina na obesidade vieram também de estudos sobre o genoma humano, que identificaram dois *loci* relacionados com componentes da síndrome metabólica no mesmo cromossoma (3q27), onde o gene da adiponectina está localizado.[36]

Enquanto as demais substâncias produzidas pelo tecido adiposo e relacionadas com a resistência insulínica estão aumentadas na obesidade, a produção e as concentrações de adiponectina apresentam-se diminuídas. O fato de a obesidade ser um estado de deficiência de adiponectina torna este hormônio um alvo interessante para possíveis intervenções terapêuticas.[27]

ADIPSINA E ASP ("ACYLATION STIMULATING PROTEIN")

A adipsina (fator D) é um dos vários componentes do complemento, derivados do tecido adiposo, que são necessários para a produção enzimática de ASP, proteína que afeta o metabolismo lipídico e glicídico.[37]

Estudos em humanos indicam que a adipsina e ASP estão positivamente correlacionadas com adiposidade, resistência insulínica, dislipidemia e doença cardiovascular.[37] A ASP promove a captação de ácidos graxos, por aumento na atividade da lipase lipoprotéica, e síntese de triglicerídios, por aumento na atividade de diacilglicerol aciltransferase. Também aumenta o transporte de glicose nos adipócitos e a translocação dos transportadores de glicose, favorecendo a secreção pancreática de insulina, estimulada pela glicose.

Foi identificado um receptor para a ASP com expressão nos adipócitos, conhecido como C5L2.[38]

RESISTINA

Estudos realizados em camundongos sugerem significantes efeitos da resistina na ação da insulina, ligando obesidade e resistência insulínica.[39,40,41]

Porém, em humanos, ainda não foi encontrada clara e consistente associação entre a expressão da resistina no tecido adiposo ou os níveis de resistina circulante e adiposidade ou resistência insulínica.[25]

TNF-α (FATOR DE NECROSE TUMORAL-α)

O TNF-α pertence à família das citocinas, com efeito já conhecido sobre as células tumorais e afeta de forma significativa o balanço metabólico.

Os níveis de RNA mensageiro do TNF-α, no tecido adiposo, estão positivamente correlacionados com a gordura corporal, com os níveis séricos de insulina e triglicerídios e diminuem com a redução de peso.[42]

O TNF-α parece agir como mediador da resistência insulínica, na obesidade,[43,44] e experimento com roedores geneticamente obesos mostrou melhora da resistência à insulina, após estes sofrerem mutação no gene que codifica o receptor do TNF-α.

IL- 6 (INTERLEUCINA-6)

A interleucina-6 é outra citocina associada à obesidade e resistência insulínica.

No tecido adiposo, a IL-6 e o seu receptor (IL-6R) são expressos pelos adipócitos e pela matriz do tecido adiposo. A expressão da IL-6 é 2 a 3 vezes maior no tecido adiposo visceral que no subcutâneo.[45]

A expressão da IL-6 no tecido adiposo e suas concentrações circulantes são positivamente correlacionadas com obesidade, intolerância à glicose e resistência insulínica. Tanto a expressão quanto os seus níveis diminuem com a perda de peso.[46]

Administração periférica de IL-6 em camundongos leva a hiperlipidemia, hiperglicemia e resistência insulínica.[46]

A IL-6 diminui a ação da insulina em tecidos periféricos, pela redução na expressão do receptor de insulina e por induzir um supressor de citocina-3, que é um regulador negativo de sinalização para leptina e insulina.[47]

No sistema nervoso central, entretanto, a IL-6 desempenha um papel diferente na homeostase energética. A administração central de IL-6, em camundongos, aumenta o gasto energético e diminui a massa gorda.[25]

MCP-1 ("MACROPHAGES AND MONOCYTE CHEMOATTRACTANT PROTEIN")

O tecido adiposo expressa e secreta a MCP-1, que recruta monócitos para locais de inflamação.[48]

Em camundongos obesos, observa-se aumento dos níveis circulantes de MCP-1 associado ao aumento de monócitos circulantes.[49] A administração periférica de MCP-1, em camundongos, aumenta os monócitos circulantes, promove acúmulo de monócitos em artérias colaterais e aumenta a formação da neo-íntima, reforçando a função endócrina da MCP-1 e sua participação no desenvolvimento da aterosclerose.[50]

A obesidade é associada ao aumento da infiltração de macrófagos no tecido adiposo.[48,51,52] Macrófagos ativados secretam fatores inflamatórios como o TNF-α e a IL-6,que contribuem para a resistência insulínica.[48] A expressão da MCP-1 no tecido adiposo e seus níveis circulantes estão aumentados em camundongos obesos, sugerindo que a MCP-1, ao mediar a infiltração de macrófagos no tecido adiposo, possa contribuir para as anormalidades metabólicas associadas à obesidade e resistência insulínica.[49,53]

PAI-1 ("PLASMINOGEN ACTIVATOR INHIBITOR")

Várias proteínas do sistema hemostático e fibrinolítico, como o PAI -1 *(plasminogen activator inhibitor)*, são secretadas pelos adipócitos.[54]

A expressão do PAI-1 é maior no tecido adiposo visceral que no subcutâneo.[45]

O PAI-1 está envolvido em diversos processos biológicos, inclusive na angiogênese e aterogênese.

Os níveis plasmáticos do PAI-1 são fortemente associados à adiposidade visceral.[54] Estão elevados na obesidade e resistência insulínica, são positivamente correlacionados com características da síndrome metabólica, sendo preditores de risco para o desenvolvimento de diabetes tipo 2 e doença cardiovascular.[55]

Camundongos com deleção gênica do PAI-1 apresentam diminuição do ganho de peso com dieta rica em gordura, aumento do gasto energético, melhora da tolerância à glicose e aumento da sensibilidade à insulina.[56]

PROTEÍNAS DO SISTEMA RENINA-ANGIOTENSINA (SRA)

Várias proteínas do sistema renina-angiotensina são produzidas no tecido adiposo: renina, angiotensina I, angiotensina II, angiotensinogênio, receptores de angiotensina (tipos I e II), entre outras.

A angiotensina II faz a mediação de muitos efeitos do sistema renina-angiotensina, como o aumento do tônus vascular, a secreção de aldosterona pela glândula adrenal, reabsorção de sódio e água pelos rins, contribuindo para a regulação da pressão arterial.[25]

Modelos experimentais de aumento e diminuição da expressão do angiotensinogênio, em camundongos, apontam o papel causal do sistema renina-angiotensina derivado do tecido adiposo na obesidade e na hipertensão arterial.

Animais com deficiência de angiotensinogênio apresentaram diminuição da pressão arterial e da massa de tecido adiposo, enquanto aqueles com superexpressão transgênica do angiotensinogênio no tecido adiposo tiveram efeitos opostos.[57]

O angiotensinogênio plasmático, a atividade da renina plasmática e a expressão do angiotensinogênio no tecido adiposo são positivamente correlacionados com a adiposidade em humanos.[58,59]

A variação genética nos componentes do sistema renina-angiotensina tem sido associada com obesidade, em alguns estudos populacionais.[58,59]

REFERÊNCIAS BIBLIOGRÁFICAS

1. Schwartz MW, Woods SC, Porte D, Seeley RJ, Baskin DG. Central nervous system control of food intake. *Nature* 2000;404:661-71.
2. Coleman RA, Herrmann TS. Nutritional regulation of leptin in humans. *Diabetologia* 1999;42:639-46.
3. Mantzoros CJ. The role of leptin in human obesity and disease: a review of current evidence. *Ann Intern Med* 1999;130(8):671-80.
4. Chen H, Charlat O, Tartaglia LA, Woolf EA, Wen X, Ellis SJ, et al. Evidence that the diabetes gene encodes the leptin receptor: Identification of a mutation in the leptin receptor gene in db/db mice. *Cell* 1996;84:491-95.
5. Considine RV, Sinha MK, Heilman ML, Kriavuciunas A, Stephens TW, Nyce MR, et al. Serum immunoreactive - leptin concentrations in normal – weigth and obese humans. *N Engl J Med* 1996;334(5):292-95.
6. Jéquier E, Tappy L. Regulation of body weight in humans. *Physiol Rev* 1999;79(2):451-80.
7. York DA. Regulation of feeding behavior: Advances in understanding from molecular and physiological approaches. In: Guy-Grand B, Ailhaud G. *Progress in Obesity.* Research: 8. Proceeding of the 8 th International Congress of Obesity. London: John Libbey & Company Ltd, 1999. p. 267-77.
8. Smith GP. Introduction to the reviews on peptides and the control of food intake and body weight. *Neuropetides* 1999;33(5):323-28.
9. Gehlert DR. Role of hypothalamic neuropeptide Y in feeding and obesity. *Neuropeptides* 1999;33(5):329-38.
10. Erickson JC, Clegg KE, Palmiter RD. Sensitivity to leptin and susceptibility to seizures of mice lacking neuropeptide Y. *Nature* 1996;381:415-18.
11. Fan W, Boston B, Kesterson R, Hruby V, Cone R. Role of melanocortinergic neurons in feeding and the agouti obesity syndrome. *Nature* 1997;385:165-68.
12. Vaisse C, Clement K, Guy–Grand B, Froguel P. A frameshift mutation in human MC4R is associated with a dominant form of obesity. *Nature Genet* 1998;20:113-14.
13. Muccioli G, Tschöp M, Papotti M, Deghenghi R, Heiman M, Ghigo E. Neuroendocrine and peripheral activities of ghrelin: implications in metabolism and obesity. *Eur J Pharmacol* 2002;440:235-54.
14. Blom WAM, Stafleu A, Graaf C, Kok FJ, Schaafsma G, Hendriks HFJ. Ghrelin response to carbohydrate-enriched breakfast is related to insulin. *Am J Clin Nutr* 2005;81:367-75.
15. Cummings DE, Purnell JQ, Frayo RS, Shmidova K, Wisse BE, Weigle DS. A preprandial rise in plasma ghrelin levels suggests a role in meal initiation in humans. *Diabetes* 2001;50:1714-9.
16. Tschop M, Wawarta R, Riepl RL, et al. Post-prandial decrease of circulating human ghrelin levels. *J Endocrinol Invest* 2001;24:19-21.
17. Shintani M, Ogawa Y, Ebihara K, et al. Ghrelin, an endogenous growth hormone secretagogue, is a novel orexigenic peptide that antagonizes leptin action through the activation of hypothalamic neuropeptide Y/Y1 receptor pathway. *Diabetes* 2001;50:227-32.
18. Nakazato M, Murakami N, Date Y, et al. A role for ghrelin in the central regulation of feeding. *Nature* 2001;409:194-8.
19. Wren AM, Small CJ, Abbott CR, et al. Ghrelin causes hyperphagia and obesity in rats. *Diabetes* 2001;50:2540-7.
20. Tschöp M, Smiley DL, Heiman ML. Ghrelin induces adiposity in rodents. *Nature* 2000;407:908-13.
21. Tschöp M, Weyer C, Tataranni PA, Devanarayan V, Ravussin E, Heiman ML. Circulating ghrelin levels are decreased in human obesity. *Diabetes* 2001;50:707-9.
22. Cummings DE, Clement K, Purnell JQ, et al. Elevated plasma ghrelin levels in Prader-Willi syndrome. *Nat Med* 2002;8:643-4.
23. Otto B, Cuntz U, Fruehauf E, et al. Weight gain decreases elevated plasma ghrelin concentrations of patients with anorexia nervosa. *Eur J Endocrinol* 2001;145:5-9.
24. Ravussin E, Tschöp M, Morales S, Bouchard C, Heiman ML. Plasma ghrelin concentration and energy balance: overfeeding and negative energy balance studies in twins. *J Clin Endocrinol Metab* 2001;86:4547-51.
25. Kershaw EE, Flier JS. Adipose tissue as an endocrine organ. *J Clin Endocrinol Metab* 2004;89:2548-56.
26. Stefan N, Stumvoll M. Adiponectin – its role in metabolism and beyond. *Horm Metab Res* 2002;34:469-74.
27. Haluzík M, Parizková J, Haluzík M M. Adiponectin and its role in the obesity-induced insulin resistance and related complications. *Physiol Res* 2004:53;123-9.
28. Arita Y, Kihara S, Ouchi N, et al. Paradoxical decrease of an adipose-specific protein, adiponectin, in obesity. *Biochem Biophys Res Commun* 1999;257:79-83.
29. Yang WS, Lee WJ, Funahashi T, et al. Weight reduction increases plasma levels of an adipose-derived anti-inflammatory protein, adiponectin. *J Clin Endocrinol Metab* 2001;86:3815-9.
30. Weiss R, Dziura J, Burgert TS, et al. Obesity and the metabolic syndrome in children and adolescents. *N Engl J Med* 2004;350:2362-74.
31. Hotta K, Funahashi T, Bodkin NL, et al. Circulating concentrations of the adipocyte protein adiponectin are decreased in parallel with reduced insulin sensitivity during the progression to type 2 diabetes in rhesus monkeys. *Diabetes* 2001;50:1126-33.

32. Kubota N, Terauchi Y, Yamauchi T, et al. Disruption of adiponectin causes insulin resistance and neointimal formation. *J Biol Chem* 2002;277:25863-6.
33. Maeda N, Shimomura I, Kishida K, et al. Diet-induced insulin resistance in mice lacking adiponectin/ACRP30. *Nat Med* 2002;8:731-7.
34. Chandran M, Phillips SA, Ciaraldi T, Henry RR. Adiponectin: more than just another fat cell hormone? *Diabetes Care* 2003;26:2442-50.
35. Diez JJ, Iglesias P. The role of the novel adipocyte-derived hormone adiponectin in human disease. *Eur J Endocrinol* 2003;148:293-300.
36. Kissebah AH, Sonnenberg GE, Myklebust J, et al. Quantitative trait loci on chromosomes 3 and 17 influence phenotypes of the metabolic syndrome. *Proc Natl Acad Sci USA* 2000;97:14478-83.
37. Cianflone K, Xia Z, Chen LY. Critical review of acylation-stimulating protein physiology in humans and rodents. *Biochem Biophys Acta* 2003;1609:127-43.
38. Kalant D, Cain SA, Maslowska M, Sniderman AD, Cianflone K, Monk PN. The chemoattractant receptor-like protein C5L2 binds the C3a des-Arg77/acylation-stimulating protein. *J Biol Chem* 2003;278:11123-9.
39. Banerjee RR, Lazar MA. Resistin: molecular history and prognosis. *J Mol Med* 2003;81:218-26.
40. Steppan CM, Bailey ST, Bhat S, at al. The hormone resistin links obesity to diabetes. *Nature* 2001;409:307-12.
41. Banerjee RR, Rangwala SM, Shapiro JS, et al. Regulation of fasted blood glucose by resistin. *Science* 2004;303:1195-8.
42. Pérez BF, Albala BC. Aspectos genéticos de la obesidad humana. *Rev Chil* 2000;27(Suppl 1):113-20.
43. Hauner H, Bender M, Haaster B, Hube F. Plasma concentrations of soluble TNF-α receptors in obese subjects. *Int J Obes* 1998;22:1239-43.
44. Zinman B, Hanley A, Harris S, Kwan J, Fantus G. Circulating tumor necrosis factor a concentrations in a native Canadian population with high rates of type 2 diabetes. *J Clin Endocrinol Metab* 1999;84:272-78.
45. Fain JN, Madan AK, Hiler ML, Cheema P, Bahouth SW. Comparison of the release of adipokines by adipose tissue, adipose tissue matrix, and adipocytes from visceral and subcutaneous abdominal adipose tissues of obese humans. *Endocrinology* 2004;145:2273-82.
46. Fernandez-Real JM, Ricart W. Insulin resistance and chronic cardiovascular inflammatory syndrome. *Endocr Rev* 2003;24:278-301.
47. Senn JJ, Klover PJ, Nowak IA, et al. Suppressor of cytokine signaling-3 (SOCS-3), a potential mediator of interleukin-6-dependent insulin resistance in hepatocytes. *J Biol Chem* 2003;278:13740-6.
48. Wellen KE, Hotamisligil GS. Obesity-induced inflammatory changes in adipose tissue. *J Clin Invest* 2003;112:1785-8.
49. Takahashi K, Mizuarai S, Araki H, et al. Adiposity elevates plasma MCP-1 levels leading to the increased CD11b-positive monocytes in mice. *J Biol Chem* 2003;278:46654-60.
50. van Royen N, Hoefer I, Buschmann I, et al. Effects of local MCP-1 protein therapy on the development of the collateral circulation and atherosclerosis in Watanabe hyperlipidemic rabbits. *Cardiovasc Res* 2003;57:178-85.
51. Weisberg SP, McCann D, Desai M, Rosenbaum M, Leibel RL, Ferrante Jr AW. Obesity is associated with macrophage accumulation in adipose tissue. *J Clin Invest* 2003;112:1796-808.
52. Xu H, Barnes GT, Yang Q, et al. Chronic inflammation in fat plays a crucial role in the development of obesity-related insulin resistance. *J Clin Invest* 2003;112:1821-30.
53. Sartipy P, Loskutoff DJ. Monocyte chemoattractant protein 1 in obesity and insulin resistance. *Proc Natl Acad Sci USA* 2003;100:7265-70.
54. Mertens I, Van Gaal LF. Obesity, haemostasis and the fibrinolytic system. *Obes Rev* 2002;3:85-101.
55. Juhan-Vague I, Alessi MC, Mavri A, Morange PE. Plasminogen activator inhibitor-1, inflammation, obesity, insulin resistance and vascular risk. *J Thromb Haemost* 2003;1:1575-9.
56. Ma LJ, Mao SL, Taylor KL, et al. Prevention of obesity and insulin resistance in mice lacking plasminogen activator inhibitor 1. *Diabetes* 2004;53:336-46.
57. Massiera F, Seydoux J, Geloen A, et al. Angiotensinogen-deficient mice exhibit impairment of diet-induced weight gain with alteration in adipose tissue development and increased locomotor activity. *Endocrinology* 2001;142:5220-5.
58. Engeli S, Sching P, Gorzelniak K, et al. The adipose-tissue renin-angiotensin-aldosterone system: role in the metabolic syndrome? *Int J Biochem Cell Biol* 2003;35:807-25.
59. Goossens GH, Blaak EE, van Baak MA. Possible involvement of the adipose tissue renin-angiotensin system in the pathophysiology of obesity and obesity-related disorders. *Obes Rev* 2003;4:43-55.

Capítulo 64

Diagnóstico Clínico e Laboratorial

Maria Arlete Meil Schimith Escrivão
Fernanda Luisa Ceragioli Oliveira

O diagnóstico de obesidade, em geral, é feito com a utilização de métodos antropométricos, que são de fácil aplicação e baixo custo. O peso e a estatura são os dados rotineiramente coletados.

As pregas cutâneas (bicipital, tricipital, subescapular e supra-ilíaca), que fornecem indiretamente a quantidade de gordura corporal, também podem ser usadas, porém, há necessidade de treinamento adequado do profissional que irá realizar estas medidas.

A circunferência abdominal é um dado importante a ser verificado no paciente obeso, pois mede indiretamente os depósitos de gordura na região abdominal. No adulto, a adiposidade central (abdominal) é relacionada com o maior risco para co-morbidades como hipertensão arterial, dislipidemias e alterações no metabolismo da glicose (hiperinsulinismo, resistência insulínica, intolerância à glicose, *diabetes mellitus* tipo II).[1] Em crianças, alguns estudos demonstraram que o aumento da circunferência abdominal também estava associado a perfil lipídico adverso e níveis anormais de insulina.[2,3] Não há pontos de corte bem definidos para a análise da circunferência abdominal em crianças. McCarthy *et al.* (2001)[4] estabeleceram curvas de percentis para a circunferência abdominal em crianças e adolescentes britânicos de 5 a 16 anos e 9 meses, ressaltando a importância do acompanhamento daqueles que apresentam valores de circunferência abdominal localizados nos percentis mais altos.

Com os dados de peso e estatura são calculados índices antropométricos, como a relação peso/estatura (P/E), o índice de massa corporal (IMC) e o escore Z do P/E.

RELAÇÃO PESO/ESTATURA (P/E)

A relação peso/estatura é geralmente utilizada na infância.

P/E = peso encontrado/peso ideal para a altura observada, no percentil 50. O resultado deve ser multiplicado por 100 e é dado em percentagem. O padrão de referência mais utilizado é o do *National Center for Health Statistics* (NCHS), com os seguintes pontos de corte:

- 90% < = P/E < 110% – Eutrofia.
- 110% < = P/E < 120% – Sobrepeso.
- P/E > = 120% – Obesidade.

ÍNDICE DE MASSA CORPORAL (IMC)

$$IMC = peso\ (kg)/estatura^2 (metros)$$

O valor do IMC encontrado deve ser comparado com tabelas, segundo sexo e idade.

De acordo com Must *et al.* (1991),[6] cujas tabelas apresentam distribuições dos valores de IMC por percentis segundo idade (a partir de 6 anos), sexo e raça, os valores de IMC entre o percentil 85 e abaixo do percentil 95 são considerados como sobrepeso e os iguais ou acima aos do percentil 95, como obesidade.

Nas tabelas do CDC 2000,[7] os valores de IMC também são distribuídos por percentis segundo idade (2 a 19 anos) e sexo, sendo considerados como risco de excesso de peso, os valores de IMC entre o percentil 85 e abaixo do percentil 95 e os iguais ou acima aos do percentil 95, como excesso de peso.

As tabelas de Cole *et al.* (2000)[8] foram elaboradas a partir de estudo que analisou dados de IMC de amostras representativas de crianças e adolescentes de diferentes países, entre eles o Brasil, com a finalidade de uniformizar critério para o diagnóstico de obesidade na infância e adolescência. Apresentam pontos de corte para sobrepeso e obesidade, de acordo com sexo e faixa etária (2-18 anos).

ESCORE Z DO P/E

Escore Z do P/E = (valor observado) – (mediana de referência)/desvio-padrão da população de referência

Considera-se obesidade quando o escore Z do P/E estiver acima de dois desvios-padrão (escore Z P/E > 2DP).[9]

AVALIAÇÃO DA COMPOSIÇÃO CORPORAL

O diagnóstico de obesidade pode ser feito com maior precisão pela avaliação da composição corporal (percentual de gordura e massa magra), utilizando-se métodos como a impedância bioelétrica, o DXA *(Dual-Energy X– Ray Absorptiometry)*, entre outros.[10] A DXA é método bastante fidedigno para avaliação da composição corporal, pouco invasivo e consiste na dupla emissão de raios X, com dose baixa de radiação e fornece a porcentagem de massa magra e massa gorda e a sua distribuição corporal. O percentual aceitável de massa gorda para pré-púberes é de 17% a 18%; para adolescentes do sexo feminino de 20% a 25% e do sexo masculino de 15% a 20%.[11]

Tais métodos, apesar de mais precisos do que os antropométricos, são dispendiosos.

REFERÊNCIAS BIBLIOGRÁFICAS

1. Björntorp P. Body fat distribution, insulin resistance, and metabolic diseases. *Nutrition* 1997;13:795-803.
2. Tershakovec AM, Jawad AF, Stallings VA, Cortner JA, Zemel BS, Shannon BM. Age-related changes in cardiovascular disease risk factors of hypercholesterolemic children. *J Pediatr* 1998; 132:414-20.
3. Freedman DS, Serdula MK, Srinivasan SR, Berenson GS. Relation of circumferences and skinfold thicknesses to lipid and insulin concentrations in children and adolescents: The Bogalusa Heart Study Am *J Clin Nutr* 1999;69:308-17.
4. McCarthy HD, Jarrett KV, Crawley HF. The development of waist circumference percentiles in British children aged 5,0-16,9 y. *Eur J Clin Nutr* 2001;55:902-7.
5. Cole TJ. Weight-stature indices to measure underweight, overweight and obesity. In: Himes JH, ed. *Anthropometric assessment of nutritional status.* New York: Alan R Liss, 1991. p. 83-111.
6. Must A, Dallal GE, Dietz WH. Reference data for obesity: 85th and 95th percentiles of body mass index (wt/ht^2) – a correction. *Am J Clin Nutr* 1991:54:773.
7. Centers for Disease Control and Prevention. *2000 CDC Growth Charts: United States.* Available at: http://www.cdc.gov/growthcharts.
8. Cole TJ, Bellizzi MC, Flegal KM, Dietz WH. Establishing a standard definition for child overweigth and obesity worldwide: international survey. *BMJ* 2000;320:1240-3.
9. World Health Organization Expert Committee. *Physical status, the use and interpretation of anthropometry.* WHO Technical Report Series n. 854. WHO: Geneva, 1995.
10. Ellis KJ. Measuring body fatness in children and young adults: comparison of bioelectrical impedance analysis, total body electric conductivity and dual-energy X-ray absorptiometry. *Int J Obes Relat Metab Disord* 1996;20:866-71.
11. Boot AM, Bouquet J, Ridder MAJ, Krenning EP, Keizer-Schrama SMPFM. Determinants of body composition measured by dual-energy X-ray absorptiometry in Dutch children and adolescents. *Am J Clin Nutr* 1997;66:232-8.

Capítulo 65

Repercussões

Maria Arlete Meil Schimith Escrivão
Fábio Ancona Lopez

A criança e o adolescente obesos já apresentam maior risco para o desenvolvimento de doenças relacionadas com o excesso de peso, além dos prejuízos psicossociais provocados pelo estigma da obesidade.

A obesidade está associada a importantes repercussões metabólicas, que são dependentes de sua duração e de sua gravidade.

A hiperinsulinemia é uma das alterações metabólicas encontradas, correlacionando-se significantemente com a percentagem de gordura corporal. Os níveis séricos de insulina, no jejum, diminuem com a restrição energética e a perda de peso. O encontro de hiperinsulinemia basal e pós-sobrecarga de glicose, com glicemia normal ou aumentada, sugere resistência à insulina.[1] O *diabetes mellitus* tipo II, que era encontrado geralmente na fase adulta, vem aparecendo cada vez mais em indivíduos jovens, devido ao aumento da prevalência de obesidade entre os adolescentes.[2]

Outra repercussão metabólica importante observada na obesidade está relacionada aos níveis adversos de lipídios. A alteração do perfil lipídico mais freqüente consiste no aumento dos triglicerídios séricos e do VLDL-colesterol e diminuição da fração HDL-colesterol.[3,4]

A obesidade está associada ao aumento dos níveis pressóricos. Tanto a pressão sistólica como a diastólica aumentam com o incremento do índice de massa corporal. Há relação estreita entre pressão arterial e peso corporal, ocorrendo redução da pressão arterial com a perda de peso. A obesidade é uma das principais causas de hipertensão arterial em crianças e adolescentes, favorecendo a ocorrência de eventos cerebrovasculares e cardiovasculares futuros.[5,6]

A doença gordurosa do fígado não-alcoólica também pode ocorrer em indivíduos obesos. O aumento de triglicerídios e ácidos graxos livres circulantes contribui para o acúmulo de gordura no fígado, desencadeando a esteatose hepática, com possibilidades de progressão para fibrose e cirrose.[7,8]

A associação entre obesidade, hipertensão arterial, perfil lipídico adverso, alterações no metabolismo da glicose (intolerância à glicose, resistência insulínica ou *diabetes mellitus* tipo II) é chamada de síndrome metabólica, responsável pelo aumento do risco para as doenças cardiovasculares.[9] A síndrome metabólica não depende apenas do grau de obesidade, mas, principalmente, da distribuição da gordura corporal. Indivíduos com adiposidade central (abdominal) desenvolvem esta síndrome com maior freqüência do que aqueles com distribuição periférica da gordura corporal.[5] A obesidade de localização abdominal, especialmente com depósitos de gordura visceral, influencia o perfil lipídico por mecanismos complexos, que têm sido bastante investigados nos últimos anos. Existem diferenças regionais com relação ao controle da lipólise, no tecido adiposo. O predomínio de receptores β-adrenérgicos nos adipócitos abdominais explica a elevada atividade metabólica desta região, fazendo com que os depósitos de gordura aí localizados sejam mais facilmente mobilizados quando comparados aos da região gluteofemoral, onde existe maior atividade antilipolítica relacionada com os receptores α-2. Desta forma, há maior produção de ácidos graxos livres, provenientes da hidrólise dos TG e aumento destes ácidos graxos livres na circulação portal. No fígado, o excesso de ácidos graxos livres altera a ação e a degradação da insulina, provocando resistência insulínica e hiperinsulinemia. O aumento dos ácidos graxos livres estimula a síntese de VLDL-C e TG e também a gliconeogênese, que pode levar ao desenvolvimento de hiperglicemia. A diminuição dos níveis séricos de HDL-C parece ser resultado da lentificação do catabolismo do VLDL-C.[10,11]

Alguns estudos têm revelado a presença da síndrome metabólica em crianças e adolescentes, com ligação direta entre obesidade e resistência insulínica, assim como entre resistência insulínica e perfil lipídico alterado.[12]

Pesquisa realizada com 122 adolescentes obesos e não-obesos verificou que a ocorrência de resistência insulínica e perfil lipídico anormal era significantemente maior entre os obesos. Também foi observado, neste estudo, que a resistência insulínica variava diretamente com o grau de obesidade e apresentava associação significante com o perfil lipídico alterado.[13]

Sinaiko *et al.*,[14] estudando a síndrome metabólica em 357 adolescentes de 12 a 13 anos, observaram correlações diretas e significantes entre IMC e insulina de jejum e correlações também significantes, porém inversas, entre IMC e sensibilidade insulínica. Nos graus mais altos de resistência insulínica, foram encontrados os níveis séricos mais elevados de insulina, glicose, TG e mais baixos de HDL-C.

Weiss *et al.*,[15] analisando a relação entre obesidade e síndrome metabólica em crianças e adolescentes, verificaram que a prevalência da síndrome metabólica aumentava com a gravidade da obesidade, chegando a 50% entre os mais obesos. Observaram que a cada meia unidade de aumento no IMC (convertido em escore Z) aumentava em 1,55 vez o risco para a síndrome metabólica.

Estudo tipo caso-controle realizado em adolescentes de 15 a 19 anos (83 com excesso de peso e 89 eutróficos) detectou que 68,3% dos casos apresentavam resistência insulínica; 38,6%, dislipidemia; 27,7%, esteatose hepática; 14,5%, hipertensão arterial e 12%, síndrome metabólica. Os percentuais destas alterações foram significantemente mais baixos entre os controles.[16]

As complicações ortopédicas são bastante freqüentes na obesidade, devido ao trauma provocado nas articulações pelo excesso de peso. As articulações dos joelhos são as mais envolvidas e o deslizamento da epífise da cabeça do fêmur também é comum em obesos.

Distúrbios da função pulmonar, com diminuição do volume residual e do volume expiratório máximo e tendência para redução geral do volume pulmonar podem ser observados nos obesos. Nas formas graves de obesidade pode ocorrer a síndrome de Pickwik, caracterizada por hipoventilação, apnéia do sono e sonolência diurna.[17]

Alterações dermatológicas são comuns na obesidade, como as estrias, a fragilidade da pele nas regiões das dobras, com tendência às infecções fúngicas e/ou bacterianas e a acantose *nigricans* (escurecimento da pele nas axilas e no pescoço) relacionada com a estimulação dos melanócitos pelo hiperinsulinismo.

REFERÊNCIAS BIBLIOGRÁFICAS

1. Steppan CM, Bailey ST, Bhat S et al. The hormone resistin links obesity to diabetes. *Nature* 2001;409:307-12.
2. Steinberger J, Daniels SR. Obesity, insulin resistance, diabetes, and cardiovascular risk in children. An American Heart Association Scientific statement from the atherosclerosis, hypertension, and obesity in the young committee (Council on Cardiovascular Disease in the Young) and the Diabetes Committee (Council on Nutrition, Physical Act vity, and Metabolism). *Circulation* 2003;107:1448-53.
3. Buiten C, Metzger B. Childhood obesity and risk of cardiovascular disease: a review of the science. *Pediatric Nursing* 2000;26(1):13-18.
4. Williams CL, Hayman LL, Daniels SR, Robinson TN, Steinberger J. Paridon S, Bazzarre T. Cardiovascular health in childhood. A statement for health professionals from the committee on atherosclerosis, hypertension, and obesity in the young (AHOY) of the council on cardiovascular disease in the young, American Heart Association. *Circulation* 2002;106:143-60.
5. Macedo ME, Trigueiros D, Freitas F. Prevalence of high blood pressure in children and adolescents. Influence of obesity. *Rev Port Cardiol* 1997;16(11):27-30.
6. National High Pressure Education Program Working Group on High Blood Pressure in Children and Adolescents. The Fourth Report on the Diagnosis, Evaluation, and Treatment of High Blood Pressure in Children and Adolescents. *Pediatrics* 2004;114(2):555-76.
7. Festi D, Colecchia A, Sacco T, Bondi M, Roda E, Marchesini G. Hepatic steatosis in obese patients: clinical aspects and prognostic significance. *Obes Rev* 2004;5(1):27-42.
8. Rashid M, Roberts EA. Nonalcoholic steatohepatitis in children. *J Pediatr Gastroenterol Nutr* 2000;30(1):48-52.
9. Després JP. The metabolic triad of visceral obesity: an atherogenic condition. In: Guy-Grand B, Ailhaud G. *Progress in obesity research: 8.* London: John Libbey & Company Ltd, 1999. p. 573-76.
10. Björntorp P, Holm G, Rosmond R. The pathogenesis of the metabolic syndrome. In: Guy-Grand B, Ailhaud G. *Progress in obesity research: 8.* London: John Libbey & Company Ltd, 1999. p. 555-65.
11. Pascot A, Lemieux I, Prudhomme D, Tremblay A, Nadeau A, Couillard C, et al. Reduced HDL particle size as an additional feature of the atherogenic dyslipidemia of abdominal obesity. *J Lipid Res* 2001;42:2007-14.
12. Steinberger J. Insulin resistance and cardiovascular risk in the pediatric patient. *Progress in Pediatric Cardiology* 2001;12:169-75.
13. Steinberger J. Mooread C, Katch V, Rocchini AP. Relationship between insulin resistance and abnormal lipid profile in obese adolescents. *J Pediatr* 1995;126(5 pt 1):690-95.
14. Sinaiko AR, Jacobs DR Jr, Steinberger J, Moran A, Luepker R , Rocchini AP , Prineas RJ. Insulin resistance syndrome in childhood: Associations of the euglycemic insulin clamp and fasting insulin with fatness and other risk factors. *J Pediatr* 2001;139:700-7.
15. Weiss R, Dziura J, Burgert TS et al. Obesity and metabolic syndrome in children and adolescents. *N Engl J Med* 2004;350:2362-74.
16. Lira AF. *Doença gordurosa do fígado não alcoólica em adolescentes com excesso de peso* [tese]. São Paulo: Universidade Federal de São Paulo, 2005.
17. Grunstein RR. Sleep apnoea – an unrecognised complication of obesity. In: Guy-Grand B, Ailhaud G. Progress in obesity research. *Proceedings of the 8th International Congress on Obesity.* London: John Libbey & Company Ltd, 1999. p. 587-91.

Capítulo 66

Significados Psicológicos da Obesidade

Patricia Vieira Spada

Em décadas contemporâneas, o aumento crescente na população em geral dos distúrbios da alimentação, sobretudo da obesidade, tem despertado a atenção de profissionais da saúde pública, a fim de compreender as bases evolutivas e etiológicas deste importante distúrbio de natureza psicossomática. Tem-se observado aumento da prevalência de obesidade em crianças de todas as idades. É de difícil tratamento, e pode trazer conseqüências desfavoráveis tanto físicas, quanto sociais e emocionais.[1,2,3,4]

A prevenção e o controle da obesidade devem ser realizados na infância, identificando-se as crianças que apresentam maior risco de desenvolvê-la, tomando medidas necessárias para a sua contenção, favorecendo, com isso, um bom prognóstico.[5]

Os fatores psicológicos têm papel preponderante na etiologia da obesidade infantil, tais como superproteção materna, consentimento da criança e/ou ambivalência frente ao comportamento da mãe, associação do alimento com atividades sociais e frustrações emocionais referentes às experiências prévias que estas crianças tiveram e sentimento de rejeição da criança.[6]

O desenvolvimento ou manutenção da obesidade, seja na criança, no adolescente ou no adulto, tem em uma de suas raízes a qualidade da relação que foi travada com a mãe. As primeiras relações e experiências psíquicas, nas quais estão inseridas pessoas que cuidam do bebê são, de certa forma, matrizes para comportamentos alimentares e emocionais futuros. Portanto, falar em obesidade é falar também em qualidade do vínculo mãe/filho.

A maneira de encarar a vida e de lidar com as emoções é revelada, como uma metáfora, por meio da comida.[7]

Obesos confundem sensações de fome, com solidão, carícia, prazer, que associam ao alimento. A sensação de fome que o obeso sente não é só a do alimento; se fosse, quando satisfeito, pararia de comer, mas ele alimenta várias necessidades, e cada vez mais ao perder o contato com seu "eu" interior, perde também a noção do que tenta satisfazer.[6]

Comer demais é uma maneira de sufocar fraquezas, e de lutar contra o estresse e a depressão da vida. Se a questão de emagrecer se resumisse somente em privar o obeso de sua gordura, não haveria maiores dificuldades. Mas, deve-se considerar que o peso excessivo é um recurso defensivo, que se adere à personalidade do obeso. A obesidade é um "mal da mente", e a seu abrigo se disseminam muitas doenças. Sem tratamento, a obesidade, além de marcar cruelmente o curso da vida, asfixia o direito de viver, sepultando sentimentos e emoções que, tragados pela sobrecarga do peso excessivo, tornam a existência cada vez mais depressiva e angustiante.[8]

Embora não se possa definir uma causa exclusiva para a obesidade, tem-se a certeza de que está diretamente associada aos hábitos alimentares. No caso específico da obesidade infantil, é importante lembrar que nessa fase da vida, a criança é totalmente dependente dos pais para a sobrevivência alimentar. A criança, quando muito, consegue escolher a quantidade dos alimentos que ingere, mas pouco consegue fazer com relação à qualidade dos mesmos.[9]

Obesidade na infância representa o transtorno da personalidade em que o tamanho corporal excessivo vem a transformar-se no órgão expressivo de conflito. É um período em que a dependência é total da mãe; ocorre geralmente por má relação com ela. Na maior parte das vezes, a mãe apresenta-se como superprotetora, encobrindo rejeição; esta superproteção, muitas vezes, é expressa por meio de cuidados alimentares. Por outro lado, quanto mais gorda mais a criança fica feia, mais desagrada à mãe que a agride, ficando com sentimento de culpa, tentando compensar com alimentos, por não saber lidar com seus sentimentos de outra forma. Forma-se, deste modo, um círculo vicioso; rejeição, alimento excessivo, obesidade, rejeição. Por sua vez, a criança sente-se mal-amada, pois o alimento que lhe é oferecido como compensação a satisfaz parcialmente, porque é de amor que ela precisa. Então, apesar de estar se alimentando, a sensação de vazio continua, e então se torna voraz. Quando adulta, se houver insatisfação afetiva, o recurso muitas vezes usado será o mesmo, porque não aprendeu com a mãe a lidar com suas emoções por meio do pensamento. A criança percebe cada vez mais a importância vital da mãe em sua vida, tem medo de perdê-la, de desagradá-la, e, embora muitas vezes suas necessidades sejam outras, acaba cedendo e aceitando a substituição do afeto pelo alimento excessivo.[10,11]

O comportamento de superproteção que se observa na conduta alimentar é o mesmo em outras condutas maternas, quando as mães, ansiosamente, correm para atender ou fazer tudo pela criança, não lhe permitindo entrar em contato com a falta, condição imprescindível para que ela possa exercer a própria criatividade para a solução de suas necessidades.[12]

Com crianças que não se sentem amadas, não aceitas no ambiente, não desejadas, o sentimento de culpa materno faz da alimentação um acontecimento exageradamente especial. A criança, percebendo a importância que a mãe dá à alimentação, esperando obter sua aprovação, sujeita-se à superalimentação para agradá-la.[13]

Assim, quando o alimentar se torna exclusivo do desejo, do apetite, não sendo mais regulado pela fome, o alimento está, na verdade, ocupando o lugar da "função-mãe", ou reproduzindo relação mãe-filho constituída, inconscientemente, de forma patológica.[14]

A estigmatização da obesidade é acentuada pela presunção geral de que os obesos são responsáveis por esta condição. Se as pessoas julgam que as causas da obesidade são de responsabilidade do portador, elas o evitam e castigam-no. Se, por outro lado, julgam que é por causas externas (por exemplo, doença), tendem a julgá-lo, sem acusá-lo.[9]

Os perigos da falta de tratamento da criança obesa estão vinculados ao fato de predispô-la à obesidade permanente no futuro, com prejuízo de sua qualidade de vida em face dos distúrbios psicológicos que acompanham o quadro e o risco de diversos agravos da saúde. Dirigir-se unicamente ao sintoma da obesidade é, em geral, fonte de inconveniência e de fracasso, tanto mais porque o regime alimentar é solicitado pelos pais e não pela criança. Se for possível fazer com que a criança emagreça durante este tratamento, rapidamente esta recobra os quilos perdidos, após sua interrupção. Assim, a restrição calórica, certamente útil, e até indispensável, deve ser acompanhada por avaliação do papel psicossomático da obesidade e da motivação da criança a esse tratamento. Consultas terapêuticas ou mesmo psicoterapia de apoio são necessárias. Por outro lado, tratamentos inadequados podem interferir negativamente na linha de crescimento da criança e, em caso de falhas nos resultados, deixá-la perturbada com os distúrbios aventados e não solucionados. Podem ainda ocorrer complicações decorrentes da privação alimentar, como alteração do humor e da personalidade, envolvendo sono, libido, funções cognitivas e neuroendócrinas.[1,15]

Mães de crianças que sofrem de séria obesidade precoce têm habilidade insuficiente para decodificar emoções. O déficit destas mães também se estende às crianças. Como conseqüência desta dificuldade no relacionamento, a criança está sempre inábil para aprender como decodificar emoções de outras pessoas e como expressar e distinguir suas próprias emoções.[16]

ESTRUTURA FAMILIAR E CRIANÇA OBESA

Os pais representam o ambiente primário e essencial para a criança no início da infância. A criança pequena é um ser que necessita de cuidados, em função de sua situação de dependência. Suas necessidades físicas e emocionais precisam ser satisfeitas pela família, principalmente pela mãe, que está mais próxima do filho no início de sua vida. A figura materna deve proporcionar ambiente satisfatório, no qual estejam presentes carinho, amor e confiança, para que a criança possa desenvolver suas capacidades físicas, mentais e sociais. A mãe só conseguirá exercer este papel se estiver com sua saúde mental preservada. Caso contrário, irá fracassar em sua tarefa de cuidar dos filhos.[17]

No caso específico da obesidade infantil, é importante lembrar que nessa fase da vida, a criança é totalmente dependente dos pais para a sobrevivência alimentar e quando muito, consegue escolher a quantidade dos alimentos que ingere, mas pouco consegue fazer com relação à qualidade dos mesmos.[9]

A questão da obesidade freqüentemente se situa em torno de um ambiente familiar alterado, no qual se pode identificar características de superproteção, rigidez e falta de solução dos conflitos [18]

Alguns autores observaram que famílias que apresentam maior proximidade emocional, passam mais tempo juntos, expressam com mais facilidade os sentimentos e, cujas crianças têm maior percepção do cuidado materno, exibem uma prática de alimentação mais saudável e, conseqüentemente, vínculo mais seguro.[19,20,21]

Segue abaixo algumas características de famílias que têm algum dos membros com obesidade:

- Famílias muito fechadas em si mesmas e fazem pouco contato com o mundo externo.
- Diálogos são raros. Não há sintonia em nível de comunicação, o que gera muita dúvida e alto grau de insegurança.
- Papéis familiares são pouco definidos, fazendo com que a posição de cada um dentro do grupo não fique clara.
- Quase sempre, pai e mãe têm dificuldades para estabelecer limites e normas claros, confundindo a todos acerca de seus próprios limites e dos outros.

- Difícil expressão clara e assertiva de sentimentos, sejam positivos ou negativos.
- Afetos ficam pouco garantidos e ressentimentos não são colocados de forma direta, o que gera clima de insegurança emocional e pouca certeza a respeito do que cada um realmente pensa ou sente.
- Subsistema conjugal empobrecido afetivamente, sem maior grau de entrosamento ou união.
- Em função da pouca definição dos papéis familiares e do empobrecimento do laço conjugal, é comum encontrar, nestas famílias, filhos muito envolvidos nos problemas dos pais, como sendo "puxados" ora por um, ora por outro dos pais, para serem seus aliados.
- Dependência de álcool e drogas e doenças afetivas parecem ser situações mais freqüentes, além dos transtornos alimentares.
- É possível ver mães obesas ou com dificuldades de controle sobre seus comportamentos alimentares, levando suas filhas junto com elas ao médico.
- Pais são descritos, quase sempre, como figuras mais omissas e distantes do grupo familiar, como se não participassem muito do dia-a-dia da família ou não se interessassem muito por isso.

Deste modo, estes pacientes têm, em geral, dificuldades para lidar com autonomia, independência e crescimento e não auxiliam ou estimulam seus membros a serem mais confiantes, auto-suficientes ou independentes. Não é difícil teorizar que a obesidade de um dos membros da família deste tipo, se resolvida, obrigará a mesma a se rearticular para evitar seu desfacelamento, de forma que o tratamento deve incluir o atendimento à família, já que esta parece influenciar não apenas a origem do quadro, mas principalmente sua manutenção.[22,14]

Os modelos que os pais oferecem para lidar com os próprios sentimentos e com as desavenças entre marido e mulher são mais interiorizados pelas crianças do que o que é dito e feito a elas nos cuidados diários.

É pelas interações com seus pais – que têm sempre excelentes chances para auxiliar no desenvolvimento de seus filhos, ajudando-os, desde a gestação, a aprender técnicas calmantes de comportamento – que a capacidade de reconhecer emoções e dar-lhes encaminhamento adequado pode ser gradativamente desenvolvida.

Esta capacidade é também determinada pelo temperamento e traços de personalidade com os quais a criança nasce. Por mais indefeso que seja um bebê, ele é capaz de ver e perceber, pelo modo como reagimos ao seu desconforto, que a emoção tem direção, que é possível passar de um estado de intensa agonia, raiva e medo a um estado de conforto e recuperação. Aceitação, obediência e responsabilidade vêm do amor e da ligação que a criança sente em sua família. As interações emocionais entre os membros da família passam a ser a base da transmissão de valores e da formação de pessoas corretas. Construir elos de lealdade e afeição depende da capacidade dos pais em aprender como se sentem com relação a eles mesmos; como pensar sobre seus sentimentos e que escolhas têm ao reagir. Ouvir com empatia, legitimando os sentimentos da criança, fortalecendo sua auto-estima, intimidade e respeito em casa poderá tornar mais consistente o elo emocional entre pais e filhos e os problemas ficarão mais fáceis de lidar, sendo que o amor-próprio de ambas as partes, nesta interação, deve ser sempre preservado. Em compensação, pais emocionalmente distantes, aqueles que são rudes, críticos ou que fazem pouco das emoções da criança, podem prejudicar, e muito, o seu desenvolvimento. Levar a sério as emoções da criança exige empatia, capacidade de ouvir e vontade de ver as coisas pela óptica da mesma. Com os adultos constantemente invalidando seus sentimentos, ela perde a confiança em si mesma. É importante que os pais se lembrem que seu papel também é ajudar os filhos a se desenvolverem de acordo com os próprios interesses, necessidades e desejos. A mãe, que reage com sensibilidade as insinuações e sinalizações de seu bebê, acompanhando seu olhar, conversando com ele e deixando-o descansar quando estiver excessivamente estimulado, vai ajudá-lo a desenvolver, cada vez melhor, a capacidade que já tem de absorver os contatos sociais e emocionais de seus pais e a lidar e controlar suas próprias emoções. Pais que são capazes de perceber e valorizar as próprias emoções são sensíveis aos estados emocionais da criança. Aqueles que respeitam, não ridicularizam, nem dizem como a criança "deve" sentir-se; não resolvem todos os problemas para a criança, ajudam a nomear emoções, orientando em sua regulamentação, impondo limites e ensinando técnicas de solução de problemas, contribuem de forma considerável para seu bom desenvolvimento psíquico.[23]

Com isso, a criança vai aprendendo a confiar em seus sentimentos. Sente-se capaz de inventar soluções criativas para resolver seus problemas, o que acaba interferindo em sua auto-estima. Isto certamente poderá favorecer as mudanças dos padrões alimentares e do vínculo mãe/filho contribuindo para a promoção da saúde.

REFERÊNCIAS BIBLIOGRÁFICAS

1. Pizzinatto VT. *Distúrbios psicoevolutivos da personalidade de crianças escolares com obesidade exógena: estudo psicológico através da entrevista de anamnese e o psicodiagnóstico de Rorschach.* [tese]. São Paulo: Universidade de São Paulo, 1991.
2. Baughcum AE, Chamberlin LA, Deeks CM, Powers SW, Whitaker RC. Maternal perceptions of overweight preschool children. *Pediatr* 2000;106(6):1380-6.
3. Escrivão MAMS, Oliveira FLC, Taddei JAAC, Lopez FA. Obesidade exógena na infância e adolescência. *J Pediatr* 2000;76(3):305-310.
4. Savv SC, Kourides Y, Tornaritis M, Epiphaniou-Savva M, Chadjigeorgiou C, Kafatos A. Obesity in Children and Adolescents in Cyprus. Prevalence and Predisposing Factors. *Int J Obes Relat Metab Disord* 2002;26(8):1036-45.

5. Nóbrega FJ. *Vínculo mãe/filho*. Revinter: Rio de Janeiro:2004.
6. Brush H. Eating disorders. In: Anaruma SM. Autoconhecimento – um dos caminhos no tratamento da obesidade. *Inform Psiq* 1995;14(1):23-26.
7. Anaruma SM. Autoconhecimento – um dos caminhos no tratamento da obesidade. *Inform Psiq* 1995;14(1):23-26.
8. Rotman F. *Viver sem obesidade*. 3ª ed. Rio de Janeiro: Record, 1996.
9. Silva IEO. *A revelação da obesidade no estar no mundo da criança obesa*. [tese]. São Paulo: Pontifícia Universidade Católica, 1993.
10. Fenichel O. *Teoria psicanalítica das neuroses*. Rio de Janeiro: Atheneu, 1981.
11. Silveira MLM. Obesidade. In: Nóbrega FJ. *Clínica pediátrica*. Rio de Janeiro: Guanabara Koogan, 1987.
12. Campos ALR. Aspectos psicológicos da obesidade. *Ped Mod* 1993;29:129-130.
13. Grüspun H. *Distúrbios neuróticos da criança*. São Paulo: Atheneu, 1998.
14. Mundim ER. Obesidade: reflexões. *Rev Med* 1996;6(1):20-25.
15. Marcelli D. *Manual de psicopatologia da infância de Ajuriaguerra*. 5a ed. Porto Alegre: Art Méd, 1998.
16. Baldaro B, Balsamo A, Caterina R, Fabbrici C, Cacciari E, Trombini G. Decoding difficulties of facial expression of emotions in mothers of children suffering from developmental obesity. *Psycother Psychosom* 1996;65(5):258-61.
17. Nascimento CI, Falcone VM, Spada PV, Mäder CVN, Nóbrega FJ. Características psicológicas de mães de crianças desnutridas e a relação com o vínculo mãe/filho. *Rev Bras Nutr Clin* 2003;18:101-105.
18. Dias JCA. A criança obesa. In: Mundim ER. Obesidade: reflexões. *Rev Med* 1996;6(1):20-25. XX Congresso Brasileiro de Endocrinologia e Metabologia, 1992.
19. Attie I, Brooks-Junn J. Development of eating problems in adolescent girls: a longitudinal study. *Dev Psychol* 1989;25:70-79.
20. Sharpe TM, Killen JD, Bryson SW, Shisslak CM, Estes LS, Gray N, et al. Attachment style and weight concerns in preadolescent and adolescent girls. *Intern J Eat Disord* 1998;23:9-44.
21. Haudek C, Rorty M, Henker B. The role of ethnicity and parental bonding in the eating and weight concerns of Asian-American and Caucasian college women. *Intern J Eat Disord* 1999 May;25(4):425-33.
22. Araújo BC. *Família: que culpa temos nós?* In: Cordás T. Maltese 1993:53-61.
23. Gottman J. *Inteligência emocional e a arte de educar nossos filhos*. Rio de Janeiro: Objetiva, 1997.

Capítulo 67

Tratamento

Maria Arlete Meil Schimith Escrivão
Fábio Ancona Lopez

A abordagem interdisciplinar é considerada a maneira mais adequada para o tratamento da obesidade, pois, desta forma, pretende-se contemplar seus diversos fatores etiológicos. A equipe de atendimento deve ser formada por pediatra, nutricionista, psicólogo e educador físico. O tratamento geralmente é de longa duração, sendo assim fundamental a aderência do paciente à equipe.

O pediatra, ao realizar a anamnese, deve dar ênfase aos seguintes aspectos: idade de início da obesidade e sua evolução; possíveis fatores desencadeantes e mantenedores; antecedentes familiares de obesidade, hipertensão arterial, dislipidemias, diabetes e doenças cardiovasculares; nível de atividade física desenvolvido pela criança ou pelo adolescente; presença de distúrbios de comportamento, escolaridade e da dinâmica familiar.

Ao exame físico, avaliar adequadamente a pressão arterial[1] e detectar possíveis complicações existentes como problemas posturais, ortopédicos, dermatológicos e respiratórios.

Os exames subsidiários incluem a dosagem de triglicerídios, colesterol total e frações, glicemia de jejum, insulina basal, TGO, TGP, gama-GT; US hepático e avaliação da composição corporal (de preferência pelo DXA).

O grau de resistência insulínica pode ser determinado pelo HOMA *(homeostatic model assessment)*, que é calculado da seguinte forma: [insulina plasmática de jejum (em microunidades/ml) × glicose plasmática de jejum (em mmol/l)] ÷ 22,5.[2,3] Estudo realizado em população de crianças e adolescentes, em que foram excluídos os portadores de diabetes e outros distúrbios endócrinos e genéticos, encontrou no grupo-controle (eutróficos) valor de HOMA de 2,3 ± 0,5.[4]

Quando o perfil lipídico é normal, repete-se o exame em um ano. Quando alterado, deve ser iniciada a dietoterapia e colhida nova amostra em três meses.

O acompanhamento nutricional visa a reeducação alimentar, que deve ser feita de forma gradativa. Após a anamnese alimentar e a análise do registro alimentar de 4 dias, inicia-se a orientação alimentar individualizada, de acordo com a idade e o desenvolvimento puberal.[5]

Inicialmente, o paciente precisa ser orientado com relação a determinados comportamentos, como: não comer assistindo TV ou fazendo outras atividades que desviem a atenção do alimento; prestar atenção em tudo o que for ingerir; mastigar muito bem os alimentos; não utilizar líquidos com o objetivo de auxiliar a deglutição de alimentos mal mastigados, apenas após a deglutição destes; estabelecer as porções dos alimentos, sem repetições; respeitar os horários das refeições e não comer nos intervalos destas.

O consumo energético deve ser reduzido paulatinamente, sempre com o cuidado de não prejudicar o crescimento e o desenvolvimento da criança ou do adolescente. Os regimes rígidos são contra-indicados, pois podem levar à perda de massa muscular e diminuição da velocidade de crescimento.

A qualidade da dieta também necessita ser observada, corrigindo-se a ingestão inadequada principalmente de micronutrientes.

Nos casos de aumento do LDL-colesterol, recomenda-se a redução do consumo de gorduras saturadas (< 7% do valor calórico total da dieta) e de colesterol (< 200 mg/dia) e aumento do consumo de fibras solúveis. Considerar a terapêutica farmacológica para os indivíduos com LDL-colesterol persistentemente elevados (> 190 mg/dl sem outros fatores de risco para doenças cardiovasculares ou > 160 mg/dl com outros fatores de risco presentes) após sucessivas tentativas de modificações na dieta e no estilo de vida.[6]

Quando ocorrer aumento de TG e diminuição do HDL-colesterol (dislipidemia mais comum na obesidade), além do controle de peso e de mudanças no estilo de vida, orienta-se a diminuição da ingestão de carboidratos simples.

As intervenções farmacológicas não são recomendadas para crianças com elevação isolada de TG, a menos que seja muito acentuada (TG > 400 mg/dl), devido ao elevado risco para pancreatite.[6]

Nas crianças obesas hipertensas, a redução da quantidade de sódio na dieta é importante para a normalização dos níveis pressóricos.

Faz parte do tratamento da obesidade o incremento da atividade física, que tem a finalidade de aumentar o gasto energético e modificar o estilo de vida.[7] São várias as vantagens da atividade física, como mudanças na composição corporal (perda de massa gorda e preservação ou aumento da massa magra); modificações no perfil lipídico; diminuição da resistência insulínica; diminuição da pressão arterial (exercícios leves e moderados); contribuição para a melhora dos estados de ansiedade, depressão e baixa auto-estima.[8,9]

A indicação do tipo de exercício físico precisa sempre respeitar as limitações e preferências de cada paciente para prevenir a perda de motivação, que ocorre freqüentemente. O programa de exercícios tem que ser desenvolvido de maneira gradativa, priorizando as atividades aeróbias e de baixo impacto para as articulações, realizadas regularmente. As atividades sedentárias (p. ex.: horas gastas com TV, computador, videogame) devem ser reduzidas para 2 h/dia.

O psicólogo desempenha papel importante na equipe, fortalecendo e mobilizando o paciente para suportar o tratamento, que em geral é lento e com muitos insucessos. Para aqueles casos que apresentam distúrbios emocionais mais graves, deve ser avaliada a necessidade de psicoterapia individual e/ou familiar e também de acompanhamento psiquiátrico.

O atendimento em grupo, realizado paralelamente ao atendimento individual, beneficia muito os adolescentes, pois eles já apresentam capacidade para entender as causas e conseqüências da obesidade. No grupo, eles têm oportunidade para discutir as dificuldades e os problemas comuns, conseguem se fortalecer mutuamente e ficam mais incentivados a controlar o peso, praticar exercícios físicos, aumentar o convívio social, com melhora da auto-estima e da adesão ao tratamento.

A participação da família, modificando hábitos alimentares e estilo de vida inadequados, é de fundamental importância para o sucesso do tratamento da obesidade em crianças e adolescentes.

O controle da obesidade deve ser iniciado precocemente, pois quanto mais idade tiver a criança e maior for o excesso de peso, mais difícil será a reversão do quadro, devido aos hábitos alimentares já incorporados e as alterações metabólicas instaladas.

REFERÊNCIAS BIBLIOGRÁFICAS

1. National High Pressure Education Program Working Group on High Blood Pressure in Children and Adolescents. The Fourth Report on the Diagnosis, 1. Evaluation, and Treatment of High Blood Pressure in Children and Adolescents. *Pediatrics* 2004;114(2):555-76.
2. Weiss R, Dziura J, Burgert TS et al. Obesity and metabolic syndrome in children and adolescents. *N Engl J Med* 2004;350:2362-74.
3. Misra A, Vikram NK, Ayra S et al. High prevalence of insulin resistance in postpubertal Asian Indian children is associated with adverse truncal body fat patterning, abdominal adiposity and excess body fat. *Int J Obes* 2004;28:1217-26.
4. Barja SY, Arteaga ALI, Acosta AMB, Hodgson MIB. Resistencia insulínica y otras expresiones del síndrome metabólico en niños obesos chilenos. *Rev Med Chile* 2003;131:259-68.
5. Daniels SR, Arnett DK, Eckel RH et al. Overweight in children and adolescents. Pathophysiology, consequences, prevention, and treatment. *Circulation* 2005;111:1999-2012.
6. American Heart Association. AHA Scientific Statement. Guidelines for Primary Prevention of Atherosclerotic Cardiovascular Disease Beginning in Childhood. *Circulation* 2003;107:1562-66.
7. Epstein LH, Paluch RA, Gordy CC, Dorn J. Decreasing sedentary behaviors in treating pediatric obesity. *Arch Pediatr Adolesc Med* 2000;154:220-26.
8. Wei M, Macera CA, Hornung CA, Blair SN. Changes in lipids associated with change in regular exercise in free-living men. *J Clin Epidemiol* 1997;50:1137-42.
9. Carnethon MR, Gidding SS, Nehgme R et al. Cardiorespiratory fitness in young adulthood and the development of cardiovascular disease risk factors. *JAMA* 2003;290:3092-3100.

Capítulo

68

Prognóstico e Prevenção

Maria Arlete Meil Schimith Escrivão
José Augusto de Aguiar Carrazedo Taddei

A obesidade é uma doença de difícil controle, com altos percentuais de insucessos terapêuticos e de recidivas, podendo apresentar, na sua evolução, sérias repercussões orgânicas e psicossociais, especialmente nas formas mais graves.[1]

Crianças e adolescentes obesos têm grande risco de persistirem obesos na fase adulta, com diminuição da expectativa de vida, devido ao aumento da morbimortalidade por doenças cardiovasculares, *diabetes mellitus* tipo II, entre outras causas associadas à obesidade.[2,3]

O risco de a obesidade na infância continuar na vida adulta está relacionado ao tempo de duração e à sua gravidade. As taxas de remissão diminuem com o avanço da idade e o aumento da gravidade aumenta o risco de persistência.

Vários estudos já foram realizados com o objetivo de analisar a evolução da obesidade na infância e sua continuidade na fase adulta, sendo os resultados bastante variáveis e de difícil comparação, devido às diferenças na seleção das amostras, nos critérios utilizados para a definição da obesidade, na análise e na apresentação dos dados.[4] Porém, há tendência, nestes estudos, em mostrar que crianças e adolescentes obesos quando comparados com não-obesos têm maior risco de serem adultos obesos.

As graves conseqüências orgânicas e psicossociais da obesidade, dificuldades para seu controle e o alto custo para a sociedade fazem dela importante problema de saúde pública, que deve ser enfrentado desde as idades mais precoces.[5,6]

A prevenção da obesidade, na infância, deve ser realizada a partir dos cuidados primários de saúde, em que o pediatra tem papel de destaque, realizando a monitoração pôndero-estatural. Desta forma, quando for verificado o aumento excessivo de peso com relação à estatura, independente da idade, principalmente com pais obesos, há necessidade de orientação nutricional para evitar o desenvolvimento da obesidade, pois, uma vez instalada, fica muito mais difícil a reversão do quadro. Também cabe ao pediatra a promoção do aleitamento materno exclusivo até o 6º mês de vida, que protege contra a obesidade infantil, assim como a introdução correta dos alimentos complementares e observação de distúrbios da dinâmica familiar, que são importantes para a instalação e manutenção da obesidade na infância.[7,8]

A criança e o adolescente já obesos necessitam de controle adequado para prevenir a persistência da obesidade na fase adulta.[9] Os melhores resultados são obtidos quando há participação ativa da família, no sentido de modificar hábitos alimentares inadequados e diminuir o comportamento sedentário. A troca de atividades sedentárias (tempo gasto com TV, videogames, computadores) por passeios ao ar livre, caminhadas, andar de bicicleta, com o envolvimento dos pais, deve ser sempre incentivada.[10]

As intervenções em escolas também fazem parte das estratégias para controle da obesidade, com as seguintes vantagens: já existe uma estrutura organizada; grande percentual da população pode ser atingido a custo baixo; o tempo de permanência dos alunos na escola é grande e aí fazem uma ou duas refeições ao dia, durante cinco dias da semana, além do fato de o escolar ser um potencial agente de mudança na família e na comunidade na qual está inserido. Os modos de intervenção em escolas incluem a introdução no currículo escolar de matérias que forneçam informações corretas sobre saúde, alimentação, nutrição, vantagens do exercício físico; atuação junto às lanchonetes ou merenda oferecida pela escola, assegurando maior disponibilidade de alimentos saudáveis (menor teor de colesterol, gordura saturada e trans, sal, açúcar, mais fibras); promoção de práticas esportivas; participação dos professores e demais funcionários.[11-13]

Os resultados destas intervenções podem não ocorrer em curto prazo, mas, com certeza, irão influenciar o estilo de vida futuro dessas crianças, com impacto em termos de saúde pública.

As potenciais estratégias para controle da obesidade necessitam da atuação de toda a sociedade. Além da família e da escola, também de órgãos governamentais, mídia e indústria de alimentos, com o objetivo de modificar o ambiente "patológico", que favorece a instalação da obesidade em indivíduos geneticamente predispostos.[14,15]

Fazendo parte destas estratégias, pode-se incluir a criação, em áreas urbanas, de mais espaços para pedestres, ciclovias seguras, centros recreativos e parques, propiciando aumento de atividade física e de práticas esportivas; o melhor controle das informações contidas nos rótulos dos produtos alimentícios, assim como da propaganda de alimentos nos horários de programação infantil na TV,[16] subsídios para produtos com baixa densidade energética e a colaboração da mídia na promoção de estilo de vida saudável.

A prevenção do excessivo ganho de peso é mais barata, mais fácil e mais eficiente que o tratamento da obesidade e de suas co-morbidades já plenamente desenvolvidas.

REFERÊNCIAS BIBLIOGRÁFICAS

1. Daniels SR, Arnett DK, Eckel RH et al. Overweight in children and adolescents. Pathophysiology, consequences, prevention, and treatment. *Circulation* 2005;111:1999-2012.
2. Hulman S, Kushner H, Katz S, Falkner B. Can cardiovascular risk be predicted by newborn, childhood, and adolescent body size? An examination of longitudinal data in urban African Americans. *J Pediatr* 1998;132(1):90-7.
3. Must A. Morbidity and mortality associated with elevated body weight in children and adolescents. *Am J Clin Nutr* 1996;63:445S-7S.
4. Parsons TJ, Power C, Logan S, Summerbell CD. Childhood predictors of adult obesity: a systematic review. *Int J Obes* 1999; 23(Suppl 8):S1-S107.
5. Wolf AM, Colditz GA. Current estimates of the economic cost of obesity in the United States. *Obesity Research* 1998;6(2):97-106.
6. Lobstein T, Baur L, Uauy R. Obesity in children and young people: a crisis in public health. *Obesity Reviews* 2004;5 (Suppl 1):4-85.
7. De Pinto C. Childhood Obesity. A review of causes, prevention, and the role of the primary care provider. *Maryland Med* 2004(S):9-14.
8. Flodmark CE. Lissau I, Moreno LA et al. New insights into the field of children and adolescents'obesity: the European perspective. *Int J Obes* 2004;28:1189-96.
9. Zwiauer KFM. Prevention and treatment of overweight and obesity in children and adolescents. *Eur J Pediatr* 2000;159(Suppl 1):S56-S68.
10. Hernandez B, Gortmaker SL, Colditz GA, Peterson KE, Laird NM, Parra-Cabrera S. Association of obesity with physical activity, television programs and other forms of video viewing among children in Mexico City. *Int J Obes* 1999;23:845-54.
11. Gortmaker SL, Peterson K, Wiccha J, Sobol AM, Dixit S, Fox MK, Laird N. Reducing obesity via a school-based: interdisciplinary intervention among youth. *Arch Pediatr Adolesc Med* 1999;153:409-18.
12. Müller MJ et al. Prevention of obesity – more than an intention. Concept and first results of the Kiel Obesity Prevention Study (KOPS). *Int J Obes* 2001;25(Suppl 1): S66-S74.
13. Coleman KJ et al. Prevention of epidemic increase in child risk of overweight in low-income schools. *Arch Pediatr Adolesc Med* 2005;159:217-24.
14. National Task Force on the Prevention and Treatment of Obesity. *Arch Intern Med* 2000;160:898-904.
15. Schmitz MKH, Jeffery RW. Public health interventions for the prevention and treatment of obesity. *Med Clin North Am* 2000;84(2):491-512.
16. World Health Organization Obesity. *Marketing food to children: the global regulatory environment.* Geneva: WHO, 2004 75 pp.

Parte

XI

Distúrbios do Apetite

Capítulo 69

Inapetência na Infância

Anne Lise Dias Brasil
Denise Ely Bellotto de Moraes

A recusa alimentar ou inapetência representa uma das queixas mais freqüentes na infância, principalmente quando é prolongada e sem causa aparente.[1,2]

É um quadro que mobiliza angústia, sentimentos de frustração e sensação de impotência nos pais, levando-os a utilizar medidas coercitivas que só agravam o sintoma alimentar da criança e tornam o ambiente doméstico extremamente tenso. As refeições e os alimentos são sempre associados a um confronto.[1,2,3]

Os profissionais de saúde deparam-se com mães ou pais aflitos e frustrados com seus filhos. Sentem que já esgotaram seus recursos e chegam à consulta em busca de um medicamento milagroso que resolva o distúrbio rapidamente.[4]

Esta atitude que outorga ao profissional a responsabilidade total pela "cura" deve ser desmistificada. É importante ficar esclarecido que a efetividade da conduta dependerá do trabalho conjunto do profissional com os pais e familiares.[4]

A detecção do distúrbio do apetite, na ausência de enfermidades orgânicas, bem como o conhecimento de suas causas envolvendo aspectos emocionais, socioeconômicos e culturais; o entendimento das reais necessidades nutricionais da criança, do desenvolvimento emocional e da evolução da conduta alimentar na infância permitem que a orientação seja conduzida de forma correta e segura pelo profissional.[2,4]

Em geral, os quadros de inapetência são característicos e esperados no desenvolvimento normal da criança e costumam se manifestar principalmente entre os 14 meses e os 5 anos.[1] Momentos de passagem evolutiva na vida da criança podem contribuir para a manifestação de recusa alimentar, como, por exemplo, o nascimento, pois exige intensa adaptação da criança e de seus pais. Um segundo momento crítico é o desmame, por ser uma fase de separação da dupla mãe-filho. O terceiro ocorre no segundo ano de vida, quando o interesse pelos alimentos se desloca para o ambiente e sua exploração, por meio das brincadeiras.[5]

Posteriormente, por volta dos 3 anos, a criança tende a utilizar a recusa ao alimento como uma maneira de firmar sua posição, para discriminar sua vontade da do adulto, para tentar controlar o ambiente e fazer pequenos testes de independência. É uma fase em que a criança tende a rejeitar novos alimentos, demonstrando ter preferência por aquilo que conhece e que, portanto, pode controlar. Essas situações, se bem compreendidas e toleradas pelos pais, tendem a ser manifestações temporárias.[6]

Por outro lado, quando persistem, os sintomas podem estar a indicar algum tipo de distúrbio ambiental ou relacional. É comum que o sintoma se instale após uma fase em que a criança tenha passado por uma adaptação importante, ou que tenha manifestado algum comportamento de autonomia, reagindo com inapetência e isso, de alguma forma, não pôde ser compreendido ou respeitado pelos pais.

Uma crise transitória pode mobilizar ansiedade ou agressividade nos pais, que diante da recusa alimentar, força a criança a comer. A criança, por sua vez, ressente-se e perde o prazer em se alimentar. O círculo vicioso completa-se quando a mãe se ressente com a situação, faz chantagem, mobiliza a família, entra em desespero e acaba castigando a criança. O resultado dessa dinâmica prejudica o vínculo afetivo e a auto-estima, sobretudo da criança.

Por ser muito sensível ao ambiente familiar, a criança freqüentemente capta dificuldades, conflitos e mesmo alterações importantes de humor dos pais e reage a essas situações recusando-se a comer. Os pais, por sua vez, deslocam sua atenção do conflito ambiental ou familiar para o sintoma da criança. Desta forma, não solucionam a crise original e prendem o filho a um sintoma que, em sua raiz, denuncia os conflitos da dinâmica familiar.[7]

Períodos de mudança na família como o nascimento de irmãos, ingresso da criança na creche ou na escola, separação da figura materna ou paterna, ou mesmo a morte de um parente próximo também podem afetar a criança, causando inapetência.[8] Se esse for o caso, os pais devem ser orientados a respeito das motivações da criança e o profissional deve procurar ouvir e tranqüilizá-los a respeito dos sentimentos desencadeados pela inapetência.

Em geral, as dificuldades alimentares manifestam-se quando o ambiente familiar é conturbado, com problemas conjugais, figura paterna ausente, omissa ou violenta, períodos de ansiedade, depressão ou agressividade excessiva.[8]

Outra situação que pode levar a esse quadro é a dificuldade dos pais em impor limites claros e seguros para a criança, permitindo que esta se alimente quando e da forma que quiser, mesmo que isso signifique comer guloseimas a qualquer hora. Nesse caso, é importante que o profissional não estabeleça julgamentos e nem critique as atitudes dos pais. É fundamental compreender as razões da falta de limites. Geralmente, esse comportamento está relacionado com a culpa que os pais sentem por não darem o suficiente a seus filhos, seja material ou afetivamente. Assim, o fato de não proibir compensaria as possíveis falhas.

Outro fator que impossibilita os pais de frustrarem seus filhos é o temor que sentem de não serem amados ou de serem odiados por eles.

A inapetência em crianças maiores, como as em idade escolar ou pré-púberes, requer outro tipo de observação. Espera-se que crianças dessas faixas etárias tenham mais recursos para expressar seus sintomas. A inapetência é uma manifestação que indica crianças com poucos recursos simbólicos e áreas de interesses empobrecidas. Nesses casos, as crianças apresentam características de pouco desenvolvimento emocional, demonstrando infantilidade. É bastante comum que essas crianças apresentem outros sintomas associados, como enurese, dificuldades de aprendizagem e de socialização.[9]

O profissional que recebe uma criança com queixa de inapetência deve estar atento, primeiramente, se a queixa trazida parece ser conseqüência de uma situação transitória ou se o sintoma é persistente e já tem longa duração. Situações transitórias são aquelas, em geral, relacionadas a um momento evolutivo de passagem. Portanto, deve investigar a fase do desenvolvimento emocional em que essas crianças se encontram, observando se o quadro está coerente e dentro do esperado para aquela fase.[8]

No caso de queixas persistentes em que o sintoma já se encontra instalado, é importante que o profissional investigue a vida da criança, como e quando surgiu a queixa, se há relação com algum fato que ocorreu, a evolução da conduta alimentar e as relações familiares.

A avaliação clínica deve ser realizada por meio da anamnese detalhada e do exame físico completo, com o propósito de diagnosticar distúrbios orgânicos que possam estar determinando a queixa de inapetência. A antropometria, com as medidas de peso e estatura, deve ser realizada em todas as consultas para avaliar o estado nutricional.[1-3]

É importante distinguir a recusa alimentar que reflete um decréscimo normal na velocidade de crescimento e nas necessidades nutricionais daquela que é determinada por alguma doença. Esta queixa é muito freqüente no segundo ano de vida, quando a velocidade de crescimento diminui bastante com relação ao primeiro ano de vida e, conseqüentemente, diminuem as necessidades nutricionais e o apetite também.[4] Quando a diminuição do apetite é uma manifestação de doença orgânica é comum aparecer abruptamente e manter-se apenas durante o período da doença ou piorar o sintoma já existente.[3]

Os exames laboratoriais e/ou radiológicos deverão ser realizados, dependendo de cada caso, com o intuito de investigar carências específicas de algum nutriente ou outras alterações que possam estar determinando a queixa de inapetência.[2,4]

Na anorexia é importante lembrar que as deficiências de zinco e ferro afetam diretamente o paladar, pela alteração das papilas gustativas, não permitindo à criança apreciar o sabor do alimento e nem sentir prazer em degustá-lo, por isso a recusa alimentar.[10,11]

A grande maioria das queixas de falta de apetite são, na verdade, diagnosticadas como indisciplina alimentar (sem horários fixos de refeição, substituição de refeição por lanches e beliscos, comer guloseimas em qualquer horário), seletividade alimentar (exclusão de legumes e verduras, frutas, carnes) e preferência por alimentos líquidos ou pastosos, principalmente os lácteos.[4,10]

A indisciplina alimentar (ingestão de salgadinhos ou guloseimas antes das principais refeições; substituição de refeições por beliscos; horários irregulares de refeições; fracionamento inadequado da dieta) está presente em quase todos os casos e reflete a indisciplina presente em todos os setores da vida da criança[4]. É primordial que os pais sejam reforçados quanto a sua capacidade em colocar limites e modificar padrões inadequados. Para que o profissional de saúde obtenha sucesso na mudança do padrão alimentar da criança é importante que seja um aliado da família, reforçando a confiança dos pais e da criança, reconhecendo suas ansiedades e culpas.[4,12]

A queixa de inapetência, na grande maioria dos casos, é levada ao profissional porque a criança aceita apenas alimentos lácteos ou semi-sólidos após o primeiro ano de vida. A excessiva dependência de leite que algumas crianças apresentam pode estar ligada ao conforto de não mastigar. Ou ainda, pelo medo que os pais têm de oferecer alimentos sólidos no primeiro ano de vida da criança, perpetuam este comportamento até fases mais avançadas da infância. A ingestão láctea excessiva reduz o apetite para os alimentos salgados e, freqüentemente, a fome é confundida com sede.[4,10] Nesses casos é necessária a redução da ingestão de leite para que a criança sinta apetite pelo alimento salgado, mas esta redução deve ser gradual, pois poderá haver perda de peso. O leite só deverá ser diminuído quando quantidades suficientes de alimentos novos forem aceitos.[12]

A preferência por alimentos pastosos ou líquidos pode iniciar na introdução de alimentos sólidos, ou, mais tarde, próximo aos 18 meses. A causa pode estar associada com algum evento específico ruim, como engasgo ou episódio de vômito. A criança teme a repetição do fato e restringe a ingestão de alimento sólido e, progressivamente, passa a evitar outros alimentos com a mesma textura. Entretanto, a seletividade pode ocorrer apenas porque a criança prefere alimentos com consistência macia ou que dissolvam na boca. Os pais, freqüentemente, por medo que a criança perca peso, oferecem apenas os alimentos que são aceitos. Devem ser oferecidos, então, alimentos com maior consistência, que as crianças possam segurar com as mãos e morder, ou alimentos que derretam na boca, como o queijo *cream cheese*. Esses alimentos podem aumentar a habilidade em manusear os alimentos sólidos.[12,13]

A não-aceitação de legumes, verduras e frutas também é queixa freqüente. É importante, nesses casos, que a criança não seja forçada a ingerir os alimentos que não gosta, mas deverão ser oferecidos dois novos alimentos por semana, com preparações coloridas e atrativas. Esses alimentos deverão ser repetidos duas a três vezes por semana, até que sejam aceitos naturalmente.[11]

A criança com seletividade tem preferência por um pequeno número de alimentos e sempre de determinados tipos, ou da mesma consistência, pode até aceitar experimentar novos sabores, entretanto, não os incorpora ao hábito alimentar.[14]

Na neofobia a criança recusa-se a experimentar novos alimentos. Não é raro manifestar algum tipo de ritual com relação às refeições, por exemplo, os alimentos têm que estar dispostos de forma determinada no prato; ou no almoço deve haver sempre o mesmo tipo de alimento e outro no jantar; só aceita determinados alimentos da marca que conhece pelos rótulos. Em geral, a queixa dos pais é de que a alimentação é restrita e monótona.[12]

É importante observar se a neofobia se associa a outros traços de personalidade, como níveis elevados de ansiedade, timidez, negatividade e neofobia geral. A importância dessa relação está na sugestão de que novos alimentos são semelhantes a novos estímulos, tais como pessoas desconhecidas e situações não-rotineiras. Todos os aspectos do "não-familiar" são respondidos de forma conflitante. Tem-se proposto que a neofobia alimentar seja considerada uma fobia no sentido clínico, já que representa um medo inapropriado, em resposta a um estímulo que não é proporcionalmente prejudicial.[15,16]

A atuação nas reações neofóbicas deve ser a repetição à exposição de um novo alimento para que passe a ser conhecido, sem coerção ou pressão para que a criança o experimente, mas deixando bem clara a expectativa. É necessária também uma rotina bem estabelecida para a degustação do novo alimento, na presença de outras pessoas da família, que servirão de modelo.[17]

As crianças que estão com o peso abaixo do esperado para sua idade ou para a estatura devem ter suas refeições aumentadas em energia, ou seja, aumentar a ingestão de alimentos calóricos ou adicionar nutrientes (lipídios) para aumentar as calorias das preparações.[3]

Em muitos casos se faz necessário o encaminhamento da criança e sua família para o acompanhamento psicológico, mas isso deve ser realizado de forma cuidadosa. Antes, o profissional deve compreender as causas do sofrimento da criança e estabelecer vínculos com a família, para que tenha confiança em expor as suas dificuldades. Sabe-se que, na maioria das vezes, grande parte do problema se resolve quando a família se sente acolhida.

Um erro comum é o profissional, ao receber a família, considerar que a questão não faz parte de seus conhecimentos técnicos e encaminhar o caso para o psicólogo imediatamente, sem a devida sensibilização da família. Dessa forma, muitos casos são perdidos, pois o paciente não encontra sentido no encaminhamento do médico, perdendo-se a chance de diminuir o sofrimento da criança e de seus pais.

O tratamento da inapetência requer, por parte do pediatra, além de conhecimentos sobre nutrição, alimentação e crescimento infantil, também conhecimento de aspectos do desenvolvimento emocional da criança, e, sobretudo, empatia com relação a ela e sua família. São esses os fatores que permitem a investigação minuciosa de aspectos íntimos da dinâmica familiar. Na pediatria, a inapetência torna-se um grande desafio, pois exige do médico não só recursos técnicos, mas a capacidade para escutar e, sobretudo, a disponibilidade afetiva para acolher a família e a criança com distúrbio do apetite.

REFERÊNCIAS BIBLIOGRÁFICAS

1. Haslam D. My child won't eat. *The Practitioner* 1994;238:770-5.
2. Marín V, Castillo CD. El niño que no quiere comer. *Rev Chil Pediatr* 2000;71(2):139-41.
3. Leung AKC, Robson LM. The todler who does not eat. *Am Fam Phys* 1994;49(8):1789-92.
4. Bresolin AMB, Sucupira ACSL, Barrera, SM, Pereira RM, Abreu MRM, Gutierrez PL. Recusa alimentar: abordagem ambulatorial. *Pediatria* (S. Paulo) 1987;19:99-102.
5. Soifer R. *Psiquiatria infantil operativa*. v. 1. Psicologia evolutiva. Porto Alegre: Artes Médicas, 1987. p. 37.
6. Fontes BV, Morgan CM, Moraes DEB. Transtornos Alimentares na Infância. In: Claudino AM, Zanella MT. *Transtornos alimentares e obesidade*. São Paulo: Manole, 2005. p. 79-87.

7. Moraes DEB, Brasil ALD. A criança que não come. In: Nóbrega JF. *Vínculo mãe-filho.* Rio de Janeiro: Revinter, 2005. p. 89.
10. Andrade TM, Moraes DEB, Campos ALR, Ancona Lopez F. Crianças que não comem – Um estudo psicológico da queixa materna. *Revista Paulista de Pediatria* 2002;20:30-36.
11. Soifer R. *Psiquiatria infantil operativa.* v. 2. Psicopatologia. Porto Alegre: Artes Médicas, 1987. p. 96.
10. Fisberg M, Palma D, Azevedo TCG, Martins LA. Distúrbios do apetite na infância. In: Nóbrega FJ. *Distúrbios da nutrição.* Rio de Janeiro: Revinter, 1998. p. 400-2.
11. McClain CJ, Stuart M, Kasarkis JR, Humphries L. Zinc, appetite regulation and eating disorders. *Prig Clin Biol Res* 1993;380:47-64.
12. Douglas J. Why won't my todler eat? *The Practitioner* 1998;242: 516-22.
13. Rudolph CD. Feeding disorders in infants and children. *J Pediatr* 1994;125:S116-24.
14. Birch LL, Fischer JA. Appetite and eating behavior in children. *Pediatr Clin North Am* 1995;42(4):931-51.
15. Galloway AT, Lee Y, Birch LL. Predictors and consequences of food neophobia and pickiness in young gilrs. *J Am Diet Assoc* 2003;103(6):692-8.
16. Pliner P, Loewen ER. Temperament and food neophobia in children and their mothers. *Appetite* 1997;28:239-54.
17. Flighi I, Leppard P, Cox DN. Food neophobia and associations with cultural diversity and socio- economic status amongst rural and urban Australian adolescents. *Appetite* 2003;41:51-9.

Capítulo 70

Transtornos Alimentares

Anne Lise Dias Brasil
Denise Ely Bellotto de Moraes

Os transtornos alimentares têm aumentado de importância nas últimas décadas pelo aumento da prevalência global da mortalidade e da morbidade, mas também pelo aumento entre meninas pré-adolescentes, no sexo masculino e em mulheres em idades mais avançadas.[1,2]

Há alguns anos eram considerados freqüentemente como doenças típicas de adolescentes e mulheres jovens. Nas últimas décadas é cada vez mais freqüente falar do "início precoce da anorexia nervosa", que se refere ao desenvolvimento do transtorno nas idades de 8 a 14 anos. Crianças abaixo de 8 anos de idade também podem desenvolver a doença, mas é mais raro.[2]

O início da anorexia nervosa ocorre freqüentemente na adolescência entre os 13 e os 18 anos. Já os sintomas bulímicos aparecem mais tarde, por volta dos 18 aos 40 anos.[3]

Atingem sobretudo o sexo feminino, representando mais de 90% dos casos.[3]

No sexo masculino, os transtornos ocorrem em apenas 10% dos casos, sendo o mais freqüente a bulimia, que se desenvolve entre 18 e 26 anos.[2]

Uma revisão de 12 estudos relatou incidência média anual de anorexia nervosa em 18,5 por 100.000 entre mulheres e 2,25 por 100.000 entre homens na população. A estimativa da bulimia nervosa foi mais elevada, sendo de 28,8 por 100.000 entre as mulheres e de 0,8 entre os homens.[4]

As duas patologias apresentam em comum a representação alterada da forma corporal, preocupação excessiva com o peso e o medo patológico de engordar.[5] Possuem etiologia múltipla, com vários fatores interagindo juntos, entre eles, fatores biológicos, socioculturais, familiares, psicológicos e genéticos.[1,2,6,7]

Embora estes fatores sejam conhecidos como determinantes, ainda não é clara a atuação deles:[8]

- História familiar de transtornos alimentares, depressão, alcoolismo, uso de drogas e compulsão pelo jogo.
- Hábito de realizar dietas restritivas.
- História pregressa ou atual de abuso sexual ou físico.

A influência dos fatores socioculturais no desenvolvimento dos transtornos alimentares tem sido bastante discutida na literatura, sendo considerados como fatores predisponentes, precipitantes ou mesmo perpetuadores.[1]

A sociedade atual, com a sua valorização e o culto à magreza, fazendo da obesidade uma condição altamente estigmatizada e rejeitada, têm levado a maioria das pessoas à busca frenética do "corpo ideal", predispondo os vulneráveis a desenvolver doenças. Os meios de comunicação são, provavelmente, os mais poderosos veículos utilizados pelas indústrias das dietas, atividade física e cirurgia plástica para reforçar a associação da magreza com sucesso, poder, autocontrole, modernidade e atratividade. Convencem o público de que o corpo pode ser moldado a nosso bel-prazer e estabelecem padrões corporais impossíveis de serem atingidos pela maioria.[9]

Anteriormente, falava-se desta valorização apenas nas sociedades ocidentais, hoje, com o mundo globalizado, este padrão é perseguido também nas sociedades orientais, talvez de forma menos intensa.[10]

Outro ponto a ser ressaltado é o aumento da prevalência dos transtornos alimentares em idades precoces, antes mesmo da puberdade. Fato bastante incomum na década passada e que vem sendo extremamente alardeado pela mídia escrita e falada. É importante que a devida atenção seja dada para que diagnósticos adequados e precoces sejam realizados, inclusive para melhor prognóstico e resposta ao tratamento, mas devemos ter muito cuidado para não estar superestimando um sintoma que, muitas vezes, nada mais é do que um reflexo da cultura em que se vive.[9,11]

Encontramos, hoje, muitas crianças de 5 a 6 anos de idade trazidas pelos pais com a queixa de que não querem comer, porque não querem engordar, para serem modelos. No entanto, após uma avaliação rigorosa, observa-se que não há sinal ou sintoma psicológico mais grave que nos leve ao diagnóstico de anorexia nervosa, estão apenas sendo influenciadas pela mídia e pelo padrão cultural vigente do corpo ideal. Poucos estudos têm sido realizados para observar fatores de risco de transtornos alimentares na infância, mas alguns ressaltam que certas características de temperamento devem ser observadas como possíveis indicativos de transtornos em fases mais tardias da vida, tais como, perfeccionismo, rigidez, impulsividade e depressão.[12]

Outra pesquisa cita que comportamentos alimentares na infância como anorexia e pica podem predizer sintomas de anorexia nervosa e bulimia na adolescência.[13]

Alguns autores têm investigado as razões para que algumas pessoas submetidas a dietas desenvolvam transtornos alimentares e outras não. Várias pesquisas afirmam que pessoas que realizam dietas restritivas e que enfatizam razões ideológicas mais do que o prazer de comer desenvolvem mais depressão, baixa auto-estima, maior insatisfação corporal, maior internalização do padrão cultural de magreza e mais sintomas de transtornos alimentares.[14]

Recentemente, os conceitos de prazer em se alimentar e alimentação saudável têm sido vistos como contrários, até mesmo entre os *experts*. Desta forma, a alimentação passou a ser uma causa de estresse, culpa e insatisfação. Assim, as pessoas que utilizam razões ideológicas para se alimentar passam a ter repugnância ao sentirem prazer na alimentação e desenvolvem sintomas de transtornos alimentares.[15]

Apesar da extensa literatura sobre a etiopatogenia dos transtornos alimentares existentes, precisa ainda ser muito pesquisada para esclarecer as dúvidas de que os fatores referidos como tipicamente associados são realmente preexistentes, ou se já são sintomas ou sinais da doença instalada.[12]

O tratamento dos transtornos alimentares é extremamente complexo, principalmente pela pequena adesão decorrente da negação da doença que, na maioria das vezes, é parte integrante dos quadros.[16]

De modo geral, a psicoterapia tem trazido resultados satisfatórios, principalmente a psicoterapia cognitivo-comportamental, terapia sem base psicanalítica, que foca sintomas específicos e segue um raciocínio linear, identificando comportamentos-alvo, situações que os desencadeiam e conseqüências psicológicas de sua execução.[16]

O tratamento multidisciplinar é particular para cada paciente e abrange o estabelecimento de uma dieta para atingir um peso adequado e saudável, acompanhada de exercícios orientados, orientação familiar, focalização nas sensações de fome e saciedade, práticas de relaxamento muscular para controlar a ansiedade e treinamento em habilidade social.[17]

ANOREXIA NERVOSA

A palavra anorexia origina-se do grego *(ann* = sem; *orexis* = desejo ou apetite), que significa falta de apetite. Alguns autores discordam desta denominação porque, no início do quadro, as anoréxicas sentem apetite, mas procuram negá-lo, ou controlá-lo, e somente com o decorrer da doença é que deixam de tê-lo.[3]

A percepção da imagem corporal está gravemente distorcida, sendo este o aspecto central do transtorno. A pessoa afirma-se gorda mesmo contra as evidências médicas e os argumentos familiares. Normalmente nega e oculta elementos importantes da doença. Os familiares geralmente percebem o transtorno mais tardiamente, quando, ao verem o paciente desnudado, notam o grau acentuado de perda de peso.[7]

A perda de peso é vista como uma conquista notável e como sinal de extraordinária disciplina, ao passo que o ganho de peso é percebido como um inaceitável fracasso do autocontrole. Associado ao quadro de restrição alimentar, é freqüente o aumento compulsivo de exercícios físicos e a utilização de anorexígenos, laxativos, diuréticos ou vômitos provocados.[1,2,6]

Sua prevalência entre mulheres na adolescência tardia e no início da idade adulta é em torno de 0,5% a 1%, com incidência de 1 a 8 casos/100.000 pessoas/ano, sendo a proporção de 9 mulheres para 1 homem.[2]

Geralmente tem início com a perda de peso, resultante de doença física ou de dieta para emagrecimento, em razão de excesso de peso real ou imaginário.[7]

A história da anorexia nervosa tem início com jejum progressivo, onde o paciente elimina primeiramente os alimentos que julga calóricos, inicialmente os carboidratos e estende-se depois a outros tipos de alimentos.[7]

Questões ligadas ao alimento tornam-se centrais na vida dos pacientes, e alguns são típicos da doença, como o hábito de esconder alimentos nos armários, banheiros e roupas; tornam-se excelentes, às vezes, cozinheiros, preparando deliciosos pratos para os outros, sem sequer provar nada; desenvolvem grande interesse por tudo o que diz respeito à culinária, colecionando receitas, e são profundos conhecedores em dietas e valor calórico dos alimentos; realizam ainda rituais obsessivos para comer, como, por exemplo, cortar e selecionar todos os alimentos para, finalmente, ingerir uma quantidade mínima.[18]

Como o padrão alimentar passa a ter uma característica por vezes ritualística e bizarra, o paciente vai-se isolando do convívio social e restringindo seu campo de interesses.[19]

Geralmente são pessoas introvertidas e com baixa auto-estima; têm um sentimento de insuficiência que é compensado pelo controle constante, rigidez na conduta e extremo perfeccionismo; apresentam preocupação excessiva com o peso e distúrbios de percepção; podem apresentar distúrbios emocionais como depressão.[19]

A etiologia da anorexia nervosa parece ser multifatorial com interação de componentes biológicos, socioculturais, psicológicos, familiares e individuais.[18]

Os aspectos biológicos incluem alterações hormonais e as disfunções de neurotransmissores cerebrais, todos ligados à regulação do comportamento alimentar e à manutenção do peso. Embora seja difícil afirmar se estas alterações são causa ou conseqüência.[18]

As alterações orgânicas e fisiológicas são explicadas por hipóteses que se interagem. A primeira, é a hipótese cerebral em que alterações de substâncias como serotonina e noradrenalina no sistema nervoso central, que regulam o humor e o apetite, provocariam mudanças na sensação de fome e saciedade, no humor e em pensamentos e comportamento, antes mesmo da perda de peso. A segunda hipótese será a do jejum, na qual as alterações físicas seriam causadas pela diminuição na ingestão de alimentos, semelhante às que ocorrem na desnutrição energética protéica. Ocorreria, portanto, a desregulação de todos os sistemas que produzem hormônios e mantêm o organismo em homeostase.[20]

A anorexia nervosa tem predisposição genética e familiar. Os parentes de primeiro grau de pacientes com a doença têm 11 vezes mais risco de apresentá-la do que a população em geral.[21]

Os modelos familiares alterados, como pais ausentes, competição entre mãe e filha, separação dos pais, envolvimento da criança em tensões familiares são, hoje, vistos como causas do transtorno alimentar, mas também como fatores mantenedores.[19]

Dentre os fatores socioculturais observa-se a valorização que atualmente a sociedade faz da atratividade e da magreza. Têm-se observado que a preocupação exacerbada pela aparência magra começa a surgir em grupos cada vez mais jovens, anteriores à puberdade. A intensa exposição à mídia pode ser motivadora do interesse exagerado com a imagem corporal em crianças, especialmente do sexo feminino. Estudos indicam que o tempo de exposição à TV está diretamente relacionado com a insatisfação corporal. Mães igualmente preocupadas com o peso corporal e o uso de dietas restritivas têm papel importante no interesse da menina em manterem-se em forma e não engordar.[22]

Para o estabelecimento do diagnóstico, existem critérios que podem auxiliar o *Diagnostic and Statistical of Mental Disorders* (DSM-IV) da Associação Americana de Pediatria[23] e o da Classificação de Transtornos Mentais e de Comportamento do CID-10 da Organização Mundial de Saúde.[24]

Os critérios, segundo o DSM-IV, são:

- Recusa em manter o peso corporal em um nível igual ou acima do mínimo normal adequado à idade e à altura (peso corporal abaixo de 85% do esperado).
- Medo intenso de ganhar peso ou de se tornar obeso, mesmo estando com peso abaixo do normal.
- Perturbação no modo de vivenciar o peso ou a forma do corpo, influência indevida do peso ou da forma do corpo sobre a auto-avaliação, ou negação do baixo peso corporal atual.
- Amenorréia nas mulheres pós-menarca, isto é, três períodos menstruais consecutivos.

Ainda de acordo com este critério, a anorexia pode ser dividida em dois tipos distintos: restritivo, ou seja, não apresenta episódios bulímicos (ingestão de uma grande quantidade de alimentos num curto período de tempo) ou de purgação (vômitos auto-induzidos, uso de laxantes, diuréticos e enemas). A perda de peso é devida ao jejum, dieta ou exercícios extenuantes. O tipo purgativo apresenta regularmente ataques bulímicos seguidos de "purgação".

Os critérios, de acordo com o CID-10, são:

- Peso corporal mantido em pelo menos 15% abaixo do esperado (tanto perdido como nunca alcançado) ou índice de massa corporal em 17,5 ou menos.
- Perda de peso auto-induzida por abstenção de "alimentos que engordam" e um ou mais sintomas dos que se seguem: vômitos auto-induzidos, purgação auto-induzida, exercício excessivo, uso de anorexígenos e/ou diuréticos.
- Distorção da imagem corporal na forma de uma psicopatologia específica por meio da qual um pavor de engordar persiste como uma idéia intrusiva e supervalorizada e o paciente impõe-se um baixo limiar de peso.
- Transtorno endócrino generalizado envolvendo o eixo hipotalâmico-hipofisário-gonadal e manifestado, em mulheres, como amenorréia, e em homens como perda de interesse e potência sexuais (exceção em mulheres com terapia de reposição hormonal, pílula anticoncepcional). Pode também haver níveis elevados de hormônio do crescimento, níveis aumentados de cortisol, alterações no metabolismo periférico do hormônio tireoidiano e anormalidades da secreção da insulina.
- Se o início é pré-puberal, a seqüência de eventos da puberdade é demorada ou mesmo detida. Com a recuperação, a puberdade é com freqüência completada normalmente, porém a menarca é tardia.

As manifestações clínicas são resultado da grande restrição alimentar imposta pelo doente, aliada à freqüente exposição aos exercícios extenuantes. São mecanismos compensatórios, dos quais o organismo se utiliza para tentar ajustar-se à diminuição da ingestão alimentar, minimizando o gasto de energia.[24]

A evolução da doença segue três fases distintas didaticamente:

- *1ª fase:* caracterizada pela ingestão de alimentos de baixa densidade calórica, em função de aversões alimentares, particularmente as fontes de carboidratos e lipídios. Ainda é mantida a ingestão adequada de proteínas e outros nutrientes essenciais. Esta dieta protéica, associada ao incremento da atividade física, provoca desvio da função plástica das proteínas, além do consumo do tecido adiposo, com o objetivo de suprir os requerimentos energéticos do indivíduo.
- *2ª fase:* ocorre exaustão das reservas energéticas, concomitante com a manutenção da restrição calórica, levando nesta fase a um franco catabolismo protéico.
- *3ª fase:* além do catabolismo protéico há perda de água corporal, principalmente no compartimento intracelular. Nesta fase, inicia-se importante distúrbio metabólico e eletrolítico.[25]

São diversas as alterações possíveis, mas os sinais e sintomas mais evidentes ocorrem em conseqüência do hipometabolismo: fraqueza, cansaço, apatia, baixa concentração, depressão, humor irritável, hipotensão arterial, vasoconstrição periférica com acrocianose, extremidades frias, comprometimento da estrutura óssea (osteopenia, osteoporose), atraso no desenvolvimento sexual, diminuição da libido, amenorréia, infertilidade, desidratação, distúrbios hidroeletrolíticos com hipocalcemia e hipocalemia, distúrbios gastrointestinais (dor, distensão abdominal, constipação), hipotermia, intolerância ao frio, alterações cardíacas (bradicardia, arritmias), queda de cabelos, aparecimento de lanugo, complicações renais, alterações hormonais (hormônios sexuais, tireoidianos), alterações hematológicas (anemia, neutropenia com relativa linfocitose, trombocitopenia), hipoglicemia, hipercolesterolemia, hipercarotenemia, baixo nível de zinco sérico, alterações hepáticas.[16]

A mortalidade varia de 5% a 20%, sendo a arritmia cardíaca uma das principais causas de morte súbita nos pacientes anoréticos, além das alterações metabólicas e eletrolíticas.[26]

São indicativos de mortalidade: duração da doença, perda intensa de peso, ausência de suporte familiar, comportamento compulsivo e recorrências múltiplas.[27]

A anorexia nervosa é uma condição complexa, grave e freqüentemente crônica, que pode requerer uma variedade de modalidades de tratamento, nos diferentes estágios da doença e de sua recuperação. A severidade das manifestações clínicas, ou as complicações delas decorrentes, devem ser monitoradas e tratadas em ambiente diferenciado e por profissionais especializados em equipe multiprofissional.[16]

O tratamento dos transtornos é extremamente complexo e difícil, principalmente pela falta de adesão do paciente que, em geral, tem grande desconfiança dos profissionais da equipe, tendo-os como inimigos que estão interessados em realimentá-lo, em fazê-lo perder o controle de seu peso. É necessária a criação de vínculo sólido entre o médico, a equipe e o paciente para que o tratamento obtenha sucesso.[18]

O tratamento ambulatorial, com um programa de reabilitação nutricional e emocional, deve ser o de escolha. É o mais efetivo nos casos considerados leves e moderados, quando há evolução clínica menor que 6 meses, ausência de complicações clínicas sérias, aceitação da doença por parte do paciente, motivação para a mudança de atitudes e presença de suporte familiar e de amigos.[7,26]

Dependendo da severidade das manifestações clínicas, pode haver indicações precisas para a internação hospitalar em unidades especializadas: acentuada perda de peso (mais que 30% do peso esperado), inabilidade para controlar os vômitos, alterações hidroeletrolíticas graves como hipocalemia; depressão importante com ideação suicida; resposta inadequada ao tratamento ambulatorial com perda de motivação.[26]

O peso corporal e o estado metabólico são os fatores físicos mais importantes para a indicação de internação hospitalar. Sabe-se que quanto menor for o peso, no momento da internação, maior será a dificuldade na realimentação e, muitas vezes, o resultado terapêutico será pior.[28]

A alternativa aos dois modelos de tratamento é o hospital-dia, no qual o paciente não é afastado de seu ambiente e da sua rotina.[18]

A terapia tem como objetivos: a recuperação nutricional gradual do paciente e a manutenção do peso; o restabelecimento das funções fisiológicas normais; restabelecer o padrão alimentar saudável; eliminar práticas alimentares inadequadas; a melhora do estado emocional, diagnosticar e ajudar a resolver problemas associados (familiares, sociais) e evitar recorrências.[21]

O tratamento da anorexia nervosa deve ser dirigido em primeiro lugar ao restabelecimento do peso e de alguns hábitos alimentares adequados e a médio e longo prazo modificar as alterações psíquicas.[29]

A terapia nutricional é composta de duas fases: educacional e de experimentação. A fase educacional é caracterizada pela coleta e pela transmissão de informações nutricionais, tendo, como objetivos:

- História alimentar do paciente, com coleta de dados importantes para avaliar o comportamento alimentar (consumo de nutrientes, qualidade da dieta, estilo de vida), direcionar planos e metas para o tratamento.
- Estabelecer uma relação de colaboração e confiança, o que possibilita ao doente falar de seus problemas e superá-los.
- Definir princípios e conceitos sobre alimentos, nutrição e estabilização de peso para que o paciente entenda a reação

do organismo à inanição, à restrição alimentar e aos episódios de purgação.

- Apresentar exemplos de padrões de fome, padrão típico de consumo alimentar e calórico.
- Orientar a família para diminuir suas frustrações no horário das refeições e aliviar a responsabilidade de monitorar o consumo alimentar ou mudar os hábitos alimentares do paciente.[16]

A fase experimental é voltada para a terapia com estratégias de mudança comportamental quanto aos alimentos e ao peso:

- Separar os comportamentos relacionados com o alimento e com o peso de sentimentos e questões psicológicas.
- Incrementar as mudanças de comportamento alimentar, até que o padrão alimentar esteja normalizado.
- Aumentar o peso gradativamente.
- Orientar a manutenção do peso.
- Orientar o comportamento em situações sociais.[21]

A equipe de nutrição tem como objetivo a adoção de cuidados nutricionais, tais como a avaliação e o monitoramento nutricional, que inclui dietoterapia, aconselhamento e uso de suplementos nutricionais específicos, se necessário; e a educação nutricional com a orientação para a adoção de práticas alimentares adequadas.[16,30]

Os problemas nutricionais específicos de cada paciente estão relacionados com seus padrões e comportamentos inadequados, que devem ser investigados para que se possa adequar a dieta às suas necessidades específicas. Essa investigação deve ser realizada por meio de um "diário alimentar", que é um instrumento para a avaliação do comportamento alimentar, onde os pacientes devem registrar o horário e o local de refeições, assim como a qualidade e a quantidade de cada alimento ingerido. Deve ser uma técnica de automonitoração, onde os sentimentos associados ao momento também devem ser registrados. O uso do diário alimentar é prática recomendada e de bom resultado no tratamento dietético da anorexia nervosa.

No ambulatório, o diário alimentar deve ser utilizado como instrumento, assim como aulas expositivas, dinâmicas de grupo e discussão de temas relacionados à alimentação e à nutrição.

Os métodos de avaliação antropométrica mais utilizados são a antropometria (peso, estatura, pregas cutâneas) e a bioimpedância (gordura corpórea, massa muscular e água), por serem de baixo custo, não-invasivos e de fácil execução. A técnica conhecida como *DEXA (Dual Energy X – Ray Absorptiometry)* tem sido empregada para a análise do conteúdo e da densidade mineral ósseos e principalmente para medir com mais precisão a gordura corpórea. Outra técnica segura e precisa que tem sido utilizada é a chamada *NAA (neutron activation analysis)* para avaliar a proteína corpórea total.[17]

O índice de massa corporal (IMC) é o critério mais utilizado para a avaliação nutricional, devendo ser utilizadas as referências que levam em consideração a idade e o sexo.[31]

Um guia alimentar e um planejamento de refeições são essenciais para fornecer escolhas alimentares adequadas, com uma dieta balanceada, que atenda as necessidades nutricionais do paciente e a recuperação do peso.

Um dos pontos críticos da reabilitação nutricional é a grave depleção do peso corporal, em conseqüência de um importante déficit de ingestão de energia. Para iniciar o tratamento, é importante fornecer calorias necessárias para o metabolismo basal, levando em consideração os ajustes necessários, já que os pacientes apresentam um decréscimo de cerca de 50% na taxa do metabolismo basal. A ingestão de 200 a 500 calorias adicionais, por semana, promovem o ganho de peso gradual.[32]

Medidas de calorimetria indireta do gasto energético em repouso devem ser obtidas, e a ingestão calórica, inicialmente prescrita, deve ser de 130% do gasto medido. Se a calorimetria indireta não pode ser realizada, um ajuste conforme a energia em repouso, prevista pela fórmula de Harris-Benedict, deve ser feita.[3]

De modo geral, a prescrição calórica inicial é freqüentemente ao redor de 1.000 a 1.400 kcal/dia e é aumentada diariamente em 100 kcal (tratamento inicial) até 200 kcal (meio e final do tratamento) para promover ganho de peso. Alguns autores determinam que devem ser fornecidas 20 a 30 kcal/kg peso real/dia, outros que se acrescente 500 kcal ao gasto energético basal.[3]

É necessário estar atento para a síndrome da reabilitação caracterizada por hipofosfatemia grave e súbita, quedas repentinas de potássio e magnésio, intolerância à glicose, hipocalcemia, disfunção gastrointestinal e arritmias cardíacas. Durante a realimentação, o estado de anabolismo provoca um influxo intracelular de fosfato, facilitado pela insulina. O fosfato intracelular é consumido na produção de substratos energéticos, como o ATP, na incorporação de glicogênio, síntese protéica e síntese de fosfolipídios de membrana celular, levando à hipofosfatemia, complicações cardíacas, neurológicas e morte.[3]

A distribuição adequada entre os nutrientes também deve ser realizada:

- *Proteínas:* para assegurar a adequação da dieta, a prescrição protéica mínima deve ser igual à RDA,1989 *(Recomended Dietary Alowance)* para a idade. Seu papel é promover o anabolismo e a síntese protéica.[3]

- *Carboidratos:* o aporte de carboidratos deve fornecer quantidades suficientes de substrato energético para o organismo em anabolismo, sendo necessários 50% a 60% das calorias totais.[3]

- *Lipídios:* a ingestão de lipídios deve ser adequada, já que a hipercolesterolemia é freqüente em pacientes anoréxicas. A recomendação dietética para a prevenção de dislipidemias é de que 30% do valor calórico total provenha das gorduras, sendo que 10% devem ser de ácidos graxos poliinsaturados, 10% a 15% de ácidos graxos monoinsaturados e menos de 10% de ácidos graxos saturados. A ingestão de colesterol não deve ultrapassar 300 mg por dia.[3]
- *Vitaminas e minerais:* as quantidades ingeridas de vitaminas e minerais devem estar de acordo com o RDA, 1989. Apesar da ingestão inadequada, as deficiências de vitaminas e minerais são raramente encontradas, devidas à diminuição das necessidades decorrentes do estado catabólico da paciente. Embora os suplementos não sejam universalmente prescritos, as necessidades nutricionais durante os processos anabólicos no decorrer do tratamento devem ser consideradas. Portanto, durante o processo de realimentação, deve-se ter cuidado para assegurar a variedade adequada de alimentos ingeridos, cobrindo a maior parte das recomendações diárias destes nutrientes.[33]

As deficiências subclínicas de vitaminas e minerais devem ser consideradas, como as de ferro, cálcio, zinco e riboflavina.[33]

O impacto da dieta deficiente em cálcio aliada às alterações hormonais existentes na adolescente com anorexia nervosa explicam a predisposição delas à osteopenia e osteoporose.[33]

Os adolescentes que desenvolvem anorexia alimentar antes ou durante seu estirão pubertário podem ter redução em sua estatura final pelo aporte inadequado de zinco, em um período em que as necessidades diárias são maiores. Além disto, podem-se observar alteração do sabor e inapetência que dificultam ainda mais a ingestão adequada de nutrientes.[33]

É encontrada freqüentemente a hipercarotenemia entre os anoréticos. A explicação para este padrão anormal provavelmente é a inabilidade em metabolizar estes componentes, a capacidade reduzida em estocar nos tecidos em associação com baixos estoques de gordura corpórea e o aumento do consumo do nutriente.[34]

Com relação à hidratação, deve ser estimulada a ingestão de 1 ml de água/kcal/dia.[3]

Para se obter sucesso na reabilitação nutricional, tem-se que levar em consideração as peculiaridades, as preferências e as aversões do paciente para que a dieta seja bem aceita pela paciente. Deve-se utilizar, também, alimentos que apresentem alta densidade calórica em pequeno volume.

No início do tratamento, a ingestão calórica é geralmente baixa e pode ser tolerada em três refeições diárias. As pacientes freqüentemente referem sensação de plenitude e desconforto, com retardo do esvaziamento gástrico, após as refeições. Assim que a prescrição calórica aumentar, no avançar do tratamento, refeições múltiplas tornam-se necessárias.[33]

Quando há resistência em se alimentar, por parte da paciente, deve ser indicada a nutrição enteral, que deve ser administrada em horários intermediários às refeições principais, para não prejudicar a aceitação oral. A ingestão oral deve ser mantida e estimulada para que a nutrição enteral seja retirada o mais rapidamente possível.[3]

A nutrição parenteral deve ser avaliada com muito critério, em função do alto risco de complicações em pacientes francamente debilitados.[23]

Nas fases iniciais da realimentação do paciente geralmente há alterações no balanço hídrico, deficiência de glicogênio e aparecimento de edema constituindo-se em fortes indicadores clínicos para a modulação da velocidade de ganho de peso. Na fase inicial ocorrerá ganho de peso mesmo com aporte calórico relativamente baixo, devido à baixa taxa metabólica associada à desnutrição. À medida que a realimentação e o ganho de peso progridem, a velocidade de ganho de peso diminuirá, se não houver um incremento no aporte calórico, refletindo a recuperação metabólica. O aumento de peso, com a evolução do tratamento, se dará pelo aumento de massa muscular e depósito de gordura.[33]

Quando o paciente está hospitalizado deve-se aferir o peso corpóreo diariamente, seguindo-se alguns critérios: deve estar sempre em jejum, sem roupa, ser pesado sempre no mesmo horário e na mesma balança. No ambulatório ou hospital-dia deve-se pesar o paciente, no mínimo, uma vez por semana, seguindo-se os mesmos critérios. Deve-se ter cuidado com pacientes que se sentem pressionados em atingir sua meta de peso e recorrem a táticas como ingestão de grandes volumes hídricos ou acoplar objetos pesados em seu corpo.[33]

A educação nutricional tem como objetivo orientar o paciente com relação aos padrões alimentares e nutricionais, para que se tenha um tratamento mais efetivo, abordando-se temas como informações básicas sobre nutrição e metabolismo, ganho e manutenção de peso, distorção de imagem corporal, conceitos de alimentação equilibrada, aquisição de padrões alimentares adequados, tamanho de porções de alimentos, grupos e substituição dos alimentos, fracionamento das refeições, uso de produtos *diet* e *light*, atividade física, hidratação, comportamento em ocasiões sociais onde o alimento está presente e abordagem nutricional à família.

A intervenção na anorexia nervosa pode ser entendida resumidamente em sete passos essenciais:

1. Diagnosticar e tratar complicações clínicas da desnutrição e o comportamento que as induziu.
2. Restabelecer o estado nutricional, encorajando o paciente a consumir uma dieta normal e balanceada.

3. Quando necessário, usar técnicas comportamentais para o ganho de peso.
4. Fornecer manuais sobre nutrição e exercícios.
5. Substituir atitudes e pensamentos anoréticos com terapia cognitiva.
6. Otimizar suporte, utilizando orientação familiar.
7. Favorecer autonomia, facilitar formação de identidade, aumentar auto-estima e prevenir invalidez.

No tratamento psicológico, deve ser feita uma abordagem cognitiva e/ou comportamental, encorajando a adoção de atitudes mais saudáveis e mudanças de comportamento por parte do paciente. A família deve ser orientada sobre falsas expectativas, gravidade do problema e duração do tratamento que deve ser a longo prazo.[17]

A psicofarmacologia é indispensável e, normalmente, são utilizados antidepressivos tricíclicos que tenham como efeito colateral também o estímulo do apetite e o ganho de peso.[17]

O prognóstico da anorexia nervosa é reservado, mesmo com boa evolução do quadro, as recidivas são freqüentes. No caso de internação hospitalar, a taxa de recidiva imediata é superior a 25%.[17]

O curso da doença varia de um episódio único a vários de desnutrição intensa, podendo evoluir para a morte, cuja taxa varia de 5% a 20%.[26]

São fatores preditivos de mortalidade: a duração maior da doença, perda de peso intensa, ausência de suporte familiar e recorrências múltiplas.[27]

BULIMIA NERVOSA

O termo bulimia origina-se do grego *bous* (boi) e *limos* (fome), referindo-se, portanto, a uma fome tão grande que pode levar alguém a comer um bovino.[9]

A bulimia nervosa é caracterizada, em sua forma típica, pela ingestão periódica, compulsiva e rápida de grandes quantidades de alimento, com pouco ou nenhum prazer, alternada com comportamentos próprios para evitar o ganho de peso (vômitos, uso de laxantes, diuréticos ou restrição alimentar importante).[6]

Sua prevalência é maior entre mulheres jovens, sendo menos de 10% os casos em homens. A incidência vem aumentando nas últimas décadas também, principalmente, pela busca cada vez mais acentuada do corpo ideal, reforçada pela associação da magreza com o poder e a atratividade no mundo moderno. Parece ocorrer em torno de 1% a 4% nas mulheres em escolas secundárias e universidades dos países do Primeiro Mundo.[2]

De forma semelhante à anorexia nervosa, há algumas profissões que determinam maior risco de desenvolver bulimia, como jóqueis, atletas, artistas, manequins e pessoas ligadas à moda, em que o rigor e o controle de peso são maiores.[2]

Cerca de 30% de pacientes que buscam tratamento para este transtorno apresentaram história anterior de anorexia nervosa.[9]

Os critérios diagnósticos mais aceitos são os propostos pela Academia Americana de Psiquiatria – DSV-IV:[23]

- Episódios recorrentes de comer compulsivo, caracterizados por comer dentro de um período restrito de tempo (p. ex., 2 h), uma quantidade de alimentos flagrantemente maior do que outra pessoa comeria no mesmo período de tempo e circunstâncias, sensação de falta de controle sobre a ingestão alimentar.
- Comportamentos compensatórios inadequados e recorrentes, com a intenção de não ganhar peso, tais como vômitos induzidos, mau uso de laxante, diuréticos, enemas ou outras medicações, jejuns ou exercícios abusivos.
- Ambos os episódios de comer compulsivo e os comportamentos compensatórios inadequados ocorreram, em média, ao menos duas vezes por semana, nos últimos três meses.
- A auto-avaliação está excessivamente ligada à forma e ao peso corporal.
- O quadro não ocorre exclusivamente durante episódios de anorexia nervosa.

A bulimia nervosa é um estado patológico de voracidade caracterizado pela ingestão exagerada de alimentos. Os episódios bulímicos apresentam características específicas que não visam apenas saciar a fome exagerada, mas atender a uma série de estados emocionais ou situações estressantes. Estes episódios são denominados de *bige-eating* ou binges, caracterizados por ingestão alimentar descontrolada e só cessam quando há mal-estar físico, interrupção externa (chegada súbita de outra pessoa) ou esgotamento de alimentos.[21]

Nos episódios bulímicos, os pacientes dão preferência a alimentos de fácil deglutição, em geral altamente calóricos como chocolate, sorvete, bolos, biscoitos, salgadinhos, pizza e outros. A sensação de perda de controle e o processo de comer compulsivo os leva a ingerir grande quantidade de alimentos rapidamente, sem sentir a textura e o gosto. Um único episódio pode chegar a até 15.000 calorias e pode ocorrer em pequeno período de tempo, às escondidas, sendo acompanhado posteriormente de sentimentos de culpa e vergonha.[3]

Após os episódios, podem praticar a purgação por meio de vômitos auto-induzidos e uso de laxantes e diuréticos para aliviar a culpa e evitar o ganho de peso. Podem utilizar também métodos menos invasivos, como prática excessiva de exercícios e jejum.[21]

Há ainda a divisão em dois tipos: purgativo, aquele que se utiliza de laxantes, diuréticos ou enemas e vômitos; e o não purgativo, que recorre apenas a jejuns prolongados e exercícios físicos em excesso, como mecanismos compensatórios.[6,9]

Os indivíduos com bulimia diferem dos que apresentam anorexia nervosa porque apresentam crítica com relação aos seus comportamentos associados à alimentação, se percebem "doentes". Ainda, para diferenciá-los, os bulímicos não apresentam distúrbios da imagem corporal com a mesma intensidade dos anoréxicos e seus comportamentos são orientados pelo temor de ganhar peso, mas não pelo desejo contínuo de emagrecer. Assim, se ocorrer emagrecimento não é tão intenso como na anorexia nervosa.[9]

Pouco se conhece sobre a etiopatogenia da bulimia nervosa, mas se sabe que causas psicológicas, biológicas e sociais devem interagir para determinar o surgimento da doença.[6]

O paciente bulímico apresenta preocupação excessiva com o peso, mas, diferentemente do anoréxico, encontra-se eutrófico e, em alguns casos, apresenta sobrepeso. Cerca de 70% das pacientes têm peso normal.[3]

Apesar da aparência saudável, as bulímicas podem apresentar uma série de complicações orgânicas. As queixas mais comuns são inflamações das mucosas do estômago, esôfago, faringe, hipoglicemia ou desidratação. A "face de lua cheia" aparece com freqüência, devido à hipertrofia das glândulas parótidas, que ocorre pelo aumento da saliva, que por sua vez ocorre pelo estímulo do vômito. Alterações da função intestinal, com presença de diarréia e má absorção ou obstrução intestinal. Pode ocorrer hematêmese pela presença de lesões no tubo digestivo provocadas pelo esforço repetido de vomitar.[20]

No exame fisco, é possível identificar alterações características como o sinal de Russel, calosidades e lesão de pele do dorso da mão, hipotensão, bradicardia e arritmias, desgaste dentário e presença de cáries.[3]

Diante da manutenção do quadro, podem surgir complicações cardiovasculares, deficiências de vitaminas e sais minerais como potássio, magnésio, cálcio. O uso abusivo de diuréticos, além de provocar edema, favorece infecções urinárias e pode levar à insuficiência renal.[20]

As complicações ocorrem com mais freqüência nos pacientes com padrão purgativo.[35]

O tratamento da bulimia assemelha-se em vários aspectos ao estabelecido para a anorexia nervosa, porém a ênfase é baseada em três aspectos fundamentais: a regularidade de hábitos alimentares, diminuição das possibilidades de compulsão e de período de jejum. De acordo com a *American Dietetic Association* (ADA) a educação e a intervenção nutricional devem ser integradas ao tratamento, com orientações sobre fracionamento correto das refeições (intervalos menores de 3 horas, para evitar episódios compulsivos) e efeitos da dieta restritiva, jejum e métodos purgativos sobre metabolismo. Normalmente, o acompanhamento ocorre por um longo período.[17]

As principais intervenções serão:[17]

1. Regularizar o padrão das refeições, que devem ser planejadas e nutricionalmente balanceadas, caracterizando a ação mais importante para a bulimia.
2. Adequar, mas não exceder, níveis de ingestão de energia, com o objetivo de manutenção de peso.
3. Adequar ingestão de gorduras e fibras (provenientes principalmente de grãos e não de vegetais crus), com objetivo de promover a saciedade.
4. Evitar comportamento de restrição alimentar (dieta), além de exercícios excessivos.
5. Incluir alimentos "proibidos" utilizando educação nutricional ou informando a respeito dos perigos da doença.
6. Analisar os registros dietéticos para avaliar progressos e estratégias de planejamento.
7. Estabelecer estratégias de controle, evitando exposição aos riscos, como fazer compras de alimentos quando não estiver com fome.
8. Pesar em intervalos agendados.

Na bulimia, os pacientes raramente necessitam de internação hospitalar, sendo suas indicações clínicas as conseqüências dos sintomas purgativos persistentes, como alterações hemodinâmicas, convulsões e hipocalemia. As indicações psiquiátricas são restritas a casos graves em que não houve resposta ambulatorial adequada, quando há elevado risco de suicídio e quando ocorrem comportamentos purgativos que necessitam supervisão constante, durante e após as refeições.[28]

TRANSTORNO DA COMPULSÃO PERIÓDICA (TCPA)

É uma categoria diagnóstica recentemente incluída no DSM-IV e tem como critérios para o diagnóstico:

1. Ingestão em um período limitado de tempo (por exemplo, duas horas) de uma quantidade de alimentos excessivamente maior do que a maioria das pessoas consumiria em um período similar, sob as mesmas circunstâncias.
2. Sentimento de falta de controle sobre o episódio, se associados a três ou mais dos seguintes critérios:
   - Comer muito mais rapidamente do que o normal.
   - Comer até se sentir incomodamente repleto.
   - Comer grandes quantidades de alimentos quando não fisicamente faminto.
   - Comer sozinho por embaraço pela quantidade de alimentos que consome.
   - Sentir repulsa por si mesmo, depressão ou culpa após comer excessivamente.
3. Acentuada angústia relativa à compulsão periódica.

4. Ocorrência da compulsão periódica pelo menos dois dias da semana, durante 6 meses.
5. A compulsão periódica não está associada ao uso regular de comportamentos compensatórios inadequados (purgação, jejuns, exercícios físicos excessivos), nem ocorre durante o curso da anorexia nervosa ou da bulimia.[23]

De acordo com os critérios diagnósticos, é necessário que a compulsão alimentar se dê em período de tempo delimitado, portanto, indivíduos que beliscam o dia todo em pequenas quantidades, não se incluem neste grupo de pacientes.

Há certa confusão com relação à terminologia empregada para se referir ao transtorno. Alguns estudos descrevem o quadro utilizando o termo compulsão alimentar e outros como transtorno da compulsão periódica. Para alguns autores, o indivíduo apresenta compulsão alimentar quando tem pelo menos o excesso alimentar com perda de controle, mas não preenche a todos os critérios diagnósticos para o transtorno. A compulsão alimentar pode ser um comportamento eventual, que não causa desconforto ao indivíduo; pode ainda ser um quadro parcial que não preenche todos os critérios para o transtorno. Este, sim, causa intenso sofrimento ao indivíduo e o mobiliza à procura de tratamento. Assim, denomina-se de transtorno, quando, além do preenchimento de todos os critérios estabelecidos, o sujeito apresenta sofrimento e prejuízos de vida que são decorrentes dessa patologia.[36]

Estudos epidemiológicos apontam a prevalência de TCPA em 2% da população geral e em cerca de 30% dos obesos que procuram por atendimento especializado. Referem também que cerca de 47% dos obesos que se submetem à cirurgia bariátrica apresentam o transtorno.[37,38]

Apesar de sua freqüência em obesos, o TCPA pode acometer indivíduos comuns e de todas as raças. A distribuição entre os sexos é de aproximadamente três mulheres para cada dois homens. Com relação ao desencadeamento, pode ter início na infância e na adolescência.[37]

O uso de dietas restritivas surge após o aparecimento dos ataques de comer. Dessa forma, há evidências de que o paciente portador de TCAP tem, em sua história, vários tratamentos para o controle de peso.[39]

Estudos comparativos entre indivíduos com TCAP e com obesidade sem TCAP indicam que pacientes com o transtorno apresentam maior preocupação com a forma e a imagem corporal. Também é descrito o aumento da gravidade dos ataques de comer conforme vai aumentando o grau de obesidade.[39]

Pesquisas experimentais apontam diferenças importantes sobre a forma de alimentação de pacientes obesos e pacientes TCAP. Os indivíduos com TCAP consomem mais calorias nas principais refeições e apresentam hábitos alimentares mais caóticos, com maior possibilidade de comer como resposta ao estresse.[40]

Pacientes portadores de TCAP, comparados aos obesos hiperfágicos, apresentam maior comprometimento no trabalho e nas relações sociais. São descritos como um grupo que apresenta elevação de características psicopatológicas que os aproximam mais dos pacientes portadores de transtornos alimentares do que dos obesos, mas que não expressam este comportamento alimentar.[39,40]

A literatura aponta também uma estreita relação entre TCAP e transtornos psiquiátricos como depressão, ansiedade, pânico e insatisfação com a própria vida.[36,41,42]

Há também diferenças entre os sexos, as mulheres com TCAP parecem sofrer mais com insônia e os homens com fobia, uso de substâncias como álcool, nicotina e medicamentos para dor.[42]

Em um estudo, realizado com população brasileira, foi detectado que mulheres portadoras de TCAP apresentavam IMC mais alto que mulheres sem o transtorno, bem como, variações no peso mais freqüentes e maior dificuldade em aderir ou manter o peso ao tratarem a obesidade. Essas mulheres também centravam sua auto-avaliação principalmente no peso, na forma de seu corpo e apresentavam altos escores de sintomas depressivos. Em um total de 50% das mulheres estudadas apresentavam quadros de depressão clínica completa contra 17% das obesas sem TCAP.[43]

Há consenso de que as condutas mais eficazes são as que incluem farmacoterapia, principalmente medicação antidepressiva e acompanhamento para reeducação alimentar, sendo que os programas de redução de peso são enfatizados, além de psicoterapia.[39,44,45]

Deve ser realizada uma avaliação cuidadosa das expectativas do paciente e sua motivação para as mudanças necessárias. A atividade física também deve ser estimulada. Os pilares do sucesso do tratamento são estratégias como o estabelecimento de metas de perda de peso, que deve ser em torno de 1 a 3 quilos por mês, o encorajamento da aprendizagem da estruturação das refeições e a sensibilização do paciente para a percepção do que desencadeia os ataques de comer.[46]

Os pacientes portadores de TCAP apresentam um comportamento alimentar que os diferencia dos obesos, pois têm padrões de peso e dieta e psicopatologias associadas mais graves que os obesos, portanto, devem ser tratados de forma diferente. Com muita freqüência, encontram-se pacientes portadores de TCAP, envolvidos em programas de redução de peso, recebendo o tratamento igual a todos. Porém, a eficácia deste depende do atendimento aos portadores de TCAP, em suas especificidades, já que as compulsões são extremamente danosas a qualquer tentativa de perda de peso.[47]

REFERÊNCIAS BIBLIOGRÁFICAS

1. Nunes MAA, Abuchaim ALG. Anorexia Nervosa. Parte I: quadro clínico, critérios diagnósticos e etiologia. *J Bras Psiquiatr* 1995;44(Suppl 1):S5-S9.

2. Bueno M, Sarría A, Moreno LA, Ramos FJ. Eating disorders: nutricional aspects. In: Ballabriga A. *Feeding from toddlers to adolescence.* Nestlé Nutrition. Philadelphia: Lippincott-Raven. Workshop Series, 37, 1996. p. 221-33.
3. Busse SR. *Anorexia, bulimia e obesidade.* São Paulo: Manole, 2004.
4. Hay PJ. Epidemiologia dos transtornos alimentares: estado atual e desenvolvimentos futuros. *Rev Bras Psiquiatr* 2002;24(Suppl 3):13-7.
5. Samms-Vaughan ME. Eating disorders – What' s new? *West Indian Med J* 2002;51:1-3.
6. Woodside DB. A review of anorexia nervosa and bulimia nervosa. *Curr Probl Pediatr* 1995;25(2):67-89.
7. Segal A, Cordas T. Transtornos alimentares: anorexia e bulimia nervosas. *Pediatria Moderna* 1993;29(1):75-80.
8. Waterling A. Epidemiology of anorexia nervosa. *Psych Res* 1996;62:3-9.
9. Cordás TA, Segal A. Bulimia nervosa. I: aspectos clínicos. *J Bras Psiquiatr* 1995;44(Suppl 1):S20-S24.
10. Ohzeki T, Tachikawa H, Hanaki K, Motozumi H, Ohtahara H. Excessive food aversion, compulsive exercice and decreased height gain due to fear of obesity in a prepubertal girl. *Psychother Psychosom* 1994;62:203-6.
11. Nelson WL, Hughes HM, Katz B, Searight RH. Anorexic eating attitudes and behaviors of male and female college students. *Adolescence* 1999;34(135):621-33.
12. Martin GC, Wertheim EH, Prior M, Smart D, Sanson A, Oberklaid F. A longitudinal study of the role of childhood temperament in later development of eating concerns. *Int J Eat Dis* 2000;27(2):150-160.
13. Marchi M, Cohen P. Early childhood eating behaviors and adolescents eating disorders. *J Am Acad Child Adol Psych* 1990:29:112-7.
14. Lindeman M, Stark K. Pleasure, pursuit of health, or negotiation of identity? Personality correlates of food – choices motives among young and middle – aged women. *Appetite* 1999;33:141-61.
15. Lindeman M, Stark K. Loss of pleasure, ideological food choice reasons and eating pathology. *Appetite* 2000;35:263-8.
16. American Psychiatric Association. Practice guideline for the treatment of patients with eating disorders (Revision). *Am J Psych* 2000;157(1 Suppl):1-39.
17. American Dietetic Association. Position of the American Dietetic Association: nutritional intervention in the treatment of anorexia nervosa, bulimia and eating disorders not otherwise specified (EDNOS). *J Am Diet Ass* 2001;101(7):810-19.
18. Cordás TA, Negrão AB. Anorexia nervosa. In: Assumpção Jr FB. *Psiquiatria da infância e da adolescência.* São Paulo: Maltesse, 1994.
19. Woodside DB. A review of anorexia nervosa and bulimia nervosa. *Curr Probl Pediatr* 1996;62:3-9.
20. Cordás TA, Cobelo A, Fleitlich B, Guimarães DSB, Shorner E. *Anorexia e bulimia: O que são? Como ajudar? Um guia de orientação para pais e familiares.* Porto Alegre: Artmed, 1998.
21. Philippi ST, Alvarenga M. *Transtornos alimentares – uma visão nutricional.* São Paulo: Manole, 2004.
22. Field AE, Camargo CA, Taylor B, Berkey AS, Roberts SB, Colditz GA. Peer, parent, and midia influences on the development of weight concerns and frequent dieting among preadolescent girls and boys. *Pediatrics* 2001;107:54-60.
23. American Psychiatric Association. *Diagnostic and statistical manual of mental disorders* (DSM – IV). 4th ed. Washington, DC, 1994.
24. Organização Mundial da Saúde (OMS). *Classificação de transtornos mentais e de comportamento* (CID-10). Porto Alegre: Artes Médicas, 1993.
25. Beumont PJV, Russel JD, Touyz SW. Treatment of anorexia nervosa. *Lancet* 1993;341:1635-40.
26. Hobbs WL, Johnson CA. Anorexia nervosa: an overview. *Am Fam Physician* 1996;54(4):1273-9.
27. Steinhausen HC. Clinical guidelines for anorexia nervosa and bulimia nervosa. *Eur Child & Adol Psych* 1997;6(3):121-8.
28. Guimarães DBF, Salzano FT, Abreu CN. Indicações para internação hospitalar completa ou parcial. *Rev Bras Psiquiatr* (SP) 2002;24(Suppl 3):60-2.
29. Nuñez C, Moreiras A, Carbajal A. Pautas para el tratamiento dietético de pacientes con anorexia nervosa basados em la evaluación de su estado nutritivo. *Rev Clin Esp* 1995;195:226-33.
30. Alvarenga M, Larino MA. Terapia nutricional na anorexia e bulimia nervosa. *Rev Bras Psiquiatr* (SP) 2002;24(Suppl 3): 39-43.
31. WHO. Physical status: the use and interpretation of anthropometry. *Technical Expert Committe.* Genebra: WHO, 1995. (Technical Report Series 854)
32. Fleitlich BW, Larino MA, Cobelo A, Cordás TA. Anorexia nervosa na adolescência. *J Pediatr* (Rio J) 2000;76(Suppl 3): 323-9.
33. Schenbendach J, Golden NH. Anorexia e bulimia nervosa. In: Nóbrega FJ. *Distúrbios da nutrição.* Rio de Janeiro: Revinter, 1998. p. 403-15.
34. Rock CL, Curran - Celentano J. Nutritional management of eating disorders. *Psychiatr Clin North Am* 1996;19(4):701-11.
35. Assumpção CL, Cabral MD. Complicações clínicas da anorexia e bulimia nervosa. *Rev Bras Psiquiatr* (SP) 2002;24 (Suppl 3):29-33.
36. Borges MBF. Jorge MR. Evolução do conceito de compulsão alimentar. *Psiquiatr Prat Med* 2000;33(4):1-7.
37. Spitzer RL, Ddvelin M, Walsh BT, Hasin BT, Wing R, Marcus M, et al. Binge eating disorders: A multiside fiel trial of the diagnostic criteria. *Int J Eat Dis* 1992;11:191-203.
38. Adami GF, Gandolfo P, Bauer B, Scorpiano N. Binge eating in massively obese patients undergoing bariatric surgery. *Int J Eat Dis* 1995;15:17-45.
39. Appolinário JC, Godoy-Matos A, Fontenelle LF, Corroaro L, Cabra IM, Vieira A, Coutinho W. No open-label trial of sibutamine in obese patients with binge-eating disorder *J Clin Psych* 2002;63:28-30.
40. Wifley DE, Wilson GT, Agras WS. The clinical significance of binge eating disorder. *Int J Eat Dis* 2003;34(Suppl):S96-S106.
41. Zwann M. Binge eating disorder and obesity. *Int J Obes Relat Metab Dis* 2001;25(Suppl):S51-S5.
42. Reichborn - Kejennereu T, Bulik CM, Sullivan PF, Tambs K, Harris JR. Psychiatric and medical symptoms in binge in the absence of compensatory behaviors. *Obes Res* 2004;12(9):1445-54.

43. Borges MB, Jorge MR, Morgan MC, Da Silveira DX, Custodio O. Binge-eating disorder in Brazilian women on a weight-loss program. *Obes Res* 2002;10(11):1127-34.

44. Wifley DE, Welch RR, Stein RI, Spurrell EB, Cohen LR, Dounchis JZ, Frank MA, Wiseman CV, Matt GE. A randomized comparison of group cognitive behavior therapy and group interpersonal psychotherapy for treatment of overweight individuals with binge eating disorder. *Arch Gen Psych* 2002;59:713-21.

45. Hudson JI, McElroy SL, Raymound NC, Crow S, Keck PE, Carter WP, et al. Fluvoxamine in the treatment of binge eating disorder: A multicenter placebo-controlled, double-blind trial. *Am J Psych* 1998;155:1756-62.

46. Carrard I, Haenni C, Reiner M, Golay A. Obesity and binge eating disorders: how to deal with? *Rev Med Suisse* 2005;23(12):825-6, 828-9.

47. Borges MFB. *Estudo do transtorno da compulsão periódica e sua associação com depressão e alexitmia*. São Paulo, Universidade Federal de São Paulo, 1998 (dissertação).

Parte

XII

Diabetes e Nutrição

Capítulo

71

Terapia Nutricional no Diabetes Melito

Marcia Samia Pinheiro Fidelix

INDRODUÇÃO

O diabetes melito (DM) é uma síndrome heterogênea, de etiologia múltipla, decorrente da falta de insulina ou da incapacidade da insulina em exercer adequadamente seus efeitos. Caracteriza-se por hiperglicemia crônica, com distúrbios do metabolismo intermediário dos carboidratos, lipídios e proteínas, que está associada às complicações crônicas e à falência de vários órgãos, especialmente olhos, rins, nervos e vasos sanguíneos.

Atualmente, cerca de 12 milhões de brasileiros são portadores de diabetes. Estima-se que, destes, 7,8 milhões de indivíduos têm diagnóstico confirmado e 4,0 milhões estão sem diagnóstico. De acordo com dados do Ministério da Saúde (DATASUS), durante o ano de 1997, a taxa de mortalidade por diabetes no Brasil foi de 17,24%, representando 27.515 indivíduos falecidos especificamente por diabetes.

Nos últimos anos houve avanços importantes no estabelecimento de critérios diagnósticos do diabetes melito (DM) e no conhecimento de novas estratégias de tratamento.[1]

A doença cardiovascular é a principal responsável pela redução da sobrevida de pacientes diabéticos, sendo a causa mais freqüente de mortalidade.[2]

O aumento da mortalidade cardiovascular dos pacientes diabéticos está relacionado ao estado diabético *per* se e à agregação de vários fatores de risco cardiovasculares, como obesidade, hipertensão arterial (HA) e dislipidemia.[1]

A HA é cerca de duas vezes mais freqüente entre os indivíduos diabéticos quando em comparação com a população geral.[3] No tipo II, a HA faz parte do espectro da síndrome metabólica, estando presente em cerca de 50% dos pacientes no momento do diagnóstico do DM. Já no DM do tipo I, a HA manifesta-se tardiamente, associando-se ao aparecimento da microalbuminúria e torna-se mais intensa e freqüente à medida que progride para as fases de macroproteinúria e diminuição da função renal.[1]

A dislipidemia é um dos principais fatores de risco para a doença cardiovascular em pacientes diabéticos, cuja influência é maior que nos demais.[4] As alterações lipídicas mais freqüentes na população diabética são hipertrigliceridemia, HDL-colesterol (HDL-c) baixo e alterações qualitativas nas lipoproteínas, tais como a formação de partículas de LDL-colesterol (LDL-c) pequenas e densas. O LDL-c denso é mais freqüente na circulação quanto mais elevados forem os níveis de triglicerídios, sendo mais aterogênico do que as demais partículas lipídicas que são maiores e menos densas.[1]

As conseqüências do DM a longo prazo decorrem de alterações micro e macrovasculares que levam a disfunção, dano ou falência de vários órgãos. As complicações crônicas incluem a nefropatia, com possível evolução para insuficiência renal, a retinopatia, com a possibilidade de cegueira e/ou neuropatia, com risco de úlceras nos pés, amputações, artropatia de Charcot e manifestações de disfunção autonômica, incluindo disfunção sexual.[1]

O DM é um problema crescente em saúde pública. Sua incidência e sua prevalência estão aumentando, alcançando proporções epidêmicas. Está associado a complicações que comprometem a produtividade, a qualidade de vida e a sobrevida dos indivíduos. Além disso, acarreta altos custos para seu controle metabólico e tratamento de suas complicações.[1]

O diabetes aparece como a sexta causa de diagnóstico primário de internação hospitalar e contribui de forma significativa (30% a 50%) para outras causas, como cardiopatia isquêmica, insuficiência cardíaca, colecistopatias, acidente vascular cerebral e hipertensão arterial,[5] é ainda a principal causa de amputações de membros inferiores[6] e de cegueira adquirida; e cerca de 26% dos pacientes que ingressam em programas de diálise são diabéticos.[7]

Medidas de prevenção do DM com adoção de estilo de vida saudável, tais como dieta balanceada e exercícios físicos regulares, são eficazes em reduzir o impacto desfavorável sobre a morbimortalidade de diabéticos, podendo evitar as complicações cardiovasculares.[1]

CLASSIFICAÇÃO

O DM caracteriza-se por hiperglicemia crônica, freqüentemente acompanhada dos sintomas clássicos que incluem poliúria, polidipsia e perda de peso inexplicada. Os pacientes podem, entretanto, apresentar outros sintomas ou sinais em razão das infecções de repetição, incontinência urinária, nictúria, enurese noturna em crianças, insuficiência vascular periférica, úlcera de estase, doença cardiovascular, acidente vascular cerebral, neuropatia periférica, disfunção erétil, além de letargia, cansaço e desânimo.

A classificação[8,9,10] transcrita no Quadro 71-1 tem como base o Consenso da Sociedade Brasileira de Diabetes sobre Diagnóstico e Classificação do Diabetes Melito e Tratamento do Diabetes Melito tipo II.[1] Esta incorpora o conceito de estágios clínicos do DM, desde a normalidade, passando para a tolerância à glicose diminuída e/ou glicemia de jejum alterada, até o DM propriamente dito. A classificação atual baseia-se na etiologia do diabetes, eliminando os termos diabetes melito insulinodependente (IDDM) e não-insulinodependente (NIDDM).

O DM do tipo I resulta primariamente da destruição das células beta-pancreáticas, ocasionando deficiência absoluta de insulina. Inclui casos decorrentes de doença auto-imune ou de natureza idiopática. Corresponde a 5% a 10% do total de casos, mais comumente encontrada em crianças e adolescentes, cursando com cetoacidose.[1]

O DM do tipo II varia com graus variáveis de resistência à insulina e deficiência relativa de secreção de insulina, resultando em hiperglicemia. Geralmente presente em pacientes com excesso de peso. Pode ocorrer em qualquer faixa etária, mas é mais prevalente após os 40 anos e abrange 85% a 90% do total de casos.[1] Oitenta por cento dos pacientes são obesos, apresentam história familiar de diabetes e podem ser assintomáticos ao diagnóstico. Não são propensos a apresentar cetoacidose, só em situações especiais, como nas infecções graves, trauma ou cirurgias.

Quadro 71-1. Classificação do diabetes melito[1]

Diabetes tipo 1
Diabetes tipo 2
Diabetes gestacional
Outros tipos específicos:
- Defeitos genéticos funcionais da célula beta
- Defeitos genéticos na ação da insulina
- Doenças do pâncreas exócrino
- Endocrinopatias
- Induzidos por fármacos e agentes químicos
- Infecções
- Formas incomuns de diabetes imunomediado
- Outras síndromes genéticas geralmente associadas ao diabetes

DIAGNÓSTICO

A evolução para o diabetes melito passa por estágios intermediários denominados de glicemia de jejum alterada e tolerância à glicose diminuída.[11] Tanto no estágio pré-clínico como no clínico, ocorre a progressão para o estado diabético ou reversão para a tolerância à glicose.[1]

Os procedimentos diagnósticos empregados são a medida da glicose no soro ou no plasma após jejum, de oito a 12 horas, e o teste padronizado de tolerância à administração de 75 g é de glicose anidra, por via oral, com medidas de glicose no soro ou no plasma, nos tempos 0 e 120 minutos após a ingestão. Os critérios para diagnóstico estão no Quadro 71-2. Pela sua praticidade, a medida da glicose plasmática em jejum é o procedimento básico empregado para fazer o diagnóstico de DM.[1] A hemoglobina glicada, por sua vez, é útil no seguimento do paciente diabético e expressa o controle glicêmico integralizado no período de 90-120 dias.

O diagnóstico de DM deve sempre ser confirmado pela repetição do teste em outro dia, a menos que haja hiperglicemia inequívoca com descompensação metabólica aguda ou sintomas óbvios de DM.[1]

Enfatiza-se que o rastreamento é recomendado para indivíduos com fatores de risco para o diabetes melito, tais como a idade ≥ 45 anos, história familiar de DM, excesso de peso (IMC ≥ 25 kg/m²), sedentarismo, HDL-c baixo ou triglicérides elevados, hipertensão arterial, DM gestacional prévio, macrossomia ou história de abortos de repetição ou mortalidade perinatal, além de uso de medicação hiperglicemiante (por exemplo, corticosteróides, tiazídicos, betabloqueadores).[1]

Quadro 71-2. Valores de glicose plasmática (em mg/dl) para diagnóstico de diabetes melito e seus estágios pré-clínicos

Categoria	*Jejum**	*2h após 75 g de glicose*	*Casual***
Glicemia normal	< 110	< 140	
Tolerância à glicose diminuída	> 110 a < 126	≥ 140 a < 200	
Diabetes melito	≥ 126	≥ 200	≥ 200 (com sintomas clássicos)***

*O jejum é definido como a falta de ingestão calórica por no mínimo oito horas.
**Glicemia plasmática casual é definida como aquela realizada a qualquer hora do dia, sem se observar o intervalo desde a última refeição.
***Os sintomas clássicos incluem poliúria, polidipsia e perda inexplicada de peso.

TRATAMENTO DO DIABETES MELITO DO TIPO I

Consideram-se três aspectos principais na terapia do DM tipo I:

- Orientação nutricional.
- Exercício e
- Insulinoterapia.

A educação do paciente é essencial para o sucesso da terapia e o programa de tratamento deve ser suficientemente flexível para permitir mudanças no estilo de vida sem alterar o controle metabólico.

A individualização da terapia nutricional tem sido o ponto fundamental, dentro das recomendações de todos os órgãos voltados para DM, sempre após o conhecimento da sua rotina e da sua sensibilidade à insulina, nos diferentes horários do dia.[12] Os resultados apresentados pelo *Diabetes Complications Control Trial* (DCCT), grande estudo americano, envolvendo 1.441 portadores de diabetes tipo I, indicam que as pessoas que aderiram mais do que 90% do tempo ao plano alimentar individualizado, tinham, em média, nível de hemoglobina glicada 0,9% menor que aqueles que apresentaram adesão à dieta de 45% do tempo. Esta melhora dos níveis glicêmicos, com redução dos níveis de hemoglobina glicada, obtidos com a intensificação da terapia, resultou em retardo no início e na progressão das complicações microvasculares e neurológicas do diabetes;[13]

O plano de cuidados nutricionais deve ser baseado na ingestão habitual de alimentos e determinado como base para integrar o tratamento com insulina.

Recomenda-se que haja refeições em intervalos regulares e sincronizados com o tempo de ação da insulina administrada. A automonitoração é de fundamental importância para acompanhamento da glicemia e ajustes de doses de insulina para a quantidade de alimento geralmente ingerido.

O tratamento intensificado de insulina com múltiplas doses diárias ou infusão de insulina subcutânea contínua com uso de bomba de insulina permite mais flexibilidade no plano alimentar. Deste modo, os indivíduos com esquemas de insulina intensificados podem fazer ajustes na ação rápida ou curta da insulina para cobrir o conteúdo de carboidrato de suas refeições, para desvios da alimentação usual e prática de atividades físicas.[14]

Utilizando a automonitoração glicêmica e estes esquemas de tratamento mais flexíveis, os diabéticos podem trocar a antiga filosofia de tratamento, na qual a dieta e o estilo de vida teriam que se ajustar às imposições criadas por um esquema inflexível de insulinoterapia, por concepções mais atuais de ajuste das doses de insulinas conforme a atividade, a alimentação e o nível glicêmico.

TRATAMENTO DO DIABETES MELITO DO TIPO II

Em 1998 os relatos do estudo *United Kingdom Prospective Diabetes Study* (UKPDS) que acompanhou 5.102 diabéticos por cerca de 10 anos e analisou o controle rigoroso[15-17] e a mortalidade demonstraram que após o aparecimento do DM há uma piora progressiva e inexorável do controle glicêmico, independente do emprego de agentes antidiabéticos.[12] Esta piora pode ser evitada com modificações no estilo de vida[18] e/ou com o uso de medicamentos anti-hiperglicemiantes conforme os resultados dos estudos STOP NIDDM (acarbose)[19] e *The Diabetes Prevention Program* (metformina).[20]

As estratégias para o tratamento do DM são educação e modificações do estilo de vida, que incluem suspensão do fumo, aumento da atividade física e reorganização dos hábitos alimentares, e, se necessário, uso de medicamentos.[1]

O tratamento concomitante de outros fatores de risco cardiovascular é essencial para a redução da mortalidade cardiovascular. É imprescindível a adoção de hábitos de vida saudáveis (manutenção de peso adequado, prática regular de exercício, suspensão do fumo e baixo consumo de bebidas alcoólicas).[1]

A restrição energética moderada com controle de gorduras saturadas e acompanhada de atividade física leve, como caminhar 30 minutos cinco vezes por semana, pode reduzir a incidência de diabetes do tipo II em 58% das pessoas com risco elevado para o desenvolvimento desta doença.[18,20]

Segundo consenso brasileiro sobre diabetes 2002,[1] as metas a serem atingidas com o tratamento estão descritas no Quadro 71-3.

Quadro 71-3. Objetivos do tratamento

Glicose plasmática (mg/dl)*	
• Jejum	110
• 2 horas pós-prandiais	140
Glico-hemoglobina (%)*	Limite superior do método
Colesterol (mg/dl)	
• Total	< 200
• HDL	> 45
• LDL	< 100
Triglicerídios (mg/dl)	< 150
Pressão arterial (mmHg)[21]	
• Sistólica	< 120
• Diastólica	< 80
Índice de massa corporal (kg/m^2)	20-25

*Quanto ao controle glicêmico, deve-se procurar atingir valores os mais próximos do normal. Como muitas vezes não é possível, aceitam-se, nestes casos, valores de glicose plasmática em jejum de até 126 mg/dl e de duas horas pós-prandiais até 160 mg/dl e níveis de glico-hemoglobina até um ponto percentual acima do limite superior do método utilizado. Acima destes valores, é sempre necessário realizar intervenção para melhorar o controle metabólico.

RECOMENDAÇÕES NUTRICIONAIS

A alimentação é um dos fatores mais importantes em qualquer fase da vida, por exercer papel fundamental na promoção à saúde do indivíduo, deste modo, as orientações nutricionais dispensadas aos diabéticos do tipos I e II, tanto compensados como descompensados, consistem em um dos elementos fundamentais para o sucesso terapêutico.

A terapia nutricional em diabetes passou por constantes alterações, sobretudo nas últimas duas décadas. Frederick M. Allen desenvolveu em 1912 a famosa "Terapêutica da fome de Allen", oferecendo 1.000 kcal/dia e 10 g de carboidratos (CHO) por dia, com o objetivo de manter os indivíduos vivos até que, supostamente, a insulina voltasse a tornar-se disponível. Deste modo, até o surgimento da insulina exógena, os diabéticos eram tratados com dietas muito baixas em CHO e em regime de semi-inanição.[12]

Mesmo após a terapia com insulina, os estudiosos ainda da primeira metade do século XX ainda recomendavam a dieta pobre em CHO e rica em lipídios. Entretanto, no decorrer de décadas, as recomendações nutricionais indicadas pela *American Diabetes Association* (ADA) foram sendo modificadas a partir de novos conhecimentos, particularmente aqueles revelados pelos estudos sobre índice glicêmico de alimentos. De dietas extremamente restritas em calorias e CHO e muito ricas em gorduras e colesterol, passou-se a recomendar dietas ricas em CHO e fibras, suficientes em proteínas e restritas em gorduras saturadas e colesterol, conforme recomendações nutricionais para diabéticos entre 1930 e 1997, segundo ADA e apresentado no Quadro 71-4.

Historicamente, as recomendações nutricionais foram baseadas em conhecimento científico, experiência clínica e consenso técnico, todavia, sempre foi difícil discernir o nível de evidência utilizado para definir as recomendações na prática clínica, pois existem muitos conceitos não entendidos em diabetes e nutrição.[14] Atualmente, o plano de cuidados nutricionais é baseado na avaliação nutricional e na determinação de metas terapêuticas específicas, levando em consideração aspectos clínicos, nutricionais e psicossociais.[22,23]

Quadro 71-2. Valores de glicose plasmática (em mg/dl) para diagnóstico de diabetes melito e seus estágios pré-clínicos

Nutrientes	*1930*	*1955*	*1970*	*1990*	*1997*
CHO total (g/dia)	70	176	225	290	280
% energia	14	35	45	58	56
Lipídios totais (g/dia)	153	99	82	60	67
% energia	69	45	37	27	30
Saturados (g/dia)	87	46	35	14	18
Monoinsaturadas (g/dia)	50	37	31	26	31
Poliinsaturadas (g/dia)	9	11	13	17	18
Colesterol (mg/dia)	1.060	690	550	150	150
Proteínas (g/dia)	85	101	90	75	70
% energia	17	20	18	15	14
Fibras (g/dia)	8	15	20	40	35

Muitos pacientes falham em seguir as orientações dietéticas quando não são devidamente esclarecidos ou recebem esquemas com dietas rígidas. É fundamental a presença de um nutricionista na equipe de atendimento aos portadores de diabetes.

O objetivo geral da terapia nutricional é auxiliar o indivíduo a realizar mudanças em seus hábitos alimentares, estabelecendo um plano alimentar capaz de proporcionar melhor controle metabólico (glicose e lipídios plasmáticos) e pressórico e à prevenção de complicações. Os objetivos específicos da terapia nutricional são contribuir para a normalização da glicemia, fornecer calorias e nutrientes suficientes para a obtenção e/ou manutenção do peso corpóreo saudável, proporcionar crescimento e desenvolvimento adequados na infância e na adolescência, obter controle através de incrementos glicêmicos pós-prandiais pouco significativos, ajustar a ingestão de alimentos à insulina disponível e a prática de atividade física, prevenir complicações agudas e crônicas do DM e promover a saúde através da nutrição adequada.[24]

Recomenda-se uma alimentação saudável e equilibrada visando a promoção à saúde. Dietas restritivas geralmente são nutricionalmente inadequadas e de difícil adesão. No manejo da alimentação do diabético em situações especiais, orienta-se quanto ao seu comportamento alimentar em viagens, acampamentos, festas ou até mesmo em restaurantes.[25]

A assistência nutricional ao diabético deve ser individualizada. As necessidades de crianças e adolescentes com diabetes parecem ser similares às demais.[14] No atendimento ao diabético, deve-se realizar avaliação nutricional, por meio de métodos objetivos da prática clínica (indicadores antropométricos, clínicos, laboratoriais, dietéticos e socioculturais); o diagnóstico do estado nutricional culminando com a determinação das recomendações de calorias, proteínas, gorduras, carboidratos, vitaminas, sais minerais, fibras e líquidos, conforme sexo, idade, estado fisiológico, nível de atividade física, presença de doenças e interações drogas-nutrientes.

Seguem abaixo as recomendações baseadas em evidências, sendo essencial que todos os membros da equipe interdisciplinar conheçam a terapia nutricional e incentivem o seguimento das orientações.

CALORIAS

O valor calórico total (VCT) da dieta deve ser compatível com a obtenção e/ou manutenção do peso corpóreo desejável, com o crescimento e o desenvolvimento normais em crianças e adolescentes e suficiente para atender as recomendações aumentadas na gravidez, lactação ou qualquer situação clínica hipercatabólica.

Sabe-se que o sobrepeso é prevalente no diabetes tipo II, sobretudo de tipo andróide (localizado na região abdominal) e está associado a resistência à insulina. A redução de peso melhora a resistência à insulina e à glicemia a curto prazo. A perda de peso deve ser associada à prática de atividade física que é fundamental para o controle glicêmico dos pacientes com sobrepeso e obesidade.[14] A dieta hipocalórica, com uma redução de 500 kcal do gasto calórico diário, pode promover perdas ponderais de até 1 kg por semana. Sabe-se que as reduções de peso entre 5% e 10% associam-se com a melhora significativa nos níveis pressóricos e nos índices de controle metabólico e reduzem a mortalidade relacionada com o DM.[26,27]

Devem ser evitadas dietas com menos de 1.200 kcal/dia (mulheres) e 1.800 kcal (homens), a não ser em situações especiais e por tempo limitado, quando até dietas com muito baixo valor calórico (menos de 800 kcal/dia) podem ser utilizadas.[1]

São inúmeras as vantagens do fracionamento dos alimentos, sugere-se distribuí-los em três refeições principais (café da manhã, almoço e jantar) e três refeições intermediárias complementares (lanches: manhã, tarde e noite), sempre de acordo com as preferências e hábitos alimentares.

PROTEÍNAS

Não existem dados científicos suficientes para estabelecer recomendações nutricionais quanto à ingestão de proteínas para indivíduos com diabetes. Não há evidência suficiente para indicar ingestão de proteína maior ou menor do que a ingestão média de proteínas para a população em geral. O conteúdo protéico deve ser de 0,8 g/kg a 1 g/kg de peso desejado por dia, totalizando 10% a 20% do VCT, não sendo necessárias modificações se a função renal for normal. O consenso é o de prescrever 0,8 g/kg/d, cerca de 10% de calorias diárias para os pacientes com nefropatia.[14]

Nos diabéticos tipo II, controlados, a ingestão de proteínas não aumenta as concentrações de glicose no sangue. Os efeitos de longo prazo de dietas hiperprotéicas e hipoglicídicas são desconhecidos, embora tais dietas possam promover perda de peso e melhorar a glicemia, também podem aumentar o LDL-colesterol.[14]

A inclusão de fontes protéicas vegetais como as leguminosas (feijão, lentilha, soja, ervilha ou grão de bico) é indicada. Dar preferência ao leite desnatado e derivados magros (queijo, iogurte, coalhada).

CARBOIDRATOS

A idéia mais amplamente sustentada sobre a terapia nutricional em diabetes tem sido de que os carboidratos simples devem ser suprimidos em detrimento aos complexos. Esta idéia baseia-se na possibilidade de que os açúcares são mais rapidamente digeridos e absorvidos que os amidos e, portanto, agravam a hiperglicemia para um maior grau. Há, portanto, muito pouca evidência científica que sustente esta prova. Frutas e leite têm uma resposta glicêmica menor que a maioria dos amidos, e a sacarose produz uma resposta glicêmica semelhante à do pão, arroz e batatas. Apesar de vários amidos terem diferentes respostas glicêmicas, de uma perspectiva clínica, deve-se lembrar que o índice glicêmico é um método que classifica os alimentos segundo a sua resposta glicêmica pós-prandial sobre 3 horas de alimentos tomados isoladamente.

Enfim, com referência aos efeitos glicêmicos dos carboidratos, a prioridade deve ser dada à quantidade total de carboidrato nas refeições e não na fonte ou tipo de carboidrato, não existindo evidência suficiente para indicar o uso de dietas de níveis glicêmicos baixos como uma estratégia primária no plano alimentar.[14]

Os carboidratos (CHO) deverão representar em torno de 50% a 60% do VCT da dieta dos pacientes com DM ou ainda 60% a 70% se conjugado com gorduras monoinsaturados.[14] Dar preferência aos carboidratos complexos e ricos em fibras é aconselhável. O total de porções diárias de alimentos varia de acordo com o VCT da dieta prescrita e, portanto, com o índice de massa corporal (IMC), o sexo, a idade e o nível de atividade física do indivíduo.

A quantidade de carboidratos ingerida diariamente deve ser constante, bem como sua distribuição nas diferentes refeições. A sacarose não aumenta a glicemia para níveis mais altos do que quantidades isocalóricas de amido, e por isso não precisa ser prescrita, sendo aceitável em quantidade moderada e como parte da quantidade total de carboidratos da dieta. Ao fazer tais substituições, o conteúdo nutritivo dos doces concentrados e dos alimentos contendo sacarose e gordura devem ser considerados.[14]

A dieta com frutose produz uma elevação menor na glicose plasmática que as quantidades isocalóricas da sacarose e da maioria dos amidos. Por causa dos efeitos adversos potenciais de grandes quantidades de frutose no colesterol sérico e LDL-colesterol, a frutose não deve ser indicada como adoçante na dieta do diabético, mas não há razão para restringir o consumo de frutas e hortaliças, nos quais a frutose ocorre naturalmente.

A utilização da contagem de carboidratos, mantendo uma quantidade adequada e constante deste nutriente, durante as refeições e lanches, é uma ferramenta que pode resultar em menor variação da glicemia nos períodos pós-alimentares e melhor controle glicêmico com redução da freqüência das complicações crônicas e agudas decorrentes do controle inadequado do diabetes. A contagem de carboidratos pode ser indicada para pacientes tratados com insulina, antidiabéticos orais ou com dietoterapia, sempre orientando a obter um plano alimentar saudável.

LIPÍDIOS

O consumo excessivo de gorduras contribui para obesidade, hipertensão arterial, aterosclerose e resistência à insulina, pois reduz o número de receptores para insulina em vários tecidos; diminui o transporte de glicose para o músculo e tecido adiposo; e reduz a atividade de processos que são estimulados por esse hormônio.[12]

As gorduras deverão representar cerca de 30% do VCT. Recomenda-se restringir gordura saturada para menos de 10% das calorias totais. A ingestão de gordura poliinsaturada deve ser menor ou igual a 10% das calorias. Já a gordura monoinsaturada pode ficar na faixa de 10% a 15% de calorias[28] ou corresponder a 60% a 70% do VCT quando computadas juntamente com carboidratos.[14] As gorduras saturadas deverão corresponder, no máximo, a 10% do VCT e o colesterol não deve ultrapassar 300 mg/dia. O NCEP-ATP III e a ADA recomendam menos de 7% do VCT de gorduras saturadas e não mais que 200 mg de colesterol ao dia àqueles com LDL-colesterol > 100 mg/dl,[14,28] visto que a redução no consumo de gordura saturada e colesterol pode reduzir o risco de doença cardiovascular e o DM é um fator de risco independente para esta doença.

Deve-se minimizar o consumo de alimentos gordurosos, como carnes gordas, frios, embutidos, leite e derivados integrais, gordura de coco, molhos cremosos, frituras e doces ricos em gordura, sobretudo, porque estes últimos são ricos em gorduras trans. A dieta rica em ácidos graxos monoinsaturados (MUFA) parece não reduzir a sensibilidade à insulina. Entretanto, parece que o incentivo ao consumo de ácidos graxos insaturados, particularmente os MUFA, podem prevenir o processo aterosclerótico, reduzindo o risco coronariano.[12] No entanto, o perfil metabólico e a necessidade de perda de peso devem ser valorizados no momento de determinar o conteúdo desta gordura na dieta. O consumo de peixes deve ser incentivado por sua riqueza em gordura ômega-3; sugere-se duas a três porções por semana.[17]

Na presença de hipertrigliceridemia ou quando o HDL-c se apresenta abaixo do desejável, pode ser aconselhável aumentar a quantidade de gorduras monoinsaturadas ou poliinsaturadas (azeite, abacate, óleo de canola, de girassol, de milho ou de soja).[22]

FIBRAS

As fibras solúveis retardam o esvaziamento gástrico pelo aumento da viscosidade do meio e reduzem a resposta glicêmica pós-prandial, podem diminuir o colesterol e ainda ter uma influência sobre a insulinorresistência. Entretanto, o significado clínico deste efeito nos níveis de glicose sanguínea é provavelmente insignificante. Portanto, as recomendações para pessoas com diabetes são as mesmas que para a população em geral com relação à fibra.

É recomendado o consumo diário de 20-35 g/dia de fibras a partir de uma ampla variedade de fontes alimentares e pelo menos 25% de fibras solúveis. Dar preferência, sempre que possível, aos alimentos integrais. Vale lembrar que as verduras, legumes e frutas apresentam baixo teor de gorduras e sódio.

VITAMINAS E MINERAIS

A ingestão dietética recomendada de vitaminas e minerais para diabéticos segue as mesmas recomendações para não-diabéticos em todas as faixas etárias.[12]

A alimentação deve ser rica em vitaminas e minerais, não havendo necessidade de suplementação, quando a ingestão dietética for adequada. Apesar de haver razões teóricas para suplemento, não há evidência clara de que complementos apresentem algum benefício. Quanto aos antioxidantes, também não é aconselhável a suplementação, pelas incertezas relacionadas com a eficácia e a segurança de longo prazo. Exceções incluem folatos para gestante e cálcio para prevenção de doença óssea.[14]

O consumo diário de duas a quatro porções de frutas (sendo pelo menos uma rica em vitamina C) e de três a cinco porções de hortaliças variando entre cruas e cozidas é indicado.

As pessoas diferem na sua sensibilidade ao sódio e seu efeito na pressão arterial. O sódio proveniente da dieta deve ser controlado visando a prevenção da hipertensão arterial, da coronariopatia e da nefropatia diabética.

Recomendam-se 1.000 mg de sódio a cada 1.000 kcal da dieta, não ultrapassando 3.000 mg de sódio/dia, o que se traduz em restrição moderada de sódio. Para indivíduos com hipertensão leve a moderada, 2.400 mg/dia de sódio são recomendados. Para pessoas com hipertensão severa e nefropatia, 2.000 mg/dia de sódio é recomendado. Portanto, além da restrição do cloreto de sódio, limita-se o uso de alimentos industrializados, tais como temperos e molhos prontos, enlatados e embutidos.[12]

A perda de potássio pode ser suficiente para se indicar a suplementação dietética em pacientes que recebem diuréticos. A hipercalcemia, suficiente para garantir a restrição de potássio dietético, pode ocorrer em pacientes com insuficiência renal ou hipoaldosteronismo hiporreninêmico ou em pacientes que recebem inibidores da enzima conversora da angiotensina. A utilização de fontes alimentares de potássio (frutas frescas e dessecadas e hortaliças cruas) deve ser incentivada, pois contribui para a prevenção e o controle da hipertensão arterial.

Apesar da deficiência de magnésio ter um papel na resistência à insulina, intolerância ao carboidrato, e hipertensão, os dados disponíveis sugerem que a avaliação de rotina dos níveis de magnésio sérico é recomendada somente em pacientes com altos riscos de deficiência de magnésio. Os níveis de magnésio devem ser completados somente se a hipomagnesimia for verificada.

A reposição do cromo tem efeito benéfico no controle glicêmico nas pessoas com deficiência de cromo como resultado de nutrição parenteral a longo prazo.

PRODUTOS DIET E LIGHT

Os alimentos *diet* e *light* podem ser recomendados considerando-se o seu conteúdo calórico e de nutrientes e, por isso, sua utilização deve ser orientada por nutricionista ou médico, que se baseará no conhecimento da composição do produto para incluí-lo no plano alimentar proposto.

É importante diferenciar-se alimentos *diet* (isentos de sacarose, quando destinados a indivíduos diabéticos, mas que podem ter valor calórico elevado, por seu teor de gorduras ou outros componentes) e *light* (de valor calórico reduzido em relação aos alimentos convencionais).

Os refrigerantes e gelatinas dietéticas têm baixíssimo valor calórico. Já os doces dietéticos industrializados e alimentos com glúten não contribuem para o controle glicêmico, nem para a perda de peso, deste modo, seu uso não deve ser encorajado.

ADOÇANTES

Além da sacarose e da frutose, outros adoçantes nutritivos incluem o xarope de milho, suco de fruta concentrado, mel, melado, dextrose, e maltose. Não há evidência de que os alimentos adoçados com estes adoçantes tenham quaisquer vantagens ou desvantagens significativas sobre os alimentos adoçados com sacarose na diminuição de calorias totais ou conteúdo de carboidrato da dieta ou melhora no controle do diabetes.

O sorbitol, manitol e xilitol são álcoois de açúcares comuns que produzem uma resposta glicêmica mais baixa do que a sacarose e outros carboidratos e em média fornecem 2 kcal/g em comparação com 4 kcal/g de outros carboidratos. A evidência é limitada para sugerir que isto pode ser esperado para a contribuição de uma maior redução nas calorias e carboidrato total da dieta diária. Vale salientar que quantidades excessivas de polióis podem ter um efeito laxante.

Os adoçantes não-nutritivos como a sacarina, aspartame, acesulfame K, e sucralose são praticamente isentos de calorias. A ingestão diária aceitável é definida como a quantidade de um aditivo alimentar que pode ser consumido diariamente com segurança ao longo da vida da pessoa sem quaisquer efeitos adversos e inclui um fator 100 vezes de segurança. A ingestão de todos os adoçantes não-nutritivos por indivíduos com diabetes é inócua quando estes são consumidos dentro dos níveis aceitáveis.[14]

Os alegados efeitos danosos dos adoçantes artificiais não têm fundamentação científica. A Organização Mundial de Saúde recomenda seu uso dentro de limites seguros, em termos de quantidade e, do ponto de vista qualitativo, recomenda alternar os diferentes tipos. Deste modo, os adoçantes ou edulcorantes podem ser utilizados, desde que se considere o seu valor calórico e o conteúdo de carboidrato na dieta.

ÁLCOOL

Não é recomendável o uso habitual de bebidas alcoólicas, uma vez que podem precipitar hipoglicemia ou hiperglicemia, além de fornecer calorias, favorecendo o ganho de peso e aumento dos lipídios no sangue. Portanto, a bebida alcoólica deverá ser evitada em pacientes com hipertrigliceridemia, obesos ou naqueles com mau controle metabólico. A abstenção do álcool deve ser aconselhada para pessoas com história de abuso de álcool ou durante a gravidez.

Contudo, a ingestão de bebidas alcoólicas é possível se o diabetes estiver bem controlado e em quantidade moderada, limita-se a um copo de vinho ou uma lata de cerveja ou uma dose de 40 ml de uísque para homens e a metade no caso de mulheres, desde que acompanhadas de algum alimento.[1,14]

HIPOGLICEMIA

A medida da glicose capilar deve ser realizada sempre que houver suspeita clínica de hipoglicemia. Muitos pacientes atribuem alguns sintomas inespecíficos, como fome, mal-estar e nervosismo, à presença de hipoglicemia e ingerem alimentos doces e calóricos. Por isso, todo sintoma sugestivo de hipoglicemia deve ser cuidadosamente avaliado.[1]

A hipoglicemia é uma complicação aguda e mais freqüente nos diabéticos tratados com insulina, no entanto, pode ocorrer com o uso de hipoglicemiantes orais. O diabético e sua família devem saber como tratar e sobretudo como prevenir sua ocorrência.

Para evitar hipoglicemia deve-se ter uma dieta fracionada, conforme o tempo de ação da insulina ou hipoglicemiante, cumprir os horários de refeições, não alterar as porções de alimentos sem ajustar a medicação, ajustar a alimentação à prática de exercícios físicos, especialmente àquelas não-habituais, evitar bebidas alcoólicas e ficar atento para sinais e sintomas de hipoglicemia, principalmente se apresentar alterações renais ou hepáticas.[24]

O tratamento da hipoglicemia consiste em recomendações que são diferenciadas a depender do nível glicêmico. Na hipoglicemia leve, o indivíduo mantém a consciência e apresenta sintomas leves como fome, náuseas, cefaléia, fraqueza. Neste caso, deverá ser tratado com carboidratos complexos e se após 15 minutos os sintomas persistirem, deve-se suplementar com 15 g de carboidratos simples. Na hipoglicemia intensa, aparecem sintomas como sudorese, taquicardia, tremor, confusão, distúrbio de comportamento e visão turva. A ação deve ser imediata, oferecendo ao indivíduo carboidratos simples, preferencialmente líquidos, mas se apresentar dificuldade de deglutição, não deverá ser alimentado, pelo risco de aspiração do alimento. Quando os níveis glicêmicos estão muito baixos, ocorre a perda de consciência. Neste caso, as pessoas que cercam o diabético devem procurar atendimento médico imediatamente.[24]

Para atividade física planejada, a redução na dosagem de insulina pode ser a melhor escolha para prevenir hipoglicemia. Carboidratos adicionais podem ser necessários para exercícios não-planejados, principalmente se ele for intenso.[14]

EDUCAÇÃO EM DIABETES

Para atingir o bom controle glicêmico é necessário que os pacientes realizem avaliações periódicas dos seus níveis glicêmicos. O automonitoramento do controle glicêmico é uma parte fundamental do tratamento. A medida da glicose no sangue capilar é o teste de referência. A medida da glicosúria, especialmente no período pós-prandial, pode representar um método alternativo de monitoramento domiciliar para pacientes com DM do tipo II.[29]

Faz-se necessário saber que a orientação nutricional é a base da adesão e o sucesso na dietoterapia e que a educação nutricional é dever da equipe interprofissional e tem como alvo não apenas o paciente, mas também a família. Esta deve ser gradativa, contínua e interativa, baseada na aquisição de hábitos saudáveis de vida.

Deve-se respeitar a presença de dislipidemia, hiperuricemia, hipertensão arterial e nefropatia diabética, obesidade, desnutrição e demais doenças comumente encontradas nestes pacientes e, nestes casos, o profissional deverá consultar os respectivos consensos para cada especialidade e adaptar condutas individualizadas.

REFERÊNCIAS BIBLIOGRÁFICAS

1. Sociedade Brasileira de Diabetes. *Consenso brasileiro sobre diabetes 2002: diagnóstico e classificação do diabetes melito e tratamento do diabetes melito do tipo 2.* Rio de Janeiro: *Diagraphic,* 2003.
2. Panzram G. Mortality and survival in type 2 (non-insulin-dependent) diabetes mellitus. *Diabetologia* 1987;30:123-31.
3. Hypertension in Diabetes Study Group. HDS 1: Prevalence of hypertension in newly presenting type 2 diabetic patients and the association with risk factors for cardiovascular and diabetic complications. *J Hypertens* 1993;11:309-17.
4. Lehto S, Rönnemaa T, Haffner SM, Pyörälä, Kallio V, Laakso M. Dyslipidemia and hyperglycemia predict coronary heart disease events in middle-aged patients with NIDDM. *Diabetes* 1997;46:1354-9.
5. Silvestre JA. Hospitalizações SUS 1997. Coordenadoria da Atenção à Saúde do Idoso. Ministério da Saúde.
6. Spilch Spichler D, Martins CSF et al. Diabetic lower extremities amputation. Rio de Janeiro, BR. *Diabetologia* 1998;41(A 279):90-6.
7. Bruno R, Gross JL. Prognostic factors in Brazilian diabetic patients staring dialysis: a 3.6 year follow-up study. J Diabetes Complications. Em impressão 2000.
8. World Health Organization. Definition, diagnosis and classification of diabetes mellitus and its complications. Report of a WHO consultation. Part 1: diagnosis and classification of diabetes mellitus. 1999.
9. The Expert Committee on the Diagnosis and Classification of Diabetes Mellitus. Report of the Expert Committee on the Diagnosis and Classification of Diabetes Mellitus. *Diabetes Care* 1997;20:1183.
10. Alberti KGMM, Zimmet PZ, for the WHO Consultation. Definition, diagnosis and classification of diabetes mellitus and its complications. Part 1: Diagnosis and classification of diabetes mellitus, provisional report of a WHO consultation. *Diabetic Med* 1998;15:539-53.
11. Davies MJ, Raymond NT, Day JL, Hales CN, Burden AC. *Diabetic Medicine* 200017:433-40.
12. Viggiano CS. Proposta de pirâmide alimentar para o diabético. *Diabetes Clínica* 2001;54:278-80.
13. The DCCT Research Group. *N Engl J Med* 1993;329:977-86.
14. American Diabetes Association. Nutrition principles and recommendations in diabetes. *Diabetes Care* 2004;272 (Suppl 1):36-46.
15. UK Prospective Diabetes Study Group. Intensive blood-glucose control with sulfonylureas or insulin compared with conventional treatment and risk of complications in patients with type 2 diabetes: UKPDS 33. *Lancet* 1998;352:837-53.
16. UK Prospective Diabetes Study Group. Effect of intensive blood-glucose control with metformin on complications in overweight patients with type 2 diabetes: UKPDS 34. *Lancet* 1998;352:854-65.
17. UK Prospective Diabetes Study Group. Tight blood pressure control and risk of macrovascular and microvascular complications in type 2 diabetes: UKPDS 38. *BMJ* 1998;317:703-12
18. Tuomilehto J, Lindström J, Eriksson JG. et al. For The Finnish Diabetes Prevention Study Group. Prevention of type 2 diabetes mellitus by changes in lifestyle among subjects with impaired glucose tolerance. *N Engl J Med* 2001;344:1343-50.
19. Chiasson JL, Josse RG, Gomis R et al. Acarbose for prevention of type 2 diabetes mellitus: the STOP-NIDDM randomized trial. *Lancet* 2002;359:2072-7.
20. Knowler WC Barrett-Connor E Fowler SE. et al. Diabetes Prevention Program Research Group. *N Engl J Med* 2002;346:393-403.
21. The Seventh Report of the Joint National Committee on Prevention, Detection, Evaluation, and Treatment of High Blood Pressure. *JAMA* 2003;289:2560-72.
22. Muls E. Nutrition recommendations for the person with diabetes. *Clinical Nutrition* 1998;17(Suppl 2):18-25.
23. Franz MJ, Horton ES, Bantle JP, Beebe CA, Brunzel JD,Coulston AM, et al. Nutrition principles for the management of diabetes and related complications. *Diabetes Care* 1994;17:490-518.

24. American Diabetes Association. Nutrition recommendations and principles for people with diabetes mellitus. *Diabetes Care* 1999;22 (Suppl 1):42-5.
25. Viggiano CS. Manejo de alimentação do diabético em situações especiais. *Diabetes Clínica* 1999;3:150-54
26. Scheen AJ, Lefèbvre PJ. Management of the obese diabetic patient. *Diabetes Reviews* 1999;7(2):77-93.
27. Willianson DF, Pamuk E, Thun M. Prospective study of intentional weight loss and mortality in never-smoking overweight US white women aged 40-64 years. *Am J Epidemiol* 1995;141:1128-41.
28. Executive Summary of the Third Report of the National Cholesterol Education Program (NCEP) Expert Panel on Detection, Evaluation, and Treatment of High Blood Cholesterol in Adults (Adults Treatment Panel III). *JAMA* 2001;285:2486-97.
29. Berger M, Jörgens V, Flatten G. Health care for persons with non-insulin dependent diabetes mellitus. The German experience. *Ann Inter Med* 1996;124(1 pt 2):153-5.

Parte

XIII

DISLIPIDEMIAS

Capítulo

72

Dislipidemia

Fernanda Luisa Ceragioli Oliveira
Maria Arlete Meil Schimith Escrivão

INTRODUÇÃO

A necessidade de prevenção da arteriosclerose na infância torna-se cada vez mais evidente devido ao fato de a história natural desta doença iniciar-se na infância e ao risco de morbimortalidades na fase de adulto, acarretando alto custo à sociedade.

Vários grupos de pesquisadores como Bogalusa, Muscatine e Cincinatti demonstraram fatores de riscos genéticos e ambientais para desenvolvimento de arteriosclerose na população pediátrica.[1-3]

Dentre os fatores ambientais, destacam-se o hábito alimentar e o estilo de vida. O aleitamento materno exclusivo parece ter papel protetor no desenvolvimento de doenças cardiovasculares.[4] O alto consumo de alimentos industrializados apresenta alta densidade energética, além de maior quantidade de gordura saturada e trans, que estão associadas ao risco cardiovascular.[5] A dieta, o estado nutricional, a composição corporal, o sedentarismo estão associados ao perfil lipídico da criança e do adolescente.[6]

Estudos em adolescentes, submetidos às necropsias, que faleceram por traumatismo, obtiveram associação entre o perfil lipídico, a pressão arterial sistólica e o grau de arteriosclerose coronariana.[7]

Assim, o pediatra tem responsabilidade na orientação alimentar e no estilo de vida de criança e de adolescente, além de detectar precocemente fatores de risco como antecedentes familiares positivos de doenças cardiovasculares (obesidade, hipertensão arterial, dislipidemia, diabetes tipo II, acidentes cerebrovasculares, infarto do miocárdio e doenças coronarianas).

A dislipidemia pode ser primária ou secundária[8]. Geralmente, as causas primárias são decorrentes de modificações genéticas do metabolismo lipídico, que podem sofrer influência do fator ambiental, havendo a presença de fator de risco como antecedente familiar positivo. As causas secundárias são obesidade, hipotireodismo, utilização de inibidores de protease em pacientes com AIDS, síndrome nefrótica, anorexia nervosa, lúpus eritematoso sistêmico, doenças hepáticas, medicamentos corticoterápicos e hábitos de vida inadequados.

Os hábitos de vida inadequados, que podem acarretar dislipidemias secundárias, são dieta rica em carboidratos e gordura saturada e trans; tabagismo e etilismo.[8]

O *screening* universal de colesterol total não é preconizado na infância; entretanto, a presença de antecedentes familiares positivos ou doenças que acarretem dislipidemias secundárias ou a presença de fatores de risco, como álcool, tabagismo e anticoncepcionais orais, exige a solicitação de perfil lipídico completo: triglicerídios, colesterol total e frações. A Sociedade Brasileira de Cardiologia recomenda na I Diretriz de Prevenção de Arteriosclerose na Infância e na Adolescência que o *screening* de colesterol total deve ser realizado em todos adolescentes acima de 10 anos, baseando-se em que nesta fase há exposição de fatores de riscos ambientais como tabagismo, álcool e anticoncepcionais nas meninas.

METABOLISMO LIPÍDICO

Os lipídios são transportados no plasma pela sua associação com apoproteínas e fosfolipídios na face externa, formando as partículas lipoprotéicas, que são solúveis na água, sendo assim possível seu transporte em meio aquoso. O conteúdo interno é composto de triglicerídios e éster de colesterol.

As apoproteínas (AI, AII, AIV, B100, B48, CI, CII, CIII, E: E2/E3/E4) desempenham várias funções no metabolismo lipídico como ligação com receptor específico (apoE-receptor hepático), ativação (apo CII-lípase lipoprotéica) ou inibição (apo CIII-lipase lipoprotéica) de enzimas e solubilização dos lipídios (apoAII)[9] (Quadro 72-1).

Quadro 72-1. Apoproteínas e suas funções e lipoproteínas associadas[13]

Apoproteínas	*Funções*	*Lipoproteínas*
Apo A-I	Ativa LCAT	HDL
Apo A-II	Inibe LCAT	HDL
Apo A-IV	Modula LCAT e LPL inibe peroxidação lipídica	QM, VLDL, HDL
Apo B-48		QM
Apo B-100	Receptor LDL	VLDL, LDL
Apo-CI		VLDL, LDL
Apo-CII	Ativa LPL	QM, VLDL, LDL
Apo-CIII	Inibe LPL	HDL
Apo D	Atua esterificação colesterol Apo A-I	QM, VLDL, LDL
Apo E	Remoção das partículas remanescentes	HDL
Apo J		

LCAT: lecitina colesterol acil transferase; LPL: lipase lipoprotéica; VLDL: fração VLDL-C; LDL: fração LDL-C; HDL: fração HDL-C; QM: quilomicra.

As lipoproteínas atingem a corrente sanguínea provindas do intestino delgado como quilomicra ou provenientes do fígado como as lipoproteínas das frações de colesterol de muito baixa densidade (VLDL-C) ou alta densidade (HDL-C).

Classificam-se as lipoproteínas segundo a sua densidade à ultracentrifugação. Quanto maior quantidade de lipídio na partícula, maior seu diâmetro e menor densidade, enquanto o predomínio de proteína eleva sua densidade e reduz seu tamanho (Quadro 72-2).

O metabolismo lipídico pode ser dividido em exógeno e endógeno, sendo que o primeiro ocorre por meio de seu transporte do trato gastrointestinal à corrente sanguínea e o segundo envolve o seu ciclo hepático.

Após emulsificação dos lipídios provindos da dieta, os ésteres de colesterol e triglicérides são absorvidos pelas vilosidades intestinais e armazenados em quilomicra, que contêm apoproteínas B48, apo AI e AIV. Os quilomicra são partículas maiores, que contêm 90% de triglicérides, sendo transportadas via ducto torácico à corrente sanguínea, sofrendo ação da lípase lipoprotéica (LLP), que hidrolisa cerca de 70% de seu conteúdo de triglicerídios, adquirindo apoproteína E e transformando-se em quilomicra remanescente[10]. Os ácidos graxos liberados pela hidrólise fornecem energia por meio da beta-oxidação para tecido muscular ou são armazenados no tecido adiposo. Os quilomicra são depurados no plasma após 12 a 14 horas das refeições, portanto não devem ser encontrados em amostras plasmáticas após este tempo.[11]

A fração VLDL do colesterol é uma partícula rica em triglicerídios, de origem endógena, secretada diretamente pelo fígado. Apresenta várias apoproteínas na superfície como apo B100, apo E, apo CI CII e CIII. A lipase lipoprotéica é ativada por apo CII, hidrolisando os triglicerídios do VLDL-colesterol, formando o VLDL remanescente, também denominado lipoproteína de densidade intermediária (IDL-C).[9] O VLDL remanescente também atua no transporte reverso do colesterol, por meio da enzima de troca do colesterol éster pela proteína de transferência (CEPT), retirando o colesterol éster da fração HDL-C, transportando-o para o fígado. Outra função do VLDL remanescente é a formação da lipoproteína de baixa densidade do colesterol (LDL-C), que possui grande quantidade de colesterol no seu conteúdo.[11]

A lipoproteína LDL-C contém apoproteína B100, sendo responsável por 50% das lipoproteínas no plasma. Denomina-se LDL com predominância de partículas grandes, menos densas (fenótipo A) ou pequenas e mais densas (fenótipo B)[12] e possui razão de colesterol/Apo B100 menor que a partícula maior. Sabe-se que esta partícula constitui maior risco para doença cardiovascular, sendo encontrada em pacientes com dislipidemias.

A Lp(a) apresenta composição semelhante ao LDL-C, uma parte interna de colesterol éster, uma camada superficial com fosfolipídio e colesterol livre, a apo B100 ligada por dissulfite a apo(a), que consiste em grande glicoproteína. A Lp(a) atua em funções fisiológicas como a do plasminogênio no sistema de coagulação e na cascata fibrinolítica, como trombogênico. Sabe-se que indivíduos que apresentam níveis séricos acima de 30 mg/dl apresentam risco 2 a 5 vezes maior de desenvolver doença cardiovascular.[14]

O tecido hepático remove 75% do LDL-C do plasma. Este processo ocorre por vias dependentes (75% da captação hepática e 66% da captação do tecido extra-hepático) e independentes do receptor LDL da célula.

Quadro 72-2. Características das lipoproteínas

Lipoproteínas	*Quilomícron*	*VLDL-C*	*LDL-C*	*HDL-C*
Volume (A)	300-5000	300-750	200-350	100-150
Densidade mg/dl	0,95	0,95-1006	1006-1063	1063-1121
Triglicerídios %	83,0	50,0	46,0	8,0
Colesterol %	9,0	28,8	44,0	30,0
Apoproteínas %	8,0	22,0	10,0	62,0
Composicão apoproteínas	AI, AII, CI, CII, CIII, E	AI, AII, B100,CI, CII, CIII, E	B100	AI, AII

A fração LDL-C regula a via de síntese de colesterol por meio de receptor específico de LDL na superfície das células. O receptor de LDL da célula, regulado por dois genes, tem a função de transportar o colesterol para o citoplasma, pois a quantidade de colesterol livre intracelular e sua síntese recebem influência e limitação por meio de uma enzima, a 3 hidroxi-3 metilglutaril coenzima A redutase (HMG CoA redutase).[9] As células gonadais, adrenais e hepáticas são ricas em receptores de LDL-C, por necessitarem de colesterol para produzir hormônios esteróides e ácidos biliares. O colesterol livre é esterificado via enzima acil colesterol acil transferase (LCAT) para armazenamento.

A menor e mais densa fração do colesterol, a lipoproteína de alta densidade (HDL-C), formada como apoproteína discoidal nascente hepática, tem como função primordial a coleta de colesterol dos tecidos periféricos. No plasma, circulam arrecadando o colesterol e modificando sua forma para arredondada, retornando seu conteúdo ao fígado por meio do receptor da Apo E ou via VLDL-C por meio da CEPT. As apo AI e AII são importantes no metabolismo do VLDL-C e do HDL-C, por utilizarem a via lecitina colesterol acil transferase (LCAT).[14]

Estudos epidemiológicos evidenciam que a fração HDL-C seria fator anti-risco de doença cardiovascular, pois os indivíduos com altos níveis séricos de HDL-C apresentavam baixa taxa de infarto do miocárdio.[11-14]

A Figura 72-1 resume as inter-relações entre os lipídios e as lipoproteínas. Os quilomicra formados no intestino passam por meio da via linfática até o ducto torácico, atingindo a corrente sanguínea, onde a lípase lipoprotéica hidrolisa os triglicerídios. Os receptores hepatócitos de apo B/E removem o quilomícron remanescente após transferência do colesterol éster proveniente da fração HDL-C. A fração do VLDL-C é sintetizada pelo fígado e tem via bimodal. Uma das vias da fração LDL-C é semelhante à utilizada pelos quilomicra com captação hepática da partícula remanescente da fração IDL-C, sendo que a outra via resulta na formação do LDL-C. As apo B-100 contidas no LDL-C são previamente removidas por receptores LDL hepáticos e o colesterol constitui substrato para o metabolismo de ácidos biliares. O colesterol também é recolhido por receptores de células adrenais e gonadais, para a produção de hormônios. Pequena parte é utilizada em receptores de células para compor a membrana celular. O excesso de LDL-C pode ser depositado em musculatura lisa ou fagocitado por macrófagos, iniciando-se o processo arteriosclerótico. As partículas nascentes discóides de HDL-C produzidas no fígado removem o colesterol das células periféricas e o transportam, via CETP, para o quilomícion ou VLDL remanescentes ou receptores B/E hepáticos.[11]

DISLIPIDEMIAS

As dislipidemias podem ser classificadas segundo padrão fenotípico, baseado nos níveis de colesterol total, triglicerídios, quilomicra e frações VLDL e LDL do colesterol (Quadro 72-3).[15] A descoberta de inúmeras alterações metabólicas, por malformações genéticas das lipoproteínas, determinou que o mesmo fenótipo poderia ser decorrente de doenças diferentes, sendo menos utilizado esta classificação. Assim, criou-se uma classificação metabólica, que abrange todas as possíveis alterações das lipoproteínas (Quadro 72-4).

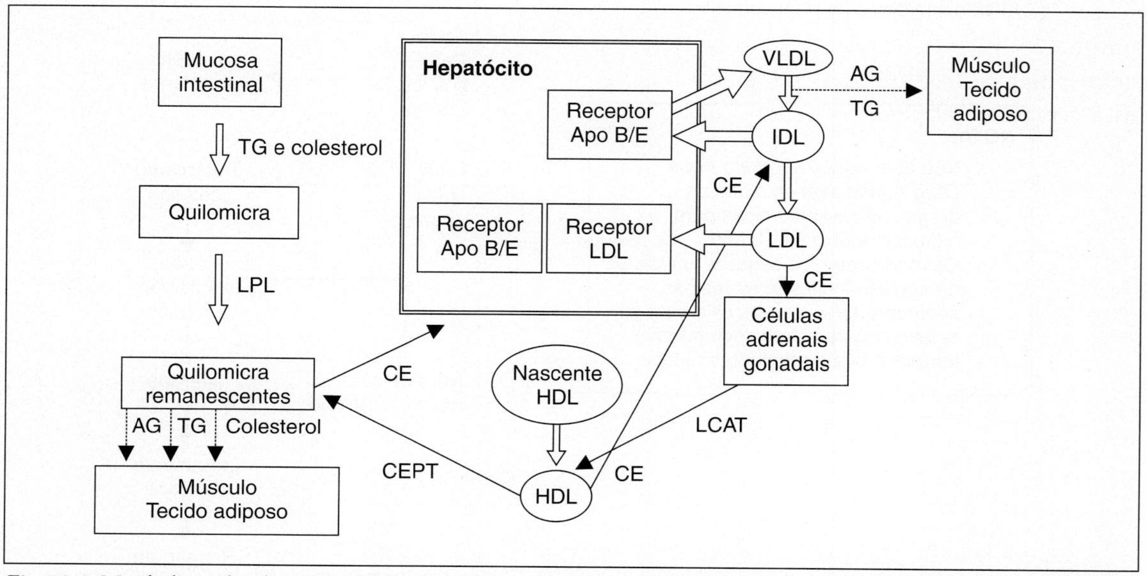

Fig. 72-1. Metabolismo lipídico. VDL: fração VLDL-C; LDL: fração LDL-C; HDL: fração de HDL-C; IDL: lipoproteína densidade intermediária ou VLDL remanescente; LPL: lipase lipoproteína; TG: triglicerídeos; CE: colesterol éster; AG: ácidos graxos; CEPT: colesterol éster proteína transferase; LCAT: lecitina colesterol acil transferase.

Quadro 72-3. Classificação segundo padrão fenotípico (Frederickson, Levis e Lee, 1966)[14]

Padrão	*Aparência plasmática*	*Colesterol*	*Triglicerídios*	*Lipoproteína elevada*
I	Leitoso	nl/+	+++	Quilomicra
II	Claro	+++	nl/+	LDL-C
III	Turvo	+	+	Betalipoproteína
IV	Turvo	nl/+	+	VLDL-C
V	Turvo ou leitoso	nl/+	+	Quilomicra e VLDL-C

O aumento da fração LDL-C consiste no tipo mais freqüente encontrado de dislipidemia primária, com padrão de hipercolesterolemia sem elevação de triglicerídios plasmáticos. Acomete cerca de 3% a 5% das crianças e dos adolescentes.[16,17]

HIPERCOLESTEROLEMIA FAMILIAR

A hipercolesterolemia familiar é a mais comum hiperlipidemia na criança, mas apenas 5% dos adultos com padrão II possuem esta doença. Em 1938, descrita inicialmente como erro inato do metabolismo, sua elucidação como defeito molecular foi demonstrada por Brown e Goldstein.[18] Existem 700 mutações que afetam o processo de síntese do receptor LDL. O defeito no receptor de LDL na grande parte das células do organismo acarreta prejuízo na endocitose da fração LDL-C e a produção de colesterol endógeno torna-se prejudicada, por ausência de controle do receptor LDL hepático.

Herança autossômica co-dominante, cujo número de receptores de LDL seria 100% no comprometimento nos homozigóticos e 50% nos heterozigóticos. Considerada a dislipidemia primária mais freqüente (1:500) na sua forma heterozigota, sendo rara a forma homozigota (1:1.000-000).

O diagnóstico de hipercolesterolemia familiar é realizado por meio de avaliação da história familiar de evento cardiovascular, exame físico e perfil lipídico. Análise do DNA para determinação genética das mutações funcionais do receptor LDL confirma o diagnóstico. Outro diagnóstico diferencial muito raro é o defeito familiar do Apo B-100 (1:10.000), pois apresentam manifestações clinicas semelhantes, sendo possível a diferenciação na análise genética.[19] (Ver Fig. 72-2.)

Dois critérios diagnósticos podem ser utilizados para hipercolesterolemia familiar: The *Simon Broome Register e Dutch Lipid Clinic Network.*[20] O segundo foi adotado pela OMS, em 1999.[21] O critério de *Dutch Lipid Clinic Network*

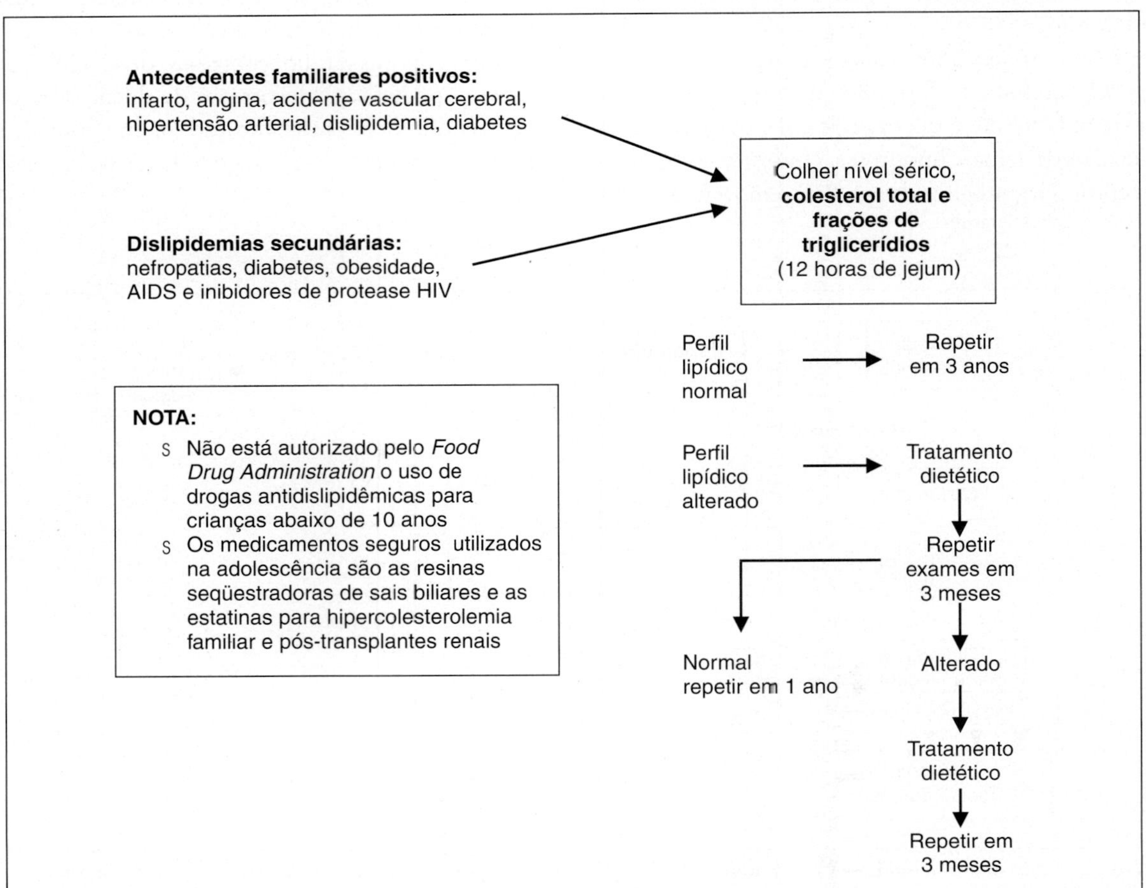

Fig. 72-2. Algoritimo das dislipidemias.

Quadro 72-4. Classificação metabólica das dislipidemias

Hipercolesterolemia com triglicerídios normais
1. Aumento do LDL-C: padrão Ia
• Primárias:
– hipercolesterolemia familiar
– hipercolesterolemia familiar combinada
– hipercolesterolemia mista genética-ambiental
• Secundárias:
– anorexia nervosa
– porfiria aguda intermitente
– obstrução biliar
2. Aumento do HDL-C:
– hiperalfalipoproteinemia
– causa desconhecida
Hipercolesterolemia combinada com hipertrigliceridemia
1. Aumento do LDL-C e VLDL-C: padrão IIb
• Primárias:
– hipercolesterolemia familiar
– hipercolesterolemia familiar combinada
– deficiência familiar de LCAT
• Secundárias:
– hipotireoidismo
– síndrome nefrótica
– síndrome de Cushing
– medicamentos: glicocorticóides
2. Disbetalipoproteinemia: padrão III
Hipertrigliceridemia com colesterol normal
1. Aumento do VLDL-C: padrão IV
• Primárias:
– hipertrigliceridemia familiar
– hipercolesterolemia familiar combinada
• Secundárias:
– obesidade
– hipotireoidismo
– síndrome nefrótica
– síndrome de Cushing
– medicamentos: glicocorticóides; estrogênio; progesterona; inibidores de proteases
– lúpus eritematoso sistêmico
– álcool
– pancreatite
– doença de depósito de glicogênio
– hipercalcemia idiopática
– gravidez
– diabetes
2. Aumento de quilomicra: padrão I
• Primárias:
– deficiêlncia familiar de lipase lipoprotéica
– deficiência familiar de Apo CII
• Secundárias:
– hiperquilomicronemia auto-imune: SLE

está descrito no Quadro 72-5. O diagnóstico de hipercolesterolemia familiar fica afastado com escore abaixo de 3, suspeito entre 3 a 5, provável entre 6 a 8 e confirmado acima de 8 pontos no escore.

As manifestações clínicas dermatológicas, como xantomas tendinosos, surgem na infância na forma homozigota. Xantomas plantares e tuberosos na superfície extensora das mãos, dos joelhos, dos cotovelos e os xantelasmas do arco corneal aparecem na primeira e na segunda décadas de vida. O grau de espessamento do tendão de Aquiles pode ser relatado como grau de gravidade da doença.[19]

Cerca de 25% dos indivíduos heterozigóticos não apresentam xantomas, sendo que o aparecimento destas lesões ocorre tardiamente, na terceira década. Na adolescência, podem-se observar depósitos de colesterol éster nos tendões e nos tecidos frouxos.[19]

Nos pacientes homozigotos, a doença arterial coronariana manifesta-se precocemente, sendo que 50% dos pacientes têm sintomatologia de *angina pectoris* com 20 anos de vida. As doenças cardiovasculares atingem a forma heterozigótica na quarta e na quinta décadas nos homens e na quinta e na sexta décadas nas mulheres.[22]

Nos casos homozigóticos, os níveis séricos de colesterol variam entre 500 e 1.000 mg/dl, sendo que o aumento da fração LDL-C atinge cerca de 600 mg/dl. A fração HDL-C apresenta níveis abaixo da normalidade e o nível sérico de triglicerídios não está alterado.

Quadro 72-5. Diagnóstico de hipercolesterolemia familiar pelo critério *Dutch Lipid Clinic Network*

História familiar	
Relativo de primeiro grau com doença coronária ou vascular prematura	1
< 55 anos em homens e < 60 anos em mulheres	
Relativo de primeiro grau com LDL-C > percentil 95	
Relativo de primeiro grau com xantomas ou arco corneal	2
Criança < 18 anos com LDL > percentil 95	
História clínica	
Paciente com doença coronariana prematura	2
< 55 anos em homens e < 60 anos em mulheres	
Paciente com doença vascular cerebral ou periférica prematura	1
< 55 anos em homens e < 60 anos em mulheres	
Exame físico	
Xantomas tendíneos	6
Arco corneal < 45 anos	4
Análise laboratorial Tg e HDL-C valores adequados	
LDL-C > 330 mg/dl	8
LDL-C 250-329 mg/dl	5
LDL-C 190-249 mg/dl	3
LDL-C 155-189 mg/dl	1
Análise DNA	
Mutação funcional no receptor LDL → diagnóstico definitivo	

Nos pacientes heterozigóticos, utilizando-se o ponto de corte de percentil 99 (P99), o diagnóstico pode ser feito com especificidade de 93% e sensibilidade de 90%.

O colesterol total está elevado em torno de 235 mg/dl, os triglicerídios apresentam valores adequados e a fração HDL-C abaixo da normalidade.[22]

HIPERCOLESTEROLEMIA FAMILIAR COMBINADA

Descrita como doença poligênica com herança autossômica dominante, possui penetrância incompleta. A freqüência do gene é estimada em cerca de 1:100 a 1:200. Sinais e sintomas não aparecem na infância e na adolescência, a doença coronariana aparece na quinta ou na sexta década de vida. Os pais das crianças com hipercolesterolemia familiar combinada são, geralmente, assintomáticos, mas apresentam perfil lipídico alterado.[22]

Consiste em um grupo heterogêneo de alterações do perfil lipídico por Goldstein.[17] A maioria dos pacientes possui padrão fenotípico IIa, com alteração dos valores de LDL-C e/ou VLDL-C; outros, padrão IIb ou IV e raramente padrão V.[22]

O excesso de síntese do VLDL-C acarreta aumento do LDL-C conseqüente à rápida metabolização hepática do VLDL-C. Caso o organismo metabolizar lentamente o VLDL-C, haverá incremento dos triglicerídios sem alteração do LDL-C. Discutem-se fatores que possam intervir na depuração da fração VLDL-C como obesidade, diabetes e ingestão de álcool.[23]

Nas crianças com esta doença, os valores plasmáticos de LDL-C e dos triglicerídios estão abaixo do percentil 90. Os valores de colesterol total variam entre 200 e 250 mg/dl. Na fase adulta, o perfil lipídico torna-se rapidamente alterado, atingindo valores de 250-300 mg/dl de colesterol total 180 a 300 mg/dl do LDL-C.[22]

HIPERCOLESTEROLEMIA MISTA GENÉTICA AMBIENTAL

Incluem pacientes com alterações genéticas do metabolismo das lipoproteínas. Um exemplo consiste na ApoE, que possui 4 fenótipos: E1, E2, E3 e E4. Os pacientes com ApoE2 têm diminuição do metabolismo da fração VLDL-C, enquanto o fenótipo ApoE4 apresenta decréscimo do catabolismo da fração LDL-C. Assim, as duas variantes de ApoE acarretam risco para desenvolvimento de ateriosclerose.

Antecedentes familiares de eventos cardiovasculares precoces são encontrados nos pais das crianças com esta doença. Outra característica seria o hábito alimentar com alto consumo de colesterol, gordura saturada e trans.

HIPERALFALIPOPROTEINEMIA

Síndrome genética familiar rara com herança autossômica dominante, com freqüência de genes 1:3.000. Caracteriza-se por aumento da fração HDL-C com valores de 70 a 90 mg/dl, sendo que os valores de colesterol total permanecem entre 230 a 280 mg/dl. Não há descrição de risco cardiovascular.[24]

HIPERCOLESTEROLEMIA COMBINADA COM HIPERTRIGLICERIDEMIA

Grande número de síndromes genéticas e adquiridas pode resultar nesta combinação de perfil lipídico. Este grupo inclui os fenótipos IIB e III.

O padrão fenotípico IIB caracteriza-se por incremento do VLDL-C e LDL-C. Exemplos seriam hipercolesterolemia familiar, hipercolesterolemia familiar combinada e a deficiência de lecitina acil transferase. O diagnóstico deve ser feito para crianças e adolescentes com aumento de triglicerídios e frações VLDL-C e LDL-C.

A deficiência familiar de colesterol lecitina acil transferase (LCAT) é muito rara. É herança autossômica recessiva, que acarreta deficiência da esterificação do colesterol, produzindo lipoproteínas anômalas. Clinicamente, apresenta na infância opacificação da córnea e anemia e doença coronariana e renal na terceira ou quarta década de vida.

O padrão fenotípico III caracteriza-se por disbetalipoproteinemia, que ocorre em 0,1% das crianças e 1:2.000 nos adultos. Há associação desta doença com crianças com hipotireoidismo. Os pais destes pacientes apresentam perfil lipídico adequado ou com próprio fenótipo tipo III. As partículas remanescentes são encontradas como uma banda larga e clara no topo após ultracentrifugação, devido à formação de lipoproteína anômala rica em colesterol e triglicerídios, com anormal baixa de densidade[22]. O mecanismo bioquímico deve-se à alteração da Apo E. As mutações no código genético desta apoproteína resultam em Apo E com estrutura molecular alterada, as quais não são mais reconhecidas com partículas remanescentes dos quilomicra, diminuindo a depuração do VLDL-C. A presença de xantomas palmares, tuberosos ou túbero-eruptivos são sugestivos desta moléstia.

HIPERTRIGLICERIDEMIA COM COLESTEROL ADEQUADO

Uma grande variedade de alterações genéticas e adquiridas resulta no aumento da concentração de triglicerídio plasmático com nível sanguíneo de colesterol total adequado. Após a dieta, as lipoproteínas denominadas quilomicra elevam-se, tornando necessárias cerca de 12 a 14 horas de jejum prévio para a coleta de exames séricos. Os níveis séricos de triglicerídios e de glicemia são os parâmetros utilizados para garantir se o paciente realizou ou não o jejum adequadamente. Aproximadamente, cerca de 5% das crianças possuem aumento da fração VLDL-C na ausência de quilomicra.

HIPERTRIGLICERIDEMIA FAMILIAR

Consiste na doença autossômica dominante, que sofre influência de fatores ambientais para expressar sua penetrância, sendo encontrada no adulto com maior freqüência que na infância.

A produção hepática de triglicerídio está aumentada e a lipoproteína fração VLDL-colesterol fica repleta de triglicerídios. Alguns fatores exacerbam a hipertrigliceridemia nestes indivíduos como a obesidade, a ingestão de álcool e as medicações (bloqueadores, tiazinas, estrógenos).

A maioria dos pacientes permanece assintomática, sendo portadora de outras doenças como diabetes, obesidade e gota. Nos casos mais graves, observam-se presença de xantomas eruptivos, depósito de lipídios na retina e dor abdominal.

O valor sérico de triglicerídios varia entre 200 a 1.000 mg/dl, estando sempre acima do percentil 95. A fração VLDL-C está sempre aumentada, enquanto que o colesterol total e LDL-C estão com valores adequados. A fração HDL pode-se apresentar reduzida.

Nos casos de deficiência de lipase lipoprotéica, entidade rara na infância, os valores séricos de triglicerídios podem atingir cerca de 1.000 a 5.000 mg/dl.

QUILOMICRONEMIA FAMILIAR

Ocorre por defeito na depuração dos triglicerídios. Deficiência ou alterações no sistema lipase lipoprotéica são raras. Podem-se ter erros na estrutura, no armazenamento, na atividade e até na presença de apoproteínas inibidoras da enzima.

A deficiência familiar de lipase lipoprotéica apresenta herança autossômica recessiva, com expressão variada. Os heterozigóticos podem ter atividade enzimática normal ou reduzida. A deficiência de apoproteína CII, ativadora da lipase lipoprotéica, também possui herança autossômica recessiva.

Os pacientes apresentam sintomas e sinais precoces, na primeira década de vida, como dores abdominais, pancreatites e freqüentemente hepatosplenomegalia.[22] Na deficiência de apoproteína CII, considerada doença benigna, observam-se febre xantomatosa e anemia.

Nas quilomicronemias com alteração da fração VLDL-C, a enzima lipase lipoprotéica está funcionante no limite de sua capacidade, tendo dificuldade na depuração dos quilomicra. Este fato ocorre em doenças genéticas do metabolismo lipídico como hipercolesterolemia familiar combinada ou hipertrigliceridemia familar.

LIPOPROTEÍNAS ANÔMALAS

Considera-se lipoproteína anômala quando há alteração na estrutura ou na quantidade de certa lipoproteína, gerando modificações no metabolismo lipídico e aumentando o risco cardiovascular, mesmo sem comprometer o perfil lipídico de lipoproteínas e triglicerídios.

A hiperbetalipoproteinemia apresenta valores plasmáticos adequados de lipoproteínas e maiores quantidades de apoproteína B. O defeito do gene da Apo B resulta em mudanças estruturais, que acarretam diminuição da sua afinidade à lipoproteína ou ao receptor. Além de se tornarem mais densas, menores e mais lentas na sua remoção da corrente sanguínea. O paciente desta doença tem maior risco de doença cardiocoronariana.[24] O valor de Apo B observado está acima de 130 mg/dl nos adultos e 108 mg/dl nas crianças. A razão da concentração de LDL-C e de Apo B deverá estar abaixo de 1,3 nestes pacientes.

A hiperlipoproteinemia Lp(a) acarreta aumento do risco cardiovascular, sendo que estudos indicam aumento do risco relativo de infarto do miocárdio em 2 a 3 vezes em adultos com valores séricos acima de 50 mg/dl.[25]

TRATAMENTO DIETÉTICO

População pediátrica geral

Considerando que o processo arteriosclerótico começa na infância, parece apropriado iniciar a prevenção e o tratamento o mais rápido possível. Modificações na dieta e no comportamento da criança só se tornarão viáveis se houver mudanças no hábito alimentar e no estilo de vida de toda a família.

Todas as crianças devem praticar atividade física com exercícios aeróbios regulares no mínimo durante 30 minutos, pelo menos quatro vezes por semana. O nível do exercício deve ser limitado a provocar sudorese na criança, podendo aumentar progressivamente seu limiar aeróbio.

A recomendação atual sugerida pela *American Heart Association*[26] é de que a atividade física seja diária, com redução do tempo gasto com atividades sedentárias (até 2 horas/dia). Preconiza a avaliação de atividade física em toda a consulta com profissional de saúde; estimula a execução diária de atividade física moderada a intensa por 60 minutos; limita as atividades sedentárias diárias ao máximo de duas horas: ressalta a importância da característica lúdica da atividade física e recomenda para os adolescentes exercícios repetitivos (moderada intensidade, 10 a 15 vezes) de treino de resistência associados à atividade aeróbia.[26]

As recomendações sugerem abordagem cuidadosa,[26-28] pois as crianças necessitam de suporte energético e nutricional adequado para seu crescimento e desenvolvimento. Uma dieta que proporciona 300 mg por dia ou 100 mg de colesterol por 1.000 kcal consumidas, 30% de gordura dividida em partes iguais de ácidos graxos poliinsaturados, monossaturados e saturados parece ser adequada para crianças acima de 2 anos de idade. Nenhum tipo é indicado abaixo desta faixa etária.

A orientação dietética na diretriz da Academia Americana de Cardiologia (2003)[26] considera que para atingir as metas de alimentação saudável, com peso corporal adequado, perfil lipídico e níveis pressóricos sanguíneos desejáveis devem-se monitorar a necessidade energética adequada para o crescimento e o desenvolvimento; incentivar o consumo de frutas, vegetais, legumes, grãos integrais, produtos derivados de leite, peixes, frango e carnes magras; não se recomenda restrição do valor energético total de gordura para crianças menores que 2 anos; em crianças maiores de 2 anos manter as orientações anteriores,[27-28] acrescentado o limite de consumo das gordura provenientes dos ácidos graxos trans-saturados; ingestão de sal limitada a 6 g/dia; e limitar o consumo de açúcares.[26]

Grandes modificações na qualidade de gordura na alimentação das crianças podem causar danos significativos na composição e na função das membranas celulares, podendo afetar o desenvolvimento neurológico e da retina, além de modificar as respostas inflamatória e imunológica.[29] Monitoração rigorosa, prevenindo as conseqüências agudas e/ou tardias, será necessária, se a criança for submetida à dieta com restrição lipídica.

Os lactentes alimentados com leite materno possuem concentrações plasmáticas de colesterol muito maiores do que os lactentes alimentados com fórmulas lácteas, ricas em óleos vegetais poliinsaturados e baixo colesterol.[30] Não existem evidências de que a dieta precoce afetaria a concentração plasmática de colesterol na infância tardia, na adolescência e na vida adulta.[31] Sabe-se que nesta fase as necessidades dos lactentes estão aumentadas devido ao crescimento e ao desenvolvimento, já que o colesterol tem função primordial na membrana celular e na produção de hormônios esteróides. As vantagens do aleitamento materno e sua excelente condição de nutrição e crescimento, durante os primeiros meses de vida, garantem que qualquer modificação na alimentação deve ser feita após o segundo ano de vida.[32]

Nenhum efeito deletério foi observado em crianças acima de 2 anos de idade em países como Itália, Grécia e Israel, cujo hábito alimentar consiste em baixa oferta total de gordura, com grande consumo de gordura poliinsaturada e redução da quantidade de consumo do colesterol total e sal.[33]

As modificações na dieta podem abaixar os níveis de colesterol para 10% a 20%, e pequenas mudanças na alimentação infantil são seguras e permitem crescimento e desenvolvimento adequados, limitando-se o consumo de colesterol em 300 mg por dia ou 100 mg por 1.000 kcal, diminuindo a ingestão de gordura saturada para menos de 10% do total de lipídios da dieta e aumentando a quantidade de gordura poliinsaturada, atingindo os lipídios cerca de 30% das calorias totais. O balanceamento da dieta com adequada proporção de proteína (15% a 20% total de calorias), carboidratos (50% a 60% do total das calorias) e lipídios parece ser o modo mais prudente de prevenir arteriosclerose nas crianças (acima de 2 anos) e nos adultos na população geral.

Crianças dislipidêmicas

A maioria das crianças que requerem tratamento e acompanhamento são aquelas com elevado nível da fração LDL do colesterol, com ou sem aumento da concentração plasmática de triglicerídios e com ou sem diminuição da fração HDL. Poucos pacientes têm alto nível de triglicerídios ou baixa concentração da fração HDL do colesterol plasmático isolado. Pouquíssimas alterações lipídicas apresentam padrão fenotípico I, III e V, ou muito alta concentração de apo B (acima de 110 mg/dl) com nível sérico normal da fração LDL do colesterol. Os valores plasmáticos considerados adequados para crianças acima de 2 anos até o adolescente de 19 anos, segundo a Sociedade Brasileira de Cardiologia, utiliza o critério de Kwiterovich, 1989 (Quadro 72-6).

O tratamento inicial das crianças com alteração lipídica consiste em modificar a dieta. As crianças acima de 2 anos de idade com aumento da fração LDL do colesterol, com elevação da apo B e diminuição da fração HDL do colesterol são orientadas a seguir a fase I, que constitui em dieta normocalórica e com restrição lipídica (Quadro 72-7).[35] Enfatiza-se a redução de gorduras saturadas para menos de 10%.

O incremento do consumo de carboidratos complexos (batata, arroz, pão, massa) e fibras são incentivados. A quantidade de minerais e de vitaminas deve ser adequada para promover crescimento e desenvolvimento normais. A fase II pode ser adotada de seis a doze meses após a dieta da fase I e a criança com certeza estaria seguindo as recomendações dietéticas, sem obter resultado positivo nos valores plasmáticos dos lipídios.[36]

Reforçando a necessidade do tratamento dietético, inicia-se a redução do consumo de gorduras saturadas, mostran-

Quadro 72-6. Valores de referência do CT, LDL-C, HDL-C e dos TG, segundo Kwiterowich (1989) para crianças acima de 2 até 19 anos de idade

		Valores (mg/dl)		
Lípidios	*Idade (anos)*	*Desejáveis*	*Limítrofes*	*Aumentados*
CT		< 170	170-199	≥ 200
LDL-C		< 110	110-129	≥ 130
HDL-C	< 10	≥ 40		
	10-19	≥ 35		
TG	< 10	≤ 100		> 100
	10-19	≤ 130		> 130

Quadro 72-7. Quantidade em porcentagem de gordura com relação à quantidade de energia (AHA, 1986;74:1182-A)

Fase I:	Total gordura – 30% dos ácidos graxos	Saturada < 10% Poliinsaturada 10% Monosaturada 10-15%
	Colesterol < 300 mg/dia Carboidratos – 50% a 60% Proteína – 10% a 20%	
Fase II:	Total gordura – 30% dos ácidos graxos	Saturada < 7% Poliinsaturada 10% Monosaturada 10%-15%
	Colesterol < 200 mg/dia Carboidratos – 50% a 60% Proteína – 10% a 20%	

do material gráfico educacional que resume as principais metas da *American Heart Association* (AHA) para abaixar o colesterol: evitar alimentos com alto teor lipídico; trocar alguns alimentos ricos em gordura saturada por gorduras insaturadas; evitar alimentos com alto teor de colesterol (fígado, gema de ovo); escolher alimentos contendo alto teor de carboidratos complexos e fibras; adquirir e manter peso corporal adequado.[35]

Todas as recomendações e estratégias de abaixar o consumo de gorduras baseiam-se em quatro conceitos: substituição, modificação, troca e exclusão.[37]

A substituição consiste em manter escolha de alimentos preferenciais, mas os substituindo por alimentos manufaturados com restrição protéica: leite semidesnatado; iogurte sem gordura; queijos com baixo teor de gordura, biscoito e bolos sem gordura, maionese com baixas calorias; tempero de salada isento de gorduras. Esses produtos são extremamente caros, portanto não podem ser utilizados pela população com baixo nível socioeconômico. Se o objetivo principal é a educação nutricional destas crianças, deve-se ensiná-las "o que" e "quanto" comer. Parece ser este o modo mais eficiente de controlá-las.

As modificações referem-se a alterar alimentos para que fiquem com menor teor de gordura. Essa abordagem é fundamental na educação nutricional: remover gorduras visíveis da carne e a pele do frango ou peru, preferencialmente antes de cozinhar e definitivamente antes de comer; retirar o óleo de alimentos enlatados como atum; escolher preparações que contenham água como veículo dos enlatados; congelar a sopa enlatada antes de esquentar para separar e retirar a gordura saturada congelada; utilizar leite desnatado em todas as preparações como pudins e bolos; utilizar menores quantidades de óleos vegetais na preparação dos molhos, escolhendo as gorduras poliinsaturadas.

A troca propicia a mudança da escolha: em vez de aperitivos com alimentos de alto teor lipídico como amendoim e nozes, preferir pipocas; escolher iogurtes congelados isentos de gorduras em vez de sorvetes. Preferir uso de pequenas quantidades de manteiga em vez de margarina contendo gordura hidrogenada, que contém ácido graxo *trans*. As trocas nem sempre são possíveis para as pessoas de baixa renda, pois o custo destes produtos é mais elevado.

A exclusão envolve certos grupos de alimentos, como gema de ovo, manteiga, petiscos amanteigados, salgadinhos. Existe muita dificuldade em excluir da dieta da criança algum alimento que ela aprecie muito, por exemplo, os famosos "salgadinhos". Neste impasse, orienta-se à família para diminuir a freqüência destes alimentos em casa, controlando o consumo destes pela criança.

No nível socioeconômico baixo, o hábito alimentar da família é consumir grande quantidades de embutidos como salsicha, lingüiça, mortadela e ovos, pois estes produtos são mais baratos que a carne e correspondentes. Nosso problema consiste no fato de este grupo de alimentos de origem animal ser rico em colesterol e em gordura saturada. A solução é diminuir a freqüência de consumo destes alimentos.

O conhecimento da alimentação das crianças em casa é fundamental para interferir no hábito familiar, pois a orientação específica para cada família consiste no único meio de conseguir o sucesso terapêutico.

Um modelo educacional parece facilitar o tratamento dietético na hipocolesterolemia: o primeiro ponto a ser atingido é o conhecimento, por parte dos pais e do paciente, dos alimentos preferidos, identificando o de alto teor de colesterol e de gordura e alta quantidade de gordura saturada e *trans*, aprendendo, assim, a trabalhar com estes novos conceitos. O segundo passo consiste em ensinar os pais e o paciente a reduzir o consumo de colesterol; diminuir a ingestão de gordura; manusear o balanceamento dos ácidos graxos; ler e entender os rótulos dos alimentos; fazer substituições adequadas; de que modo fazer refeições fora de casa e como modificar receitas e menus.[38]

As explicações dadas aos pais e ao paciente para reduzir o consumo de colesterol são: o colesterol pode ser obtido pela ingestão de produtos de origem animal, evitar gema de ovo; utilizar somente os produtos diários, com baixo teor de gordura; queijo pode ser considerado como fazendo parte do grupo permitido, como carne, galinha e peixe; porções controladas de carne magra, frango sem pele, peixe e queijo com baixo teor de gordura são considerados excelente escolha para serem utilizados diariamente; evitar carne de vísceras.[38]

As instruções para reduzir a ingestão lipídica são: reduzir as gorduras visíveis, limitando o consumo de óleo, margarina, temperos de salada, maionese, carnes, cremes, molhos e manteiga; reduzir gorduras invisíveis, limitando o consumo de alimentos preparados e levados ao forno, como bolos; reduzir biscoitos, salgadinhos, alimentos fritos, carnes processadas, leite integral e produtos derivados, queijo, manteiga de amendoim e nozes; escolher a carne mais magra e retirar toda a gordura visível e a pele; prevalecerem as preparações que não necessitem de gordura (fervendo, grelhando, cozendo e assando).[32]

O balanço dos ácidos graxos pode diminuir a ingestão de gordura animal e de óleos vegetais saturados, como óleo de coco e palmitato. Selecionar óleos com grande percentagem de ácidos graxos de poliinsaturados e monossaturados; trocar gordura animal saturada por pequenas quantidades de gorduras poiliinsaturadas e monossaturadas.[32]

O consumo de margarinas, como as disponíveis no atual mercado nacional (sólidas, de baixo custo, ricas em ácidos graxos *trans*), pode representar igual ou maior risco cardiovascular que a manteiga, rica em gordura saturada. O pediatra deve orientar o cliente e a respectiva família de que o consumo diário de manteiga, de margarina ou de creme vegetal deve ser monitorado e diminuído. Infelizmente, as melhores opções disponíveis no mercado brasileiro exigem maior poder aquisitivo para a obtenção destes produtos. Por meio de novos processos de interesterificação das gorduras do leite de vaca e dos óleos vegetais (milho), utilizados para a produção de alguns tipos de margarinas disponíveis, conseguiu-se aumentar a consistência da mistura sem a produção de ácidos graxos *trans*; contudo, implicou em alto custo destes produtos, que já podem ser encontrados no mercado. A indicação de margarinas enriquecidas com fitosteróis limita-se aos pacientes dislipidêmicos.[39]

Infelizmente, ressalta-se que por seu baixo custo, a indústria de alimentos utiliza a gordura saturada e *trans* na produção de biscoitos, bolos e para a panificação.

Fazer refeições fora de casa acaba sendo problema para os pais que possuem filhos em restrição alimentar. Quando isto ocorrer, as principais recomendações são: escolher o alimento com menor teor de gordura; limitar o número de itens com alto teor lipídico; balancear a dieta de acordo com os alimentos disponíveis e se possível com ingestão calórica total diária, mantendo o balanceamento diário.[32]

Uma eficiente terapêutica dietética para mudar o hábito familiar e o estilo de vida das crianças portadoras de dislipidemias deve ser complementada por suporte psicológico, social e nutricional para a obtenção de sucesso pleno.

TRATAMENTO MEDICAMENTOSO

A terapia medicamentosa de diminuir os níveis lipídicos plasmáticos em crianças e adolescentes apenas é utilizada nas crianças acima de 10 anos de idade, que não responderam adequadamente ao tratamento dietético e cuja história familiar sugere alto risco de desenvolver precocemente doença cardiovascular.[10]

As drogas hipolipemiantes devem ser consideradas quando os níveis plasmáticos de LDL-C forem maiores que 190 mg/dl ou LDL maior que 160 mg/dl com presença de história familiar de doença cardiovascular precoce ou presença de dois ou mais fatores de risco. A meta desejável é atingir níveis plasmáticos de LDL-C menores que 130 mg/dl e a meta ideal seriam valores menores que 110 mg/dl.[20]

Os medicamentos utilizados no tratamento das hiperlipidemias atuam diretamente no aumento da excreção ou do metabolismo da fração LDL do colesterol, reduzindo a produção desta fração.

Resinas seqüestradoras de ácido biliar

As resinas seqüestradoras de ácido biliar são consideradas drogas de escolha para tentar reduzir a concentração plasmática de colesterol, quando os sais biliares no intestino acarretarem perda fecal destas substâncias. Dois tipos de resinas estão presentes no mercado nacional: a colestiramina (Questran®) e o colestipol (Colestid®). As resinas têm sido usadas nas crianças desde 1964, sem nenhuma descrição de efeitos colaterais graves ou freqüentes.[40]

Essa droga é capaz de reduzir cerca de 15% a 25% a concentração plasmática de colesterol total e cerca de 20% a 35% a fração LDL do colesterol. Os níveis de triglicerídio mantêm-se elevados e a fração HDL do colesterol não sofre alteração ou aumenta discretamente durante a terapia.[41]

Normalmente, a dose de colestiramina usada para normalizar os níveis plasmáticos de colesterol e LDL seria diretamente proporcional aos níveis pós-dietéticos do LDL-colesterol, sendo independente do peso corporal das crianças. A dose pode ser administrada duas vezes ao dia, sendo mais eficaz quando associada ao tratamento dietético. Deve-se iniciar com um pacote de colesteramina por dia (5 g) e ir aumentando mensalmente, se os níveis plasmáticos do LDL-colesterol não estiverem abaixo do percentil 95.[40] A dose preconizada era de 4 a 16 g por dia.

Os efeitos colaterais encontrados na utilização das resinas são plenitude gástrica transitória, constipação, esteatorréia e possível má absorção de vitaminas lipossolúveis (A, D, E, K).

Ácido nicotínico

O ácido nicotínico (Niacin®) parece ter redução eficiente na fração LDL do colesterol, diminuindo a sua síntese hepática e a secreção de seu precursor, a fração VLDL do colesterol.[10]

A redução direta da produção da fração LDL do colesterol pelo fígado é outra possibilidade de ação do ácido nicotínico não-plasma.

A resposta terapêutica é variada, com diminuição de 15% a 25% da concentração plasmática de colesterol total e sua fração LDL. A grande vantagem do ácido nicotínico com relação às resinas seqüestradoras de ácido biliar consiste na redução de 30% a 40% do nível plasmático de triglicerídios. Nos casos graves, podem associar-se as duas medicações, obtendo-se redução de 30% a 40% da concentração plasmática da fração LDL do colesterol.[41]

Inicialmente, pequenas quantidades de ácido nicotínico são usadas (100 mg por dia), sendo esta dosagem aumentada gradualmente (250 mg) a cada 3 a 5 dias até atingir 1 g por dia.

Esta medicação pode ser administrada durante as refeições, para evitar irritação gástrica e redução no tempo de esvaziamento gástrico. Outra complicação que pode ocorrer pelo uso dessa medicação é a vasodilatação periférica benigna do leito capilar.[41]

Estatinas

A lovastalina (Mevacor®) é um inibidor da HMG-CoA redutase, que bloqueia a síntese do colesterol. A redução da biossíntese total do colesterol acarreta resposta das células e dos órgãos, aumentando a síntese desta enzima e do receptor LDL. O nível plasmático de colesterol diminui à custa da remoção da fração LDL aumentada no fígado, decorrente do incremento dos receptores LDL.[41]

Esta medicação parece abaixar os níveis plasmáticos de triglicerídios em cerca de 15% a 25%, do colesterol total em 21% a 32%, a fração LDL em 25% a 39% e incrementa a fração HDL em até 10%.[10]

A dosagem de lovastatina recomendada é iniciar com 20 mg por dia, sendo que deve ser administrada à noite e ir aumentando 10 mg por dia até 40 mg/dl, se for necessário. A pravastatina pode ser utilizada 5, 10 a 20 mg por dia, a atorvastatina nas doses 10 a 20 mg/dia, a sinvastatina nas doses 20 a 40 mg/dl e a fluvastatina nas doses 40 a 80 mg/dl.[20]

A lovastatina está associada ao aumento das transaminases em 1% dos pacientes. A síndrome miosítica grave com febre, mialgia e aumento da creatinofosfocinase acima de 1.000 U ocorre em 0,1% dos pacientes. Devem-se monitorar a função hepática e as enzimas musculares. Queixas como insônia, cefaléia e sintomas gastrointestinais foram observados com o uso deste medicamento.

OUTRAS TERAPIAS

Os procedimentos cirúrgicos podem ser utilizados no tratamento de hipercolesterolemia, sendo considerada a terceira opção terapêutica para controlar os níveis séricos e diminuir o risco de desenvolver doença cardiovascular. A abordagem cirúrgica pode ser feita de três maneiras: parcial *bypass* ileal; interrupção da circulação enteroepática dos ácidos biliares e *shunt* porta-cava com transplante hepático.[42-43]

As crianças com hipercolesterolemia familiar são as que mais necessitam de tratamento intensivo, pois a restrição dietética pura não consegue reduzir significativamente os níveis sanguíneos de colesterol. Se o tratamento medicamentoso complementar não der resultado, a criança deverá submeter-se a plasmaférese ou cirurgia.[42-43]

Transfusão de sangue total pode ser utilizada para corrigir anemia e fornecer enzimas como lipase lipoprotéica e LCAT, mesmo sabendo dos riscos inerentes a esse procedimento.

"SCREENING"

Estudos realizados em *Beaver County*, seguindo a população durante 16 anos com 295 adultos (média de 28 anos), que participaram previamente como crianças (11 a 14 anos), apóiam-se a idéia do *screening* para a hipercolesterolemia na infância nas populações gerais. O programa de intervenção baseou-se em três regras fundamentais: não fumar, controle do peso corporal e dieta adequada.[43]

Na Hungria, dois terços a dois quartos da população adulta são expostos à doença cardiovascular. Isso sugere a necessidade de introdução de um programa de prevenção primária eficiente; deste modo, uma equipe de nutricionistas foi escolhida para desenvolver esse trabalho. Crianças com idades compreendidas entre 6 e 14 anos foram examinadas em duas escolas de Budapeste, sendo que 494 foram envolvidas neste programa complexo e outras 182 ficaram pertencendo ao grupo controle. O objetivo principal deste estudo era fornecer conhecimentos aos estudantes a respeito da dieta e fatores de risco de doenças crônicas; traçar fatores de risco cardiovasculares; mudar padrões comportamentais como estresse, ansiedade, ou agressão; deixar de fumar e abolir dietas com alto teor lipídico; diminuir o consumo de colesterol; moderar a utilização do sal; aumentar a ingestão de fibras e carboidratos complexos; estimular o hábito da caminhada e a condição física, aumentando a atividade física destas crianças; diminuir a freqüência cardíaca e a pressão arterial da composição corporal, diminuindo a proporção de gordura. O resultado deste trabalho demonstrou que a alteração na dieta e na mudança no estilo de vida pode diminuir o risco de doença cardiovascular. Os autores afirmam que a arteriosclerose deve ser prevenida na infância.[44]

Em debate realizado por especialistas, foram revisadas as evidências da arteriosclerose que seus precursores iniciaram no indivíduo jovem, concluindo-se que, desde os primeiros anos de vida, a concentração plasmática elevada do colesterol tem papel fundamental no desenvolvimento de doença arteriosclerótica no adulto. Outros fatores de risco para arteriosclerose e doença cardiovascular podem ser identificados e corrigidos, como tabagismo, hipertensão, obesidade, diabetes e vida sedentária.[45]

A fim de diminuir os níveis de colesterol sanguíneo das crianças e adolescentes, o *National Cholesterol Education Program Expert Pane*, em 1991, faz recomendações a respeito das estratégias a serem utilizadas, combinadas ou isoladas, na população geral e individualizadas.

Consenso publicado pela Academia Americana de Cardiologia (2003),[46] resume as ações para a prevenção da arteriosclerose na infância e na adolescência em quatro tópicos: modificação da dieta, incentivo à atividade física, abolir o tabagismo e prevenção de doenças facilitadoras do processo de doenças cardiovasculares, como obesidade, hipertensão e diabetes.

CONSIDERAÇÕES FINAIS

A realização de *screening* de colesterol para todas as crianças não parece medida sensata. Em populações de indivíduos adultos, com alto risco de aterosclerose e doenças cardiocoronarianas, a mudança do hábito alimentar para dieta com baixo teor de colesterol e gordura saturada/trans tanto para adultos quanto crianças consiste em atitude procedente.

O diagnóstico da criança hiperlipidêmica parece estar associado diretamente a seus antecedentes familiares com relação à presença de doenças cardiocoronarianas precoces, obesidade, diabetes, hipertensão ou hiperlipidemias dos genitores.

A melhor forma de tratamento consiste na dietoterapia, que constitui a ingestão de baixo teor de gordura saturada/trans e de colesterol e enriquecida com gordura poliinsaturada. A terapêutica medicamentosa pode ser indicada em certos casos, sendo as resinas seqüestradoras de ácidos biliares a opção mais inócua, apesar de efeitos gastrointestinais.

REFERÊNCIAS BIBLIOGRÁFICAS

1. Webber LS, Hunter SM, Johnson CC, Srinivasan SR, Berenson GS. Smoking Alcohol and oral conceptives. Effects on lipids during adolescence and adulthood – Bogalusa Heart Study. *Ann N Y Acad Scienc* 1991;623:135-54.
2. Mahomey LT, Lauer RM, Lee J, Clarke WR. Factors affecting tracking of coronary heart disease risk factors in children. *Ann NY Acad Sci* 1991,623:121-32.
3. Morrinson JA, De Groot I, Edwards BK, Rauth JL, Mellies M, Clueck CJ. Plasma cholesterol and trygliceride levels in 6775 school children ages 6-17. *Metabolism* 1997;26:1199-221.
4. Deckelbaum RJ. Long-term effects of diet in the first year of life on cholesterol. Metabolism and Atherosclerosis. In: *Nutritional needs of the six to twelve month old infant.* New York: Carnation Co., Glendale, Raven Press, 1991. p. 297-301.
5. Newman WP, Freedeman DS, Voors AW. Relation of serum lipoprotein levels and systolic blood pressure to atherosclerosis: a Bogalusa heart study. *N Engl J Med* 1986;314:138-44.
6. Kwiterowich Jr, PO. Plasma lipid and lipoprotein levels in childhood. *Ann NY Acad Sci* 1991;623:90-107.
7. Jacobson MS, Lillienfield DE. The pediatrician's role in atherosclerosis prevention. *J Pediatr* 1988;112:836-41.
8. Salgado Filho W, Martinez TLR. Rotina de atendimento em serviço especializado em dislipidemia. In: Martinez TLR, Lopes AC. *Dislipidemias da teoria à prática.* São Paulo: Atheneu, 2004. p. 1-20.
9. Sales RL, Peluzio MCG, Costa NMB. Lipoproteínas: uma revisão de seu metabolismo e envolvimento com o desenvolvimento das doenças cardiovasculares. Nutrire: *Rev Soc Bras Alim Nutr* 2003;25:71-86.
10. Hardoff D, Jacobson MS. Hyperlipidemia. In: *Adolescent medicine: state of the art rewiews.* Philadelphia: Hjanley & Belfius, 1992. p. 473-86.
11. Jacobson MS. Introduction to pediatric atherosclerosis prevention. In: *Atherosclerosis prevention. Identification and treatment of children with high cholesterol.* Chur, Switzerland: Harwood Academic Publishers, 1991.
12. Lamarche B, Tchernof A, Moorjani S, Canti B, Dagenais GR, Lupien PJ, Després JP. Small, dense low-density lipoprotein particles as a predictor of the risk of ischemic heart disease in men: prospective results from the Quebec Cardiovascular Study. *Circulation* 1997;95:69-75.
13. Berg K. Genetics of atherogenic lipoprotein (a) and its relation to other atherosclerotic risk factors. In: Scanu AM. Lipoprotein (a) and artherosclerosis. *Ann Int Med* 1991;115:209-18.
14. Furchart JC. High density lipoprotein particles, nutrition and arteriosclerosis. *Bibl Nutr Dieta* 1992;49:66-78.
15. Fredrickson DS, Levy RI, Lees RS. Fat transport in lipopropteim: An integrated approach to mechanisms and disorders. *N Engl J Med* 1967;276:34-42.
16. La Rosa JC, Chambless IE, Criqui MH. Patterns of dyslipoproteinemia in selected North American population: the Lipid Research Clinics Programs Prevalence Study. *Circulation* 1986;73(Suppl I):1-29.
17. Goldstein JL, Schrott HG, Hazzard WR. Hyperlipedemia in coronary heart disease II. Genetic analysis of lipid levels in 176 families and delineation of a new inherited disorder combined hyperlipidemia. *J Clin Invest* 1973;52:1544-68.
18. Brown MS, Goldstein JL. A receptor-mediated pathway for cholesterol homeostasis. *Science* 1986;232:34-47.
19. Chacra APM. Hipercolesterolemia familiar homozigótica In: Martinez TLR, Lopes AC. *Dislipidemias da teoria à prática.* São Paulo: Atheneu, 2004. p. 305-315.
20. Fernandes SC, Chacra APM. Hipercolesterolemia familiar heterozigótica. In: Martinez TLR, Lopes AC. *Dislipidemias: da teoria à prática.* São Paulo: Atheneu, 2004. p. 317-329.
21. World Health Organization – Human Genetics, Do NDP> *Familial Hypercholesterolaemia – Report of a second WHO Consulation.* Geneve: ed WHO, 1999.
22. Arden MR. Primary hypelipidemia. In: Jacobson MS. *Atherosclerosis prevention. Identification and treatment of children with high cholesterol.* Chur, Swetzerland: Harwood Academic Publishers, 1991. p. 29-52.
23. Arden, MR Primary hypelipidemia. In: Jacobson MS. *Atherosclerosis Prevention. Identification and treatment of children with high cholesterol.* Chur, Switzerland: Harwood Academic Publishers, 1991. p. 29-52.
24. Illingworth DR & Connor WE. Disorders of lipid metabolism. In: Felig P, Baxter JD, Broadus AE, Frohman LA. *Endocrinology and metabolism.* New York: McGraw-Hill, 1987.
25. Berg K. Genetics of atherogenic lipoprotein (a) and its relation to other atheroslerotic risk factors. In: Scanu AM. Moderator. Lipoprotein (a) and artherosclerosis. *Ann Int Med* 1991;115:209-18.
26. Kavey REW. Daniels SR, Lauer RM, Atkins DL, Hayman LL, Taubert K. American Heart Association. Guidelines for primary prevention of atherosclerotic cardiovascular

disease beginning in childhood. *Circulation* 2003;107:1562-1566.

27. American Academy of Pediatrics. Toward a prudent diet for children. *Pediatrics* 1983;71:78-80.
28. American Academy of Pediatrics. Prudent life-style for children: dietary fat and cholesterol. *Pediatrics* 1986;78:521-25.
29. Deckelbaum RJ. Early diet and cholesterol metabolism. In: *Nutritional needs of six to twelve month infant.* New York: Carnation Co., Glendale/Raven Press, 1991. p. 197-302.
30. Andersen GE, Lifschitz C, Fris-Hansen B. Dietary habits and serum lipids during the first 4 years of life. A study of 95 Danish children. *Acta Pediatr Scand* 1979;68:165-70.
31. Huttnen JK, Saarinen UM, Kostiainen E, Sieemes MA. Fat composition of infant diet does not influence subsequent serum lipid levels in man. *Atherosclerosis* 1983;46:87-94.
32. Lloyd JK. Cholesterol: should we screen all children or change diet for all children. *Acta Pediatr Scand* 1991;(Suppl 373):66-72.
33. Kwiterowich PO. Biochemical, clinical, epidemiologic, genetic, and pathologic data in pediatric age group relevant to the cholesterol hypothesis. *Pediatrics* 1986;78:349-61.
34. Kwiterovich Jr PR. *Beyond cholesterol. The complete guide for avoid heart disease.* Baltimore: The Johns Hopkins, 1989.
35. AHA Position Statement. Diagnosis and treatment of primary hyperlipidemia in childhood. *Circulation* AHA Position Statement Evaluation 1986;74:1181A.
36. Williams CL, Spark A. Guidelines for evaluation and Step diet in children elevated cholesterol. *Ann NY Acad Sci* 1992;623:239-52.
37. Williams CL, Spark A. Strategies for implementing a Step I diet in children. *Ann NY Acad Sci* 1992;623:253-62.
38. Schebendach J, Beseler L. Diet therapy. In: Jacobson MS. *Atherosclerosis prevention. Identification and treatment of children with high cholesterol.* Chur, Switzerland: Harwood Academic Publishers, 1991. p. 105-134.
39. Departamento de Nutrição da Sociedade Pediatria de São Paulo – SPSP. Cardoso AL, Albuquerque MP, Oliveira FLC. Dúvidas freqüentes do Pediatra na área de Nutrição Infantil. *Rev Paulista de Pediatria* 2004;22(3):172-177.
40. Belamarich PM and Deckelbaum RJ. Hypercholesterolemia in children: when to treat. *Drug Ther* 1990;34:41-52.
41. Gisnsberg HN, Arad Y, Goldberg IJ. Pathology and therapy of Hyperlipidemia. In: Ginsberg HN. *Cardiovascular pharmacology.* New York: Raven Press, 1990. p. 485-513.
42. Hoeg JM. Pharmacologic and surgical treatment of dyslipidemic children and adolescents. *Ann NY Acad Sci* 1992;623:275-84.
43. Chacra APM. Tratamento não farmacológico das dislipidemias graves. In: Martinez TLR. *Manual de condutas clínicas em dislipidemias.* Rio de Janeiro: MedLine, 2003. p. 213-220.
44. Studreher WL, Orchard TJ, Donahue RP, Kuller LH, Gloninger MF and Drash AL. Cholesterol screening in childhood: sixteen-year beaver county lipid study experience. *J Pediatr* 1991;119:551-56.
45. Barna M. Risk and prevention of coronary heart disease in childhood. *Bibl Nutr Diet* 1992;49:36-46.
46. American Heart Association. National Heart, Lung and Blood Institute. *Nacional Cholestrol Education Program Expert: Panel on blood cholesterol levels in children and adolescents.* U.S. Department of Health and Human Services, 1991.

Parte

XIV

Prevenção Nutricional, na Infância, das Doenças do Adulto

Capítulo 73

Nutrição e Câncer – Abordagem Preventiva

Adriana Garófolo
Antonio Sérgio Petrilli

EPIDEMIOLOGIA DO CÂNCER

A presença do câncer na humanidade já é conhecida há milênios. No entanto, registros que avaliam mortes por câncer passaram a existir na Europa apenas a partir do século XVIII. Desde então, tem sido observado aumento crescente nas taxas de mortalidade por câncer, que parece acentuar-se no século XIX, com a chegada da industrialização.[1]

A *International Agency for Research on Cancer* acusou mais de 10 milhões de casos novos no mundo, em 1996, sendo que os tipos mais comuns de câncer no sexo masculino são pulmão, estômago, cólon e reto, próstata, boca e faringe, fígado, esôfago e bexiga. As mulheres são atingidas mais freqüentemente por cânceres de mama, colo de útero, colorretal, estômago, pulmão, boca e faringe, ovário e endométrio.[2]

De acordo com a Organização Mundial de Saúde (OMS), a distribuição de mortes por cânceres pelo mundo não obedece a um padrão homogêneo. A mortalidade total acarretada por cânceres foi de 12,6% em 2000; 21,6% e 9,8% nos países desenvolvidos e em desenvolvimento, respectivamente. Segundo projeções populacionais, a expectativa sobre essa taxa é um aumento de 5,4 milhões em 2000 para 9,3 milhões em 2020.[1,3]

Existe um padrão global para a ocorrência de câncer, tendo exposição a fatores ambientais relacionados à urbanização, como dieta e estilo de vida, importância na determinação desse quadro. Outro dado que corrobora tal suposição é a mudança no padrão de incidência de câncer em migrantes. Com o passar do tempo, os migrantes passam a apresentar taxas de incidência e de mortalidade de câncer semelhantes às observadas no novo país.[4] Chama a atenção que as taxas de incidência de câncer de estômago, colorretal e próstata de homens chineses diferiram de acordo com o local adotado para se viver. As taxas de câncer de estômago de chineses que moravam em Xangai eram maiores, quando comparadas àquelas manifestadas pelas populações chinesas residentes em Cingapura, Hong Kong e EUA. Ainda mais marcantes foram as diferenças constatadas para a incidência do câncer de próstata, que chegavam a ser 10 a 15 vezes maiores entre chineses que residiam nos EUA em comparação com chineses habitantes de Xangai.[5]

No Brasil, o câncer é a segunda causa de morte por doença, apenas superada pelas doenças cardiovasculares. A incidência do câncer é expressiva quando comparada a valores internacionais, como também exibe um perfil próprio, diferente do observado em outros países.[5,6] Verifica-se, por exemplo, a existência concomitante de tumores típicos de áreas pouco desenvolvidas e aqueles de alta incidência em países desenvolvidos, fruto da coexistência de fatores de risco tradicionais e modernos, aos quais a população brasileira se encontra exposta.

O Ministério da Saúde estima, para o ano de 2002, em todo o território nacional, 305.330 casos novos de câncer (150.450 para o sexo masculino e 154.880 para o feminino) e 117.550 óbitos (63.330 para os homens e 54.220 para as mulheres). A população brasileira, provavelmente, será acometida, *a priori*, pelo câncer de pele não-melanoma, seguido pelas neoplasias malignas de mama feminina, estômago, pulmão e próstata.[7]

GÊNESE DO CÂNCER

O câncer apresenta um padrão biológico diferente entre crianças e adultos. Os processos tumorais em adultos envolvem, predominantemente, o tecido epitelial que, por ser de alta proliferação, apresenta maior suscetibilidade a mutações.[2]

O mecanismo da carcinogênese é resultado de uma série de alterações nos genes que atuam direta ou indiretamente no controle do ciclo celular. Atualmente, são conhecidas duas classes de genes que atuam nos processos de tumorigênese: a primeira, inclui os genes que controlam diretamente a proliferação celular-oncogenes e genes supressores de tumor; a segunda, é formada por genes que não controlam diretamente o ciclo celular, mas controlam as taxas de mutações. Estes estão envolvidos no reparo do DNA, sendo denominados *mutator genes*. Uma pequena parte dessas mutações é herdada pela linhagem germinativa, predispondo, assim, ao aparecimento do câncer. Como são herdadas, estão presentes em todas as células do indivíduo, exceto em metade das suas células germinativas, que não contêm o gene mutado em seu conjunto cromossômico haplóide. A grande maioria das mutações que contribuem para o desenvolvimento do câncer, no entanto, acontecem em células somáticas, afetando apenas a célula mutada e sua progênie.[8]

Assim, três etapas bem definidas de natureza molecular e biológica fazem parte do processo da carcinogênese: iniciação, promoção e progressão. A iniciação é um evento extremamente comum, ocorrendo, freqüentemente, de forma espontânea, como resultado de alterações genéticas, mais especificamente de mutações simples. A promoção resulta de alterações na expressão do genoma, sendo que muitos agentes promotores medeiam seus efeitos por meio de moléculas receptoras. Durante o último estágio, chamado de progressão, há o aparecimento de neoplasias malignas acompanhadas por maiores alterações genéticas que envolvem modificações estruturais dentro do cariótipo das células. Neste último estágio, as células podem apresentar características independentes de invasão, crescimento metastático, anaplasia e taxa de crescimento.[9]

Algumas condições nutricionais podem influenciar o desenvolvimento de determinados tumores malignos em qualquer etapa da carcinogênese. Além disso, a atividade e a expressão de algumas células do sistema imune, com função de reconhecimento e destruição de células malignas, como linfócitos, macrófagos entre outras, podem ser moduladas por fatores nutricionais[2] (Fig. 73-1).

ALIMENTAÇÃO COMO FATOR DE RISCO E PREVENÇÃO DO CÂNCER

Várias evidências indicam que a alimentação ocupa um papel importante nos estágios de iniciação, promoção e progressão do câncer, destacando-se entre outros fatores de risco. Entre as mortes por câncer atribuídas a fatores ambientais, a dieta contribui com cerca de 35%, seguida pelo tabaco (30%) e outros fatores, como tipo de ocupação, álcool, poluição e aditivos alimentares, contribuindo com menos de 5%. Acredita-se que uma dieta adequada poderia prevenir de 3 a 4 milhões de casos novos de cânceres a cada ano.[10]

Gordura dietética

Uma associação positiva entre câncer de mama e ingestão de gorduras foi apontada pela *National Academy of Sciences*. Nos estudos experimentais e nas metanálises publicadas até a década

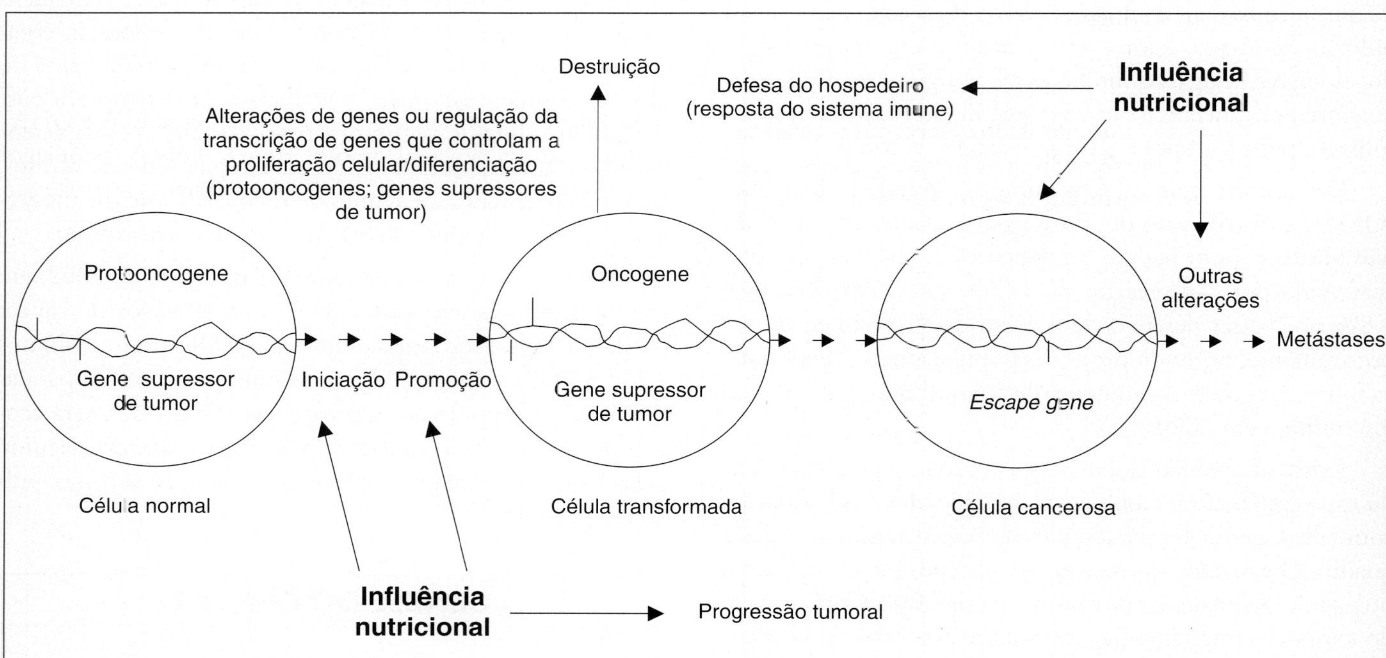

Fig. 73-1. Processo de carcinogênese e a influência nutricional.

de 1980 foram demonstradas correlações entre o maior consumo de energia e gorduras dietéticas totais e o aumento do risco de câncer de mama.[11] No entanto, os estudos epidemiológicos desenvolvidos nos anos posteriores não forneceram evidências conclusivas dessa associação.[12,13,14,15] Assim, tem-se sugerido que o padrão metabólico de diferentes ácidos graxos seja investigado como o possível determinante do câncer de mama feminina,[16] pois o papel do lipídio na carcinogênese demonstra variar conforme sua origem e sua composição.[16,17]

Entre os cânceres associados ao excesso de ingestão de gordura, destacam-se, ainda, o de cólon e reto. Acredita-se que a elevada ingestão de gordura promova aumento na produção de ácidos biliares, que são mutagênicos e citotóxicos. Entretanto, em 1997, por meio da análise de estudos de coorte e caso-controle, a *World Cancer Research Found* (WCRF)[2] concluiu não haver evidência consistente dessa associação. Outros estudos confirmaram esses dados e também não encontraram associação com os cânceres de próstata e pulmão.[17,18,19]

Por outro lado, parece haver uma associação entre o excesso de gordura na região abdominal e o aumento no risco de câncer de próstata. Provavelmente, esse fato relaciona-se aos altos níveis de insulina desses indivíduos, que levam ao armazenamento de gordura no abdome. Em estudo de caso-controle, observou-se que os indivíduos com níveis mais altos de insulina tiveram 2,5 vezes maior risco de câncer de próstata.[21]

Embora as evidências atuais ainda sejam insuficientes para afirmar com segurança a associação da gordura dietética com o aumento do risco de câncer, a OMS preconiza sua redução na alimentação diária, levando em conta o risco associado também a outras doenças.[3]

Carnes vermelhas

Alguns mecanismos têm sido apontados para explicar a associação do consumo de carne vermelha e o câncer. Entre eles, a gordura da carne, outros constituintes, como a proteína e o ferro, os métodos de conservação e preparo por meio da produção de compostos carcinogênicos como os nitritos, alguns fatores genéticos associados a enzimas específicas que poderiam ativar aminas heterocíclicas da carne levando à formação de compostos carcinogênicos e, por fim, os agentes alquilantes.[2]

O consumo de carnes vermelhas está associado, particularmente, aos cânceres de mama, próstata e intestino. Sete estudos de coorte e 26 de caso-controle foram conduzidos para avaliar o consumo de carnes vermelhas e o risco de câncer de cólon e reto, sendo que a maior parte deles demonstrou uma associação positiva entre ingestão e câncer. Além disso, alguns estudos epidemiológicos, de caso-controle, coorte e metanálise de casos-controle apontaram para uma possível associação do consumo de carne vermelha e câncer de pâncreas, mama, próstata e rim.[2,22,23]

Para elucidar o efeito da carne sobre o risco de câncer colorretal, Norat *et al.* desenvolveram uma metanálise dos estudos epidemiológicos, sugerindo que o aumento do risco estaria associado ao consumo de carnes vermelhas e ao tipo de processamento e método de conservação. O mesmo ocorre com os embutidos, as carnes tratadas com nitrito, as carnes curadas e o churrasco. Quando o consumo total de carnes foi avaliado, não se evidenciou associação de risco importante.[24]

Com base nos dados disponíveis, considera-se uma associação de risco moderadamente consistente entre ingestão de carnes vermelhas e de carnes processadas com o câncer de cólon, recomendando-se a redução do consumo.[3,25,26]

Pescados e ácidos graxos poliinsaturados n-3

Um possível efeito protetor dos ácidos graxos poliinsaturados da família n-3 sobre a carcinogênese tem sido associado, principalmente, com o seu papel na regulação da produção de mediadores inflamatórios. Estudos *in vitro* demonstraram que o ômega 3, em especial o ácido eicosapentaenóico (EPA) e o ácido docosaexaenóico (DHA), inibiu o crescimento de células tumorais do câncer de cólon, mama e próstata.[27] Por outro lado, evidências apontam para um aumento do risco de câncer de próstata associado ao alto consumo de ácido linoléico.[28]

Estudos *in vitro* demonstraram que o ômega 3 foi capaz de inibir o crescimento de células tumorais do câncer de cólon, mama e próstata. Outros estudos, no entanto, sugerem que o efeito protetor pode estar mais associado à proporção entre gordura animal (saturada) e óleo de peixe (ômega 3).[27]

Embora haja evidências de um efeito protetor contra o câncer em ensaios em animais e *in vitro*, particularmente do ácido eicosapentaenóico (EPA),[29] estudos de natureza epidemiológica e clínica são necessários. Em 1999, num estudo de caso-controle desenvolvido na Itália com aproximadamente 9 mil pacientes, observou-se um efeito protetor do consumo de peixe (rico em ácidos graxos n-3, especialmente EPA e DHA) contra o câncer da cavidade orofaríngea, esôfago, estômago, colorretal, pâncreas e ovário, com uma tendência à correlação inversa entre maior consumo de peixe e redução do risco de cânceres de laringe, endométrio e mieloma múltiplo.[27]

Noutro estudo de caso-controle, publicado mais recentemente, Takezaki *et al.* (2001) observaram que o consumo de peixe influenciou no risco de desenvolver câncer de pulmão, que esteve associado ao consumo de peixe cru ou cozido 1 a 2 vezes por semana.[30]

Os mecanismos postulados para o efeito da ingestão de peixe parecem relacionar-se com seu alto teor de ácidos graxos da família ômega 3, bem como das vitaminas A e D.

Embora existam algumas evidências do efeito protetor do consumo de peixe sobre o risco de câncer, até o momento, a WHO (2002) considerou os dados insuficientes para estabelecer com segurança uma associação consistente dessa natureza.[3]

Frutas, legumes e hortaliças

As frutas, bem como os legumes e as hortaliças, têm assumido posição de destaque nos estudos que envolvem a prevenção do câncer. Uma extensa análise de pesquisas epidemiológicas mundiais, realizadas de forma independente por comitês de especialistas do WCRF, *American Institute for Cancer Research* e *Chief Medical Officer's Committee on Medical Aspects of Food and Nutrition Policy,* destacou evidências epidemiológicas do efeito protetor com o consumo destes vegetais sobre diversas formas de câncer.[1,31,32]

Uma projeção na estimativa de prevenção sugere que o aumento no consumo destes alimentos é capaz de promover uma redução na incidência global de câncer, que varia de 7% (estimativa conservadora) a 31% (estimativa otimista).[1]

Numa revisão mais recente, Joffe & Robertson (2001) concluíram que as evidências epidemiológicas disponíveis sugerem uma redução modesta de risco para os cânceres de esôfago, estômago, colorretal, pulmão e mama com o consumo de hortaliças, legumes e frutas. O estudo demonstrou a possibilidade de se estimar um número de mortes por ano na União Européia, potencialmente evitáveis, variando de 13.700 a 86.700 mortes, dependendo do nível de consumo.[33]

Em 2003, Riboli & Norat publicaram uma metanálise sobre as evidências epidemiológicas do efeito protetor das frutas, legumes e hortaliças sobre o risco do câncer. Os resultados globais apóiam um efeito protetor desses alimentos para vários tipos de cânceres, enquanto nos estudos prospectivos uma redução significante do risco ocorreu apenas com as frutas para os cânceres de pulmão e vesícula biliar.[34]

Mais recentemente, resultados do *European Prospective Investigation into Cancer and Nutrition* (EPIC), avaliando o consumo de hortaliças, legumes e frutas de 130.544 homens, sobre o risco de câncer de próstata sugerem não haver associação entre estes fatores.[35]

A discrepância entre alguns resultados pode estar relacionado aos vieses de memória e seleção nos estudos de caso-controle, bem como aos efeitos de imprecisão dos inquéritos dietéticos, que podem ter subestimado a proteção nos estudos prospectivos. Além disso, a variedade quanto aos tipos de hortaliças, legumes e frutas, com diferentes propriedades nutricionais, pode ser um fator de confusão.

Apesar desses conflitos, recomenda-se aumento na ingestão de frutas, legumes e hortaliças, para a prevenção do desenvolvimento de diversas doenças, incluindo vários tipos de câncer.[34]

Fibras

Há algumas décadas têm sido enfatizado o efeito protetor da fibra alimentar – carboidratos não-digeríveis – contra o câncer de cólon e reto. O conceito foi sugerido por Burkitt, em 1971,[36] que relacionou a elevada ingestão de fibras com a baixa incidência deste câncer entre a população do leste da África. Em 1997, de acordo com os resultados da metanálise que incluiu 129 estudos, a WCRF[1] considerou convincente a associação das fibras alimentares com a redução do risco de câncer de cólon e reto. Entretanto, em dois estudos longitudinais subseqüentes, envolvendo populações de vários países, obtiveram-se resultados controversos. Em um deles demonstrou-se que as fibras alimentares reduziram em 33% o risco de mortalidade por câncer colorretal [33], enquanto a outra pesquisa não mostrou a mesma associação.[37]

Recentemente, resultados do EPIC demonstraram que a ingestão de fibras dietéticas correlacionou-se inversamente com a incidência de câncer no intestino, havendo um efeito protetor maior no cólon que no reto. Os pesquisadores concluíram que um aumento de duas vezes no consumo de fibras em populações com ingestão previamente baixa pode reduzir o risco de câncer colorretal em até 40%.[38]

A dificuldade de avaliar a relação entre fibra da dieta e câncer pode estar associado a diversos tipos de fibras que compõem os alimentos.[39,40] Embora plausível, o efeito protetor sobre o câncer ainda necessita de maior número de investigações, visando a identificar o real efeito anticarcinogênico presente nas frutas, legumes, hortaliças e grãos.[40]

Os principais mecanismos envolvidos nesse processo relacionam-se com:

1. Proteção contra o aumento de gorduras dietéticas, que por sua vez aumentam a produção de ácidos biliares; a fibra dietética pode-se ligar ao ácido biliar, aumentando suas perdas pelo bolo fecal e reduzindo seu potencial carcinogênico.
2. Ação bacteriana do cólon sobre as fibras solúveis com produção de ácidos graxos de cadeia curta, principalmente o ácido butírico, com propriedades anticarcinogênicas por meio da redução da velocidade de crescimento celular, promoção da diferenciação celular e indução da apoptose.[2,41]

Micronutrientes

Os alimentos consumidos habitualmente, particularmente hortaliças, legumes e frutas, são fontes de vários micronutrientes, incluindo betacaroteno (precursor da vitamina A), vitamina E, vitamina C e selênio, que têm importante ação antioxidante.[17] Além destes, cálcio, vitamina D e folato também têm motivado muitas pesquisas experimentais e epidemiológicas para determinar sua influência no risco de câncer.

Os resultados dos estudos que investigaram a associação das vitaminas e o câncer são controversos. Em 1997, realizando um estudo de coorte prospectiva, Verhoeven *et al.* não verificaram correlação entre as vitaminas C, E, betacaroteno e retinol com o risco de câncer de mama.[42] Entretanto, Zhang *et al.* (1999) demonstram redução deste, quando algumas condições foram analisadas separadamente. A alta ingestão de alimentos ricos em betacaroteno e outros carotenóides, portanto, demonstrou reduzir o risco de câncer de mama entre mulheres com história familiar. Também foi verificado em mulheres na pré-menopausa, cujo consumo de álcool era igual ou superior a 15 g/dia, uma correlação inversa entre o risco de câncer de mama e a ingestão de betacaroteno e outros carotenóides.[43]

No entanto, a associação mais forte com a ingestão de betacaroteno relaciona-se com a redução no risco de câncer de pulmão. Apenas 2 dos 5 estudos de coorte e dos 18 de caso-controle não encontraram associação de proteção. Todos os estudos foram ajustados para o consumo de tabaco, demonstrando-se, em três, efeito protetor para fumantes e não-fumantes de ambos os sexos, bem como para os quatro tipos histológicos do câncer de pulmão. Os estudos experimentais em animais também sugerem um papel anticarcinogênico para o betacaroteno contra o câncer de pulmão.[2]

Nos anos seguintes, entretanto, três estudos de natureza clínica, usando suplementação com betacaroteno, foram conduzidos. Dois destes – *Alfa-Tocoferol, Beta-Caroteno Cancer Prevention Study* (ATBC) e *Beta-Caroteno e Alfa Retinol Efficacy Trial* (CARET) – demonstraram aumento no risco de câncer de pulmão de 16% e 28% após a suplementação com 20 e 30 mg, respectivamente. Por outro lado, o terceiro estudo, *Physicians Health Study*, estratificando os dados, demonstrou os mesmos resultados negativos apenas nos indivíduos fumantes sem, no entanto, encontrar efeito da suplementação em não-fumantes. Algumas hipóteses foram postuladas para explicar o fenômeno em fumantes:

1. Consumo de álcool.
2. Maior pressão de oxigênio nos pulmões poderia levar à auto-oxidação do betacaroteno, propagando a formação de radicais livres.
3. Células pulmonares de fumantes, por sofreram transformações, podem ser mais sensíveis à modulação do estado oxidativo e às concentrações não-fisiológicas de betacaroteno.[44] Interessantemente, foi observado que indivíduos com ingestão inferior às necessidades basais ou com níveis séricos no limite inferior demonstraram um risco aumentado na incidência de câncer de pulmão durante o estudo. Isso sugere que o controle adequado da carcinogênese pressupõe uma oferta suficiente de betacaroteno, a fim de cobrir as necessidades nutricionais.[45]

Mais recentemente, outros resultados baseados em ensaios clínicos populacionais com betacaroteno não mostraram evidência de risco ou benefício. Assim, até o momento, não está claro se que o betacaroteno dietético reduz o risco de câncer. É possível que ele seja, simplesmente, um marcador para outras substâncias contidas nas frutas, legumes e hortaliças, que podem inibir o desenvolvimento da neoplasia. Para outros tipos de câncer, como esôfago, estômago, cólon, reto, mama e útero, foram demonstradas apenas evidências de possível associação na redução de risco, enquanto para o restante dos cânceres as evidências permanecem insuficientes.[2,17]

A vitamina C também tem recebido bastante atenção por suas propriedades antioxidantes. O maior número de evidências, porém, vem da sua associação com a redução do risco de câncer de estômago. Estudos epidemiológicos com alimentos ricos nessa vitamina, como as hortaliças, os legumes e as frutas, indicam que ela, provavelmente, reduz o risco de cânceres da cavidade oral, colo de útero, faringe, esôfago, pulmão e pâncreas. Nos últimos anos, resultados de estudos de caso-controle indicaram redução de 40% a 60% no risco de câncer gástrico e de 60% no de cavidade oral e faringe, e os estudos de coorte mostraram uma redução de 23% de câncer de pulmão no sexo masculino, associada ao maior consumo de vitamina C.[17]

Possivelmente, o consumo de vitamina E esteja associado à redução de risco de câncer de pulmão.[2,46] Por outro lado, segundo os dados do *Health Professionals Follow up Study* (HPFS), globalmente, a suplementação com vitamina E não esteve associada ao câncer de próstata. Apesar disso, os estudos indicam haver benefício na doença avançada, demonstrando-se correlação inversa entre vitamina E e risco de câncer de próstata metastático ou fatal. Esses achados estão baseados em estudos de intervenção clínica, como o ATBC, que encontraram 34% e 16% menos casos de câncer de próstata e colorretal entre homens fumantes que receberam suplementação diária de vitamina E.[17]

O mecanismo pelo qual as vitaminas parecem apresentar um papel na proteção do câncer está relacionado com suas propriedades antioxidantes. Esse perfil confere proteção às membranas celulares, ao DNA e a outras macromoléculas contra o dano causado por radicais livres de oxigênio. Estes são formados nas reações metabólicas após a exposição a agentes carcinogênicos, como o tabaco, alguns alimentos e outras substâncias. Os radicais livres podem destruir as proteínas e o ácido nucléico no DNA e no RNA e/ou reagir com as duplas ligações dos ácidos graxos nas membranas celulares, alterando sua estrutura e função. Qualquer um desses processos é capaz de aumentar o risco de câncer. Assim, o papel dos carotenóides e das vitaminas C e E é "varrer" o oxigênio reativo ou interromper as reações da cadeia oxidativa, protegendo a célula contra o dano.[47]

Com o objetivo de investigar a associação entre níveis plasmáticos de antioxidantes e concentrações de DNA adultos, Palli *et al.* (2003) estudaram prospectivamente 47.749 voluntários que participaram do EPIC. Os autores encontraram uma forte correlação inversa entre os níveis de DNA adultos de leucócitos e as concentrações plasmáticas de retinol e de α e γ-tocoferol. Além disso, a ocorrência de DNA adultos tendeu a ser menor, com maiores concentrações de α e betacaroteno e retinol entre os indivíduos que apresentaram polimorfismo metabólico do tipo *GSTM1 null genotype*.[48]

A deficiência de nutrientes, como vitamina C, E, B6, B12, niacina, ácido fólico, zinco ou ferro, parece simular a ação da irradiação sobre o dano causado ao DNA, pois provoca rompimento do DNA, lesão oxidativa ou ambos. As carências de nutrientes são mais prejudiciais do que a irradiação para a ocorrência de alterações, devido à exposição constante aos danos do DNA. O ácido fólico também tem sido associado à redução do risco de câncer e adenomas colorretais em alguns estudos epidemiológicos, mas não em todos. Ele parece ter um papel nos polimorfismos genéticos, havendo uma possível relação do folato dietético com a hipometilação e a hipermetilação do DNA. Por isso, seu papel na determinação do risco de determinados cânceres tem recebido considerável atenção.[17]

É provável que a deficiência de folato induza à quebra cromossômica por meio da incorporação substancial da uracila no DNA humano. Tal deficiência aparece em 10% da população nos Estados Unidos, com efeitos prováveis sobre o risco de câncer de cólon. Os demais nutrientes citados também se apresentam deficientes, atingindo valores menores do que a metade das recomendações em aproximadamente 4% a 20% da mesma população, aumentando o risco de desenvolvimento de cânceres.[17]

Destaca-se, ainda, a deficiência de vitamina E, com risco de duas vezes na incidência de câncer de cólon. Assim, a deficiência de micronutrientes poderia explicar porque 1/4 da população dos Estados Unidos que consome menos do que as cinco porções diárias recomendadas de hortaliças, legumes ou frutas têm duas vezes aumento nas taxas da maioria dos cânceres comparada com 1/4 da população que apresenta o maior consumo.[49]

Dados da maioria dos estudos de caso-controle e de coorte, que investigaram a associação do selênio com o desenvolvimento de cânceres, demonstraram uma possível correlação inversa com o câncer de pulmão e algumas evidências o apontam para uma possível proteção contra o câncer de próstata avançado e o câncer de pele não-melanoma. Dados mais recentes do *Linxian General Population Trial* indicam uma associação entre níveis séricos de selênio e redução do câncer de esôfago e estômago, estimando-se que 26% destes em Linxian, na China, foram atribuídos aos baixos níveis de selênio.[17] Apesar disso, tais evidências necessitam ser demonstradas num maior número de estudos.

Fitoquímicos

Alimentos de origem vegetal, incluindo hortaliças, legumes, frutas e grãos integrais, contêm milhares de diferentes fitoquímicos. Muitos deles têm sido investigados isoladamente em estudos de laboratório para determinar seu efeito sobre o risco do câncer e conhecer o mecanismo pelo qual ele exerce tal efeito. Contudo, a aplicabilidade desses dados experimentais para seres humanos é limitada, pois os indivíduos consomem o alimento completo, que possui inúmeros fitoquímicos, os quais podem interagir entre si ou com outros componentes como macro e micronutrientes. Além disso, quantificar sua ingestão não é uma tarefa fácil, considerando que o conteúdo dos fitoquímicos não está determinado na maioria dos alimentos e biomarcadores de confiabilidade de ingestão não estão disponíveis. Por isso, resultados de estudos epidemiológicos, que investigam uma associação entre fitoquímicos e câncer, são difíceis de se interpretar. Não obstante, para a maioria dos fitoquímicos, não há dados suficientes.[17]

Apesar disso, as pesquisas que envolvem tais nutrientes representam um grande avanço na elucidação do papel preventivo do alimento no câncer. Inúmeros fitoquímicos, como isoflavonas (genisteína, daidzeína), lignanas (matairesinol, secoisolariciresinol), terpenos e carotenóides entre outros, presentes em diversos alimentos, demonstraram evidências na prevenção contra várias formas de câncer.[12,17,50,51] A soja parece ter um efeito protetor contra vários cânceres, tanto nos hormônios sensíveis, como em outros tipos de neoplasias.[52,53] Seu papel preventivo no câncer de mama feminina tem como possível explicação o elevado teor em isoflavona. Essa substância revela comportamento semelhante ao *tamoxifen*, medicamento utilizado no tratamento dessa doença.[19,54] No entanto, tem despertado atenção a existência de diferentes grãos de soja, cuja concentração e tipos de isoflavonas são distintos (Fig. 73-2).

Novas evidências foram discutidas na *International Research Conference on Food, Nutrition & Cancer* do *American Institute for Cancer Research* sobre fitoquímicos e fitoestrogênios. Muitos flavonóides e polifenólicos, incluindo resveratol no vinho tinto e epigalocatequina no chá verde, possuem ação antioxidante. A epigalocatequina oferece proteção contra a luz ultravioleta (UV), cuja exposição pode provocar câncer de pele. Novos achados também indicam que a isoflavona da soja (genisteína) estimula um mecanismo que envolve a vitamina D, influenciando na incidência do câncer de cólon.[23]

Considerando a dificuldade de interpretação dos resultados dos estudos epidemiológicos, é necessário maior número de investigações envolvendo biomarcadores, no intuito de elucidar o papel dos fitoquímicos na prevenção do câncer, antes de recomendá-los, de forma categórica, como parte da alimentação habitual (Quadro 73-1).

Resultados preliminares do EPIC

O EPIC é o maior estudo de coorte prospectivo que vem sendo realizado pelo Programa Europeu Contra o Câncer. O estudo envolve, aproximadamente, meio milhão de pessoas, que começaram a ser recrutadas em 1993, incluindo 10 países europeus: Dinamarca, França, Alemanha, Grécia, Itália, Noruega, Holanda, Espanha, Suécia e Reino Unido. A previsão para a realização do estudo é de um acompanhamento até o ano de 2020, com o objetivo principal de investigar a relação entre in-

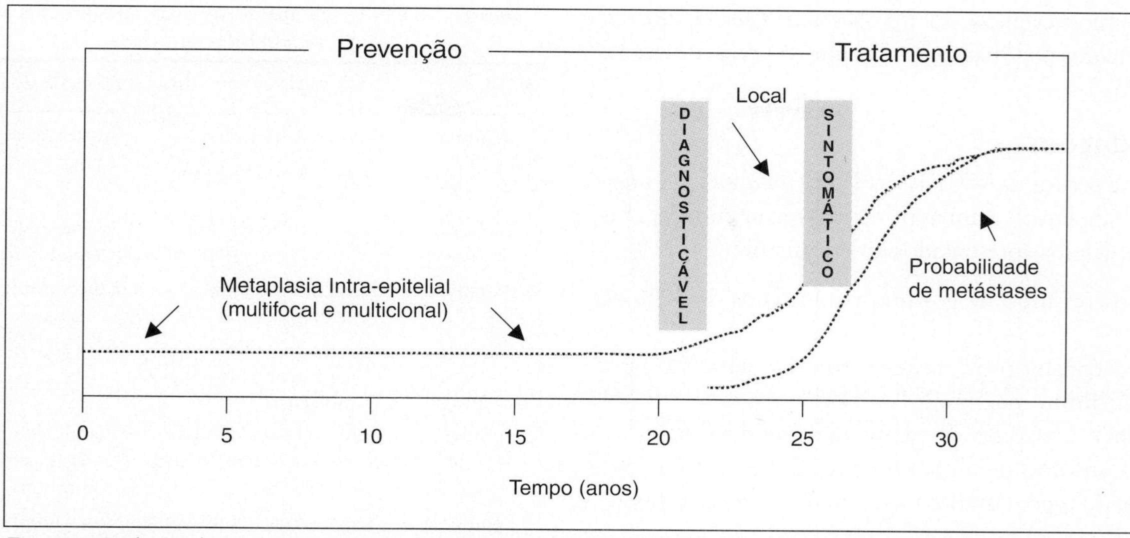

Fig. 73-2. Evolução clínica dos tumores epiteliais: do estágio de neoplasia intraepitelial às metástases.

gestão dietética e incidência de cânceres. O estudo tem perspectivas de superar as limitações dos estudos epidemiológicos anteriores, relacionadas com a amostra populacional, pois permitirá avaliar as grandes diferenças ainda encontradas entre as dietas do norte europeu e do mediterrâneo. Ainda, por meio das análises de sangue, além dos questionários sobre estilo de vida, inquérito alimentar e medidas antropométricas, o estudo possibilitará a investigação dos fatores bioquímicos e genéticos, bem como suas interações. Os resultados preliminares apontam para as seguintes observações:[55]

1. O consumo de carnes processadas relacionou-se com o aumento no risco de câncer colorretal, enquanto o consumo total de carne demonstrou uma associação fraca.
2. O consumo de álcool demonstrou evidência convincente de aumento no risco dos cânceres de boca, garganta e esôfago. As hortaliças, legumes e frutas demonstraram um efeito protetor independente.
3. O consumo de hortaliças, legumes e frutas demonstrou uma redução moderada no risco do câncer colorretal, com resultados indicando efeito protetor da ingestão de frutas, particularmente sobre o câncer gástrico.
4. O alto consumo de produtos lácteos (cálcio e vitamina D) pode reduzir o risco de câncer colorretal, mas aumentar o risco do câncer de próstata.
5. A exposição a estrogênios no período pós-menopausa aumentou o risco de câncer de mama.
6. Um alto IMC, bem como a inatividade física, podem aumentar o risco de alguns cânceres.
7. Parece haver um papel importante dos processos celulares proliferativos no desenvolvimento do câncer, que envolvem hormônios sexuais, insulina e IGF1, mecanismos inflamatórios e tamanho corporal.

Ensaios clínicos

Ensaios randomizados de intervenção dietética e ensaios de quimioprevenção para testar hipóteses geradas de investigações epidemiológicas e laboratoriais sobre dieta e câncer são desenvolvidos para responder questões relacionadas com a habilidade de padrões e compostos dietéticos na prevenção do câncer (prevenção primária) ou na sua recorrência (prevenção secundária). Esses estudos são uma recente contribuição para o arsenal de pesquisas com câncer.[56] Alguns estudos de fases I e II do pro-

Quadro 73-1. Estudos selecionados das fases I e II do Instituto Nacional do Câncer dos Estados Unidos

Fase I			*Fase II*		
Fator dietético	*Tecido ou órgão alvo*	*Pacientes*	*Fator dietético*	*Tecido ou órgão alvo*	*Pacientes*
Curcumin	Cólon	36	Ác 9-*cis*-retinóico	Colo de útero	74
Álcool *perillyl*	Mama	30, 24	Indol-3-carbinol	Papila anogenital/HPV	200
Isoflavonas da soja	Próstata e mama	24, 12 e 24	Álcool *perillyl*	Mama	45
Licopeno (tomate)	Próstata	25, 25, 25	Vitamina D + cálcio	Cólon	40
Epigalocatequina-galato (EGCG) e polifenon E	Pele	40	Polifenon E tópico	Pele (ceratose actínica)	60
			Isoflavonas da soja	Próstata	80

Adaptada de Greenwald, 2001.

grama de quimioprevenção do *US National Cancer Institute* (NCI) estão citados no Quadro 73-2 e alguns ensaios de fase III no Quadro 73-3.

Recomendações

Os Comitês de peritos da WCRF, WHO e *Children's Oncology Group* (COG) desenvolveram as principais recomendações baseadas nos princípios apresentados anteriormente.[21,27,55-61]

1. Reduzir o consumo de gordura para menos de 30% do VCT.
2. Reduzir o consumo de carnes vermelhas para 80 g por dia como limite máximo.
3. Aumentar o consumo de peixe, removendo a pele.
4. Evitar o consumo de alimentos preparados diretamente na chama do fogo, curados e queimados, tipo churrasco.
5. Evitar uso excessivo de sal.
6. Efetuar o controle do peso, evitando-se a obesidade (IMC > 40 kg/m^2), e estimular a prática de atividade física.
7. Reduzir o consumo de álcool.

Quadro 72-3. Níveis de análises de gene-nutriente para avaliação das necessidades nutricionais

Nível	*Definição*	*Exemplo de análises*
1 Genoma	Impressão genômica	Seqüência de nucleotídeo
2 Metiloma	Alterações na metilação do DNA	Análise de *microarray*
3 Transcritoma	Expressão do RNAm	Avaliação de hibridização (temporal)
4 Proteoma	Local das proteínas celulares	Espectofotometria de massa
5 Metaboloma	Metabólitos celulares e orgânicos de baixo peso molecular	*Infrared* (IR)
6 Fisioma	Integração quantitativa dos processos celulares e orgânicos	Viabilidade celular e orgânica e dos sistemas corporais
7 Populoma	Caracterização nutricional completa de um grupo populacional das informações obtidas dos itens 1 a 6	Os citados acima somados a informações dietéticas e socioculturais

ABORDAGEM GENÔMICA DA NUTRIÇÃO NA PREVENÇÃO DO CÂNCER

Em função da expansão no conhecimento atual do papel dos nutrientes sobre a expressão genética e a resposta celular a alterações na disponibilidade de nutrientes, várias sociedades acadêmicas e comitês de *experts* têm perseguido um significado definitivo para o termo nutriente. Young (2001) definiu um nutriente na era pós-genômica como: *constituinte integral de uma dieta, natural ou desenvolvida, que serve como fonte significativa de energia ou precursor para a síntese de macromoléculas ou outros compostos necessários para a diferenciação, crescimento, renovação, reparo e defesa e/ou manutenção celular normal, ou como sinalizador de moléculas, co-fator ou determinante da es-*

Quadro 73-2. Principais ensaios clínicos de prevenção de fase III

Estudo	*Pacientes*	*Duração e desfecho*	*Intervenção*	*Risco relativo pela intervenção* — *Mortalidade*	*Risco relativo pela intervenção* — *Incidência*
ATBC	29.133 homens fumantes na Finlândia	5 a 8 anos. Mortalidade por câncer de pulmão e outros	20 mg betacaroteno	1,2 (ns), pulmão 1,0 (ns), outros	1,2 (1,0–1,4), pulmão ns para os outros
CARET	18.314 ex-fumantes e atuais, trabalho com asbestos	4 anos. Mortalidade para pulmão e incidência para pulmão, próstata e outros	3 mg betacaroteno e 25 UI retinol	1,5 (1,1-2,0), pulmão	1,3 (1,0-1,6), pulmão sem associação, outros
NPCT	1.312 com história de carcinoma de pele basocelular ou *squamous cells*	6,4 anos	200 µg selênio como suplemento	0,5 (0,3-0,8), total	0,6 (0,4-0,8), total 1,1 (1,0-1,3), basal 1,1 (0,9-1,4), *squamous* 0,5 (0,3-1,0), pulmão 0,4 (0,2-0,7), próstata
PHS I	22.011 médicos homens nos EUA	12 anos. Todos os cânceres	50 mg betacaroteno em dias alternados	1,0 (0,9-1,2), total Sem associação com câncer de vesícula, colorretal, pulmão, cérebro, próstata, pâncreas, melanoma, leucemia e linfoma	1,0 (0,9-1,1), total. Nenhuma associação com câncer de vesícula, colorretal, pulmão, cérebro, próstata, pâncreas, melanoma, leucemia e linfoma
SELECT	32.000 homens	7 a 12 anos	Selênio, vitamina E, ambos	Fase de recrutamento iniciada em 2001	

Adaptada de Greenwald, 2001.
ns: não significante.

trutura/função *molecular normal e/ou um promotor da integridade celular e orgânica.*[62]

A definição de um nutriente na era pós-genômica deve ser abrangente, pois os nutrientes podem influenciar ou regular processos metabólicos de transcrição e translação.

A interação genoma-nutriente pode diferir de acordo com o ciclo da vida do organismo e tem uma profunda influência sobre a manutenção da saúde e na prevenção de doenças. De acordo com essa premissa, a necessidade de um determinado nutriente é contingência da funcionalidade da célula e do organismo em questão, dependendo se o nutriente é necessário para o desempenho celular normal ou para a prevenção do câncer, considerando o risco de superdoses.[62]

A era genômica transformou o cenário da experimentação, possibilitando pesquisas mais abrangentes para investigar os processos biológicos extremamente complexos, incluindo aqueles associados ao câncer. A complexidade desse processo é exacerbada pela relação com as vias envolvidas na bioativação carcinogênica, reparo do DNA, comunicação e sinais celulares, apoptose e angiogênese. É notável que as células podem conter inúmeros genes anormais em estrutura ou número de cópias e que centenas de genes podem ser diferentemente expressos, dependendo do meio ambiente ou do seu fenótipo. A instabilidade genética parece ser um evento precoce e essencial no desenvolvimento do tumor, que pode influenciar muitos processos biológicos. Tal instabilidade leva a uma variação genômica importante entre as células (heterogeneidade genômica), provavelmente contribuindo para a imparidade entre estas dentro de um tumor. Porém, o que não está claro, é qual alteração genética teria a capacidade de promover maior potencial de transformação da célula normal em neoplasia. Entretanto, um fato mais conhecido é que mutações múltiplas são necessárias para produzir um tumor.[49,62,63]

Neste contexto da abordagem genômica, aceita-se que os componentes alimentares bioativos podem modificar os eventos celulares, assim como tais eventos também influenciam e modificam as respostas aos componentes bioativos. Portanto, a resposta ao componente dietético depende de inúmeros intermediários celulares que podem influenciar as transformações genéticas, características funcionais e, por fim, características fenotípicas. Do mesmo modo, o fenótipo parece influenciar a resposta a componentes bioativos específicos. Essa resposta depende de quatro fatores:

1. Efeito nutrigenético, ou seja, circunstâncias prévias que podem influenciar a absorção e o metabolismo, bem como o local de ação de tais componentes.
2. Eventos epigenéticos: metilação do DNA entre outros eventos.
3. Efeitos nutrigenômicos: habilidade de os componentes bioativos influenciarem o padrão da expressão genética, por meio do RNAm.
4. Pós-translacional: influência sobre a síntese protéica, degradação e modificações pós-traslacionais (enzimáticas, estruturais, de transporte, fosforilação, glicosilação e formação de tióis).[63]

Esse novo conceito pode permitir o desenvolvimento de uma análise adequada da interação gene-nutriente, gerando biomarcadores apropriados para intervenções mais precisas (Figura 73-3).

CONCLUSÕES

Atualmente, a maior parte dos dados que relacionam dieta e câncer ainda está baseada em estudos epidemiológicos e experimentais, sendo poucos os resultados que provêm de ensaios clínicos. Resultados promissores na elucidação de fatores nutricionais associados à incidência de câncer são esperados no EPIC. Além disso, o desenvolvimento de técnicas que permitem ampliar o conhecimento das diferenças genéticas poderá auxiliar na identificação de indivíduos com diferentes respostas frente ao mesmo estímulo, pois influenciam a forma pela qual os nutrientes são assimilados, metabolizados, armazenados e excretados pelo organismo. Essa descoberta permitirá tratar cada indivíduo de acordo com seu genótipo, provavelmente melhorando as respostas aos nutrientes. O conceito de medicina personalizada está sendo, portanto, estendido para o campo da nutrição. Sabe-se, hoje, que os nutrientes e os antinutrientes alteram processos moleculares, bem como a estrutura do DNA, a expressão genética e o metabolismo, estes, por sua vez, alterando os processos de iniciação, desenvolvimento e progressão das doenças. Assim, num futuro próximo, alguns testes estarão disponíveis para auxiliar pacientes e profissionais a atingirem, manejarem e prolongarem a saúde por meio da intervenção dietética.

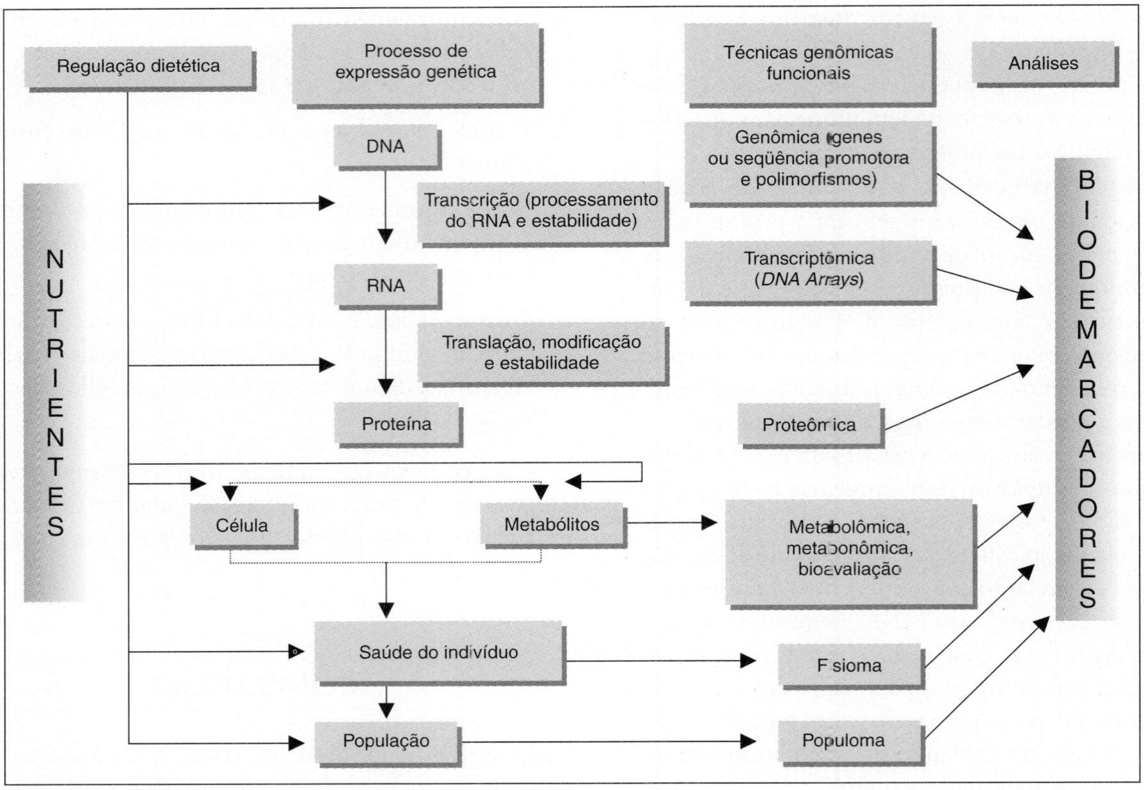

Fig. 73-3. Genômica nutricional e desenvolvimento de biomarcadores.

REFERÊNCIAS BIBLIOGRÁFICAS

1. World Health Organization. Health across the life span. In: World Health Organization. *The World Health Report 1998: life in the 21st century/a vision for all.* Geneva: WHO, 1998. p. 61-111.
2. World Cancer Research Fund and American Institute for Cancer Research. In: World Cancer Research Fund and American Institute for Cancer Research. *Food, nutrition and prevention of cancer: a global perspective.* Washington: American Institute for Cancer Research, 1997. 670 p.
3. World Health Organization. *National cancer control programs: policies and managerial guidelines.* 2nd ed. Geneva: WHO, 2002.
4. Peto J. Cancer epidemiology in the last century and the next decade. *Nature* 2001;411(6835):390-5.
5. Parkin DM, Muir CS. Cancer incidence in five continents. Comparability and quality of data. *IARC Sci Publ* 1992;(120):45-173.
6. Marigo C. Epidemiologia. In: Fundação Oncocentro de São Paulo. *Estratégias para o controle de câncer.* São Paulo: Fundação Oncocentro de São Paulo, 1994. p. 20-9.
7. Brasil. Ministério da Saúde. Instituto Nacional de Câncer–INCA. *Estimativa de incidência e mortalidade por câncer.* Rio de Janeiro: INCA, 2001.
8. Petrilli & Toledo, 2001. (Incompleta)
9. Pilot HC. The molecular biology of carcinogenesis. *Cancer* 1993;3 (Suppl 72):962-968.
10. Glanz K. Behavioral research contributions and needs in cancer prevention and control: dietary change. *Prev Med* 1997;26(5 Pt 2):S43-S55.
11. World Health Organization. Diet, nutrition and the prevention of chronic diseases. A report of the WHO Study Group on diet, nutrition and prevention of non-communicable diseases. *Technical Report Series 797.* Geneva: WHO, 1990.
12. Mason J, Nitenberg G. *Cancer & nutrition: prevention and treatment.* [Nestlé Nutrition Workshop Series and Clinical & Performance Program;4]. New York: Karger, 2000.
13. Lee MM, Lin SS. Dietary fat and breast cancer. *Annu Rev Nutr* 2000;20:221-48.
14. Greenwald P, Sherwood K, McDonald SS. Fat, caloric intake, and obesity: lifestyle risk factors for breast cancer. *J Am Diet Assoc* 1997;97(7 Suppl):S24-S30.
15. Greenwald P. Role of dietary fat in the causation of breast cancer: point. *Cancer Epidemiol Biomarkers Prev* 1999;8(1):3-7.
16. Pala V, Krogh V, Muti P, et al. Erythrocyte membrane fatty acids and subsequent breast cancer: a prospective Italian study. *J Natl Cancer Inst* 2001;93(14):1088-95.
17. Greenwald P, Clifford CK, Milner JA. Diet and cancer prevention. *Eur J Cancer* 2001;37(8):948-65.
18. Bostick RM. Nutrition and colon cancer prevention. In: Mason JB, Nitenberg G. *Cancer & nutrition: prevention and treatment.* [Nestlé Nutrition Workshop Series of Clinical & Performance Program, 4]. New York: Karger, 2000. p. 67-86.
19. Griffiths K, Adlercreutz H, Boyle P, Denis L, Nicholson RI, Morton MS. *Nutrition and cancer.* Oxford: Isis Medical Media, 1996.

20. World Cancer Research Fund International. The fat factor. Newsletter – on diet, nutrition and cancer. *Science News* 2002;34:1.

21. World Cancer Research Fund. Research summaries. Prostate cancer, abdominal fat and insulin. *Science News* 2002;32:www.wcrf.org G

22. Adamson RH, Thorgeirsson UP. Carcinogens in foods: heterocyclic amines and cancer and heart disease. *Nutrition and Biotechnology in Heart Disease and Cancer* 1995;211-220.

23. Norman HA, Butrum RR. International research conference on food, nutrition and cancer. Introduction. *J Nutr* 2002;132:3449S-3450S.

24. Norat T, Lukanova A, Ferrari P, Riboli E. Meat consumption and coloretal cancer risk: dose-response meta-analysis of epidemiological studies. *Int J Cancer* 2002;98:241-56.

25. Bingham AS. Meat or wheat for the next millennium? Plenary lecture: high-meat diets and cancer risk. *Procedings of the Nutrition Society* 1999;58:243-248.

26. World Cancer Research Fund. Is red meat bad for us? *Newsletter on diet, nutrition and cancer* 1999;35:3.

27. Fernandez E, Chatenoud L, Vecchia CL, Negri E, Franceschi S. Fish consumption and cancer risk. *Am J Clin Nutr* 1999;70:85-90.

28. Zock & Katan. Linoleic acid intake and cancer risk: a review and meta-analysis *Am J Clin Nutr* 1998;68:142-53.

29. Johanning GL. Modulation of breast cancer cell adhesion by unsaturated fatty acids. *Nutrition* 1996;12:810-16.

30. Takezaki T, Hirose K, Inoue M, *et al.* Dietary factors and lung cancer risk in Japanese: with special reference to fish consumption and adenocarcinomas. *Br J Cancer* 2001;84(9):1199-206.

31. Van Duyn MA, Pivonka E. Overview of the health benefits of fruit and vegetable consumption for the dietetics professional: selected literature. *J Am Diet Assoc* 2000;100(12):1511-21.

32. Committee on Medical Aspects of Food and Nutrition Policy (COMA). Epidemiology of diet in relation to specific cancers. In: Department of Health. Nutritional aspects of the development of cancer. Report on Health and Social Subjects no. 48. London: H.M. Stationery Office, 1998. p. 80-153.

33. Joffe M, Robertson A. The potential contribution of increased vegetable and fruit consumption to health gain in the European Union. *Pub Health Nutr* 2001;4(4):893-901.

34. Riboli E, Norat T. Epidemiologic evidence of the protective effect of fruit and vegetables on cancer risk. *Am J Clin Nutr* 2003;78(3):550S-69S.

35. Key TJ, Allen N, Appleby P, et al. Fruits and vegetables and prostate cancer: no association among 1104 cases in a prospective study of 130544 men in European Prospective Investigation into Cancer and Nutrition (EPIC). *Int J Cancer* 2004;109(1):119-24.

36. Burkitt DP. Epidemiology of cancer of the colon and rectum. *Cancer* 1971;28(7):3-13.

37. Fuchs CS, Giovannucci EL, Colditz GA, *et al.* Dietary fiber and the risk of colorectal cancer and adenoma in women. *N Engl J Med* 1999;340(3):169-76.

38. Bingham SA, Day NE, Luben R et al. Dietary fibre in food and protection against colorectal cancer in the European Prospective Investigation into Cancer and Nutrition (EPIC): an observational study. *Lancet* 2003;3:361:1496-501.

39. Greenwald P, Clifford CK, Milner JA. Diet and cancer prevention. *Eur J Cancer* 2001;37(8):948-65.

40. Bostick RM. Nutrition and colon cancer prevention. In: Mason JB, Nitenberg G. *Cancer & nutrition: prevention and treatment.* [Nestlé Nutrition Workshop Series of Clinical & Performance Program, 4]. New York: Karger, 2000. p. 67-86.

41. National Academy of Science – Institute of Medicine. Antioxidants an cancer: what is the evidence? *J Nat Cancer Ins* 2000;92(13):1033-36.

42. Verhoeven DTH, Assen N, Goldbohm RA, Dorant D, van't Veer P, Sturmans F, Hermus RJJ, van den Brandt PA. Vitamins C and E, retinol, beta-caroteno and dietary fibre in relation to breast cancer risk: a prospective cohort study. *Br J Cancer* 1997;75(1):149-155.

43. Zhang S, Hunter DJ, Forman MR, Rosner BA, Speizer FE, Colditz GA, Manson JE, Hankinson SE, Willett WC. Dietary carotenoids and vitamins A, C, and E and risk of breast cancer. *J Natl Cancer Inst* 1999 Mar 17;91(6):547-56.

44. Virtamo J. Vitamins and lung cancer. *Proceedings of the Nutrition Society* 1999;58:329-333.

45. Albanes D. β-Caroteno and lung cancer: a case study. *Am J Clin Nutr* 1999;69(Suppl):1345S-50S.

46. Woodson K, Tangrea JA, Barret MJ, Virtamo J, Taylor PR, Albanes D. Serum α-tocoferol and subsequent risk of lung cancer among male smokers. *J Nat Cancer Inst* 1999;91(20):1738-43.

47. Djuric Z et al. Oxidative DNA damage levels in blood from women at high risk for breast cancer are associated with dietary intakes of meats, vegetables, and fruits. *J Am Diet Assoc* 1998;98(5):524-8.

48. Palli D et al. Biomarkers of dietary intake of micronutrients modulate DNA adduct levels in healthy adults. *Carcinogenesis* 2003;24(4):739-46.

49. Kaput J, Rodriguez RL. Nutritional genomics: the next frontier in the postgenomic era. *Physiol Genomics* 2004;16:166-77.

50. Van Duyn MA, Pivonka E. Overview of the health benefits of fruit and vegetable consumption for the dietetics professional: selected literature. *J Am Diet Assoc* 2000;100(12):1511-21.

51. Mucci LA, Tamimi R, Lagiou P, *et al.* Are dietary influences on the risk of prostate cancer mediated through the insulin-like growth factor system? *BJU Int* 2001;87(9):814-20.

52. Birt DF. Soybeans and cancer prevention: a complex food and a complex disease. *Adv Exp Med Biol* 2001;492:1-10.

53. Wu AH. Soy and risk of hormone-related and other cancers. *Adv Exp Med Biol* 2001;492:19-28.

54. Cuzick J. Future possibilities in the prevention of breast cancer: breast cancer prevention trials. *Breast Cancer Res* 2000;2(4):258-63.

55. Word Cancer Research Fund. Big expectations from the EPIC conference. *Science News* 2001;31:www.wcrf.org

56. World Cancer Research Fund. Diet and health recommendations for the prevention of cancer. In: *World Cancer Research Fund.* Information Series One. London, 1998. p. 1-33.

57. World Cancer Research Fund 2001 [capturado 1 Nov 2001]. Disponível em: URL: http:\\www.wcrf.org.
58. World Cancer Research Fund. As easy as 1, 2, 3. *Newsletter on diet, nutrition and cancer* 2001;44:6-7.
59. World Cancer Research Fund. The vegetarian debate. *Newsletter on diet, nutrition and cancer* 2001;43:1.
60. World Cancer Research Fund. The anti-cancer diet and lifestyle plan. *Newsletter on diet, nutrition and cancer* 2002;48:4-5.
61. Children's Oncology Group. Health promotion through diet and physical activity. *Health link* 2004; www.childrensoncologygroup.org/dcmtg.htm
62. Go VLW, Butrum RR, Wong DA. Diet, nutrition, and cancer prevention: the postgenomic era. *J Nutr* 2003;133:3830S-3836S.
63. Milner JA. Incorporating basic nutrition science into health interventions for cancer prevention. *J Nutr* 2003;133:380S-3826S.

Capítulo 74

Terapia Nutricional em Oncologia Pediátrica

Adriana Garófolo
Antonio Sérgio Petrilli

INTRODUÇÃO

O câncer infantil compreende 0,5% a 3% de todas as neoplasias malignas humanas na maioria das populações[1], estimando-se uma incidência anual de cerca de 200 mil casos em todo o mundo. Nesta ordem, as principais regiões do globo são: Uganda, na África, Croácia, Nova Zelândia, Dinamarca, Estados Unidos e Canadá, sendo, normalmente, superior no sexo masculino.[2]

A incidência do câncer infantil pode ser considerada moderadamente elevada no Brasil, estando os maiores coeficientes, tanto para meninos quanto para meninas, na região Sudeste (164 e 126 por milhão, respectivamente). No município de São Paulo, os coeficientes são altos, quando comparados com países da América Latina e Europa, bem como com os Estados Unidos. Em 1998, a incidência atingiu 222 e 195 por milhão para o sexo masculino e feminino, respectivamente.[3]

Entre os tumores mais comuns da infância estão as leucemias, com incidência de aproximadamente 30% dos casos, seguidas pelos tumores do sistema nervoso central (19%), linfomas (13%), neuroblastoma (8%), sarcomas de partes moles (7%), tumor de Wilms (6%), tumores ósseos (5%) e retinoblastoma (3%).[4] Em Goiânia, Brasil, destacam-se os tumores ósseos em meninas, com taxas de incidência anual entre as maiores do mundo (11,7/milhão de habitantes menores de 15 anos).[3]

As formas mais comuns de tratamento antineoplásico incluem quimioterapia, radioterapia, cirurgia e transplante de medula óssea. O tratamento, assim como a própria doença, tem efeitos agressivos para o hospedeiro, deixando o organismo vulnerável e debilitado, aumentando o risco para o comprometimento nutricional. O estado nutricional, por sua vez, tem um papel importante na qualidade de vida, como também no prognóstico das crianças com câncer. Considerando esses aspectos, compreende-se a importância da abordagem nutricional que será descrita neste texto.[5,6]

DISTÚRBIOS NUTRICIONAIS EM CRIANÇAS E ADOLESCENTES COM CÂNCER

A desnutrição energético-protéica (DEP) é o principal distúrbio nutricional na criança e no adolescente com câncer, com o maior risco associado às doenças avançadas e às modalidades terapêuticas mais agressivas. Pacientes com câncer podem apresentar alterações de ordem alimentar, gastrointestinal (GI) e metabólica, além de outras complicações como nefrotoxicidade e infecções. A ingestão de alimentos sofre influência de fatores emocionais e psicológicos, bem como daqueles associados ao tratamento antineoplásico e à própria doença. Entre as situações mais freqüentemente associadas à redução alimentar estão as toxicidades da quimioterapia ao trato gastrointestinal, bem como a outros órgãos, redução do apetite por atividade da doença (Fig. 74-1) ou tumores hipotalâmicos, compressão mecânica por tumores abdominais (Fig. 74-2) ou pelo desenvolvimento de ascite devido ao mau funcionamento de válvulas de derivação peritoneal (Fig. 74-3), tumores de região rinofaríngea e mandibular, radioterapia de cabeça, pescoço e tórax, além das infecções (Fig. 74-4). Os principais efeitos tóxicos da quimioterapia e da radioterapia associados aos distúrbios nutricionais são náuseas e vômitos, mucosites (Fig. 74- 5), intolerância à lactose, má absorção de nutrientes, diarréia, constipação, xerostomia, disgeusia e aversões alimentares.[7] Esses efeitos, pre-

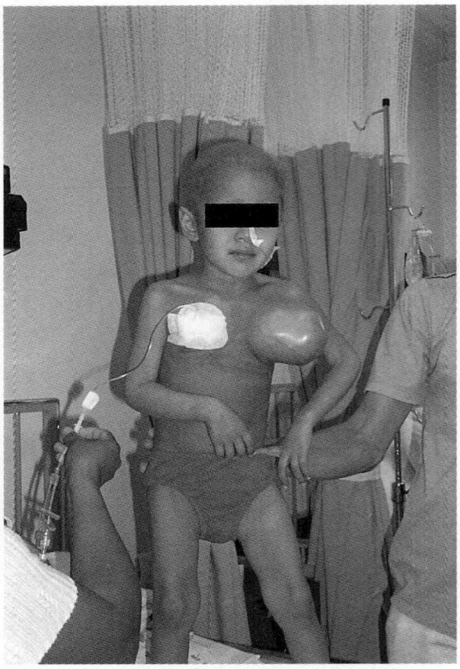

Fig. 74-1. Tumor teratóide rabdóide em axila.

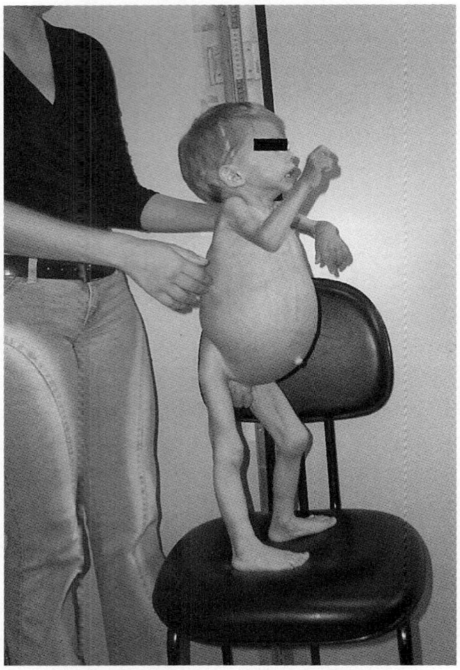

Fig. 74-3. Astrocitoma pilocítico de localização hipotalâmica, provocando a síndrome de Russell ou síndrome diencefálica. Neste caso, a criança desenvolveu ascite devido ao mau funcionamento da válvula de derivação ventrículo-peritoneal (DVP).

sentes numa percentagem importante dos pacientes, são responsáveis pela redução do apetite, emagrecimento com catabolismo muscular e hipermetabolismo. Os Quadros 74-1 a 74-3 apresentam algumas dessas toxicidades, as principais interações entre droga e nutriente e a dietoterapia para auxiliar no controle das mesmas.

Embora os efeitos do tratamento desempenhem papel importante no desenvolvimento da DEP na maioria das crianças e adolescentes com câncer, algumas evidências também apontam para a atuação de citocinas, responsáveis pela síndrome da anorexia-caquexia. Entre elas, as mais conhecidas são fator de necrose tumoral-alfa (TNF-α), interleucina-1, interleucina-6 e interferon-gama, que além de levar à anorexia, também provocam alterações metabólicas. Dentre as

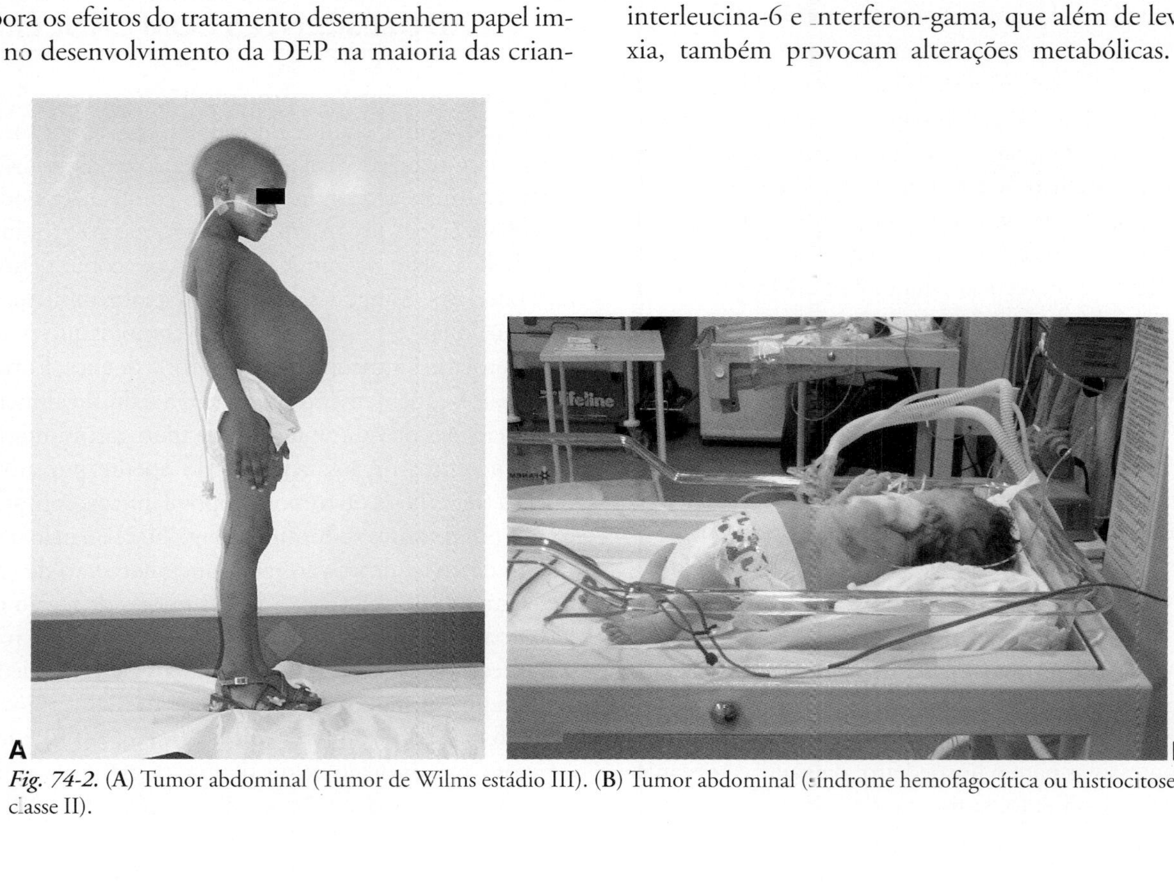

Fig. 74-2. (**A**) Tumor abdominal (Tumor de Wilms estádio III). (**B**) Tumor abdominal (síndrome hemofagocítica ou histiocitose classe II).

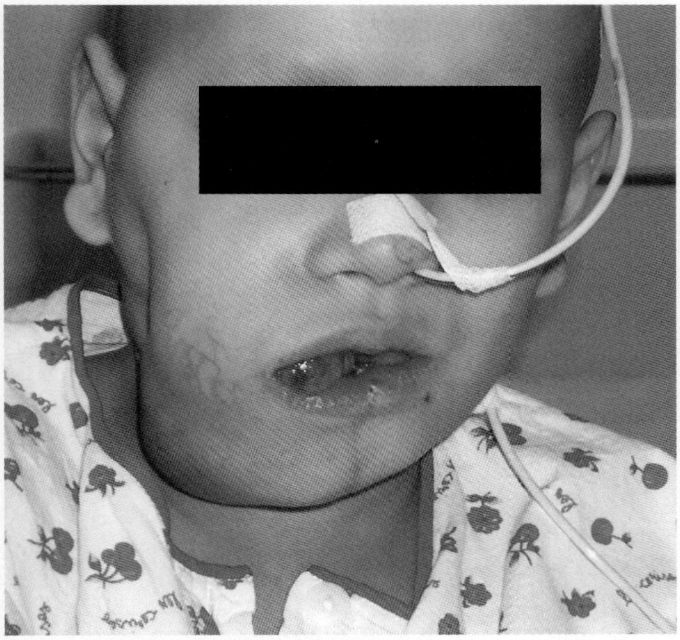

Fig. 74-4. Rabdomiossarcoma de mandíbula. Neste caso, a criança apresenta distúrbio de mastigação, necessitando de alimentação por sonda.

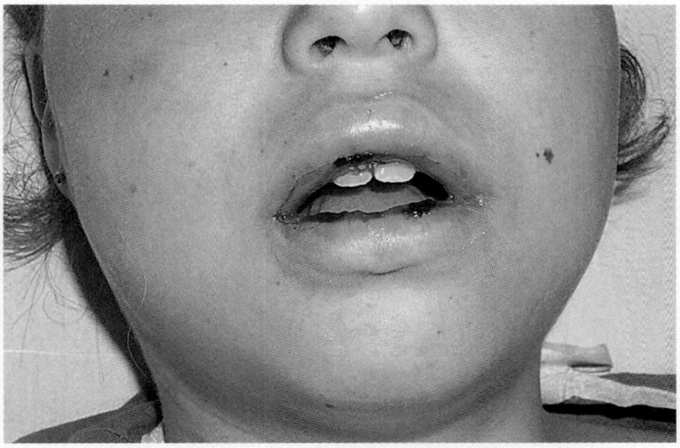

Fig. 74-5. Representação de um quadro de mucosite grave em uma paciente com leucemia linfóide aguda de alto risco. Após quimioterapia com 2 g por m^2 de metotrexato associado à citarabina a adolescente desenvolveu uma mucosite de grau 4, necessitando de nutrição parentera..

Quadro 74-1. Principais efeitos de toxicidade gastrointestinal de alguns agentes quimioterápicos ou outros medicamentos utilizados em oncologia e sua dietoterapia

Toxicidade gastrointestinal e dietoterapia	*Medicamentos*
Náuseas e vômitos • Evitar ambiente abafado e com odor forte de alimentos para realizar as refeições, bem como roupas apertadas • Evitar alimentos com altas temperaturas • Quando o sintoma for comum, durante a terapia, evitar alimentos até 2 horas antes • Alimentos favoritos devem ser evitados durante a sintomatologia, pois podem causar aversões alimentares • Aguardar o controle dos vômitos para ingerir alimentos, inclusive sob forma de líquidos • Quando controlado o sintoma, a oferta de pequenas quantidades, com aumento gradativo, deve ser efetuada • Descansar após as refeições pode favorecer a digestão e reduzir os sintomas • A higiene bucal pode auxiliar o retorno da alimentação. Encaminhar para odontologia • Vômitos de graus 3 e 4 podem necessitar de terapia de hidratação, bem como de terapia nutricional	A maioria dos agentes quimioterápicos usados em altas doses podem causar tais toxicidades. Entretanto, não são igualmente emetogênicos, sendo a cisplatina, seguida da dacarbazina, doxorrubicina e mecloretamina os mais potentes
Anorexia • Aumentar a densidade energética dos alimentos e bebidas • Oferecer alimentos que atendam ao paladar prazeroso da criança • O fracionamento das refeições, com oferta de pequenos lanches mais vezes ao dia (2 em 2 horas) ou líquidos suplementados nos casos mais graves (1 em 1 hora) durante alguns dias pode ser suficiente para resolver o problema. Porém, se o sintoma persistir, introduzir terapia nutricional	6-mercaptopurina, ciclofosfamida, doxorrubicina e interleucinas

(Continua)

Quadro 74-1. Principais efeitos de toxicidade gastrointestinal de alguns agentes quimioterápicos ou outros medicamentos utilizados em oncologia e sua dietoterapia *(Cont.)*

Toxicidade gastrointestinal e dietoterapia	*Medicamentos*
Estomatite ou mucosite oral • A consistência da dieta pode variar, dependendo da gravidade do sintoma: branda, pastosa ou líquida • Evitar alimentos ácidos, condimentos picantes, bebidas muito gasosas, sal em excesso e alimentos em altas temperaturas, para reduzir a agressão à mucosa lesada • Alimentos gelados podem auxiliar na cicatrização, além de aliviar o sintoma • Graus 3 e 4 podem necessitar de terapia nutricional	Metotrexato, fluorouracil, actinomicina D e doxorrubicina podem causar inflamação da mucosa oral, que vai de graus mais leves (1 e 2), caracterizados por eritema e edema, até graus mais graves (3 e 4), com aparecimento de ulcerações dolorosas
Diarréia • A dietoterapia depende da etiologia, da duração e da gravidade do problema. Quando em decorrência da quimioterapia ou radioterapia abdominopélvica pode estar associada à intolerância à lactose, bem como má absorção de nutrientes. Nesses casos, há necessidade de isenção do leite e derivados não-fermentados e de utilização de dietas semi-elementares, respectivamente • Quando de graus leves, algumas medidas podem amenizar os sintomas: – evitar excesso de lactose e sacarose e alimentos muito ricos em fibras insolúveis, que aceleram o trânsito intestinal. A utilização de módulos de fibras, contendo fibras do tipo solúvel, pode ser útil, principalmente se a etiologia da diarréia estiver associada ao uso prolongado de antibióticos – aumentar ingestão hídrica, por meio de água, sucos e, principalmente, bebidas não-hipertônicas – diarréia grau 3 ou 4 pode necessitar de terapia de hidratação, bem como de terapia nutricional	Etoposida, fluorouracil e actinomicina D
Constipação • Corrigir volume, fracionamento e horários das refeições • Corrigir ingestão hídrica diária, oferecendo um copo de água a cada intervalo entre as refeições • Aumentar ingestão natural de fibras, por meio de correção alimentar. Se necessário, introduzir módulos de fibras • Quando possível, incluir atividade física leve	Vincristina. Também pode causar íleo paralítico
Outros sintomas	
• Alteração de paladar: variar alimentação, usar condimentos e temperos alternativos e garantir preparações com odor e aparência agradáveis	Cisplatina, fluorouracil e metotrexato, entre outros
• Xerostomia ou boca seca: utilizar alimentos que estimulam o fluxo salivar (gomas, alimentos azedos e picantes, pipoca, queijo e amendoim)	Ciclofosfamida e doxorrubicina, entre outros
Outras toxicidades com repercussão nutricional	**Medicamentos**
• Diabetes melito transitório, hiperglicemia, hepatotoxidade e pancreatite	L-asparaginase
• Insuficiência renal aguda, hipomagnesemia, hipofosfatemia, hipocalcemia e hipocalemia	Cisplatina e carboplatina

Quadro 74-2. Principais interações de alguns agentes quimioterápicos ou outros medicamentos utilizados em oncologia com os nutrientes

Medicamento	*Interações droga-nutriente*	*Terapia nutricional*
Corticosteróides (dexametasona e prednisona)	Aumento do apetite, retenção hidrossalina, hipertensão, obesidade, catabolismo protéico, prejuízo nos processos de cicatrização, perda de cálcio ósseo, perda urinária de elementos-traço e eletrólitos e aumento das necessidades de vitaminas e minerais Alterações no metabolismo dos carboidratos Mecanismos associados: resistência à insulina Alterações no metabolismo dos lipídios. Mecanismos associados: os corticóides estimulam a atividade das enzimas acetil CoA carboxilase e ácido graxo sintetase, aumentam a síntese de VLDL-colesterol e inibem a atividade do receptor LDL-colesterol e da lipoproteína lipase (LPL): podem causar diabetes, hiperglicemia, hiperlipidemia	Controle de sódio dietético Aumento na oferta protéica dietética Suplementação de vitaminas A, C, D e folato e minerais (cálcio, fósforo, potássio e zinco) Controle de lipídios e carboidratos na dieta em vigência de alteração
Ciclosporina	Hipomagnesemia e hipercalemia por nefrotoxicidade Alterações no metabolismo dos carboidratos Mecanismos associados: inibição da função das células das ilhotas pancreáticas e da liberação de insulina Alterações no metabolismo dos lipídios Mecanismos associados: a ciclosporina aumenta a atividade da lipase hepática e reduz a atividade da LPL, a síntese de sais biliares e o transporte de colesterol para o intestino. A ciclosporina liga-se a receptores de LDL-colesterol	Controle de carboidratos e lipídios na dieta em vigência dessas alterações A absorção do fármaco aumenta com a ingestão concomitante de suco de laranja ou leite à temperatura ambiente
Cisplatina	Redução nos níveis plasmáticos de zinco, cálcio, fósforo, magnésio, potássio e sódio Perda urinária de aminoácidos, cálcio, magnésio, potássio, zinco e cobre	Suplementação mineral
Doxorrubicina	Redução na atividade da *glutationa peroxidase,* aumento na formação de radicais livres e lesão de membrana celular, com prejuízo, particularmente, do tecido do miocárdio	Efeito protetor está associado, principalmente, à suplementação de nutrientes antioxidantes: vitamina C e E e selênio. Porém, esta deve ser criteriosa
Ifosfamida, ciclofosfamida, etoposida, bussulfano e cisplatina	Alterações nos sistemas antioxidantes. Foram descritas associações dessas alterações com toxicidade hepática e renal	Suplementação com antioxidantes deve ser criteriosa
Metotrexato	Pode reduzir a absorção de vitaminas B12 e ácido fólico e do cálcio A suplementação com ácido fólico pode reduzir a resposta ao fármaco e a suplementação com ácido ascórbico pode retardar sua excreção	Garantir a oferta das necessidades durante a terapia e suplementar vitaminas e minerais, se necessário, após a mesma
Fluorouracil	Aumento no requerimento de tiamina	Suplementar tiamina

quais, aumento do gasto energético, degradação da proteína muscular, intolerância e oxidação anormal de glicose, resistência à insulina e aumento na taxa de gliconeogênese. Os lipídios também são alvos de maior catabolismo, com redução das reservas endógenas, aumento na oxidação de ácidos graxos livres e menor atividade da lipoproteína lipase (LPL), o que impede a incorporação de reserva adiposa. No entanto, essas alterações também dependem de determinadas condições associadas ao câncer – como a atividade de doença – e ao seu tratamento – como as complicações de origem orgânica ou infecciosa.[7,8]

Portanto, o estado nutricional de pacientes pediátricos com câncer correlaciona-se com múltiplos fatores, atuando em maior ou menor intensidade e determinando riscos diferentes, para cada grupo ou indivíduo.

Em seguida, serão apresentados alguns dados relacionados ao estado nutricional destes pacientes.

Desnutrição

Prevalência

A prevalência de desnutrição ao diagnóstico de crianças com câncer tem demonstrado uma variação de 6% a 50%, considerando diferentes estudos. Essa variabilidade é conseqüência da heterogeneidade do grupo – diagnóstico e estágio da doença – bem como da heterogeneidade dos critérios utilizados para classificar a desnutrição. Em geral, o maior risco nutricional está associado aos tumores sólidos, principalmente nas doenças avançadas, com algum grau de desnutrição presente logo no início do tratamento.[7,9]

Quadro 74-3. Efeitos da radioterapia associados à alimentação e nutrição

Local	*Precoces*	*Tardios*
Tumor de SNC	Náuseas e vômitos	
Cabeça e pescoço	Odinofagia	Úlcera
	Xerostomia	Xerostomia
	Mucosites	Cáries dentárias
	Anorexia	Trimus
	Hipogeusia	Hipogeusia
	Disosmia	Osteorradionecrose
Tórax	Disfagia	Fibrose
		Estenose
		Fístula
Abdômen e pélvis	Anorexia	Úlcera
	Náuseas	Má absorção
	Vômitos	Diarréia
	Diarréia	Enterite crônica
	Enterite aguda	Colite crônica
	Colite aguda	

Em 1986, Rickard *et al.* sugeriram que os pacientes com maior risco nutricional seriam aqueles com diagnóstico de neuroblastoma estágios III e IV, tumores de Wilms III e IV ou com histologia desfavorável, algumas leucemias e linfomas, principalmente com múltiplas recaídas, sarcoma de Ewing, rabdomiossarcoma pélvico e alguns tumores cerebrais.[9]

Investigando 79 crianças durante a fase de indução da remissão do tratamento oncológico admitidas no IOP em São Paulo entre 1998 e 2000, observou-se 11,4%, 5% e 10% de DEP pelos escores Z de P/I, E/I e P/E, respectivamente. A análise por subgrupos de diagnósticos revelou maior taxa de DEP entre crianças com tumores cerebrais e neuroblastomas.[10] A mesma avaliação foi realizada com os adolescentes, segundo o índice de massa corporal (IMC), demonstrando-se prevalência de 32% de DEP, com maior percentagem entre os osteossarcomas, seguidos das leucemias e linfomas.[11] De forma geral, o maior risco para desnutrição durante o tratamento está associado à terapia com múltiplas drogas quimioterápicas em altas doses e sua combinação com radioterapia, principalmente abdominal ou pélvica.

Determinados protocolos de tratamento, principalmente para alguns tumores sólidos não-hematológicos, fazem uso de terapia antineoplásica muito agressiva, aumentando o risco de DEP. Num estudo em que 20 adolescentes portadores de osteossarcomas foram seguidos, observou-se aumento na prevalência de DEP de 40% para 50% durante a indução do tratamento, com um aumento semelhante conforme as pregas cutâneas do tríceps. Entretanto, o déficit observado de acordo com a circunferência muscular do braço apresentou aumento de 15%, elevando-se de 55% para 70%. Não obstante, houve agravo do estado nutricional, com redução na adequação da média do peso ideal, apesar da intervenção dietética. Provavelmente, esse efeito ocorreu como conseqüência do uso de drogas quimioterápicas que prejudicam a ingestão alimentar e promovem perdas nutricionais importantes por toxicidade renal e gastrointestinal, principalmente vômitos intensos.[12]

Embora esses resultados sejam importantes, o diagnóstico da DEP por meio dos indicadores associados ao peso pode sofrer influência, principalmente, de fatores relacionados com o peso da massa tumoral e das infiltrações da doença. Além disso, não detecta o catabolismo e a perda de tecido muscular, característico dessa situação. Por esse motivo, estudos com outros métodos foram realizados, mostrando taxas ainda maiores de DEP quando avaliações bioquímicas ou de composição corporal foram realizadas. Sanchez *et al.*, (1992), Yu *et al.*, (1994) e Kurugol *et al.* (1997) compararam a pré-albumina com indicadores antropométricos associados ao peso e encontraram diferenças importantes entre os dois métodos, demonstrando um percentual maior de DEP pelo indicador bioquímico.[13-15]

A praticidade do uso de medidas antropométricas de circunferências e pregas cutâneas também levou alguns pesquisadores a demonstrarem uma melhor precisão na detecção do déficit nutricional. Em 1991, Smith *et al.* observaram 5% de DEP por meio do indicador de escore Z de peso para estatura, enquanto as medidas de circunferência braquial (CB) e prega cutânea tricipital (PCT) identificaram 20% e 23% de déficit, respectivamente. Mais recentemente, acompanhando 46 pacientes com doenças hematológicas malignas e 59 com tumores sólidos não-hematológicos, pudemos observar uma percentagem maior de déficit na CB, PCT e circunferência muscular do braço (CMB) nos pacientes do segundo grupo, que foi estatisticamente significante após o tratamento antineoplásico de indução da remissão clínica.[16]

Repercussões da desnutrição sobre o prognóstico do paciente com câncer

A desnutrição grave é caracterizada por déficit de energia e deficiência de nutrientes essenciais, o que compromete a maioria dos sistemas orgânicos do hospedeiro[17]. Os principais sistemas acometidos por ela são o gastrointestinal, o hematopoético e o imunológico, os mais sensíveis, também, ao tratamento oncológico. Alterações na função pulmonar, cardíaca, hepática, pancreática, renal e imune têm sido documentadas na desnutrição grave, como também entre as complicações da terapia antineoplásica. Algumas adaptações fisiológicas podem ajudar na preservação da vida de indivíduos desnutridos, porém na criança com câncer, como os sistemas são afetados também pela terapia antineoplásica, tais adaptações podem falhar. Por isso, o metabolismo de alguns órgãos pode sofrer comprometimento importante, como redução na habilidade hepática em metabolizar agentes quimioterápicos, do trato gastrointestinal em absorver drogas e nutrientes e das células imunes na defesa contra as infecções microbianas.[9]

Por esse motivo, a desnutrição em pacientes com câncer correlaciona-se com maior número de infecções, menor resposta terapêutica, maior probabilidade de recidivas e menores taxas de sobrevida. Além disso, o estado nutricional ao diagnóstico está associado à evolução do tratamento, competência imunológica e função de determinados órgãos, demonstrando-se correlação entre desnutrição e menor resposta terapêutica, levando ao aumento na morbimortalidade. Assim, crianças desnutridas ao diagnóstico apresentam resultados piores que crianças eutróficas.[18,19]

Alguns ensaios clínicos em adultos com câncer evidenciaram a importância da desnutrição na atividade do sistema imune.[20] A desnutrição prejudicou a relação de linfócitos CD4/CD8, como também reduziu a atividade das células *natural killer* (NK) na destruição de células malignas. Por outro lado, os pacientes eutróficos apresentaram atividade de NK similar à dos controles saudáveis. Avaliando-se a curva de sobrevida, esta foi maior nos pacientes eutróficos, quando comparados aos desnutridos.[21]

Em crianças, a maior parte desses estudos é realizada com portadores de leucemia linfóide aguda, que apresentam cerca de 80% de chance de cura de acordo com os últimos protocolos de tratamento; um bom prognóstico, quando comparado à maioria das doenças malignas.[22] Estudando 128 crianças e adolescentes com leucemia linfóide aguda (LLA), Viana observou uma importância da desnutrição na duração da remissão clínica. Separadamente, o escore Z de P/I apresentou associação com o risco de óbito e o escore Z de E/I com o risco de recaídas, com taxas maiores entre desnutridos.[5] Outros estudos também demonstraram maior número de recaídas, bem como redução da sobrevida em portadores de LLA. Mais recentemente, Arengué (1999) demonstrou correlação entre o grau de desnutrição e a chance de óbito em crianças com LLA.[19] Embora tais resultados tenham demonstrado um impacto importante no prognóstico, outros fatores, indiretamente associados à desnutrição, como a redução das doses de quimioterapia, agressividade da doença e condições socioeconômicas, podem interferir como variáveis de confusão neste tipo de estudo. Portanto, mais pesquisas serão necessárias para elucidar a interação entre os fatores nutricionais e tais variáveis, com o intuito de identificar mecanismos responsáveis pelo impacto negativo da DEP sobre o prognóstico do câncer.

Obesidade e atraso do crescimento

Embora a DEP seja o distúrbio nutricional mais freqüentemente observado em crianças e adolescentes com câncer, outras situações, como obesidade e deficiência no crescimento, merecem ser mencionadas.

Tumores cerebrais são doenças heterogêneas, com manifestações clínicas, planejamento terapêutico, repercussões e prognósticos distintos. Portanto, as condições nutricionais, que são influenciadas por esses fatores, irão variar conforme o diagnóstico e plano terapêutico. Por isso, algumas vezes observa-se um risco maior para o ganho de peso descontrolado, atingindo estados de obesidade mórbida. Nesse grupo de risco, destacam-se os pacientes submetidos à ressecção de tumores da região hipotalâmica, em especial o craniofaringioma. Essa situação predispõe ao desenvolvimento do pan-hipopituitarismo e algumas vezes hiperfagia, com alterações no metabolismo e gasto energéticos. Como conseqüência, os pacientes tornam-se obesos e tendem a evoluir com dislipidemias secundárias. A intervenção clínico-nutricional é extremamente difícil e necessita de atendimento multidisciplinar, incluindo o psicólogo e o endocrinologista (Fig. 74-6).

Obesidade e distúrbio transitório no metabolismo dos lipídios também têm sido observados nas crianças em uso de corticosteróides em altas doses, comum, principalmente, no tratamento das leucemias linfóides, alguns tipos de linfomas e em alguns transplantes de medula óssea.

Motil (1998) demonstrou uma prevalência de 7,7% de obesidade e 37,4% de desnutrição em crianças internadas com diagnóstico de câncer. Segundo o autor, a prevalência de obesidade aumentou entre as crianças em atendimento ambulatorial, sendo que, das crianças com distúrbio nutricional, 50% eram obesas e 50% desnutridas.[23]

Acompanhando 18 crianças com LLA do 1° ao 3° mês de tratamento no IOP, revelou-se um aumento na prevalência de sobrepeso e obesidade em 23% e 11%, respectivamente. Esses resultados estão, provavelmente, associados ao uso de corticoterapia durante a fase de indução da remissão da leucemia.[11] Tal condição deve ser interpretada como de risco nu-

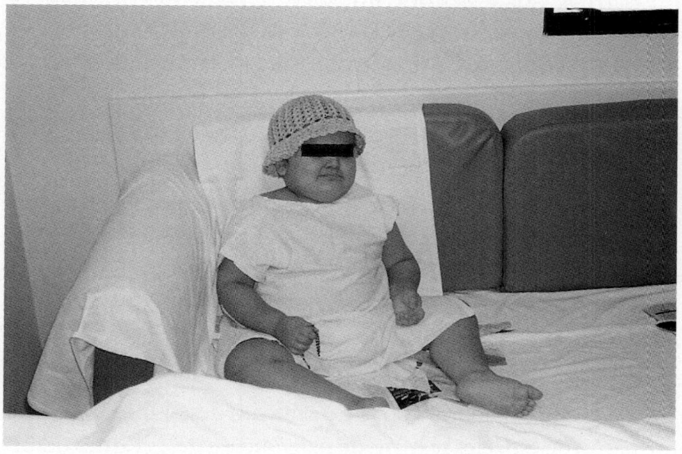

Fig. 74-6. Representação de um quadro de obesidade mórbida em uma paciente com craniofaringioma. Paciente previamente desnutrida. Após ressecção do tumor a paciente desenvolve pan-hipopituitarismo e obesidade.

tricional, pelas repercussões do próprio excesso de gordura corporal, como também pelo aumento do peso, que deixa de evidenciar o catabolismo muscular da doença e a perda de tecido magro (massa óssea e muscular) provocados pelo uso de corticóides em altas doses[24]. Apesar dos efeitos agudos observados pelo uso de corticoterapia durante a fase do tratamento contra o câncer (Quadro 74-2), as seqüelas em longo prazo sobre a mineralização óssea e o crescimento ainda não estão bem estabelecidas nesses pacientes. Mas, o tratamento nutricional, seja preventivo ou terapêutico, deve ser implantado, tão logo a corticoterapia seja instituída.

Por outro lado, crianças que finalizam o tratamento oncológico, principalmente de LLA e tumores cerebrais, demonstram maior risco para o aumento de gordura corporal, déficit de crescimento e redução de massa óssea. Aumento nas taxas de obesidade de 40% a 50% e redução da velocidade de crescimento foram observadas entre sobreviventes de LLA vários anos mais tarde. Alguns autores acreditam que essas seqüelas estão mais associadas ao uso de irradiação do crânio do que aos efeitos da corticoterapia. As implicações clínicas desses distúrbios são fraturas osteoporóticas, diabetes melito tipo II e doença isquêmica do coração.[25]

Estresse oxidativo

Vários mecanismos estão relacionados com o aumento do estresse oxidativo em pacientes com câncer. A ação das drogas quimioterápicas e da irradiação corporal pode ser mediada pela formação e acúmulo intracelular de radicais livres de oxigênio. Por meio desse mecanismo ocorre destruição tumoral, produzindo radical livre de oxigênio, que quando não adequadamente eliminado, pode reagir com os lipídios das membranas celulares, destruindo sua estrutura, levando à morte celular e dano dos tecidos com comprometimento do funcionamento orgânico. Os radicais livres podem, ainda, atacar o conteúdo protéico do núcleo, destruindo o material genético celular.[26]

Um dos agentes quimioterápicos mais estudados quanto às implicações na formação de radicais livres e nos sistemas de defesa antioxidante é a doxorrubicina (adriamicina), pois está entre os medicamentos mais utilizados no tratamento de várias neoplasias malignas humanas e tem como principal fator limitante a miocardiotoxicidade dose-dependente.[27]

Além da ação antineoplásica, outros mecanismos aumentam a formação de radicais livres em pacientes com câncer. Entre eles, distúrbios nos estoques de ferro, com liberação de ferro livre durante a quimioterapia, ativação dos granulócitos durante a recuperação hematopoética e ação natural de defesa do organismo contra os processos infecciosos.[28-30]

O estresse oxidativo ocorre devido ao desequilíbrio entre a formação de espécies reativas de oxigênio e a defesa antioxidante. Sendo assim, a redução nas reservas antioxidantes, uma situação freqüente em pacientes desnutridos, pode ser suficiente para alterar esse equilíbrio. É provável que essa situação seja agravada por fatores agressores, como o tratamento antineoplásico e as infecções. Neste contexto, crianças com câncer podem ser mais suscetíveis aos processos de estresse oxidativo, por apresentarem redução da ingestão de nutrientes, aumento nas perdas nutricionais por vômitos, eventualmente, diarréia e má absorção e, possivelmente, aumento das necessidades nutricionais, além dos fatores citados anteriormente.[31]

Embora haja uma fascinante perspectiva para a abordagem terapêutica antioxidante, vários mecanismos necessitam ser elucidados. Merecem destaque aqueles envolvidos na ação protetora dos nutrientes antioxidantes sobre o processo oxidativo, e até mesmo na ação sobre os efeitos das drogas antineoplásicas e sobre a própria célula tumoral. Não se sabe se o efeito dos antioxidantes poderia ser suficiente para anular a ação antitumoral da químio e da radioterapia, nem se tais nutrientes realmente não estimulariam o crescimento de determinadas linhagens de células neoplásicas, principalmente quando existem altos índices de glutationa intratumoral. Por outro lado, além do combate ao estresse oxidativo, existe a possibilidade de um efeito potencializador da ação da químio e da radioterapia, auxiliando no tratamento anticâncer.

Tendo em vista todas essas questões, além das implicações do aumento do estresse oxidativo e da importância de se manterem os estoques adequados de nutrientes antioxidantes, estudos para elucidar a necessidade de suplementação destes, a fim de repor as perdas causadas pelos processos oxidativos do tratamento, são necessários. No entanto, elucidar o papel dos antioxidantes na prevenção dos efeitos tóxicos das drogas aos tecidos e órgãos dos pacientes com câncer, buscando delinear com precisão as indicações e contra-indicações, parece ser fundamental.

AVALIAÇÃO NUTRICIONAL

Atualmente, vários métodos estão disponíveis para avaliar o estado nutricional. Cabe aqui realizar uma análise crítica para sua aplicação em pacientes pediátricos com câncer.

Antropometria

O peso e a estatura, por meio dos indicadores do escore Z, são largamente utilizados para o diagnóstico e o acompanhamento do estado nutricional em pediatria, incluindo crianças com câncer. Para os adolescentes e os adultos jovens, preconiza-se o uso do índice de massa corporal (IMC) e, da mesma forma que nas crianças, seguem-se os critérios de classificação propostos pela Organização Mundial da Saúde. Entretanto, recentemente, o subcomitê de nutrição do *Children's Oncology Group* (COG, 2004) publicou um documento com diferentes diretrizes para a classificação do estado nutricional, utilizando o IMC para todas as crianças acima dos 2 anos, classificando todos os resultados por meio dos percentis.[32]

Em portadores de tumores ósseos que necessitam de amputação de algum membro como parte do tratamento, equações para a correção do cálculo do estado nutricional e percentagens de amputação podem ser úteis (Quadro 74-4).

Entretanto, o peso pode ser influenciado por várias condições associadas à doença e ao tratamento. Pacientes com tumores sólidos que apresentam grandes massas ou aqueles com doenças hematológicas com grande infiltração (leucemias e linfomas) ou, ainda, durante a terapia com corticosteróides, tendem a ter o peso superestimado e, portanto, as taxas de desnutrição tendem a ser subestimadas (Fig. 74-7). Por isso, outros métodos de avaliação nutricional devem ser associados.

Quadro 74-4. Principais localizações para amputação

Membro inferior	*Percentual de equivalência*
Desarticulação da coxa	16%
Terço proximal da coxa	12,64%
Terço distal da coxa	9,27%
Perna (tíbia)	5,9%
Terço proximal da tíbia	4,44%
Terço distal da tíbia	2,97%
Membro superior	*Percentual de equivalência*
Desarticulação do braço	5%
Terço proximal do braço	4,1%
Terço distal do braço	3,2%

Amputações bilaterais: dobrar as percentagens.
Fórmula: peso estimado = peso atual × 100 ÷ (100 - % de amputação).

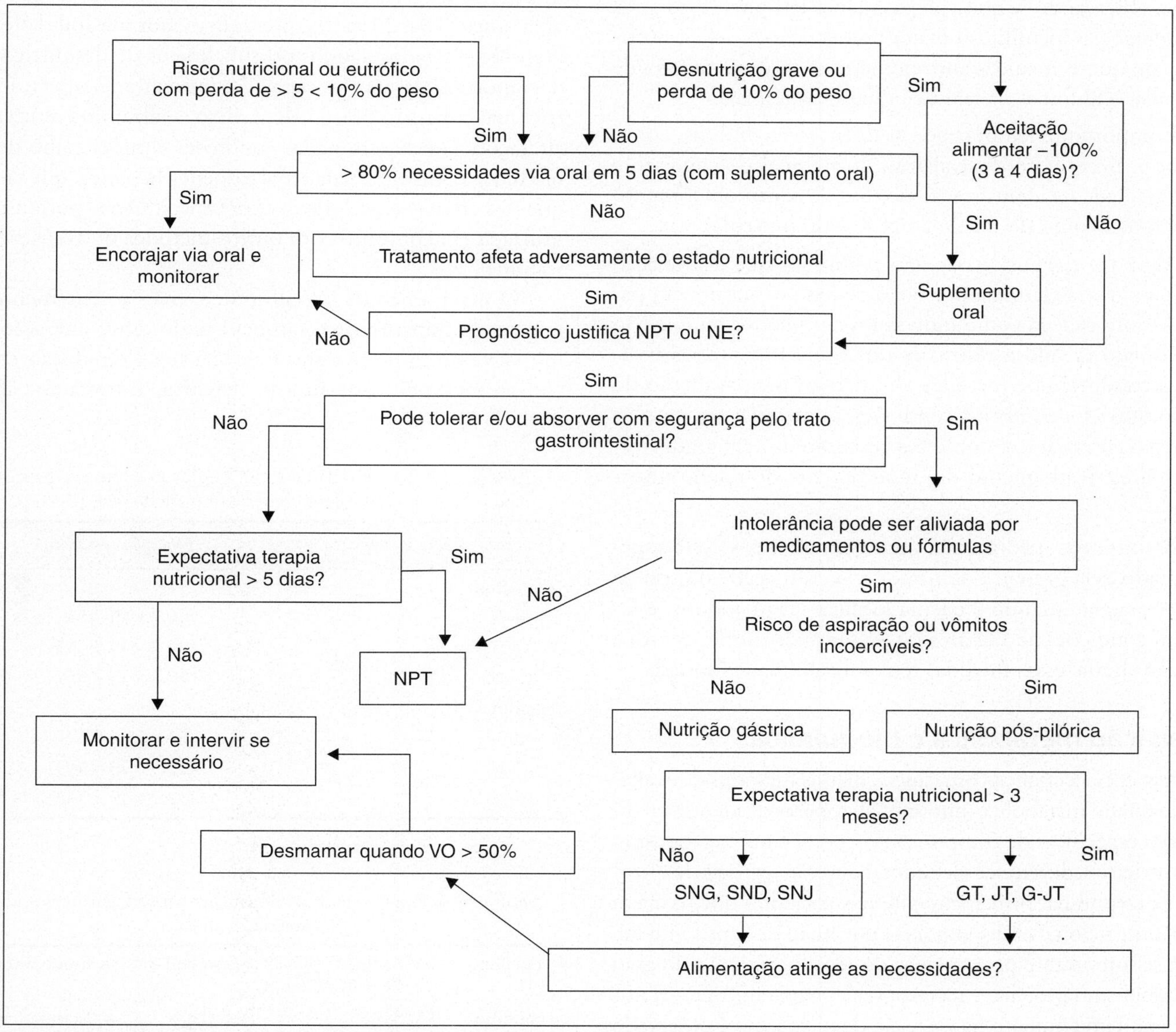

Fig. 74-7. Algoritmo para intervenção nutricional no paciente oncológico pediátrico – Adaptado do *Children's Oncology Group* – COG (2004).

Pregas cutâneas e circunferências

As pregas cutâneas e as circunferências têm sido extremamente úteis para auxiliar no diagnóstico do déficit de gordura subcutânea e de tecido muscular. Sua importância está, principalmente, durante o acompanhamento de portadores de leucemias, linfomas, tumores sólidos com grandes massas, pacientes acamados e amputados. As pregas cutâneas tricipital e subescapular são as mais utilizadas por possuírem valores de referência populacionais em pediatria. Quando tais valores desviam muito da média (50°), abaixo do 5° ou acima do 90° percentil, apresentam riscos à saúde com aumento de morbidade. A percentagem de gordura corporal parece correlacionar-se diretamente com o catabolismo protéico, pois em situações de doença grave, menos do que 15% de gordura corpórea estiveram associadas à redução de até 70% na massa magra. Como citado anteriormente, esses indicadores demonstram detectar o déficit mais precocemente do que o peso e a estatura em crianças com câncer, observando-se que a prega cutânea tricipital (PCT) e as circunferências identificam maior prevalência de déficit nutricional do que as medidas antropométricas entre portadores de leucemias e linfomas na fase de indução da remissão.[12,16]

É importante lembrar que as doenças catabólicas, como o câncer, necessitam de avaliação nutricional que apresente especificidade na identificação do tipo de comprometimento nutricional, como do tecido adiposo e do muscular.

Algumas circunstâncias não permitem que a avaliação nutricional seja efetuada por meio de peso e estatura em pacientes com câncer, como indivíduos amputados ou que não deambulam devido a restrições dos procedimentos cirúrgicos, necessitando de métodos alternativos para avaliação do estado nutricional. Nessas condições, as medidas seqüenciais de pregas cutâneas e circunferências corporais têm grande valor no acompanhamento das modificações do estado nutricional.

Assim, essas medidas são úteis quando o peso está superestimado pela presença de tumor, visceromegalia ou uso de corticoterapia, quando o edema localiza-se em abdome e face. Em condições de anasarca ou presença de tumor na área a ser mensurada, essas medidas têm aplicabilidade limitada.

Avaliação metabólica e bioquímica

Na assistência à criança com câncer, alguns métodos de avaliação do estado metabólico-nutricional, capazes de identificar alterações específicas de composição corporal e no metabolismo dos nutrientes, devem ser incluídos. Excreção urinária de nitrogênio e creatinina, principalmente nos pacientes que recebem terapia nutricional endovenosa ou por meio de sonda enteral, torna-se importante para auxiliar no reconhecimento do grau de catabolismo protéico e na resposta à terapia nutricional implantada. Um aumento na excreção de nitrogênio é observado em pacientes com câncer após transplante de medula óssea e em cuidados intensivos, que pode ser minimizado com a terapia nutricional adequada.

Conhecer o gasto energético desses pacientes, por meio de calorimetria, tem-se tornado uma meta cada vez mais importante, haja vista seu impacto na efetividade do suporte metabólico-nutricional. Graus variados de estresse metabólico podem ser observados entre pacientes com câncer, que dependem da enfermidade de base, do tratamento implantado, de outras doenças ou condições associadas, bem como do estado nutricional prévio.[32,33] Entretanto, na prática, o uso do equipamento é limitado a grandes centros de pesquisa e tratamento e, por isso, algumas equações são adotadas para o cálculo da estimativa do gasto energético (Quadros 74-5 e 74-6).

A albumina sérica em associação com outros indicadores tem sido largamente utilizada em oncologia.[35,36] Valores baixos podem ser sugestivos de estoques protéicos depletados, indicando desnutrição crônica. Porém, devido a sua meia-vida longa (18 a 20 dias), apresenta menor sensibilidade para identificar estados agudos ou subclínicos de desnutrição e a desvantagem de não ser capaz de detectar a recuperação nutricional em curto prazo. Além disso, a albumina sérica sofre alterações em determinadas condições clínicas como distúrbio hídrico, insuficiência renal e doença hepática, que são freqüentes em pacientes graves com câncer. Deve, portanto, ser utilizada em conjunto com outros métodos de avaliação nutricional.[16]

O nível sérico de pré-albumina, mais recentemente denominada transtirretina, também pode sofrer alteração, como elevação durante a insuficiência renal e redução com o comprometimento da função hepática. Entretanto, alguns

Quadro 74-5. Equação da OMS para estimar o gasto energético de repouso em crianças e adolescentes por meio do peso (P) corporal

Intervalo de sexo e idade (anos)	*Equação (kcal/dia)*
Masculino	
0-3	(60,9 × P) – 54
3-10	(22,7 × P) + 495
10-18	(17,5 × P) + 651
Feminino	
0-3	(61 × P) – 51
3-10	(22,5 × P) + 499)
10-18	(12,2 × P) + 746

Quadro 74-6. Equação de Harris-Benedict para adolescentes e adultos (acima de 15 anos)

Masculino	TMB = 66,5 + 13,75 × Peso (kg) + 5,0 × Estatura (cm) – 6,78 × Idade (anos)
Feminino	TMB = 655 + 9,56 × Peso (kg) + 1,85 × Estatura (cm) – 4,68 × Idade (anos)

estudos demonstraram ser mais sensíveis para diagnosticar a desnutrição em crianças com câncer do que a albumina e a antropometria. Isso se deve, provavelmente, a uma meia-vida mais curta (2 dias). Em oncologia, os autores têm considerado valores adequados entre 16 a 40 mg/dl.

Outros testes laboratoriais que auxiliam no monitoramento da condição clínico-nutricional são: eletrólitos, bicarbonato, glicose, uréia e creatinina séricas, proteínas totais, proteína C-reativa (PCR), triglicerídios, colesterol e frações, fosfatase alcalina, aminotransferases, gamaglutamil transpeptidase, bilirrubinas, hemoglobina, leucócitos, linfócitos e plaquetas.[35,36]

MÉTODOS POR IMAGEM E BIOIMPEDANCIOMETRIA (BIA)

Podem representar recursos adicionais para auxiliar no entendimento das alterações de composição corporal desses pacientes, porém ainda existem poucos estudos que justifiquem a utilização rotineira desses equipamentos nessa situação.

Devido à sensibilidade a alterações de integridade de membrana e crescimento celular, o método de bioimpedanciometria pode ser interpretado inadequadamente em determinadas circunstâncias como na vigência de alterações metabólicas ou estados críticos, presença de quadro inflamatório, indivíduos em crescimento e, provavelmente, durante o crescimento tumoral ou remissão da neoplasia.

Condições nutricionais extremas, como caquexia e obesidade, também podem alterar a leitura do teste e levar a interpretações erradas. Tendo em vista tais considerações, este método apresenta aplicabilidade restrita na avaliação nutricional de crianças e adolescentes com câncer. Pode haver, no entanto, vantagens no uso da BIA de duas ou mais freqüências pela maior sensibilidade em medir a água corporal intra e extracelular, principalmente em doentes críticos. A BIA também pode ser útil nesses pacientes com enfermidades críticas para avaliar integridade de membrana celular, pois situações como aumento na produção de mediadores inflamatórios (citocinas) podem ser identificadas pelas alterações nos valores de reatância, que é capaz de medir a perda de massa corporal, sem a necessidade do emprego das fórmulas de correlação ou equações preditivas. Alguns autores têm estudado seu valor como indicador prognóstico de morbidade nas doenças crônicas graves e na sepse.[37]

Avaliação de consumo alimentar e perdas nutricionais

A avaliação do consumo e das perdas é realizada por meio do inquérito alimentar – instrumento importante para estimar a quantidade da dieta ingerida – e da anamnese sobre apetite e distúrbios gastrointestinais, considerando a capacidade de mastigação, deglutição, digestão e absorção dos alimentos. Estes métodos são importantes para definir a terapia nutricional a ser instituída. Fazem parte da anamnese informações sobre história alimentar pregressa, apetite, alteração da sucção, mastigação ou deglutição, perda de peso, estado nutricional prévio, curva de peso e crescimento, toxicidade ou distúrbio gastrointestinal, edema e desidratação, alteração da capacidade funcional e avaliação de dor e informações sobre o tratamento específico: medicamentos (corticóides, imunossupressores, antibióticos, antineoplásicos), protocolo de tratamento oncológico, drogas do último ciclo de quimioterapia, tratamento com radioterapia de cabeça, pescoço, pelve ou abdome.

Embora sejam conhecidos muitos métodos de avaliação nutricional, a maioria apresenta limitações no paciente com câncer, como discutido nos parágrafos anteriores. Assim, na prática, a associação de indicadores nutricionais torna o diagnóstico mais preciso e a decisão da terapia mais segura.

TERAPIA NUTRICIONAL

Os objetivos da terapia nutricional incluem promover condições favoráveis para o paciente, minimizando os efeitos deletérios da doença; prevenir e tratar a desnutrição; manter o padrão normal de crescimento e desenvolvimento da idade; melhorar a resposta imunológica e terapêutica; aumentar a tolerância do organismo ao tratamento específico, reduzindo os episódios e a gravidade da toxicidade do tratamento; aumentar a sobrevida e melhorar o prognóstico; e, finalmente, oferecer qualidade de vida. Alguns cuidados são descritos a seguir para auxiliar nesses objetivos:

1. Detectar o comprometimento nutricional e o risco nutricional, antes e durante o tratamento.
2. Adequar a alimentação às necessidades individuais do paciente, corrigindo deficiências (de energia, proteína, vitaminas e elementos-traço) e minimizando o balanço nitrogenado negativo.
3. Propor orientação e terapia nutricional para minimizar alguns dos efeitos colaterais e sinais e sintomas gastrointestinais ou metabólicos decorrentes do tratamento antineoplásico e favorecer a digestão, absorção e metabolismo dos nutrientes.
4. Indicar, implantar e acompanhar a terapia nutricional.
5. Desenvolver protocolos assistenciais e de pesquisa para melhorar os resultados da terapia nutricional na criança com câncer.

Considerando os distúrbios nutricionais descritos inicialmente, é fácil imaginar que crianças com câncer tenham importantes alterações da condição nutricional. Por esse motivo, durante muitos anos, a nutrição parenteral (NP) foi a forma de terapia nutricional mais utilizada, especialmente entre os que recebem TMO ou realizam ciclos intensivos de quimioterapia. Essa conduta decorre do prejuízo na ingestão oral, associado, principalmente, aos distúrbios gastrointestinais pela toxicidade da químio e radioterapia.[10,13] Atualmente, entretanto, o uso de sondas nasoenterais vem crescendo, particularmente nas nações mais desenvolvidas do globo, por ser factível, segura e bem tolerada.[12,14]

Embora a nutrição enteral em crianças com câncer e após TMO apresente muitas vantagens, incluindo menor risco e custo do que a NP, efetividade na prevenção da depleção nutricional, redução dos episódios febris e de hemoculturas positivas,[15,38] ela tem recebido pouca atenção dos profissionais desta área no Brasil.

Apesar das vantagens, alguns aspectos ainda não foram totalmente elucidados, como a influência da nutrição enteral na resposta terapêutica e no prognóstico de cura das crianças com câncer, especialmente em TMO e em UCI.[16] Por outro lado, diretrizes para auxiliar na decisão da terapia nutricional têm sido estabelecidas, bem como seus riscos. Esses aspectos serão abordados no texto que se segue.

Necessidades nutricionais

A estimativa das necessidades nutricionais deve considerar aspectos associados ao estado clínico-metabólico e bioquímico do paciente, estado nutricional e a via de administração da alimentação (Figura 74-7). Richard e Chwals (1998) sugeriram 90 a 100 kcal/kg/dia e 40 kcal/kg/dia de energia e 2,5 g/kg/dia e 1 a 1,5 g/kg/dia de proteínas para crianças e adolescentes, respectivamente.[35] Outros autores, como Sacks e Meek (1997), propuseram um aumento de 15% a 50% sobre as recomendações nos casos de perda de peso, desnutrição ou aumento do gasto energético, para energia e proteínas.[36] Na desnutrição energético-protéica grave pode haver necessidade de até 200% das recomendações na fase de recuperação nutricional. Entretanto, na prática recomenda-se o uso da equação que calcula o fator de recuperação nutricional para o ajuste das necessidades de energia, de acordo com a *American Society for Parenteral and Enteral Nutrition* (ASPEN, 2002): recomendação de energia × (peso ideal/peso atual).[39]

Assim, diferentes preconizações surgiram nesses últimos anos sobre recomendações nutricionais para crianças com câncer. Entretanto, faltam estudos confirmando tais dados.

Quanto às recomendações de micronutrientes para crianças e adolescentes com câncer, estas não foram estabelecidas até o momento. Dessa forma, a adequação de vitaminas e minerais é efetuada por meio das *Dietary References Intakes* (DRIs) para sexo e faixa etária. Por outro lado, os estoques de alguns nutrientes podem estar comprometidos nesses indivíduos, especialmente os antioxidantes como alfatocoferol, betacaroteno, ácido ascórbico e selênio e algumas vitaminas hidrossolúveis como B12 e ácido fólico, além do zinco. Tal situação decorre do aumento no consumo metabólico e redução da ingestão destes nutrientes, muitas vezes associados à desnutrição. Embora não haja uma recomendação oficialmente estabelecida para a sua suplementação, ela pode ser necessária para a reabilitação nutricional, principalmente na vigência de distúrbio gastrointestinal e DEP. Nessas condições, têm-se optado pelas diretrizes da OMS para desnutridos e das DRIs, por meio das *Upper Limit* (UL), no que se refere à suplementação de micronutrientes. Mas, considerando que tais recomendações não estão estabelecidas para crianças com câncer, o uso de nutrientes oferecidos no intuito de suplementação deve ser criterioso e levar em conta as possíveis interações medicamentosas.[40]

Critérios para a indicação de terapia nutricional

- Perda de peso > 5%, relativo ao peso anterior ao diagnóstico.
- Relação P/E < 90%, ou < percentil 10.
- Albumina sérica* < 3,2 g/dl, na ausência de estresse metabólico.
- Redução das reservas adiposas: PCT < percentil 5.
- Redução de dois percentis no peso ou estatura.
- Ingestão alimentar < 70% das necessidades por 5 dias, independente do comprometimento antropométrico.
- Disfunção intestinal por 5 dias, independente do comprometimento antropométrico.
- Pacientes com alto risco nutricional, baseado no tipo de tumor.**
- TMO, independente de outras condições.

Para auxiliar na decisão sobre o tipo de terapia nutricional a ser implantada, alguns serviços desenvolveram algoritmos. Sua implantação favoreceu a utilização adequada de terapia nutricional, aumentando a freqüência da administração de nutrição enteral por sondas, em particular via gastrostomia, deixando a nutrição parenteral reservada para as situações nas quais a via enteral está contra-indicada.[36, 41]

Considerações quanto aos métodos de terapia nutricional

Intervenção dietética

Na recuperação nutricional de crianças e adolescentes com câncer, a intervenção dietética tem aplicabilidade limitada, haja vista as dificuldades na alimentação, secundárias à terapia antineoplásica. De acordo com dados da experiência no IOP, a intervenção dietética como recurso isolado não foi capaz de recuperar o estado nutricional de adolescentes com osteossarcomas durante o

*Pré-albumina é um indicador bioquímico mais sensível de desnutrição, como citado anteriormente. Para melhorar a confiabilidade dessa proteína como indicador do estado nutricional, recomenda-se a associação com a proteína C-reativa.

**Importante considerar a terapêutica que será implantada para inferir o risco nutricional adequadamente.

tratamento ambulatorial. Apesar disso, o aumento na densidade energética dos alimentos e preparações, por meio de lipídios e carboidratos, e o estímulo do consumo de proteínas de alto valor biológico fazem parte das orientações para pacientes com DEP.

A intervenção dietética por meio das adequações quantitativas e qualitativas tem, portanto, um papel no apoio aos distúrbios nutricionais decorrentes da doença e do tratamento, para prevenir a DEP em crianças e adolescentes com câncer.

Nutrição enteral por sondas ou suplementos orais

Como regra geral, a alimentação oral, por meio de dieta caseira ou auxiliada por complementos ou suplementos nutricionais, bem como polivitamínicos e minerais, é a via preferencial.

Num estudo realizado em nosso meio, com o objetivo de testar a resposta à suplementação oral na recuperação nutricional de crianças e adolescentes com câncer, demonstraram-se resultados parcialmente positivos. Apesar de não ter sido observada a recuperação plena do estado nutricional, pois apenas 18% dos pacientes corrigiram o peso, o agravo nutricional foi minimizado (de 67% para 33%) após um programa de oito semanas de acompanhamento com o suplemento oral, oferecido a 30% das recomendações. Entretanto, quando o grupo foi analisado separadamente, os portadores de doenças hematológicas apresentaram maior recuperação, enquanto aqueles com tumores ósseos tiveram resultados menos favoráveis.[42] Em vista destes resultados é possível sugerir que a suplementação oral apresenta resultados favoráveis para pacientes cuja terapia não exerça efeitos tóxicos intensos ao trato gastrointestinal e na ausência da necessidade de terapia nutricional prolongada. Esse tipo de intervenção pode beneficiar, particularmente, pacientes com risco nutricional, exercendo, assim, papel preventivo contra a DEP.

Entretanto, em determinadas circunstâncias, o uso de terapia nutricional artificial por meio de sondas é mandatário. Essa terapia, por meio de sondas nasoenterais ou de gastrostomia, apresenta resultados favoráveis e, por isso, um aumento importante dessa prática ocorreu na última década. A mudança na conduta reduziu o uso da nutrição parenteral total (NPT) e os riscos associados a ela, com resultados animadores quanto à recuperação e/ou manutenção do estado nutricional. Atualmente, a indicação precoce de nutrição enteral é um dos principais objetivos da terapia nutricional em crianças e adolescentes com câncer.[41-45]

As indicações mais freqüentes para o uso de sonda em crianças com câncer relacionam-se com:

- Redução na ingestão alimentar (< 70% das necessidades de energia) por mais de cinco dias.
- Comprometimento da superfície intestinal absortiva por má absorção devido à quimioterapia, radioterapia, ressecção intestinal ou diarréia.
- Desnutrição ou perda de peso superior a 5%.
- Complicações clínico-metabólicas que intensificam o hipercatabolismo, como falências orgânicas, infecção, sepse e cirurgia.
- Disfagia, associada a procedimentos cirúrgicos ou tumores de SNC ou região bucal e nasofaríngea.

As situações que contra-indicam o procedimento e a utilização de sondas para alimentação em crianças com câncer normalmente são temporárias, mas necessitam ser identificadas precocemente para prevenir o agravo nutricional. São elas:

- Obstrução intestinal ou íleo paralítico.
- Hemorragias GI.
- Plaquetopenia grave, que não se resolve com infusão de plaquetas.
- Toxicidade GI: vômitos ou diarréia intratáveis, que pioram com a oferta de dieta e mucosite de graus 3 ou 4 que contra-indicam a passagem da sonda.
- Tumores de região nasofaríngea ou do trato GI, quando apresentam risco ou impossibilitam a passagem da sonda.

Crianças com câncer são mais suscetíveis ao desenvolvimento de intolerâncias e toxicidades GI devido ao tratamento oncológico. Algumas condutas que podem auxiliar no sucesso da nutrição enteral nestes pacientes estão descritas no Quadro 74-7.

Nutrição parenteral

A NPT em pacientes com câncer tem motivado grande discussão na literatura. A necessidade de nutrir o paciente com câncer que, freqüentemente, apresenta algum grau de desnutrição, associada às dificuldades da alimentação pela via oral ou enteral, devido aos distúrbios gastrointestinais graves, leva ao maior uso de NPT. Entretanto, a imunossupressão, que ocorre devido ao tratamento antineoplásico, aumenta o risco de infecções associadas à NPT. Assim, definir situações em que a via endovenosa trará mais benefícios do que prejuízos é fundamental para o planejamento terapêutico desses pacientes. A seguir, serão discutidos alguns aspectos teóricos, que sustentam as bases das diretrizes atuais.

O uso de terapia nutricional em pacientes com câncer visa melhorar a resposta ao tratamento, as chances de cura e a sobrevida, sem, no entanto, aumentar os riscos. Muitos estudos têm sido publicados nas últimas décadas, com o intuito de definir o papel da NPT, nesses pacientes. Com a finalidade de interpretar adequadamente tais resultados, alguns comitês e sociedades desenvolveram análises sistemáticas desses dados.

A análise do American College of Physicians sobre 12 estudos randomizados com pacientes em quimioterapia concluiu não haver benefício da NPT, quanto à resposta tumoral, demonstrando redução na sobrevida global e na sobrevida em

Quadro 74-7. Cuidados com a alimentação enteral por sondas

1. Confirmação radiográfica do posicionamento da sonda
2. Administração de antieméticos durante a terapia antineoplásica que apresenta risco de provocar náuseas e vômitos e agentes pró-cinéticos para aumentar tolerância à alimentação gástrica.
3. Redução na velocidade de infusão/gotejamento durante períodos de intensos de quimioterapia. Essa conduta pode evitar o deslocamento ou perda da sonda por vômitos.
4. Utilização, sempre que possível, de alimentação gástrica, que é mais fisiológica e permite administração de volumes maiores, tolera dietas de maior osmolaridade, não requer nutrientes especiais e pode ser administrada de forma intermitente ou em *bolus*.
5. Indicação de sonda com posicionamento pós-pilórico quando identificar pacientes com intolerância à alimentação gástrica* ou risco de aspiração.
6. Indicação de gastrostomias/jejunostomias, quando houver necessidade de terapia nutricional por meio de sonda por período prolongado.
7. Utilização de sondas de menor calibre e material flexível (poliuretano ou silicone), para reduzir o risco de lesão do TGI e intolerância GI.
8. Implantação de terapia nutricional precoce, efetuando-se o procedimento de inserção da sonda ou colocação da gastrostomia antes do aparecimento de lesões em mucosa GI.
9. Realização do procedimento de colocação de sonda fora dos períodos de trombocitopenia grave.
10. Realização de infusão de plaquetas antes do procedimento de colocação de sonda, quando a contagem for inferior a 30mil cél/mm^3, para reduzir o risco de lesão e sangramento da mucosa GI.
11. Utilização de bomba de infusão para administrar a dieta e preferir gotejamento contínuo, principalmente na vigência de pacientes com menor tolerância GI.
12. Uso de dietas industrializadas (moduladas se necessário), com osmolaridade inferior a 300 mOsm/L e isentas de lactose.
13. Uso de dietas semi-elementares para pacientes com intolerância a dietas poliméricas. Atenção para a ocorrência de enterites pós-radioterapia abdominal e/ou pélvica.
14. Monitorização constante dos procedimentos de manipulação como higiene, preparo e instalação da dieta, técnica de administração da dieta, complicações GI e controles de posicionamento, fixação, limpeza e troca da sonda.
15. Irrigação da sonda com água após cada infusão de dieta intermitente e após a administração de medicamentos ou a cada 4 horas durante a alimentação contínua. Atenção para o risco de interação droga-nutriente.

GI: gastrointestinal.

* Pacientes em quimioterapia e com compressão gástrica por tumor ou ascite são suscetíveis para intolerância à alimentação gástrica.

3 meses. Além disso, no mesmo estudo observou-se aumento de quatro vezes no número de infecções no grupo que recebeu NPT. Entretanto, a heterogeneidade quanto aos diagnósticos e quanto às condições de administração da NPT enfraquece os resultados.[46]

Outra análise, que incluiu 28 ensaios clínicos randomizados de pacientes em quimioterapia e radioterapia, não demonstrou benefício quanto à sobrevida, tolerância ou toxicidade do tratamento e resposta do tumor à terapia antineoplásica. Ainda, no mesmo estudo, observou-se aumento do risco de infecção.[47] Em crianças submetidas à radioterapia pélvica ou abdominal, a NPT também não demonstrou diferença na sobrevida, apesar da recuperação nutricional, que foi atribuída ao ganho de peso.[48]

Entretanto, pacientes submetidos à quimioterapia intensiva para transplante de medula óssea (TMO) demonstram se beneficiar com a NPT[48,49]. Num ensaio clínico com 137 pacientes randomizados para receber ou não NPT profilática, demonstrou-se diferença significante com aumento da sobrevida global, sobrevida livre de doença e do tempo para recaída com o uso da terapia [50]. Quando os mesmos pacientes foram estratificados quanto ao tipo de TMO, o grupo que recebeu o transplante alogênico com NPT demonstrou aumento da sobrevida após 12 anos de acompanhamento.[41]

Todos esses estudos, apesar de algumas críticas na metodologia como a heterogeneidade da amostra quanto ao diagnóstico de câncer, estado nutricional e tipo de terapia nutricional, serviram de base para as diretrizes atuais, que desencoraja a administração rotineira de NPT em pacientes com câncer, quando outra via pode ser utilizada eficientemente para efetuar o suporte nutricional.

Por outro lado, pacientes TMO apresentam benefícios mais definidos com a NPT, provavelmente pelos altos índices e gravidade dos distúrbios gastrointestinais, que impossibilitam, numa grande percentagem dos casos, a utilização plena da via enteral.[51,52] O uso de NPT 7 a 10 dias antes da cirurgia demonstrou reduzir as taxas de complicações e a mortalidade de pacientes com câncer em vários estudos.[48,53,54] O ensaio clínico The Veterans Affairs Total Parenteral Cooperative Study Group estudou 192 pacientes de 11 hospitais (66% com vários tipos de câncer), randomizados para receber NPT pré-operatória e 203 para não receber, sendo acompanhados por 7 a 10 dias antes até 72 horas após a cirurgia. Os pacientes foram estratificados quanto ao estado nutricional, demonstrando-se uma correlação entre o grau de desnutrição e a eficácia da NPT. Foi verificado, também, que pacientes com desnutrição mais grave apresentaram menos complicações não-infecciosas com o uso da terapia (22,6% *versus* 42%; $p < 0,03$).[55] Mais recentemente, Heyland *et al.* (2001) realizaram uma metanálise com 27 ensaios clínicos randomizados com NPT no período pré-operatório de várias enfermidades, incluindo câncer, e concluíram que as taxas de complicações gerais tenderam a ser mais baixas em pacientes desnutridos ($p < 0,066$).[56]

A desnutrição grave é caracterizada por um organismo exaurido de energia e deficiente de reserva nutricional, o que compromete a maioria dos sistemas orgânicos do hospedeiro e explica os resultados favoráveis da NPT em indivíduos desnutridos.[17]

As conclusões globais dos estudos, portanto, sugerem que a NPT, administrada como rotina no tratamento do câncer, não apresenta efeito benéfico, mas que, pacientes com desnutrição grave, principalmente no pré-operatório e TMO, podem-se beneficiar da NPT.[48,54-57] Considerando que na maioria dos ensaios clínicos a desnutrição não foi analisada, há a necessidade de mais estudos para se identificarem os efeitos da NPT nos diferentes graus de comprometimento nutricional.

Como os estudos em crianças são escassos e, portanto, existem poucas informações sobre os efeitos da NPT nessa população, até o momento não é possível estabelecer conclusões precisas para o grupo. Assim, os resultados dos estudos discutidos anteriormente fundamentam os princípios da terapia nutricional em crianças e adolescentes com câncer. As principais considerações para o uso de NPT são:

1. O uso rotineiro em pacientes em quimioterapia deve ser desencorajado.
2. A maioria dos estudos não incluiu pacientes desnutridos graves, portanto o efeito da NPT nesse grupo ainda deve ser mais bem estudado.
3. Outros ensaios clínicos com NPT devem ser encorajados para avaliar os efeitos distintos dos obtidos nos estudos anteriores ou em grupos distintos, como crianças e pacientes desnutridos.
4. Pacientes TMO podem-se beneficiar, principalmente quando a NE está contra-indicada.

Assim, algumas diretrizes para o uso de NPT em pacientes com câncer durante o tratamento antineoplásico e pré-cirúrgico estão listadas a seguir.[53,58,59]

- Desnutrição grave.
- Toxicidade gastrointestinal de graus 3 e 4.
- Toxicidade orgânica, impedindo a alimentação oral ou enteral adequada por mais de 5 a 7 dias.
- Nutrição enteral contra-indicada ou insuficiente, mesmo quando associada à nutrição parenteral periférica.
- Comprometimento da ingestão alimentar com ineficiência da sonda em pacientes eutróficos ou moderadamente desnutridos realizando quimioterapia, radioterapia ou cirurgia.
- NPT pré-operatória está indicada para pacientes com desnutrição grave, por um período de 7 a 10 dias no mínimo.
- NPT não confere benefício em pacientes com câncer avançado, quando documentada falta de resposta ao tratamento antineoplásico.

Critérios para prescrição de terapia nutricional em crianças e adultos com câncer considerando qualidade de vida (QoL)

Relacionado com a efetividade da terapia anticâncer:

- *Estágio I:* curativa.
- *Estágio II:* doença avançada; resposta tumoral é baixa devido ao comportamento agressivo do tumor.
- *Estágio III:* não há estratégia terapêutica efetiva; tratamento paliativo/QoL.
- *Estágio IV:* terminal; estágio final da doença, paciente extremamente limitado para suas funções.

Relacionado ao estado nutricional:

- Pacientes eutróficos.
- Pacientes de risco nutricional.
- Pacientes desnutridos.

Classificação (QoL):

- IA, IIA, IIIA, IVA: avaliação e acompanhamento periódicos.
- IB, IIB, IIIB, IVB: suplementação ou estimulante de apetite.
- IC, IIC, IIIC: terapia nutricional enteral ou NPT/periférica.
- IVC: fluidos via enteral ou endovenosa (hidratação).

CONCLUSÕES

Atualmente, há pouca experiência nos cuidados nutricionais de crianças com câncer, sobretudo em âmbito nacional, no que se refere à terapia nutricional. Grande parte das informações disponíveis é fruto de estudos realizados em adultos ou em grupos heterogêneos de crianças com câncer.

Apesar disso, o progresso tecnológico e científico e o desenvolvimento de novos medicamentos e técnicas diagnósticas estão possibilitando maior sobrevida para esses pacientes. Muitos deles recebem tratamento agressivo – quimioterapia, radioterapia, cirurgia e TMO – durante vários anos, estando, portanto, mais expostos aos seus riscos. Infecções e sepse, toxicidades ou falências orgânicas, desnutrição e complicações metabólicas são os principais distúrbios. Neste sentido, o desenvolvimento da ciência da terapia de suporte, como o tratamento das infecções, a terapia intensiva e a terapia nutricional, faz-se cada vez mais necessário para que se possam ampliar as possibilidades de cura de crianças e adolescentes com câncer.

Finalmente, o incentivo aos estudos específicos com essa população de pacientes pode ter particular importância no desenvolvimento desta ciência e na aquisição de experiência, especialmente em âmbito nacional.

REFERÊNCIAS BIBLIOGRÁFICAS

1. Petrilli AS, Caran EM, Luisi FA, Barros KVT, Silva NS. Diagnóstico precoce do câncer infantil. *Temas de Pediatria-Nestlè* 1992;50:1-13.
2. Braga PE, Latorre MRDO, Curado MP. Câncer na infância: análise comparativa da incidência, mortalidade e sobrevida em Goiânia (Brasil) e outros países. *Cad Saúde Pública* 2002;18(1):33-44.
3. Mirra AP, Latorre MRDO, Veneziano DB. *Incidência, mortalidade e sobrevida do câncer da infância no município de São Paulo.* Ministério da Saúde, Instituto Nacional do Câncer, Secretaria do Estado da Saúde, Secretaria Municipal da Saúde, Faculdade de Saúde Pública da USP/Depto de Epidemiologia. São Paulo, Brasil: Tomgraf Editora, 2004. 52 p.
4. Lee M.L.M. Leucemias agudas na infância. *Pediatria Moderna* 1999;35:616-21.
5. Viana MB. *O estado nutricional como fator prognóstico na leucemia linfoblástica da criança: uma análise multivariada.* [Tese de Doutoramento]. São Paulo, São Paulo: Escola Paulista de Medicina-Universidade Federal de São Paulo, 1993. 149 p.
6. Pedrosa F *et al.* Effect of malnutrition at time of diagnosis on the survival of children treated for cancer in El Salvador and northern Brazil. *J Pediatr Hematol Oncol* 2000;22(6):502-5.
7. Mauer AM et al. Special nutrition needs of children with malignancies: a review. *JPEN* 1990;14:315-24.
8. Garófolo A, Ancona Lopez F, Petrilli AS. Terapia nutricional em oncologia pediátrica. *Pediatria Moderna* 2001;37(9):413-27.
9. Rickard KA, Grosfeld JL, Coates TD, Weetman R. Advances in nutrition care of children with neoplastic diseases: a review of treatment, research, and application. *Continuing Education* 1986;86:106-76.
10. Garófolo A, Caran EM, Silva NS; Lopez FA. Prevalência de desnutrição em crianças com tumores sólidos. *Revista de Nutrição* 2005;18 (in press).
11. Garófolo A. *Estado nutricional de crianças e adolescentes com câncer.* [Tese de Mestrado]. São Paulo, Escola Paulista de Medicina – Universidade Federal de São Paulo, 2000. 130 p.
12. Garófolo A, FA Lopez, AS Petrilli. Acompanhamento do Estado Nutricional de Pacientes com Osteossarcoma. *Acta Oncol Bras* 2002;22(1):233-7.
13. Sanchez MC, Iraola GA, Gutierrez NA, Altuna MS, Regato JLB. Estudio nutricional en niños oncológicos. *An Esp Pediatr* 1992;36(4):277-80.
14. Yu Lc, Kuvibidila S, Ducos R, Warrier RP. Nutritional Status of Children With Leukemia. *Med Ped Oncol* 1994;22:73-7.
15. Kurugöl Z, Egemen A, Cetingül N, Öztop S. Letter to the editor: Nutritional status of children with leukemia. *Med Ped Oncol* 1997;28:321-3.
16. Smith DE, Stevens MCG, Booth IW. Malnutrition at diagnosis of malignancy in childhood: common but mostly missed. *Eur J Ped* 1991;150:318-322.
17. Windsor JA, Graham LH. Weight loss with physiologic impairment. A basic indicator of surgical risk. *Ann Surg* 1987;207(3):290-6.
18. Viana MB *et al.* Malnutrition as a prognostic factor in lymphoblastic leukaemia: a multivariate analysis. *Arch Dis Child* 1994;71:304-10.
19. Aranguré JMM, Gutiérrez AF, Ruíz NIR, Ríos RB, Domínguez AMM, Navarro SN, García MC. Malnutrition in Childhood Lynphoblastic Leukemia: A Predictor of Early Mortality During the Induction-to-remission phase of the treatment. *Arch Med Res* 1999;30:150-153.
20. Villa ML, Ferrario E, Bergamasco E, Bozzetti F, Cozzaglio L, Clerici E. Reduced natural killer cell activity and IL-2 production in malnourished cancer patients. *Br J Cancer* 1991;63:1010-4.
21. Gogos CA, Ginopoulos P, Salsa B, Apostolidou E, Zoumbos NC, Kalfarentzos F. Dietary omega-3 polyunsaturated fatty acids plus vitamin E restore immunodeficiency and prolong survival for severely ill patients with generalized malignancy. A randomized control trial. *Cancer* 1998;82(2):395-401.
22. Cornacchioni ALB, Cristófani LM, Almeida MTA, Júnior PTM, Odone Filho V. Recidivas extramedulares em leucemia linfocítica aguda: impacto da quimioterapia e definição de um grupo particularmente favorável. *Pediatria* 2004;26(1):27-33.
23. Motil KJ. Sensitive measures of nutritional status in children in hospital and in the Field. *Int J Cancer* 1998;11:2S-9S.
24. Damiani D, Kuperman H, Dichtchekenian V, Manna TD, Setian N. Corticoterapia e suas repercussões: a relação custo-benefício. *Pediatria* 2001;1:71-82.
25. Ventham JC, Reilly JJ. Childhood leukaemia: a model of pre-obesity. *Proceedings of the Nutrition Society* 1999;58:277-281.
26. Faintuch J, Aguiar PB, Dias MC, Nadalin W, Pinotti HW. Suporte nutricional, radicais livres e antioxidantes. *Rev Hosp Clin Fac Med S Paulo* 1995;50(3):133-35.
27. Deshpande SS, Deshpande US, Salunkhe DK. Nutritional and health aspects of food antioxidants. In: Madhavi DL, Deshpande SS, Salunkhe DK. *Food antioxidants.* New York: Marcel Dekker, 1995.
28. Follézou JY, M Bizon. Cancer chemotherapy induces a transient increase of serum-iron level. *Neoplasma* 1986;33(2):225-31.
29. Schmidt K. Interation of antioxidative micronutrients with host defense mechanisms. A critical review. *Int J Vit Nutr Res* 1997;67:307-11.
30. Oldham KM, Bowen PE. Oxidative stress in critical care: Is antioxidant supplementation beneficial? *J Am Diet Assoc* 1998;98:1001-08.
31. Garófolo A. Implicações do estresse oxidativo em crianças com câncer. *Pediatria Moderna* 2003;39(5):132-138.
32. Children's Oncology Group, Cancer Control – Nutrition Sub-Committee. Algorithm for nutrition intervention and categories of nutritional status in the pediatric oncology patient-references and resources. In: *Children's Oncology Group (COG) Symposium.* Washington (DC) USA., 2004.
33. Porter C, Cohen NH. Indirect calorimetry in critically ill patients: role of the clinical dietitian in interpreting results. *J Am Diet Assoc* 1996;96(1):49-57.
34. McClave SA. McClain CJ, Snider HL. Should indirect calorimetry be used as part of nutritional assessment? *J Clin Gastroenterol* 2001;33(1):14-9.
35. Richard JA, Chwals WJ. Nutritional support of the pediatric oncology patient. *Nutrition* 1998;14:124-29.
36. Sacks N, Meek RS. Nutritional Support. In: Arthur RA., eds. *Supportive care of children with cancer. Current therapy and guidelines from the children's cancer group.* 2ª ed. Baltimore and London. The Johns Hopkins University press, 1997. p. 193.

37. Matar J. Application of total body bioimpedance to the critically ill patients. *New Horizons* 1996;4(4):493-503.
38. Sala A, Wade L, Barr RD. Nutritional support for children with cancer. *Indian J Pediatr* 2003;70(10):813-6.
39. ASPEN. Board of Directors and The Clinical Guidelines. Guidelines for the use of parenteral and enteral nutrition in adult and pediatric patients. *JPEN* 2002;26(1):Supplement.
40. DRI (Dietary References Intakes) for Vitamin C, Vitamin E, Selenium, and Carotenoids. *A Report of the Panel on Dietary Antioxidants and Related Compounds, Subcommittees on Upper Reference Levels of Nutrients and Interpretation and Uses of Dietary References Intakes, and the Standing Committee on the Scientific Evaluation of Dietary Reference Intakes.* Food and Nutrition Board. Institute of Medicine, 2000. p. 1-506.
41. Bowman LC, Williams R, Sanders M, Ringwald-Smith K, Baker D, Gajjar A. algorithm for nutritional support: experience of the metabolic and infusion support service of St. Jude Children's Research Hospital. *Int J Cancer* 1998;11:76-80.
42. Garófolo A, Aragão KSM, Maia PS, Lopez FA, Petrilli AS. Suplementação oral e resposta do estado nutricional em crianças e adolescentes com câncer. *Revista Brasileira de Nutrição Clínica* 2002;17(1):1-8.
43. Sefcick A, Anderton D, Byrne JL, Teahon K, Russell NH. Naso-jejunal feeding in allogeneic bone marrow transplant recipients: results of a pilot study. *Bone Marrow Transplantation* 2001;28:1135-9.
44. DeSwarte-Wallace J, Firouzbakhsh S, Finklestein JZ. Using Research To Change Practice: Enteral Feedings for Pediatric Oncology Patients. *J Pediatr Oncol Nurs* 2001;18(5):217-223.
45. Baron MA, Ducan DS, Green GJ, et al. Efficacy and safety of radiologically placed gastrostomy tubes in pediatrics hematology/oncology patients. *Med Pediatr Oncol* 2000;34:177-182.
46. McGeer AJ, Detsky AS, O'Rourke K. Parenteral nutrition in patients receiving cancer chemotherapy. *Ann Intern Med* 1989;110(9):734-6.
48. Harrison LE, Brennan MF. The role of total parenteral nutrition in the patient with cancer. *Current Problems in Surgery* 1995;32(10):833-924.
49. Cohen J, Lefor AT. Nutrition support and cancer. *Nutrition* 2001;17(7/8):698-9.
50. Weisdorf SA, Lysne J, Wind D et al. Positive Effect of Prophylactic total parenteral nutrition on long-term outcome of bone marrow transplantation. *Transplantation* 1987;43 (6):833-838.
51. Papadoupoulou A. Nutritional considerations in children undergoing bone marrow transplantation. *Eur J Clin Nutr* 1998;52:863-71.
52. Muscaritoli M, Grieco G, Capria S, Iori AP, Fanelli FR. Nutritional and metaboic support in patients undergoing bone marrow transplantation. *Am J Clin Nutr* 2002;75:183-90.
53. Rombeau JL, McClane SJ. Perioperative care of the colorectal patient. *Dis Colon Rectum* 1999;42(7):845-56.
54. Chung A. Perioperative nutrition support. *Nutrition* 2002;18(2):207-8.
55. Buzby GP, Blouin G, Colling CL, et al. The veterans affairs total parenteral nutrition cooperative study group. Perioperative total parenteral nutrition in surgical patients. *N Engl J Med* 1991;325(8):525-532.
56. Heyland DK, Montalvo M, MacDonald S, Keefe L, Su XY, Drover JW. Total parenteral nutrition in the surgical patient: a meta-analysis. *Can J Surg* 2001;44(2):102-111.
57. Peltz G. Nutrition support in cancer patients: a brief review and suggestion for standard indications criteria. *Nutrition Journal* 2002;1:1:http://www.nutritionj.com/content/2/1/18.
58. ASPEN. Board of Directors and The Clinical Guidelines. Safe practices for parenteral nutrition formulations. National Advisory Group Standards and Practice Guidelines for Parenteral Nutrition. Special Report. *JPEN* 1998;22(2):1-41.
59. Serra AS. *Parenteral nutrition and the surgical patients.* Barcelona, Espanha: Danone Chair Monographs-Institut Danone, 1999. 193p.

Capítulo

75

Doenças Alérgicas

Dirceu Solé
Inês Cristina Camelo-Nunes

A expressão fenotípica das doenças alérgicas mediadas por anticorpos IgE específicos (doenças atópicas) parece ser regulada por fatores genéticos e ambientais. A modificação nos fatores genéticos, ainda, não é possível, assim, atuar sobre o ambiente é um dos passos mais importantes para se prevenir ou retardar o início das manifestações atópicas.

A prevenção pode ser realizada em qualquer um dos três estágios de desenvolvimento da doença atópica:

1. **Prevenção primária:** evitar a sensibilização (*i. e.,* a síntese de IgE).
2. **Prevenção secundária:** evitar a expressão da doença alérgica apesar da sensibilização prévia.
3. **Prevenção terciária:** supressão dos sintomas apesar da ocorrência de doença mediada por anticorpos IgE específicos.[1,2]

Entretanto, esforços na prevenção, em qualquer um dos estágios, são muitas vezes retardados por limitações que dizem respeito principalmente à compreensão da modulação dos fatores genéticos e ambientais que atuam em conjunto na expressão fenotípica final dessas doenças.

As primeiras semanas de vida são extremamente importantes para a expressão do fenótipo alérgico, pois as mucosas e o sistema imunológico dos recém-nascidos (RN) e lactentes jovens são suscetíveis a uma variedade de fatores ambientais, muitas vezes, evitáveis. Medidas preventivas podem, assim, ser instituídas imediatamente após o nascimento, ou mesmo antes, e durar longos períodos.

IMUNOLOGIA DO FETO E DO LACTENTE

No feto predomina a ação de células supressoras, razão que permite a manutenção da gestação até o termo. Esse predomínio atua, tanto sobre a imunidade humoral, quanto celular. A partir da 11ª semana de gestação, o feto é capaz de sintetizar IgE, que pode ser detectada em sangue de cordão e, geralmente, não excede 1 UI/ml.[3] O padrão genético para desenvolver doença atópica e a exposição, mesmo intra-útero, a antígenos alimentares ingeridos em grandes quantidades pela gestante são condições suficientes para induzir a produção de anticorpos IgE pelo feto, com conseqüente sensibilização.

IMATURIDADE DA BARREIRA GASTROINTESTINAL DO RECÉM-NASCIDO E LACTENTE

No RN, algumas horas após o nascimento, o trato gastrointestinal (TGI) e o tecido linfóide associado a esse trato (GALT), ou seja, a barreira gastrointestinal, entra em contato com proteínas estranhas na forma de bactérias e antígenos alimentares. Essa barreira precisa:

A) Processar os alimentos de forma que possam ser absorvidos e utilizados como fonte de energia e crescimento celular.
B) Arquitetar, de forma rápida e eficiente, respostas contra vários patógenos (*i.e.* desenvolver imunidade).
C) Permanecer não-responsivo a uma enorme quantidade de antígenos estranhos da dieta (*i. e.* desenvolver tolerância).[4]

Vários mecanismos, imunológicos e não-imunológicos, operam na prevenção da penetração de antígenos estranhos (bactérias, vírus, parasitas e proteínas alimentares) na barreira do TGI. Entretanto, a imaturidade desses mecanismos em RN e lactentes reduz a eficiência da barreira mucosa.

A maioria dos antígenos da dieta são digeridos antes de sua absorção. Entretanto, macromoléculas podem penetrar através da mucosa, sem serem degradadas, por endocitose, na lâmina própria do intestino. Embora a quantidade que penetre desta forma não tenha importância do ponto de vista nutricional, é suficiente para originar a resposta imunológica. O intestino do RN e do lactente é mais permeável à penetração de macromoléculas do que o de crianças maiores. A junção firme entre os enterócitos não funciona plenamente, permitindo que, também por esse espaço celular, ocorra a penetração de antígenos alimentares. A secreção basal ácida é relativamente baixa durante o primeiro mês de vida, a membrana do microvilo é imatura e a atividade proteolítica não atinge níveis adequados antes dos dois anos. Além disso, o RN carece de IgA nas secreções exócrinas e de IgA secretora (IgA-s) salivar, que estão ausentes ao nascimento e permanecem baixas durante os primeiros meses de vida.[4]

As concentrações relativamente baixas de IgA-s no intestino de lactentes e as grandes quantidades de proteínas ingeridas configuram uma grande carga para o GALT. Assim, não é de se estranhar que a introdução precoce de vários antígenos alimentares possam estimular a produção de anticorpos IgE, nos lactentes geneticamente predispostos à atopia.[4]

Estudo prospectivo com mais de 1.200 lactentes demonstrou correlação linear direta entre a quantidade de alimentos sólidos introduzidos aos 4 meses de vida e o desenvolvimento subseqüente de dermatite atópica. Verificou-se aumento da ordem de três vezes de eczema recorrente aos 10 anos de idade entre os lactentes que haviam recebido quatro ou mais alimentos sólidos antes dos 4 meses de vida.[5]

RESPOSTA IMUNOLÓGICA INDUZIDA PELA VIA ORAL

A ingestão de altas doses de antígenos ocasiona, em animais, síntese de anticorpos IgE específicos pelas células da mucosa constituintes do GALT e, paradoxalmente, induz um estado de tolerância imunológica ao mesmo antígeno.[4]

O GALT, que contribui para a resposta imunológica geral do organismo, de forma não totalmente esclarecida, é constituído pelas seguintes estruturas: linfócitos intra-epiteliais (predominam linfócitos T $CD8^+$), linfócitos da lâmina própria (B e T $CD4^+$), agregados linfóides (placas de Peyer) e folículos linfóides solitários (linfócitos T e B e macrófagos).

Na mucosa do TGI podem ser encontradas todas as classes de anticorpos, contudo, a predominante é a IgA-s que agrega antígenos particulados e solúveis, permitindo dessa maneira a neutralização de toxinas bacterianas e de alguns vírus. Assim, incorporada ao muco que recobre a mucosa intestinal, atua diminuindo a carga antigênica, permitindo o estabelecimento de resposta imunológica adequada, sem ocorrência de doença.

A presença de linfócitos B capazes de sintetizar IgE aliada à menor atividade das células T supressoras ($CD8^+$) são condições para que, em indivíduos predispostos, ocorra a sensibilização e a conseqüente produção aumentada de IgE específica.

A permeabilidade aumentada da mucosa intestinal dos RN às proteínas estranhas da dieta permite sua absorção e indução de resposta imunológica. Em crianças que não manifestam genótico atópico, ocorre síntese predominantemente de anticorpos IgG, o que não ocorre entre os predispostos à atopia nos quais predomina a síntese de IgE.

HISTÓRIA NATURAL DAS DOENÇAS ALÉRGICAS

A expressão "marcha atópica" refere-se à história natural das doenças alérgicas que, habitualmente, caracteriza-se pela seqüência típica de respostas do tipo IgE e surgimento de sintomas que se manifestam num determinado período etário, persistem durante anos e/ou décadas e tendem à remissão espontânea com a idade.

Embora possam existir variações individuais, as doenças atópicas tendem a manifestar-se nas primeiras décadas de vida estando, portanto, relacionadas com a maturação do sistema imunológico. Em geral, os sintomas não são evidenciados ao nascimento, embora a produção de IgE tenha início já na 11ª semana gestacional.

As primeiras respostas do tipo IgE contra proteínas alimentares, particularmente contra a clara de ovo e o leite de vaca, são detectáveis já nos primeiros meses de vida. Assim, mesmo em recém-nascidos amamentados exclusivamente ao seio, é possível encontrar-se, por exemplo, altas quantidades de IgE para a clara do ovo.

O desenvolvimento de sensibilização a aeroalérgenos exige mais tempo e geralmente ocorre entre o primeiro e o décimo ano de vida. Assim, no início da vida, a "incidência anual" de sensibilização a esses alérgenos está diretamente relacionada ao grau de exposição alergênica a que é submetido o indivíduo suscetível. Estudo longitudinal, realizado na Alemanha *(Multicenter Atopy Study, MAS)*, que acompanhou crianças desde o nascimento, demonstrou relação dose-resposta entre a exposição aos alérgenos dos ácaros e do gato e o risco de sensibilização, durante os primeiros anos de vida.[6] Além disso, as evidências indicam que respostas IgE intensas a proteínas alimentares devem ser consideradas como marcadores de reatividade atópica geral e que atuam como fatores preditivos da sensibilização subseqüente a aeroalérgenos.[7]

Quanto aos sintomas, o eczema atópico costuma ser a primeira manifestação alérgica a surgir e atinge as maiores taxas de incidência e de prevalência nos primeiros três meses a três anos de vida, respectivamente.

O início das manifestações clínicas da rinite alérgica ocorre mais comumente durante a infância, embora até 30% dos pacientes possam iniciá-las após os 30 anos.

Embora a asma possa manifestar-se já nos primeiros meses de vida, nessa fase é difícil se estabelecer um diagnóstico definitivo, uma vez que várias outras situações podem exteriorizar-se por tosse e/ou sibilância recorrentes. Assim, no início da vida, episódios de sibilância e tosse podem ocorrer ocasionalmente, mas em alguns lactentes tais sintomas tornam-se freqüentes e a asma estabelece-se precocemente.[8]

FATORES DE RISCO E FATORES PROTETORES

Nos últimos anos, tem crescido o interesse pela caracterização das doenças atópicas buscando, principalmente, avaliar nas diferentes populações ao redor do mundo, se existem e quais seriam as associações entre os diversos fatores tidos como "de risco" e "protetores" para a manifestação e/ou persistência dessas doenças através da infância e da adolescência até a idade adulta.

A identificação dos indivíduos com potencial para desenvolver doenças atópicas, visando evitar que eles se sensibilizem e iniciem a produção de anticorpos IgE específicos, é essencial para a prevenção dessas doenças.

FATORES DE RISCO

Estudos populacionais evolutivos têm permitido identificar parte dos fatores implicados na expressão fenotípica das doenças atópicas, entre crianças com risco de desenvolvê-las. Dentre eles, destacam-se: história familiar positiva de atopia e/ou presença de marcadores para a atopia (IgE) em sangue de cordão umbilical; exposição a alérgenos ambientais e alimentares; tabagismo passivo, falta de aleitamento materno, menor "exposição" a outras crianças e menor incidência de doenças que podem ser prevenidas por imunizações.

Há muito se sabe que as doenças atópicas ocorrem em famílias. Embora existam diferenças entre os diversos estudos que avaliaram a questão da "herança alérgica", acredita-se que cerca de 40% a 80% dos indivíduos com rinite alérgica ou asma, comparados com 20%, ou menos, dos indivíduos não-alérgicos, apresentam relato de doença alérgica na história familiar.

Alguns autores têm procurado determinar as correlações entre o desenvolvimento de doenças alérgicas na criança e a presença de relato de doença alérgica, na história familiar. Assim, as evidências indicam que o risco de um recém-nascido desenvolver sintomas alérgicos, durante as duas primeiras décadas de vida, depende de forma significante da manifestação da doença em seus pais e irmãos. Além disso, no que diz respeito ao fenótipo manifestado é notória a existência de associação bastante estreita entre a manifestação de sintomas de asma, rinite alérgica ou eczema atópico na criança e o relato da mesma manifestação na história dos pais ou dos irmãos.

Níveis de IgE total em sangue de cordão superiores a 0,7 UI/ml já foram apontados como indicativos de maior risco para o desenvolvimento de doença atópica. Contudo, em países onde a incidência de parasitoses intestinais é muito grande, alguns autores não observaram esse caráter discriminatório.

Já a presença de IgE específica a alguns alimentos, em raras amostras de sangue de cordão, confirma a possibilidade de sensibilização intra-útero, por exposição a alérgenos ingeridos pela gestante. Contudo, as evidências demonstram que a restrição de alimentos potencialmente alergênicos (p. ex. leite de vaca, ovos, amendoim e crustáceos), no último trimestre da gestação, não reduz a sensibilização alérgica no RN. Além disso, baixo peso ao nascer e maior freqüência de nascimentos prematuros têm sido descritos entre RN cujas mães foram submetidas a dietas restritivas.[9]

Assim, embora exista correlação positiva entre a presença de história familiar positiva e/ou de níveis elevados de IgE em sangue de cordão e a intensidade da doença atópica, esses parâmetros têm-se revelado ineficazes como elementos isolados para a identificação de RN de risco.

Outro fator muito importante a ser considerado e que, atualmente, é questionado por vários estudos de metanálise é a higiene do ambiente. Medidas visando a diminuição da exposição a poluentes ambientais (fumaça de tabaco, aeroalérgenos etc.) têm sido freqüentemente consideradas eficazes em retardar o início de manifestações atópicas, em crianças com risco de desenvolvê-las.

Nenhum aspecto relativo ao ambiente foi tão extensivamente estudado quanto à exposição domiciliar a alérgenos como o fator de risco potencial para a sensibilização alérgica e a manifestação de atopia e asma. Nesse sentido, existem inúmeros estudos que demonstram importante associação entre a exposição a alérgenos, particularmente no ambiente domiciliar, e o desenvolvimento de sensibilização a esses alérgenos.

Sabe-se por exemplo que cerca de 80% a 90% das crianças com asma estão sensibilizadas a, pelo menos, um dos alérgenos ambientais mais comuns e as que o fazem precocemente apresentam risco maior de manifestar a doença. A exposição aos ácaros domiciliares é um importante e bem documentado fator de risco, para o desenvolvimento de hiper-reatividade das vias aéreas e de sintomas de asma em todo o mundo e, ainda, exposições a concentrações superiores a 2 μg/g de antígeno Der p I aumentam o risco de a criança se sensibilizar e desenvolver asma. Além dos ácaros domiciliares, podem, também, exercer um importante papel nessa sensibilização, os alérgenos de animais como cães e gatos, de baratas e de fungos.[12]

Os efeitos da fumaça do tabaco sobre a saúde respiratória das crianças têm sido revistos exaustivamente. Mães que fumam durante a gestação têm RNs de baixo peso e, conseqüentemente, com trato respiratório também comprometido. Mães e pais que fumam, no mesmo ambiente em que se encontram seus filhos, praticamente dobram a probabilidade de eles apresentarem infecção respiratória grave e sibilância.[13] Sem dúvida, o tabagismo passivo é o mais bem documentado fator de risco para a manifestação de doenças respiratórias e para o desenvolvimento de novos casos de asma em crianças. Nesse sentido, como constatado pelo *Tucson Children's Study*, o tabagismo materno relaciona-se à expressão de dois fenótipos distintos de "doença sibilante" nos lactentes: um precoce transitório e outro persistente.[8]

Permanece a polêmica sobre o potencial papel das infecções virais (principalmente do vírus sincicial respiratório) sobre o desenvolvimento subseqüente de doença sibilante na infância, asma e atopia. Duas hipóteses têm sido aventadas e mais aceitas. Uma delas afirma que as infecções virais, no início da vida, promovem dano ao pulmão em crescimento ou, ainda, alterações na regulação imunológica sendo, portanto, fatores de risco causais. Já, a outra, sustenta que as infecções virais respiratórias são mais graves e mais deletérias em lactentes e crianças que têm alguma predisposição, ou seja, que tais infecções atuam apenas como indicadores da presença de "outra condição silenciosa".[14] Esses argumentos não são mutuamente excludentes e é possível que infecções virais graves de trato respiratório inferior ocorram, primariamente, em lactentes e crianças com uma predisposição inata e que ambas, a infecção e a predisposição, contribuam para o desenvolvimento posterior de doença sibilante ou outra anormalidade respiratória.

Seja como for, as crianças que manifestam episódios recorrentes de obstrução das vias aéreas, durante os primeiros anos de vida (principalmente durante infecções respiratórias) e que não se sensibilizam a aeroalérgenos ambientais, têm uma forte tendência de remissão desses quadros, no início da adolescência.[15]

FATORES PROTETORES

Evidências, em sua maioria de natureza epidemiológica, têm sugerido que alguns fatores que atuam principalmente no início da vida podem exercer papel protetor sobre a manifestação posterior de atopia.

O aleitamento natural exclusivo tem sido largamente apontado como medida preventiva para o início das manifestações atópicas do lactente.[9,16] O leite materno é rico em anticorpos e protege o lactente de doenças infecciosas respiratórias e gastrointestinais, condições que favorecem a sensibilização atópica.

Além disso, diminuição da exposição a alérgenos alimentares; proteção contra doenças virais; colonização intestinal por flora comensal microbiana fisiológica; presença de fatores de crescimento e amadurecimento da mucosa intestinal e presença de fatores capazes de modular o sistema imunológico imaturo do RN são algumas das razões pelas quais o aleitamento natural exclusivo por tempo prolongado, garante menor permeabilidade da barreira do TGI e conseqüentemente reduz a prevalência da sensibilização atópica.

É importante lembrar que, em poucos lactentes, o leite materno pode atuar como veículo através do qual alérgenos alimentares ingeridos pela mãe atingem esses lactentes tornando-os sensibilizados.

Seja como for, a partir da identificação dos lactentes com risco para o desenvolvimento de doença atópica, a manutenção do aleitamento natural exclusivo por no mínimo 4 meses e a introdução tardia de alimentos sólidos, se não impedir, ao menos retardará o início das manifestações atópicas. Nesses lactentes, na impossibilidade de aleitamento natural, recomenda-se o uso de fórmulas extensamente hidrolisadas.[9,16]

Vários estudos têm demonstrado que "o número de irmãos mais velhos" relaciona-se de forma significante e inversa à prevalência do relato de alergia a aeroalérgenos,[17] febre do feno[18,19] e eczema atópico,[20] à reatividade a testes cutâneos e à presença de anticorpos IgE séricos específicos.[18] Já a relação entre o "tamanho da família" e a freqüência de asma ou de hiper-reatividade das vias aéreas não está totalmente esclarecida.[18,21,22,23]

Strachan, o primeiro a descrever esse fenômeno em 1989, propôs para explicá-lo que as infecções que ocorrem no início da vida mediante contato (pouco ou não-higiênico) com irmãos mais velhos infectados, ou adquiridas no período pré-natal de mães infectadas pelo contato com seus filhos mais velhos, "pode prevenir o desenvolvimento das doenças alérgicas".[19] Apesar dessas observações, para alguns autores a forte correlação negativa entre "o tamanho da família" e "a expressão de atopia" deve ser atribuída também a outros mecanismos. Segundo esses autores, o número crescente de irmãos mais velhos pode, na verdade, refletir uma medida de gestações múltiplas e conseqüentemente de todas as alterações nas respostas imunológicas materno-fetais, passíveis de ocorrer em cada uma delas. Assim, caso esta noção esteja correta, não somente o "número de irmãos mais velhos" como também o número de gestações (incluindo as que não chegaram ao término) devem estar relacionados à ocorrência de doenças atópicas na prole.

Estudos evolutivos em crianças com risco de manifestação de doença atópica documentaram possível efeito protetor de certas infecções, no começo da vida, sobre o desenvolvimento posterior de atopia. Nesses estudos, detectou-se a existência de associação inversa entre as prevalências de alergia (e asma) e a exposição a infecções tais como a tuberculose, o sarampo, a hepatite A e a infecção pelos herpes vírus.[24-26] Cogita-se que, em determinados períodos da vida, essas infecções atuariam como agentes moduladores do perfil imunológico, desviando-o para um padrão de linfócitos Th1, em detrimento do perfil Th2 típico das doenças alérgicas, funcionando, assim, como prováveis fatores preventivos primários para processos alérgicos.

Os microorganismos são, sem dúvida alguma, importantes na modulação da resposta imunológica. Nesse sentido, tem sido motivo de especial atenção o papel das endotoxinas, substâncias pró-inflamatórias presentes na membrana celular de bactérias Gram-negativas. Sabe-se, por exemplo, que a inalação de tais substâncias aumenta a reatividade brônquica de asmáticos, ocasiona infiltração neutrofílica em vias aéreas e está associada a quadros mais graves de asma. Tem-se sugerido que a exposição precoce a endotoxinas, principalmente entre crianças residentes em áreas rurais e institucionalizadas (creches e pré-escolas), reduziria o risco de sensibilização atópica uma vez que são potentes indutores da liberação de citocinas do tipo Th1, as quais, por sua vez, inibem a resposta do tipo Th2, típica das doenças alérgicas.

As evidências demonstram que cães e gatos, além de serem fontes diretas de endotoxinas através da contaminação fecal, podem ainda carrear a substância de fora para dentro de casa. Assim, alguns autores sugerem que a exposição domiciliar a esses animais seria capaz de diminuir o risco de sensibilização atópica, desviando o desenvolvimento do sistema imunológico para um padrão não-Th2 ou promovendo uma resposta Th2 modificada com a produção de IgG4.[27]

Ultimamente, especial atenção tem sido dada ao uso de probióticos como medida de prevenção às alergias desencadeadas pelo leite de vaca. Tratam-se de bactérias vivas *(Lactobacillus* e *Bifidobacterium)* administradas em veículos lácteos industrializados. Seu mecanismo de ação não está completamente esclarecido, mas parece proporcionar um benéfico balanço microbiano na flora intestinal, impedindo a ação de outras bactérias deletérias à mucosa que possibilitariam a sensibilização aos alérgenos alimentares. Ainda não existem trabalhos conclusivos sobre a questão, no sentido de se questionar se o aleitamento materno concomitante ao uso dos probióticos seria o verdadeiro agente benéfico à prevenção das alergias.

REFERÊNCIAS BIBLIOGRÁFICAS

1. Johanson SGO, Haathtela. World Allergy Organization guidelines for prevention of allergy and allergic asthma. *Allergy Clin Immunol Int* 2004;16(5):176-185.
2. Asher I, Baena-Cagnani C, Boner A, Canônica GW, Chuchalin A, Dagli E et al. Prevention of allergy and asthma – Interim Report. *ACI International* 2000;12(6):288-9.
3. Businco L, Marchetti F, Pelegrini G, Perrini R. Predictive value of cord blood IgE levels in at risk newborns and influence of type of feeding. *Clin Allergy* 1983;13:505-8.
4. Sampson HA. Food allergy. Part 1: immunopathogenesis and clinial disorders. *J Allergy Clin Immunol* 1999;103(5):717-28.
5. Fergusson DM, Horwood LJ, Shannon FT. Early solid feeding and recurrent eczema: a 10-year longitudinal study. *Pediatrics* 1990;86:541-6.
6. Bergmann RL, Bergmann KE, Lau-Schadendorf S, Wahn U. Atopic diseases in infancy. The German multicenter atopy study (MAS-90). *Pediatr Allergy Immunol* 1994;5(1):19-25.
7. Nickel R, Kulig M, Forster J, Bergmann R, Bauer CP, Lau S et al. Sensitization to hen's egg at the age of 12 months is predictive for allergic sensitization to common indoor and outdoor allergens at the age of three years. *J Allergy Clin Immunol* 1997;99:613-7.
8. Martinez FD, Wright L, Taussig, LM, Holberg CJ, Halonen M, Morgan WJ. Asthma and wheezing in the first 6 years of life. *N Engl J Med* 1995;332:133-138.
9. Oddy WH. A review of the effects of breastfeeding on respiratory infections, atopy and childhood asthma. *J Asthma* 2004;41:605-21.
10. Kemp A, Bjorkstein B. Immune desviation and the hygiene hypothesis: a review of the epidemiological evidence. *Pediatr Allergy Immunol* 2003;14:74-80.
11. Liu AH, Szefler SJ. Advances in childhood asthma: hygiene hypothesis, natural history and management. *J Allergy Ckin Immunol* 2003;111:S785-92.
12. Sporik R, Ingram MJ, Price W, Sussman JH, Honsinger RW, Platts-Mills TAE. Association of asthma with serum IgE and skin test reactivity to allergens among children living at high altitude: tickling the dragon's breath. *Am J Respir Crit Care Med* 1995;151:1388-92.
13. Rylander E, Pershagen G, Eriksson M, Nordvall L. Parental smoking and other risk factors for wheezing bronchitis in children. *Eur J Epidemiol* 1993;9:517-526.
14. Price JF. Acute and long-term effects of viral bronchiolitis in infancy. *Lung* 1990;168:414-21.
15. Stein RT, Sherril D, Morgan WJ, Holberg CJ, Halonen M, Taussig LM et al. Respiratory syncytial virus in early life and risk of wheeze and allergy by age 13 years. *Lancet* 1999;354:541-5.
16. Oddy WA. Breast feeding and respiratory morbidity in infancy: a birth cohort study. *Arch Dis Child* 2003;88:224-8.
17. Strachan DP, Harkins LS, Golding J and the ALSPAC Study Team. Sibship size and self-reported inhalant allergy among adult women. *Clin Exp Allergy* 1997;27:151-5.
18. Jarvis D, Chinn S, Luczynska C, Burney P. The association of family size with atopy and atopic disease. *Clin Exp Allergy* 1997;27:240-5.
19. Strachan DP. Hay fever, hygiene, and household size. *Br Med J* 1989;299:1259-60.
20. Olesen AB, Ellingsen AR, Olesen H, Jull S, Thestrup-Pedersen K. Atopic dermatitis and birth factors: historical follow up by record linkage. *Br Med J* 1997;314:1003-8.
21. Rona, RJ, Duran-Tauleria E, chinn S. Family size, atopic disorders in parents, asthma in children, and ethnicity. *J Allergy Clin Immunol* 1997;99:454-60.

22. Lewis S, Richards D, Bynner J, Butler N, Britton J. Prospective study of risk factors for early and persistent wheezing in childhood. *Eur Respir J* 1995;8:349-56.

23. Nowak D, Heinrich J, Jörres R, Wassmer G, Berger J, Beck E et al. Prevalence of respiratory symptoms, bronchial hyperresponsiveness and atopy among adults: West and East Germany. *Eur Respir J* 1996;9:2541-52.

24. Matricardi PM, Rosmini F, Ferrigno L, Nisini R, Rapicetta M, Chionne P et al. Cross sectional retrospective study of prevalence of atopy among Italian military students with antibodies against hepatitis A virus. *Br Med J* 1997;314:999-1003.

25. Shaheen SO, Aaby P, Hall AJ, Barker DJP, Heyes CB, Shiell AW et al. Measles and atopy in Guinea-Bissau. *Lancet* 1996;347:1792-6.

26. Shirakawa T, Enomoto T, Shimazu S, Hopkin JM. The inverse association between tuberculin responses and atopic disorder. *Science* 1997;275:77-9.

27. Hesselmar B, Aberg B, Eriksson B, Bjorksten B. Does early exposure to cat or dog protect against later allergy development? *Clin Exp Allergy* 1998;29:611-17.

Capítulo 76

Doenças Cardiovasculares

Fernanda Luisa Ceragioli Oliveira
Maria Arlete Meil Schimith Escrivão
Fernanda Cobayashi

INTRODUÇÃO

O pediatra possui relevante importância na educação e na orientação das famílias dos futuros adultos. O pediatra deve monitorar o crescimento e o desenvolvimento da criança, prevenir doenças infecto-contagiosas evitáveis, tratar todas as doenças adquiridas nesta fase e detectar fatores de risco que acarretem complicações e doenças no futuro.

Assim, cabe ao pediatra, a prevenção durante a infância das doenças que poderão ocorrer na fase adulta, como doenças cardiovasculares, hipertensão, dislipidemia, diabetes, obesidade, osteoporose e neoplasias.[1] Desta forma, além da monitoração do crescimento e do desenvolvimento das crianças, deverá, também, orientar os pais quanto à necessidade de hábitos alimentares adequados e estilo de vida saudável para seus filhos.

Os fatores genéticos parecem fundamentais na determinação destas doenças, mas sofrem influências do meio ambiente, o qual, interferindo, modificaria o fenótipo, estabelecendo as variações fenotípicas. O hábito alimentar seria um dos fatores ambientais que determinaria a expressividade de genes em herança poligênica.[2]

Desta forma, a prevenção de doenças, principalmente as crônicas não-transmissíveis, deve ser iniciada em idades precoces. O pediatra deverá orientar seus pacientes para a aquisição de hábitos alimentares e de vida mais saudáveis,[1] visando a preservar a qualidade de vida e permitir condições dignas para o processo biológico do envelhecimento.

As doenças crônicas não-transmissíveis vêm aumentando significativamente nos países desenvolvidos e em desenvolvimento, sendo responsáveis por grande morbimortalidade da população. Dentro destas doenças, incluem-se a obesidade, a *diabetes mellitus,* a doença cardiovascular, a hipertensão e alguns tipos de câncer.

Nos Estados Unidos, a doença cardiovascular, o câncer e a diabetes representaram cerca de 65% de todas as mortes no ano de 2000.[3] As doenças cardiovasculares, como o infarto miocárdio e o acidente vascular cerebral, representam uma das principais causas de morte nos EUA e Europa Ocidental.[4]

A industrialização, urbanização, globalização e mudança no estilo de vida são relevantes para a patogênese das doenças crônicas não-transmissíveis.[5] Estudos epidemiológicos de vários países têm demonstrado associação das doenças crônicas e fatores modificáveis como dieta e estilo de vida (uso do tabaco, álcool e inatividade física).

A acentuada urbanização ocorrida no nosso país nestas últimas décadas, concentrando cerca de 70% da população em áreas urbanas, devido à progressiva expansão da industrialização em detrimento da instalação agrário-fundiária, acarretou modificação do perfil de mortalidade da população brasileira. Houve decréscimo dos óbitos provocados por doenças infecciosas e parasitárias e incremento das doenças crônicas não-transmissíveis.[6]

No Brasil, as doenças cardiovasculares ocupam lugar de destaque na morbimortalidade; sendo que em 1981, cerca de 32,5% e 33,5%, respectivamente, no país e em São Paulo, tiveram este diagnóstico como causa de morte.[7] Dados estatísticos de 1984 informam que as doenças do aparelho circulatório foram responsáveis por mais da metade dos óbitos dos indivíduos acima de 50 anos e por 25% das causas de morte de pessoas entre 20 e 49 anos.[6] Em 1985, calculando-se a população brasileira em 135 milhões de pessoas, as doenças cardiovasculares correspondiam a 209,3 mortes, sendo que o infarto do miocárdio e o acidente vascular cerebral foram responsáveis por 131.688 mortes.[8]

Em 1993, dados epidemiológicos do Ministério da Saúde relatam que 300 mil brasileiros são acometidos por doenças cardiovasculares por ano, sendo que 830 pacientes falecem por dia.[9] Segundo Maranhão (1999),[10] 34% das mortes no Brasil são causadas por doenças do coração, sendo que 50% dessas mortes ocorrem em pessoas abaixo dos 50 anos.

Diante desta situação, fica evidente a necessidade de se fazer parte da rotina do pediatra, a prevenção desde a infância das doenças que poderão ocorrer na fase adulta como as doenças cardiovasculares, hipertensão, dislipidemia, diabetes, osteoporose, obesidade e neoplasias.

História natural da arteriosclerose na infância

O primeiro questionamento da arteriosclerose como problema nutricional pediátrico foi levantado por Russell Holman, em 1959, durante o *Ninth International Congress of Pediatrics*, sendo publicado posteriormente em 1961.[11]

Estudos foram realizados na tentativa de documentar o início e a característica da lesão da parede da artéria e correlacionar com o surgimento das doenças cardiovasculares.

Em 1958, Holman, McGill, Strong e Geer[12] examinaram aortas de 526 necropsias de indivíduos de 1 a 40 anos, no Laboratório de Medicina Legal de New Orleans. Observaram que todos os cadáveres acima dos 3 anos de idade já apresentavam algum depósito lipídico na camada íntima da artéria e gradual aumento na superfície da parede da aorta comprometida.

Especialmente na raça negra havia maiores incrementos da extensão da lesão. Nos indivíduos brancos, os depósitos de gordura apareciam mais tardiamente, embora com menor intensidade quando comparados com os negros. Na segunda década de vida, porém, os autores constataram a presença de placas fibrosas macroscópicas e estas apresentavam espessamento considerável após a quarta década de vida.

Srong e McGill, em 1962,[13] repetiram a investigação com 548 autópsias de 1 a 69 anos, confirmando que os depósitos lipídicos apareciam na segunda década de vida, aumentando sua extensão e freqüência na terceira e na quarta décadas de vida. Segundo McGill o comprometimento da camada lipídica nas aortas das crianças não necessariamente determinaria o aparecimento da arteriosclerose posteriormente na vida adulta, mas haveria evolução importante da lesão, prevalência dos depósitos lipídicos e arteriosclerose, dependendo da raça e sexo do indivíduo.

Autópsias de soldados americanos mortos na Coréia e Vietnã demonstraram prevalência de lesão aterosclerótica em aorta e coronária acima de 77% e taxa muito menor foi obtida avaliando-se soldados coreanos e vietnamitas na mesma faixa etária.[14,15]

Outro estudo sobre história natural da aterosclerose, o *Pathobiological Determinants of Atherosclerosis in Youth* (PDAY),[16] analisou aortas e artérias coronarianas de 2.876 indivíduos americanos de 15 a 34 anos, que morreram de causas externas entre 1987 a 1994. Investigação também incluiu a presença de fatores de riscos para doença coronariana como hipertensão, diabetes, fumo, obesidade e apoproteínas. Confirmou-se que as placas fibrogordurosas começariam na adolescência, com lesões significativas na vida adulta.

As lesões ateroscleróticas na camada íntima foram positivamente associadas com níveis séricos elevados de LDL-colesterol e VLDL-colesterol, e negativamente associado com HDL-colesterol. Quanto ao fumo, embora fortemente associado à maior prevalência de lesões, teve seu efeito independente dos níveis lipoprotéicos. Hipertensão e diabetes também aumentaram os riscos para arteriosclerose.

Os autores chamam a atenção para a prevenção que deve iniciar precocemente, enfatizando a prática de hábitos saudáveis, como alimentação adequada, exercício físico e controle do peso. Além disso, a prevenção e identificação precoce de doenças que colaboram para o desenvolvimento das doenças cardiovasculares são fundamentais para reduzir o risco de arteriosclerose.[16]

DISLIPIDEMIAS

Evidências mostram que o processo de aterosclerose inicia-se na infância, tendo as dislipidemias papel importante no desenvolvimento da doença aterosclerótica.

Estudo realizado em nosso meio – Campinas (SP) –, com escolares da primeira série, constatou a presença de dislipidemias em 13% das crianças, sendo que em 53,5% dos casos tinham história familiar de doença cardiovascular.[17] Romaldini *et al.* (2004),[18] avaliando 109 crianças e adolescentes em São Paulo, com histórico de doença familiar arterial coronariana prematura, encontraram presença de dislipidemia em 38,5% deles.

Uma abordagem racional para o *screening* de dislipidemia, como para qualquer outra doença, depende da eficiente identificação do fator de risco individual. Causas secundárias de dislipidemia são corticoterapia, hipotireoidismo, síndrome nefrótica, anorexia nervosa, lúpus eritematoso sistêmico de doenças hepáticas. As causas secundárias devem ser afastadas por anamnese completa, exame físico cuidadoso e complementação laboratorial.

Estratégias para a redução dos níveis de colesterol em crianças e adolescentes

O comitê do *National Cholesterol Education Program Expert Panel*, em 1991, desenvolveu a estratégia populacional de manutenção de baixos níveis de colesterol em todas as crianças e a estratégia individual de identificação de crianças com risco para doença precoce do coração devido aos altos níveis de colesterol sanguíneo.[19]

"National Cholesterol Education Program Expert Panel": Abordagem Populacional

O objetivo visa à diminuição dos níveis de colesterol em crianças e adolescentes por meio de mudanças na ingestão de nutrientes. É direcionado para os grupos que influenciam os hábitos alimentares de crianças e adolescentes (escolas, profissionais da saúde, mídia, governo, indústria alimentícia).

As recomendações nutricionais atingem todas as crianças saudáveis acima dos dois anos de idade. A alimentação deve ser nutricionalmente balanceada e variada e a ingestão energética suficiente para garantir crescimento e desenvolvimento adequados devem ser estimulados. A ingestão de gorduras deve seguir as normas da *American Heart Association*, ou seja, não menos que 20% e não ultrapassar 30% do total de energia, não ultrapassando 10% de gorduras saturadas e consumo abaixo de 300 mg de colesterol por dia.

Estas sugestões, no entanto, não se aplicam às crianças menores de 2 anos, em que crescimento acelererado requer uma grande percentagem de energia proveniente da gordura.

"National Cholesterol Education Program Expert Panel": Abordagem Individual

O grupo recomenda *screening* seletivo em crianças e adolescentes com história familiar de doença cardiovascular precoce (com menos de 55 anos) ou que possuam pais com dislipidemia (colesterol maior que 240 mg/dl).

A decisão de não fazer *screening* universal deve-se ao fato de rotular os pacientes como doente, o que causaria ansiedade para as crianças e suas famílias. A maioria das crianças, exceto as de alto risco familiar, tem oportunidade de diminuir seu nível lipídico com tratamento na fase adulta; não há evidência suficiente de que o uso de medicações na infância reduza a morbidade e mortalidade da doença cardiovascular; e, ainda, o uso do *screening* universal aumentaria a utilização de drogas "anticolesterol" na infância e na adolescência.

Ao pediatra caberá identificar e pedir *screening* das crianças e adolescentes com riscos para doenças cardiovasculares, levando-se em conta outros fatores como tabagismo, hipertensão, sobrepeso ou consumo excessivo de gorduras saturadas e/ou gorduras totais e/ou colesterol.

O principal objetivo da abordagem individual é detectar e tratar a dislipidemia na criança e no adolescente que possuem aumento da fração LDL-colesterol.

Havendo antecedentes familiares positivos de doença cardiovascular e/ou dislipidemia, ou a criança ou adolescente forem portadores de doença de base que possa acarretar uma dislipidemia secundária, o pediatra deve solicitar níveis séricos de triglicerídios, colesterol total e frações, comparando seus valores com os de referência de Kiterowick, 1989.[20] Ressalta-se a importância da coleta do exame ser realizada por um laboratório de qualidade, com 12 horas de jejum. É necessária mais de uma amostra alterada para efetuar-se o diagnóstico. O acompanhamento laboratorial deve ser realizado em um mesmo laboratório.

Quadro 76-1. Classificação dos níveis de colesterol do NCEP *Expert Panel on Blood Cholesterol in Children and Adolescents,* 1991

Categoria	*Colesterol total*	*LDL-colesterol*
Aceitável	< 170 mg/dl	< 110 mg/dl
Limítrofe	170 a 199 mg/dl	110 a 129 mg/dl
Alterado	≥ 200 mg/dl	≥ 130 mg/dl

LDL: lipoproteína de baixa densidade de colesterol.

HIPERTENSÃO ARTERIAL

A pressão arterial elevada acelera o desenvolvimento de doença coronariana e contribui para a patogênese de acidente vascular cerebral e doença renal.

Aproximadamente 1 em cada 4 americanos adultos tem níveis pressóricos arteriais acima dos valores adequados, definido como pressão arterial sistólica maior ou igual a 140 mmHg ou diastólica maior ou igual a 90 mmHg.[21]

A prevalência de hipertensão essencial é baixa na infância, em torno de 3% e 5%.[22] Estudos longitudinais demonstraram que crianças com pressão elevada apresentaram maior probabilidade de se tornarem adultos hipertensos.[23,24] Sendo a hipertensão assintomática, é importante que a anamnese clínica contenha antecedente familiar de hipertensão e preconiza-se a monitoração rotineira dos níveis pressóricos arteriais na infância e na adolescência pelo pediatra. Todas as crianças acima dos 3 anos de idade devem ter seus níveis pressóricos arteriais aferidos nas consultas pediátricas.[25]

A pressão arterial na criança e no adolescente varia segundo sexo, idade, peso corporal, altura e maturidade biológica. Os valores de normalidade de pressão arterial para crianças e adolescentes estão publicados no *National High Blood Pressure Education Program Working Group* (2004).[26] Caracteriza-se hipertensão igual ou acima do percentil 95 (P95) para cada sexo, idade e percentil da relação antropométrica estatura/idade. Acima ou igual ao percentil 90 (P90) e abaixo do percentil 95 (P95) considera-se pré-hipertensão.

O alto consumo de alimentos industrializados por crianças e adolescentes, em detrimento aos alimentos naturais, acarreta em dieta com elevado teor de sódio e baixa concentração de potássio. Falker e Michel (1997),[27] em artigo de revisão, demonstraram que a restrição de sódio na dieta foi mais efetiva em crianças e adolescentes com história familiar de hipertensão e naquelas que apresentavam obesidade.

Metanálise realizada com estudos controlados demonstra que redução de consumo de sódio de 100 mmol/dia acarretaria decréscimos 5,4 e 6,5 mmHg na pressão arterial sistólica e diastólica, respectivamente. A recomendação para o adulto é de 6 g de cloreto de sódio/dia.[28]

Relação inversa entre atividade física regular e pressão arterial foi comprovada, sugerindo o sedentarismo como fator de risco para hipertensão.[29]

Associação negativa entre nível sérico de calcitriol e pressão arterial demonstrou-se em estudo envolvendo adultos normotensos, determinando a influência do metabólito ativo da vitamina D no nível de pressão arterial.[30]

O consumo de sódio de crianças e pressão sanguínea apresentou resultados conflitantes na literatura. Investigadores avaliaram a população escolar de Chicago e encontraram associação positiva entre o aumento de 6 mmHg na pressão sanguínea para cada 100 mmol de sódio ingerido. O mesmo grupo, repetindo a intervenção nesta população, não obteve resultado semelhante em dois estudos posteriores.[31] O sódio e a hipertensão arterial não determinam forte correlação entre os eventos nos estudos de revisões, mas indicam a necessidade de monitorar o consumo de sódio, potássio, cálcio e magnésio na alimentação da criança e do adolescentes.

O potássio teria papel protetor em elevação da pressão sanguínea, sendo antagônico ao consumo alto de sódio. Infelizmente, os processos industriais de cozimento e refinamento de alimentos propiciam a perda de potássio nos alimentos.

Em 2002, a Associação Americana de Cardiologia *(American Heart Association-AHA)*[25] recomenda além da detecção precoce da elevação dos níveis pressóricos sanguíneos, por meio de técnicas apropriadas, que os profissionais da saúde estimulem dieta balanceada, atividade física e manutenção do peso. A quantidade de sódio da dieta deve ser menor que 6 g/dia.

O pediatra deve identificar antecedente familiar positivo e detectar doenças que possam acarretar hipertensão arterial. A monitoração da pressão arterial do recém-nascido, lactente, pré-escolar, escolar e adolescente torna-se obrigatória em todas as consultas médicas. Além disso, a orientação da alimentação adequada para crescimento e desenvolvimento, principalmente certificando-se no paciente de risco o consumo adequado de sódio, potássio, cálcio e magnésio. A prática de atividade física constante parece ter influência na pressão arterial sistólica e diastólica, sendo importante o incentivo do pediatra à prática de atividades motoras.[22]

TABAGISMO E ÁLCOOL

O hábito de fumar é um dos principais fatores de risco para doença vascular coronariana e periférica. O monóxido de carbono e a nicotina atuam no metabolismo de lípides e na coagulação, contribuindo para a instalação do processo de aterosclerose. O tabagista quando comparado ao não-fumante apresentaria tendência a maior nível sérico da fração LDL-C e VLDL-C, triglicerídios, além de valores reduzidos de HDL-C.

O álcool tem correlação negativa com a fração HDL-colesterol e eleva os triglicerídios plasmáticos propiciando o processo de aterosclerose. O tabagismo associado ao álcool aumenta significantemente a chance de instalação desta patologia

Como o hábito de fumar e o uso de álcool iniciam-se na pré-adolescência ou nos anos da adolescência, há necessidade de prevenção precoce com envolvimento familiar, de pediatras e de outros profissionais da saúde.[25] O consenso publicado pela Academia Americana de Cardiologia (2003)[25] propõe ações rigorosas para a não-exposição de crianças e adolescentes ao tabaco.

DIABETES MELITO NÃO-INSULINODEPENDENTE

Anteriormente só visto em adultos, o aumento do diabetes tipo 2 representa particularmente a conseqüência da epidemia da obesidade em crianças.[32] Revisão realizada pela American Diabetes Association sugere que 45% dos casos de diabetes pediátrica são a forma de diabetes não-insulinodependente.[33]

Elevados níveis plasmáticos de insulina são comuns em adultos sendo freqüentemente associados à doença arterial coronariana. O desenvolvimento da resistência à insulina sofre influência genética e também ambiental como o hábito alimentar e o estilo de vida. O exercício tem papel preventivo no desencadeamento do hiperinsulinismo, enquanto a obesidade, hipertensão arterial, dieta rica em gorduras e carboidratos simples parecem facilitar o surgimento da resistência à insulina.[34]

OBESIDADE

Estima-se que aproximadamente 10% da população de 5 a 17 anos apresentem sobrepeso, 2 a 3% sejam obesas, no mundo. Atualmente na China, uma em cada 13 crianças apresentam, sobrepeso; no Brasil, uma em cada sete; na Itália, uma em cada três.[32] Sobrepeso na infância e na adolescência está associado a hipertensão, dislipidemia, diabetes tipo 2, lesões arterioscleróticas precoces e riscos de obesidade na vida adulta. Recomendações para manutenção do peso, prática regular de atividade física e dieta adequada para evitar excesso de energia são alguns dos pontos importantes que devem fazer parte da rotina médica.

DIETA E DOENÇAS CARDIOVASCULARES

Evidências indicam que uma dieta nutricionalmente balanceada mantém o peso saudável, podendo ter um impacto favorável sobre a pressão arterial,[21] e lipídios plasmáticos.[35]

A ingestão excessiva de gorduras saturadas, transaturadas e/ou colesterol está associada a aumento dos riscos para doença arterial coronariana e por isso devem ser evitados desde a infância.[36] Mostrou-se que a qualidade de gordura consumida na dieta é mais importante que a quantidade total de gordura consumida.[37] Estudos epidemiológicos relatam que o ácido graxo monoinsaturado encontrado especialmente no óleo de oliva, canola e oleaginosas, tem efeito protetor contra a doença cardiovascular, por diminuir a capacidade oxidativa do LDL-colesterol.[39]

Com relação às vitaminas antioxidantes, Burr (1992)[38] observou que baixos níveis de vitamina A e caroteno plasmáticos estavam associados ao maior risco de morte por doença cerebrovascular. Dados de coortes observacionais sugerem papel protetor para os carotenóides. Em estudo de metanálise, houve redução de 31% nas mortes por doenças cardiovasculares, naqueles que consumiram dietas ricas em betacaroteno quando comparados com o grupo-controle.[39] Por outro lado, ensaios randomizados relataram efeito adverso moderado da suplementação por betacaroteno, com relativo aumento de morte por doença cardiovascular de 12% em metanálise de quatro ensaios.[40]

Apesar dos resultados conflitantes, a ingestão de alimentos ricos em vitaminas antioxidantes, especialmente de frutas e vegetais, devem ser estimuladas, pois, além de promover boa saúde, apresentam efeito protetor para diversas doenças crônicas não-transmissíveis.[41-43]

ATIVIDADE FÍSICA

A atividade física da criança e do adolescente deve ser praticamente diária (4 a 5 vezes por semana), com atividades motoras, recreacionais ou competitivas, que proporcionem gasto energético acima de 50% VO^2 máximo.[44]

A recomendação atual sugerida pela *American Heart Association*[25] é que a atividade física seja diária, com redução do tempo gasto com atividades sedentárias (até 2 horas/dia). Preconiza a avaliação de atividade física em toda consulta com profissional de saúde; estimula à execução diária de atividade física moderada a intensa por 60 minutos; limita as atividades sedentárias diárias ao máximo de duas horas: ressalta a importância da característica lúdica da atividade física e recomenda para os adolescentes exercícios repetitivos (moderada intensidade, 10 a 15 vezes) de treino de resistência associados à atividade aeróbia.[25]

Fatores ambientais socioeconômicos como a violência urbana, aliados aos avanços tecnológicos facilitadores das atividades motoras no cotidiano, corroboram para a redução de atividade física em crianças e adolescentes nas últimas décadas.[45]

Evidências na literatura relatam que o efeito cumulativo da atividade física reduz o risco de doenças crônicas por agir diretamente no metabolismo hormonal e indiretamente no controle de peso corporal. Estudos epidemiológicos prospectivos demonstraram que indivíduos praticantes de atividade física com condicionamento físico têm menor incidência de doença arterial coronariana e acidente vascular cerebral. Além disso, a inatividade física constitui importante fator de risco para a doença cardiovascular.[46] O efeito benéfico do exercício depende da intensidade e da duração da atividade física, relacionando-se ao gasto energético. A realização de atividade física moderada durante cinco dias na semana por 30 minutos foi suficiente para diminuir o risco de eventos cardiovasculares.[47]

Em crianças, estudos apontam o aumento de hábitos sedentários influenciando a atividade física e o gasto de energia e ressaltam a importância da redução destes hábitos para modificar o balanço energético e prevenir a obesidade.[48]

Fatores de risco para doenças cardiovasculares (hipertensão e dislipidemia) foram avaliados em adolescentes classificados segundo o grau de condicionamento cardiorrespiratório e composição corporal, demonstrando que o grau de adiposidade apresenta forte e independente associação com o risco cardiovascular.[49] A não-realização de atividade física intensa, mensurada por meio de monitores de movimentos, foi o único fator de risco para maiores valores de índice de massa corporal em adolescentes, não havendo diferença entre os sexos.[50]

MEDIDAS DE PREVENÇÃO

O processo aterosclerótico inicia-se na infância, portanto as medidas preventivas são necessárias para evitar o desenvolvimento das doenças. Sensibilização das famílias envolvidas e conscientização dos profissionais de saúde tornam-se fundamentais para a concretização dos programas de prevenção.

Modificações na dieta e no comportamento da criança só se tornarão viáveis se houver mudanças no hábito alimentar e no estilo de vida de toda a família. Todas as crianças devem praticar atividade física regularmente com exercícios aeróbicos, no mínimo durante trinta minutos, pelo menos quatro vezes por semana. O nível do exercício deve ser limitado a provocar sudorese na criança, podendo aumentar progressivamente seu limiar aeróbio.

Os lactentes alimentados com leite materno possuem concentrações plasmáticas de colesterol mais elevadas que os lactentes alimentados com fórmulas lácteas, as quais são ricas em óleos vegetais poliinsaturados e baixo colesterol.[51] Teoricamente, os lactentes em aleitamento materno teriam melhor capacidade de manipular os níveis séricos de colesterol daquelas que recebem fórmulas lácteas.

Na há evidências na literatura que a dieta do lactente tenha influência na concentração plasmática do colesterol na fase de adulto. Sabe-se que os lactentes, por estarem em fase de crescimento acelerado, têm necessidades energéticas aumentadas, portanto a recomendação lipídica de 30% da quantidade energética total deve ser realizada após o segundo ano de vida.

Com o objetivo de promover a saúde cardiovascular, a história familiar (pais, avós, tios) de doença coronariana deve ser investigada, especialmente se for evento precoce, antes dos 55 anos de idade nos homens e 65 anos nas mulheres.

Incentivar o aleitamento materno nos dois primeiro anos de vida. Os pais devem ser estimulados a variar a dieta, incluindo frutas, hortaliças, vegetais, reduzir o uso de gorduras saturadas e trans, colesterol e açúcar.

Fazer o acompanhamento e monitoramento periódico do peso, altura, índice de massa corporal da criança pelo pediatra.

A partir dos três anos de idade, deve-se iniciar a medida da pressão arterial. Três ou mais medidas maiores que o percentil 95 para sexo, idade e estatura devem iniciar a investigação para as causas secundárias de hipertensão. Níveis pressóricos sanguíneos acima do percentil 90 para sexo, idade e estatura exigem do pediatra acompanhamento por se tratar de pré-hipertensão.

Avaliar o perfil lipídico dos pais para verificar se a criança precisará de uma avaliação, sendo que duas determinações que mostram níveis de LDL acima do percentil 95 e/ou HDL abaixo do percentil 5 implicam em dislipidemia genética.

Pré-adolescência e adolescência constituem ótimas fases para as recomendações de prevenção quanto ao uso de fumo e de álcool. Caso os pais fumem, devem ser desencorajados, uma vez que servem de exemplo de educação para os filhos. Incentivar a atividade física.[52]

As recomendações dietéticas para as crianças devem ser cuidadosas a fim de se preservar crescimento e desenvolvimento adequados. O Comitê de Pediatria da Academia Americana de Pediatria (1998)[53] recomenda que, a partir dos 2 anos de idade, a dieta deva conter menos que 30% do total calórico proveniente de gorduras, mantendo-se a proporção de poliinsaturadas (gorduras de origem vegetal), monoinsaturadas (óleo de oliva) e saturadas (gorduras de origem animal), na proporção de 1:1:1.

A orientação dietética na diretriz da Academia Americana de Cardiologia (2003)[25] considera que, para atingir as metas de alimentação saudável, com peso corporal adequado, perfil lipídico e níveis pressóricos sanguíneos desejáveis, devem-se: monitorar a necessidade energética adequada para crescimento e desenvolvimento; incentivar o consumo de frutas, vegetais, legumes, grãos integrais, produtos derivados de leite, peixes, frango e carne magras; não se recomenda restrição do valor energético total de gordura para crianças menores que 2 anos; em crianças maiores de 2 anos manter as orientações do Comitê de Pediatria da Academia Americana de Pediatria (1998)[53] acrescentado o limite de consumo das gorduras provenientes dos ácidos graxos transaturados e ingestão de sal limitada a 6 g/dia e limitar consumo de açúcares.

Importante ressaltar que grandes modificações na dieta das crianças relacionadas com o tipo de gordura utilizada podem causar danos significativos na composição e na função das membranas celulares. O colesterol é importante para a formação das membranas e dos hormônios adrenais e sexuais. Torna-se imprescindível a monitoração de crianças e adolescentes submetidos a qualquer tipo de dieta, principalmente nas fases de crescimento rápido.

Consenso publicado pela Academia Americana de Cardiologia (2003)[25] resume as ações para a prevenção da arteriosclerose na infância e na adolescência em quatro tópicos; modificação da dieta, incentivo à atividade física, abolir o tabagismo e prevenir doenças facilitadoras do processo de doenças cardiovasculares, como obesidade, hipertensão e diabetes.

Modificações na dieta e no comportamento da criança só se tornarão viáveis se houver mudanças no hábito alimentar e no estilo de vida de toda a família.

CONSIDERAÇÕES FINAIS

A prevenção das doenças crônicas não-transmissíveis deve ser iniciada em idades precoces, cabendo ao pediatra a orientação da família da criança e do adolescente quanto à importância de uma alimentação, e um estilo de vida saudável.

A escola representa excelente e eficiente sistema de educação em saúde para as crianças, assim como também programas educacionais sobre os fatores de riscos, hábitos alimentares e mudanças comportamentais levam à redução eficaz da morbimortalidade por estas doenças.

REFERÊNCIAS BIBLIOGRÁFICAS

1. Barclay S, Ralph A, James WPT. Childhood diet and adult disease. In: *Textbook of Pediatric Nutrition*. London: Eds.Churchill/Livingstone, 1991. p. 531-556.
2. Bouchard C. Genetics of aerobic power and capacity. In: *Sport and human genetics. Human Kinetics*. Illinois. Champaing, 1986. p. 59-88.
3. Mínimo A, Arias E, Kochanek KD, et al. *Deaths: final data for 2000*. Washington DC: National Center for Health Statistics, 2002.
4. Department of Health, Education and Welfare. *Report of the Working Group on Arteriosclerosis*. v. 2. The National Heart, Lung and Blood Institute. Washington D.C.: Government Printing Office, 1981.
5. The World Health report 2003. *Diet, nutrition and the prevention of chronic diseases*. Geneva: World Health Organization, 2003.
6. Silva AMAPN, Martinez TLR, Vasconcelos MAS, Elias ACM, Almeida M, Paiva LM. Doença arterial coronária – associação de fatores de risco. *Ars Cvrandi Clin Med JAMA* 1993;26(4):11-120.

7. Martins LS, Gomes AD, Passini U. Lipemic levels and some cardiovascular disease risk factors in a population of the city of São Paulo, Brasil. *Rev Saúde Públ* 1989;23:26-38.
8. Heckman PRW, Bos AJG, Cunha RS, Morigughi Y. Cardiovascular diseases and alimentary comparison study: Preliminary analysis from Brasil. *J Cardiovasc Pharmacol* 1990;16(Suppl 8):S12-S14.
9. Armaganijan, D. & Batlouni, M. Impacto dos fatores de risco tradicionais. *Rev Soc Cardiol Estado de São Paulo* 2000;6:686-93.
10. Maranhão MFC. Panorama das doenças cardiovasculares no Brasil e no mundo: os desafios para o terceiro milênio. *Revista New Cor* 1999;8:6-10.
11. Holman RL. Atherosclerosis: a pediatric nutrition problem. *Am J Clin Nutr* 1961;9:565-9.
12. Holman RL, McGill JR, Strong JP, Geer JC. The natural history of atherosclerosis: the early aortic lesions as seen in New Orleans in the middle of the 20th century. *Am J Pathol* 1958;34:209-35.
13. Strong JP, McGill JR. The natural history of coronary atherosclerosis. *Am J Pathol* 1962;40:37-49.
14. Enos W, Holmes R, Beyer J. Coronary disease among United Stated soldiers killed in action in Korea. *JAMA* 1954;152:1090-092.
15. McNamara JJ, Molat MA, Stremple JF. Coronary artery disease in combat casualties in Vietnan. *JAMA* 1974;216:1185-1187.
16. Zieske AW, Malcom GT, Strong JP. Natural history and risk factors of atherosclerosis in children and youth: The PDAY study. *Pediatr Patholog and Molecular Medicine* 2002;21:213-237.
17. Moura EC, Nakamura SY, Romero VSV. Níveis de colesterol em escolares de primeira série de uma escola pública de Campinas. São Paulo, Brasil. *Rev Nutr PUCCAMP* 1997;10(1):63-63.
18. Romaldini CC, Issler H, Cardoso AL, Diament J, Forti N. Fatores de risco para aterosclerose em crianças e adolescentes com história familiar de doença arterial coronariana prematura. *J Pediatr* 2004;80(2):135-40.
19. National Cholesterol Education Program, Expert Panel on Blood Cholesterol Levels in children and adolescents. In: Bethesda Md. *US Department of Health, National Heart, Lung and Blood Institute, National Cholesterol Education Program.* NHI publication 1991;91-2732.
20. Kwiterovich PO. Triglyceride problems. In: *Beyond Cholesterol: The Johns Hopkins Complete Guide for Avoiding Heart Disease.* Baltimore: Johns Hopkins University Press, 1989. p. 122-142.
21. Chobanian AV, Bakris GL, Black HR, et al. Seventh report of the Joint National Committee on Prevention, Detection, Evaluation and Treatment of High Blood Pressure: the JNC 7 report. *JAMA* 2003;289:2560-72.
22. Bartosh SM, Aronson AJ. Childhood hypertension pediatric. *Clin North Am* 1999;46(2):235-252.
23. Burk GL, Voors AW, Shear CL, Webber LS, Smoak CG, Cresanta JL, et al. Blood preasure. *Pediatrics* 1987;80:784-804.
24. Lauer RM, Clarke WR, Witt J. Childhood risk factors for high adult blood pressure: The Muscarine Study. *Pediatrics* 1989;84:633-41.
25. Kavey REW, Daniels SR, Lauer RM, Atkins DL, Hayman LL, Taubert K. American Heart Association. Guidelines for primary prevention of atherosclerotic cardiovascular disease beginning in childhood. *Circulation* 2003;107:1562-1566.
26. National High Blood Pressure Education Program Working Group on High Blood Pressure in Children and Adolescents. The fourth report on the diagnosis, evaluation and treatment of high blood pressure in children and adolescent. *Pediatrics* 2004;114(2):555-576.
27. Falker B, Michel S. Blood pressure response to sodium in children and adolescents. *Am J Clin Nutr* 1997;65:618s-21s.
28. Staessen J, Bulpitt C, Fagard R, Joosens JV, Lijnen P, Amery A. Four urinary cations and blood pressure: a population study in two Belgian towns. *Am J Epidem* 1983;117: 676-687.
29. Gidding SS. Preventive pediatric cardiology: tobacco, cholesterol, obesity and physical Activity *Pediatric Clin North Am* 1999;46(2):253-62.
30. Kristal-Boneh E, Froom P, Harari G, Ribak J. Association of calcitriol and blood pressure in normotensive men. *Hypertension* 1997;30:1289-1294.
31. Cooper R, Liu K, Trevisan NM, Miller W, Stamler J. Urinary sodium excretion and blood pressure in children: absence of a reproducible association *Hypertension* 1983;5:135-139.
32. Lobstein T, Baur L, Uauy R. Obesity in children and young people. A crisis in public health. *Obesity reviews* 2004;5(Suppl 1):4-104.
33. American Diabetes Association. Type 2 diabetes in children and adolescents. *Pediatrics* 2000;105:671-680.
34. Glaser N, Jones KL. Non-insulin-dependent diabetes mellitus in children and adolescents. *Adv Pediatr* 1996;43:359-395.
35. National Cholesterol Education Program (NCEP) Expert Panel on detection, evaluation, and treatment of high blood cholesterol in adults (adults treatment III). Third Report of the National Cholesterol Education Program (NCEP). *Circulation* 2002;106:3143-3421.
36. Krauss RM, Eckel RH, Howard B, et al. AHA dietary guidelines: revision 2000: a statement for healthcare professionals from the Nutrition Committee of the American Heart Association. *Circulation* 2000;102:2284-2299.
37. Grundy SM. The optimal ratio of fat-to-carbohydrate in the diet. *Ann. Review of Nutrition* 1999;19:325-41.
38. Burr ML. Particular diets and cardiovascular risk. *Bibl Nutr Dieta* 1992;49:102-110.
39. Reddy KS, Katan MB. Diet, nutrition and the prevention of hypertension and cardiovascular diseases. *Public Health Nutrition* 2004;7(1A):167-186.
40. Ness AR. Commentary: beyond beta-carotene antioxidants and cardiovascular disease. *Int J Epidemiol* 2001;30:143-4.
41. Nestle, M. Animal vs. plant foods in human diets and health: is the historical record unequivocal? *Proceedings of the nutrition society* 1999;58:211-8.
42. Law MR, Morris JK. By how much does fruit and vegetable consumption reduce the risk of ischaemic heart disease? *Eur J Clin Nutr* 1998;52:549-56.
43. Ness AR, Powles JW. Fruit and vegetables, and cardiovascular disease: a review. *Int J Epidemiol* 1997;26:1-33.
44. Williams CL, Hayman LL, Daniels SR, Robinson T, Steinberger J, Paridon S, Bazzarre T. Cardiovascular health in childhood A statement for health professionals from the committee on atherosclerosis, hypertension, and obesity in the young (AHOY) of the council on cardiovascular disease in the young, American Heart Association. *Circulation* 2002;106:143-160.

45. Matsudo V, Matsudo S, Andrade E, Andrade D, Araújo T, Rocha A, et al. Physical activity levels in children from a low socio-economic region. In: Welsman J, Armstrong N, Kirby B. Children and exercise. Moretonhampstead, England, 1997.
46. Eyre H, Kahn R, Robertson RM. ASC/ADA/AHA Collaborative Writting Committee. Preventing cancer, cardiovascular disease, and diabetes a common agenda for the American Cancer Society, the American Diabetes Association, and the American Heart Association. *Circulation* 2004;109:3244-3255.
47. Fletcher GF, Balady G, Blair SN. Statement on exercise: benefits and recommendations for physical activity program for all Americans: a statement of health professionals by the committee on exercise and cardiac rehabilitation of the council on clinical cardiology, American heart Association. *Circulation* 1996;94:857-862.
48. Epstein LH, Paluch RA, Consalvi A, Riordan K, Scholl T. Effects of manipulating sedentary behavior on physical activity and food intake. *J Pediatr* 2002;140:334-339.
49. Boreham C, Twisk JOS, Liam M, Savage M, Strain JJ, Cran G. Fitness, fatness, and coronary heart disease risk in adolescents: the Northern Ireland Young Hearts Project *Med Sci Sports Exerc* 2001;33(2):270-274.
50. Patrick K, Norman GS, Calfas KJ, Sallis JF, Zabinsk M, Rupp J, Cella J. Diet, physical activity, and sedentary behaviors as risk factors for overweight in adolescence. *Arch Pediatr Adolesc Med* 2004;158:385-390.
51. Deckelbaum RJ. Early diet and cholesterol metabolism. In: *Nutritional needs of six to twelve month infant.* v. 2. New York: Carnation Co., Glendale/Raven Press, 1991. p. 297-302.
52. Williams CL, Chairman MPH, Hayman LL, Daniels SR, Robinson TN, Steinberger J. et al. Cardiovascular health in childhood. AHA scientific statement. *Circulation* 2002;106:143-160.
53. American Academy of Pediatrics Committee on Nutrition. Cholesterol in childhood. *Pediatrics* 1998;101:141-6.

Capítulo

77

Osteoporose

Maria Arlete Meil Schimith Escrivão
Fernanda Luisa Ceragioli Oliveira
Luiz Anderson Lopes

A osteoporose, caracterizada por concentração inadequada da massa óssea e da deterioração da microarquitetura do tecido ósseo, é uma doença de alta prevalência, com complicações sérias e incapacitantes, gerando importante problema de saúde pública.[1]

As mulheres são as maiores vítimas da osteoporose: esta doença é quatro vezes mais comum entre mulheres que entre homens.

Isto se deve à progressiva redução dos estrogênios durante o climatério, que leva a um desequilíbrio entre a formação e a reabsorção óssea. Nos Estados Unidos, mais de 20 milhões de mulheres são portadoras de osteoporose e segundo dados da OMS, em 1990, o número de fraturas de quadril nesta população foi de 1,7 milhões, com estimativas de aumento da prevalência que pode atingir cerca de 6,3 milhões de indivíduos, em 2050.[2]

Existem fatores de risco inevitáveis que podem acelerar a perda óssea: a idade, o gênero, a etnia, a composição corporal e, principalmente, os fatores genéticos. Outros fatores de risco evitáveis e passíveis de controle são adequada exposição ao sol, ingestão inadequada de cálcio e de vitamina D, sedentarismo, tabagismo, consumo excessivo de chá, café e álcool.

A boa saúde óssea está associada a hábitos alimentares saudáveis, especialmente com adequada ingestão de cálcio, que deve ser estimulada desde os primeiros anos de vida, a exposição à irradiação solar, a oferta adequada de vitamina D e a prática regular de atividade física.

Todos os estudos encontrados na literatura, incluindo evidências epidemiológicas, clínicos e de balanço metabólico indicam ser o cálcio dietético o principal modulador da mensagem genética para a formação do tecido ósseo, sendo o mineral predominante no esqueleto, onde é encontrado na forma de hidroxiapatita.[3]

As principais medidas preventivas do aparecimento de osteopenia e osteoporose na vida adulta visam a promover aquisição da maior quantidade de massa óssea (pico de massa óssea), tendo o incentivo a ingestão de cálcio, papel fundamental.

O cálcio dietético atua não apenas na formação da massa óssea segundo o do potencial genético do indivíduo, mas, também, quando em quantidade adequada, protege a massa óssea acumulada.

As necessidades diárias de cálcio variam de acordo com a idade e as diferentes fases da vida (Quadros 77-1, 77-2 e 77-3).

Na adolescência, principalmente durante os estádios finais do desenvolvimento puberal, há grande aquisição de massa óssea e aproximadamente 40% do pico de massa óssea são acumulados em um curto estágio do ciclo da vida.[4]

Existem diferenças nas taxas de aquisição e na idade em que ocorre o pico máximo da massa óssea. Em estudo realiza-

Quadro 77-1. Nutrientes

Faixa etária	*Cálcio Ia* (mg/dia)*	*Vitamina D Ia* (mg/dia)*	*P RDA** (mg/dia)*	*Mg RDA** (mg/dia)*
9-13 anos	1.300	5	1.250	240
14-18 anos	1.300	5	1.250	360
Gravidez ≤ 18 anos	1.300	5	1.250	400
Lactação ≤ 18 anos	1.300	5	1.250	360

* IA: ingestão adequada – a média observada ou ingestão experimentalmente estabelecida para uma certa população ou subgrupo que parece manter o estado nutricional, definido, como taxa de crescimento, valores normais dos nutrientes ou outras funções indicativas de saúde.
IA é usada se as evidências científicas disponíveis não são suficientes para resultar em RDA.
** RDA: recomendações dietéticas deduzidas – a ingestão do nutriente necessária para quase todos (97% a 98%) dos indivíduos de um grupo.

Quadro 77-2. Dietary Reference Intakes (DRI) – 1998

Crianças	Ingestão de cálcio (mg/dia)
4-8 anos	800
Adolescentes e adultos jovens	
9-18 anos	1300
19-30 anos	1000

Quadro 77-3. Recommended Dietary Allowances. Revised 1989

Faixa etária anos	*Ca mg/dia*	*Vitamina D mg/dia*	*P mg/dia*	*Mg mg/dia*
0 a 0,5	400	7,5	300	40
0,5 a 1,0	600	10	500	60
1 a 3	800	10	800	80
4 a 6	800	10	800	120
7 a 10	800	10	800	170

do com meninas canadenses, aos 13 anos foi a média de idade em que ocorreu o pico máximo de acréscimo da massa óssea, sendo a velocidade de incorporação do conteúdo mineral ósseo no pico, estimada em 240 g/ano.[4]

Em 247 americanas com idades entre 11 e 32 anos, a média de idade de aquisição de 90% de conteúdo total mineral ósseo foi de 16,9 ± 1,3 anos, sendo que 99% do conteúdo total foi atingido aos 26,2 ± 3,7 anos.[5]

A aquisição do pico de massa óssea nos vários locais do esqueleto ocorre em momentos diferentes. No quadril, em torno dos 16 aos 18 anos, enquanto a coluna vertebral continua respondendo a estímulos como dieta e exercício físico por muitos anos mais.

Aceita-se que a manutenção e a intensidade do pico de massa óssea durante a adolescência possam estar relacionadas a mecanismos de proteção contra a osteoporose na menopausa.

Há relação inversa entre a densidade mineral óssea e a incidência de fraturas na pós-menopausa, contudo, não apenas a quantidade de osso formado representa melhor proteção, também a resistência deste tecido aos impactos mostra efeitos diretos na prevenção das fraturas que irão caracterizar o diagnóstico de osteoporose e responsabilizar-se pela maior parte das situações incapacitantes descritas em faixas etárias mais avançadas.

Análises retrospectivas em mulheres na pós-menopausa verificaram que a densidade óssea estava associada ao consumo de leite na infância e na adolescência.[6] Estudos mostram que em regiões com alto consumo de produtos lácteos, a densidade óssea é maior que em regiões com baixo consumo.

Pesquisa realizada em duas comunidades na Iugoslávia, com diferentes níveis de consumo diário de derivados lácteos, observou que na comunidade com alto consumo de derivados lácteos, os adultos apresentavam altas densidades ósseas e poucas fraturas, apesar da taxa de perda óssea ser semelhante à da comunidade com baixo consumo lácteo.[7]

Na mulher que teve baixo pico de densidade óssea, a perda óssea, na pós-menopausa, tem conseqüências mais sérias e maior tendência a fraturas do que a mulher que teve alto pico de densidade mineral óssea.

A baixa densidade óssea não apenas é associada a fraturas em fases avançadas da vida, mas, aumenta o risco de fraturas também na infância.

Aproximadamente três quartos do cálcio da dieta provêm de produtos lácteos. Um copo de leite fornece 300 mg de cálcio. Para adquirir a recomendação de 1.300 mg de cálcio, um adolescente necessita ingerir no mínimo quatro copos de leite por dia ou o equivalente em produtos derivados do leite.

A média de ingestão de cálcio em adolescentes do sexo feminino nos EUA na faixa etária de 9 a 13 anos é de 889 ± 42 mg/dia e cai para 713 ± 42 mg/dia na faixa dos 14 aos 18 anos, de acordo com as "Pesquisas continuadas de ingestão alimentar para dados individuais" (USDA, 1994). A baixa ingestão de cálcio pelas adolescentes do sexo feminino é em parte atribuída à tendência de substituir o leite por refrigerantes ou sucos de frutas. Para estas adolescentes há necessidade de fornecer o cálcio através de alimentos fortificados ou suplementos. Estudos em crianças e adolescentes mostram grande incremento na massa óssea e na densidade óssea com a suplementação de cálcio, tanto na forma de suplementos, como nos alimentos fortificados.[8]

O baixo consumo de produtos lácteos não está apenas associado a baixa ingestão de cálcio, mas, também de vitamina A, folato, riboflavina, vitamina B6, magnésio e potássio.

Alguns constituintes da dieta podem inibir a absorção de cálcio e outros aumentam a sua excreção.

O ácido oxálico, que é encontrado no espinafre, em feijões, na batata-doce é potente inibidor da absorção de cálcio e o ácido fítico é considerado um modesto inibidor.

O cloreto de sódio é um dos principais determinantes da excreção de cálcio. Para cada grama adicional de sal consumido, um extra de 26 mg de cálcio é excretado na urina e para cada grama adicional de proteína, apenas 1 mg de cálcio é excretado na urina. Portanto, as necessidades de cálcio para um indivíduo irá depender da ingestão de outros constituintes da dieta.

MAGNÉSIO

Aproximadamente 60% do magnésio corporal encontram-se nos ossos. Ele é necessário para a matriz óssea e para o metabolismo mineral, sendo indispensável para o metabolismo do ATP e como co-fator de mais de 300 enzimas.

Os produtos lácteos fornecem cerca de 20% do magnésio recomendado. Outras fontes de magnésio incluem: cereais integrais, nozes, vegetais de folhas verdes.

FÓSFORO E VITAMINA D

Cerca de 85% do fósforo do organismo são encontrados no tecido ósseo. As necessidades de fósforo para adolescentes foram calculados considerando-se o aumento da massa magra corporal e da massa óssea, ajustados para as perdas urinárias e o coeficiente de absorção.

Durante a puberdade, a eficiência da conversão da 25-hidroxivitamina D em 1,25-diidroxivitamina D aumenta, facilitando a absorção intestinal e a reabsorção renal de cálcio, na tentativa de suprir as necessidades geradas pelo rápido crescimento do esqueleto e o pico de formação da massa óssea.

O fósforo dietético e a vitamina D não são grandes preocupações na adolescência. Em geral, a média de ingestão de fósforo aproxima-se das necessidades e recomendações. A maioria dos adolescentes é capaz de sintetizar suficiente vitamina D com breve exposição ao sol. Os estoques de vitamina D acumulados durante o verão geralmente são suficientes para passar os meses de inverno.

Muitos nutrientes também podem influenciar a saúde óssea, incluindo vitamina K, zinco, manganês, cobre, boro e vitamina C.

O balanço energético positivo proveniente dos macronutrientes (carboidratos e gorduras) e a quantidade adequada de proteínas são fundamentais para o crescimento e para a síntese da matriz óssea e dos músculos, que exercem força/pressão sobre os ossos e desta forma influenciam a formação e a remodelação dos mesmos.

A força/pressão exercida sobre o tecido ósseo é um dos mecanismos envolvidos nas diferenças observadas entre indivíduos eutróficos sedentários e ativos, [9] bem como pode estar envolvida nos casos de obesidade,[10] quando os indivíduos apresentam maiores valores de densidade mineral óssea e modificação da maturação,[11,12] mesmo referindo menor atividade física, mas, provavelmente, em decorrência do maior estresse ósseo representado pelo aumento de peso.

Quanto a este aspecto, a perda de massa óssea durante dietas de restrição ou exercício físico visando à perda de peso em obesos é acompanhada pela modificação da composição corporal (maior perda da massa magra) e também mais intensa.[13,14]

REFERÊNCIAS BIBLIOGRÁFICAS

1. Matkovic V, Jelic T, Wardlaw GM, Illich JZ, Goel PK, Wright JQ, et al. Timing of peak bone mass in Caucasian females and its implication for the prevention of osteoporosis. *J Clin Invest* 1994;93-799-808.
2. World Health Organization. *Life in the 21st century – A vision for all.* The World Health Report, 1998.
3. Dibba B, Prentice A, Ceesay M, Stirling DM, Cole TJ, Poskitt EME. Effect of calcium supplementation on bone mineral accretion in Gambian children accustomed to a low – calcium diet. *Am J Clin Nutr* 2000;71:544-9.
4. Martin AD, Baily DA, McKay HA, Whiting S. Bone mineral and calcium accretion during puberty. *Am J Clin Nutr* 1997;66:611-15.
5. Teegarden D, Proulx WR, Martin BR et al. Peak bone mass in young women. *J Bone Miner Res* 1995;10:711-15.
6. Sandler RB, Slemenda CW, La Porte RE et al. Postmenopausal bone density and milk consumption in childhood and adolescence. *Am J Clin Nutr* 1985;42:270-74.
7. Matkovic V, Kostial K, Simonovic I, Buzina R, Broadarec A, Nordin BEC. Bone status and fracture rates in two regions of Yugoslavia. *Am J Clin Nutr* 1979;32:540-9.
8. Weaver CM, Peacok M, Johnston Jr CC. Adolescent nutrition in the prevention of postmenopausal osteoporosis. *J C E & M* 1999;84(6):1839-43.
9. Wang MC, Crawford PB, Hudes M, Loan MV, Siemering K, Bacharach. Diet in midpuberty and sedentary activity in prepuberty predicit peak bone mass. *Am J Clin Nutr* 2003;77:495-503.
10. Duché P, Ducher G, Lazzer S, Doré E, Tailhardat M, Bedu M. Peak power in obese and nonobese adolescents: Effects of gender and braking force. *Med Scien Sports Exerc* 2002;2072-78.
11. Lozano MB, Chueca AS, Sánchez MB. Estudio de la maduración ósea en niños obesos aragoneses de ambos los sexos. *Anales Esp Pediatr* 1996; 45(1):29-32.
12. Wang Y. Is obesity associated with early sexual maturation? A comparison of the association in American boys versus girls. *Pediatriacs* 2002;110(5):903-910.
13. Pritchard JE, Nowson CA, Wark JD. Bone loss accompanying diet-induced or exercise-induced weight loss: a randomized controlled study. *International J Obes* 1996;20:513-20.
14. Jensen LB, Quaade F, Sørensen OH. Bone loss accompanying voluntary weight loss in obese humans. *J Bone Min Res* 1994;9(4):459-463.

Índice Remissivo

A

B

D

E

F

G

H

I

L

M

S

T

U

V

X

Z